Klinische Neuroanatomie
und kranielle Bilddiagnostik

Klinische Neuroanatomie und kranielle Bilddiagnostik

Computertomographie und Magnetresonanztomographie

Von Hans-Joachim Kretschmann und Wolfgang Weinrich

2., neubearbeitete und erweiterte Auflage

Zeichnungen von Ingeborg Heike und Rudolf Mutschall
596 meist mehrfarbige Einzelabbildungen

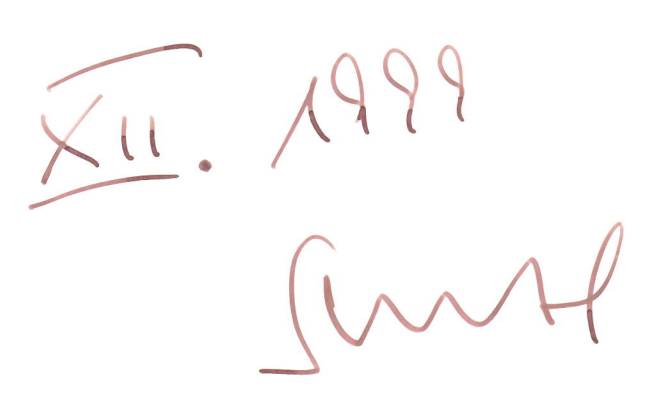

1991
Georg Thieme Verlag Stuttgart · New York

Prof. Dr. med. Hans-Joachim Kretschmann
Direktor der Abteilung Neuroanatomie
der Medizinischen Hochschule Hannover
Konstanty-Gutschow-Straße 8
D-3000 Hannover 61

Prof. Dr. med. Wolfgang Weinrich
Chefarzt der Neurologischen Klinik
Krankenhaus Nordstadt
Haltenhoffstraße 41
D-3000 Hannover 1

Dipl.-Graphikerin Ingeborg Heike
Abteilung Neuroanatomie der Medizinischen
Hochschule Hannover
Konstanty-Gutschow-Straße 8
D-3000 Hannover 61

Dr. med. dent. Rudolf Mutschall
Weserstraße 1
D-2904 Hatten/Sandkrug (Oldenburg)

Wichtiger Hinweis: Medizin als Wissenschaft ist ständig im Fluß. Forschung und klinische Erfahrung erweitern unsere Kenntnisse, insbesondere was Behandlung und medikamentöse Therapie anbelangt. Soweit in diesem Werk eine Dosierung oder eine Applikation erwähnt wird, darf der Leser zwar darauf vertrauen, daß Autoren, Herausgeber und Verlag größte Mühe darauf verwandt haben, daß diese Angabe genau dem Wissensstand bei Fertigstellung des Werkes entspricht. Dennoch ist jeder Benutzer aufgefordert, die Beipackzettel der verwendeten Präparate zu prüfen, um in eigener Verantwortung festzustellen, ob die dort gegebene Empfehlung für Dosierungen oder die Beachtung von Kontraindikationen gegenüber der Angabe in diesem Buch abweicht. Eine solche Prüfung ist besonders wichtig bei selten verwendeten Präparaten oder solchen, die neu auf den Markt gebracht worden sind.

CIP-Kurztitelaufnahme der Deutschen Bibliothek

Kretschmann, Hans-Joachim:
Klinische Neuroanatomie und kranielle
Bilddiagnostik : Computertomographie und Magnetresonanztomographie / von Hans-Joachim
Kretschmann und Wolfgang Weinrich.
Zeichn. von Ingeborg Heike und Rudolf Mutschall.
– 2., neubearb. und erw. Aufl. – Stuttgart ;
New York : Thieme, 1991
   Frühere Aufl. u. d. T.: Kretschmann,
   Hans-Joachim:
   Neuroanatomie der kraniellen
   Computertomographie
NE: Weinrich, Wolfgang:

1. Auflage 1984
(erschienen unter dem Titel:
*Neuroanatomie der kraniellen
Computertomographie*)
1. englische Auflage 1986
1. japanische Auflage 1986
1. spanische Auflage 1988
1. italienische Auflage 1989

Gefördert von der Volkswagen Stiftung I/64 360.

Geschützte Warennamen (Warenzeichen) werden *nicht* besonders kenntlich gemacht. Aus dem Fehlen eines solchen Hinweises kann also nicht geschlossen werden, daß es sich um einen freien Warennamen handele.

Alle Rechte, insbesondere das Recht der Vervielfältigung und Verbreitung sowie der Übersetzung, vorbehalten. Kein Teil des Werkes darf in irgendeiner Form (durch Photokopie, Mikrofilm oder ein anderes Verfahren) ohne schriftliche Genehmigung des Verlages reproduziert oder unter Verwendung elektronischer Systeme verarbeitet, vervielfältigt oder verbreitet werden.

© 1984, 1991 Georg Thieme Verlag,
Rüdigerstraße 14, D-7000 Stuttgart 30
Printed in Germany
Umschlaggestaltung: R. Stockinger
Satz: Setzerei Hurler GmbH, Notzingen
(Linotronic 300)
Druck: Grammlich, Pliezhausen

ISBN 3-13-119212-7

Vorwort

In den sieben Jahren nach Erscheinen unseres Buches „Neuroanatomie und kranielle Computertomographie" wurden die neuen Schichtbildverfahren Computertomographie (CT), Magnetresonanztomographie (MRT), Positronenemissionstomographie (PET) und Sonographie in ihren diagnostischen Aussagen wesentlich verbessert.

Trotz des verfeinerten Auflösungsvermögens der neuen Bildverfahren sind die für die Klinik wichtigen neurofunktionellen Systeme größtenteils in den CT- und MR-Bildern unsichtbar. Die topische Lokalisation der neurofunktionellen Systeme kann und wird aus der Lage von Leitstrukturen wie Hirnventrikel oder typischen Hirnfurchen und -windungen erschlossen. Dafür benötigt der Kliniker dreidimensionale neuroanatomische Kenntnisse in der Schichtanatomie des Kopfes, die mit diesem Buch vermittelt werden sollen. Es wurden deshalb die wichtigsten neurofunktionellen Systeme in den drei Hauptebenen dargestellt.

Die im Hirnstamm besonders dicht liegenden Kerngebiete und Bahnsysteme erfordern für ihre graphische Wiedergabe eine Lupenvergrößerung. Aus diesem Grund wurden die 5 mm dicken Scheiben des Hirnstamms in 1.9facher Vergrößerung gezeichnet.

Die Arterien und ihre vaskulären Territorien wurden in frontalen, sagittalen und axialen Schichten dargestellt und mit Zeichnungen von Angiographien verglichen. Dies erfolgte im Hinblick auf die verbesserte Technik der MR-Angiographie und wegen der Bedeutung vaskulärer Hirnerkrankungen. Außerdem wurden in Bild und Text der Gesichtsschädel, der kraniozervikale Übergang und die motorischen Innervationsgebiete des Kopfes neu aufgenommen. Der Begriff „kranielle Bilddiagnostik" schließt den gesamten Kopf und auch seine Übergangsregionen ein. Das Kapitel über die Topik der Neurotransmitter und Neuromodulatoren wurde hinzugefügt, weil die Positronenemissionstomographie wesentliche Fortschritte auf diesem Gebiet erwarten läßt.

Die bewährte Zeichentechnik der ersten Auflage wurde beibehalten, bei der die anatomischen Strukturen den Grauwertstufen der CT- und MR-Bilder angenähert dargestellt wurden. Alle Zeichnungen des Atlasteils hatten Originalpräparate als Vorlage. Zeichnungen können besser als Photographien den Inhalt einer Schicht wiedergeben. Den Atlasbildern wurden entsprechende CT- oder MR-Bilder gegenübergestellt.

Dieses Buch soll ein Werkzeug für die Praxis sein. Angesprochen werden Neurologen, Neurochirurgen, Neuropädiater, Neuroradiologen, Radiologen, Nuklearmediziner, Neurophysiologen, Anatomen sowie Internisten, Traumatologen, Onkologen, aber auch die an den Neurofächern interessierten Studenten sowie die in der Weiterbildung befindlichen Ärzte. Sie mögen in dieser bisher fehlenden Darstellung der neurofunktionellen Systeme in der Schichtbildanatomie ein Informationsmittel finden, mit dem die notwendige topische Orientierung in CT-, MR- und PET-Bildern erleichtert wird. Außerdem wird eine kritische Zuordnung klinischer Symptome zu einem pathologischen CT- oder MR-Befund möglich.

Dank

Die Herren Prof. Dr. H. Künkel (†) und Prof. Dr. H. Schliack, Neurologische Klinik der Medizinischen Hochschule Hannover (MHH), Prof. Dr. Y. Kuru, Neuroradiologische Klinik der Jutendo Universität Tokyo, der Übersetzer der japanischen Auflage, und Prof. Dr. P. Mehraein, Institut für Neuropathologie der Universität München, gaben uns wichtige Hinweise für die Buchgestaltung. Viele Anregungen und Erkenntnisse stammen aus den Erfahrungen von drei durch die Deutsche Forschungsgemeinschaft (Kr 289/11-13) und durch das National Institute of Neurological and Communicative Disorder and Stroke (NINCDS) unterstützten Forschungsaufenthalten an der Yakovlev Sammlung in Washington, D.C. Besonderen Dank schulden wir Herrn Dr. P.I. Yakovlev (†). Die Volkswagen Stiftung Hannover gewährte einem Autor (K) ein Akademie-Stipendium zur Fertigstellung dieses Buches.

Herr Dr. h.c. G. Hauff, Thieme Verlag, eröffnete uns die Möglichkeiten, moderne drucktechnische Methoden zu verwenden. Herrn R. Zepf, Leiter der Buchredaktion des Thieme Verlages, sind wir für eine hervorragende Kooperation dankbar. Er empfahl uns für die Erstellung der Abbildungen das Ulanoverfahren. Herr G. Krüger, Herstellungsleiter des Thieme Verlages, sorgte für präzise technische Ausführung des Druckes und gab uns wertvolle Hilfen.

Frau Diplom-Graphikerin I. Heike und Herr Dr. R. Mutschall erstellten mit Hilfe der neuen Zeichentechnik die Druckvorlagen. Dabei hatte Frau Dr. M. Prien einen besonderen Anteil an der praktischen Ausführung der Druckvorlagen, an der Präparation und Bestimmung der Hirngefäße, an der Koordination von Zeichnung und Beschriftung sowie an der Literaturarbeit. Wertvolle Anregungen gab Frau Dr. Prien auch für die Gestaltung des Buches.

Die Vorlage für die Zeichnungen auf transparenten Folien waren 1:1 Vergrößerungen von Originalphotos der Präparate. Das Photographieren und die vollständige technische Verarbeitung der Kopfschnitte lag in den Händen von Herrn K. Rust. Seinem meisterhaften Geschick verdanken wir die solide technische Ausführung dieses Vorhabens. Herr K. Rust fertigte auch Styropormodelle des Großhirns an (s. 8). Frau I. Braun erstellte Gehirnmodelle aus Balsaholz und umrandete die untersuchten Strukturen auf Transparentfolien, um diese Strukturen mit Hilfe von Plexiglasplatten dreidimensional identifizieren zu können. Frau I. Braun engagierte sich auch in den weiteren vielfältigen Aufgaben.

Die histologischen Arbeiten wurden von Frau H. Fahlbusch, Frau H. Scholz und Frau G. Wiese ausgeführt. Die Röntgen- und CT-Bilder wurden von Frau H. Fehse, Herrn D. Bartel, Frau B. Gehrmann und Frau A. Kröncke, Krankenhaus Nordstadt Hannover, angefertigt. Herrn Prof. Dr. Dr. h.c. H. Hundeshagen, Nuklearmedizin und spezielle Biophysik der MHH, verdanken wir MR-Bilder, die Herr Priv.-Doz. Dr. P. Heintz mit einem Magnetom 1.0 an den untersuchten Köpfen erstellte. Die MR-Bilder, die eine bestmögliche Übereinstimmung mit den Zeichnungen des Atlasteils zeigen mußten, fertigte Herr Dr. R.-H. Prawitz, Radiologe in Hannover.

Das Manuskript wurde von Frau W. Reichert vorbildlich geschrieben. Unsere Arbeit wurde durch ihre subtilen Kenntnisse in der elektronischen Textverarbeitung gefördert und präzisiert. In der Literatursuche unterstützten uns Frau H. Brinkmann und Frau I.-L. Wunderer. Konvertierungs- und Registerprogramme von Herrn Dr. M. Gerke waren sehr hilfreich.

Nach der Fertigstellung des Rohmanuskriptes berieten uns Herr Prof. Dr. H. Becker, Neuroradiologie der MHH, Frau Priv.-Doz. D.J.A. Büttner-Ennever, Institut für Neuropathologie der Universität München, Herr Prof. Dr. K. Hoffmann, Augenklinik des Krankenhauses Nordstadt Hannover, Herr Dr. K. Hoffmeister, Innere Klinik des Städtischen Krankenhauses Emden, Herr Prof. Dr. H.-J. Kuhn, Anatomisches Institut der Universität Göttingen, Herr Prof. Dr. H. Leonhardt, Anatomisches Institut der Universität Kiel, Prof. Dr. Dr. H. Lippert, Abteilung Funktionelle und angewandte Anatomie der MHH, Herr Dr. A.-P. Neubauer, Kinderkrankenhaus Auf der Bult Hannover, Herr Priv.-Doz. Dr. B. Terwey, Radiologische Klinik des Zentralkrankenhauses der Freien und Hansestadt Bremen, Herr Prof. Dr. G.F. Walter, Neuropathologie der MHH, Herr Dr. C. Walther, Internist in Helmstedt und Herr Prof. Dr. Dipl.-Phys. H.-H. Wellhöner, Toxikologie der MHH. Ihre Hinweise wurden in den Text und in die Abbildungen eingearbeitet. Die Oberärzte der Neurologischen Klinik des Krankenhauses Nordstadt Hannover, die Herren H. Deutschmann, P. Brunotte, Dr. R. Poburski und die Assistenten gaben uns wertvolle Anregungen und kritische Hinweise.

Beim Korrekturlesen halfen uns Herr Dr. P. Beigel, Herr Dr. M. Gerke, Herr cand. med. S. Gloger, Herr cand. med. L.-P. Hiersemenzel, Frau Dr. B. Kretschmann, Herr Dr. W.T. Lübke, Frau Dr. A. Riedel, Herr Dipl.-Math. T. Schütz, Frau cand. med. A. Sorge, Frau cand. med. P. Sroka, Herr Dipl.-Math. H. Vogt, Frau F. Weinrich und Frau Dipl.-Biol. M. Wesemann.

Allen, auch den nicht genannten Helfern, sagen wir unseren Dank.

H.-J. Kretschmann W. Weinrich

Inhaltsverzeichnis

1	**Einleitung**				1
1.1	Aufgaben und Ziele	1	1.3	Intravitale und postmortale Neuroanatomie	11
1.2	Dreidimensionale Koordinatensysteme zur Lokalisation von Hirnstrukturen	4	1.4	Terminologie und Literatur	11
			1.5	Abkürzungen und Benutzerhinweise	13

2	**Schichtbilddiagnostik und Leitstrukturen**				15
2.1	Computertomographie	15	2.5.3	Hirnschädel	21
2.2	Magnetresonanztomographie	16	2.5.4	Zisternen und Ventrikelsystem	21
2.3	Emissionscomputertomographie	17	2.5.5	Blutgefäße	21
2.4	Ultraschallverfahren	18	2.5.6	Durastrukturen	22
2.5	Leitstrukturen der Bilddiagnostik	19	2.6	Die klinische Wertigkeit der neuen Bilddiagnostik	22
2.5.1	Gesichtsschädel	20			
2.5.2	Kopf-Hals-Bereich	20			

3	**Topographie des Gesichtsschädels und seiner Räume in multiplanaren Parallelschichten**				146
3.1	Gesichtsschädel	146	3.4	Mundhöhle	163
3.2	Nasenhöhle und Nasennebenhöhlen	153	3.5	Kauapparat	165
3.3	Augenhöhle	160	3.6	Seitliche Gesichtsgegend	165

4	**Topographie des Kopf-Hals-Bereiches in multiplanaren Parallelschichten**				167
4.1	Rachen und parapharyngealer Raum	167	4.3	Gefäße im Kopf-Hals-Bereich	171
4.2	Kraniozervikaler Übergang	168			

5	**Topographie des Hirnschädels und seiner intrakraniellen Räume und Strukturen in multiplanaren Parallelschichten**				173
5.1	Hirnschädel	173	5.7	Hirnabschnitte	218
5.2	Schädelhöhle	175	5.7.1	Medulla oblongata und Pons	218
5.3	Intrakranielle Liquorräume	176	5.7.2	Mesencephalon	228
5.4	Hirnarterien und ihre vaskulären Territorien	191	5.7.3	Cerebellum	234
			5.7.4	Diencephalon	234
5.5	Hirnvenen	213	5.7.5	Telencephalon	237
5.6	Hirnnerven	216			

6 Neurofunktionelle Systeme ... 254

6.1	Sensible Systeme	255		6.7	Olfaktorisches System	300
6.1.1	Anterolaterales System	255		6.8	Motorische Systeme	303
6.1.2	Mediales Lemniscussystem	260		6.8.1	Pyramidales System	303
6.1.3	Trigeminussystem	266		6.8.2	Motorische Systeme der Basalganglien	311
6.1.4	Topik sensibler Symptome	270		6.8.3	Okulomotorisches System	316
6.2	Gustatorisches System	273		6.9	Zerebelläre Systeme	322
6.3	Aufsteigendes retikuläres System	276		6.10	Sprachregionen	328
6.4	Vestibuläres System	276		6.11	Limbisches System	332
6.5	Auditorisches System	283		6.12	Vegetative Systeme	340
6.6	Visuelles System	289				

7 Topik der Neurotransmitter und Neuromodulatoren ... 343

7.1	Catecholaminerge Neurone	344		7.6	Glutamaterge und aspartaterge Neurone	347
7.1.1	Dopaminerge Neurone	344		7.7	Peptiderge Neurone	348
7.1.2	Noradrenerge Neurone	345		7.7.1	Substanz P	348
7.1.3	Adrenerge Neurone	345		7.7.2	VIP	348
7.2	Serotoninerge Neurone	345		7.7.3	ß-Endorphin	348
7.3	Histaminerge Neurone	346		7.7.4	Enkephalinerge Neurone	348
7.4	Cholinerge Neurone	346				
7.5	GABAerge Neurone	347				

8 Untersuchungsgut und Arbeitstechnik ... 350

9 Literatur ... 352

10 Sachregister für Text und Abbildungen ... 363

1 Einleitung

1.1 Aufgaben und Ziele

Neue Aufgaben einer klinisch orientierten Neuroanatomie ergeben sich aus den jüngsten Entwicklungen der neuroradiologischen Bilddiagnostik in den letzten Dezennien. 1972 setzte Ambrose (7) den von Hounsfield entwickelten Computertomographen (CT) erstmals in der Diagnostik von Hirnerkrankungen ein. In den vergangenen Jahren entstanden neue Generationen von Computertomographen mit kürzeren Untersuchungszeiten und höherer Bildauflösung. 1973 veröffentlichte Lauterbur ein Verfahren, mit dem aus den Meßdaten eines bestimmten Magnetresonanzexperiments Schichtbilder mit Darstellung zweier Wasserproben berechnet werden konnten. 1977 publizierte Hinshaw Bilder der Hand mit Hilfe der Magnetresonanz (MR). 1980 wurden MR-Aufnahmen von pathologischen Veränderungen des Gehirns veröffentlicht (157). 1975 wurde der erste Positronenemissionstomograph (PET) gebaut und klinisch erprobt (323a, 420a). Mit diesem Gerät kann die Aktivitätsverteilung verschiedener am Hirnstoffwechsel beteiligter Nuklide in Schichtbildern dargestellt werden.

Die Vorteile dieser neuen Bildverfahren (CT, MR, PET) sind evident und sollen exemplarisch erläutert werden. Einerseits wurde die Invasivität der neuen Bildverfahren im Vergleich zur Pneumenzephalographie, Ventrikulographie und Myelographie drastisch verringert. Andererseits konnte der diagnostische Gewinn erheblich gesteigert werden, weil mit CT- und MR-Bildern eine genauere räumliche Zuordnung pathologischer Befunde und deren wesentlich bessere Kontrastauflösung erreicht werden. Auf diese Weise verbesserten sich die Sensitivität und Spezifität der Bilddiagnostik deutlich. Tumoren der Schädelhöhle können mit einer Wahrscheinlichkeit von über 95% nachgewiesen werden. Raumforderungen, entzündliche Prozesse und vaskuläre Schäden sind im Frühstadium nachweisbar. Traumafolgen lassen sich genauer lokalisieren.

Die erste medizinische Diagnostik mit Ultraschall gelang dem Neurologen Dussik 1942. Er beurteilte die Weite der Hirnventrikel durch aufgezeichnete Echosignale. Inzwischen gibt es Geräte, die Schnittbilder mit hoher zeitlicher und räumlicher Auflösung liefern und darüber hinaus bewegte Flüssigkeiten differenziert nach Flußgeschwindigkeit und Flußrichtung darstellen (1, 38, 101a, 166, 226a, 267d, 295, 340a).

Diese verbesserte Diagnostik hat auch therapeutische Konsequenzen. Die modernen Bildverfahren erleichtern die Indikation therapeutischer Maßnahmen und Eingriffe und verbessern die Erfolgs-Risiko-Abwägung. Bei inkurablen Krankheiten kann der Patient vor Operationsbelastungen bewahrt werden. Der Verlauf von Erkrankungen kann – wenn möglich – konservativ-abwartend verfolgt werden, beispielsweise bei Hirnblutungen. Bei Hirnabszessen sind Zeitpunkt und Notwendigkeit einer Operation besser erkennbar. Tumoren können für Operation und eine Strahlentherapie genauer lokalisiert werden, um gefährdete neurofunktionelle Systeme bestmöglich zu schonen. Der Rezidivnachweis gelingt zu einem frühen Zeitpunkt. In der Medizin ist heute die Kontrolle der Erfolge und Mißerfolge der konservativen und operativen Therapie früher und genauer verifizierbar als in der Zeit vor den neuen Bildverfahren.

Mit der modernen Bilddiagnostik werden Schichtbilder des menschlichen Körpers gewonnen. In der Regel werden Scheiben von 1-10 mm Dicke dargestellt. Diese Scheiben setzen sich aus kleinen Quadern (**Voxel** = **Vo**lumen x **El**ement) zusammen. Ihre Höhe entspricht der Schichtdicke, ihre Kantenlänge der Bildmatrix (s. 2.1). Für jedes Voxel wird bei der Computertomographie die Röntgenstrahlenabsorption, bei der Magnetresonanztomographie die Signalintensität und bei der Positronenemissionstomographie die Radioaktivität bestimmt. Dem jeweils gefundenen Meßwert aus einem Voxel wird auf einen Monitor oder Filmträger im entsprechenden Bildpunkt (**Pixel** = **Pi**cture x **El**ement) ein Grauwert oder eine Farbe zugeordnet.

Mit der Computertomographie und der Positronenemissionstomographie werden in der Regel axiale (transversale) Schichten (also quer zur Körperlängsachse) aus Gründen der erforderlichen Rotationsbewegung des Scanners untersucht. Frontale (koronale) Schichten können durch Kippung der Gantry sowie durch Retroflexion des Kopfes in Bauch- oder Rückenlage computertomographisch abgebildet werden. Sagittale Schichten des Kopfes lassen sich in CT- und PET-Bildern nur mit Einschränkungen darstellen. Bei der Magnetresonanztomographie kann die Schnittebene frei gewählt werden. Dies ist einer der Vorzüge des Verfahrens. Bei der Sonographie werden die Schnittebenen ebenfalls abhängig vom Untersuchungsobjekt durch den Untersucher frei gewählt. Beim Säugling wird der intrakranielle Raum durch die große Fontanelle, das „akustische Fenster", in fächerförmigen Schnitten untersucht.

Bei der Einführung der Computertomographie traten für die „klassische" Neuroanatomie ungewohnte Schichtbilder auf: Bei der Evolution des menschlichen Gehirns wurde infolge der starken Neuhirnbildung und durch den aufrechten Gang das Vorderhirn gegen den Hirnstamm aus einer ursprünglich gestreckten Horizontallage in einem stumpfen Winkel abgeknickt. In vielen Lehrbüchern wird die Neuroanatomie des menschlichen Gehirns in mindestens zwei Schichtserien dargestellt: Eine Serie von Bildern (sogenannte Frontalserie) wird senkrecht zur Längsachse des Vorderhirns (Forelsche Achse), die andere senkrecht zur Längsachse des Hirnstamms (Meynertsche Achse) ausgerichtet (193). Dieses Vorgehen ist vor allem für die vergleichende Neuroanatomie zweckmäßig, um neuroanatomische Befunde von Tieren besser mit dem Menschen vergleichen zu können. Bei den meisten Säugern liegen die Achsen des Vorderhirns und des Hirnstamms annähernd auf einer Geraden. Beim menschlichen Gehirn bilden die beiden Längsachsen einen stumpfen Winkel von etwa 110-120°. Es gibt deshalb beim Menschen keine „ideale" Einstellebene für axiale Schnitte, mit der gleichzeitig Bilder gewonnen werden können, die sowohl für das Vorderhirn als auch für den Hirnstamm mit den konventionellen Darstellungen in der Neuroanatomie übereinstimmen.

Ambrose (7) wählte als Einstellebene für die Computertomographie die kanthomeatale Basisebene. Sie verbindet den äußeren Augenlidwinkel (Kanthus) mit dem äußeren Gehörgang. Diese Ebene bezeichnete Ambrose (7) als Orbitomeatalebene. Die Eigenschaften dieser und anderer axialer Schichtebenen werden im Kapitel 1.2 beschrieben.

Die in den frontal und kanthomeatal orientierten Parallelschichten intravital gewonnenen Bilder des Gehirns weichen von den postmortalen, konventionellen neuroanatomischen Darstellungen ab (s. 1.3). Die Vorteile der neuen Bildverfahren lassen sich jedoch erst dann voll ausschöpfen, wenn ausreichende Kenntnisse der dreidimensionalen Strukturen vorhanden sind. Im letzten Jahrzehnt erschien deshalb eine Reihe von Werken, die die makroskopische Anatomie in axialen und multiplanaren Schnittrichtungen wiedergeben (11, 37, 66, 67, 125, 135, 143, 206, 214, 235, 262, 265, 271, 272, 273, 277, 310, 337a, 345, 359, 379, 416, 421, 435). Allein makroskopisch lassen sich jedoch neurofunktionelle Systeme nicht darstellen, weil sie erst aus einer Synthese von makroskopischen und mikroskopischen Befunden, vor allem aber aus hodologischen Ergebnissen erschlossen werden können. Hodologie ist die Lehre der neuronalen Verschaltungen im Zentralnervensystem (s. 6). Aus diesem Grund kann man selbst mit bester Technik der Makro- und Mikrophotographie an Hirnschnitten die synaptischen Schaltpläne der einzelnen neurofunktionellen Systeme nicht abbilden.

Wir stellten uns deshalb folgende Aufgaben und Ziele:

1. Die Hauptbahnen der neurofunktionellen Systeme sollen in axialen Schichten, die wichtigsten zusätzlich in frontalen und/oder sagittalen Scheiben, anschaulich dargestellt werden. Wir verwenden dazu äquidistante Scheiben in einem rechtwinkligen Koordinatensystem. Die Entfernung zwischen zwei Schnittebenen beträgt für die Frontal-, Sagittal- und Kanthomeatalserie 1 cm und für die Hirnstammserie 5 mm. Die maßstabsgetreuen Zeichnungen der Scheiben sind in einem grauen Umfeld so positioniert, wie sie sich bei einem Blick senkrecht von oben auf die kanthomeatal orientierten Parallelscheiben sowie von vorn auf die frontalen und von links auf die sagittalen Parallelscheiben darstellen. Durch die maßstabsgetreue Wiedergabe und die paßgerechte Positionierung der einzelnen Scheiben in einem dreidimensionalen Koordinatensystem kann der Betrachter in Gedanken eine dreidimensionale Rekonstruktion einzelner Strukturen (Abb. 79-108) oder neurofunktioneller Systeme (Abb. 109-151) vornehmen.

2. Eine Darstellung der Topographie der neurofunktionellen Systeme soll der Verknüpfung von monosymptomatischen oder polysymptomatischen Störungen mit dem Ort der Läsion dienen. Es werden deshalb die einzelnen neurofunktionellen Systeme und ihre Leitsymptome beschrieben. Diese räumlichen Kenntnisse sollen die Diagnostik präzisieren: Eine Übereinstimmung zwischen klinischem Syndrom und in der Bilddiagnostik erfaßter Läsion sichert die topische Diagnose. Eine Diskrepanz zwischen Klinik und Bilddiagnostik erfordert das Überdenken der klinischen Befunde und die Erweiterung der diagnostischen Verfahren. Weiterhin kann der Ort der Läsion in räumlicher Beziehung zu neurofunktionellen Systemen prognostische Hinweise geben.

3. Zu den häufigsten Erkrankungen des Gehirns gehören die Folgen pathologischer Veränderungen der Hirngefäße. Es werden daher die Blutgefäße und ihre Versorgungsbezirke in den frontalen, sagittalen und axialen Schnittebenen ausführlich dargestellt und mit angiographischen Bildern verglichen. Damit soll dem Kliniker die Deutung der angiocomputertomographischen Bilder (dynamische CT) und die Zuordnung von CT- und MR-Befunden zu angiographischen Darstellungen erleichtert werden.

4. Für eine schnelle und trotzdem genaue Orientierung wurde eine neue Zeichentechnik entwik-

kelt, bei der die anatomischen Strukturen den Grauwerten der CT-Bilder angeglichen wurden. Die Grauwerte der T1-gewichteten MR-Bilder korrespondieren nur bedingt mit den Zeichnungen (s. 2.2). Das breite Spektrum des Signalverhaltens biologischer Strukturen in der MR-Technik, das von der gewählten Untersuchungssequenz abhängig ist, konnte jedoch nicht in den Zeichnungen berücksichtigt werden. Durch CT- und MR-Bilder im Atlasteil (Farbstreifen am Seitenrand) soll der Leser die Möglichkeit erhalten, Vergleiche anzustellen. Alle Zeichnungen des Atlasteils stammen von Originalpräparaten (s. 8).

5. Makrophotographien können nur die Oberfläche von Scheiben abbilden. Die neuen Bildverfahren geben jedoch den Inhalt einer Scheibe wieder, weil sie – wie geschildert – Voxel in Pixel transformieren. Zeichnungen sind vorteilhaft, weil wichtige neuroanatomische Strukturen wie Bahnen oder Kerngebiete, die nicht an der Oberfläche der Scheibe sichtbar sind, jedoch innerhalb der Scheibe liegen, mit unterbrochenen Linien oder schraffierten Flächen graphisch dargestellt wurden. In unsere Zeichnungen wurden auch mikroskopisch erkennbare Strukturen wie bestimmte Rindenareale aufgenommen, die mit der Makrophotographie nicht isoliert darstellbar sind.

6. Im Hirnstamm liegen die Kerngebiete und die Bahnsysteme besonders dicht gedrängt. Sie verlangen daher für ihre graphische Darstellung eine Lupenvergrößerung. Die Knochenartefakte der Computertomographie verhindern eine befriedigende Abbildung dieser feinen Strukturen. Erst mit der Magnetresonanztomographie ist eine störungsarme Darstellung des Hirnstamms möglich geworden. Außerdem ist die Signaldifferenz zwischen grauer und weißer Substanz im MR-Bild größer als im CT-Bild. Deshalb wurde eine Hirnstammserie in einem durch die Meynertsche Ebene definierten Koordinatensystem in 5 mm Schichten in das Buch aufgenommen (s. 1.2).

7. Die CT- und MR-Geräte können heute Strukturen differenzieren, deren Größe unter 1 mm liegt. In das Blickfeld der modernen Bilddiagnostik rückt damit der neuroanatomische Größenbereich, der zwischen der makroskopischen und mikroskopischen Anatomie liegt. Diese Dimension wird auch der mesoskopische Bereich genannt. Aus diesem Grund wurde der Hirnstamm im Atlasteil in einer 1.9fachen Vergrößerung wiedergegeben (Abb. 69b-78b).

8. Mit der Magnetresonanztomographie können Schichten in beliebigen Ebenen dargestellt werden. In der Praxis werden bestimmte Hauptebenen bevorzugt, wie beispielsweise frontal, sagittal oder axial orientierte Ebenen. Diese Möglichkeit, den menschlichen Körper in mehreren Serien von Parallelschichten abzubilden, wird multiplanare Darstellung genannt. Dafür wurden deshalb frontal, sagittal und kanthomeatal orientierte Schnittserien des Kopfes graphisch aufgearbeitet. Ein Vergleich der Serienbilder (Abb. 79-151) in verschiedenen Schnittebenen kann Kenntnisse über den dreidimensional komplizierten Bau anatomischer Strukturen und neurofunktioneller Systeme vermitteln.

9. Die Atlasbilder dieses Buches (Abb. 4-17, 32-37, 47-60, 69a-78a) wurden nach ähnlichen Prinzipien wie die der stereotaktischen Atlanten (2a, 9, 43, 154, 366, 367, 368, 418, 419) in definierten Koordinatensystemen maßstabsgerecht wiedergegeben, um anatomische und neuroanatomische Strukturen der „Modellgehirne" über ein bestimmtes Koordinatensystem bestmöglich auf ein Patientengehirn übertragen zu können. Die ausführliche Begründung dafür wird im Kapitel 1.2 gegeben.

10. Anatomische Strukturen mit ihren Varianten, die für die Praxis relevant sind, wurden im Textteil dieses Buches dargestellt. Demgegenüber wurden systematische, embryologische, vergleichende und deskriptiv-mikroskopische Details der Neuroanatomie des Kopfes möglichst gekürzt. Bei den neurofunktionellen Systemen beschränken wir uns auf die heute sicher erscheinenden Ergebnisse. Spekulative Angaben und noch nicht allgemein anerkannte Forschungsresultate wurden nicht berücksichtigt. Ein ausführliches Verzeichnis der Spezialliteratur findet der Leser im Kapitel 1.4 und über die Hinweise in Klammern.

Der Schwerpunkt liegt in der Darstellung und Beschreibung der Neuroanatomie des **Gehirns** und seiner neurofunktionellen Systeme. Die normale Topographie des Kopfes und des kraniozervikalen Übergangs wird ebenfalls besprochen und in Abbildungen dargestellt, weil Erkrankungen dieser Regionen auf das Gehirn oder Erkrankungen des Gehirns auf diese Gebiete übergreifen können. Vorrangig soll immer die **normale** Schichtbildanatomie mit der derzeit bestmöglichen CT- und MR-Darstellung der intravitalen anatomischen Verhältnisse unter Berücksichtigung funktioneller Gesichtspunkte sein. Emissionstomographie und Ultraschall werden am Rande behandelt.

Die graphische Darstellung pathologischer Veränderungen wird bewußt unterlassen. Im Text werden allerdings Hinweise auf pathologische Veränderungen und klinische Zusammenhänge gegeben. Auf diese Weise erhält der Arzt Anregungen zur optimalen Untersuchung und Bildgestaltung, um die Aussagefähigkeit des jeweils gewählten Untersuchungsverfahrens zu verbessern. Unter Einbeziehung der Untersuchungsergebnisse einschließlich der neurophysiologischen Daten kann das geeignete Bildverfahren ausgewählt und mit gezielter Fragestellung die Diagnostik vereinfacht werden. Für bestmöglichen Einsatz und umfassende Aussage der modernen Bilddiagnostik sind fachübergreifende Kenntnisse und gegenseitiges Verstehen eine wesentliche Voraussetzung. Darin sehen wir ein wichtiges Ziel dieses Buches.

1.2 Dreidimensionale Koordinatensysteme zur Lokalisation von Hirnstrukturen

1637 veröffentlichte der Philosoph und Mathematiker Descartes (latinisiert Cartesius) die analytisch-geometrischen Grundlagen der Koordinatensysteme. Koordinatensysteme sind Mittler zwischen Punkten und Zahlen. Punkte im Raum lassen sich durch ein rechtwinkliges oder cartesisches Koordinatensystem festlegen. Es besteht aus drei senkrecht aufeinanderstehenden Koordinatenachsen, die sich im Ursprung oder Nullpunkt kreuzen. Ein Raumpunkt wird durch ein Zahlentripel (x,y,z) eindeutig festgelegt. In der Regel werden die Koordinatenachsen x-, y- und z-Achse genannt. Ein Raumpunkt wird durch die x-, y- und z-Koordinate bestimmt. Diese drei Koordinatenachsen spannen drei Koordinatenebenen im Raum auf: die x,y-, die x,z- und die y,z-Ebene. Die drei Koordinatenebenen teilen den Raum in acht Oktanten.

1906 führten Clarke und Horsely das cartesische Koordinatensystem zur Lokalisation von Hirnstrukturen in die tierexperimentelle Hirnforschung ein. Nach der Idee von Clarke wurde ein Apparat aus Messing konstruiert, dessen Koordinatensystem nach der Medianebene des Kopfes und der Ebene durch den äußeren Gehörgang und den oberen Orbitarand ausgerichtet wurde. Diese Orientierung diente als Plattform, um für die experimentelle Forschung einzelne Hirnstrukturen zu lokalisieren und zu untersuchen (43). Erst 40 Jahre später wurde diese stereotaktische Technik beim Menschen angewandt. 1947 führten Spiegel und Wycis die erste stereotaktische Operation am Gehirn eines Patienten durch.

Sagittale Ebenen

Eine wesentliche Orientierungsebene für Koordinatensysteme am menschlichen Kopf ist die Medianebene, die den 'bilateral-symmetrischen' Kopf in zwei annähernd gleiche Hälften teilt. Schon Clarke und Horsely fanden, daß die Asymmetrien des Kopfes beim Menschen größer als die bei Katze und Rhesusaffe sind (26). Die Medianebene wird häufig als y,z-Ebene des Koordinatensystems definiert. Sie läßt sich im Vergleich mit den übrigen Ebenen leicht einstellen, weil die Bilateralität eine Orientierungshilfe ist. Die Parallelebenen der Medianebene sind die sagittalen Ebenen.

Axiale Ebenen

Die horizontale Ebene beim aufrechtstehenden Menschen ist die Transversalebene. Im klinischen Sprachgebrauch werden geringe Neigungen der Transversalebene um eine Querachse auch als axiale Schnittebenen bezeichnet. Als axiale Koordinatenebene, die von knöchernen Bezugspunkten ausgeht, kann die **Deutsche Horizontale** (DH) verwendet werden (Deutsche Horizontale = Frankfurter Horizontale). Diese Ebene entsteht aus der Verbindung des unteren Orbitarandes mit dem Oberrand des Porus acusticus externus (Abb. 44, DH). Die **Reidsche Ebene** (baseline) hat als Bezugspunkte den unteren Orbitarand und den Mittelpunkt des Porus acusticus externus.

Die **kanthomeatale Ebene** verbindet den äußeren Augenlidwinkel (Kanthus) mit der Mitte des Porus acusticus externus. Ambrose (7) bezeichnet diese Ebene als Orbitomeatalebene. Dieser Begriff wird jedoch auch für die Deutsche Horizontalebene verwendet (214). Zur Vermeidung von Verwechslungen sollte deshalb der Begriff Kanthomeatalebene anstelle Orbitomeatalebene bevorzugt werden.

In der röntgenologischen Praxis wird noch von der **Infraorbitomeatalebene** gesprochen, die etwa bei 15° Neigung der Kanthomeatalebene erreicht wird (359). Diese Ebene verläuft durch den unteren Orbitarand und die Mitte des Porus acusticus externus. Die Supraorbitomeatalebene zieht durch den oberen Rand der Orbita und die Mitte des Porus acusticus externus (359).

In der kraniellen Computertomographie und in der Positronenemissionstomographie wird das Gehirn häufig in kanthomeatal orientierten Parallelschichten untersucht. In dieser Einstellung sind bei konstanter Schichtdicke weniger Schichten als bei horizontalen Ebenen notwendig, um ein Gehirn vollständig zu untersuchen. Dies ist durch die abgeplattete äußere Form des Vorderhirns bedingt, dessen Längsachse nicht senkrecht zur Körperlängsachse, sondern annähernd parallel zur Kanthomeatalebene verläuft. In der Praxis bringt die kanthomeatale Einstellung eine verkürzte Untersuchungszeit und für den Patienten eine geringere Strahlenbelastung. Allerdings liegt die strahlenempfindliche Linse im Untersuchungsfeld (s. unten Supraorbitomeatalebene). Die Kanthomeatalebene läßt sich beim Patienten von technischen Mitarbeitern leicht einstellen und deshalb gut reproduzieren. Vom theoretischen Standpunkt spricht für die Kanthomeatalebene, daß die Bikommissurallinie im statistischen Mittel parallel zur Kanthomeatalebene verläuft. Die Bikommissurallinie stellt in der stereotaktischen Neurochirurgie eine wichtige Orientierungshilfe dar (s. unten).

Die **Bikommissurallinie nach Talairach** (418, 419) verbindet den Oberrand der Commissura anterior (rostralis) mit dem Unterrand der Commissura posterior (epithalamica) (415). An einer Stichprobe von 50 Gehirnen zeigte sich im Mittel ein Winkelunterschied von weniger als 2° zwischen der Kanthomeatalebene und dieser Bikommissurallinie. Im Einzelfall lagen die Abweichungen bei +9° und -5° (Standardabweichung s = 1,4) (415). Für besondere klinische Fragestellungen sind Abweichungen von der kanthomeatalen Bezugsebene notwendig. Die Schnitte parallel zur infraorbitomeatalen Linie sind geeignet zur Untersuchung der Orbita und ihres Inhaltes. Im allgemeinen verläuft der N. opticus parallel zu dieser Ebene. Ebenso stellen sich die äußeren Augenmuskeln in dieser Ebene gut dar.

Das bei CT-Untersuchungen abrufbare digitale Röntgenbild (Scoutview, Topogramm) hat einige Untersucher veranlaßt, als Routineeinstellung für den Kopf Parallelebenen zum Orbitadach zu wählen. Die Tangentialebene zum Orbitadach kann mit Hilfe des Scoutview leicht eingestellt werden, während der laterale Augenlidwinkel im Scoutview nicht sichtbar ist. Die **Orbitadach-Ebene** weicht nach eigenen Untersuchungen zwischen 5° und 23°, im Durchschnitt bei 200 Individuen um 14° von der Kanthomeatalebene ab und nähert sich der Supraorbitomeatalebene. Die rasche Einstellung der Orbitadach-Ebene durch Gantryneigung, die hohe intraindividuelle Konstanz bei Wiederholungsuntersuchungen und die bei den meisten Untersuchungen außerhalb des Strahlenfeldes liegende Augenlinse geben gewisse Vorzüge, auch für die Untersuchung der hinteren Schädelgrube (s. unten). Die interindividuellen Abweichungen sind allerdings größer als bei der kanthomeatalen Einstellung (s. oben).

Die Schichten parallel zur supraorbitomeatalen Ebene sind besonders geeignet, um die Strukturen der hinteren Schädelgrube computergraphisch zu untersuchen. In den supraventrikulären Schichten liegt der Sulcus centralis mit dem benachbarten G. precentralis im Bildausschnitt mehr ventral im Vergleich zu den Bildern der kanthomeatalen Parallelebenen (359). An den eingetragenen kanthomeatalen Parallelebenen (Abb. 44, 45a, 45b, 46) läßt sich die Veränderung der Schnittbilder bei Beugung oder Streckung des Kopfes veranschaulichen.

Für MR-Untersuchungen des Gehirns wird der Patient möglichst bequem gelagert, um Bewegungsartefakte zu vermeiden. Zur anatomischen Orientierung wird eine mediane Schicht dargestellt. Als nächstes werden meistens axiale Schichten gewählt. In Abhängigkeit von der Fragestellung erfolgen Ergänzungen durch frontale und/oder sagittale Bilder.

Für Standarduntersuchungen ist eine einheitliche Einstellebene wünschenswert, um eine zusätzliche Variabilität von topographischen Relationen durch unterschiedliche Schnittwinkel zu vermeiden.

Wir erstellten für die Atlasbilder in axialer Schichtung Kopfscheiben parallel zur kanthomeatalen Ebene (Abb. 44-66, „Kanthomeatalserie") und für den Hirnstamm Kopfscheiben senkrecht zur Meynertschen Achse (Abb. 67, 69-78, „Hirnstammserie").

Frontale Ebenen

Als Frontalebenen wurden in diesem Buch die Schnittebenen gewählt, die senkrecht auf der Deutschen Horizontalen stehen (Abb. 1-28, „Frontalserie"). Am Fernröntgenbild des Kopfes S 63/86 wurde die Deutsche Horizontale bestimmt und auf die Kopfhaut übertragen. Mit Hilfe eines rechten Winkels und einer Spezialarretierung wurden genaue Frontalscheiben gewonnen (s. 8). Die frontalen Ebenen werden auch **koronale Ebenen** genannt. Eine durch die Mitte des Zickzack-Verlaufs der Kranznaht konstruierte Ebene schneidet die Deutsche Horizontale nicht wie die Frontalebene im Winkel von 90°, sondern etwa im Winkel von 65°. Frontale und axiale Schichten erlauben infolge der bilateralen Symmetrie einen „Seitenvergleich". Hierdurch lassen sich Raumforderung, umschriebene Atrophien und abnormes Dichte- und Signalverhalten gut erkennen. Am isolierten, nicht halbierten Gehirn fehlen Bezugsebenen. Deshalb unterscheiden sich die Abbildungen der Frontalscheiben des Gehirns in konventionellen Atlanten oft erheblich durch abweichende Einstellwinkel (64, 70, 78, 162, 402). Die so veränderten topographischen Relationen der Hirnstrukturen täuschen eine zusätzliche Variabilität vor.

Intrazerebrale Koordinaten

Die Erfahrungen der stereotaktischen Eingriffe zeigten, daß die knöchernen und extrazerebralen Bezugsebenen zu den Hirnstrukturen eine größere Variabilität aufweisen als die intrazerebralen Bezugssysteme (26, 33, 43, 202, 286). Die unter Neurochirurgen am häufigsten verwandte intrazerebrale Orientierungsebene für den **supratentoriellen** Raum geht von der Bikommissuralebene aus. Die bereits erwähnte Definition der Bikommissurallinie nach Talairach verwendet den Oberrand der Commissura anterior (rostralis) und den Unterrand der Commissura posterior (epithalamica), weil diese Strukturen in den Zeiten der Ventrikulographie am besten zu erkennen waren. Mit der MR-Technik lassen sich heute die beiden Kommissuren in der Medianebene genau bestimmen. Der Durchmesser der Commissura anterior variiert zwischen 2 mm und mehr als 5 mm. Im Vergleich mit einer Bikommissurallinie, die durch die Mittelpunkte der beiden Kommissuren verläuft, kann dies zu Abweichungen von 7° führen (26). Bei einer mittleren Länge von 17 cm zwischen dem Frontalpol und dem Okzipitalpol des Gehirns kann dies in den äußeren Teilen des Gehirns zu Abweichungen von mehr als 1 cm führen. Deshalb können durch die

Verwendung der **Bikommissurallinie**, die durch die Mittelpunkte der Commissura anterior und der Commissura posterior definiert ist, potentielle Fehler bei der Lokalisation von Hirnstrukturen verkleinert werden. Außerdem sind infolge des Teilvolumeneffektes die Mittelpunkte der beiden Kommissuren genauer als ihre Ränder zu bestimmen. Die Definition der Bikommissurallinie, die durch die Mittelpunkte der beiden Kommissuren verläuft, sollte international akzeptiert werden (26). Als Ursprung für dieses bikommissurale Koordinatensystem kann der Mittelpunkt der Strecke zwischen der Commissura anterior und der Commissura posterior verwendet werden.

Sagittale Schichten ermöglichen keinen unmittelbaren Seitenvergleich. Die sagittalen Parallelschichten haben als einzige Bezugsebene die Medianebene. Am Gehirn sind ihre besonderen Vorzüge die gute Möglichkeit der Identifikation und Beurteilung der Mittelstrukturen des Gehirns, besonders des Hirnstamms. Außerdem sind an der Oberfläche des Gehirns liegende Furchen und Windungen gut zu erkennen. So lassen sich paramedian Sulcus parietooccipitalis mit Sulcus calcarinus und an der Konvexität Sulcus centralis und Sulcus lateralis mit ihren begleitenden Gyri gut identifizieren. Wenn die Spalten der Furchen vereinfacht als Flächen betrachtet werden, erkennt man, daß beispielsweise diese Flächen des Sulcus calcarinus in den Paramedianschichten mehr vertikal und in den kanthomeatal orientierten Parallelschichten mehr tangential zu den Schnittebenen verlaufen. Die für die intrazerebralen Koordinatensysteme notwendigen Bezugsebenen (Bikommissuralebene und Meynertsche Ebene) sind in der Medianschicht gut zu erkennen. Bei den Atlasbildern der Sagittalserie dieses Buches wird außer der Deutschen Horizontalebene (DH) die Bikommissuralebene (B) angegeben. Die von uns gewählte Bikommissurallinie verbindet die Mittelpunkte der Commissura anterior und der Commissura posterior und verläuft in der Bikommissuralebene, die senkrecht auf der Medianebene steht. Die Bikommissuralebene erlaubt den Vergleich mit stereotaktischen Atlanten (9, 154, 366, 367, 368, 418, 419) und ermöglicht die dreidimensionale Orientierung zu extrazerebralen Strukturen wie Hirnnerven, Blutgefäßen, Knochen- und Weichteilstrukturen, die in den erwähnten Atlanten nicht angegeben sind.

Für den **infratentoriellen** Raum wird ein cartesisches Koordinatensystem verwendet, das durch die Medianebene, die Ebene durch den Boden des 4. Ventrikels (Meynertsche Ebene) und durch die Fastigium-Ebene definiert ist (2a). Die **Fastigium-Ebene** steht senkrecht auf der Medianebene und auf dem Boden des 4. Ventrikels und verläuft durch das Fastigium (Abb. 67.28). Die Gerade, die in der Medianebene tangential am Boden des 4. Ventrikels verläuft, wird **Meynertsche Achse** genannt. Sie bestimmt die Meynertsche Ebene, die senkrecht auf der Medianebene steht. Der Ursprung oder Nullpunkt dieses Koordinatensystems ist der Schnittpunkt der drei erwähnten Ebenen. In diesem Koordinatensystem wurde die Hirnstammserie des Atlasteils (Abb. 69-78) erstellt. Die vergrößerte Wiedergabe des Hirnstamms (Abb. 69b-78b) trägt der räumlichen Dichte der Kerne und Bahnen sowie der klinischen Bedeutung dieser Strukturen Rechnung.

Diese geometrisch-analytischen Überlegungen zur Lokalisation von anatomischen Strukturen sind von den Herstellern der CT-, MR- und PET-Geräte so realisiert worden, daß die CT-, MR- und PET-Bilder in einem Koordinatensystem orientiert wiedergegeben werden. Ein abgebildeter Maßstab oder die L(inks)-R(echts)-Buchstaben sind Orientierungshilfen in diesem Koordinatensystem.

Koordinatenkreuze oder Koordinatenrahmen werden in stereotaktischen Atlanten verwendet (9, 43, 366, 367, 418, 419). Ihr Vorteil ist im Vergleich mit konventionellen Atlanten die Möglichkeit, mit Hilfe von Orientierungsebenen, die sich am Koordinatenkreuz oder am Koordinatenrahmen ausrichten, komplizierte Hirnstrukturen wie Nucleus (Nucl.) caudatus, Capsula interna oder Sulcus centralis 'in Gedanken' besser rekonstruieren zu können, um ihren Verlauf in der Schichtserie zu verfolgen und damit Läsionen anatomisch und neurofunktionell zuordnen zu können. Aus diesen Gründen sind die vier Schnittserien dieses Buches in definierten Koordinatensystemen orientiert, geschnitten und gezeichnet worden. Bei den Atlasbildern der Frontal-, Sagittal- und Hirnstammserie wurden die entsprechenden 10 mm-Koordinatenrahmen um die Kopfscheiben genau orientiert und in den Atlasbildern reproduziert.

Die Überlegungen, Koordinatensysteme auch für die Lokalisation knöcherner Strukturen zu verwenden, gelten für die 'mentale' Rekonstruktion komplizierter knöcherner Räume wie dem N. facialis-Kanal oder dem Innenohr im Felsenbein. Die knöchernen Bezugsebenen wie die Deutsche Horizontale, infra- oder supraorbitale Ebene behalten ihre lokalisatorische Bedeutung für den Chirurgen, der sich für seine operativen Eingriffe zuerst am Schädel orientieren muß, um bei seinen Eingriffen die venösen Blutleiter und die Arterien zu schonen.

Mit Hilfe der Deutschen Horizontalen und der meatovertikalen Ebene (MV) läßt sich die Inkonstanz der Lagebeziehung von Schädelknochen und Gehirn zeigen. Die meatovertikale Ebene steht senkrecht auf der Deutschen Horizontalen und verläuft durch den Mittelpunkt des Porus acusticus externus. Bei einer Untersuchung von 25 Köpfen konnte gezeigt werden, daß die größere Gruppe (14 Köpfe) einem frontopetalen Typ, die kleinere Gruppe (11 Köpfe) einem okzipitopetalen Typ zugeordnet werden kann (113). Bei dem frontopetalen Typ erscheint in der Lateralansicht das Großhirn stirnwärts ver-

Dreidimensionale Koordinatensysteme zur Lokalisation von Hirnstrukturen

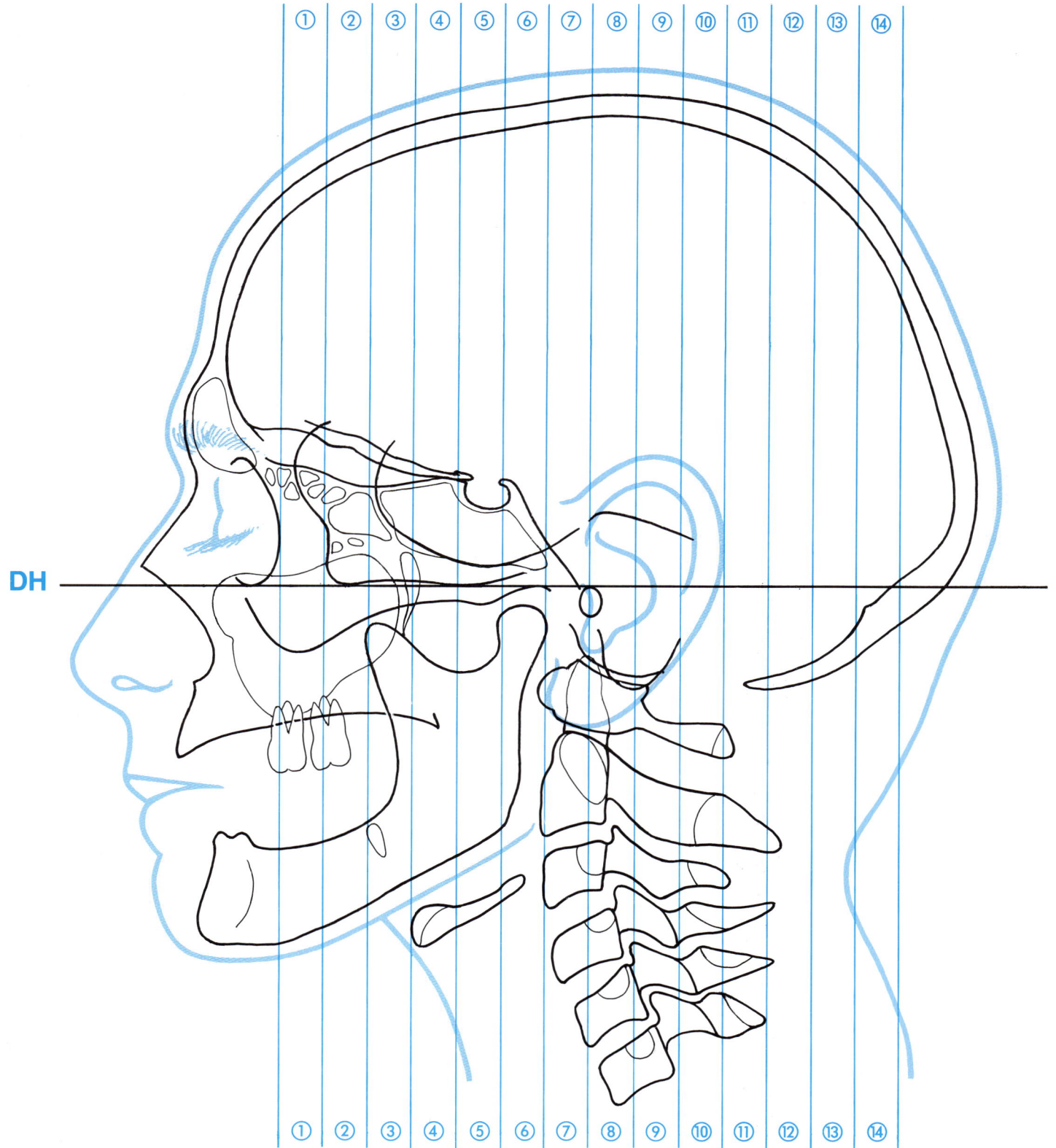

Abb. 1 Position der Frontalscheiben in Seitenansicht. Im Atlasteil dieses Buches (Abb. 4a,b-17a,b) werden 14 Schichten von vorn nach hinten beschrieben. Die Zahlen im Kreis geben die Nummern der 1 cm dicken Scheiben an, die in der Ansicht von vorn dargestellt werden. Die gezeichnete Schnittfläche entspricht immer der Linie, die anterior (im Bild links) von der umrandeten Zahl der betreffenden Scheibe liegt (Einzelheiten s. Kapitel 8 Untersuchungsgut).
DH = Deutsche Horizontale.

1 Os frontale
2 Os parietale
3 S. frontalis
4 Boden der Fossa cranii, anterior
5 Processus clinoideus anterior
6 Processus clinoideus posterior
7 Fossa hypophysialis
8 Os occipitale
9 Cellulae ethmoidales
10 Felsenbeinoberkante
11 Os nasale
12 S. sphenoidalis
13 Clivus
14 Boden der Fossa cranii media
15 Arcus zygomaticus
16 Porus acusticus externus
17 Tuberculum articulare
18 Protuberantia occipitalis interna
19 Os zygomaticum
20 Caput mandibulae
21 Processus coronoideus
22 Collum mandibulae
23 Processus mastoideus
24 S. maxillaris
25 Boden der Fossa cranii posterior

26 Foramen magnum
27 Spina nasalis anterior
28 Arcus anterior atlantis
29 Dens axis
30 Palatum durum
31 Spina nasalis posterior
32 Arcus posterior atlantis
33 Ramus mandibulae
34 Axis
35 Angulus mandibulae
36 Processus spinosus axis
37 Corpus mandibulae
38 3. Halswirbelkörper
39 Os hyoideum
40 4. Halswirbelkörper

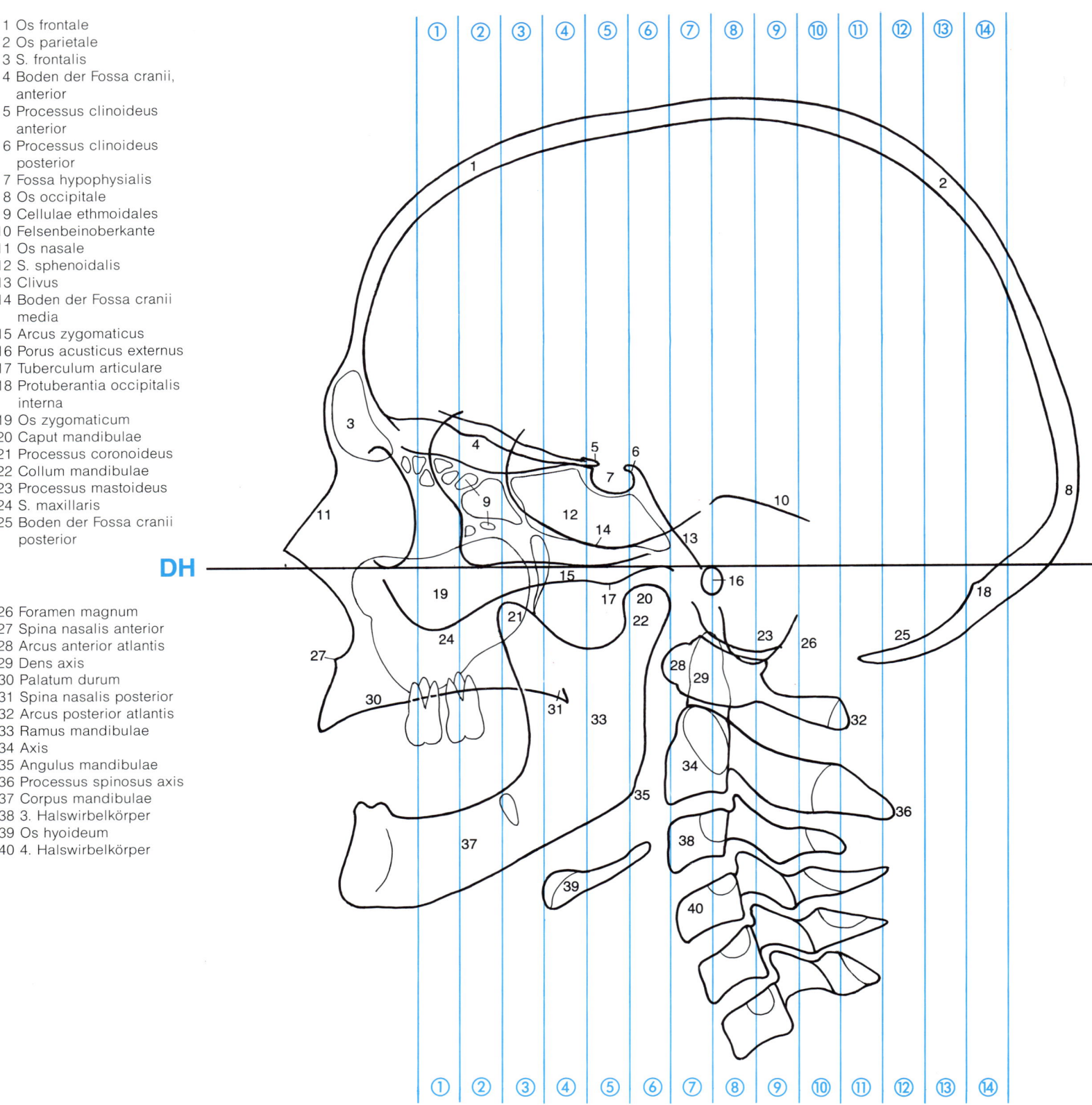

Abb. 2a Zeichnung nach einem Fernröntgenbild. Die Schnittflächen der 14 Frontalscheiben wurden paßgerecht auf das Röntgenbild übertragen und fortlaufend von vorn nach hinten mit Zahlen im Kreis wie in Abb. 1 und auch in Abb. 2b numeriert (s. 8 Kapitel Untersuchungsgut).
DH = Deutsche Horizontale.

Dreidimensionale Koordinatensysteme zur Lokalisation von Hirnstrukturen

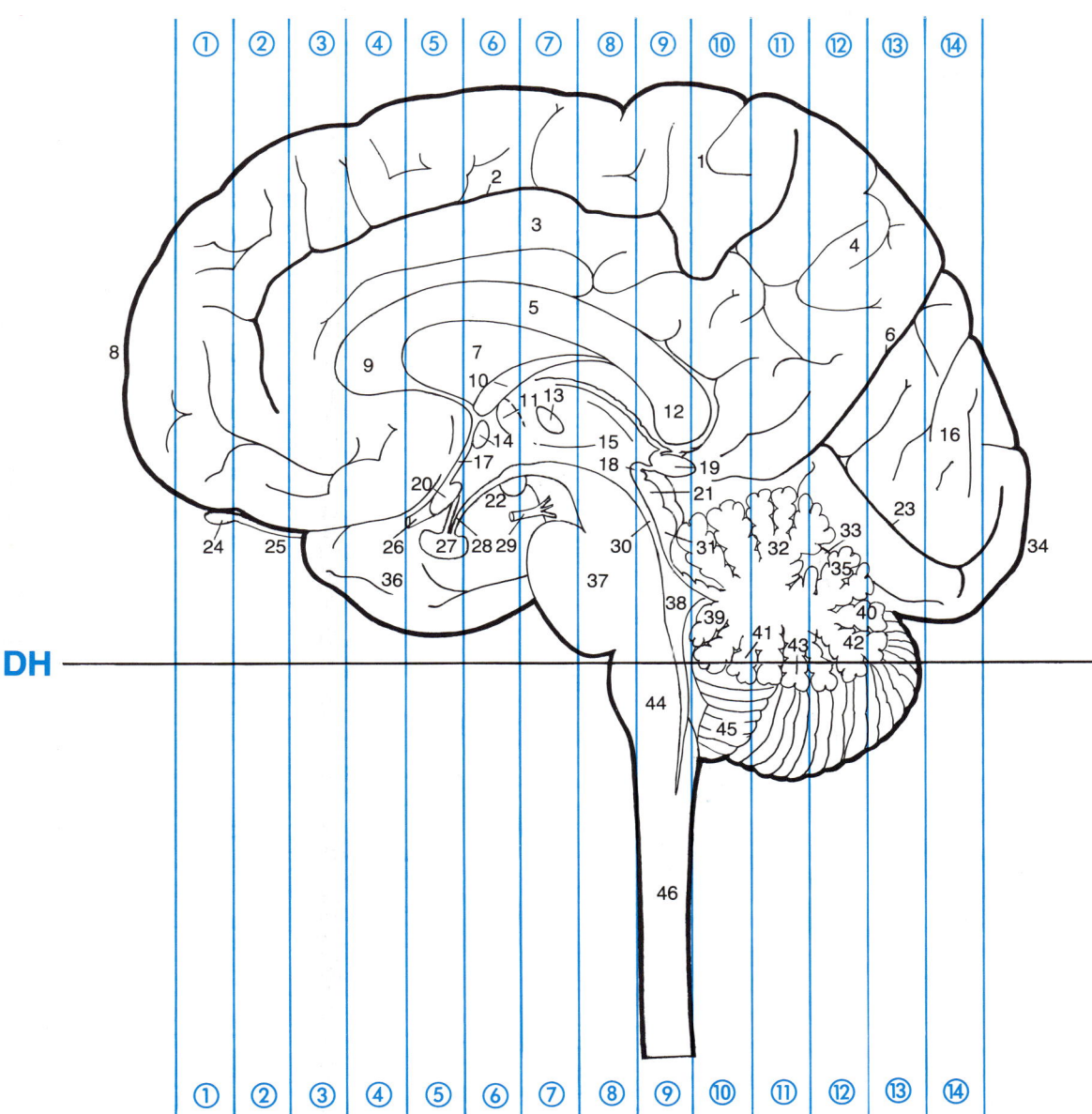

1. Lobulus paracentralis
2. Sulcus cinguli
3. G. cinguli
4. Precuneus
5. Corpus callosum, Truncus
6. Sulcus parietooccipitalis
7. Septum pellucidum
8. Stirnpol
9. Corpus callosum, Genu
10. Fornix
11. Foramen interventriculare (Monroi)
12. Corpus callosum, Splenium
13. Adhesio interthalamica
14. Commissura anterior (rostralis)
15. 3. Ventrikel
16. Cuneus
17. Lamina terminalis
18. Commissura posterior (epithalamica)
19. Epiphyse
20. Chiasma opticum
21. Colliculus cranialis (superior)
22. Corpus mamillare
23. Sulcus calcarinus
24. Bulbus olfactorius
25. Tr. olfactorius
26. N. opticus
27. Hypophyse
28. Infundibulum
29. N. oculomotorius
30. Aqueductus mesencephali (cerebri Sylvii)
31. Colliculus caudalis (inferior)
32. Culmen
33. Fissura prima
34. Okzipitalpol
35. Declive
36. Temporallappen
37. Pons
38. 4. Ventrikel
39. Nodulus vermis
40. Folium vermis
41. Uvula vermis
42. Tuber vermis
43. Pyramis vermis
44. Medulla oblongata
45. Tonsilla cerebelli
46. Medulla spinalis

Abb. 2b Medianansicht des Gehirns und des oberen Rückenmarks desselben Kopfes wie in Abb. 1 und 2a. Die Frontalscheiben wurden paßgerecht zusammengesetzt und wie in Abb. 2a numeriert (s. 8 Kapitel Untersuchungsgut).
DH = Deutsche Horizontale.

1 G. frontalis superior
2 Sulcus frontalis superior
3 G. postcentralis
4 Sulcus centralis
5 Sulcus postcentralis
6 Lobulus parietalis superior
7 Sulcus precentralis
8 G. frontalis medius
9 G. supramarginalis
10 G. precentralis
11 G. angularis
12 Sulcus frontalis inferior
13 G. frontalis inferior
14 Sulcus lateralis, Ramus ascendens
15 Sulcus lateralis, Ramus anterior
16 Sulcus lateralis, Ramus posterior
17 Stirnpol
18 Gyri occipitales
19 G. temporalis superior
20 Sulcus temporalis superior
21 Okzipitalpol
22 Bulbus olfactorius
23 G. temporalis medius
24 Tr. olfactorius
25 Sulcus temporalis inferior
26 G. temporalis inferior
27 Incisura preoccipitalis
28 N. facialis mit N. intermedius
29 Pons
30 N. vestibulocochlearis
31 Flocculus
32 N. abducens
33 N. glossopharyngeus und N. vagus
34 N. hypoglossus
35 Cerebellum
36 Tonsilla cerebelli
37 N. accessorius
38 Radix ventralis C1
39 Radix spinalis nervi accessorii
40 Spinalnerv C2
41 Medulla spinalis

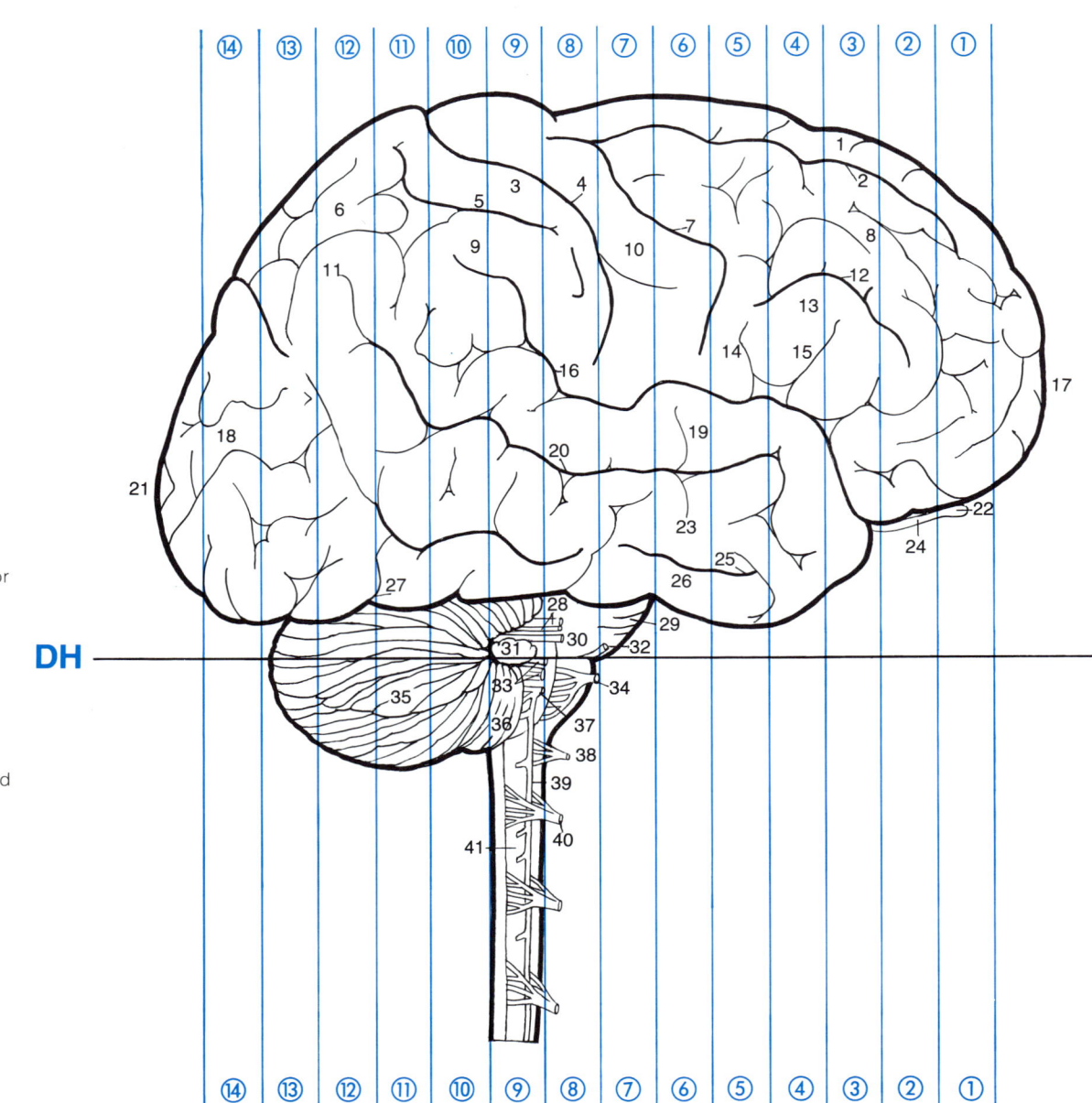

Abb. 3 Lateralansicht des Gehirns und des oberen Rückenmarks desselben Kopfes wie in Abb. 1, 2a,b. Die Frontalscheiben wurden paßgerecht zusammengesetzt und wie in Abb. 2b numeriert (s. 8 Kapitel Untersuchungsgut).
DH = Deutsche Horizontale.

schoben. Die Zentralfurche verläuft steiler nach oben als bei dem okzipitopetalen Typ. Der Okzipitallappen des Großhirns liegt weit oberhalb der Deutschen Horizontalen. In der Lateralansicht ist das Os occipitale kürzer als beim okzipitopetalen Typ. Bei dem okzipitopetalen Typ ist in der Lateralansicht das Großhirn mehr nach okzipital verschoben. Die Zentralfurche zieht nicht so steil aufwärts und weiter nach hinten im Vergleich mit dem frontopetalen Typ. Die Basis des Okzipitallappens liegt dicht oberhalb der Deutschen Horizontale oder berührt die Deutsche Horizontale. Die Lage des Großhirns der Frontalserie (Abb. 3) zur Deutschen Horizontale entspricht einem okzipitopetalen Typ. Die Topographie des abgebildeten Gehirns der Kanthomeatalserie (Abb. 46) entspricht einem frontopetalen Typ.

1.3 Intravitale und postmortale Neuroanatomie

Die neuen Bildverfahren haben die Unterschiede zwischen der intravitalen und postmortalen Hirnmorphologie deutlich gemacht. Nach dem Tode sammelt sich Luft im Subarachnoidalraum an. Die Grenzen zwischen grauer und weißer Substanz werden besonders im CT-Bild postmortal unschärfer. Im MR-Bild finden sich nach dem Tode keine Strömungssignale des Blutflusses. Postmortale MR-Bilder intrakraniell fixierter Gehirne zeigen so viele Artefakte, daß In-vivo-MR-Bilder zum Vergleich mit den Atlasbildern der anatomischen Schnittserien geeigneter als MR-Bilder des postmortalen Stadiums sind. Obwohl MR-Bilder vom gleichen Untersuchungsgut der Atlasbilder existieren, haben wir deshalb vergleichbare intravitale MR-Bilder anderer Individuen vorgezogen.

Die postmortalen und durch histologische Techniken verursachten Veränderungen müssen jedoch beachtet werden, wenn an anatomischen Präparaten erhobene Befunde auf Verhältnisse am Lebenden übertragen werden. Die intravitalen Volumina der intrakraniellen Kompartimente Blut, Liquor cerebrospinalis und Hirngewebe sind intravital und postmortal schwer exakt zu bestimmen. Es gibt aber Anhaltspunkte dafür, daß der Liquor cerebrospinalis post mortem teilweise in das Hirngewebe eindringt. Dafür sprechen die Messungen des Liquor cerebrospinalis (387). Nach dem Tode nimmt das Volumen der Liquorräume ab. In 159 untersuchten Fällen betrug das Volumen des Liquor cerebrospinalis drei Stunden post mortem im Mittel 100 ml, nach etwa 21 Stunden nur noch 49 ml (387). Die Differenz zwischen dem Volumen der Schädelhöhle und dem Hirnvolumen wird postmortal kleiner (312). Nach dem Tode nimmt das Hirnvolumen durch Liquoraufnahme zu, die vom zeitlichen Intervall zwischen Tod und Sektion beeinflußt wird. Bei Mittelwerten von 100-150 ml für den Liquor cerebrospinalis und 1200-1400 ml für das Hirnvolumen Erwachsener sind bei gleichmäßiger postmortaler Diffusion der Hälfte des Liquor cerebrospinalis in das Gehirn Fehler von etwa 5% zu erwarten. Bei den wahrscheinlich nichtlinearen Diffusionsverhältnissen wird die postmortale Volumenzunahme für die betroffenen Hirnareale entsprechend größer sein. Auch die Übertragung der postmortalen Größe der Zisternen auf In-vivo-Verhältnisse ist nur unter Vorbehalt möglich.

Bei extrakranieller Fixation von Gehirnen tritt in der Regel eine Veränderung der Proportion zwischen Hirnstamm und Vorderhirn auf. Meistens wird das Gehirn während der Fixation an der A. basilaris aufgehängt. Durch sein im Vergleich zum Formalin-Fixations-Gemisch etwas höheres spezifisches Gewicht sinkt das im Behälter „nach unten" hängende Endhirn besonders mit dem Hinterhauptslappen nach unten und verändert dadurch seine Lage und Proportion zum Hirnstamm. Daher können Schnittbilder von extrakraniell fixierten Gehirnen stark von den In-vivo-Proportionen abweichen. Für den Vergleich der neuen Bildverfahren mit anatomischen Schnitten sind intrakraniell fixierte Gehirne den extrakraniell fixierten Gehirnen vorzuziehen.

Bei der Herstellung von histologischen Schnitten verliert das Gehirn während der Paraffin- oder Celloidineinbettung 40-50% seines Volumens (155, 222). Dabei schrumpft das Gehirn bei der Einbettung in Paraffin nicht gleichmäßig. Die wasserreichere graue Substanz verliert mehr Volumen als die wasserärmere weiße Substanz. Die etwa 84% Wasser enthaltende Frontalrinde schrumpft im Mittel um 51%, die etwa 71% Wasser enthaltende weiße Substanz um 42% (223). Größe und Form der Hirnstrukturen können aus histologischen Präparaten nur mit Einschränkung auf In-vivo-Verhältnisse übertragen werden.

Postmortale Faktoren verändern also die intravitale Topographie von Hirnstrukturen. Die Erfolge der Stereotaxie sprechen jedoch dafür, daß nach Kalkulation dieser postmortalen Störgrößen die Lage von Hirnstrukturen am Lebenden aus anatomischen Präparaten vorausgesagt werden kann. Für stereotaktische Operationen läßt sich die Position von Hirnteilen in ihrer Lage zur Bikommissuralebene (s. 1.2) mit einer Genauigkeit im Millimeterbereich vorausberechnen (154, 366, 367, 368). Für die meisten neurofunktionellen Systeme wurden solche Berechnungen noch nicht ausgeführt.

1.4 Terminologie und Literatur

Die internationale anatomische Nomenklatur dient einer besseren übernationalen Verständigung. Deshalb entschieden wir uns für diese Terminologie (99, 182), selbst wenn diese Termini technici auch einige Nachteile mit sich bringen. Die einzelnen anatomischen Namen werden bekanntlich durch Mehrheitsbeschlüsse von Kommissionen festgelegt. In den ersten Nachkriegsjahren wurden viele Namen der 1935 in Jena vor allem von deutschsprechenden Anatomen verabschiedeten Nomenklatur mehrheitlich abgelehnt, und es entstanden die 1955 festgelegten Pariser Nomina anatomica. Für den deutschen Sprachraum mußten deshalb viele anatomische Namen geändert werden.

Diese Nomina anatomica (182) enthalten einige anglo-amerikanische „Kümmerformen" des Lateinischen (z.B. Aqueductus mesencephali, Gyrus precentralis), so daß humanistisch Gebildete wahrscheinlich Schmerzen beim Lesen dieser Namen empfinden. Die Autoren überwanden ihre eigene Abneigung gegen diese reduzierten Namen, weil große internationale Bibliographien (Index Medicus, National Library of Medicine Washington, D.C.), Textverarbeitungssysteme wie internationale Klassifikation der Krankheiten, Verletzungen und Todesursachen (SNOMED und ICD) sowie Empfehlungen der Weltgesundheitsorganisation auf dieser anglo-amerikanischen Terminologie basieren.

Die Aufnahme neuer anatomischer Bezeichnungen in die internationale Nomenklatur wird auch weiterhin unerläßlich sein, weil die Pariser Nomenklatur von der großen Zahl anatomischer Strukturen nur etwa 5600 namentlich angibt. In der Ära der Angiographie der Hirnarterien mußten beispielsweise Arterienäste neu benannt werden, die früher von den Kommissionen nicht berücksichtigt worden waren. Internationale Vereinbarungen werden im allgemeinen mit einzelnen nationalen Sprachkonventionen in Konflikt geraten. Dies trifft besonders im deutschen Sprachraum für die klinische Terminologie der Hirnarterien zu. Wir haben deshalb die in der Klinik gebräuchlichen Synonyme in runden Klammern sowohl in die Schemata der Hirnarterien und Hirnvenen (Abb. 88-97b) als auch im Text mindestens einmal bei der ersten Erwähnung des Namens eingefügt. Auch im Sachregister werden diese von der internationalen anatomischen Nomenklatur abweichenden Namen angegeben.

Die internationale anatomische Nomenklatur unterscheidet bei einzelnen Arterienästen zwischen Arteria und Ramus. Oft ist der Durchmesser dieser sogenannten Rami dicker als der von Arterien (Beispiel: R. parietooccipitalis und Aa. centrales anterolaterales). Die Bezeichnung Ramus ist außerdem für Venen-, Nerven-, Knochen- und Bronchienäste gebräuchlich. Wir haben deshalb nach klinischem Sprachgebrauch bei allen Arterienästen (180, 358, 415, 436) nur die eindeutige Bezeichnung Arteria verwandt.

Klammern mit Zahlen geben die Veröffentlichungen an, die im Literaturverzeichnis zu finden sind (s. 9). Referenzen sind:
Anatomie des Kopfes: (109, 234, 235, 237, 255, 320, 326, 347, 402, 424, 448)
Gesamtgebiet der Neuroanatomie: (12, 23, 52, 64, 65, 70, 78, 103, 106, 109, 129, 140a, 162, 191, 193, 194, 225, 226, 234, 237, 255, 257a, 260, 268a, 299, 300, 301, 320, 326, 340, 347, 364, 367, 371, 389, 391, 402, 409, 448, 450)
Neuroanatomische Technik: (8, 155, 163, 169)
Neuroembryologie: (141, 241, 390, 399)
Neurohistologie: (57, 322, 466)
Vergleichende Neuroanatomie: (398, 400)
Spezielle Neuroanatomie, Hirnstamm: (46, 47, 104, 167, 300, 308, 342, 397)
Cerebellum: (10, 88, 189, 311, 346)
Diencephalon: (58, 81, 82, 150, 151, 153, 154, 191c, 254, 296, 307, 437, 438)
Telencephalon: (45, 63, 85a, 89, 160, 209, 308a, 321, 404, 461, 465)
Neurologie: (2, 17, 39, 59, 86, 175, 282, 284, 285, 327, 329, 357, 374, 388, 425, 439, 464)
Neurophysiologische Diagnostik: (69a, 273a, 384, 406a)
Neuroradiologie: (83, 97, 180, 242a, 245, 324, 336, 338, 358, 365, 377, 415, 420)
Neuroradiologie, Computertomographie: (60a, 69b, 94, 108, 112, 125, 137, 142, 143, 199, 217, 240, 247, 259, 267, 272, 273, 288, 297, 333, 341a, 359, 416, 417, 426, 430, 431a, 447)
Neuroradiologie, Magnetresonanztomographie: (16, 48, 60a, 75, 90, 114, 131, 132, 169a, 181a, 199, 201a, 247, 258, 259, 267, 278, 283, 314, 335, 343, 352, 401, 403a, 425a, 430, 442)
Neuroradiologie, Emissionstomographie: (91, 164, 181b, 445)
Neuroradiologie, Sonographie: (1, 38, 101a, 112, 134, 166, 226a, 267b, 267d, 295, 340a, 413, 431a, 444)

1.5 Abkürzungen und Benutzerhinweise

Folgende Abkürzungen werden verwendet:

A.	Arteria
Aa.	Arteriae
B	Bikommissuralebene
C.	Cisterna
CT	Computertomograph(ie)
DH	Deutsche Horizontale
G.	Gyrus
HE	Hounsfield-Einheiten
M	Medianebene
M.	Musculus
MA	Meynertsche Achse
ME	Meynertsche Ebene
Mm.	Musculi
MR	Magnetresonanz
MRT	Magnetresonanztomograph(ie)
MV	Meatovertikale Ebene
N.	Nervus
Nn.	Nervi
Nucl.	Nucleus
PET	Positronenemissionstomograph(ie)
S.	Sinus
SPECT	Single Photon Emission Computed Tomography
Tr.	Tractus
V.	Vena
Vv.	Venae
(Var.)	Variante

Die Atlas- und Serienbilder dieses Buches beschreiben wir in folgender Ordnung: Die Frontalscheiben (Abb. 4-17) werden in der Reihenfolge von vorn nach hinten (anterior-posterior), die Sagittalscheiben der rechten Kopfhälfte (Abb. 32-37) von medial nach lateral und die axialen Scheiben (Abb. 47-60, 69-78) von kaudal nach kranial dargestellt. Die axialen Scheiben werden in der Aufsicht von kranial gezeigt. Die linke Körperseite wird also in den axialen Abbildungen immer links abgebildet. Dies entspricht der üblichen Betrachtung des Gehirns in der Neurochirurgie oder bei der Kopfsektion. Entsprechend erfolgte die Rechts- und Linksorientierung bei den ersten Computertomographen.

Mit der Einführung der Ganzkörper-Computertomographie wurden die Bilder in der Ansicht von kaudal wiedergegeben. Die linke Körperseite erscheint somit im Bild rechts. Diese Darstellung hat sich fast überall auch in der Computertomographie des Kopfes durchgesetzt. Für die computertomographische Auswertung einer Scheibe ist es durch die Umwandlung von Voxel in Pixel gleichwertig, ob die Betrachtung von oben oder von unten erfolgt - nur die Seitenbezeichnung links und rechts muß beachtet werden. Die Computertomographie ist eine Volumenauswertung von Schichten und nicht eine Oberflächenbetrachtung von Scheiben. Für die gedankliche Rekonstruktion des Inhaltes einer anatomischen Scheibe ist es hingegen wesentlich, ob das Bild von der Oberseite oder von der Unterseite der Scheibe stammt.

In der MR-Technik werden die axialen Schichten von kaudal und die sagittalen Schichten in der Reihenfolge von lateral zur Mitte und von der Mitte nach lateral betrachtet. Frontale MR-Bilder werden meistens in der Reihenfolge von vorn nach hinten angeordnet.

Die für die Höhendiagnose der einzelnen Parallelscheiben wichtigen Schnittnummern werden angegeben:

- für die 14 Frontalscheiben in den Abb. 1-3,
- für die 6 Sagittalscheiben in den Abb. 29-31,
- für die 14 Scheiben der Kanthomeatalserie in den Abb. 44-46 und
- für die 10 Scheiben der Hirnstammserie in der Abb. 67.

Der Atlasteil des Buches wurde mit Farbstreifen am Außenrand versehen, um das Auffinden der einzelnen Serien zu erleichtern.

In den entsprechenden Serienbildern (Abb. 79-151) wird die Schnittnumerierung durch ein besonderes Symbol (Kreis) hervorgehoben. Die Schnittnummer im Kreis kann in den oben zitierten Abbildungen für die jeweilige Serie zur sicheren Orientierung aufgesucht werden.

Die anatomischen Strukturen werden in den Abbildungen durch Zahlen gekennzeichnet. Nach Möglichkeit stehen diese Zahlen im optischen Schwerpunkt der Struktur. Wo dies graphisch nicht möglich ist, hilft eine Hinweislinie. In den Abbildungen sind die Zahlen fortlaufend von links nach rechts und von oben nach unten eingetragen. Dies entspricht unserer Lesegewohnheit. In Regionen mit dichter Bezifferung wird ausnahmsweise diese Regel verlassen. Es werden dort topographisch benachbarte Strukturen fortlaufend beschriftet. Eine paarige Struktur, die in den Zeichnungen symmetrisch erscheint, wird einmal beziffert. Eine paarige Struktur, die in unterschiedlicher Position zum Beispiel in der rechten und linken Hirnhälfte liegt, wird zweimal mit der gleichen Zahl gekennzeichnet. Wenn eine Struktur in einer Schnittebene mehrfach getroffen ist, z. B. S. sagittalis superior (Abb. 59a.2), dann behält diese Struktur in der Abbildung ihre Kennzahl (z. B. 2). In den Serienbildern kann eine gleiche Struktur zwei verschiedene Kennummern erhalten, wenn sie von der Schnittfläche unterschiedlich getroffen wurde, z. B. Caput nuclei caudati von der Schnittfläche nicht getroffen (liegt im posterioren Teil der Scheibe) (Abb. 136.1) und Caput nuclei caudati von der Schnittfläche getroffen (Abb. 136.2). Jedes Atlasbild besitzt eine gesonderte Numerierung.

Im Sachverzeichnis erscheint die Insel z.B. als A11b.9, A12b.13, A13b.14 usw. Bei den Schemata der Blutgefäße (Abb. 88-97b) berücksichtigt die Numerierung auch die Stromgebiete und Strömungsrichtung. Bei den neurofunktionellen Systemen werden die einzelnen Strukturen in der Folge der Schnitte gekennzeichnet.

In der bewußt knapp gehaltenen Beschreibung der Topographie finden sich zahlreiche Abbildungshinweise. Sie können den Lesefluß stören, erleichtern jedoch das Auffinden der entsprechenden Bilder. Dadurch kann der Leser verbale und graphisch-visuelle Informationen verknüpfen. Wenn für eine anatomische Struktur mehr als neun Abbildungshinweise vorliegen, erfolgte eine Auswahl. Im Sachregister findet der Leser sämtliche Abbildungshinweise.

Hinweise mit dem Buchstaben s. in Klammern geben die Dezimalklassifikation der Kapitelüberschrift an, deren Seitenangabe im Inhaltsverzeichnis zu finden ist.

2 Schichtbilddiagnostik und Leitstrukturen

Mit der Computertomographie, der Magnetresonanztomographie, der Emissionscomputertomographie und der Ultraschalldiagnostik im B-Bildverfahren wurden neue Verfahren der Bilddarstellung des Körpers in die radiologische Technik eingeführt. Diese Verfahren beruhen auf verschiedenen physikalischen Grundlagen, auf entsprechend verschiedenen Meßtechniken, einige von ihnen aber auch auf gemeinsamen mathematischen Methoden der Bilderzeugung aus den gewonnenen Meßwerten unter Anwendung der elektronischen Datenverarbeitung (112, 355, 386).

Als Computertomographie wurde zunächst das mit Röntgenstrahlen durchgeführte Schichtbildverfahren bezeichnet. Dieses müßte nach Einführung weiterer rechnergestützter bildgebender Verfahren exakt Röntgen-Computertomographie oder Transmissionscomputertomographie genannt werden. Der Name Computertomographie ist im klinischen Alltag aber weitgehend eingeführt und hat sich durchgesetzt, so daß diese Bezeichnung wegen der Kürze auch von uns benutzt wird (s. 2.1). Ihr stehen die Magnetresonanztomographie oder Kernspintomographie (s. 2.2) und die Emissionscomputertomographie (s. 2.3) als physikalisch andere, in der Bildberechnung aber sehr ähnliche Schichtbildverfahren zur Seite. Mit diesen Verfahren werden dreidimensionale Scheiben wählbarer Schichtdicke vermessen und nach entsprechender Datenverarbeitung als zweidimensionale digitale Bilder dargestellt. Ein weiteres Bildverfahren ist die B-Bild-Technik der Sonographie, bei der zur Bildgebung keine aufwendigen Rechenverfahren benötigt werden (s. 2.4).

2.1 Computertomographie

Mit der Computertomographie wird eine Scheibe aus einem Körper durch Röntgenstrahlentransmission abgebildet. Hierzu tasten feingebündelte Röntgenstrahlen das Meßobjekt kreisförmig ab. Die Schwächung der Strahlungsintensität wird von einem dem Röntgenstrahler gegenüberliegenden Detektorsystem gemessen. Die Abtastung des Meßobjekts erfolgt heute nahezu ausschließlich mit einem Fächerstrahlsystem in Rotationsbewegung. Es handelt sich also um ein Röntgen-Transversalschichtverfahren.

Die Meßwerte der Detektoren werden an einen Computer weitergegeben, der die durchstrahlte Scheibe in eine wählbar große Zahl einzelner Volumenelemente (Voxel) definierter Größe aufteilt und für jedes Volumenelement die Schwächung bestimmt (97). Die Größe des Voxels ist bei den einzelnen Gerätetypen unterschiedlich. Seine Grundfläche liegt bei 1 mm^2 oder darunter, abhängig von der Größe des Meßfeldes und von der Bildmatrix. Das Gesamtvolumen ist abhängig von der gewählten Schichtdicke, die zwischen 1 mm und 10 mm in bestimmten Stufen ebenfalls gerätetypabhängig wählbar ist. Die untersuchte Schicht (Scheibe aus dem menschlichen Körper) mit den aufgeteilten Meßvolumina wird als Rasterbild mit Hilfe der Fernsehtechnik in Grauwerten auf dem Monitorschirm dargestellt (240, 247, 323, 333). Jedes Bildelement (Pixel) entspricht einem Voxel aus dem Meßobjekt. Hellere Grauwerte eines Pixel bedeuten bei der üblichen Darstellung eine stärkere Schwächung der Röntgenstrahlung durch das in einem Voxel vorhandene Gewebe.

Nach Hounsfield (142, 176) ist die Dichteauflösung der Computertomographie im intrakraniellen Bereich annähernd 100mal empfindlicher als die der konventionellen Röntgentechnik. Mit dieser gelingt eine Darstellung der Weichteilstrukturen des Gehirns wegen der nur geringen Dichteunterschiede und der zur Durchdringung des knöchernen Schädels erforderlichen energiereichen Röntgenstrahlung nicht (306). Die Schädelhöhle erscheint auf einer Röntgenaufnahme leer.

Die hohe Dichteauflösung der Computertomographie ermöglichte erstmals die intravitale Darstellung makroskopischer Teile des Gehirns mit teilweiser Differenzierung von grauer und weißer Substanz. Computertomographisch lassen sich Strukturen unterschiedlicher Röntgenstrahlendichte (Absorptionswerte der Röntgenstrahlen) sowie Verformungen von Organen oder Organteilen darstellen. Die räumliche Auflösung der Computertomographie ist geringer als im konventionellen Röntgenbild. Sie ist abhängig von der Dichtedifferenz zu der umgebenden Struktur und von der Größe des Untersuchungsobjekts. Die Auflösung im CT-Bild liegt im Millimeterbereich, bei Anwendung besonderer Technik im Bereich unter 1 mm. Die hohe Dichteauflösung und die Möglichkeit der Abbildung dünner Schichten von 1-2 mm Dicke kompensiert diesen Nachteil und begründet den diagnostischen Gewinn gegenüber der analogen Röntgenbildtechnik.

Für die Bildaufbereitung spielt die Messung der Röntgenstrahlabsorption in einem frei wählbaren Bereich eine große Rolle. Die Röntgendichte eines

Gewebeabschnittes kann in Hounsfield-Einheiten angegeben werden. Die Zuordnung erfolgt nach gewissen Standardwerten. Die wenigen zur Verfügung stehenden Grauwertstufen des Monitorbildes erlauben bei Zuordnung zum gesamten Dichtemeßbereich nach der Hounsfield-Skala keine ausreichende visuelle Differenzierung der klinisch interessierenden Strukturen („zu weites Fenster"). Deshalb erfolgt eine elektronische Manipulation des Monitorbildes für die Betrachtung und Befundauswertung: Die zur Verfügung stehenden Grauwertstufen des Monitorbildes werden durch Wahl der Fenstermitte (center oder level) und Fensterweite (width) auf die interessierenden Dichtewerte eingestellt. Mit großer Fensterweite lassen sich Knochenstrukturen „plastisch" darstellen. Mit kleinem Fenster lassen sich geringe Dichteunterschiede beispielsweise der Hirnsubstanz besser erkennen. Grenzen sind durch die Meßgenauigkeit des Systems gegeben. Sie kann anatomische Ungenauigkeiten verursachen. Besondere Bedeutung hat der Teilvolumeneffekt: Die Graustufe des Monitorbildes stellt den Durchschnittswert aller in einem Volumenelement gemessenen Kompartimente dar. Große Dichteunterschiede benachbarter Strukturen führen besonders bei dicken Schichten zu Verfälschungen des Dichtewertes an den Grenzen dieser Kompartimente, zu Vergrößerungen von Strukturen und deren Verzerrung sowie zu einer Maskierung von Spalträumen, weil in einem Pixel nur der Mittelwert der im Voxel enthaltenen unterschiedlichen Dichtewerte dargestellt wird. Durch eine hochauflösende Matrix und geringe Schichtdicken lassen sich Teilvolumeneffekte verringern. Teilvolumeneffekt, Bildartefakte und die jeweiligen Untersuchungsbedingungen (Kontrastmittelgabe, Bewegungsunruhe, Lagerung) erzeugen Besonderheiten, die bei der Bildauswertung berücksichtigt werden müssen (240, 288).

Dünne Schichten haben ein ungünstigeres Signal-Rausch-Verhältnis, das sich durch längere Scan-Zeiten bei allerdings höherer Strahlenbelastung verbessern läßt. Für spezielle Fragestellungen zum Beispiel bei der Untersuchung des Felsenbeins, des Gesichtsschädels und des kraniozervikalen Übergangs sind dünne Schichten und besondere Rechenverfahren ('High resolution') unerläßlich.

Die intravenöse Gabe eines jodhaltigen Röntgenkonstrastmittels erhöht die Aussagefähigkeit der Untersuchung durch Dichteanhebung physiologischer, aber auch pathologischer Strukturen. Durch Einsatz schneller Computertomographen mit kurzer Untersuchungszeit ist unter intravenöser Röntgenkontrastmittelinjektion die Angio-Computertomographie (dynamische CT) möglich geworden. Hiermit lassen sich auch kleinere Hirngefäße darstellen (191b, 453, 454, 455).

Für besondere Fragestellungen ist die intrathekale Injektion nichtionischer Kontrastmittel (Iopamidol, Iotrolan) gebräuchlich. Es lassen sich die Liquorräume intrakraniell und intraspinal besonders gut abgrenzen (69b, 119). Intrazisternale Raumforderungen werden damit besser erkennbar. Durch wiederholte CT-Untersuchung läßt sich eine gestörte Liquordynamik (z. B. bei Normaldruck-Hydrozephalus) erkennen.

Für die Untersuchung des Kleinhirnbrückenwinkels, speziell bei der Frage intrakanalikulärer Akustikusneurinome, war die Kontrastierung des Subarachnoidalraumes im Bereich der Cisterna pontocerebellaris durch Luft (nach intrathekaler Gabe) gebräuchlich. Die Magnetresonanztomographie ersetzt dieses Verfahren auch bei anderen Prozessen an der Hirnbasis.

Eine regionale Hirndurchblutungsmessung gelingt seit einigen Jahren auch computertomographisch. Die Inhalation eines 33%igen stabilen Xenon-Sauerstoff-Gemisches führt als frei diffusible Substanz zu einer Dichteanhebung des Hirngewebes, die abhängig von der Durchblutung ist. Es kann auf diese Weise die regionale Hirndurchblutung berechnet und in Grauwerten oder als Farbbild im CT dargestellt werden. Diese nichtinvasive und relativ preisgünstige Untersuchung erweitert die Computertomographie um ein funktionsdiagnostisches Verfahren (18b, 211, 266, 362a).

2.2 Magnetresonanztomographie

Bei der Magnetresonanztomographie (MRT) oder Kernspintomographie werden keine ionisierenden Strahlen angewendet. Zur Bilderzeugung wird der magnetisch wirksame Drehimpuls (Spin) der Atomkerne mit ungerader Nukleonenzahl (Protonen und Neutronen) ausgenutzt. Der Wasserstoffkern besitzt ein sehr großes magnetisches Moment und ist im Organismus besonders häufig anzutreffen. Somit sind mit der Magnetresonanztomographie wasserhaltige Gewebe, aber auch Lipide und Proteine durch ihren hohen Gehalt an Wasserstoffatomen besonders gut darstellbar (121, 138, 258, 401, 457).

Der Patient liegt in einem starken, homogenen Magnetfeld, das in den meisten Geräten mit supraleitenden Spulen erzeugt wird. Durch Anlegen sogenannter Gradientenfelder über zusätzliche Spulen in der Patientenöffnung des Magneten wird für jedes Volumenelement (Voxel) aus der zu untersuchenden Scheibe des Objekts ein unterschiedliches Magnetfeld erzeugt. Dies ist eine der Voraussetzungen für die Ortscodierung der zu registrierenden Signale und damit für die Berechnung der Schichtbilder. Weiterhin wird kurzzeitig ein hochfrequentes elektromagnetisches Wechselfeld geschaffen, um die Protonen anzuregen. Einmal so angeregt, streben sie ihrem ursprünglichen niedrigen Energieniveau zu und geben dabei elektromagnetische Energie in Form von Radiowellen ab. Mit einer Antenne werden diese erzeugten ortscodierten Kernresonanzsignale empfangen. Spezielle Kopf- und Oberflächenantennen („Spulen") verbessern das Signal-Rausch-Verhältnis und damit beispielsweise die Ortsauflösung bei gleicher Meßzeit.

Bei gegebener Magnetfeldstärke wird das MR-Signal von der Protonendichte, von den Relaxationszeiten T1 (Spin-Gitter-Relaxationszeit) und T2 (Spin-Spin-Relaxationszeit) und von den Protonenbewegungen im Meßvolumen bestimmt. Die Signalhöhe im jeweiligen Meßvolumen (Voxel) bestimmt den Grauwert in einem Bildpunkt (Pixel) auf dem Monitor.

Die Anregung der Wasserstoffkerne kann mit verschiedenen Meßsequenzen erfolgen. Sie beeinflussen die Bildkontraste und damit die diagnostische Aussage entscheidend. In den ersten Jahren hat die Spin-Echo (SE)-Technik besondere Verbreitung gefunden. Eine Verkürzung der Repetitionszeit (TR) bei kurzer Echozeit (TE) führt zu einer sogenannten „T1-Gewichtung". Eine lange Echozeit (TE) und lange Repetitionszeit (TR) führt zur „T2-Betonung". T1-betonte Bilder und Sequenzen, die bevorzugt die Protonendichte erfassen, ergeben durch ein günstiges Signal-Rausch-Verhältnis besonders gute anatomische Darstellungen. Der Liquor erscheint signalarm, somit dunkel. In T2-gewichteten Bildern ist Liquor signalintensiv und somit hell. Bei T2-Gewichtung werden auch diskrete pathologische Veränderungen gut sichtbar.

Mit schnellen Gradienten-Echosequenzen (FLASH = Fast Low Angle Shot, FISP = Fast Imaging with Steady Precession) lassen sich Untersuchungszeiten verkürzen, Bewegungsartefakte vermindern, Fluß- und Gewebsdurchblutung in hoher zeitlicher Auflösung darstellen und auch Gefäße isoliert abbilden (MR-Angiographie).

Auch bei der MR-Tomographie erfolgt die Bildverarbeitung ähnlich wie bei der Computertomographie nach Wahl von Fenstermitte („center") und Fensterweite durch den Untersucher. Dieser bestimmt hiermit die Aussage der Untersuchung. Er kann das Ergebnis betonen oder auch – bei falscher Fragestellung – abschwächen.

Paramagnetische Substanzen (Gadolinium-DTPA) ermöglichen als Kontrastmittel eine Verbesserung der klinischen Aussage. Sie verkürzen in den von ihnen erreichten Verteilungsräumen die T1-Relaxationszeit, was im T1-gewichteten Bild zu einer Signalzunahme der Läsion gegenüber der gesamten Umgebung führt (181a, 382, 401).

Mit der Magnetresonanztomographie sind die Strukturen der Hirnbasis und des infratentoriellen Raumes sowie des Spinalkanals wegen fehlender Störungen durch Knochenartefakte besser zu erfassen als mit der Computertomographie.

Die hohe Sensitivität für pathologische zerebrale und spinale Prozesse als Folge der außerordentlich guten Kontrastauflösung rechtfertigen die rasche Akzeptanz der MR-Tomographie (90). Sie ermöglicht ohne Kontrastmittel eine genauere Darstellung zerebraler Blutgefäße als die Computertomographie und ist ihr inzwischen auch hinsichtlich des Auflösungsvermögens überlegen (365). Die MRT ist ein geeignetes Verfahren zur Darstellung der Myelinisation des Zentralnervensystems im Kleinkindalter und kann somit auch zur Beantwortung der Frage einer Myelinisationsstörung eingesetzt werden.

Wie die Computertomographie muß auch die Magnetresonanztomographie auf hohe Ortsauflösung verzichten. Der Weichteilkontrast ist in der MR-Tomographie noch größer als in der Computertomographie. Es sind mit der MR-Tomographie neben axialen und koronalen auch sagittale und alle beliebigen schrägen Schnittführungen ohne Umlagerungen des Patienten möglich. Für die klinische Routine ist bisher nur die Protonenbildgebung bedeutsam (258).

Die MR-Spektroskopie in vivo hat sich in der Praxis noch nicht durchgesetzt, auch wenn zahlreiche vielversprechende Einzelbeobachtungen vorliegen (258, 343, 352).

2.3 Emissionscomputertomographie

Die Emissionscomputertomographie stellt eine Computertomographie-Variante der klassischen Szintigraphie dar (195, 207, 208). Es werden in der Regel durch intravenöse Injektion radioaktive Substanzen in das Untersuchungsobjekt eingebracht, die als Strahlungsquelle dienen. Die meßtechnische Schwierigkeit der Emissionscomputertomographie ergibt sich aus dem Ziel, die räumliche Lage und Intensitätsverteilung des Radionuklids innerhalb eines unterschiedlich absorbierenden Mediums darzustellen. Auch ist die Zahl der registrierten Photonen, die den Informationsfluß bestimmen, wesentlich kleiner als bei der Röntgencomputertomographie (181b).

Bei der **Single Photon Emission Computed Tomography, SPECT** (Photonen-Emissionscomputertomographie) werden Radionuklide eingesetzt, die bei ihrem Zerfall γ-, bzw. Röntgenstrahlen aussenden. SPECT-Aufnahmen erfolgen überwiegend mit rotierenden Gamma-Kamera-Systemen. Dieses Untersuchungsverfahren dient dem Nachweis einer Blut-Hirnschranken-Störung und der Bestimmung der regionalen Hirndurchblutung (91, 181b, 207, 370). – Die Vorzüge der SPECT liegen in der nicht allzu aufwendigen meßtechnischen Ausrüstung und der einfachen Verfügbarkeit der Gammastrahler.

Für die **Positronen-Emissions-Tomographie, PET** ist ein βstrahlendes Nuklid erforderlich (181b). Mit diesem Verfahren wird in axialer Schichtbildtechnik die Verteilung radioaktiver Tracer dargestellt. Hierdurch können Stoffwechselvorgänge und die

Durchblutung von Organen und Organteilen sowie von Tumoren gemessen werden (31, 164, 173, 181, 207, 208, 445). PET erweitert unser Verständnis über funktionelles zerebrales Geschehen über die durch CT und MR gewonnenen strukturellen Veränderungen hinaus (185). PET kann für Untersuchungen der funktionellen Neuroanatomie herangezogen werden (s. 6 und 7). Am besten untersucht ist der Glukosestoffwechsel des Gehirns einschließlich regionaler Veränderungen bei wechselnder Funktion.

Die Positronenemissionstomographie stellt aus physiologischer und meßtechnischer Sicht die optimale Methode der Emmissionscomputertomographie dar. Allerdings sind die am Stoffwechsel unmittelbar beteiligten Elemente Kohlenstoff, Stickstoff und Sauerstoff in geeigneter radioaktiver Form nur mit sehr kurzen Halbwertzeiten von einigen Minuten bis wenigen Stunden verfügbar. Somit ist der Betrieb der PET an ein Generatorsystem, meist ein Zyklotron, und ein radiochemisches Labor gebunden (181b).

2.4 Ultraschallverfahren

Die Ultraschalluntersuchung von Organen gestattete zunächst nur die Bestimmung von Struktur- und Organgrenzen im eindimensionalen A-Bildverfahren (A = Amplitude, A-Scan). Hiermit gelingt eine exakte intravitale Entfernungsmessung (413). Ultraschallwellen werden heute vor allem zur Erzeugung von Schnittbildern (Sonographie) verwendet, um morphologische Gewebeeigenschaften aufzuzeichnen (B = Brightness, B-Bildverfahren, B-Scan). Zur Ultraschallimpulserzeugung und zur Aufnahme der Echoschallimpulse werden piezoelektrische Elemente verwendet. Vorzüge der Ultraschalldiagnostik im B-Bild sind die relativ freie Wahl der Schnittebenen und die gute Darstellbarkeit von Grenzschichten zwischen unterschiedlichen Geweben (102, 413). Die Amplituden der von den echogebenden Grenzflächen reflektierten Impulse dienen der Hellsteuerung der Lichtpunkte des Monitors. Es entsteht ein helligkeitsmoduliertes Bild.

Für die zweidimensionale B-Bild-Sonographie lassen sich nach der Art des Bildaufbaues Compound-Scan mit statischem Bild und Real-time-Scan mit bewegtem Bild unterscheiden. Die Unhandlichkeit des Compound-Scanners durch die komplizierte geometrische Übertragung der Position des Schallkopfes auf der Körperoberfläche mit dem Schallkopfarm und der langsame Bildaufbau haben die Weiterentwicklung dieses Systems trotz guter Abbildungsqualität verhindert. Heute kommen fast nur noch Real-time-Geräte zum Einsatz. Hier werden elektronische Linearscanner (Parallelscanner) und Sektorscanner eingesetzt. Bei den Sektorscannern unterscheidet man mechanische und elektronische Schallköpfe (112, 245). Sie haben Vorzüge und Nachteile, die sich je nach Einsatzgebiet unterschiedlich auswirken. Geräte mit einer Konvex-Sonde sind ein Kompromiß.

Infolge der hohen Schallabschwächung an der nichteröffneten Schädelkalotte und der schwierigen Ankoppelung hat die **Ultraschalldiagnostik des Gehirns** beim Erwachsenen bislang keine breite Anwendung gefunden. In der Untersuchung von Neugeborenen und Kleinkindern hat die Sonographie aber große praktische Bedeutung erlangt (34, 35, 134, 253, 325, 355). Besonders günstige Untersuchungsmöglichkeiten gibt die noch offene große Fontanelle (physiologisches akustisches Fenster) bei Säuglingen in den ersten Lebensmonaten und bei Frühgeborenen. Der Parallelscan ermöglicht eine gute Übersicht über das Ventrikelsystem. Der darstellbare Bereich wird aber durch die Breite der Fontanelle bzw. Sagittalnaht eingeschränkt (355, 403). Mit dem Sektorscanner können wegen der Divergenz der Ultraschallstrahlen auch durch ein kleines Fenster (fast geschlossene Fontanelle) größere Abschnitte des Schädelinneren abgebildet werden. Moderne Geräte mit automatischer dreidimensionaler Abtastung und mit Volumenbildspeicher ermöglichen eine Schnittbilddarstellung in drei Ebenen. Die fehlende Strahlenbelastung und die Mobilität der Untersuchungseinheiten mit 'Real-time'-Technik sind wesentliche Vorteile für den Einsatz in der Pädiatrie, speziell auf Frühgeborenenstationen. Für bestimmte Fragestellungen ersetzt oder ergänzt dieses Verfahren die Computertomographie (96, 134, 295, 355, 408). Bei operativ eröffneter Schädelhöhe ergibt die Sonographie eine genaue Darstellung neuroanatomischer Strukturen aus dem Zugangswinkel des Operateurs (379).

Die Sonographie hat als bildgebendes Verfahren für die Untersuchung des Bulbus oculi und der retrobulbären Strukturen sowie für die Diagnostik der Halsweichteile, besonders der Schilddrüse, große praktische Bedeutung. Auch die Nasennebenhöhlen, speziell Stirn- und Kieferhöhle sind der sonographischen Beurteilung gut zugänglich. Die ultraschallgeleitete Feinnadelpunktion ermöglicht eine gezielte Entnahme von Gewebe aus verschiedenen Regionen bei geringem Risiko (267b).

Die Doppler-Sonographie ist ein nichtinvasives Ultraschallverfahren zur Messung von Strömungsgeschwindigkeiten in Gefäßen durch Ausnutzung des Dopplereffektes. Sie findet Anwendung in der Untersuchung oberflächlicher Blutgefäße, in den letzten Jahren zunehmend auch für die Strömungsmessung intrakraniell liegender, größerer Arterien (1, 38, 267d, 340a, 444). Bei Frühgeborenen und Säuglingen mit offener Fontanelle lassen sich alle größeren Arterien besonders leicht dopplersonographisch untersuchen. Charakteristisch veränderte Flußprofile und Flußgeschwindigkeiten finden sich beim Hirnödem, beim Hydrozephalus und bei der Hirnatrophie. Es sind Rückschlüsse auf die Hirndurchblutung möglich.

Als Duplex-Scan wird die Kombination von B-Bildverfahren und Dopplersonographie bezeichnet. Hiermit gelingt eine gute anatomische und hämodynamisch-funktionelle Diagnostik der A. carotis communis und ihrer Bifurkation. Stenosen, wandständige Plaques und Thrombosen sind zu erkennen. Durch Farbcodierung und Sonospektrogramme wird die Doppler-Sonographie vor der invasiven Diagnostik künftig zunehmend Verbreitung finden (41, 101a, 166, 413).

2.5 Leitstrukturen der Bilddiagnostik

Unter Leitstrukturen verstehen wir die mit der jeweiligen Bilddiagnostik gut erfaßbaren und konstant dargestellten anatomischen Strukturen, die für eine topische Orientierung geeignet sind.

Bei den **konventionellen neuroradiologischen Verfahren**, der Pneumenzephalographie, der Angiographie und der Myelographie, sind es überwiegend die topographischen Relationen der knöchernen Strukturen zu den Liquorräumen und Blutgefäßen. Aus Verformungen der kontrastierten Liquorräume sowie aus Verlagerungen oder Veränderungen der Gefäße werden pathologische Prozesse im intrakraniellen und intraspinalen Raum erkannt. Es ist jeweils nur ein System, das kontrastierte Liquorsystem oder das Gefäßsystem, für die spezielle Bilddarstellung nutzbar. Außerhalb des intrakraniellen Raumes dienen der topischen Orientierung zusätzlich die luftgefüllten Räume, z.B. Nasenräume, Nasennebenhöhlen, Pharynx und Trachea. Die Leitstrukturen sind also wichtige Hilfen für die räumliche Orientierung. Sie dienen auch der Kontrolle der achsengerechten Einstellung in der Bilddarstellung.

Die Computertomographie, Magnetresonanztomographie und Sonographie haben den Vorzug der gleichzeitigen Darstellung mehrerer, unterschiedlicher anatomischer Strukturen im untersuchten Raum. Dies wird möglich durch die hohe Weichteilauflösung, die auf unterschiedlichen physikalischen, z.T. auch chemischen Parametern beruht. Sie bringt eine weitaus bessere Detailerkennung anatomischer Strukturen und einen wesentlich verfeinerten Nachweis pathologischer Befunde. Durch die konstante Abbildung verschiedener anatomischer Strukturen und Räume wird die Bildinterpretation erleichtert. Gleichzeitig wird die topische Einordnung der Befunde infolge der Schichtbilddarstellung schwieriger. Voraussetzung für eine korrekte Interpretation und topographische Zuordnung sind die synoptische Betrachtung aller Schichten und soweit möglich auch der multiplanare Einsatz mehrerer Schnittebenen. Für die räumliche Orientierung, speziell an der Wirbelsäule, sind bei der Computertomographie digitale Röntgenbilder in sagittaler oder frontaler Abbildung (Scoutview, Topogramm o.ä.) notwendig und gebräuchlich. Hieraus wird durch Meßparameter eine Schichtbildzuordnung in der jeweiligen Höhe möglich. Dieses in der Untersuchungspraxis geläufige Vorgehen hat uns veranlaßt, zu den anatomischen Schnittzeichnungen und Originalabbildungen bildgebender Techniken jeweils eine Skizze der Schnittführung hinzuzufügen (Signet). Sie dient der topographischen Zuordnung jeder Einzelschicht.

Bei der **Computertomographie** wird die zweidimensionale Abbildung der Bildelemente (Pixel) in ihrer Grauwertdarstellung von der Strahlungsschwächung im korrespondierenden Volumenelement (Voxel) bestimmt. Die Skala der Absorptionswerte orientiert sich mit ihren Grenzwerten an biologisch wichtigen Strukturen. So sind Luft mit −1000 Hounsfield-Einheiten (= HE), Wasser mit 0 HE und dichte Knochen mit +1000 HE festgelegt (97, 240, 333). Am Schädelscan lassen sich nach (240, 288) verschiedene Qualitäten abgrenzen:

Luft	−1000 HE
Fettgewebe	−100 bis −30 HE
Liquorräume	+5 bis +10 HE
Hirnsubstanz	+20 bis +40 HE
Blutleiter mit Kontrastmittel	+50 bis +200 HE
Verkalkungen	+30 bis +1000 HE
Schädelknochen	bis +1000 HE

Im Gegensatz zur Emissionstomographie und den meisten Untersuchungssequenzen der MR-Tomographie sind knöcherne Strukturen des Kopfes und der Wirbelsäule gute anatomische Orientierungshilfen neben dem Liquorraum und den luftgefüllten Räumen (Nase, Nasennebenhöhlen, Pharynx und Trachea).

In der **Emissionstomographie** erfolgt die Bilddarstellung durch die Radioaktivitätsbelegung des jeweiligen Volumenelements. Häufig werden hier zur differenzierten Bild- und Funktionserkennung Farbcodierungen benutzt. Im intrakraniellen Raum dienen die inneren Liquorräume, also das Ventrikelsystem, der Orientierung. In der **Magnetresonanztomographie** wird die Bilderzeugung durch viel komplexere physikalische und chemische Vorgänge bestimmt. Eine große Zahl unterschiedlicher Anregungssequenzen des Meßobjekts und verschiedene Bildausleseverfahren führen zu jeweils wechselnder Grauwertdarstellung der anatomischen Strukturen. Die klinische Fragestellung und die untersuchten Körperteile bzw. Organe bestimmen die Auswahl der Untersuchungssequenzen (T1-, T2-Gewichtung und Protonendichte). Für eine detaillierte Information sei auf die spezielle Literatur verwiesen (258, 401).

2.5.1 Gesichtsschädel

In der **Computertomographie** ermöglichen die knöchernen Strukturen und die luftgefüllten Räume (Nasenhöhle, Nasennebenhöhlen (Abb. 79, 47-51), Mundhöhle) eine anatomische Orientierung im koronalen und axialen Schichtbild. Sie wird erleichtert durch die bilaterale Symmetrie zahlreicher Strukturen in dieser Region. Hierdurch kann die korrekte und achsengerechte Einstellung des Kopfes im Scanfeld kontrolliert werden.

Für die unterschiedlichen klinischen Fragestellungen haben die Röntgenübersichtsaufnahmen in mehreren Ebenen und gegebenenfalls Spezialprojektionen nach wie vor große Bedeutung im Vorfeld gezielter moderner bildgebender Verfahren (CT, MRT, Sonographie). Sie können ergänzt werden durch die konventionelle Blattfilm-Tomographie. Hiermit gelingt gelegentlich ein Frakturnachweis besser als mit der Computertomographie. Diese ist zur Weichteildarstellung, aber auch zur Feinstrukturanalyse knöcherner Regionen der konventionellen Tomographie deutlich überlegen (377). Ihre Aussagefähigkeit ist in hohem Maße abhängig von der Untersuchungstechnik (Schichtdicke, Einstellebene, Kontrastmittelgabe). So können durch Knochenartefakte Weichteilprozesse in ihrer Darstellbarkeit erheblich beeinträchtigt werden. Auch Zahnfüllungen, Metallteile, z. B. Splitter oder chirurgische Implantate sowie Embolisate können ausgedehnte Artefakte verursachen.

Zur Untersuchung der Orbita im axialen Schnittbild wird meist ein um 10° zur Kanthomeatalebene geneigter Winkel bevorzugt (174, 240, 288, 426), der sich der infraorbitomeatalen Linie nähert (s. 1.2). Hierdurch werden der N. opticus und die Mm. recti übersichtlicher abgebildet. Bei leichter Blickhebung wird der beim Geradeausblicken geschlängelt verlaufende N. opticus gestreckt (240, 288). Der orbitale Fettkörper gibt einen guten Kontrast zum übrigen Inhalt der knöchernen Orbita.

Die **Magnetresonanztomographie** muß auf die knöchernen Orientierungshilfen im Schichtbild weitgehend verzichten. Die Möglichkeiten multiplanarer Bilddarstellung bei freier Wahlmöglichkeit der Schnittebenen und der höhere Weichteilkontrast bedeuten besonders im Gesichtsschädel wesentliche Vorzüge. Zahnartefakte bleiben lokalisiert und stören den Bildaufbau nicht. Auch fehlen knöcherne Aufhärtungsartefakte. Für die anatomische Orientierung nützlich sind auch hier luftgefüllte Räume. In der Orbita gibt der retrobulbäre Fettkörper in der T1-Gewichtung ein hohes MR-Signal (Abb. 5c.6, 34c.8, 35c.6, 74c.2, 75c.1, 77c.3). Dadurch zeichnen sich die geraden und schrägen Augenmuskeln deutlich ab (Abb. 4c.4, 4c.8, 5c.5, 5c.7, 5c.9, 5c.10, 6c.7, 6c.9, 74c.3). Für besondere Fragestellungen der Orbitadiagnostik werden unterschiedliche Oberflächenspulen zur Verbesserung der Abbildung benutzt (258, 401). Für die optimale Darstellung des N. opticus (Abb. 5c.8, 6c.6, 8c.8, 33c.9, 76c.4) bis zum Chiasma opticum (Abb. 9c.11, 32c.8, 77c.5) eignet sich die Untersuchung in paraxialer (oblique-sagittaler) Schichtung (258). Für die Darstellung der Nasennebenhöhlen und des retromaxillären Raumes wird die Kopfspule bevorzugt. Die Nasenmuscheln (Abb. 4c.9, 5c.14, 6c.10, 6c.11, 69c.3, 72c.3) und die Muskulatur geben gute anatomische Orientierungshilfen. Im Nasopharynx läßt sich bei axialer Schichtführung häufig ein oberflächliches muköses Kompartiment von den tiefen Gewebsschichten abgrenzen, was praktisch-klinisch bedeutsam sein kann (48).

2.5.2 Kopf-Hals-Bereich

Mit der **Computertomographie** gelingt eine optimale Beurteilung der Weite des knöchernen Spinalkanals. Für die Schnitthöhenorientierung sind Übersichtsradiographien (Scoutview, Topogramm) erforderlich. Die luftgefüllten Räume (Pharynx (Abb. 47c.6), Kehlkopf) sind gut erkennbar. Ebenfalls gut abgrenzbar sind Dens axis (Abb. 47c.10), Atlas (Abb. 47c.13) und die Hinterhauptsschuppe (Abb. 49c.12) mit dem Rückenmark (Abb. 47c.11).

Wichtige Orientierungsstrukturen sind die knöchernen Anteile der Schädelbasis und ihre Knochenlücken. Für die Darstellung der Feinstrukturen sind spezielle Schnittführungen erforderlich (174). Porus und Meatus acusticus internus sind bei kanthomeataler Einstellung konstant erkennbar und daher wichtige Leitstrukturen. Im Röntgenbild der 4. Scheibe der Kanthomeatalserie, die dem Knochenfenster des CT-Bildes ähnlich ist, ist der Meatus acusticus internus in Abb. 64.12 dargestellt. Die in der Klinik gebräuchlichen Spezialeinstellungen zur optimalen Abbildung von Feinstrukturen der knöchernen Schädelbasis finden sich bei folgenden Autoren (111, 174, 217, 262a, 412).

In der **Magnetresonanztomographie** sind Leitstrukturen neben der Halswirbelsäule das Rückenmark, die Medulla oblongata (Abb. 12c.14, 32c.14, 69c.7, 70c.8) sowie der spinale Subarachnoidalraum und die basalen Liquorzisternen. Die großen Blutgefäße am Hals (Aa. carotis interna und externa, V. jugularis interna) sind gut abgrenzbar. Die luftgefüllten Räume (Mundhöhle, Pharynx (Abb. 8c.12, 69c.4, 70c.3)) sind mit allen Untersuchungssequenzen erkennbar. Auch für die Halsweichteile gilt, daß die anatomischen Verhältnisse am besten in protonendichten oder T1-gewichteten Bildern, die pathologischen Strukturen am deutlichsten in T2-gewichteten Bildern zu erkennen sind.

2.5.3 Hirnschädel

In der **Computertomographie** sind die knöchernen Anteile der Basis und die Knochenlücken Orientierungsstrukturen. Sie geben Informationen über die gewählte Schnittführung und deren Lage. Grobe Orientierungen liefern Hinterhauptsknochen (Abb. 48c.7, 49c.12, 50c.12), Felsenbein (Abb. 49c.9, 50c.9), Mastoidzellen (Abb. 49c.10), Sinus (= S.) sphenoidalis (Abb. 49c.5, 50c.5), Sella turcica, Ethmoidalzellen (Abb. 49c.2, 50c.3), Arcus zygomaticus (Abb. 48c.5) und Orbitabegrenzung. Canalis hypoglossalis, Foramen jugulare, Porus und Meatus acusticus externus (Abb. 48c.8, 49c.8), Cavum tympani, Foramen lacerum, Canalis caroticus, Foramen spinosum und Foramen ovale sind nicht regelmäßig darstellbare Feinstrukturen der knöchernen Basis. Sie können bei gelungener Abbildung als anatomische Leitpunkte für intrakranielle Strukturen dienen. Geringe Schichtdicke und Abweichungen von der Kanthomeatallinie sowie ergänzende koronale Schnittführung sind zur gezielten Darstellung von Einzelstrukturen der Basis notwendig. Konventionelle Röntgenaufnahmen von anatomischen Scheiben der knöchernen Strukturen der Schädelbasis ergeben durch eine höhere geometrische Auflösung eine bessere Abbildung von knöchernen Feinstrukturen als die Computertomographie. Deshalb bevorzugten wir solche Röntgenaufnahmen zur Darstellung der Anatomie der Schädelbasis (Abb. 18-28, 38-43, 61-66).

2.5.4 Zisternen und Ventrikelsystem

Für die **Computertomographie** sind die liquorführenden Räume entscheidende Leitstrukturen (119, 139, 393a, 428). Feine Spalträume können durch den Teilvolumeneffekt überlagert oder durch strahlendichtere Strukturen überdeckt werden. Nachweisbar sind die unpaaren C. cerebellomedullaris (magna) (Abb. 48c.11) und C. pontis sowie die paarigen Cisternae pontocerebellares in Höhe der Felsenbeine etwa in einer Einstellebene parallel zu der supraorbitomeatalen Linie (s. 1.2). Unmittelbar darüber stellen sich die vordere Basalzisterne, die C. interpeduncularis und die C. cerebelli superior dar. Das „Pentagon" ist die mediane vordere Basalzisterne einschließlich der C. interpeduncularis. Im CT-Bild erscheint das „Pentagon" in der Regel fünfseitig. Es umgibt den Hypophysenstiel, die Nn. optici und das Chiasma opticum. Nach vorn grenzt das „Pentagon" an die Gyri recti, seitlich an den Uncus und den Gyrus (= G.) parahippocampalis und hinten an den Pons. Weitere wichtige liquorführende Leitstrukturen sind die C. ambiens (252), die C. laminae tecti (quadrigeminae) (Abb. 53c.10) und die C. venae cerebri magnae (Galeni) (Abb. 54c.13). Die Zisternen des Interhemisphärenspaltes und die Inselzisternen sind beim jungen Patienten sehr schmal. Sie stellen sich besonders bei älteren Patienten und bei Hirnatrophien deutlich dar. Eine bessere Abbildung der Zisternen läßt sich bei bestimmten Fragestellungen mit einer Kontrastanhebung der äußeren Liquorräume durch lumbale Instillation eines geeigneten wasserlöslichen Kontrastmittels (z. B. Iopamidol, Iotrolan) erreichen.

Infolge der hohen physiologischen Variabilität der Weite des Ventrikelsystems und seiner Verformbarkeit bei raumfordernden Prozessen ergeben sich keine einheitlichen Bilder für die einzelnen Ventrikelabschnitte. Eine bilateral weite Darstellung spricht für einen Hydrozephalus (410). Das Volumen des Ventrikelsystems kann über Messungen der Ventrikelflächen an mehreren CT-Bildern berechnet werden (49, 139, 275, 339, 356, 431a, 458).

In der **Magnetresonanztomographie** stellen die Liquorräume auch eine Orientierungshilfe im intrakraniellen Raum dar. Die Abbildung der Liquorräume erfolgt frei von Knochenartefakten, was im basalen Bereich und im Übergang vom intrakraniellen zum spinalen Liquorraum klinisch besonders bedeutsam sein kann (380, 401). Die C. cerebellomedullaris (magna) (Abb. 15c.6, 16c.8, 32c.15, 69c.9, 70c.9), die C. pontocerebellaris (Abb. 73c.7), die C. pontis (Abb. 74c.5, 75c.5), die C. interpeduncularis (Abb. 11c.10, 77c.6), die C. ambiens (Abb. 77c.9, 78c.7), die C. venae cerebri magna (Galeni) (Abb. 14c.4, 78c.8) und die C. valleculae cerebi (Abb. 78c.3) erscheinen im T1-gewichteten Bild signalarm, dagegen in der T2-Gewichtung signalintensiv.

Mit der **Sonographie** ist im Säuglingsalter durch die große Fontanelle oder intraoperativ nach Eröffnung der Schädelkalotte altersunabhängig eine zuverlässige und schonende Beurteilung einiger neuroanatomischer und pathologischer Strukturen sowie der Form und Weite des Ventrikelsystems möglich (340a, 413, 431a).

2.5.5 Blutgefäße

In der **Computertomographie** lassen sich die Anschnitte großer Arterien darstellen, die A. basilaris (Abb. 51c.6) und die Aa. carotis internae. Vor allem mit Kontrastmitteln lassen sich diese Arterien gut abbilden. Mit spezieller Technik lassen sich im Nativscan weitere Blutgefäße z. B. in der Orbita darstellen (441). Im Kontrastscan sind regelmäßig die A. cerebri media im Sulcus lateralis und Teile des Circulus arteriosus (Willisi) abgrenzbar. Von den venösen Blutleitern sind die V. cerebri magna (Galeni), der S. sagittalis inferior, der S. rectus sowie der S. sagittalis superior (Abb. 55c.11, 60c.3) und weniger konstant der S. transversus Leitstrukturen (294).

In der **Magnetresonanztomographie** sind die großen Blutgefäße gut zu lokalisieren, bei den konventionellen Techniken in der Regel durch niedrige Signalintensität. Somit stellen die Blutgefäße eine wichtige Orientierungshilfe auch für die Beurteilung der MR-Bilder dar. Kontrastmittelgabe ist nicht erforderlich. Mit bestimmten Techniken lassen sich MR-Angiogramme gewinnen (401). Cerebrale Gefäßfehlbildungen sind im MR-Bild wesentlich besser und sicherer als mit der Computertomographie zu erfassen.

Die transkranielle **Doppler-Sonographie** ermöglicht die nichtinvasive Beurteilung der Strömungsverhältnisse größerer Hirnarterien, den Nachweis eines Vasospasmus und häufig auch den Hinweis auf arterielle Stenosen (1, 38, 444).

2.5.6 Durastrukturen

Computertomographisch ist die Dura mater encephali über den Hirnkonvexitäten nicht oder nur ausnahmsweise isoliert abgrenzbar. Duraduplikaturen sind meist eindeutig erkennbar. Konstant dargestellt ist die Falx cerebri (Abb. 53c.2, 54c.1, 55c.2, 56c.2, 57c.2, 58c.3, 59c.2) mit Dichtezunahme nach Kontrastmittelgabe, da sich in der venösen Phase die S.sagittales superior et inferior und der S. rectus sowie Brückenvenen mit Kontrastmittel füllen und somit Begrenzungen der Falx cerebri darstellen. Das Tentorium cerebelli ist mit seinen Begrenzungen nach unten und seitlich durch den Confluens sinuum, den S. transversus, den S. petrosus superior und seinen freien Rand in Richtung auf die vorderen Clinoidfortsätze sowie Teile des S. rectus unterschiedlich gut zu erkennen und oft erst nach Kontrastmittelgabe abzugrenzen (309). Die topographische Lage der Incisura tentorii variiert zum Mittelhirn hin erheblich. Bilder der Schnitte durch Tentorium und Falx cerebri können die Form eines Y haben (Abb. 53b.40, 53b.3). Schnittbilder durch das Tentorium können V- oder M-förmig erscheinen. Die Incisura tentorii wird im Kontrast-CT durch die ventromedialen Teile der divergierenden Streifen ('diverging bands') angedeutet (293). Bei fehlender Darstellung des Tentorium im Nativscan und axialer Schnittrichtung lassen sich die 'diverging bands' durch eine Hilfslinie beiderseits konstruieren: Diese verläuft vom lateralen Abschnitt der C.ambiens (nicht vom medialen Teil der C. laminae tecti) nach hinten-seitlich zur Kalotte und bildet mit der Sagittalebene einen Winkel von 45°. Strukturen lateral dieser Hilfslinie liegen supratentoriell, medial infratentoriell (293). In frontaler Schnittführung ist das Tentorium cerebelli dagegen meist eindeutig abgrenzbar.

In der **Magnetresonanztomographie** stellt sich die Dura nicht oder nur nach Kontrastmittelgabe dar. Hingegen sind die von der Dura begrenzten Spalträume (Interhemisphärenspalt (Abb. 4c.2, 7c.5, 13c.3, 15c.1, 17c.2, 76c.10, 77c.11, 78c.1), Raum zwischen Okzipitallappen und Kleinhirn (Abb. 14c.7)) sehr gut erkennbar, so daß sich hieraus wichtige Leitstrukturen ergeben. Duraverkalkungen (bzw. Verknöcherungen) sind meist ohne Signal, können auch signalarm und selten signalreich sein.

2.6 Die klinische Wertigkeit der neuen Bilddiagnostik

Die neuen Bildverfahren (CT, MRT, PET, SPECT und Ultraschall) haben unser ärztliches Denken und Handeln verändert. Das gilt ganz besonders für die Diagnostik im intrakraniellen und intraspinalen Raum. Die klassischen Röntgenkontrastverfahren wie Pneumenzephalographie und Myelographie hatten wegen ihrer Invasivität eine hohe Indikationsschwelle. Sie standen deshalb am Schluß der Diagnostik und waren für eine Verlaufskontrolle ungeeignet. Die neuen Bildverfahren stellen die Pneumenzephalographie und Myelographie hinsichtlich anatomischer Darstellung des untersuchten Objekts, aber auch wegen ihrer diagnostischen Sensibilität für pathologische Strukturen und Prozesse in den Schatten. Die geringe Invasivität der modernen Bilddiagnostik, ihr ambulanter Einsatz und die im Vergleich zu einer stationären Untersuchung nicht zu hohen Kosten ermöglichen eine optimale Verlaufsbeobachtung. Die Myelographie und Angiographie sind weiterhin erforderlich und können nicht wie die Pneumenzephalographie ersetzt werden.

Die physikalisch unterschiedlichen Bildverfahren haben in den vergangenen Jahren ihren festen Platz im diagnostischen Bereich erhalten. Abhängig von der jeweiligen Fachdisziplin, von der klinischen Fragestellung und dem zu untersuchenden Organ gibt es Schwerpunkte im Einsatz der modernen Bilddiagnostik. Die Auswahl des jeweiligen Verfahrens erfordert klinische Erfahrung und Sachkenntnis im Leistungsspektrum des jeweiligen Bildverfahrens. Bei zahlreichen Fragestellungen gibt es sinnvolle Ergänzungen durch die verschiedenen diagnostischen Verfahren. Es erscheint deshalb nicht sehr nützlich, gleichsam in einer Punktewertung Wirtschaftlichkeit, Leistungsvermögen, Untersuchungsdauer, Invasivität usw. gegeneinander abzuwägen. Die noch nicht abgeschlossene technische Entwicklung der MR-Diagnostik erlaubt darüber hinaus keine endgültige Beurteilung.

Vorteile und Schwerpunkte der CT im Kopf- und Hals-Bereich sind:
- kurze Untersuchungsdauer bei einfacher Lagerung des Patienten unter guter Überwachungsmöglichkeit,
- sofortiger Nachweis intrakranieller Blutungen,
- hohe Auflösung von Knochenstrukturen mit Nachweis von Traumafolgen an Schädel und Wirbelsäule,
- weite Verbreitung und somit relativ gute Verfügbarkeit,
- Biopsiemöglichkeit in der Untersuchungseinheit,
- Regionale Hirndurchblutungsmessung nach Inhalation von stabilem Xenon-Sauerstoff-Gemisch,
- relativ niedrige Untersuchungskosten.

Nachteile der CT im Kopf- und Hals-Bereich sind:
- Knochenaufhärtungsartefakte mit Beeinträchtigung der Abbildung von Weichteilstrukturen in der Nachbarschaft der Schädelbasis, des kraniozervikalen Übergangs und des Wirbelkanals,
- Strahlenbelastung, speziell der Augenlinse,
- keine beliebigen Schichtebenen möglich; für die CT ist die axiale Ebene charakteristisch; die paraxiale und die koronalen Schichten erfordern spezielle Lagerung, bzw. Rekonstruktionen,
- Metall- und Zahnfüllungsartefakte können die Untersuchung erheblich stören oder die Bewertung des Ergebnisses stark einschränken,
- für viele Fragestellungen ist eine Jod-Kontrastmittel-Injektion erforderlich.

Vorteile und Schwerpunkte der MRT im Kopf- und Hals-Bereich sind:
- die freie Wahl der Schichtebenen,
- die fehlende Strahlenbelastung,
- die hohe Auflösung im Weichteilgewebe,
- die Verfügbarkeit verschiedener Meßsequenzen (Protonendichte, T1-Gewichtung, T2-Gewichtung, Darstellung von Flußphänomenen),
- das Fehlen von Knochenaufhärtungsartefakten,
- die hohe Sensitivität für pathologische Veränderungen im Knochen- und Weichteilgewebe,
- Einsatz als MR-Angiographie durch Blutflußmessung.

Nachteile der MRT im Kopf- und Hals-Bereich sind:
- lange Untersuchungsdauer, (wenn alle diagnostischen Vorzüge genutzt werden),
- Kontraindikationen (Aneurysmaclip, Schrittmacher, Cochleaimplantat, intrabulbäre (okuläre) Metallsplitter),
- Artefakte durch ferromagnetische Fremdkörper,
- Störanfälligkeit durch Bewegungen,
- fehlendes Signal aus kompakten Knochen und Kalk,
- eine frische Blutung kann unentdeckt bleiben oder fehlgedeutet werden,
- erschwerte Untersuchungsbedingungen bei Intensivpatienten,
- relativ hohe Untersuchungskosten.

Vorteile und Schwerpunkte der Ultraschallverfahren im Kopf- und Hals-Bereich sind:
- hohe Auflösung im Weichteilgewebe,
- patientenschonende Untersuchung,
- transportable Untersuchungseinheit,
- weite Verbreitung,
- Gefäßdiagnostik möglich,
- intrakavitäre Untersuchungen,
- gezielte Biopsiemöglichkeit,
- intraoperative Anwendung (nach Trepanation der Schädelkalotte),
- niedrige Untersuchungskosten.

Nachteile der Ultraschallverfahren im Kopf- und Hals-Bereich sind:
- intrakranielle Untersuchungen mit B-Bild nur im Säuglingsalter möglich,
- keine Untersuchungen des Knochens möglich,
- Artefakte durch Kalk, Konkremente und Implantate.

Vorteile und Schwerpunkte der Emissionstomographie (PET, SPECT) im Kopf- und Hals-Bereich sind:
- zerebrale Funktionsdiagnostik,
- Messung der regionalen Hirndurchblutung,
- regionale Stoffwechseluntersuchungen,
- Messung des regionalen Sauerstoffverbrauchs,
- topische Bestimmung der Neurotransmitter (PET).

Nachteile der Emissionstomographie (PET, SPECT) im Kopf- und Hals-Bereich sind:
- geringe Ortsauflösung,
- geringe Gerätedichte,
- hoher technischer Aufwand (PET),
- hohe Untersuchungskosten (PET).

24 Atlasteil

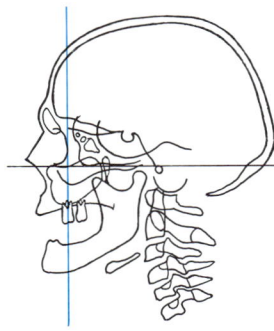

1 S. sagittalis superior
2 A. frontalis mediomedialis
3 A. frontalis anteromedialis
4 Os frontale
5 A. frontopolaris
6 M. temporalis
7 Crista galli
8 A. frontobasalis medialis
9 Orbitadach
10 M. levator palpebrae superioris
11 V. ophthalmica superior
12 M. obliquus superior
13 M. rectus superior
14 Glandula lacrimalis
15 M. rectus medialis
16 Lamina orbitalis (papyracea)
17 Os zygomaticum
18 Sehne des M. rectus lateralis
19 M. orbicularis oculi
20 M. rectus inferior
21 M. obliquus inferior
22 Orbitaboden
23 A., V. infraorbitalis
24 Maxilla
25 Palatum durum
26 2. Molar
27 1. Molar (angeschnitten)
28 Ductus submandibularis
29 M. buccinator
30 M. genioglossus
31 A., V. sublingualis
32 Glandula sublingualis
33 Corpus mandibulae
34 M. geniohyoideus
35 A., V. alveolaris inferior
36 A., V. submentalis
37 M. mylohyoideus
38 M. digastricus, Venter anterior

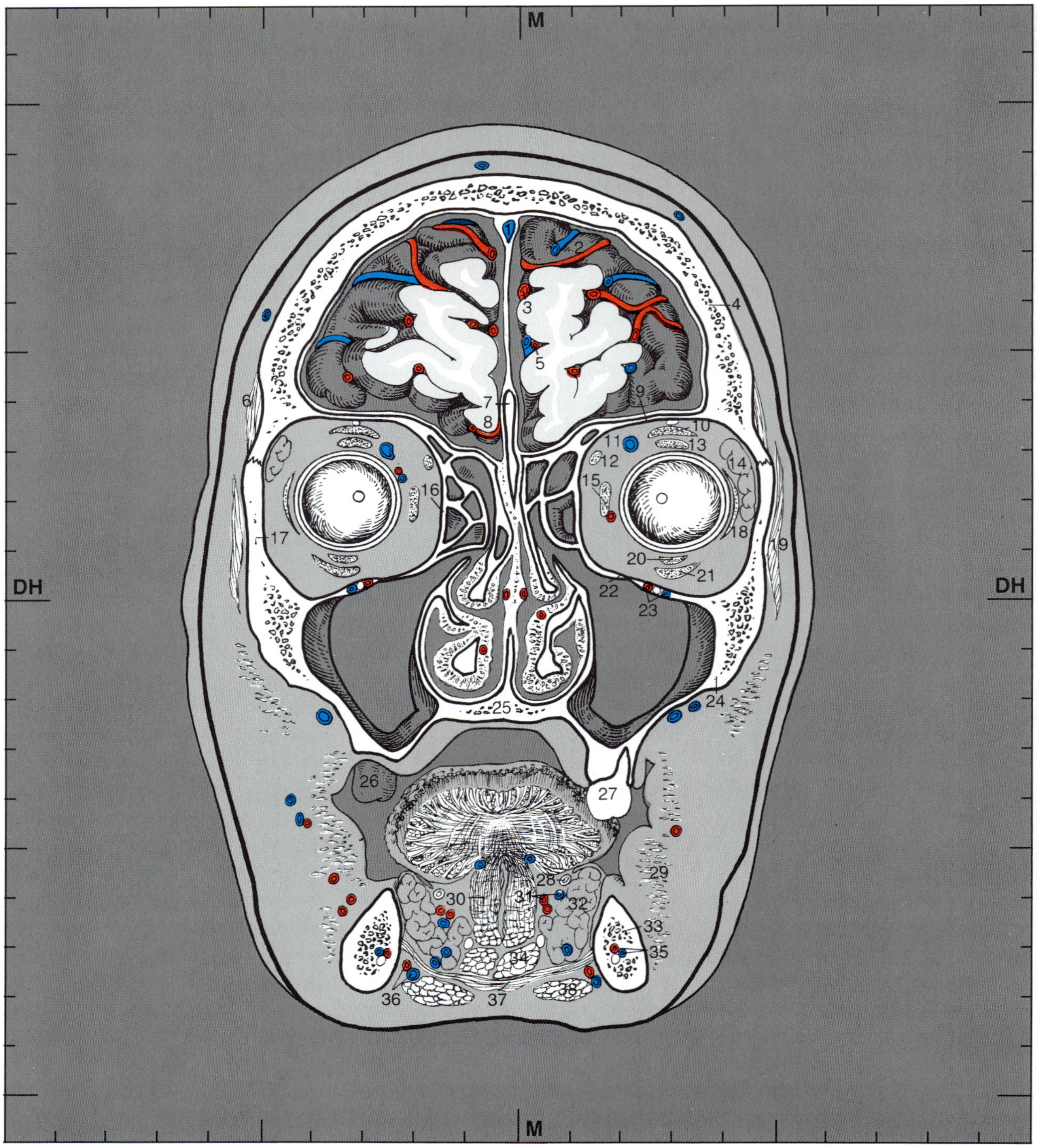

Abb. 4a Ansicht der 1. Frontalscheibe von vorn. Links oben markiert die blaue Gerade die Position der Schnittebene in Höhe der Crista galli, der Orbita und der vorderen Molaren (s. Abb. 2a). Knochenstrukturen, Muskeln und Blutgefäße.
DH = Deutsche Horizontale, M = Medianebene.

1 G. frontalis superior
2 Fissura longitudinalis cerebri (Interhemisphärenspalt)
3 G. frontalis medius
4 M. rectus medialis
5 Cellula ethmoidalis
6 Bulbus oculi
7 peribulbärer Fettkörper
8 M. rectus inferior (oben), M. obliquus inferior (unten)
9 Concha nasalis media
10 S. maxillaris
11 Concha nasalis inferior
12 Zunge

Abb. 4c Frontal orientiertes MR-Bild, das mit der Abb. 4a,b annähernd korrespondiert. Die frontale MR-Serie (Abb. 4c-17c) stammt von einem 25 Jahre alten Mann, Spin-Echo-Sequenz TR („Repetition time") = 600 msec, TE („Echo time") = 15 msec, Schichtdicke 7 mm.

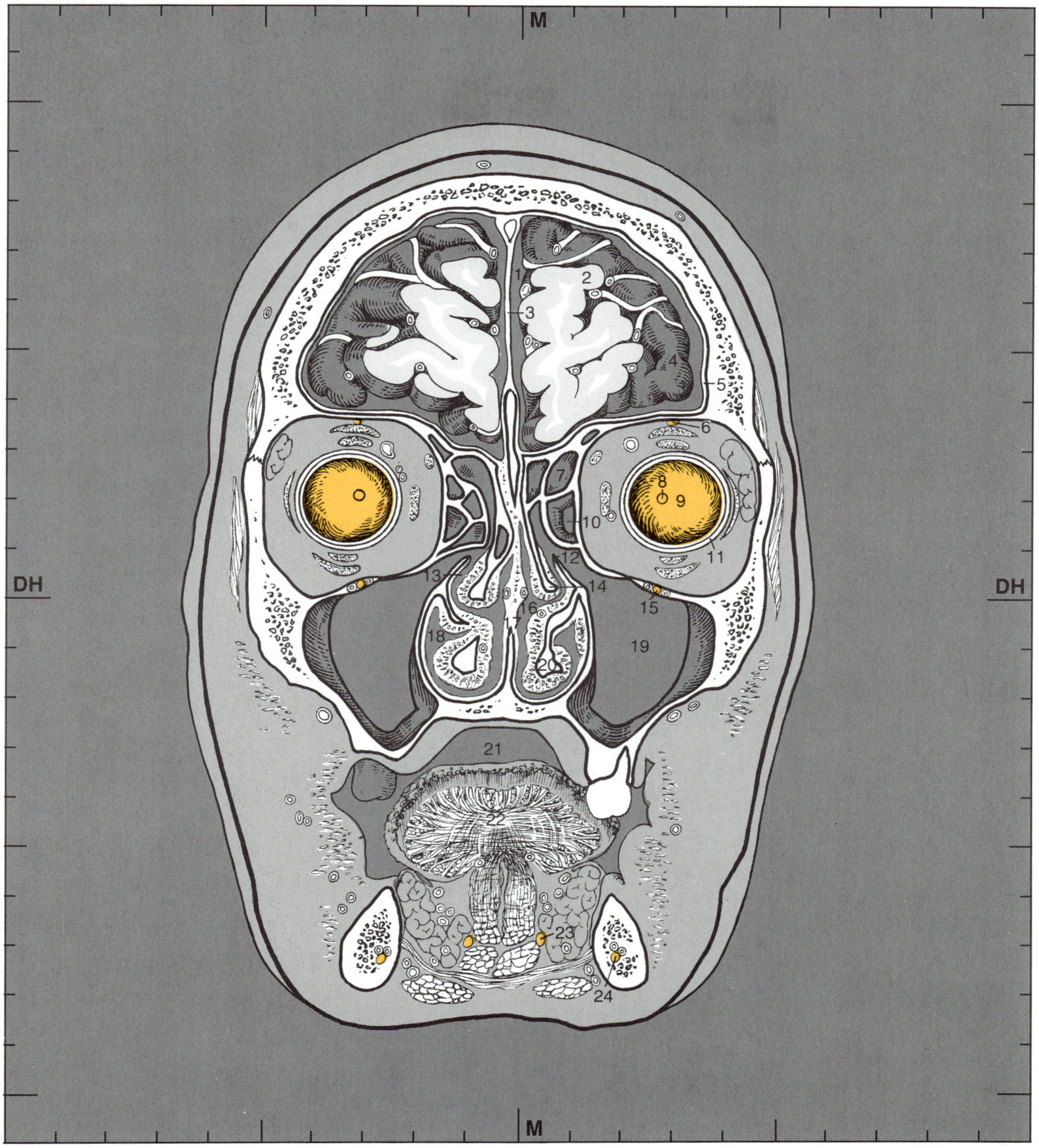

Frontale Schichten

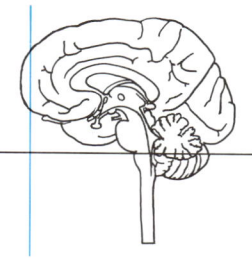

1 Fissura longitudinalis cerebri (Interhemisphärenspalt)
2 G. frontalis superior
3 Falx cerebri
4 G. frontalis medius
5 Dura mater encephali
6 N. supraorbitalis
7 Cellulae ethmoidales
8 Discus nervi optici
9 Fovea centralis retinae
10 Bulla ethmoidalis
11 Bulbus oculi
12 Hiatus semilunaris
13 Meatus nasi medius
14 Concha nasalis media
15 N. infraorbitalis
16 Nasenhöhle
17 Septum nasi
18 Meatus nasi inferior
19 S. maxillaris
20 Concha nasalis inferior
21 Mundhöhle
22 Zunge
23 N. hypoglossus
24 N. alveolaris inferior

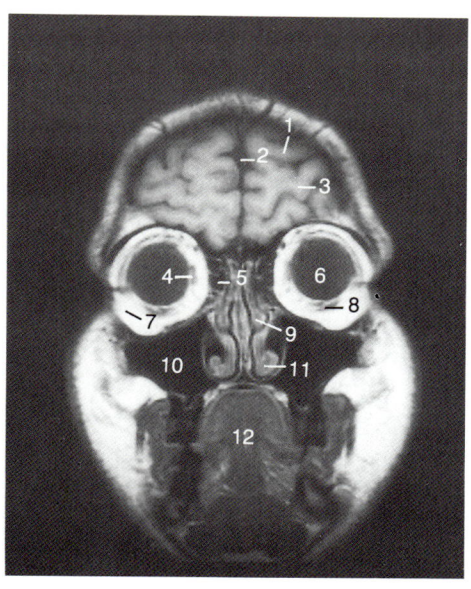

Abb. 4b Ansicht der 1. Frontalscheibe von vorn. Rechts oben zeigt die blaue Linie den Verlauf der Schnittebene durch den vorderen Teil des Frontallappens (s. Abb. 2b). Nasenhöhle, Nasennebenhöhlen, Mundhöhle, Hirnstrukturen, Retina und Hirnnerven.

26 Atlasteil

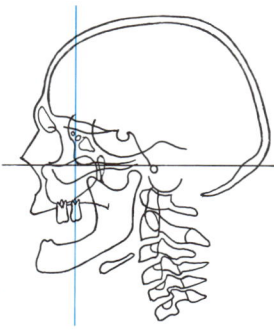

1 S. sagittalis superior
2 A. frontalis anteromedialis
3 Os frontale
4 A. frontalis mediomedialis
5 A. frontopolaris
6 Orbitadach
7 A. frontobasalis medialis
8 M. levator palpebrae superioris
9 M. obliquus superior
10 M. rectus superior
11 V. ophthalmica superior
12 A. ophthalmica
13 Os ethmoidale, Lamina cribrosa
14 M. rectus medialis
15 M. rectus lateralis
16 M. temporalis
17 Lamina orbitalis (papyracea)
18 M. rectus inferior
19 A., V. infraorbitalis
20 Orbitaboden
21 Os zygomaticum
22 Wangenfettpfropf
23 Maxilla, Processus alveolaris
24 Palatum durum
25 M. masseter
26 A., V. palatina major
27 2. Molar (angeschnitten)
28 M. buccinator
29 Glandula sublingualis
30 Ductus submandibularis
31 Corpus mandibulae
32 M. genioglossus
33 A. sublingualis
34 A., V. alveolaris inferior
35 A., V. submentalis
36 Platysma
37 M. geniohyoideus
38 M. mylohyoideus
39 M. digastricus, Venter anterior

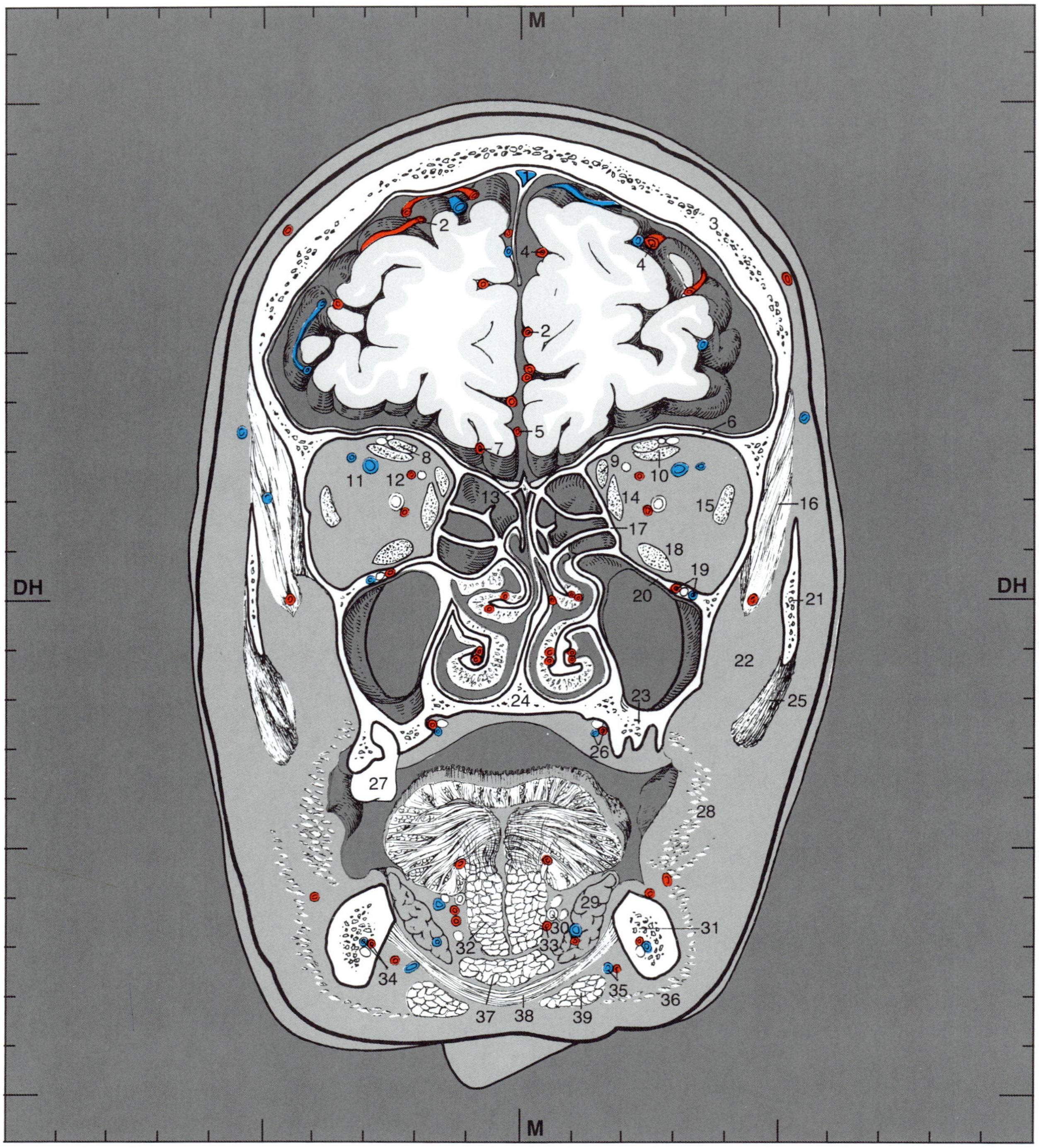

Abb. 5a Ansicht der 2. Frontalscheibe von vorn. Die Schnittebene liegt etwa 6 mm hinter dem Augapfel und annähernd in der Mitte des Corpus mandibulae. Knochenstrukturen, Muskeln und Blutgefäße.

1 G. frontalis superior
2 G. frontalis medius
3 G. frontalis inferior
4 G. rectus
5 M. obliquus superior
6 retrobulbärer Fettkörper
7 M. rectus medialis
8 N. opticus
9 M. rectus lateralis
10 M. rectus inferior
11 M. temporalis
12 S. maxillaris
13 Wangenfettpfropf
14 Concha nasalis inferior

Abb. 5c Frontal orientiertes MR-Bild, das mit der Abb. 5a,b annähernd korrespondiert.

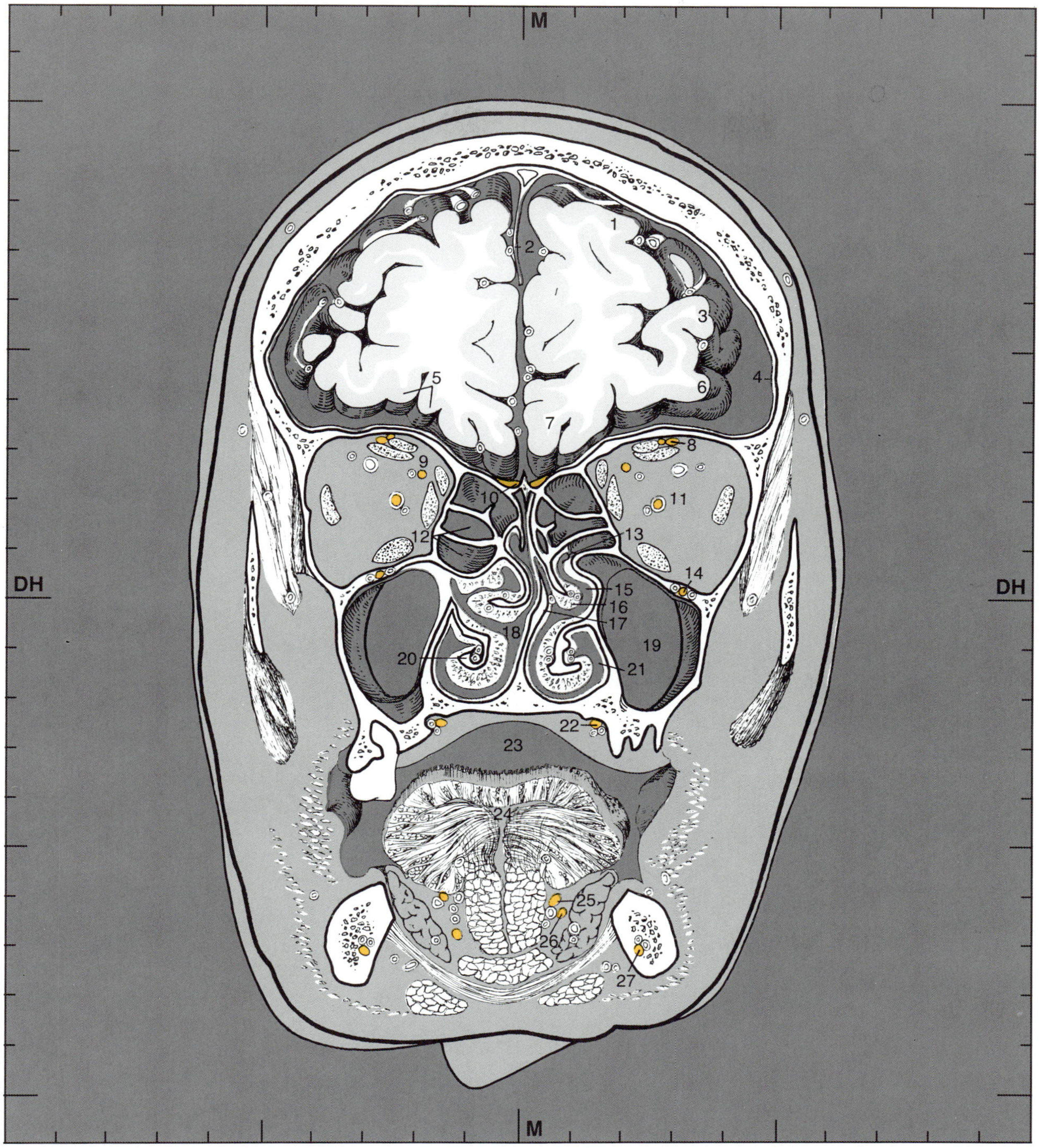

Frontale Schichten

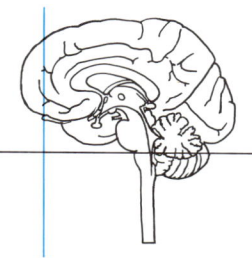

1 G. frontalis superior
2 Falx cerebri
3 G. frontalis medius
4 Dura mater encephali
5 Gyri orbitales
6 G. frontalis inferior
7 G. rectus
8 N. supraorbitalis
9 N. nasociliaris
10 Bulbus olfactorius
11 N. opticus
12 Cellulae ethmoidales
13 Hiatus semilunaris
14 N. infraorbitalis
15 Meatus nasi medius
16 Concha nasalis media
17 Septum nasi
18 Nasenhöhle
19 S. maxillaris
20 Concha nasalis inferior
21 Meatus nasi inferior
22 N. palatinus major
23 Mundhöhle
24 Zunge
25 N. lingualis
26 N. hypoglossus
27 N. alveolaris inferior

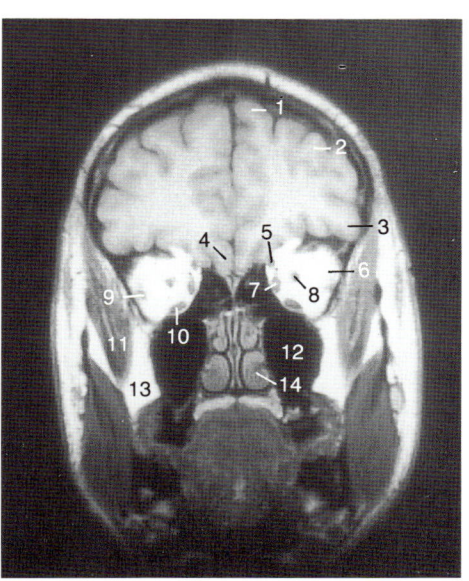

Abb. 5b Ansicht der 2. Frontalscheibe von vorn. Der Frontallappen ist in Höhe des Bulbus olfactorius getroffen. Nasenhöhle, Nasennebenhöhlen und Hirnnerven.

28 Atlasteil

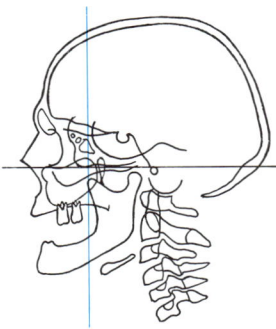

1 S. sagittalis superior
2 Os frontale
3 A. frontalis mediomedialis
4 A. prefrontalis
5 A. frontalis anteromedialis
6 A. frontobasalis lateralis
7 A. frontopolaris
8 A. frontobasalis medialis
9 V. ophthalmica superior
10 M. levator palpebrae superioris
11 M. rectus superior
12 M. obliquus superior
13 A. temporalis superficialis, frontaler Ast
14 Os sphenoidale, Ala major
15 M. rectus medialis
16 A. ophthalmica
17 M. rectus lateralis
18 M. temporalis
19 M. rectus inferior
20 M. orbitalis
21 Arcus zygomaticus
22 Maxilla
23 Palatum durum
24 A., V. palatina descendens
25 Processus coronoideus
26 Ductus parotideus
27 M. masseter
28 M. buccinator
29 Corpus mandibulae
30 A., V. facialis
31 A., V. alveolaris inferior
32 Ductus submandibularis
33 M. genioglossus
34 A. sublingualis
35 A., V. submentalis
36 Glandula submandibularis
37 M. digastricus, Venter anterior
38 M. geniohyoideus
39 M. mylohyoideus
40 Platysma

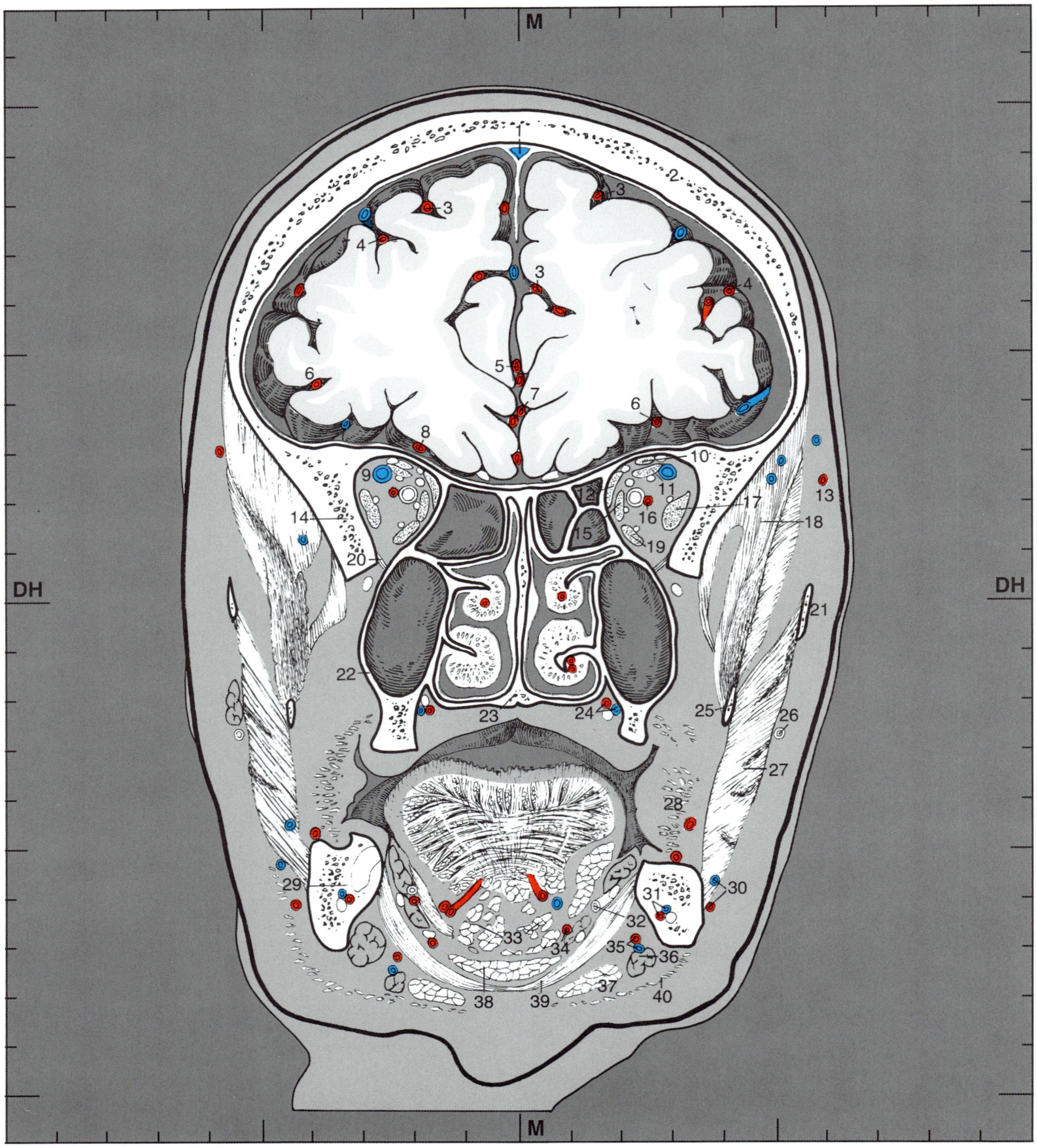

Abb. 6a Ansicht der 3. Frontalscheibe von vorn. Die Schnittebene verläuft dicht hinter der Mitte der vorderen Schädelgrube, durch das hintere Drittel der Orbita und durch den Processus coronoideus der Mandibula. Knochenstrukturen, Muskeln und Blutgefäße.

1 G. frontalis superior
2 G. frontalis medius
3 G. cinguli
4 G. frontalis inferior
5 G. rectus
6 N. opticus
7 M. obliquus superior (oben), M. rectus medialis (unten)
8 M. temporalis
9 M. rectus inferior
10 Concha nasalis media
11 Concha nasalis inferior
12 M. masseter

Abb. 6c Frontal orientiertes MR-Bild, das mit der Abb. 6a,b annähernd korrespondiert.

Frontale Schichten

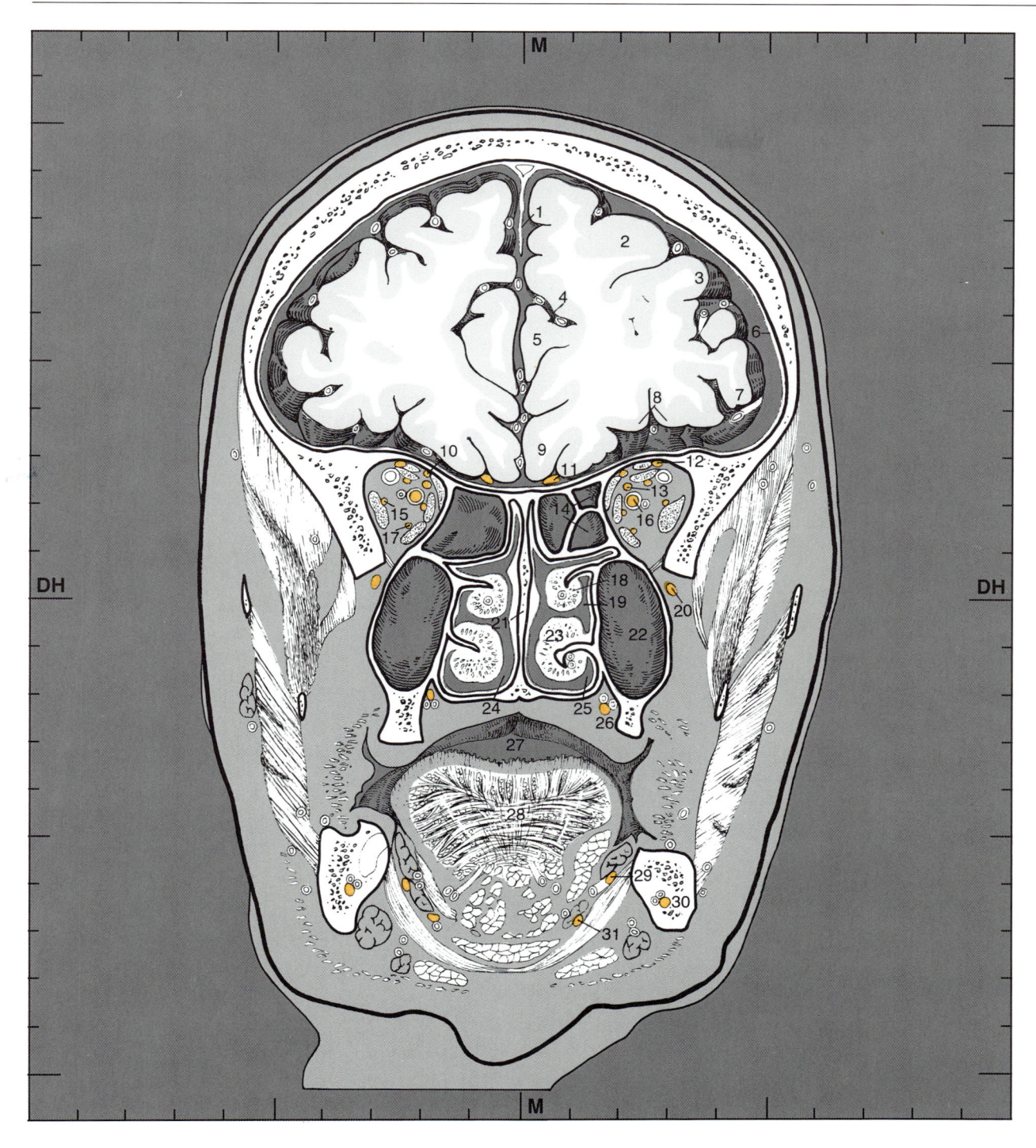

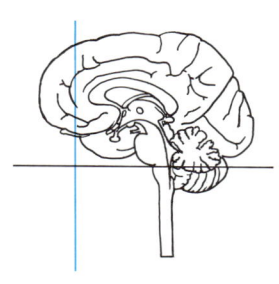

1 Falx cerebri
2 G. frontalis superior
3 G. frontalis medius
4 Sulcus cinguli
5 G. cinguli
6 Dura mater encephali
7 G. frontalis inferior
8 Gyri orbitales
9 G. rectus
10 N. trochlearis
11 Tr. olfactorius
12 N. frontalis
13 N. nasociliaris
14 Cellulae ethmoidales
15 N. abducens
16 N. opticus
17 N. oculomotorius, unterer Ast
18 Concha nasalis media
19 Meatus nasi medius
20 N. infraorbitalis
21 Septum nasi
22 S. maxillaris
23 Concha nasalis inferior
24 Nasenhöhle
25 Meatus nasi inferior
26 Nn. palatini
27 Mundhöhle
28 Zunge
29 N. lingualis
30 N. alveolaris inferior
31 N. hypoglossus

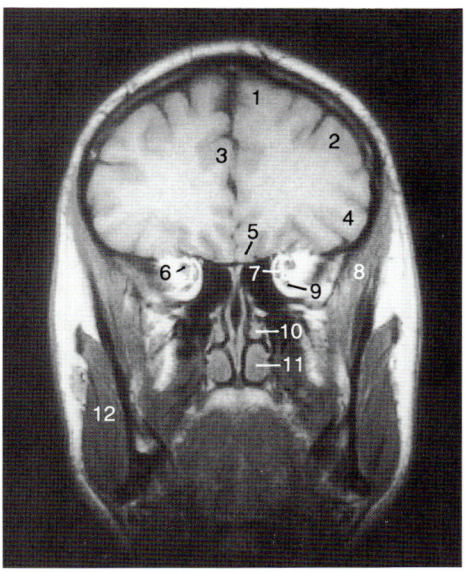

Abb. 6b Ansicht der 3. Frontalscheibe von vorn. Die Schnittebene liegt im Frontallappen etwa 8 mm vor dem Balkenknie (s. Abb. 2b). Im Bereich des Gesichtsschädels sind der Sehnerv, die Äste des N. trigeminus und der N. hypoglossus getroffen. Nasenhöhle, Nasennebenhöhlen, Mundhöhle, Hirnstrukturen und Hirnnerven.

Atlasteil

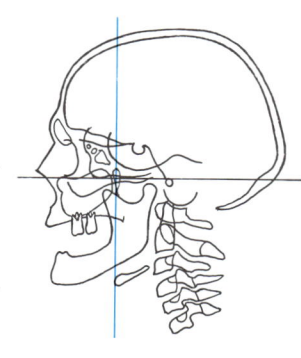

1 S. sagittalis superior
2 A. frontalis mediomedialis
3 A. prefrontalis
4 A. pericallosa
5 A. cerebri anterior
6 A. frontobasalis lateralis
7 A. temporopolaris
8 Os sphenoidale, Ala minor
9 A. ophthalmica
10 V. ophthalmica superior
11 Fissura orbitalis inferior
12 A. temporalis superficialis, frontaler Ast
13 Fossa pterygopalatina
14 Arcus zygomaticus
15 M. temporalis
16 A. maxillaris
17 Processus pterygoideus, Lamina lateralis
18 M. pterygoideus lateralis
19 M. pterygoideus medialis
20 Processus pterygoideus, Lamina medialis
21 Palatum molle
22 M. tensor veli palatini
23 Processus coronoideus
24 Ductus parotideus
25 Hamulus pterygoideus
26 M. masseter
27 Ramus mandibulae
28 A., V. alveolaris inferior im Canalis mandibulae
29 A. sublingualis
30 M. mylohyoideus
31 A., V. submentalis
32 Glandula submandibularis
33 Platysma
34 Sehne des M. digastricus
35 Os hyoideum
36 Cartilago thyroidea

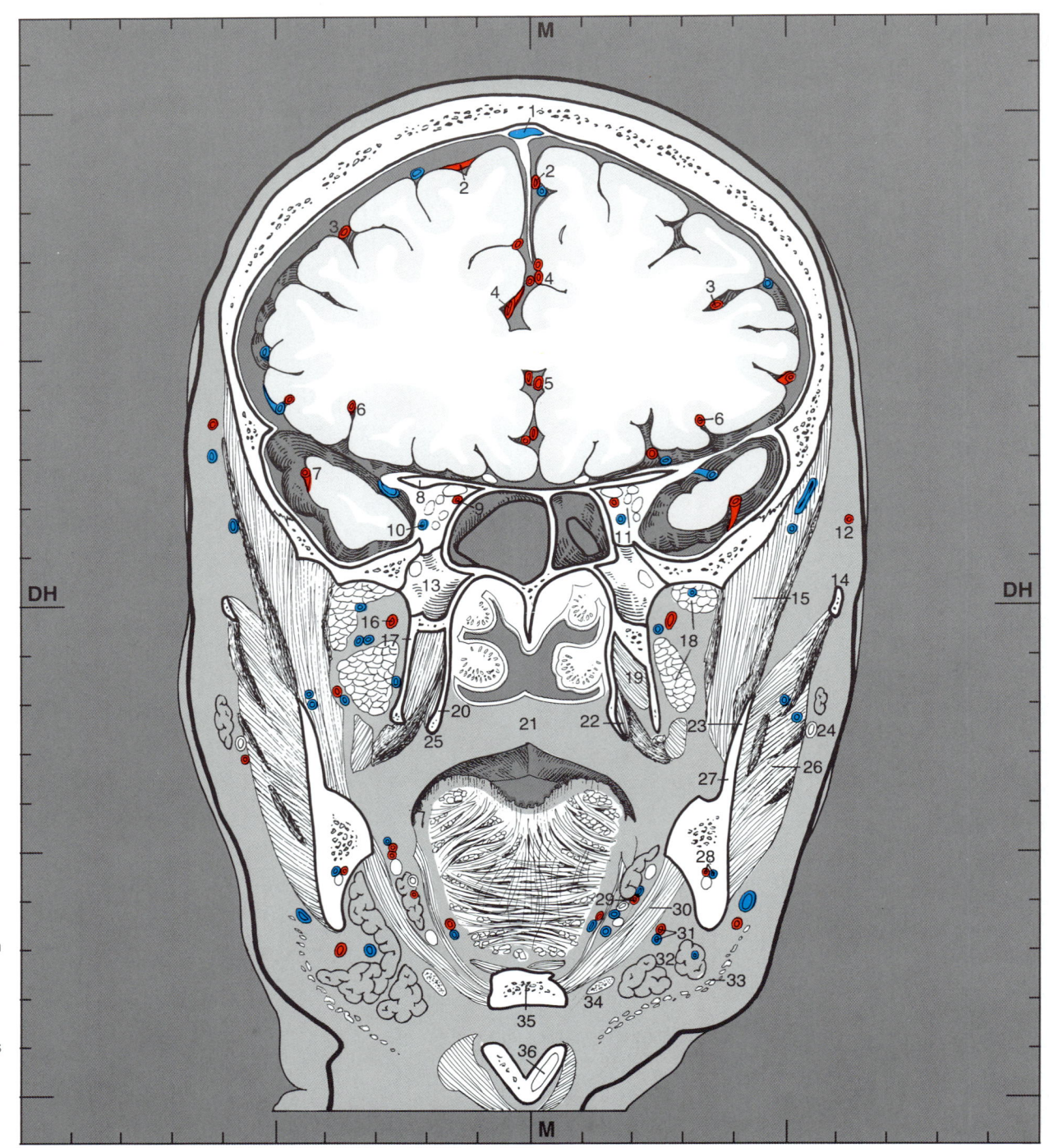

Abb. 7a Ansicht der 4. Frontalscheibe von vorn. Die vorderen Pole der mittleren Schädelgrube sind getroffen und liegen unter den kleinen Flügeln des Keilbeins. Der Canalis opticus und die Fissura orbitalis superior liegen in der Schnittebene. Die Zunge ist in Höhe des Zungenbeins angeschnitten. Knochenstrukturen, Muskeln und Blutgefäße.

1 Sulcus cinguli
2 G. frontalis medius
3 Ventriculus lateralis, Cornu frontale
4 Corpus callosum, Genu
5 Fissura longitudinalis cerebri (Interhemisphärenspalt)
6 G. rectus
7 G. orbitalis
8 Pol des Temporallappens
9 S. sphenoidalis
10 M. pterygoideus lateralis
11 M. pterygoideus medialis
12 Palatum molle
13 Zunge

Abb. 7c Frontal orientiertes MR-Bild, das geringfügig hinter der in Abb. 7a,b gewählten Schnittebene liegt.

Frontale Schichten

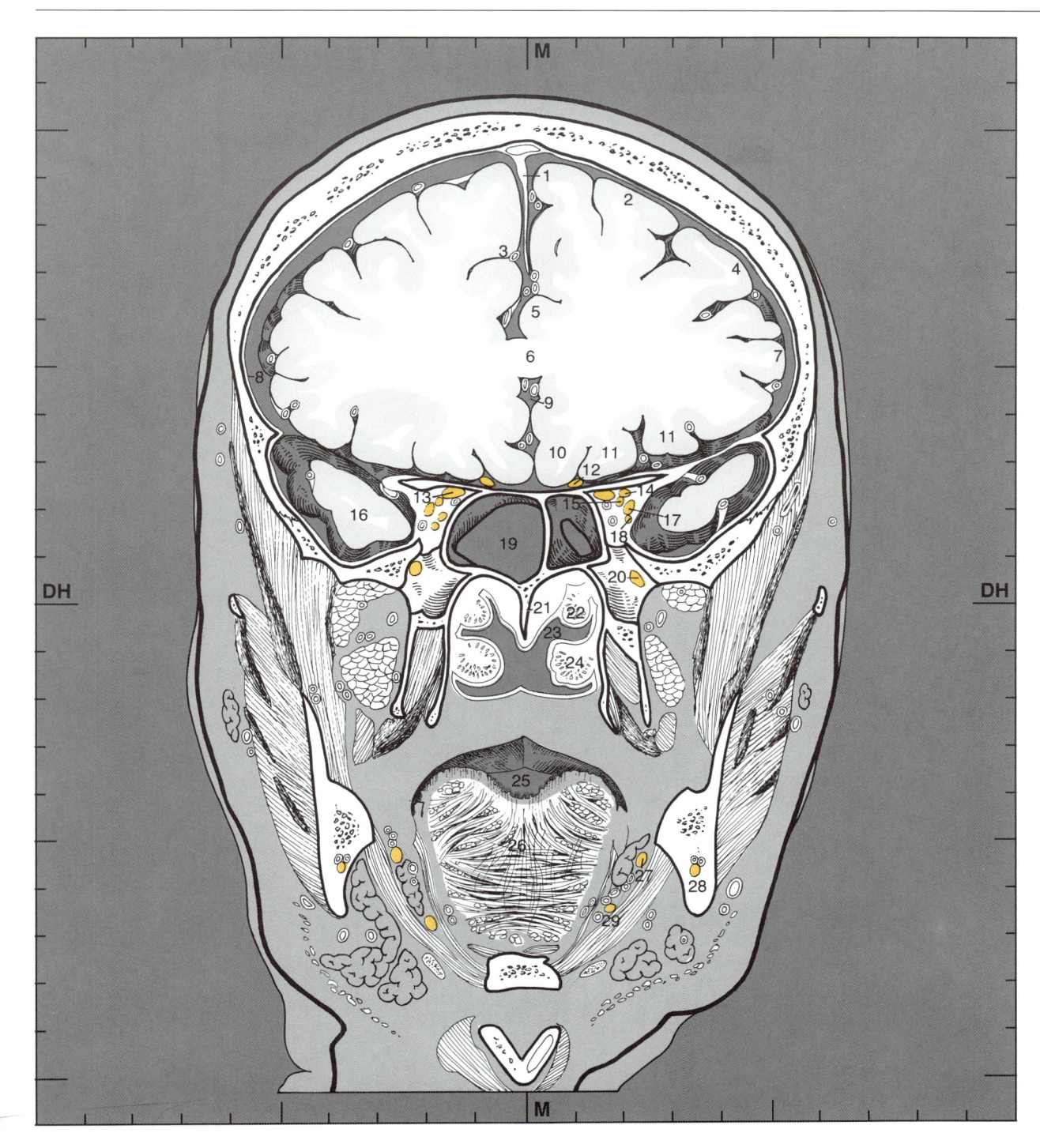

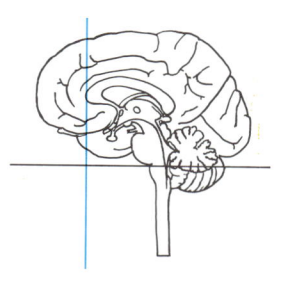

1 Falx cerebri
2 G. frontalis superior
3 Sulcus cinguli
4 G. frontalis medius
5 G. cinguli
6 Corpus callosum, Genu
7 G. frontalis inferior
8 Dura mater encephali
9 Fissura longitudinalis cerebri (Interhemisphärenspalt)
10 G. rectus
11 G. orbitalis
12 Tr. olfactorius
13 N. opticus
14 N. trochlearis
15 N. oculomotorius
16 Pol des Temporallappens
17 N. ophthalmicus
18 N. abducens
19 S. sphenoidalis
20 N. maxillaris
21 Septum nasi
22 Concha nasalis media
23 Nasenhöhle
24 Concha nasalis inferior
25 Mundhöhle
26 Zunge
27 N. lingualis
28 N. alveolaris inferior
29 N. hypoglossus

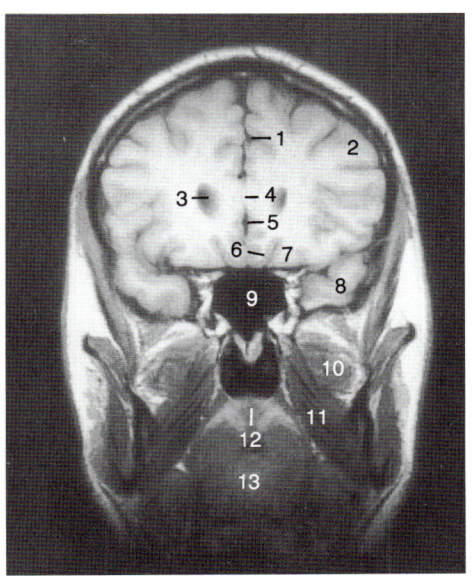

Abb. 7b Ansicht der 4. Frontalscheibe von vorn. Der Frontallappen ist in Höhe des Balkenknies angeschnitten. Die Augenmuskelnerven und der Sehnerv liegen in der Orbitaspitze dicht nebeneinander. Im Bereich des Mundhöhlenbodens liegen der N. hypoglossus und Äste des N. mandibularis. Nasenhöhle und Nasennebenhöhlen, Hirnstrukturen und Hirnnerven.

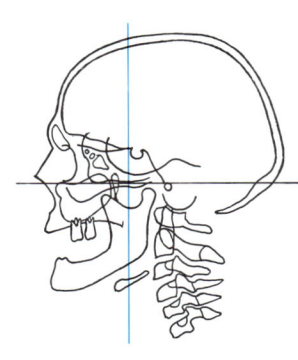

32　Atlasteil

1 S. sagittalis superior
2 Os parietale
3 A. frontalis posteromedialis
4 Brückenvene
5 A. frontalis mediomedialis
6 A. prefrontalis
7 A. paracentralis
8 A. pericallosa
9 Aa. insulares
10 A. cerebri anterior
11 V. basalis (Rosenthal)
12 Processus clinoideus anterior
13 A. carotis interna
14 temporaler Ast der A. cerebri media
15 S. cavernosus
16 Os temporale
17 A. temporalis superficialis, frontaler Ast
18 M. temporalis
19 Os sphenoidale
20 Arcus zygomaticus
21 A. maxillaris
22 M. pterygoideus lateralis
23 Pharynx, Pars nasalis
24 Glandula parotidea
25 Palatum molle
26 M. pterygoideus medialis
27 A., V. alveolaris inferior
28 M. masseter
29 Uvula
30 M. styloglossus
31 Ramus mandibulae
32 Glandula submandibularis
33 A. facialis
34 Epiglottis
35 Ligamentum stylohyoideum
36 A. lingualis
37 Sehne des M. digastricus mit M. stylohyoideus
38 Os hyoideum, Cornu majus
39 Platysma
40 Plica vestibularis
41 Cartilago thyroidea
42 Plica vocalis

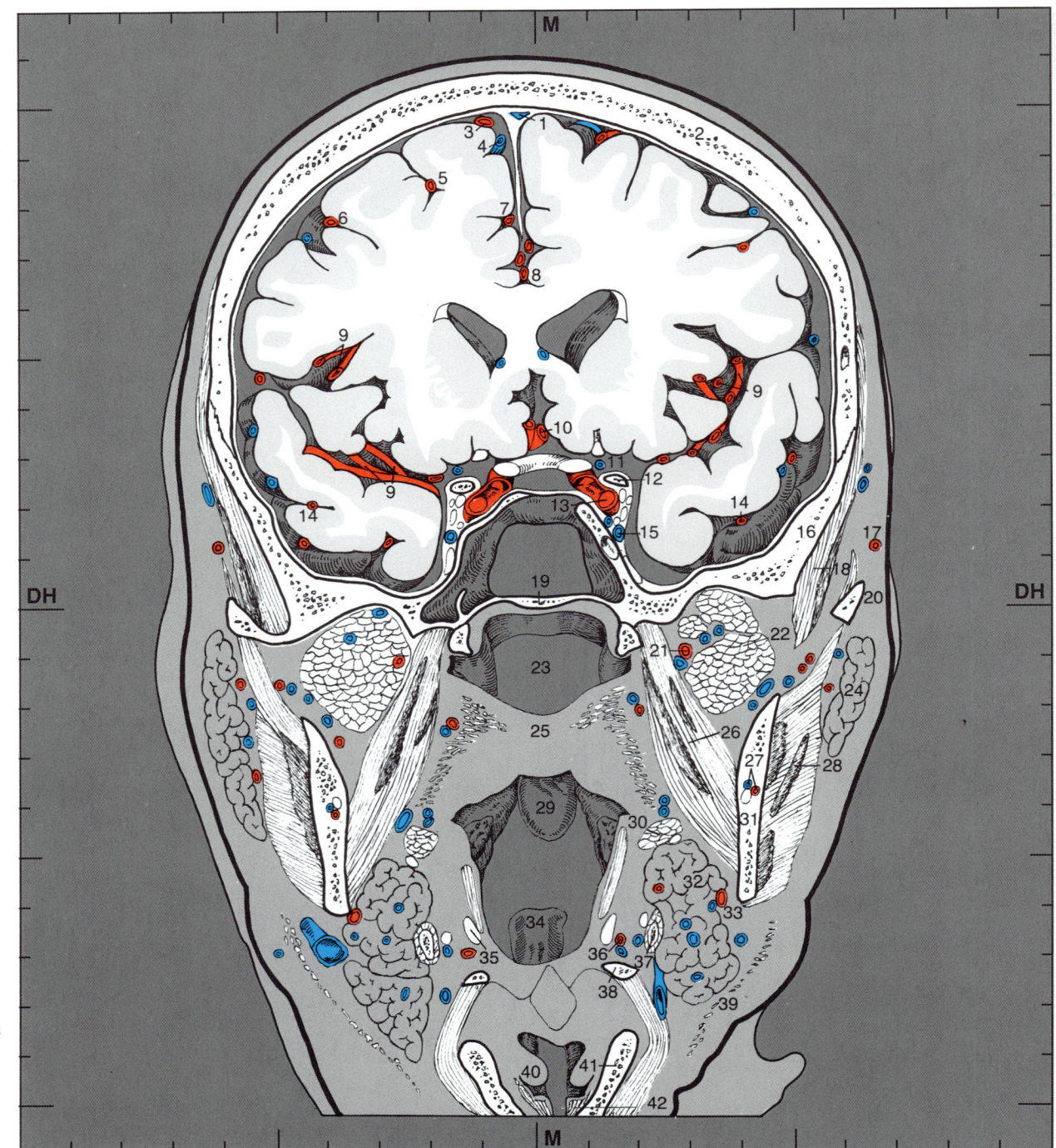

Abb. 8a Ansicht der 5. Frontalscheibe von vorn. Die Schnittebene liegt etwa in der Mitte des Keilbeins in Höhe der vorderen Klinoidfortsätze und in der Mitte des Jochbogens. Es sind der nasale Teil des Rachens, weicher Gaumen und Zäpfchen in dieser Scheibe sichtbar. Knochenstrukturen, Muskeln und Blutgefäße.

1 G. frontalis superior
2 G. frontalis medius
3 Corpus callosum
4 Ventriculus lateralis, Cornu frontale
5 Caput nuclei caudati
6 Putamen
7 Insel
8 N. opticus
9 G. temporalis superior
10 S. sphenoidalis
11 G. temporalis medius
12 Pharynx, Pars nasalis

Abb. 8c Frontal orientiertes MR-Bild, das mit der Abb. 8a,b annähernd korrespondiert.

Frontale Schichten 33

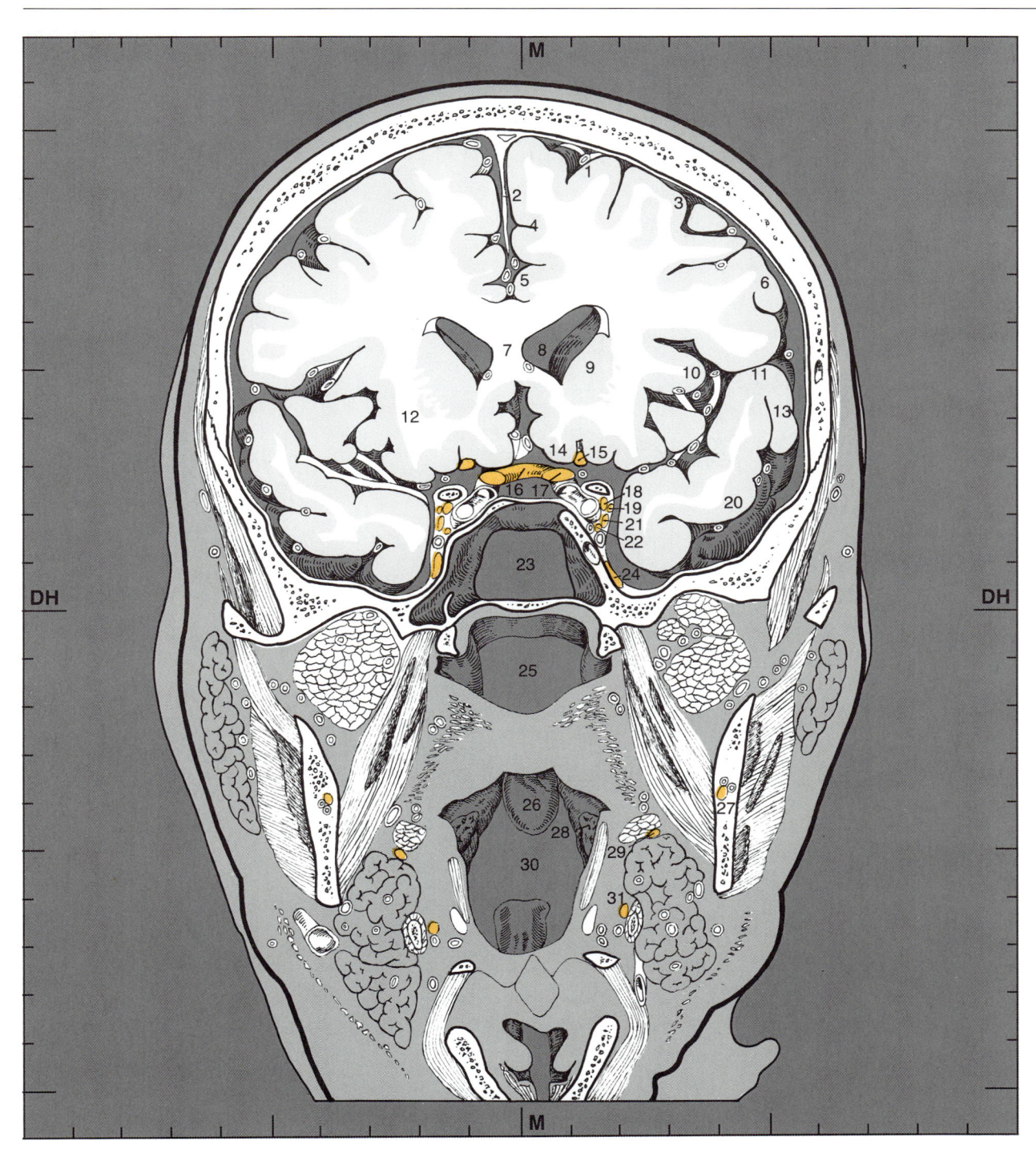

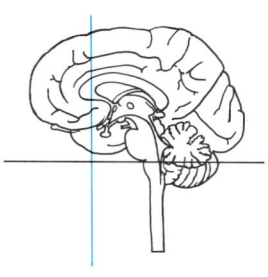

1 G. frontalis superior
2 Falx cerebri
3 G. frontalis medius
4 Sulcus cinguli
5 G. cinguli
6 G. frontalis inferior
7 Corpus callosum, Genu
8 Ventriculus lateralis, Cornu frontale
9 Caput nuclei caudati
10 Insel
11 Sulcus lateralis
12 Putamen
13 G. temporalis superior
14 G. rectus
15 Tr. olfactorius
16 Chiasma opticum
17 N. opticus
18 N. oculomotorius
19 N. trochlearis
20 G. temporalis medius
21 N. ophthalmicus
22 N. abducens
23 S. sphenoidalis
24 N. maxillaris
25 Pharynx, Pars nasalis
26 Uvula
27 N. alveolaris inferior
28 Tonsilla palatina
29 N. lingualis
30 Isthmus faucium
31 N. hypoglossus

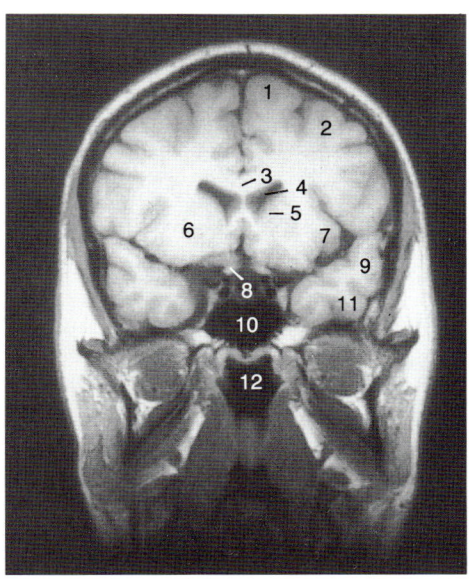

Abb. 8b Ansicht der 5. Frontalscheibe von vorn. In dieser Ebene sind die Vorderhörner der Seitenventrikel angeschnitten. In der Scheibe liegt die Sehnervenkreuzung. Seitlich der Schlundenge sind N. lingualis und N. hypoglossus zu erkennen. Hirnstrukturen und Hirnnerven.

Atlasteil

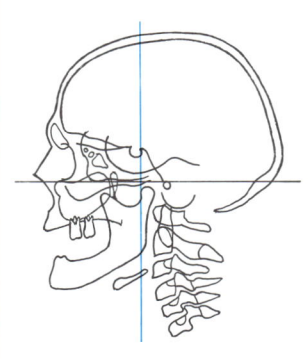

1 S. sagittalis superior
2 A. frontalis posteromedialis
3 Os parietale
4 A. paracentralis
5 A. pericallosa
6 A. sulci precentralis
7 V. thalamostriata superior (V. terminalis)
8 Aa. insulares
9 A. cerebri media
10 A. choroidea anterior
11 V. basalis (Rosenthal)
12 Processus clinoideus posterior
13 S. cavernosus
14 Hypophyse
15 M. temporalis
16 temporaler Ast der A. cerebri media
17 A. carotis interna
18 Os sphenoidale
19 Os temporale
20 A. temporalis superficialis
21 Fossa mandibularis
22 Discus articularis im Kiefergelenk
23 Caput mandibulae
24 Tuba auditiva, Knorpel
25 Plexus pterygoideus
26 M. levator veli palatini
27 M. pterygoideus lateralis
28 A. maxillaris
29 hintere Pharynxwand, Pars nasalis
30 Ramus mandibulae
31 M. pterygoideus medialis
32 M. styloglossus
33 M. constrictor pharyngis
34 Glandula parotidea
35 hintere Pharynxwand, Pars oralis
36 A. facialis
37 M. masseter
38 Ligamentum stylohyoideum (verknöchert)
39 M. digastricus, Venter posterior
40 M. stylopharyngeus
41 A. lingualis
42 Os hyoideum, Cornu majus
43 Platysma
44 A. thyroidea superior
45 M. sternocleidomastoideus
46 Cartilago thyroidea

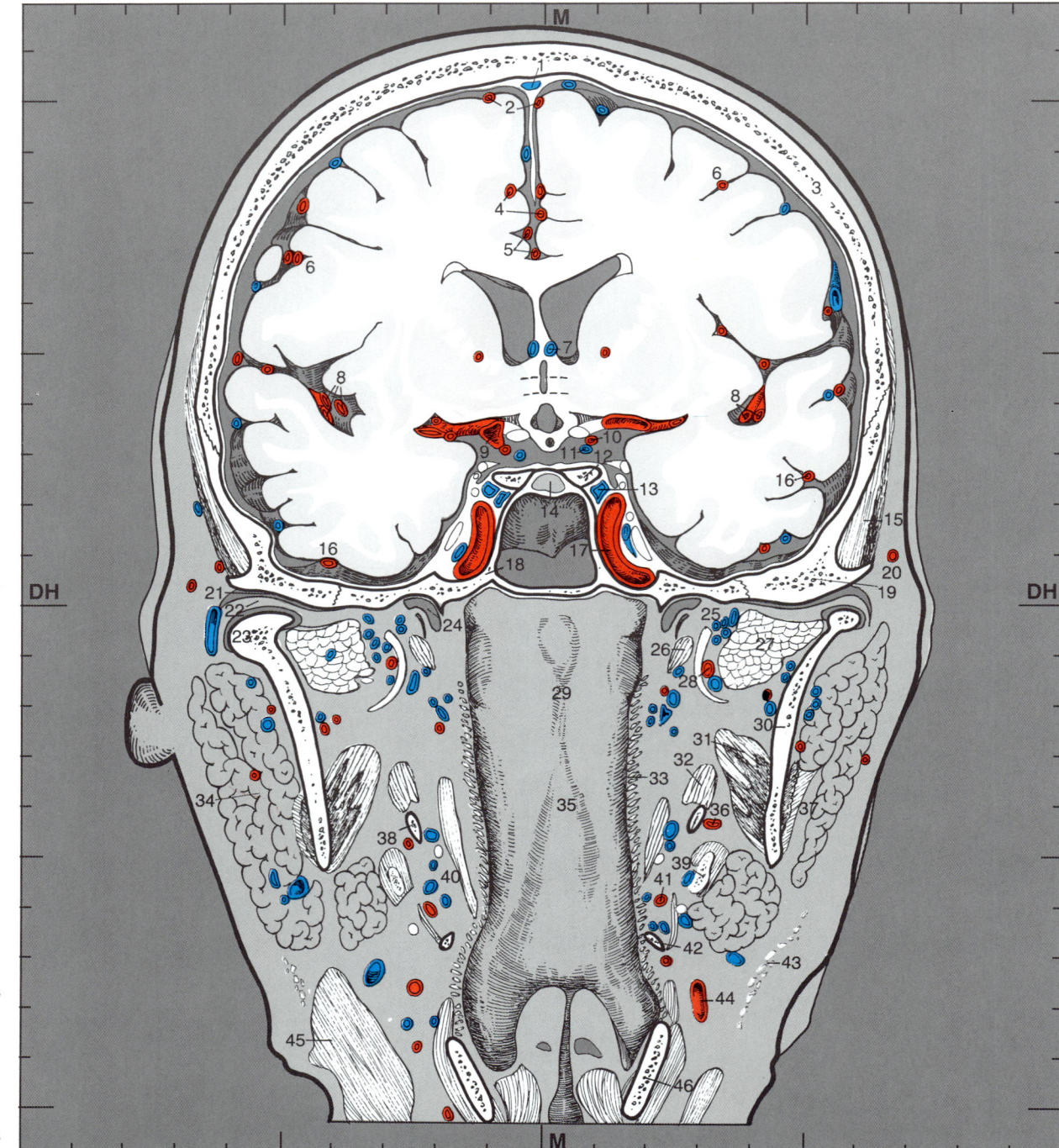

Abb. 9a Ansicht der 6. Frontalscheibe von vorn. Die Schnittebene verläuft durch die Hypophysengrube in Höhe der hinteren Klinoidfortsätze und durch die beiden Kiefergelenke. Die hintere Wand des Pharynx liegt in der vorderen Hälfte der 1 cm dicken Scheibe. Knochenstrukturen, Muskeln und Blutgefäße.

1 G. frontalis superior
2 G. frontalis medius
3 Ventriculus lateralis, Cornu frontale
4 Caput nuclei caudati
5 G. frontalis inferior
6 Capsula interna, Crus anterius
7 Putamen
8 Insel
9 Sulcus lateralis
10 G. temporalis superior
11 Chiasma opticum
12 G. temporalis medius
13 Hypophyse
14 G. parahippocampalis

Abb. 9c Frontal orientiertes MR-Bild, das mit der Abb. 9a,b annähernd korrespondiert.

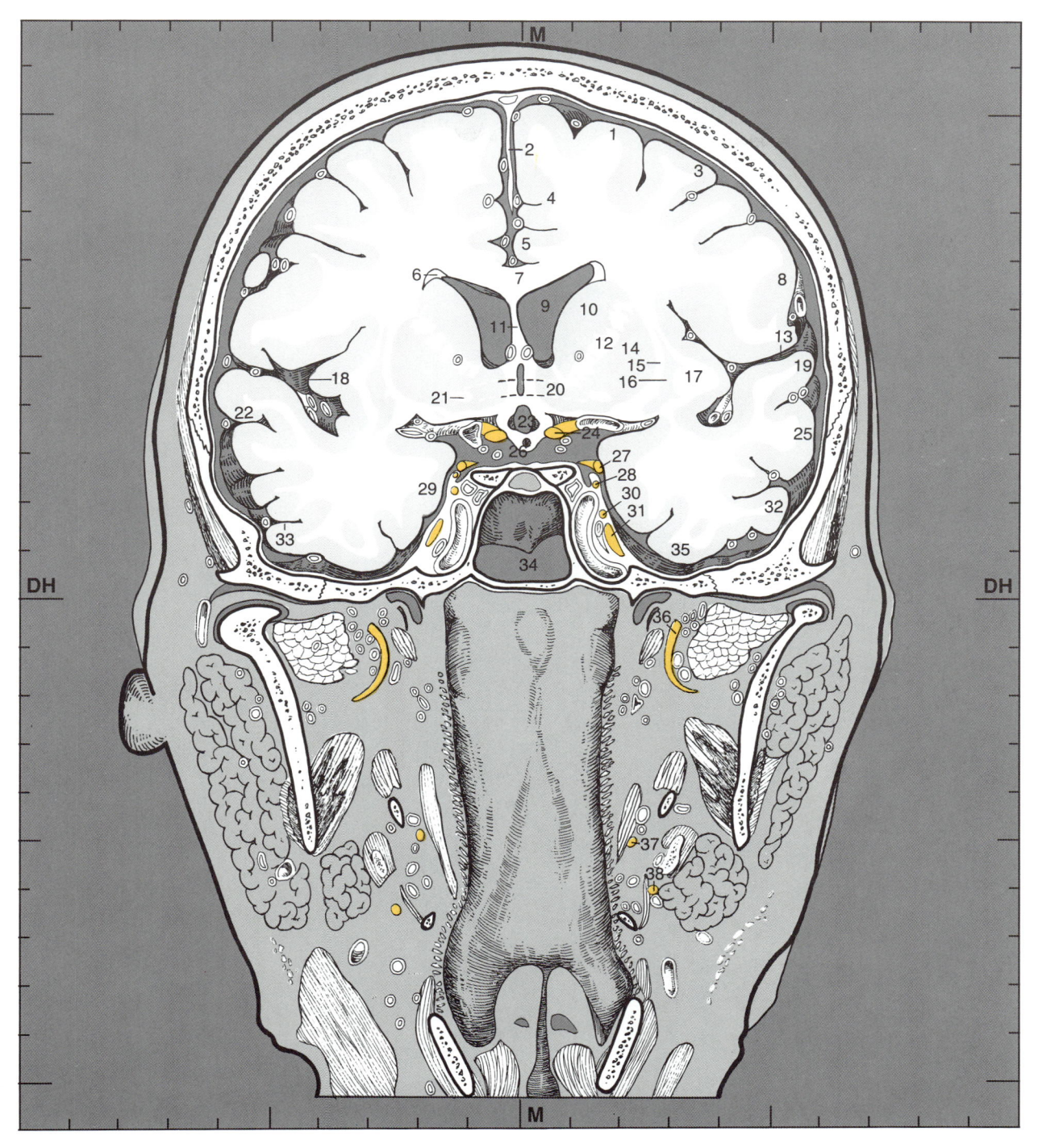

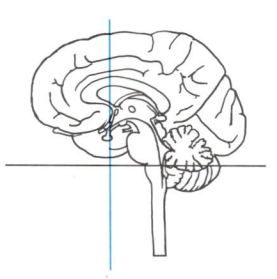

Frontale Schichten

1 G. frontalis superior
2 Falx cerebri
3 G. frontalis medius
4 Sulcus cinguli
5 G. cinguli
6 Stratum subependymale
7 Corpus callosum, Truncus
8 G. frontalis inferior
9 Ventriculus lateralis, Cornu frontale
10 Caput nuclei caudati
11 Septum pellucidum
12 Capsula interna, Crus anterius
13 Sulcus lateralis
14 Putamen
15 Capsula externa
16 Claustrum
17 Capsula extrema
18 Insel
19 G. temporalis superior
20 Commissura anterior (rostralis) (innerhalb der Scheibe)
21 Commissura anterior (rostralis)
22 Sulcus temporalis superior
23 3. Ventrikel
24 Tr. opticus
25 G. temporalis medius
26 Recessus infundibuli
27 N. oculomotorius
28 N. trochlearis
29 G. parahippocampalis
30 N. abducens
31 Ganglion trigeminale (semilunare Gasseri)
32 G. temporalis inferior
33 Sulcus temporalis inferior
34 S. sphenoidalis
35 G. occipitotemporalis lateralis
36 N. mandibularis
37 N. glossopharyngeus
38 N. hypoglossus

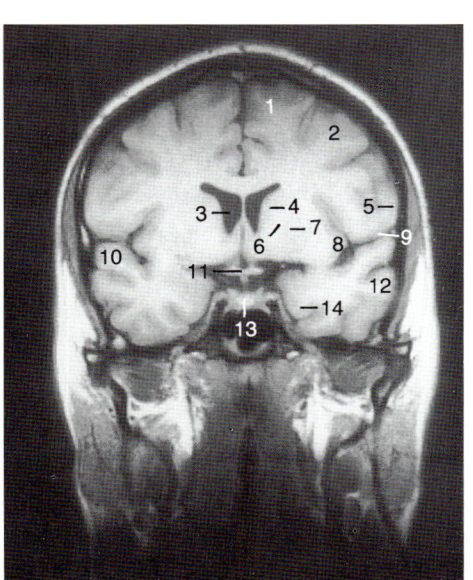

Abb. 9b Ansicht der 6. Frontalscheibe von vorn. Die Schnittebene liegt im medianen Bereich 2 mm vor der Commissura anterior (unterbrochene Linien innerhalb der Scheibe). Ihre vorderen Ausläufer sind lateral in den Basalganglien getroffen. Die Augenmuskelnerven liegen seitlich der Hypophyse. Hirnstrukturen und Hirnnerven.

Atlasteil

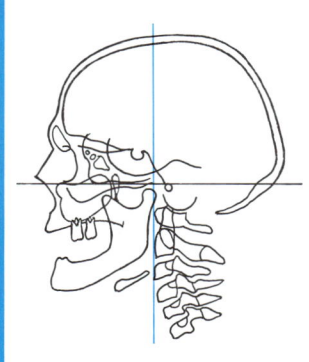

1 S. sagittalis superior
2 A. frontalis posteromedialis
3 A. paracentralis
4 Os parietale
5 A. sulci precentralis
6 A. pericallosa
7 A. sulci centralis
8 V. thalamostriata superior (V. terminalis)
9 Aa. insulares
10 A. choroidea anterior
11 A. communicans posterior
12 V. basalis (Rosenthal)
13 A. cerebri posterior
14 N. oculomotorius
15 M. temporalis
16 temporaler Ast der A. cerebri media
17 A. basilaris
18 A. cerebelli superior
19 A. meningea media
20 Os temporale
21 Os sphenoidale
22 Meatus acusticus externus
23 A. carotis interna
24 Caput mandibulae (angeschnitten)
25 Ohrmuschel
26 Arcus anterior atlantis
27 A. carotis externa
28 A. occipitalis
29 Ligamentum stylohyoideum (verknöchert)
30 Glandula parotidea
31 Axis
32 M. digastricus, Venter posterior
33 A. carotis externa (angeschnittene Hinterwand)
34 3. Halswirbel
35 M. sternocleidomastoideus
36 M. constrictor pharyngis
37 Cartilago cricoidea
38 A. carotis communis
39 Cartilago thyroidea

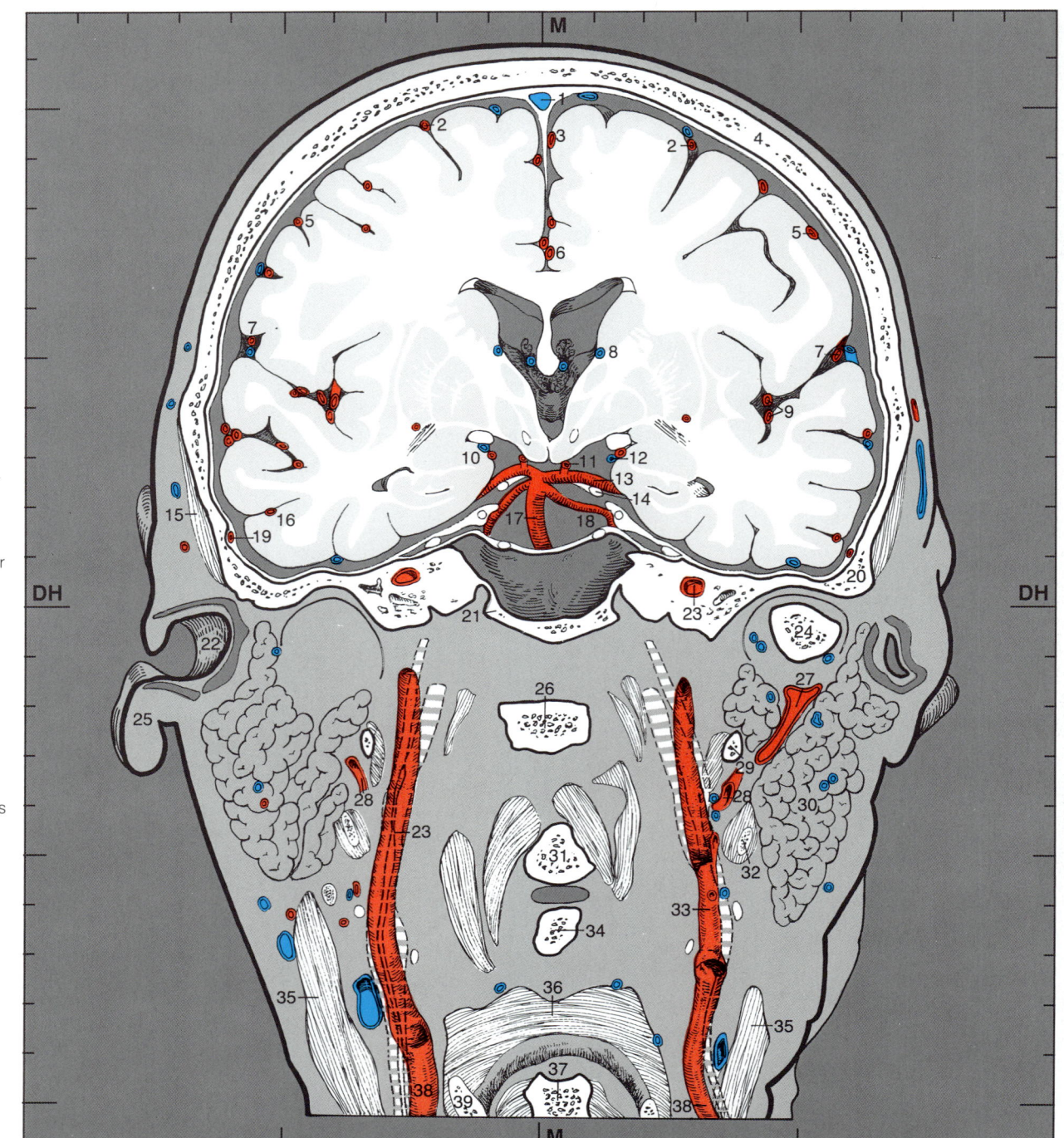

Abb. 10a Ansicht der 7. Frontalscheibe von vorn. Die Schnittebene liegt in Höhe der vorderen Wand des knorpeligen, äußeren Gehörgangs. Die Körper der Halswirbel sind flach angeschnitten. Die Aa. carotis internae verlaufen aufsteigend innerhalb dieser Scheibe. Knochenstrukturen, Muskeln und Blutgefäße.

1 G. cinguli
2 G. precentralis
3 Corpus callosum, Truncus
4 Ventriculus lateralis, Cornu frontale
5 Corpus nuclei caudati
6 Fornix
7 Insel
8 Foramen interventriculare (Monroi)
9 G. temporalis superior
10 Tr. opticus
11 Ventriculus lateralis, Cornu temporale
12 Corpus amygdaloideum
13 Hippocampus
14 Pons

Abb. 10c Frontal orientiertes MR-Bild, das mit der Abb. 10a,b annähernd korrespondiert.

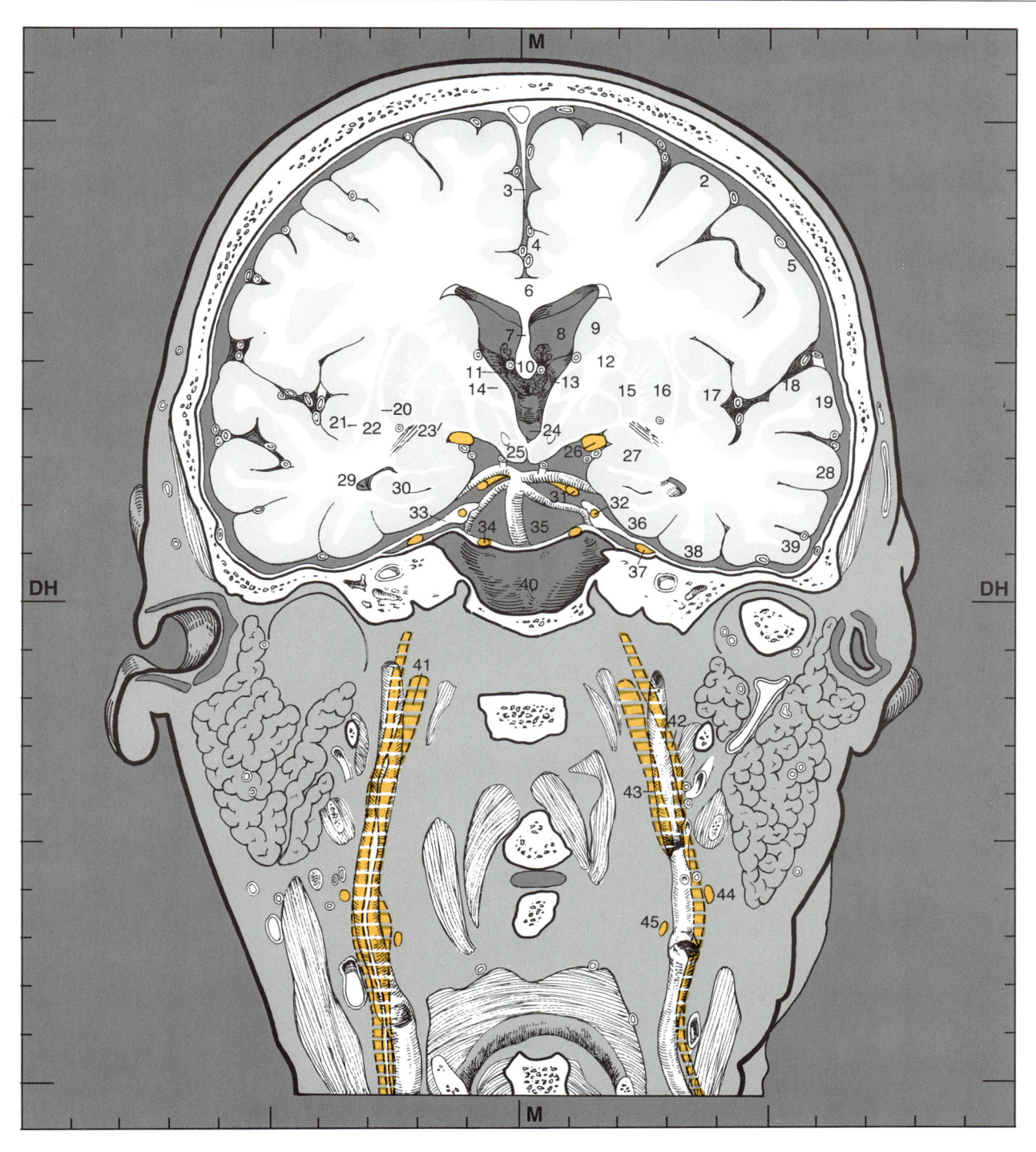

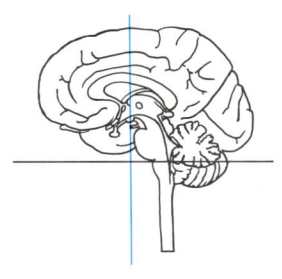

Frontale Schichten

1 G. frontalis superior
2 G. frontalis medius
3 Falx cerebri
4 G. cinguli
5 G. precentralis
6 Corpus callosum, Truncus
7 Septum pellucidum
8 Ventriculus lateralis, Cornu frontale
9 Corpus nuclei caudati
10 Fornix
11 Plexus choroideus
12 Capsula interna, Genu
13 Foramen interventriculare (Monroi)
14 Nucl. anterior thalami
15 Globus pallidus
16 Putamen
17 Insel
18 Sulcus lateralis
19 G. temporalis superior
20 Capsula externa
21 Capsula extrema
22 Claustrum
23 Nucl. basalis (Meynert)
24 3. Ventrikel
25 Corpus mamillare mit Fornix
26 Tr. opticus
27 Corpus amygdaloideum
28 G. temporalis medius
29 Ventriculus lateralis, Cornu temporale
30 Hippocampus
31 N. oculomotorius
32 N. trochlearis
33 Plica petroclinoidea anterior
34 N. abducens
35 Pons
36 G. parahippocampalis
37 N. trigeminus
38 G. occipitotemporalis lateralis
39 G. temporalis inferior
40 S. sphenoidalis, hintere Wand
41 Ganglion cervicale superius
42 N. vagus (innerhalb der Scheibe)
43 Truncus sympathicus (innerhalb der Scheibe)
44 N. hypoglossus
45 N. laryngeus superior

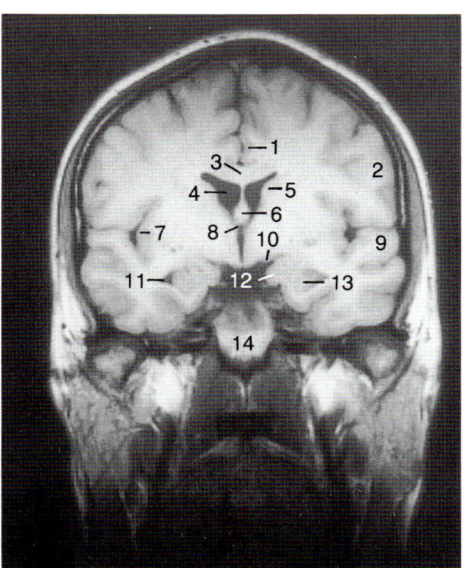

Abb. 10b Ansicht der 7. Frontalscheibe von vorn. In dieser Ebene liegen die Foramina interventricularia, die Corpora mamillaria und der vordere Teil des Unterhorns der Seitenventrikel. Hirnstrukturen und Hirnnerven.

Atlasteil

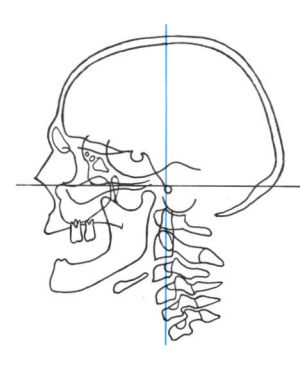

1 S. sagittalis superior
2 Brückenvene
3 A. paracentralis
4 A. sulci precentralis
5 Os parietale
6 A. precunealis
7 A. sulci centralis
8 A. pericallosa
9 V. thalamostriata superior (V. terminalis)
10 V. cerebri interna
11 Aa. insulares
12 temporaler Ast der A. cerebri media
13 A. choroidea posterior
14 V. basalis (Rosenthal)
15 A. cerebri posterior
16 temporaler Ast der A. cerebri posterior
17 A. cerebelli superior
18 Os temporale
19 Ohrmuschel
20 Meatus acusticus internus
21 A. cerebelli inferior posterior
22 Cavum tympani
23 Trommelfell
24 Meatus acusticus externus
25 A. vertebralis
26 Condylus occipitalis
27 Processus styloideus
28 Foramen stylomastoideum
29 Articulatio atlantooccipitalis
30 Dens axis
31 Massa lateralis atlantis
32 M. digastricus, Venter posterior
33 Axis
34 Articulatio atlantoaxialis lateralis
35 A. occipitalis
36 Bandscheibe
37 V. jugularis interna
38 3. Halswirbelkörper
39 M. sternocleidomastoideus
40 4. Halswirbel
41 5. Halswirbel

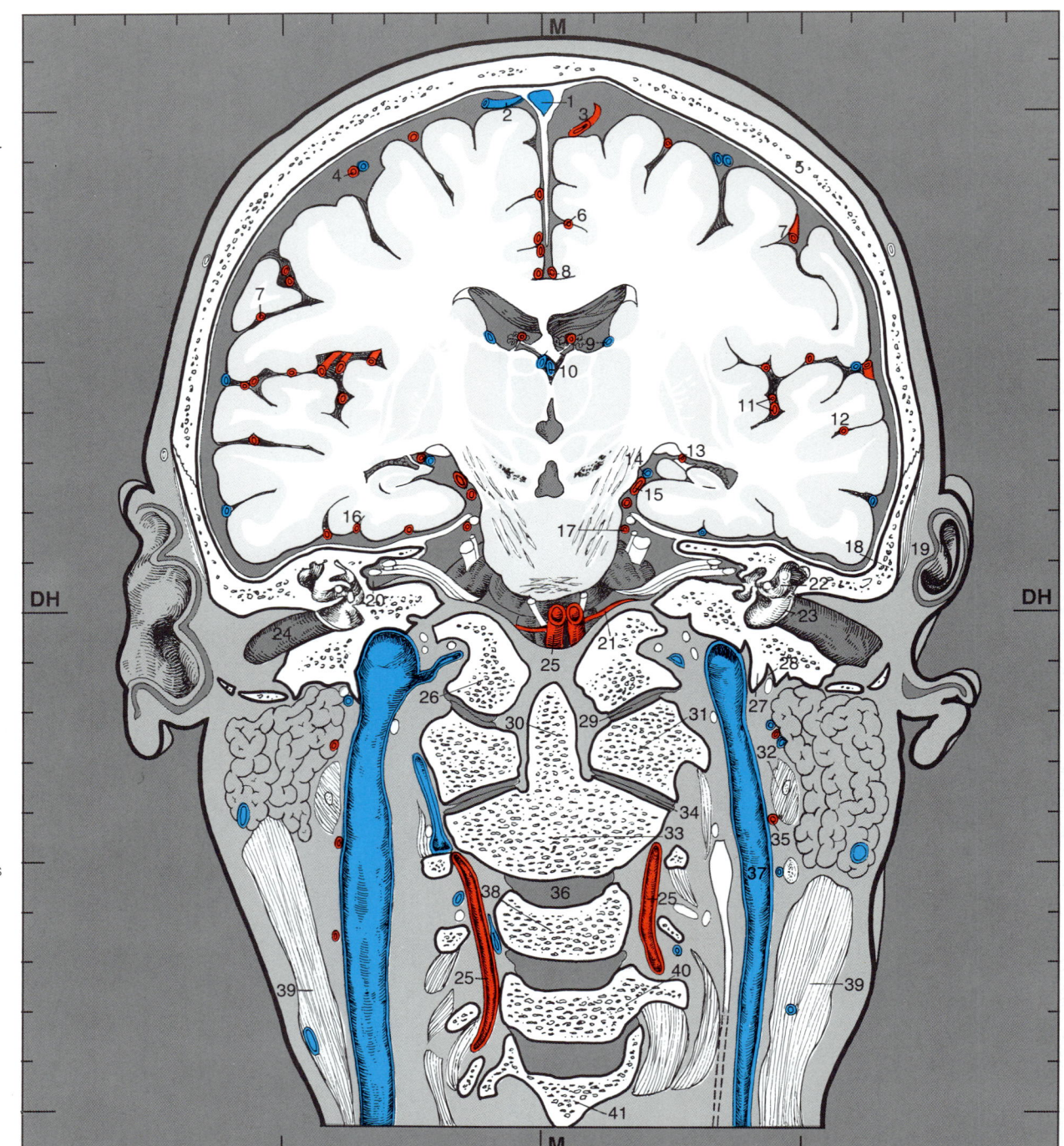

Abb. 11a Ansicht der 8. Frontalscheibe von vorn. Der knöcherne, äußere Gehörgang, die Paukenhöhle und der innere Gehörgang liegen in der Schnittebene. Seitlich vom Dens axis und den Halswirbelkörpern verlaufen die Venae jugulares internae in der Scheibe. Knochenstrukturen, Muskeln und Blutgefäße.

1 G. frontalis superior
2 G. frontalis medius
3 G. precentralis
4 G. postcentralis
5 Ventriculus lateralis, Pars centralis
6 Fornix
7 Thalamus
8 3. Ventrikel
9 G. temporalis transversus
10 C. interpeduncularis
11 Hippocampus
12 G. temporalis medius
13 Pons

Abb. 11c Frontal orientiertes MR-Bild, das mit der Abb. 11a,b annähernd korrespondiert.

Frontale Schichten

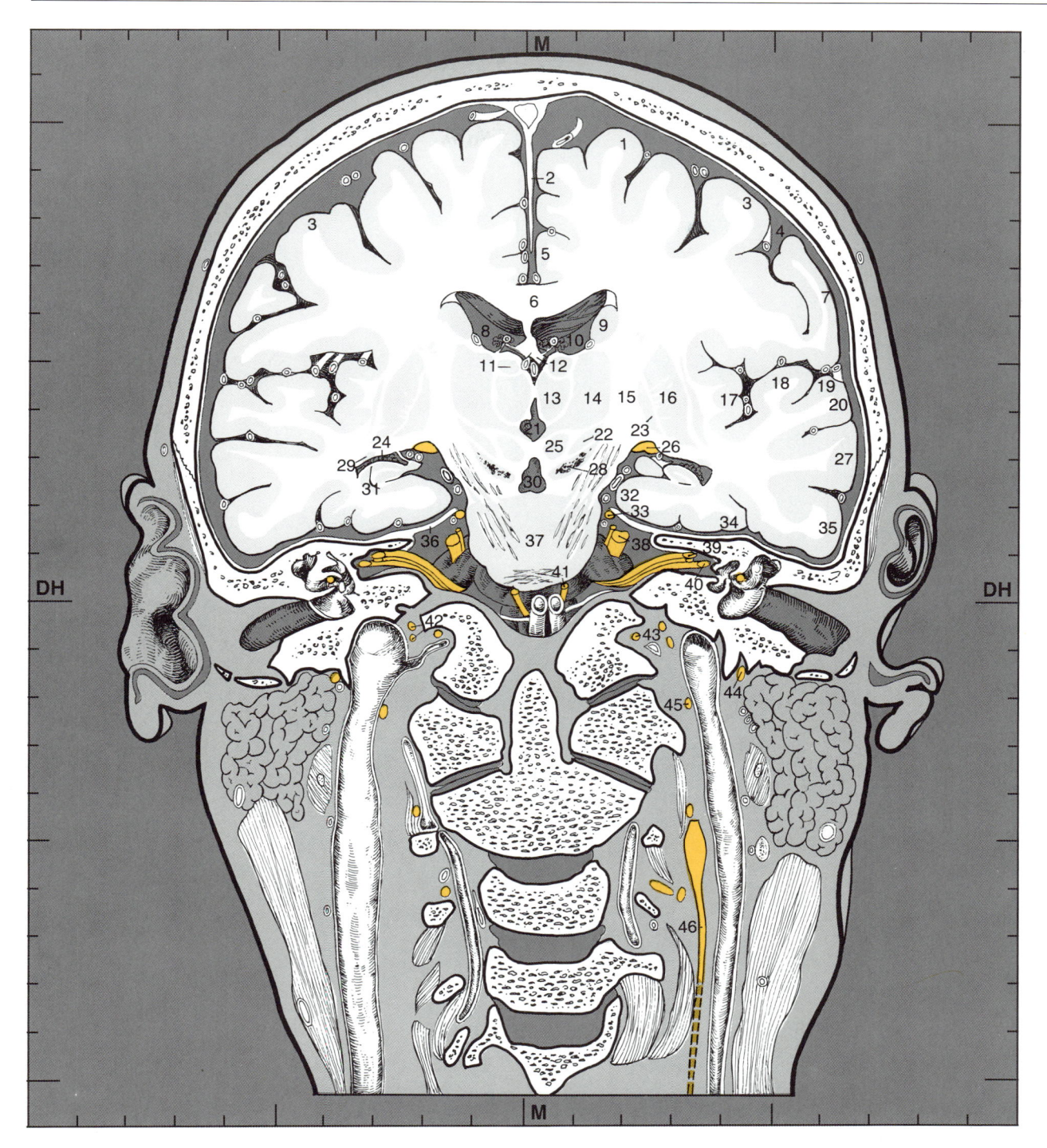

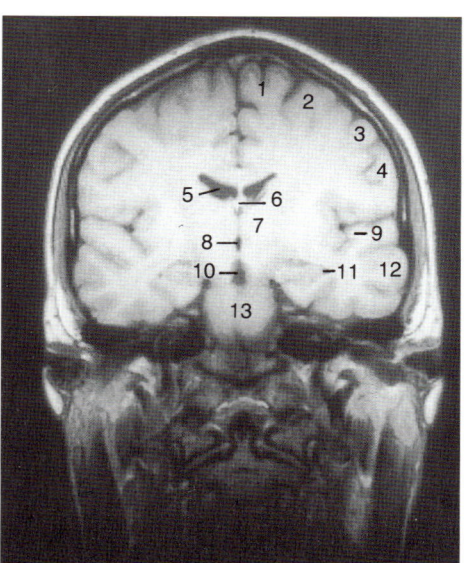

Abb. 11b Ansicht der 8. Frontalscheibe von vorn. Die Schnittebene trifft Endhirn, Zwischenhirn, Mittelhirn und Brücke in Höhe der Fossa interpeduncularis. Die Hirnnerven IV, V, VI, VII und VIII sind in der Schädelhöhle, die Hirnnerven VII, IX, XI und XII außerhalb der Schädelhöhle zu erkennen. Hirnstrukturen und Hirnnerven.

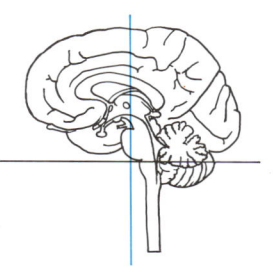

1 G. frontalis superior
2 Falx cerebri
3 G. precentralis
4 Sulcus centralis
5 G. cinguli
6 Corpus callosum, Truncus
7 G. postcentralis
8 Ventriculus lateralis, Pars centralis
9 Nucl. caudatus
10 Plexus choroideus ventriculi lateralis
11 Nucl. lateralis dorsalis thalami
12 Fornix
13 Nucl. medialis thalami
14 Nucl. ventralis lateralis (ventrooralis (154)) thalami
15 Capsula interna, Crus posterius
16 Putamen
17 Insel
18 G. temporalis transversus
19 Sulcus lateralis
20 G. temporalis superior
21 3. Ventrikel
22 Nucl. subthalamicus
23 Globus pallidus
24 Ventriculus lateralis, Cornu temporale
25 Nucl. ruber
26 Tr. opticus
27 G. temporalis medius
28 Substantia nigra
29 Cauda nuclei caudati
30 C. interpeduncularis
31 Hippocampus
32 G. parahippocampalis
33 N. trochlearis
34 G. occipitotemporalis lateralis
35 G. temporalis inferior
36 Tentorium cerebelli
37 Pons
38 N. trigeminus
39 N. facialis mit N. intermedius
40 N. vestibulocochlearis
41 N. abducens
42 Nn. vagus und glossopharyngeus
43 N. hypoglossus
44 N. facialis
45 N. accessorius
46 Truncus sympathicus

40 Atlasteil

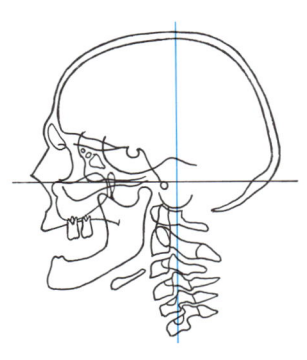

1 S. sagittalis superior
2 A. paracentralis
3 A. sulci centralis
4 A. precunealis
5 A. parietalis anterior
6 Os parietale
7 A. pericallosa
8 V. thalamostriata superior (V. terminalis)
9 A. gyri angularis
10 V. cerebri interna
11 temporaler Ast der A. cerebri media
12 A. choroidea posterior
13 A. occipitalis medialis
14 V. basalis (Rosenthal)
15 A. occipitalis lateralis
16 A. cerebelli superior
17 Ohrmuschel
18 Os temporale
19 S. sigmoideus
20 A. cerebelli inferior posterior
21 A. vertebralis
22 Os occipitale
23 Processus mastoideus
24 Articulatio atlantooccipitalis
25 A. occipitalis
26 M. digastricus, Venter posterior
27 V. vertebralis
28 Massa lateralis atlantis
29 Processus articularis und Arcus axis
30 Processus articularis und Arcus des 3. Halswirbels
31 Processus articularis und Arcus des 4. Halswirbels
32 M. sternocleidomastoideus
33 5. Halswirbel

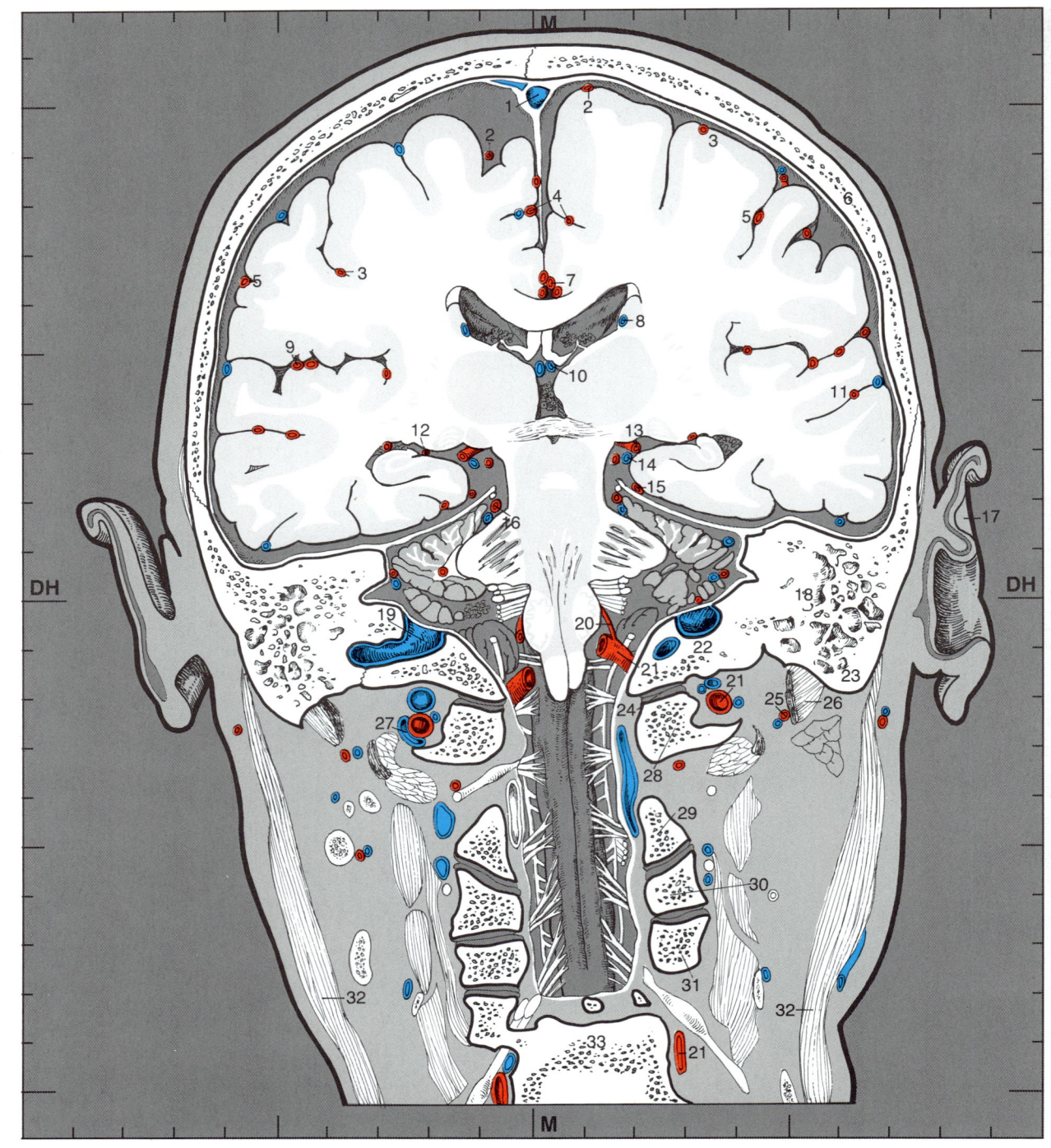

Abb. 12a Ansicht der 9. Frontalscheibe von vorn. Die Schnittebene liegt etwa in der Mitte des Processus mastoideus und eröffnet die hintere Schädelgrube und den oberen Wirbelkanal im Bereich der ersten vier Halswirbel. Knochenstrukturen, Muskeln und Blutgefäße.

1 G. frontalis superior
2 G. precentralis
3 G. postcentralis
4 G. cinguli
5 Ventriculus lateralis, Pars centralis
6 Thalamus
7 G. temporalis superior
8 Mesencephalon
9 G. temporalis medius
10 Pedunculus cerebellaris medius
11 Pons
12 Cerebellum
13 Flocculus
14 Medulla oblongata

Abb. 12c Frontal orientiertes MR-Bild, das mit der Abb. 12a,b annähernd korrespondiert.

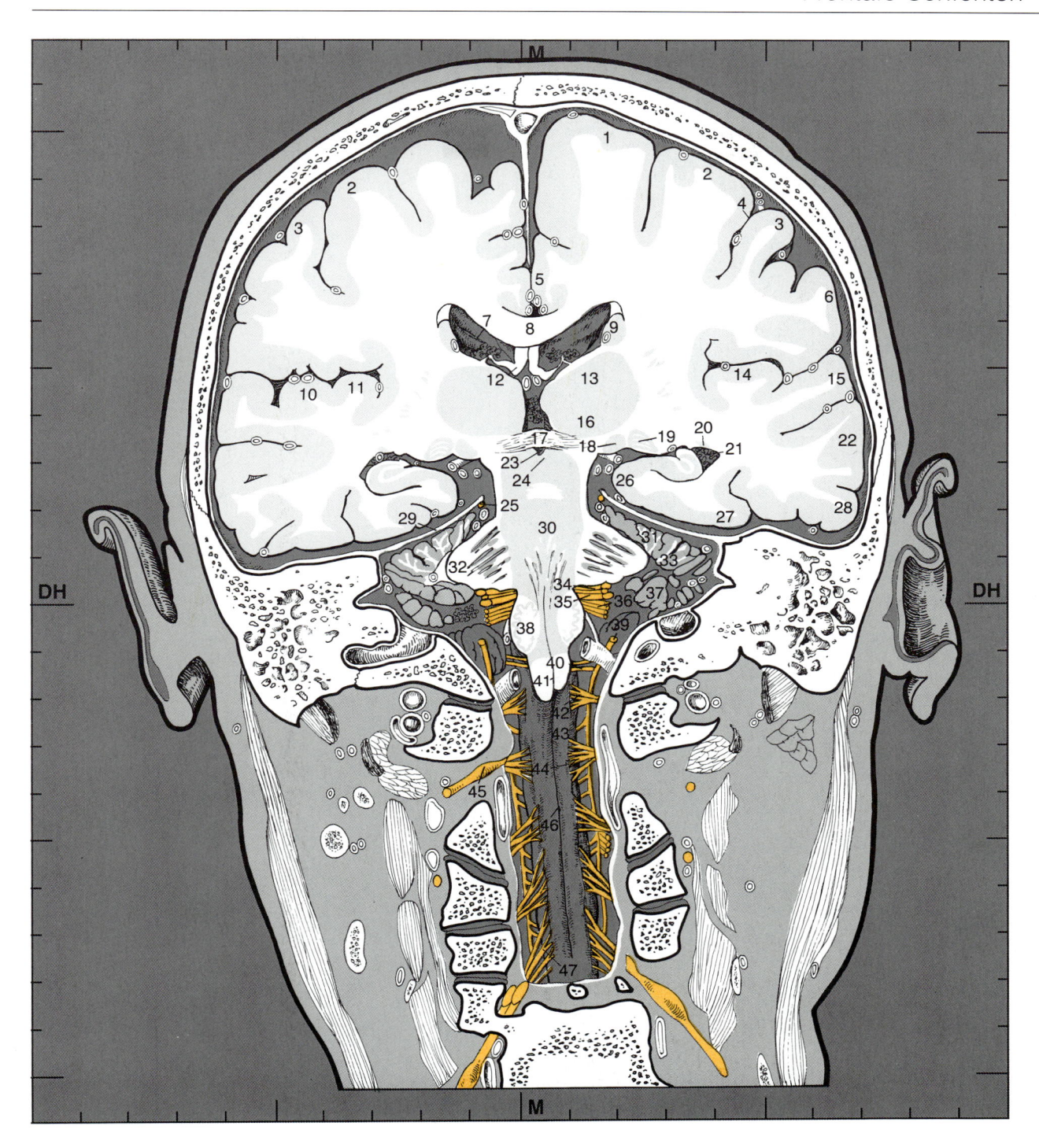

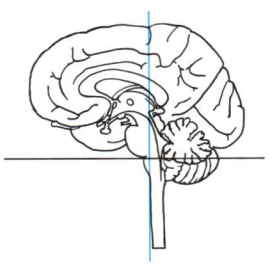

Frontale Schichten

1 G. frontalis superior
2 G. precentralis
3 G. postcentralis
4 Sulcus centralis
5 G. cinguli
6 G. supramarginalis
7 Ventriculus lateralis, Pars centralis
8 Corpus callosum, Truncus
9 Nucl. caudatus
10 G. temporalis transversus secundus (2. Heschlsche Querwindung)
11 G. temporalis transversus primus (1. Heschlsche Querwindung)
12 Fornix
13 Nuclei pulvinares thalami
14 G. temporalis transversus
15 G. temporalis superior
16 Nucl. centromedianus thalami
17 Commissura posterior (epithalamica)
18 Corpus geniculatum mediale
19 Corpus geniculatum laterale
20 Cauda nuclei caudati
21 Ventriculus lateralis, Cornu temporale
22 G. temporalis medius
23 Aqueductus mesencephali (cerebri Sylvii)
24 Substantia grisea centralis
25 N. trochlearis
26 G. parahippocampalis
27 G. occipitotemporalis lateralis
28 G. temporalis inferior
29 Tentorium cerebelli
30 Pons
31 Lobus cranialis (anterior) cerebelli
32 Pedunculus cerebellaris medius
33 Fissura prima
34 N. facialis mit N. intermedius
35 N. vestibulocochlearis
36 N. glossopharyngeus und N. vagus
37 Flocculus
38 Nucl. olivaris caudalis (inferior)
39 N. accessorius
40 N. hypoglossus
41 Pyramidenbahnkreuzung
42 Radix ventralis nervi spinalis C1
43 Medulla spinalis
44 Radix ventralis nervi spinalis C2
45 Spinalganglion C2
46 Fissura mediana ventralis
47 Radix ventralis C5

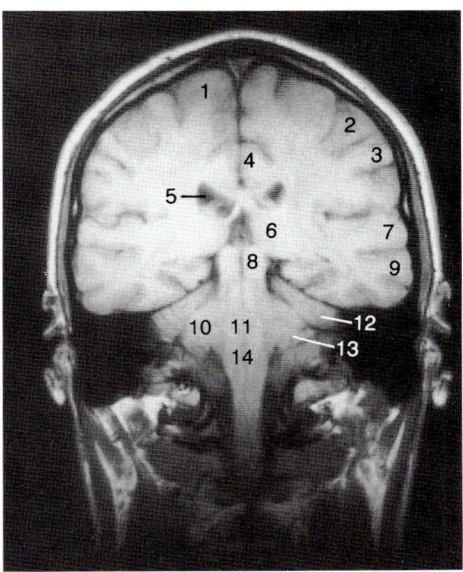

Abb. 12b Ansicht der 9. Frontalscheibe von vorn. In dieser Schnittebene ist die Commissura posterior getroffen. Seitenventrikel mit Mittelteil und Unterhorn sowie der Anfangsteil des Aqueductus mesencephali sind zu erkennen. Vom Hirnstamm gehen die Hirnnerven VII, VIII, IX, X, XI und XII ab. Innerhalb der Scheibe liegt die Vierhügelplatte, die deshalb nicht sichtbar ist (s. Abb. 2b).

Atlasteil

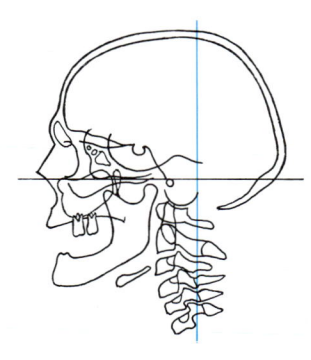

1 S. sagittalis superior
2 A. paracentralis
3 A. sulci centralis
4 Os parietale
5 A. precunealis
6 A. parietalis anterior
7 A. gyri angularis
8 V. thalamostriata superior (V. terminalis)
9 temporaler Ast der A. cerebri media
10 V. cerebri interna
11 V. basalis (Rosenthal)
12 A. occipitalis medialis
13 A. cerebelli superior
14 A. occipitalis lateralis
15 Os temporale
16 S. sigmoideus
17 A. cerebelli inferior posterior
18 Ohrmuschel
19 Os occipitale
20 V. vertebralis (angeschnitten)
21 A. vertebralis (angeschnitten)
22 M. obliquus capitis superior
23 Vene des Plexus venosus suboccipitalis
24 Arcus posterior atlantis
25 A. occipitalis
26 M. obliquus capitis inferior
27 M. sternocleidomastoideus
28 Arcus axis
29 Arcus des 3. Halswirbels
30 Arcus des 4. Halswirbels
31 Arcus des 5. Halswirbels

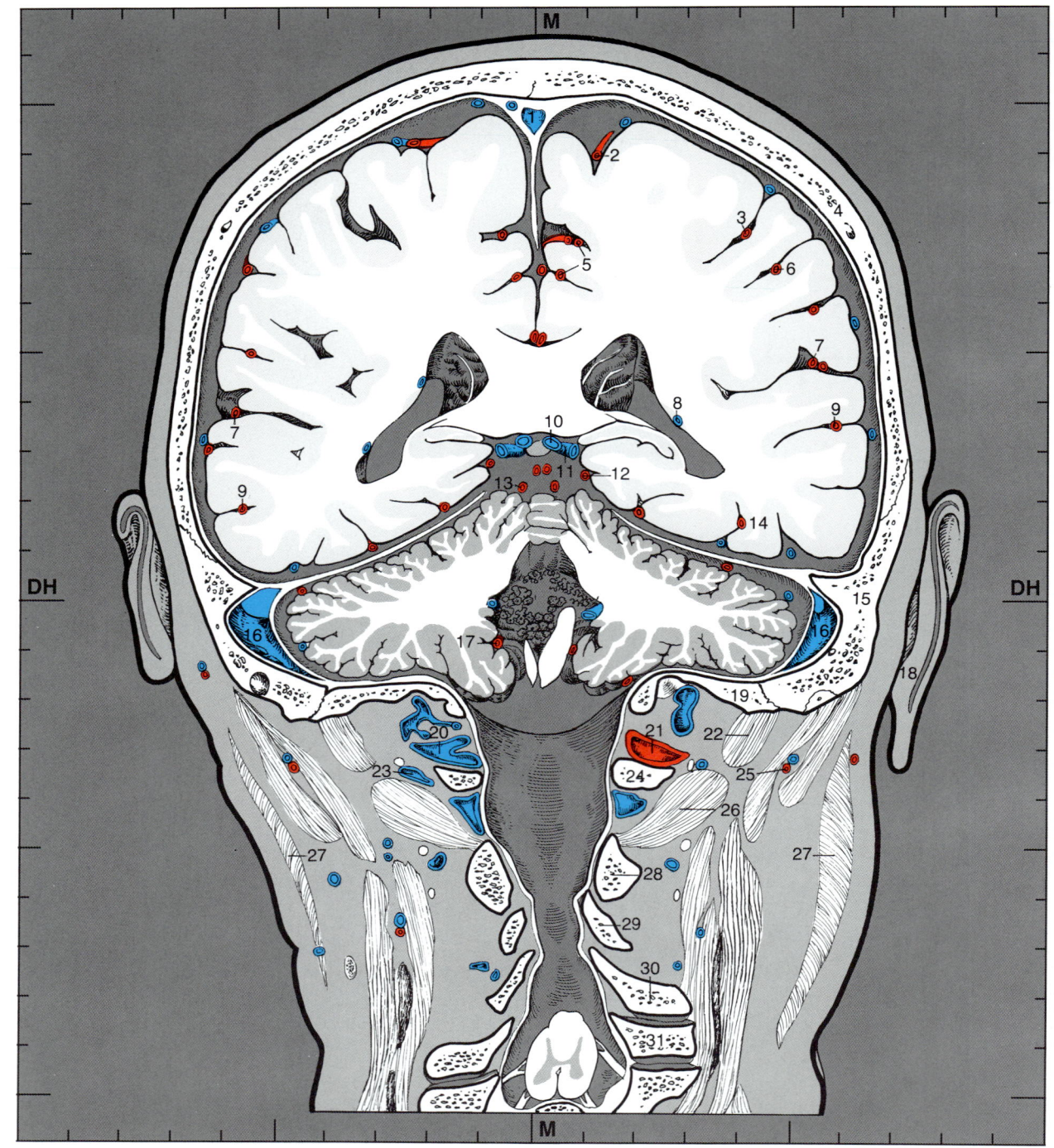

Abb. 13a Ansicht der 10. Frontalscheibe von vorn. Die Schnittebene liegt dicht hinter dem Felsenbein und verläuft unmittelbar hinter der Mitte des Foramen magnum (s. Abb. 2a). Die oberen Halswirbel sind in Höhe ihrer Bogen getroffen. Knochenstrukturen, Muskeln und Blutgefäße.

1 G. precentralis
2 G. postcentralis
3 Fissura longitudinalis cerebri (Interhemisphärenspalt)
4 G. cinguli
5 Ventriculus lateralis, Trigonum collaterale
6 Splenium corporis callosi
7 G. temporalis superior
8 Fornix
9 G. temporalis medius
10 Lobus cranialis (anterior) cerebelli
11 G. temporalis inferior
12 4. Ventrikel
13 Lobus caudalis (posterior) cerebelli
14 Tonsilla cerebelli

Abb. 13c Frontal orientiertes MR-Bild, das mit der Abb. 13a,b annähernd korrespondiert.

Frontale Schichten

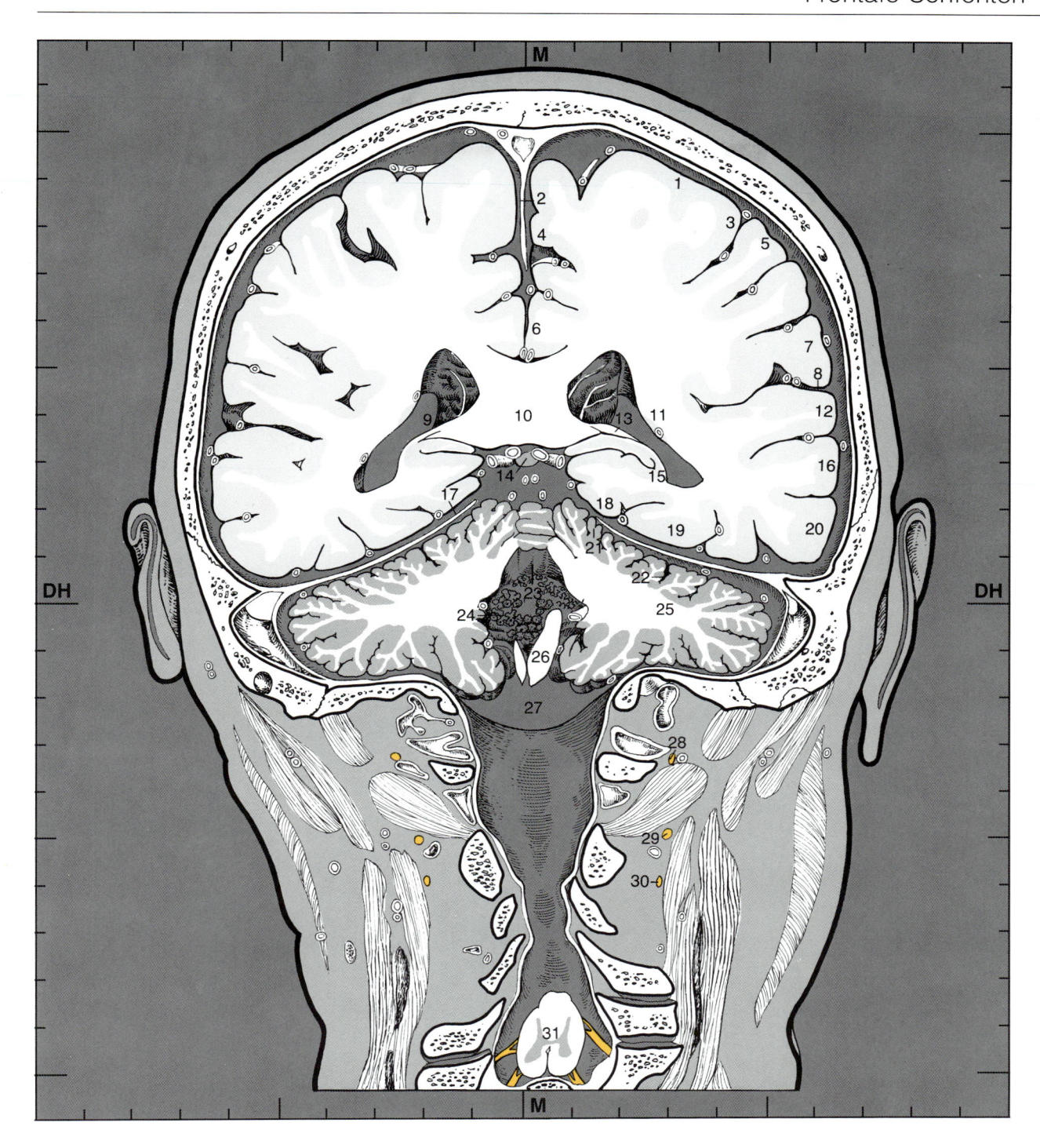

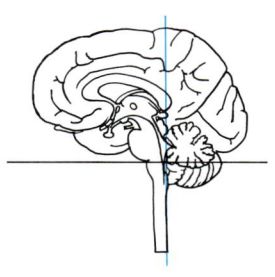

1 G. precentralis
2 Falx cerebri
3 Sulcus centralis
4 Lobulus paracentralis
5 G. postcentralis
6 G. cinguli
7 G. supramarginalis
8 Sulcus lateralis
9 Ventriculus lateralis, Trigonum collaterale
10 Corpus callosum, Splenium
11 Cauda nuclei caudati
12 G. temporalis superior
13 Fornix
14 Epiphyse
15 Hippocampus
16 G. temporalis medius
17 Tentorium cerebelli
18 G. occipitotemporalis medialis
19 G. occipitotemporalis lateralis
20 G. temporalis inferior
21 Lobus cranialis (anterior) cerebelli
22 Fissura prima
23 Dach des 4. Ventrikels
24 Plexus choroideus ventriculi quarti
25 Lobus caudalis (posterior) cerebelli
26 Boden der Rautengrube (angeschnitten)
27 C. cerebellomedullaris (magna)
28 N. suboccipitalis
29 N. occipitalis major
30 N. occipitalis tertius
31 Medulla spinalis

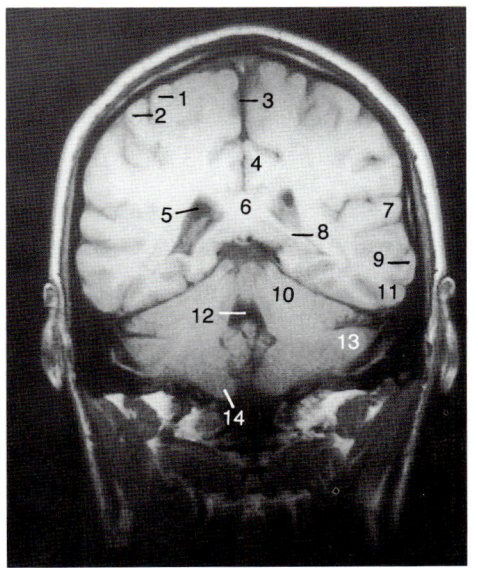

Abb. 13b Ansicht der 10. Frontalscheibe von vorn. Die Schnittebene trifft das Splenium des Balkens, das Trigonum collaterale der Seitenventrikel, die Epiphyse, den Boden der Rautengrube und das Kleinhirn als Dach des 4. Ventrikels. Hirnstrukturen und Äste von Spinalnerven.

44 Atlasteil

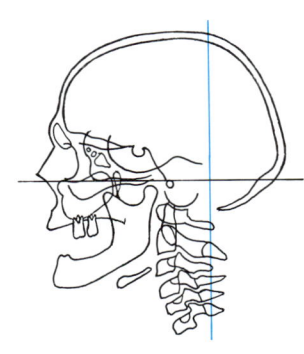

1 S. sagittalis superior
2 A. precunealis
3 A. parietalis anterior
4 Os parietale
5 A. parietalis posterior
6 A. gyri angularis
7 S. rectus
8 A. cerebelli superior
9 A. occipitalis medialis
10 A. occipitalis lateralis
11 S. transversus
12 A. cerebelli inferior posterior
13 Foramen magnum
14 Os occipitale
15 M. rectus capitis posterior minor
16 M. obliquus capitis superior
17 Arcus posterior atlantis
18 A. occipitalis
19 M. splenius capitis
20 M. obliquus capitis inferior
21 Processus spinosus axis
22 Plexus venosus suboccipitalis
23 Processus spinosus des 3. Halswirbels
24 Processus spinosus des 4. Halswirbels
25 Arcus des 5. Halswirbels
26 Arcus des 6. Halswirbels

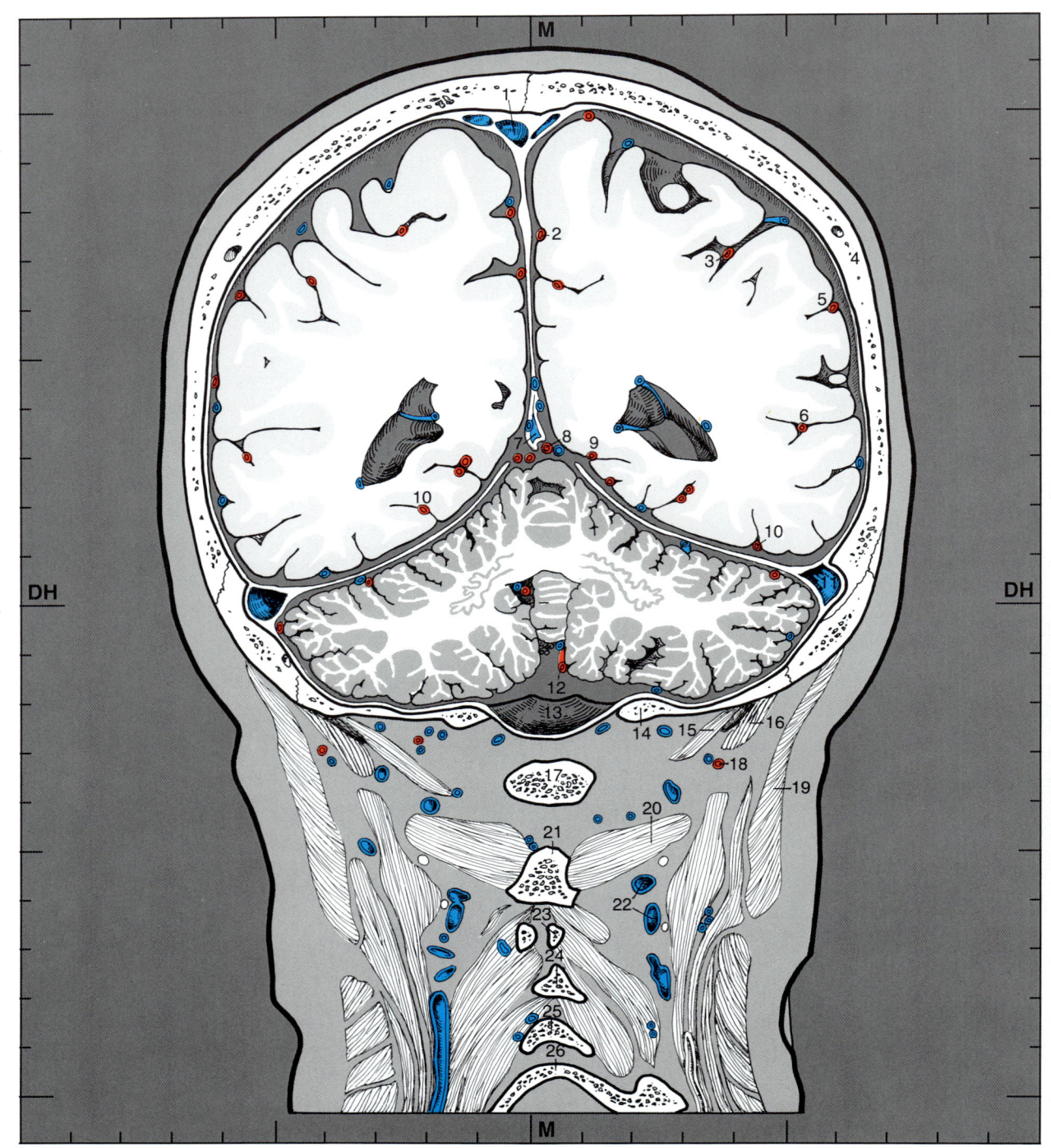

Abb. 14a Ansicht der 11. Frontalscheibe von vorn. Der dorsale Teil des Foramen magnum liegt in der Scheibe. Knochenstrukturen, Nackenmuskeln und Blutgefäße.

1 Lobulus paracentralis
2 Fissura longitudinalis cerebri (Interhemisphärenspalt)
3 Ventriculus lateralis, Cornu occipitale
4 C. venae cerebri magnae (Galeni)
5 Radiatio optica
6 Lobus cranialis (anterior) cerebelli
7 Fissura transversa cerebri, Tentorium cerebelli
8 Vermis cerebelli
9 Lobus caudalis (posterior) cerebelli

Abb. 14c Frontal orientiertes MR-Bild, das mit der Abb. 14a,b annähernd korrespondiert.

Frontale Schichten

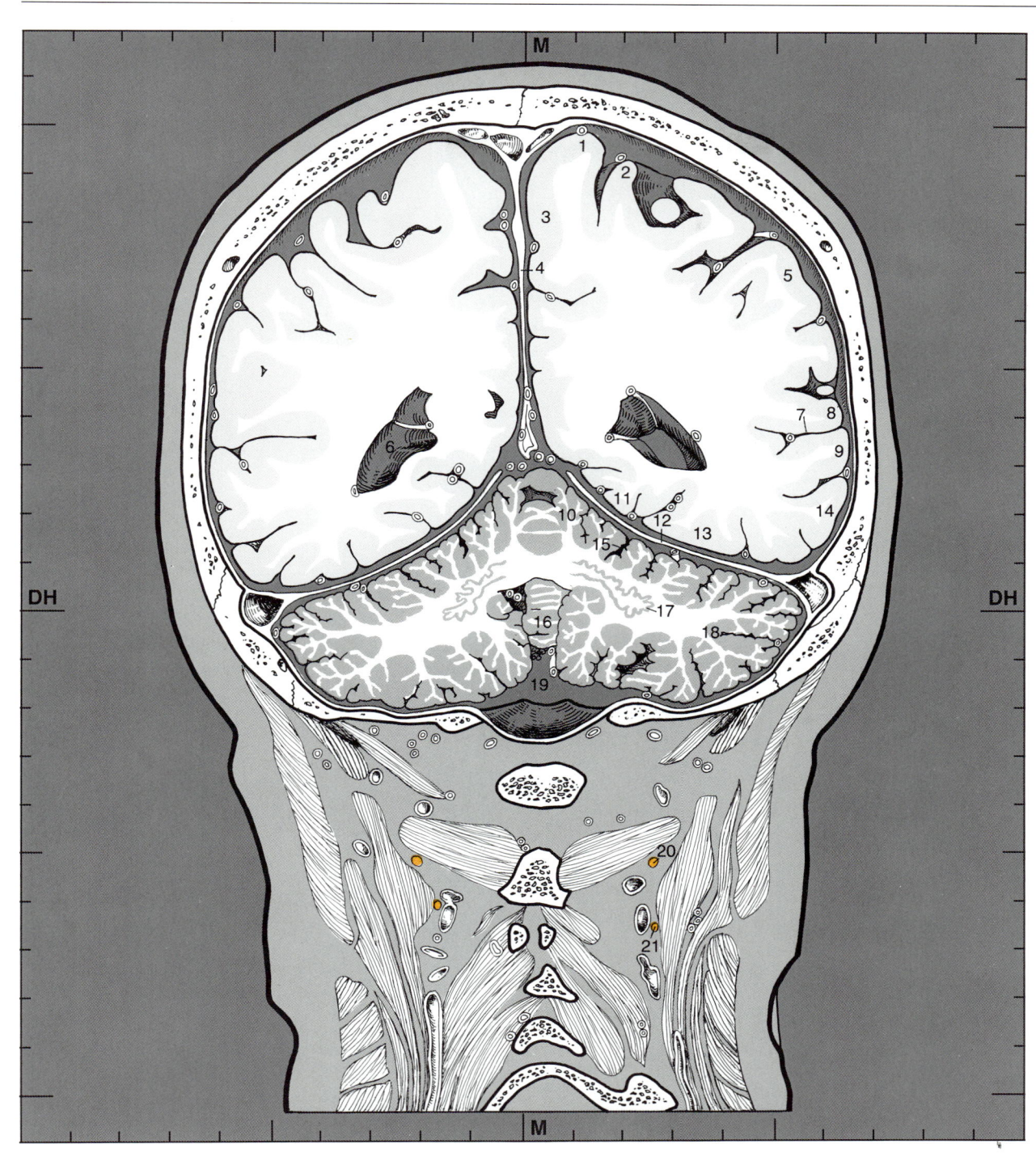

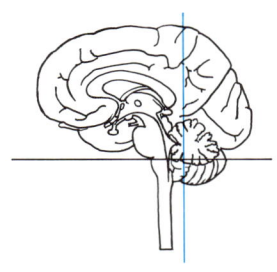

1 G. precentralis
2 G. postcentralis
3 Lobulus paracentralis
4 Falx cerebri
5 G. supramarginalis
6 Ventriculus lateralis, Cornu occipitale
7 Sulcus temporalis superior
8 G. temporalis superior
9 G. temporalis medius
10 Lobus cranialis (anterior) cerebelli
11 G. occipitotemporalis medialis
12 Tentorium cerebelli
13 G. occipitotemporalis lateralis
14 G. temporalis inferior
15 Fissura prima
16 Uvula vermis
17 Nucl. dentatus
18 Lobus caudalis (posterior) cerebelli
19 C. cerebellomedullaris (magna)
20 N. occipitalis major
21 N. occipitalis tertius

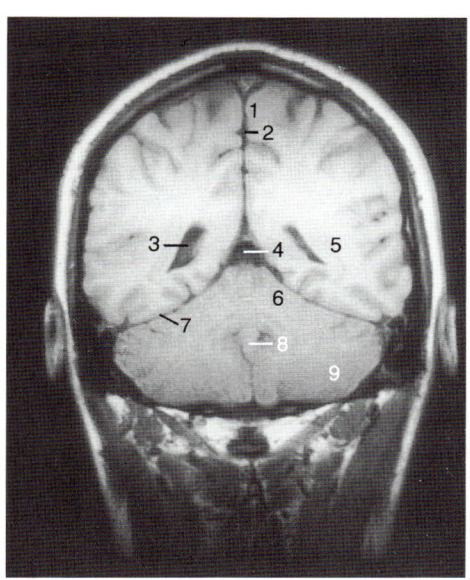

Abb. 14b Ansicht der 11. Frontalscheibe von vorn. Im supratentoriellen Raum ist das Hinterhorn der Seitenventrikel eine Leitstruktur. Im infratentoriellen Raum befindet sich das Kleinhirn mit dem Nucl. dentatus. Hirnstrukturen und Äste von spinalen Nerven.

46   Atlasteil

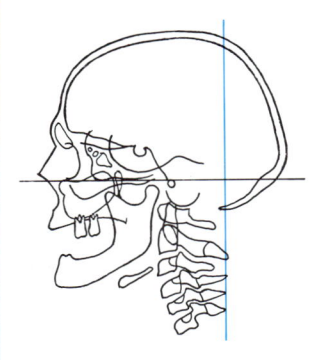

1 S. sagittalis superior
2 A. parietalis anterior
3 Os parietale
4 A. precunealis
5 A. parietalis posterior
6 Falx cerebri
7 A. parietooccipitalis
8 A. gyri angularis
9 S. rectus
10 A. temporooccipitalis
11 A. calcarina
12 A. cerebelli superior
13 A. occipitalis lateralis
14 Tentorium cerebelli
15 S. transversus
16 A. cerebelli inferior posterior
17 Os occipitale
18 A. occipitalis
19 M. rectus capitis posterior minor
20 M. rectus capitis posterior major
21 M. splenius capitis
22 Processus spinosus axis
23 Plexus venosus suboccipitalis
24 Processus spinosus des 4. Halswirbels
25 Processus spinosus des 5. Halswirbels

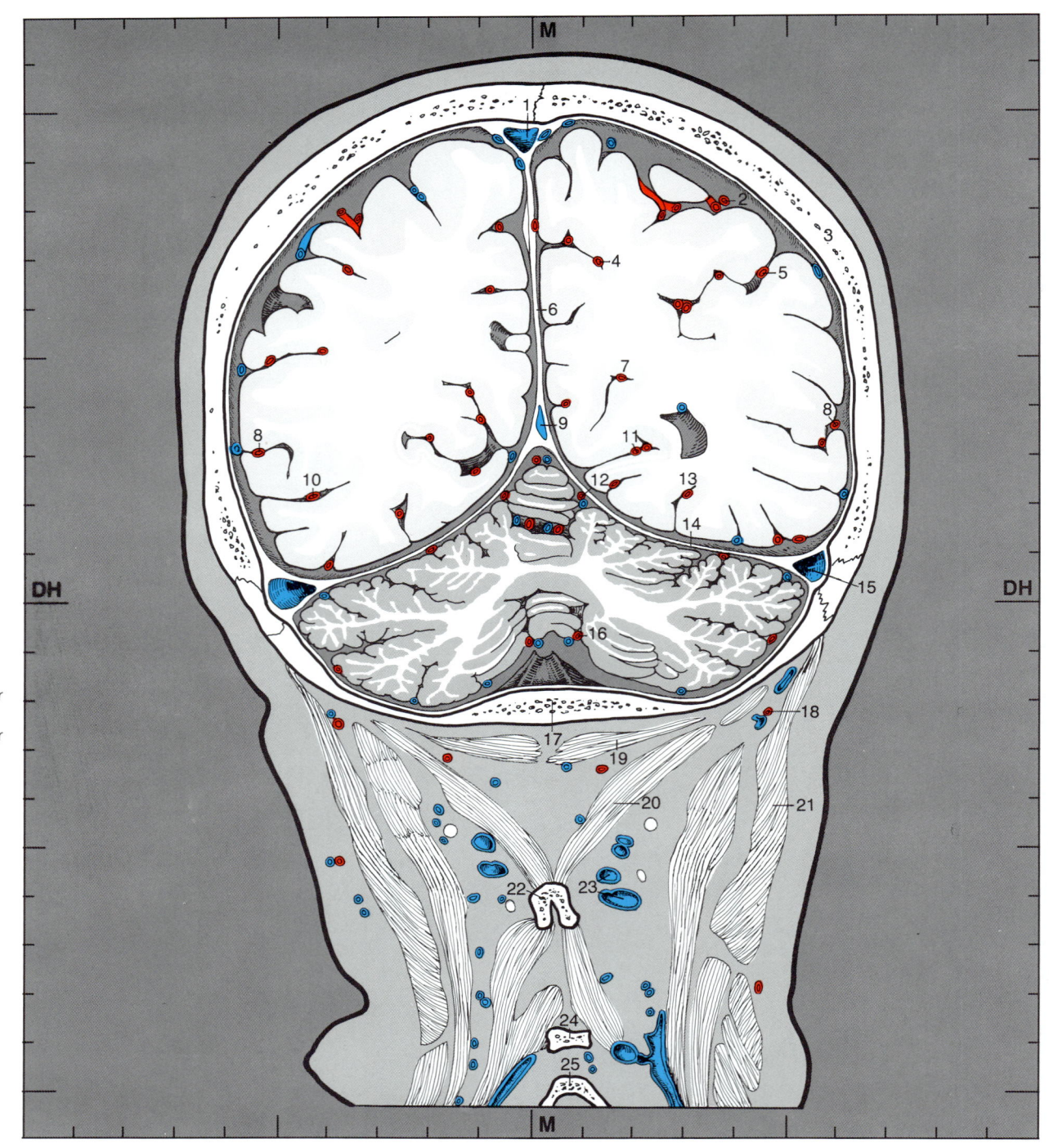

Abb. 15a Ansicht der 12. Frontalscheibe von vorn. Der Schnitt liegt hinter dem Foramen magnum. Von den Halswirbeln sind nur drei Dornfortsätze getroffen. Knochenstrukturen, Nackenmuskeln und Blutgefäße.

1 Fissura longitudinalis cerebri (Interhemisphärenspalt)
2 Sulcus calcarinus
3 Area striata
4 Vermis cerebelli
5 Kleinhirnhemisphäre
6 C. cerebellomedullaris (magna)

Abb. 15c Frontal orientiertes MR-Bild, das mit der Abb. 15a,b korrespondiert.

Frontale Schichten

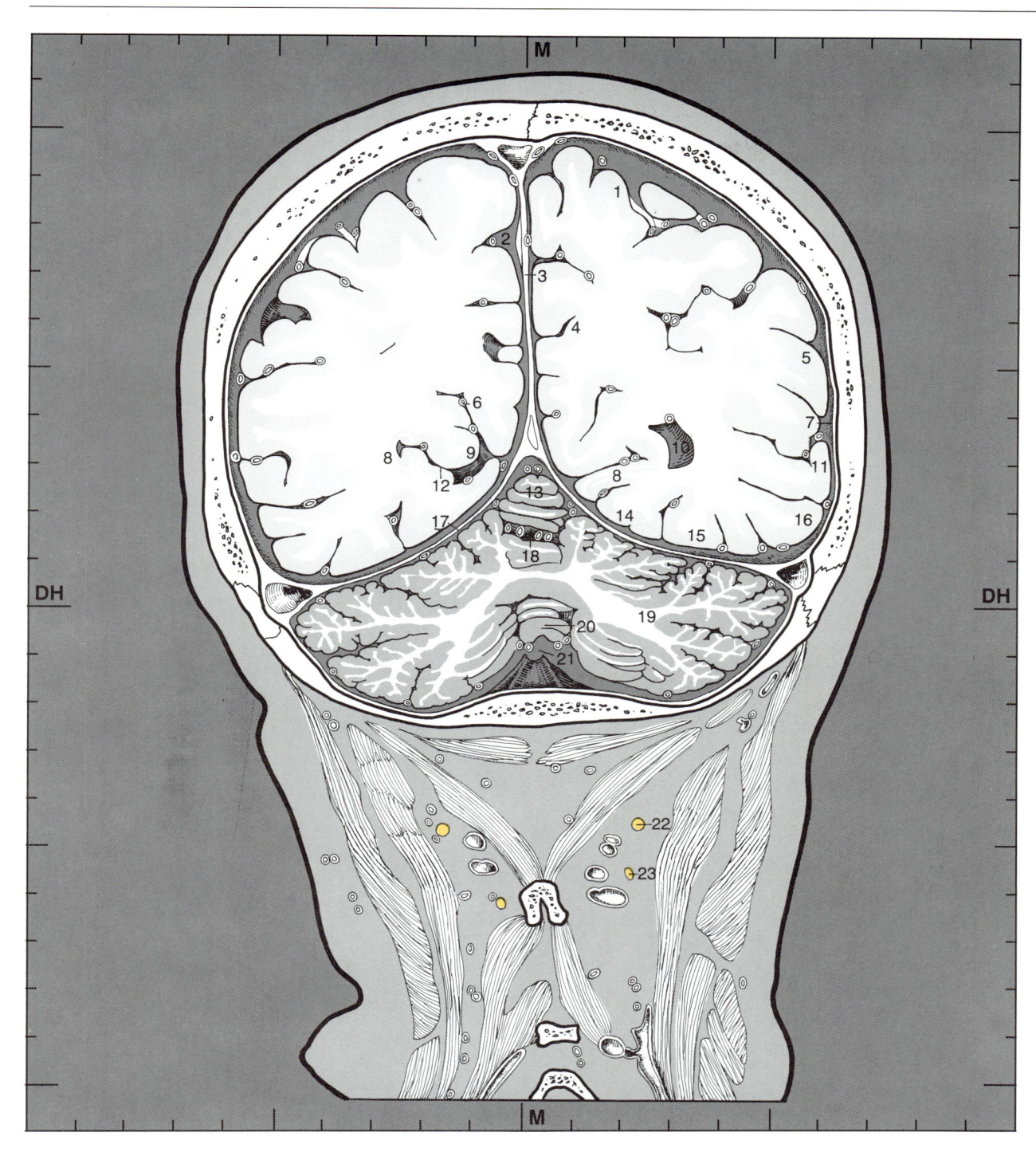

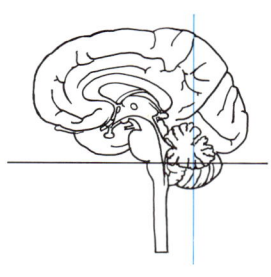

1 Lobulus parietalis superior
2 Fissura longitudinalis cerebri (Interhemisphärenspalt)
3 Falx cerebri
4 Precuneus
5 G. angularis
6 Sulcus parietooccipitalis
7 Dura mater encephali
8 Area striata
9 Cuneus
10 Ventriculus lateralis, Cornu occipitale
11 G. temporalis medius
12 Sulcus calcarinus
13 Lobus cranialis (anterior) cerebelli
14 G. occipitotemporalis medialis
15 G. occipitotemporalis lateralis
16 G. temporalis inferior
17 Tentorium cerebelli
18 Fissura prima
19 Lobus caudalis (posterior) cerebelli
20 Pyramis vermis
21 C. cerebellomedullaris (magna)
22 N. occipitalis major
23 N. occipitalis tertius

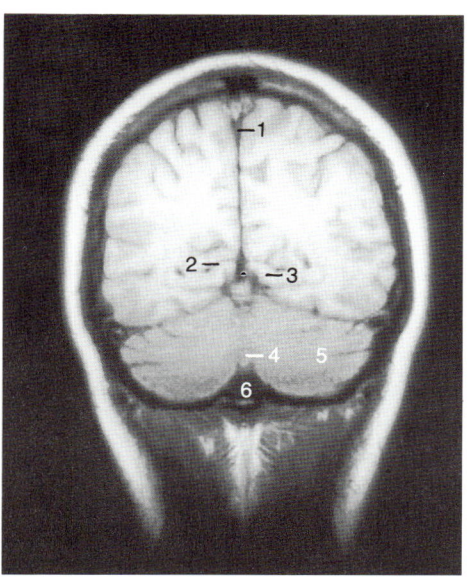

Abb. 15b Ansicht der 12. Frontalscheibe von vorn. Nur in der linken Großhirnhemisphäre ist noch das Hinterhorn des Seitenventrikels in der Scheibe getroffen. Das Tentorium cerebelli trennt vollständig den supratentoriellen von dem infratentoriellen Raum. Hirnstrukturen und Äste von Spinalnerven.

48 Atlasteil

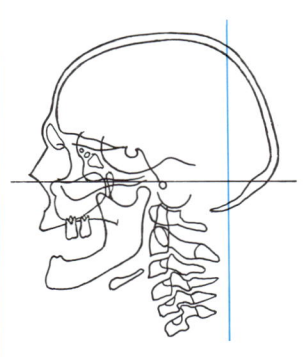

1 S. sagittalis superior
2 A. precunealis
3 A. parietalis posterior
4 Os parietale
5 Falx cerebri
6 A. parietooccipitalis
7 A. gyri angularis
8 A. calcarina
9 A. temporooccipitalis
10 S. rectus
11 Tentorium cerebelli
12 A. occipitalis lateralis
13 S. transversus
14 A. cerebelli inferior posterior
15 Os occipitale
16 A. occipitalis
17 M. semispinalis capitis
18 M. splenius capitis
19 Ligamentum nuchae
20 M. trapezius

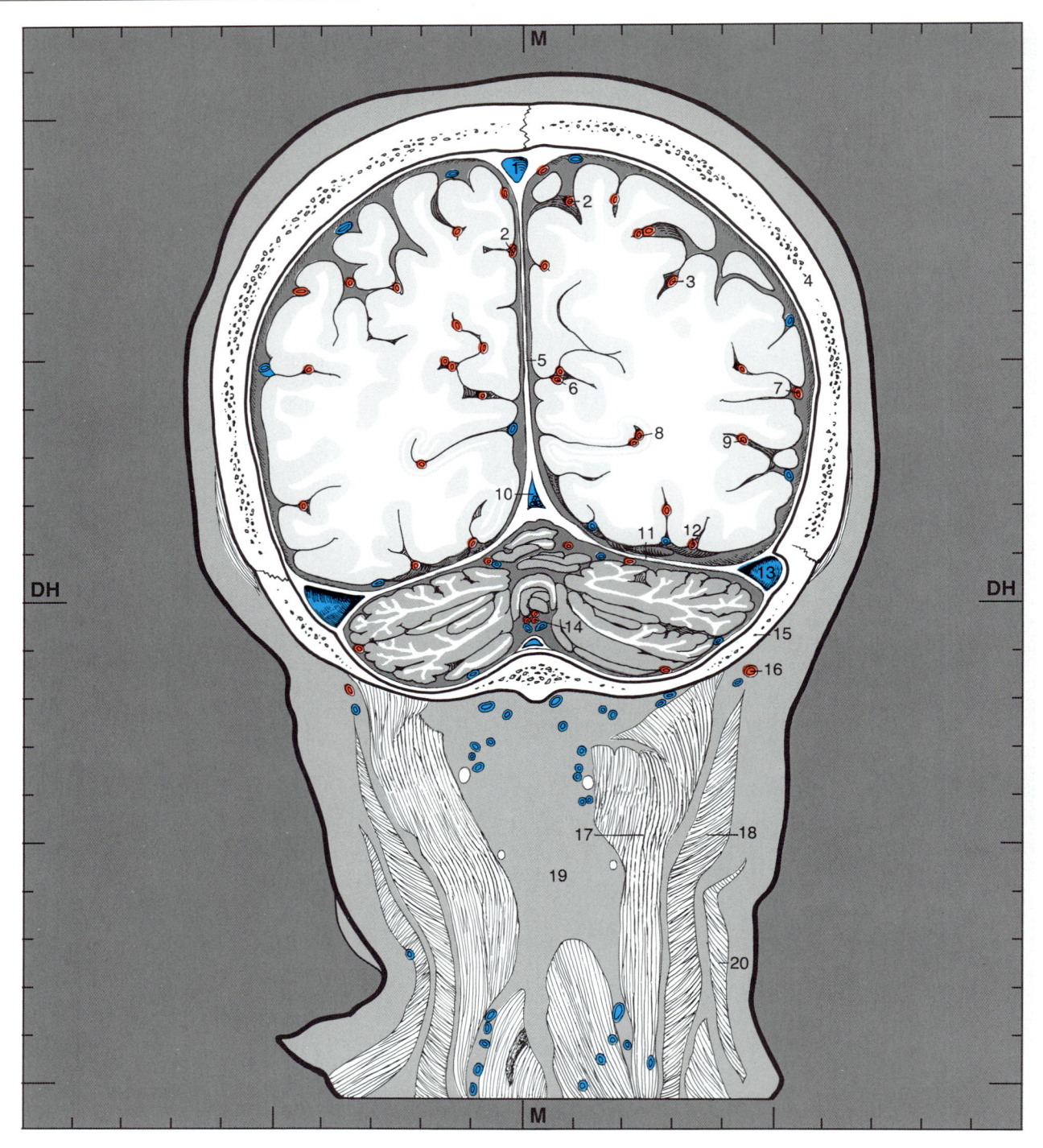

Abb. 16a Ansicht der 13. Frontalscheibe von vorn. Die Scheitelbeine und das Hinterhauptsbein bilden einen runden Knochenring. Knochenstrukturen, Nakkenmuskeln und Blutgefäße.

1 Lobulus parietalis superior
2 Precuneus
3 Sulcus parietooccipitalis
4 Sulcus calcarinus
5 Area striata
6 Vermis cerebelli
7 Kleinhirnhemisphäre
8 C. cerebellomedullaris (magna)

Abb. 16c Frontal orientiertes MR-Bild, das mit der Abb. 16a,b korrespondiert.

Frontale Schichten

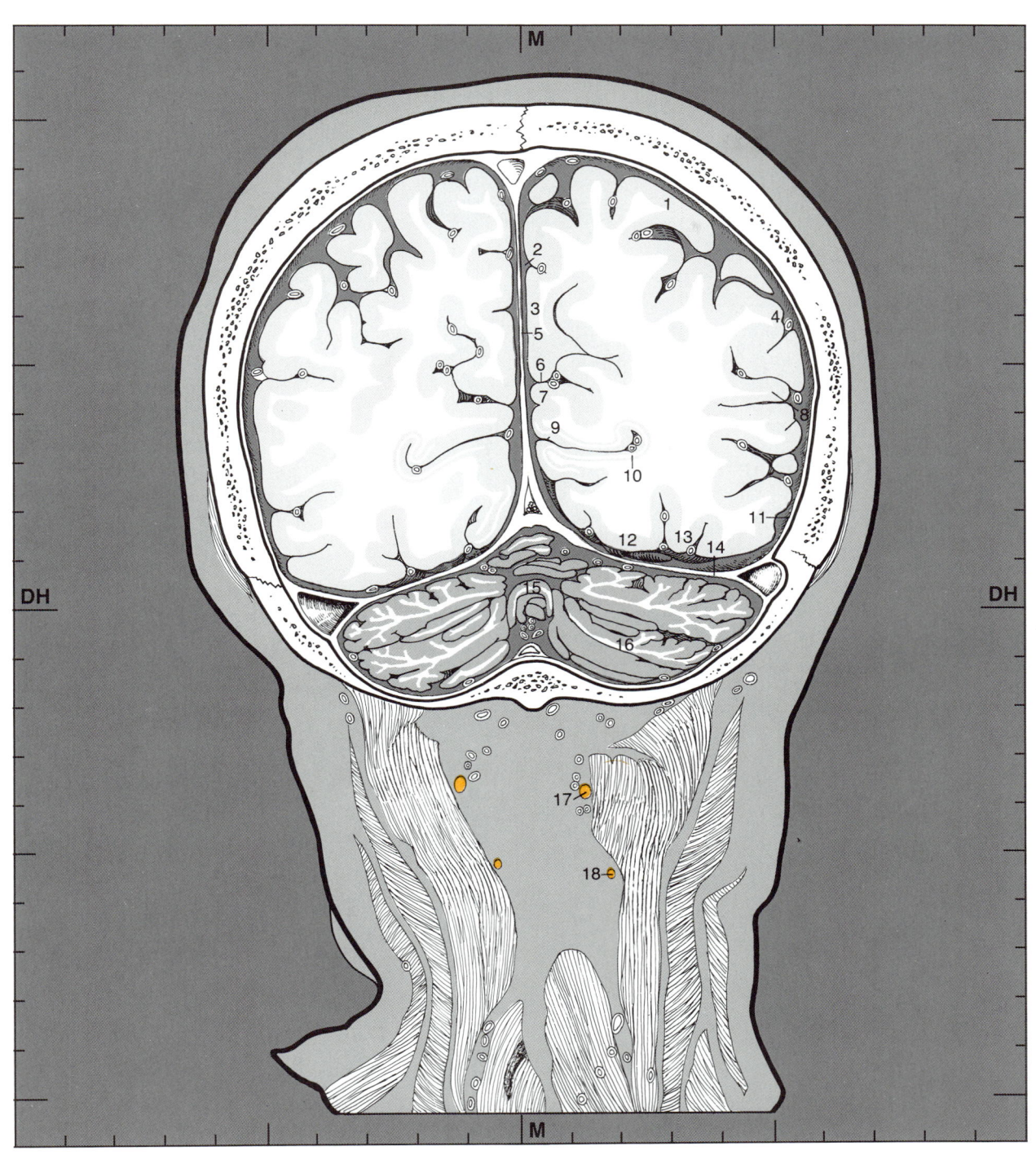

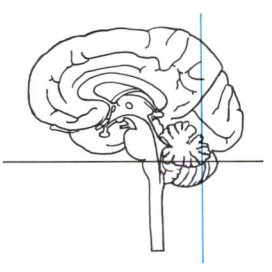

1 Lobulus parietalis superior
2 Fissura longitudinalis cerebri (Interhemisphärenspalt)
3 Precuneus
4 G. angularis
5 Falx cerebri
6 Sulcus parietooccipitalis
7 Cuneus
8 Gyri occipitales
9 Sulcus calcarinus
10 Area striata
11 Dura mater encephali
12 G. occipitotemporalis medialis
13 G. occipitotemporalis lateralis
14 Tentorium cerebelli
15 Folium vermis
16 Lobus caudalis (posterior) cerebelli
17 N. occipitalis major
18 N. occipitalis tertius

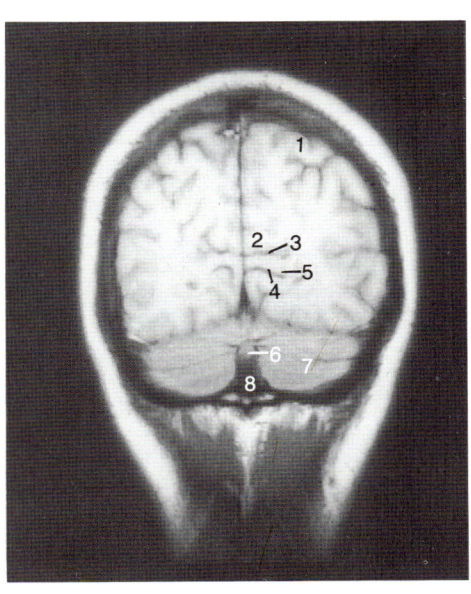

Abb. 16b Ansicht der 13. Frontalscheibe von vorn. Vom Endhirn sind nur Teile der Parietal- und Okzipitallappen angeschnitten. Tangentialer Schnitt durch das Kleinhirn. Hirnstrukturen und Äste von Spinalnerven.

50 Atlasteil

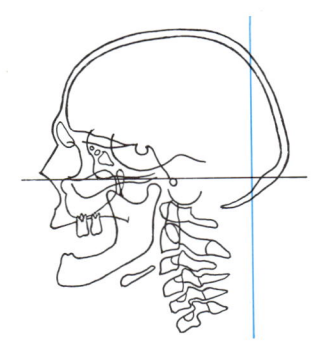

1 S. sagittalis superior
2 A. parietooccipitalis
3 Os parietale
4 A. gyri angularis
5 A. calcarina
6 A. temporooccipitalis
7 A. occipitalis lateralis
8 Confluens sinuum
9 S. transversus
10 Os occipitale
11 A. occipitalis
12 M. semispinalis capitis
13 M. splenius capitis
14 Ligamentum nuchae
15 M. trapezius

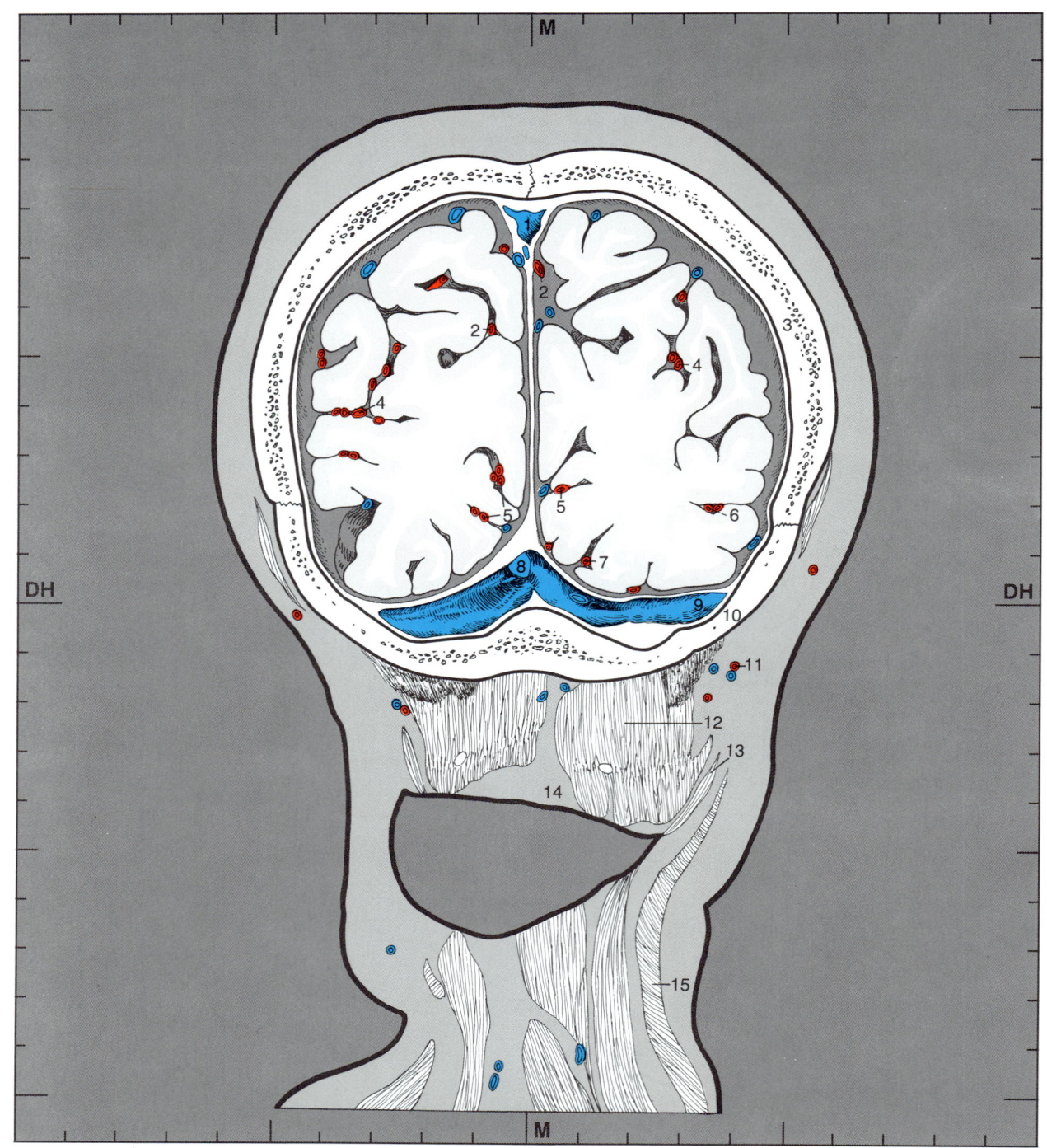

Abb. 17a Ansicht der 14. Frontalscheibe von vorn, die das Confluens sinuum enthält. Die Krümmung des Nackens verursachte beim Schneiden ein Loch. Knochenstrukturen, Nackenmuskeln und Blutgefäße.

1 S. sagittalis superior
2 Fissura longitudinalis cerebri (Interhemisphärenspalt)
3 Sulcus parietooccipitalis
4 Sulcus calcarinus
5 Kleinhirnhemisphäre

Abb. 17c Frontal orientiertes MR-Bild, das sich von den Abb. 17a,b durch den Anschnitt der Kleinhirnhemisphäre unterscheidet.

Frontale Schichten

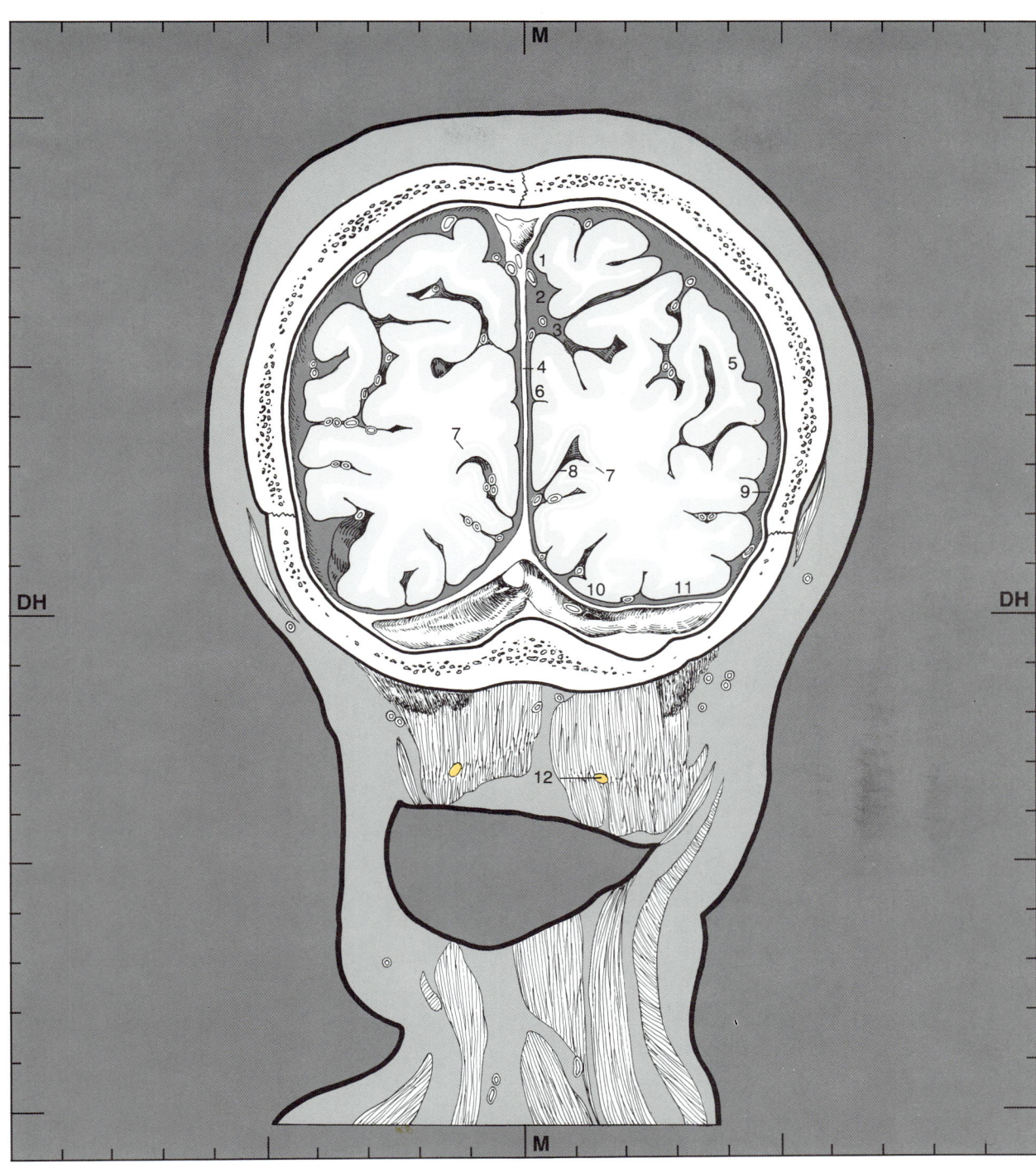

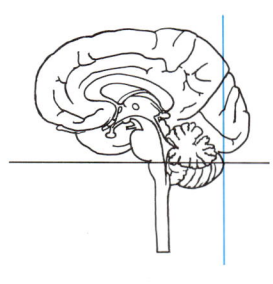

1 Precuneus
2 Fissura longitudinalis cerebri (Interhemisphärenspalt)
3 Sulcus parietooccipitalis
4 Falx cerebri
5 Gyri occipitales
6 Cuneus
7 Area striata
8 Sulcus calcarinus
9 Dura mater encephali
10 G. occipitotemporalis medialis
11 G. occipitotemporalis lateralis
12 N. occipitalis major

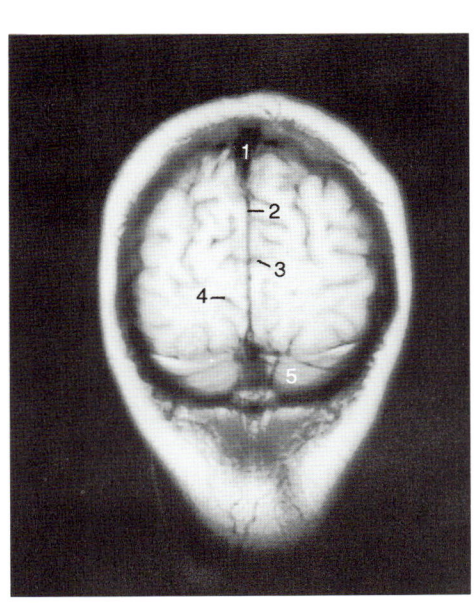

Abb. 17b Ansicht der 14. Frontalscheibe von vorn. Dieser hintere Teil der beiden Großhirnhemisphären besteht fast nur aus Okzipitallappen. Hirnstrukturen und Ast des 2. Spinalnerven.

Atlasteil

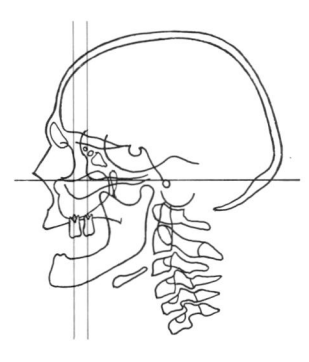

1 Os frontale
2 Crista galli
3 Fossa cranii anterior
4 Orbitadach
5 Sutura frontozygomatica
6 Lamina orbitalis (papyracea)
7 Cellulae ethmoidales
8 Orbita
9 Orbitaboden
10 Canalis infraorbitalis
11 Os zygomaticum
12 Concha nasalis media
13 Septum nasi
14 S. maxillaris
15 Concha nasalis inferior
16 Palatum durum
17 Maxilla
18 2. Molar
19 1. Molar (angeschnitten)
20 Corpus mandibulae
21 Canalis mandibulae

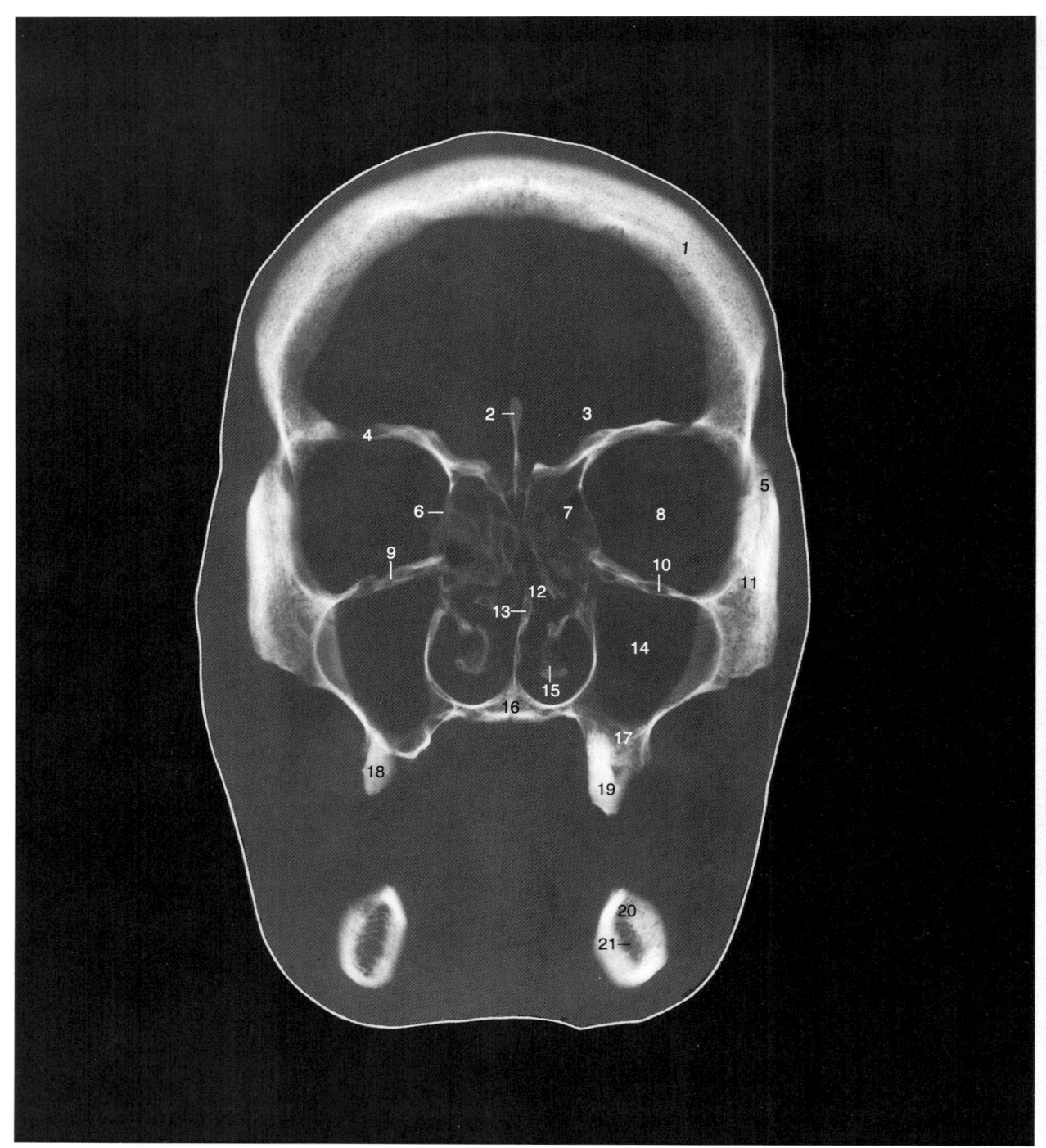

Abb. 18 Röntgenbild der 1. Frontalscheibe. Die Außengrenze der Weichteile wurde eingezeichnet. Leitstrukturen sind vordere Schädelgrube mit Crista galli, Orbita, Siebbeinzellen, die Nasenmuscheln, die Kieferhöhlen und der Unterkiefer.

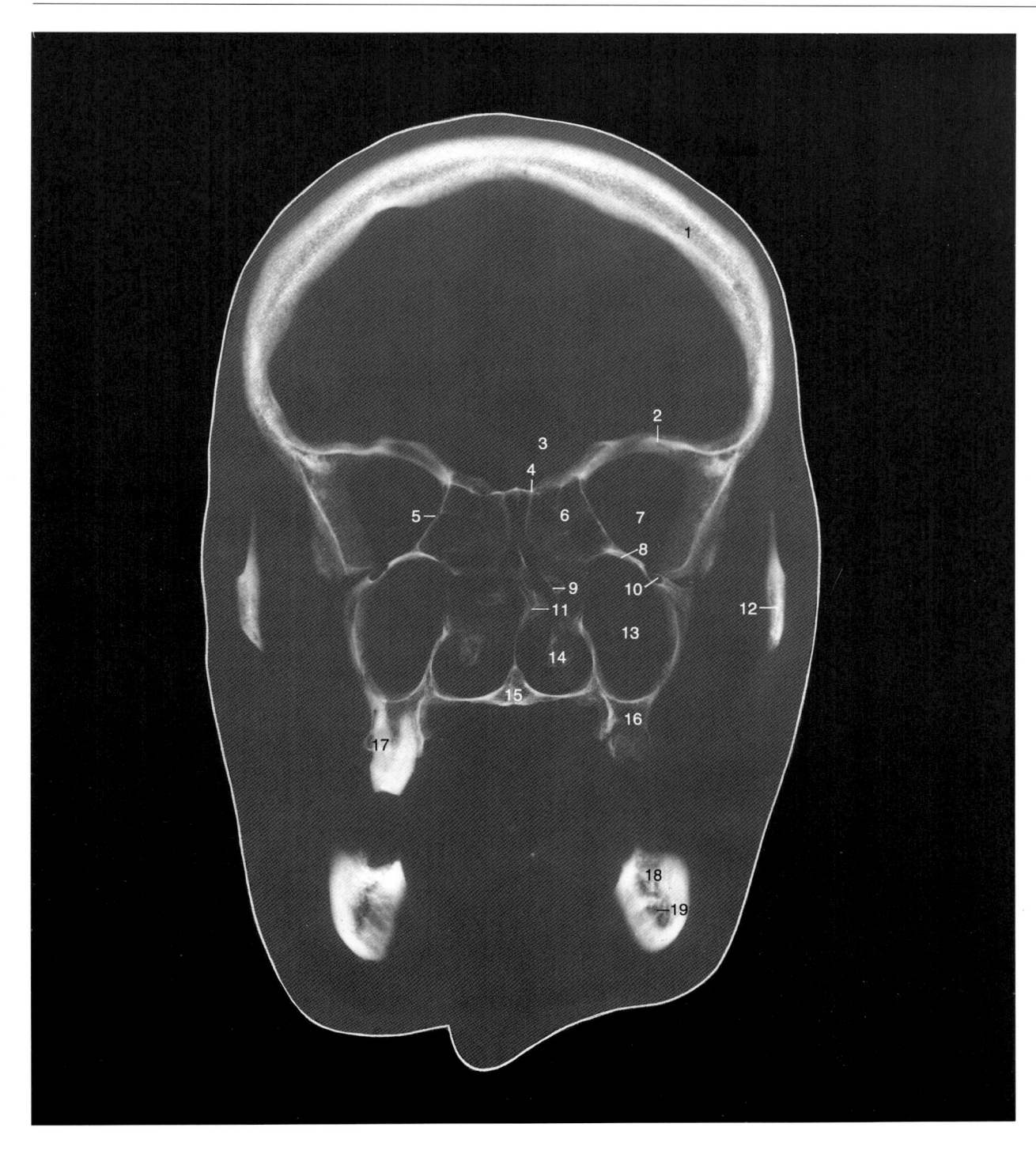

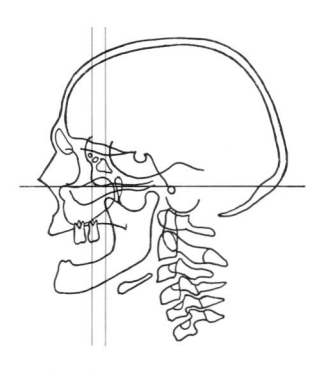

Frontale Schichten

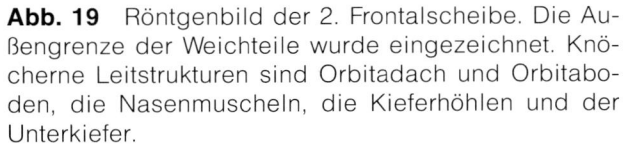

1 Os frontale
2 Orbitadach
3 Fossa cranii anterior
4 Lamina cribrosa
5 Lamina orbitalis (papyracea)
6 Cellulae ethmoidales
7 Orbita
8 Orbitaboden
9 Concha nasalis media
10 Canalis infraorbitalis
11 Septum nasi
12 Os zygomaticum
13 S. maxillaris
14 Concha nasalis inferior
15 Palatum durum
16 Maxilla
17 2. Molar
18 Corpus mandibulae
19 Canalis mandibulae

Abb. 19 Röntgenbild der 2. Frontalscheibe. Die Außengrenze der Weichteile wurde eingezeichnet. Knöcherne Leitstrukturen sind Orbitadach und Orbitaboden, die Nasenmuscheln, die Kieferhöhlen und der Unterkiefer.

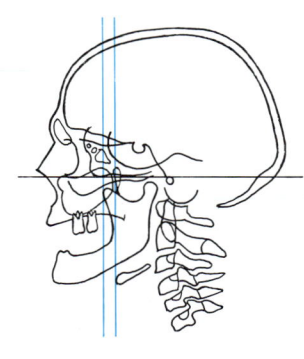

54   Atlasteil

1 Os frontale
2 Fossa cranii anterior
3 Orbita
4 Fissura orbitalis superior
5 Os sphenoidale, Ala major
6 Cellulae ethmoidales und S. sphenoidalis
7 Fossa pterygopalatina
8 Concha nasalis media
9 Arcus zygomaticus
10 S. maxillaris (angeschnitten)
11 Septum nasi
12 Maxilla
13 Concha nasalis inferior
14 Processus coronoideus
15 Palatum durum
16 Hamulus pterygoideus
17 Ramus mandibulae
18 Canalis mandibulae

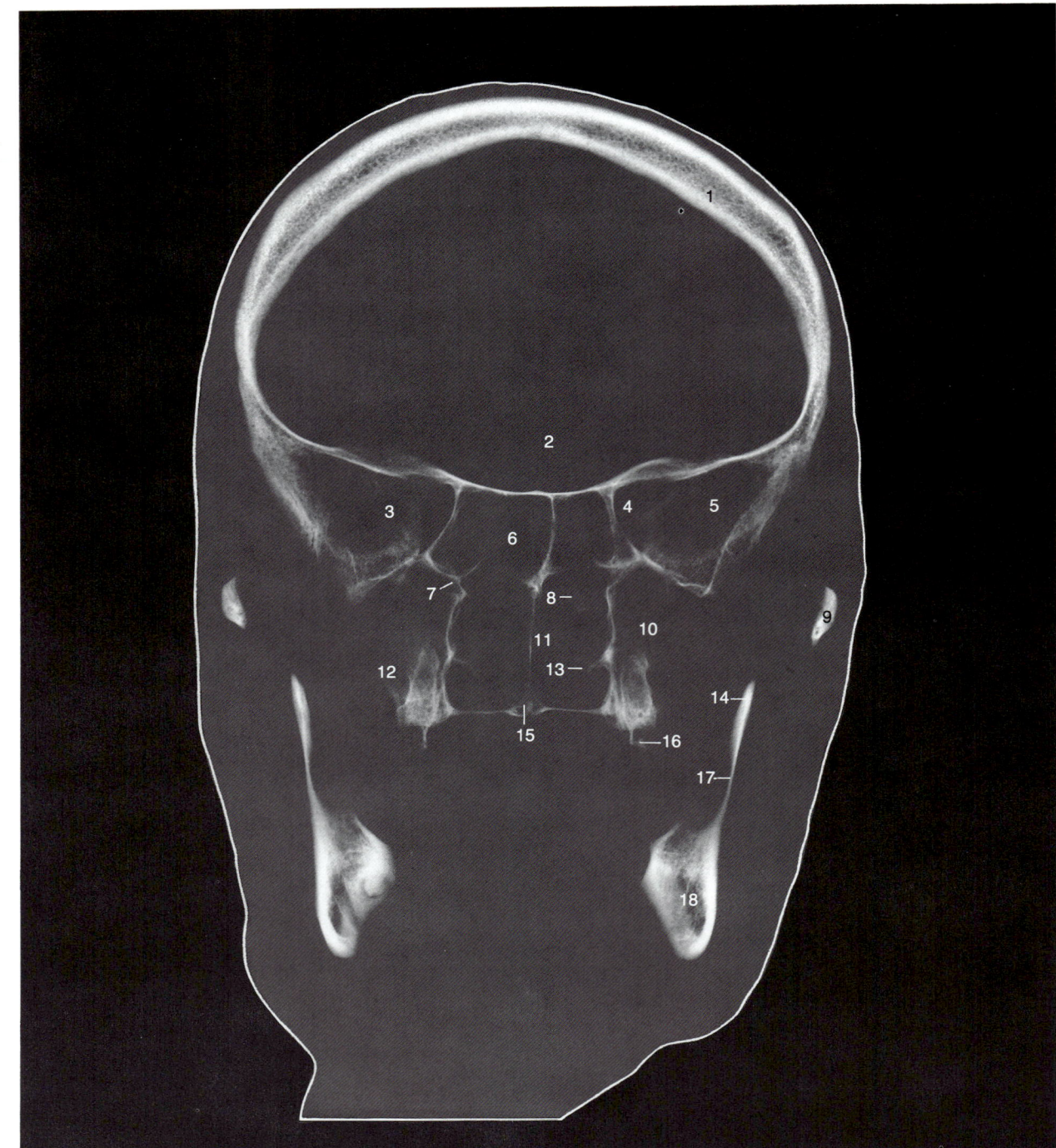

Abb. 20 Röntgenbild der 3. Frontalscheibe. Das Stirnbein bildet den Boden der vorderen Schädelgrube und das Orbitadach. Nasennebenhöhlen und Nasenmuscheln.

Frontale Schichten

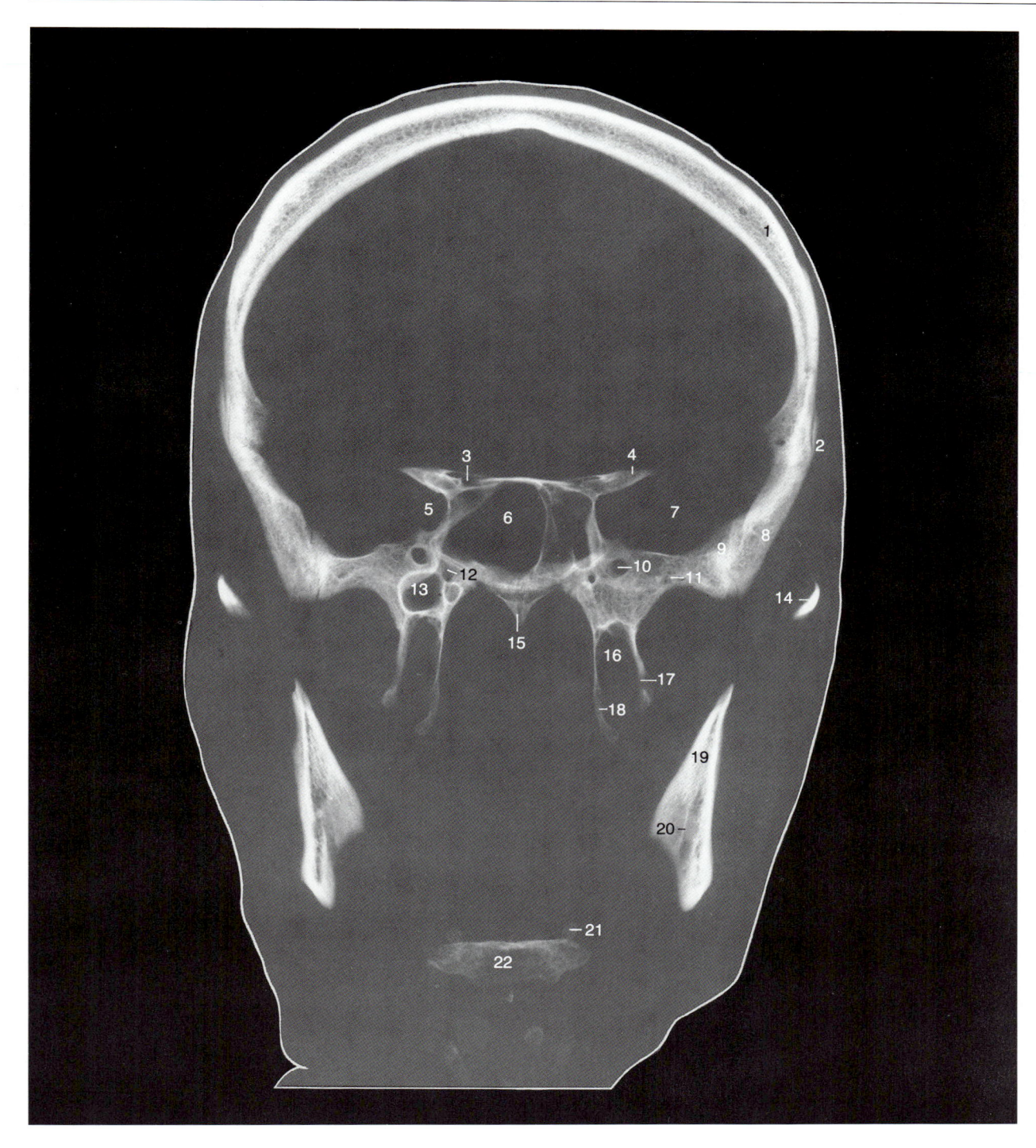

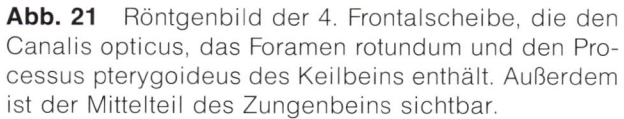

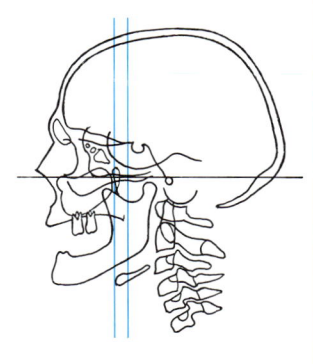

1 Os parietale
2 Sutura squamosa
3 Canalis opticus
4 Os sphenoidale, Ala minor
5 Fissura orbitalis superior
6 S. sphenoidalis
7 Fossa cranii media
8 Os temporale
9 Sutura sphenosquamosa
10 Foramen rotundum
11 Os sphenoidale
12 Canalis pterygoideus
13 Fossa pterygopalatina
14 Arcus zygomaticus
15 Septum nasi
16 Fossa pterygoidea
17 Processus pterygoideus, Lamina lateralis
18 Processus pterygoideus, Lamina medialis
19 Ramus mandibulae
20 Canalis mandibulae
21 Cornu minus des Os hyoideum
22 Corpus des Os hyoideum

Abb. 21 Röntgenbild der 4. Frontalscheibe, die den Canalis opticus, das Foramen rotundum und den Processus pterygoideus des Keilbeins enthält. Außerdem ist der Mittelteil des Zungenbeins sichtbar.

Atlasteil

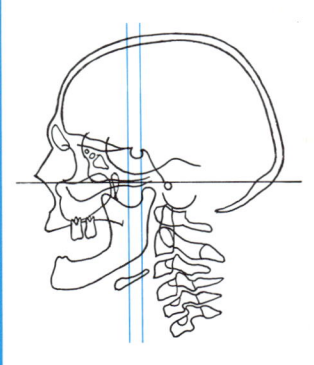

1 Os parietale
2 Processus clinoideus anterior
3 Fossa hypophysialis, Sellaboden
4 Sulcus caroticus
5 Fossa cranii media
6 Os temporale
7 S. sphenoidalis
8 Os sphenoidale
9 Ramus mandibulae
10 Canalis mandibulae
11 Ligamentum stylohyoideum (verknöchert)
12 Os hyoideum, Cornu majus
13 Cartilago thyroidea (verknöchert)

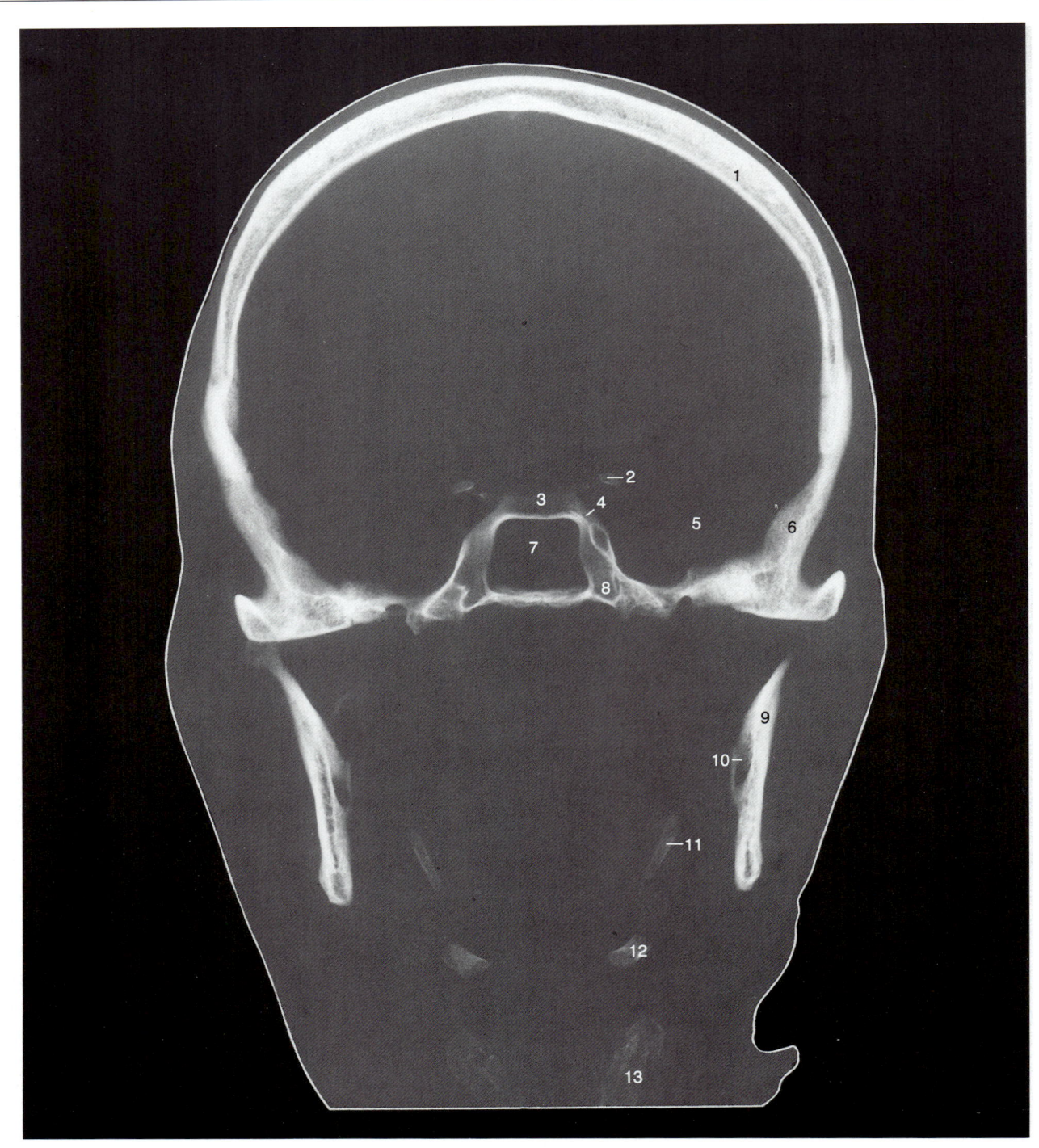

Abb. 22 Röntgenbild der 5. Frontalscheibe. Es sind mittlere Schädelgrube, Keilbeinhöhle, der Unterkieferast und die seitlichen Teile des Zungenbeins getroffen.

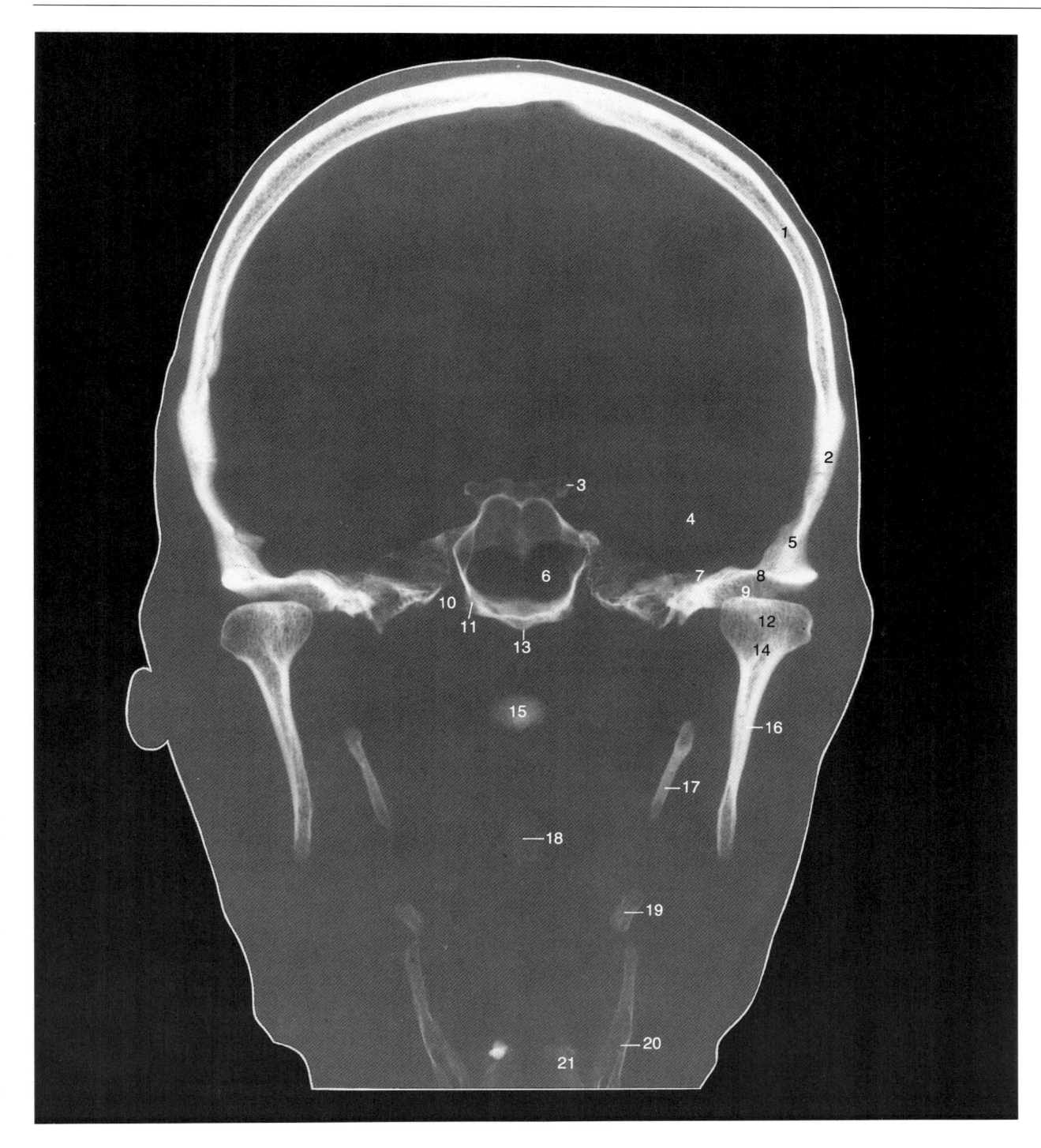

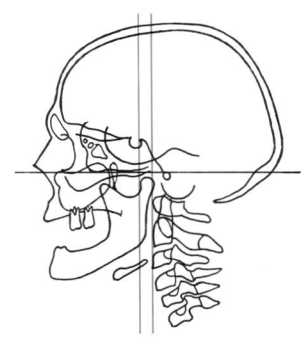

Frontale Schichten

1 Os parietale
2 Sutura squamosa
3 Processus clinoideus posterior
4 Fossa cranii media
5 Os temporale
6 S. sphenoidalis
7 Sutura sphenosquamosa
8 Fossa mandibularis
9 Kiefergelenk
10 Canalis caroticus
11 Os sphenoidale
12 Caput mandibulae
13 Tuberculum pharyngeum
14 Collum mandibulae
15 Arcus anterior atlantis
16 Ramus mandibulae
17 Ligamentum stylohyoideum (verknöchert)
18 Axis, Corpus
19 Os hyoideum, Cornu majus
20 Cartilago thyroidea
21 Cartilago cricoidea

Abb. 23 Röntgenbild der 6. Frontalscheibe. Es sind die mittleren Schädelgruben in Höhe der hinteren Klinoidfortsätze, die Kiefergelenke und die seitlichen Teile des Zungenbeins getroffen.

Atlasteil

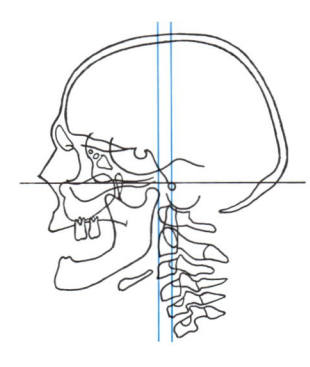

1 Os parietale
2 Sutura squamosa
3 Felsenbeinoberkante
4 Vestibulum
5 Os temporale
6 Cochlea
7 Os sphenoidale
8 Meatus acusticus externus
9 Synchondrosis spheno-occipitalis
10 Os occipitale
11 Processus styloideus
12 Arcus anterior atlantis
13 Dens axis
14 Ligamentum stylo-hyoideum (verknöchert)
15 Articulatio atlantoaxialis lateralis
16 Axis
17 3. Halswirbel
18 4. Halswirbel

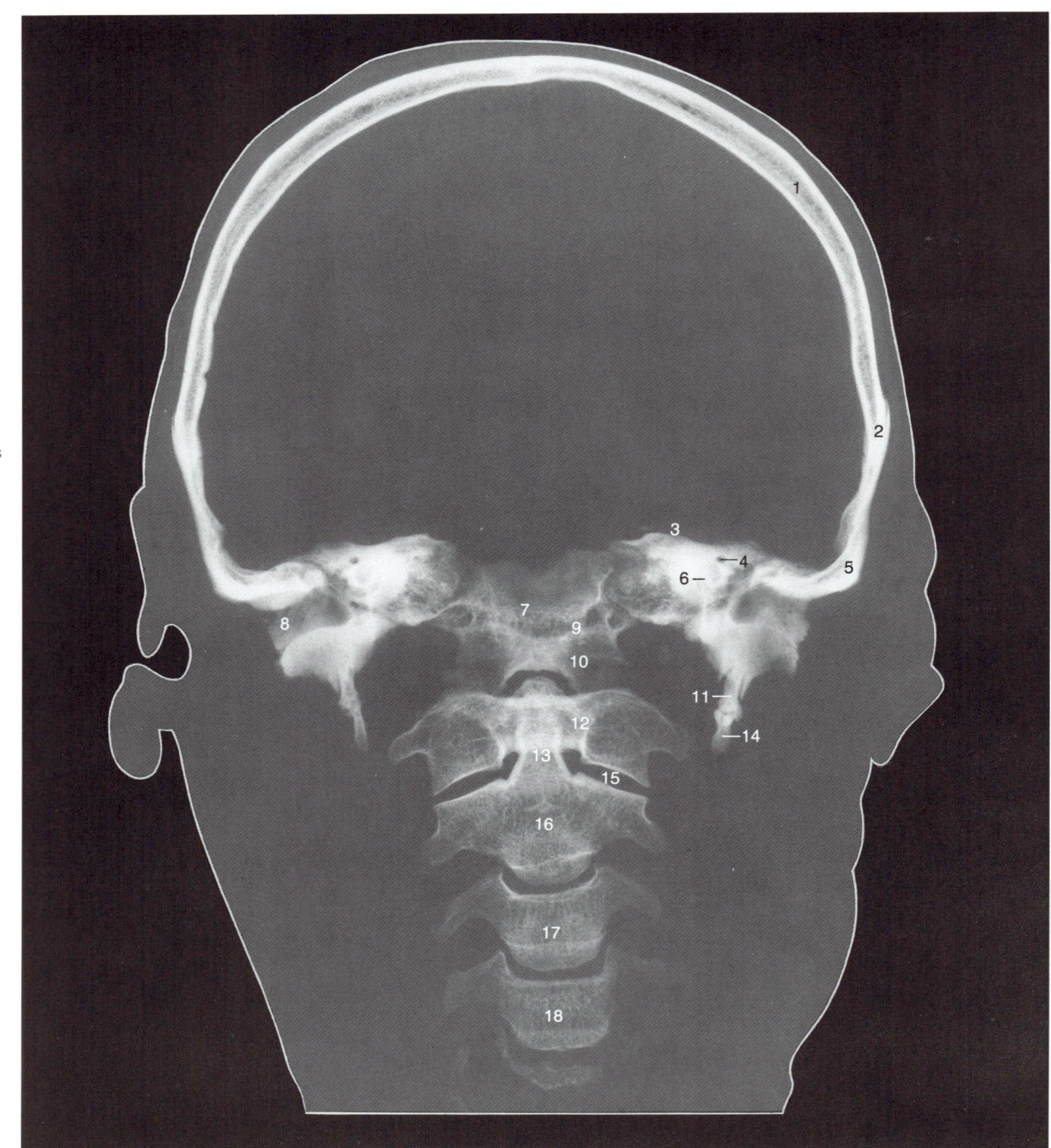

Abb. 24 Röntgenbild der 7. Frontalscheibe, die das Felsenbein mit der Cochlea und dem Processus styloideus sowie die vorderen Teile der oberen Halswirbelsäule enthält.

Frontale Schichten

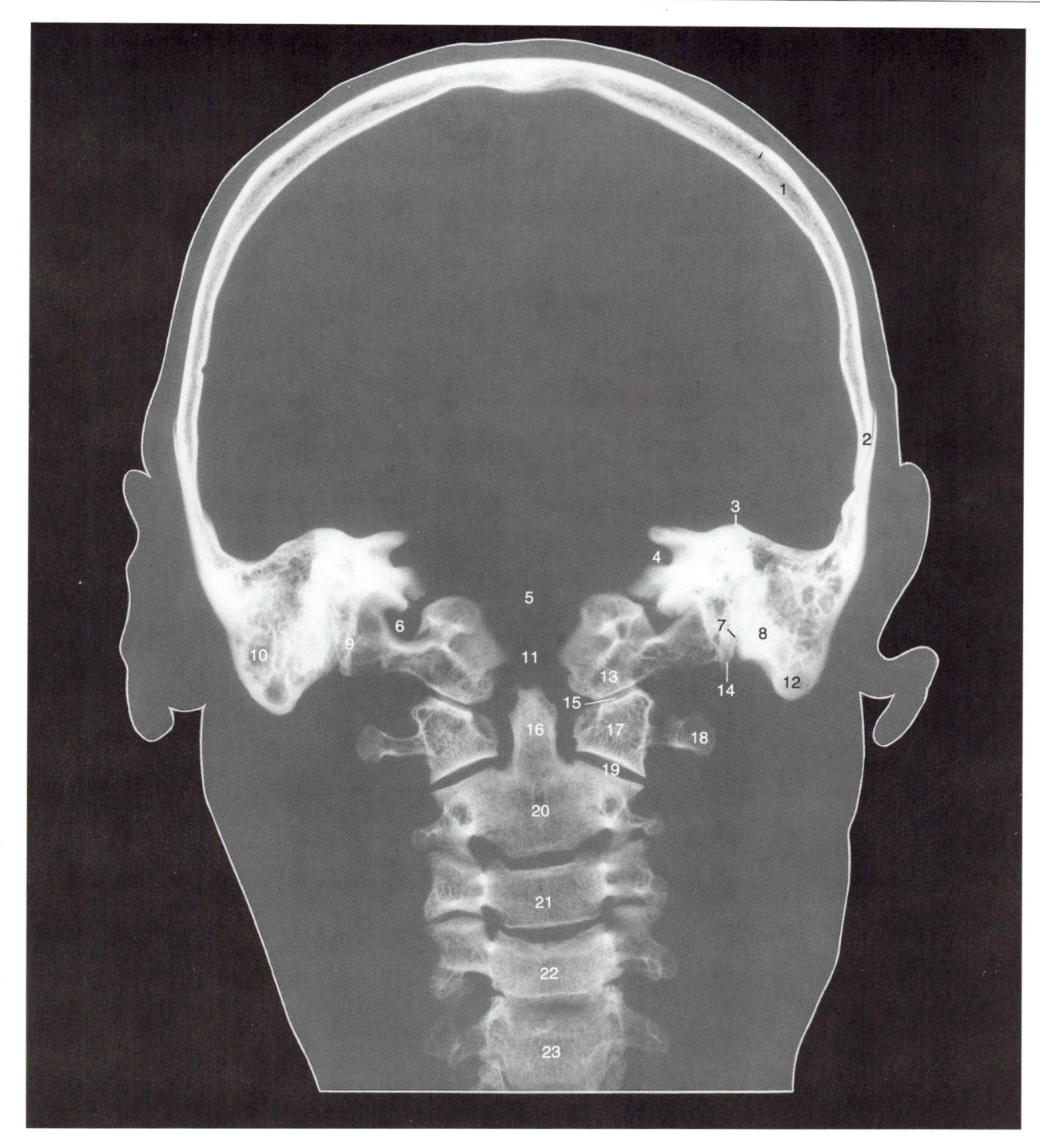

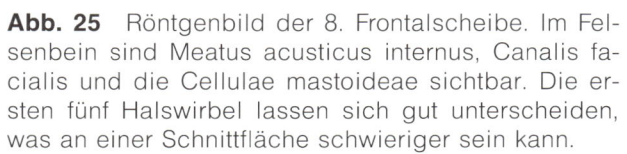

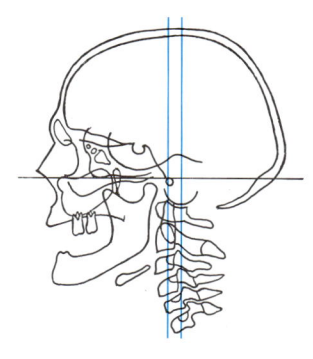

1 Os parietale
2 Sutura squamosa
3 Eminentia arcuata
4 Meatus acusticus internus
5 Fossa cranii posterior
6 Foramen jugulare
7 Canalis facialis
8 Os temporale
9 Synchondrosis petrooccipitalis
10 Cellulae mastoideae
11 Foramen magnum
12 Processus mastoideus
13 Condylus occipitalis
14 Processus styloideus
15 Articulatio atlantooccipitalis
16 Dens axis
17 Massa lateralis atlantis
18 Processus transversus atlantis
19 Articulatio atlantoaxialis lateralis
20 Axis
21 3. Halswirbel
22 4. Halswirbel
23 5. Halswirbel

Abb. 25 Röntgenbild der 8. Frontalscheibe. Im Felsenbein sind Meatus acusticus internus, Canalis facialis und die Cellulae mastoideae sichtbar. Die ersten fünf Halswirbel lassen sich gut unterscheiden, was an einer Schnittfläche schwieriger sein kann.

Atlasteil

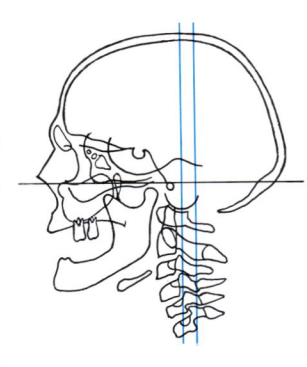

1 Os parietale
2 Sutura squamosa
3 Fossa cranii posterior
4 Os temporale
5 S. sigmoideus
6 Os occipitale
7 Sutura occipitomastoidea
8 Processus mastoideus
9 Foramen magnum
10 Articulatio atlanto-occipitalis
11 Massa lateralis atlantis
12 Processus articularis und Arcus axis
13 Canalis vertebralis
14 Processus articularis und Arcus des 3. Halswirbels
15 Processus articularis und Arcus des 4. Halswirbels
16 Processus articularis und Arcus des 5. Halswirbels

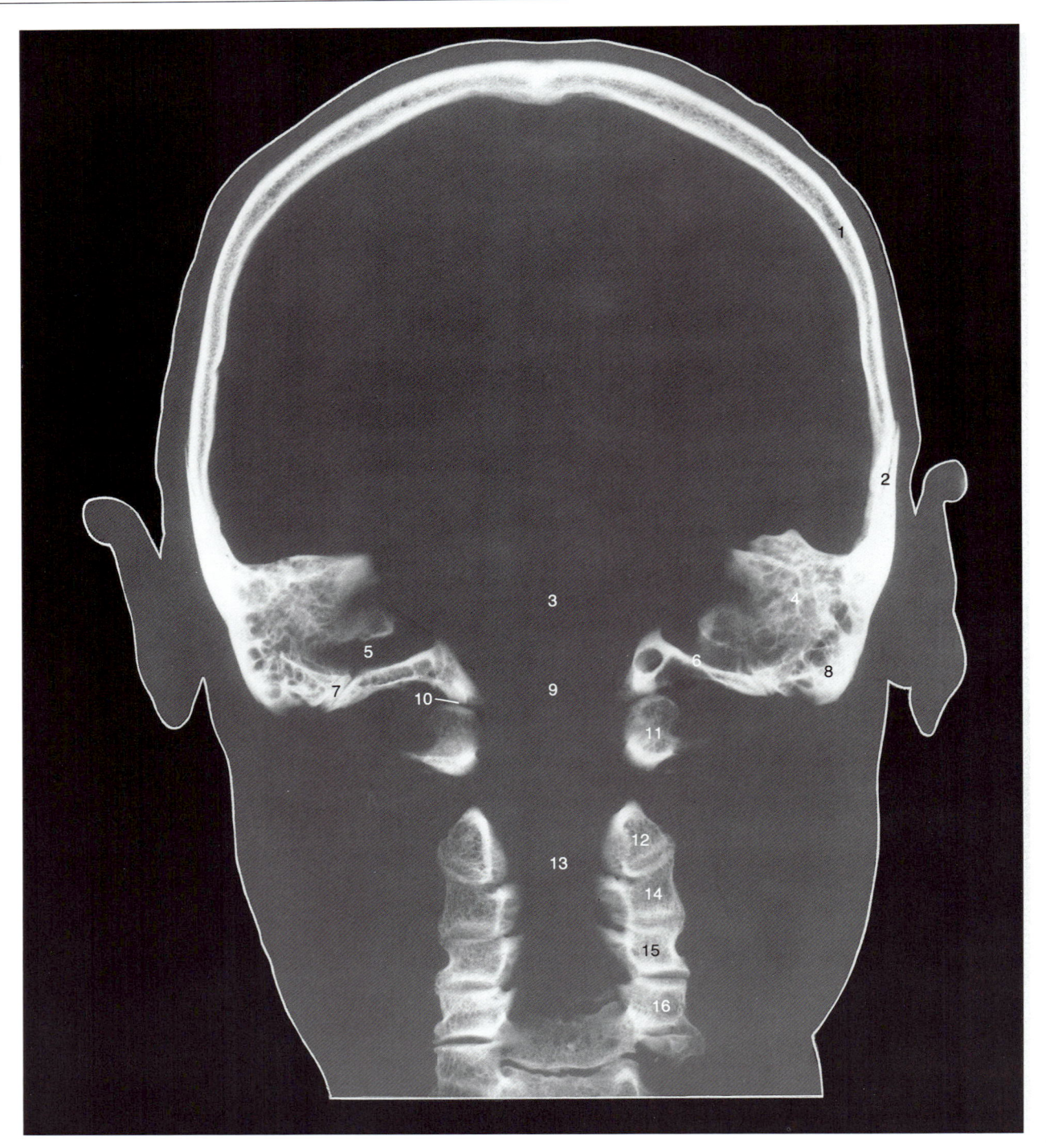

Abb. 26 Röntgenbild der 9. Frontalscheibe. Medial von den beiden Felsenbeinen liegt die hintere Schädelgrube, die am Foramen magnum in den Wirbelkanal übergeht.

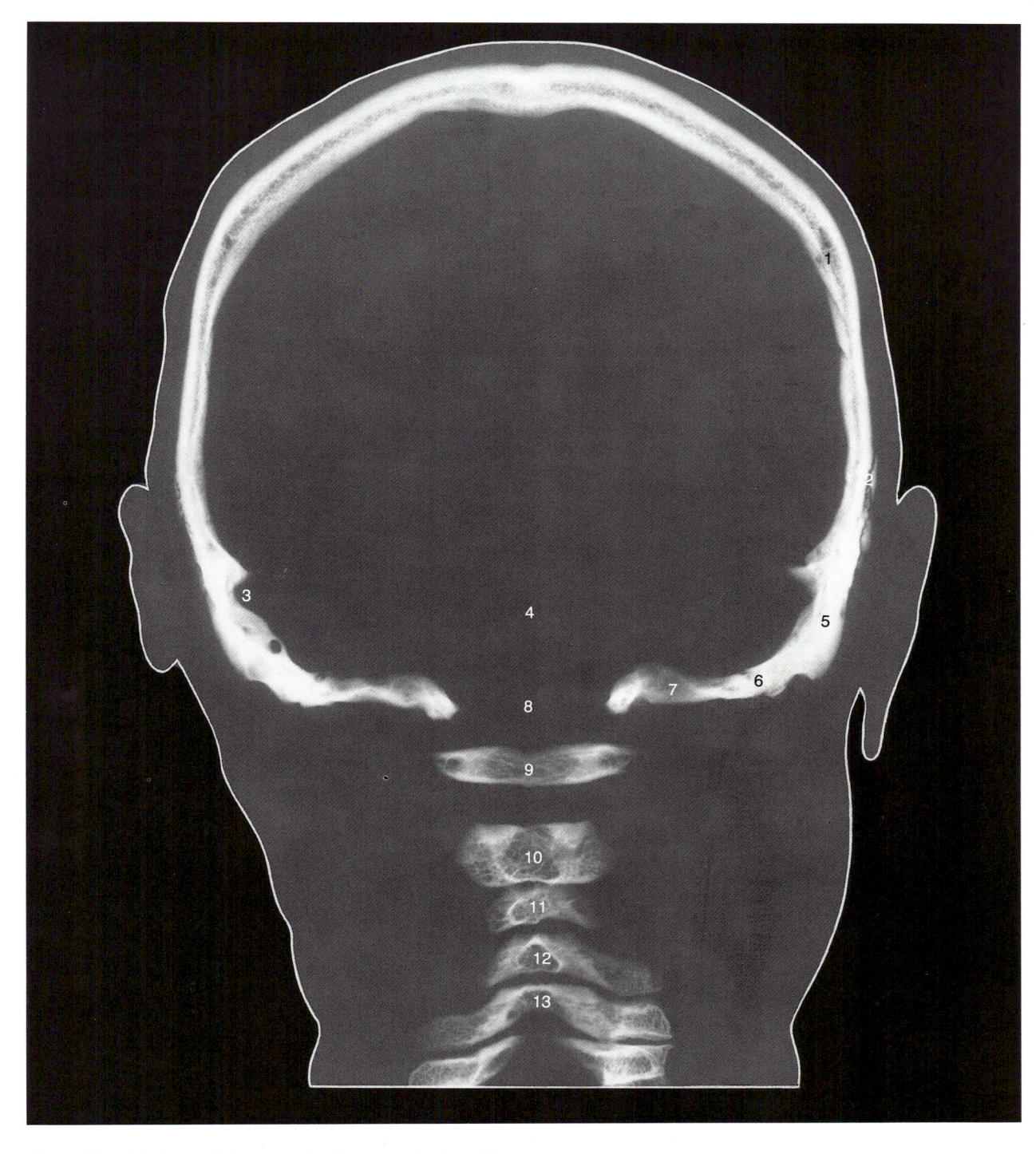

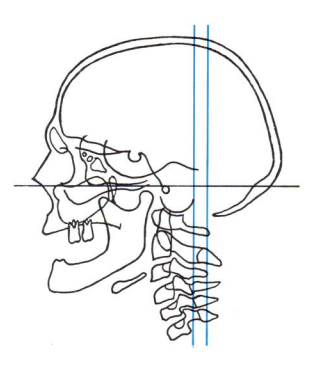

Frontale Schichten 61

1 Os parietale
2 Sutura squamosa
3 Sulcus des S. sigmoideus
4 Fossa cranii posterior
5 Os temporale
6 Sutura occipitomastoidea
7 Os occipitale
8 Foramen magnum
9 Arcus posterior atlantis
10 Arcus axis
11 Arcus des 3. Halswirbels
12 Arcus des 4. Halswirbels
13 Arcus des 5. Halswirbels

Abb. 27 Röntgenbild der 10. Frontalscheibe. Die Schädelkalotte bildet einen Knochenring mit einer kaudalen Öffnung am Foramen magnum. Von den oberen Halswirbeln stellen sich die Bogen dar.

Atlasteil

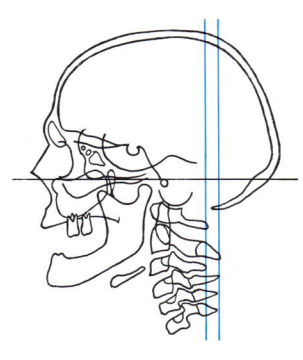

1 Os parietale
2 Fossa cranii posterior
3 Os occipitale
4 Arcus posterior atlantis
5 Processus spinosus axis
6 Processus spinosus des
  3. Halswirbels
7 Processus spinosus des
  4. Halswirbels
8 Arcus des 5. Halswirbels
9 Arcus des 6. Halswirbels

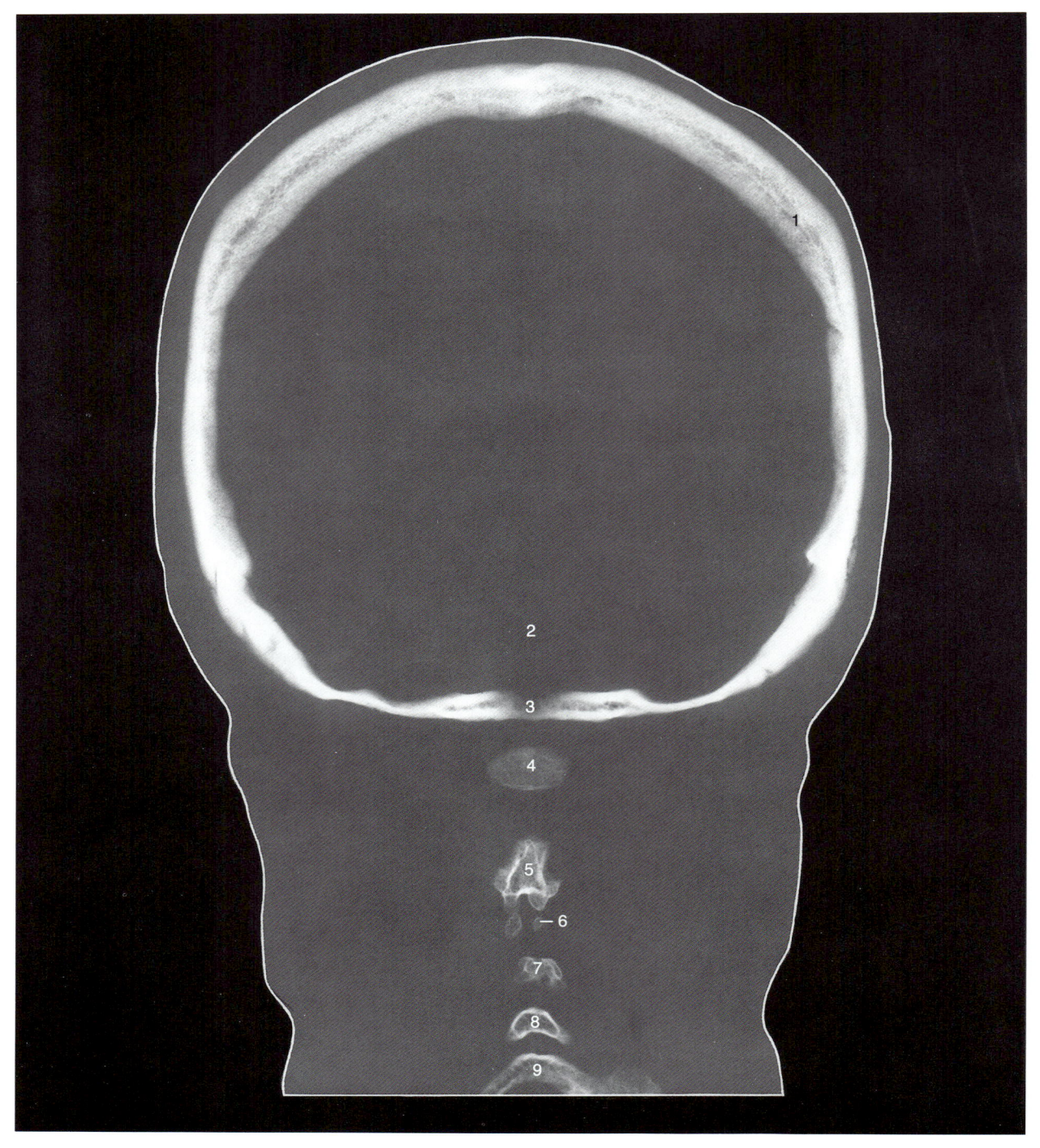

Abb. 28 Röntgenbild der 11. Frontalscheibe. Die Scheitelbeine und das Hinterhauptsbein bilden einen Knochenring. Von den oberen Halswirbeln sind nur Dornfortsätze oder Bogenteile getroffen.

Sagittale Schichten

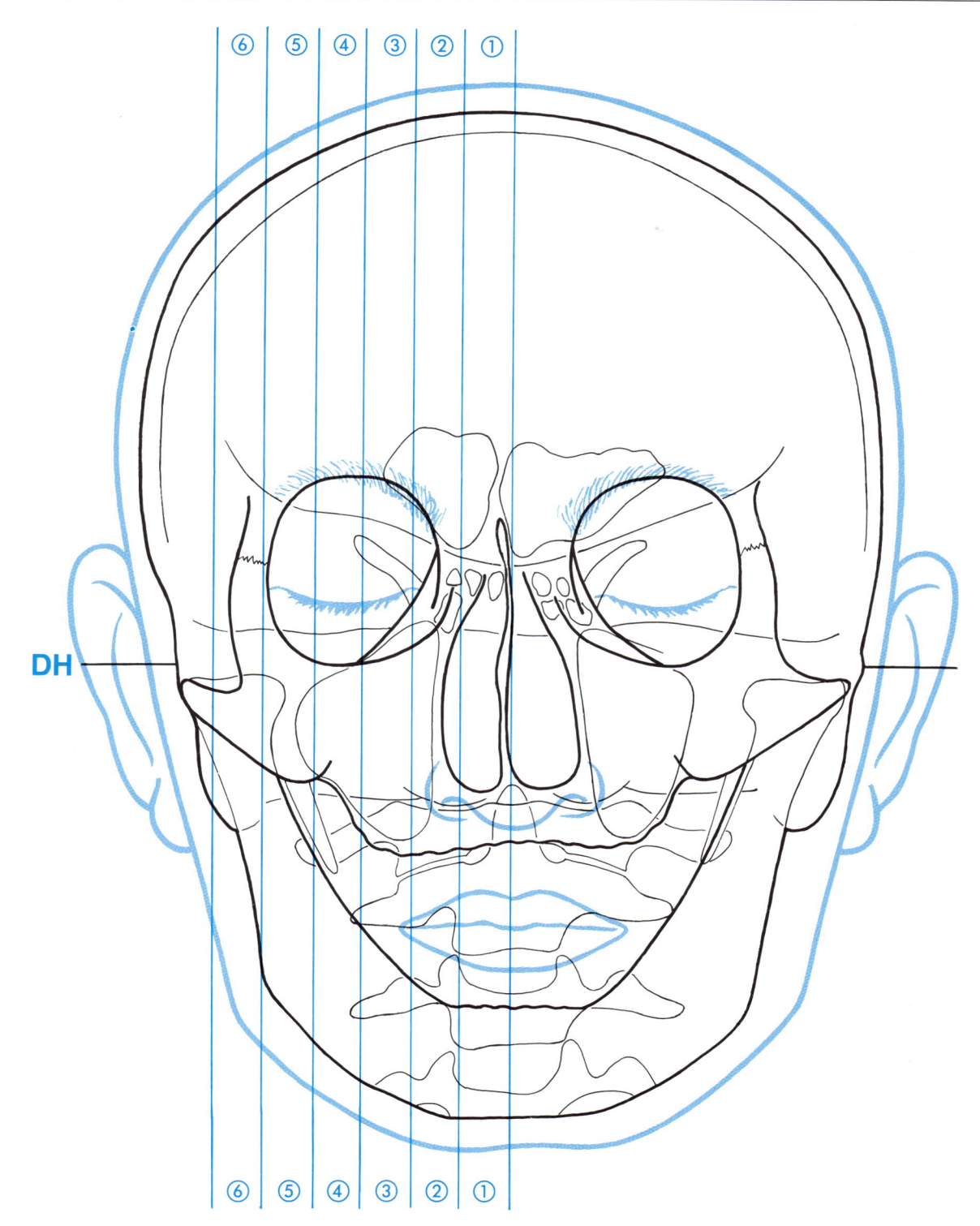

Abb. 29 Position der 6 Sagittalscheiben in Frontalansicht. Diese 6 Scheiben werden im Atlasteil (Abb. 32a,b-37a,b) in der Ansicht von medial dargestellt. Die Zahlen im Kreis geben die Nummern der 1 cm dikken Scheiben an. Die gezeichnete Schnittfläche entspricht immer der Linie, die medial von der umrandeten Zahl der betreffenden Scheibe liegt (Einzelheiten s. 8 Untersuchungsgut).
DH = Deutsche Horizontale.

Atlasteil

1 Os frontale
2 Orbitadach
3 linker S. frontalis
4 Crista galli
5 Sutura frontozygomatica
6 Orbita
7 Fissura orbitalis superior
8 Os zygomaticum
9 Cellulae ethmoidales
10 Felsenbeinoberkante
11 Orbitaboden
12 Septum nasi
13 Caput mandibulae
14 Apertura piriformis
15 S. maxillaris
16 Condylus occipitalis
17 Processus styloideus
18 Dens axis
19 Processus mastoideus
20 Atlas
21 Processus transversus atlantis
22 Ramus mandibulae
23 Processus transversus axis
24 3. Halswirbel
25 Corpus mandibulae

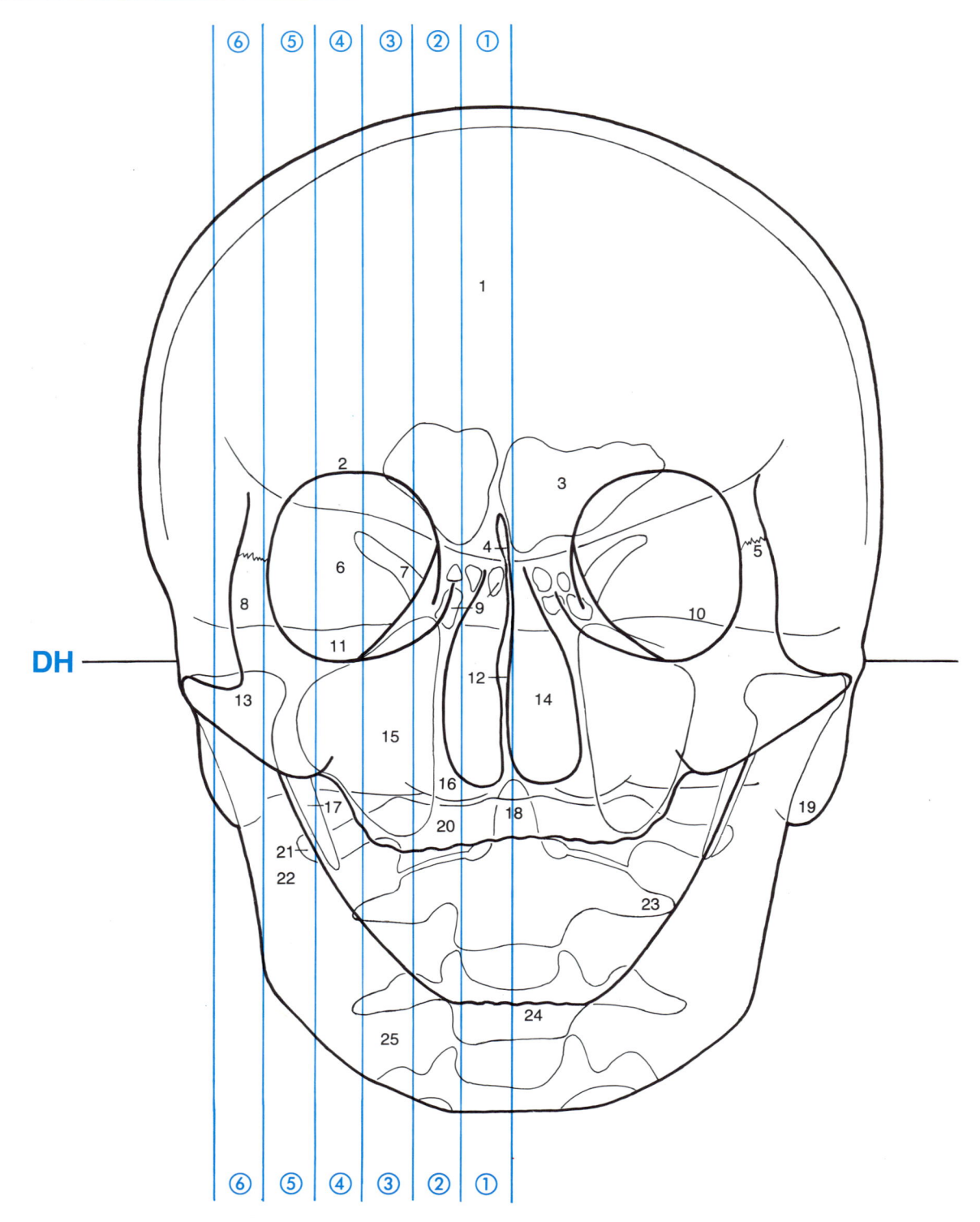

Abb. 30a Zeichnung nach einem Fernröntgenbild im anterior-posterioren Strahlengang desselben Kopfes wie in Abb. 29. Die 6 Sagittalscheiben wurden paßgerecht eingezeichnet und fortlaufend von medial nach lateral mit Zahlen im Kreis numeriert (s. 8 Untersuchungsgut).
DH = Deutsche Horizontale.

Sagittale Schichten

1 Fissura longitudinalis cerebri (Interhemisphärenspalt)
2 Sulcus frontalis superior
3 G. frontalis medius
4 G. frontalis superior
5 Sulcus frontalis inferior
6 G. frontalis inferior
7 Sulcus lateralis
8 G. temporalis superior
9 Sulcus temporalis superior
10 G. temporalis medius
11 Bulbus olfactorius
12 Fossa interpeduncularis
13 N. oculomotorius
14 Pol des Temporallappens
15 Pons
16 N. trigeminus
17 N. facialis und N. intermedius
18 N. abducens
19 Olive
20 N. vestibulocochlearis
21 Flocculus
22 N. glossopharyngeus
23 N. vagus
24 Pyramide
25 Tonsilla cerebelli
26 N. accessorius
27 N. hypoglossus
28 Radix ventralis C1
29 Spinalnerv C2
30 Medulla spinalis

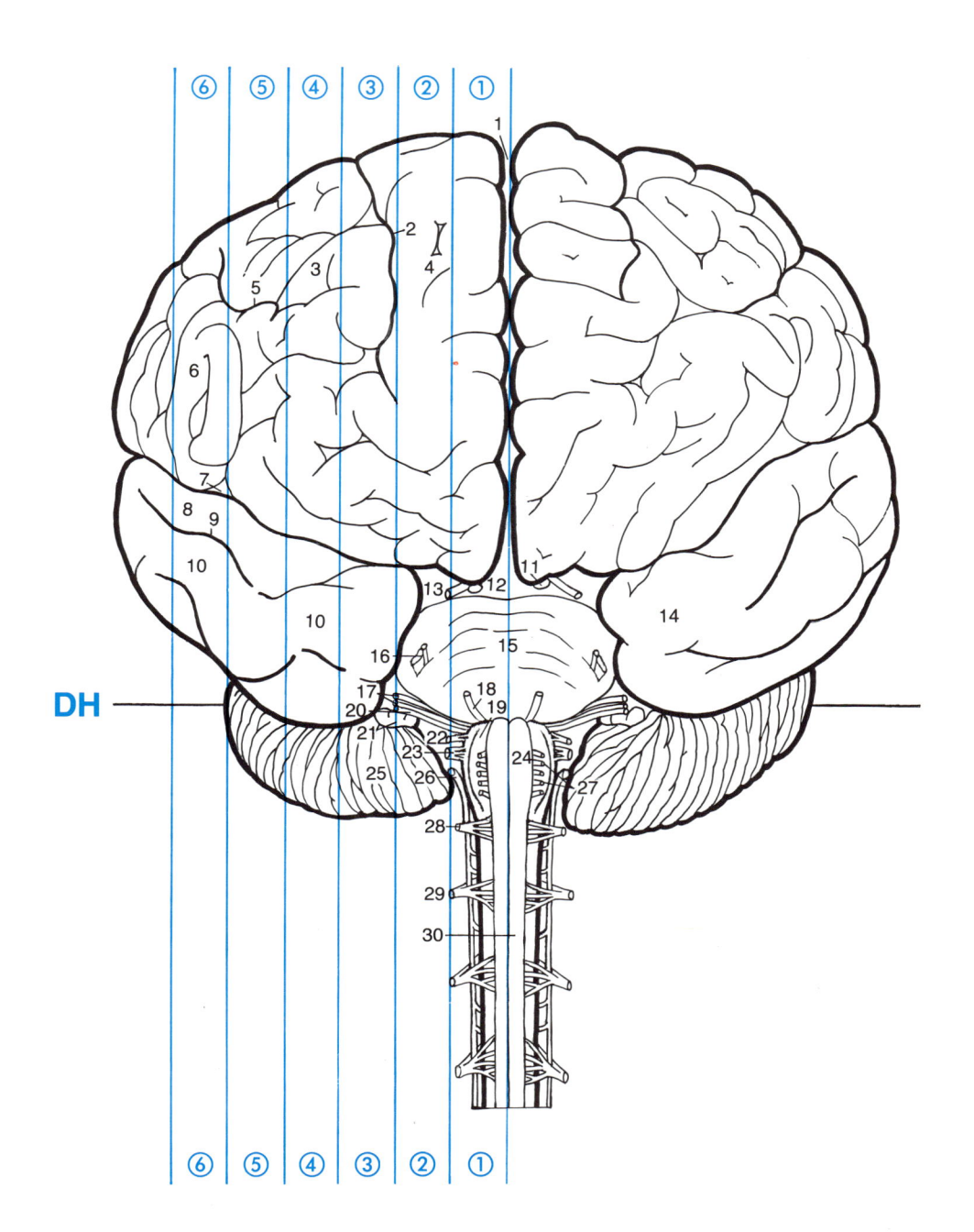

Abb. 30b Frontalansicht des Gehirns desselben Kopfes wie in Abb. 30a. Die Frontalebene ist senkrecht zur Deutschen Horizontalen orientiert. Die Sagittalscheiben wurden paßgerecht zusammengesetzt und wie in Abb. 30a numeriert (s. 8 Untersuchungsgut).
DH = Deutsche Horizontale.

Atlasteil

1 Stirnpol
2 Fissura longitudinalis cerebri (Interhemisphärenspalt)
3 G. frontalis superior
4 G. frontalis medius
5 G. frontalis inferior
6 Sulcus frontalis inferior
7 Sulcus frontalis superior
8 Sulcus precentralis
9 Sulcus centralis
10 G. precentralis
11 G. supramarginalis
12 G. postcentralis
13 Sulcus postcentralis
14 G. angularis
15 Lobulus parietalis superior
16 Sulcus parietooccipitalis
17 Gyri occipitales
18 Okzipitalpol

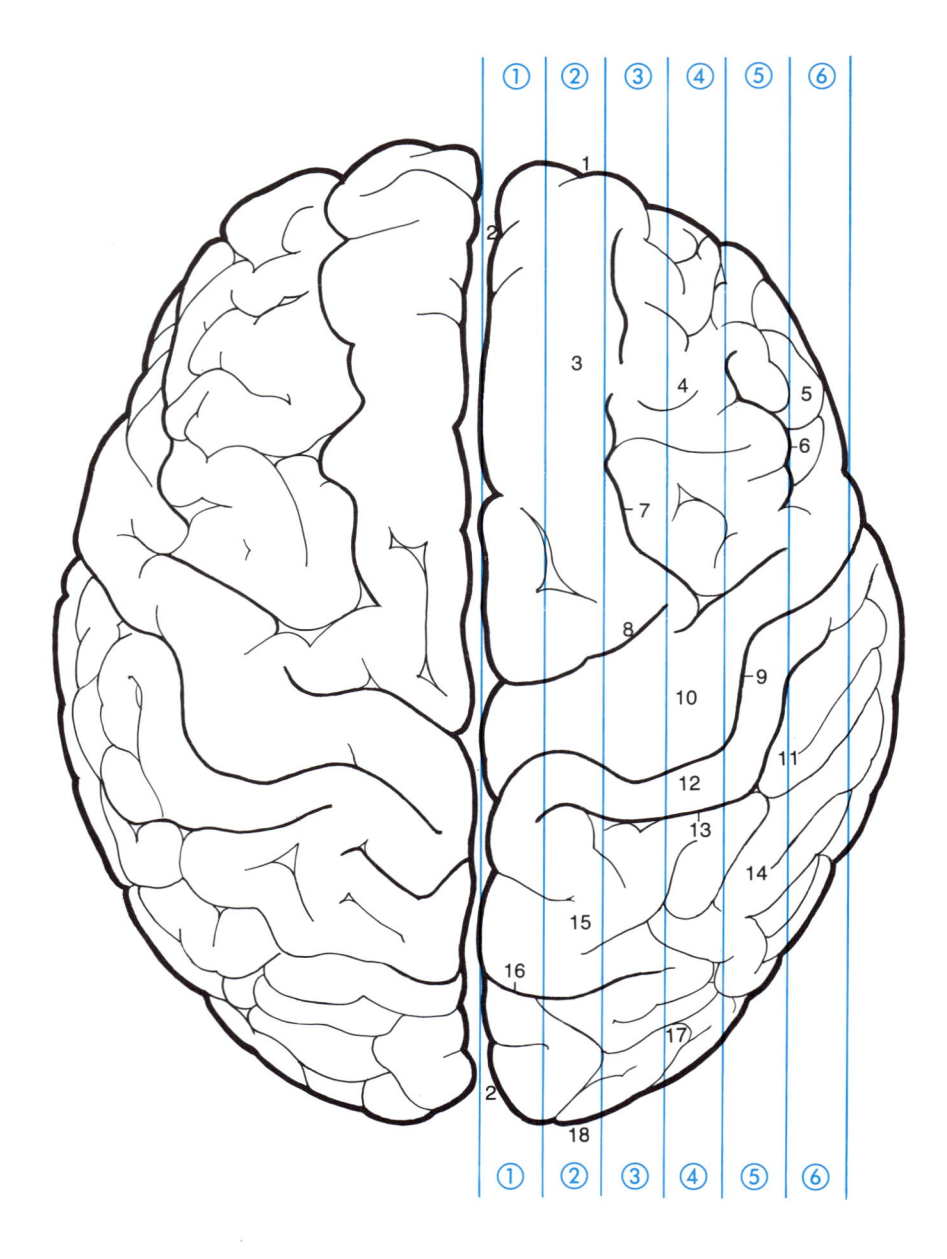

Abb. 31 Ansicht des Gehirns desselben Kopfes wie in Abb. 30a,b von oben. Die Sagittalscheiben wurden paßgerecht zusammengesetzt und wie in Abb. 30a numeriert (s. 8 Untersuchungsgut).

Sagittale Schichten

Die MR-Bilder der sagittalen Schichten bieten den Vorzug der gleichzeitigen Darstellung der Topik des Gesichtsschädels und des Hirnschädels. Das Gehirn zeigt in der Medianebene die übersichtliche Ordnung von

- Hirnstamm (Medulla oblongata, Brücke, Mittelhirn),
- Kleinhirn und
- Vorderhirn (Zwischenhirn, Endhirn)

sowie im kraniozervikalen Bereich den Übergang ins Rückenmark. Weiterhin sind in der Medianebene die typische Form des Balkens, die Läsionen dort sowie seine Aplasie oder Atrophie nachweisbar. Ebenfalls sind die Hypophyse und ihre pathologischen Veränderungen im Medianschnitt und in wenigen paramedianen Schichten gut zu beurteilen. Außerdem läßt sich in der Medianebene die Bikommissuralline (s. 1.2) gut bestimmen und damit über ein bikommissural orientiertes Koordinatensystem die Gehirnanatomie der stereotaktisch orientierten Atlanten auf die entsprechenden MR-Bilder von Patienten übertragen. In medianen und lateralen sagittalen Schichten sind die Furchen und Windungen des Endhirns gut zu bestimmen, weil sich Furchen, die annähernd senkrecht zur Schnittebene verlaufen, infolge des Teilvolumeneffektes deutlicher als schräge und tangential ziehende Furchen abbilden.

Die sagittalen Schichten sind eine der wesentlichen Vorzüge der MRT. Anomalien der Mittelstrukturen des Gehirns sind hier gut zu erkennen. Einengungen des Spinalkanals durch extradurale Raumforderungen, Bandscheibendegenerationen oder Traumafolgen sind gut zu diagnostizieren (s. 4.2).

68 Atlasteil

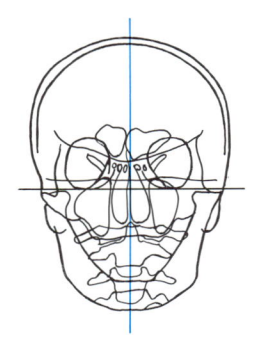

1 Sutura coronalis
2 S. sagittalis superior
3 Os parietale
4 Os frontale
5 A. frontalis posteromedialis
6 A. paracentralis
7 A. precunealis
8 A. frontalis mediomedialis
9 A. pericallosa
10 Sutura lambdoidea
11 A. frontalis anteromedialis
12 V. cerebri interna
13 V. cerebri magna (Galeni)
14 A. parietooccipitalis
15 A. calcarina
16 Crista galli
17 A. frontopolaris
18 Abgang der A. communicans anterior
19 A. frontobasalis medialis
20 A. cerebri anterior
21 A. cerebri posterior
22 A. cerebelli superior
23 S. rectus
24 Os nasale
25 A. basilaris
26 Confluens sinuum
27 Protuberantia occipitalis interna
28 Clivus
29 A. cerebelli inferior anterior
30 Protuberantia occipitalis externa (Inion)
31 A. vertebralis
32 Tuberculum pharyngeum
33 A. cerebelli inferior posterior
34 Canalis incisivus der Maxilla
35 Arcus anterior atlantis
36 Dens axis
37 Ligamentum transversum atlantis
38 Arcus posterior atlantis
39 Processus spinosus axis
40 Bandscheibe
41 M. genioglossus
42 Epiglottis
43 3. Halswirbel
44 Corpus mandibulae
45 M. geniohyoideus
46 M. mylohyoideus
47 Os hyoideum

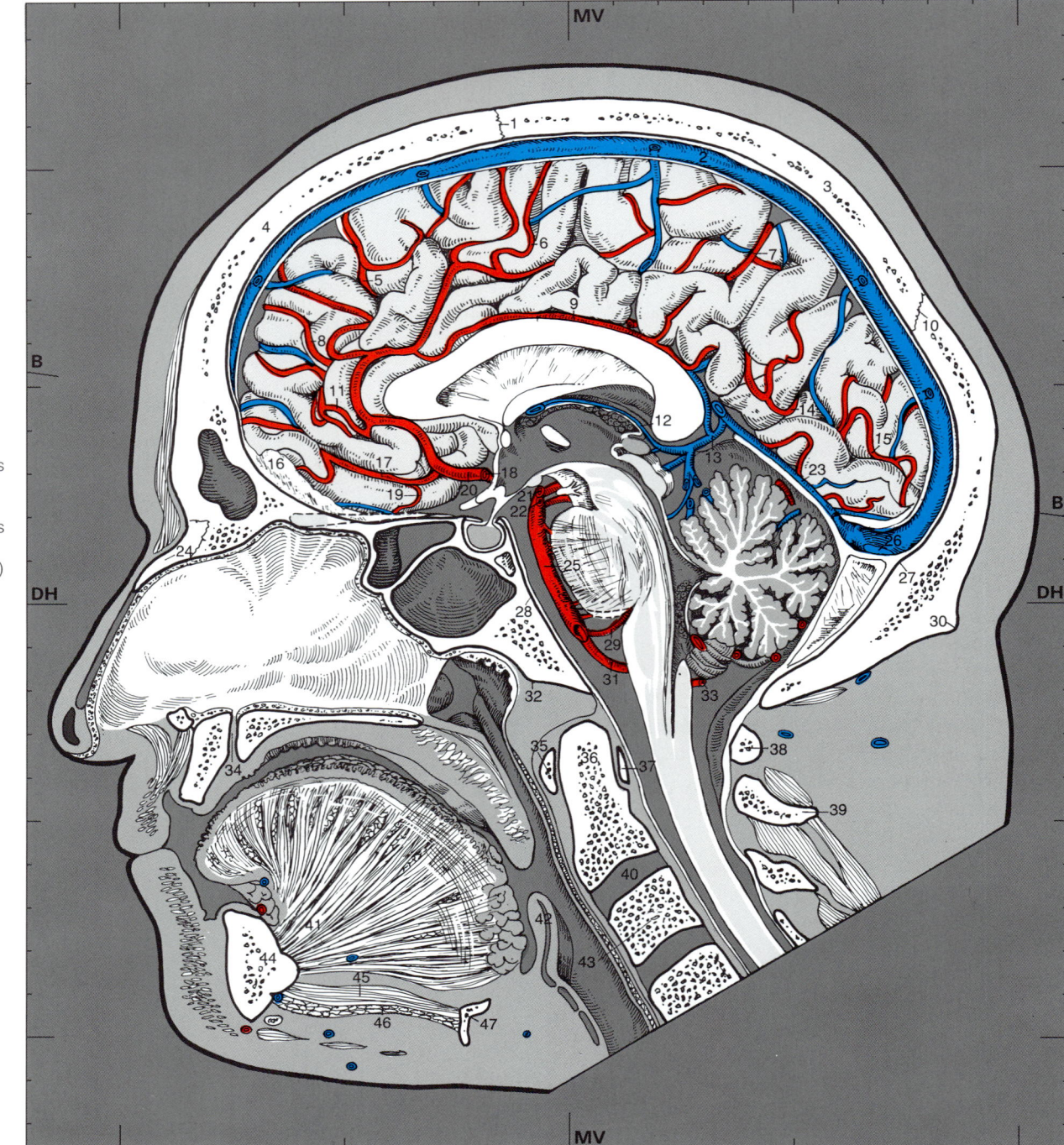

Abb. 32a Ansicht der 1. Sagittalscheibe der rechten Kopfhälfte von medial. Die Schädelhöhle wurde in der Ebene der Crista galli und der Protuberantia occipitalis interna eröffnet. Der Wirbelkanal ist in Höhe der oberen Halswirbel median halbiert. Knochenstrukturen, Muskeln und Blutgefäße.
B = Bikommissuralebene, DH = Deutsche Horizontale, MV = Meatovertikale Ebene.

1 Corpus callosum, Genu
2 Septum pellucidum und Ventriculus lateralis
3 Fornix
4 Thalamus
5 Corpus callosum, Splenium
6 Commissura anterior (rostralis)
7 Commissura posterior (epithalamica)
8 Chiasma opticum
9 Aqueductus mesencephali (cerebri Sylvii)
10 S. sphenoidalis
11 Hypophyse
12 Pons
13 4. Ventrikel
14 Medulla oblongata
15 C. cerebellomedullaris (magna)

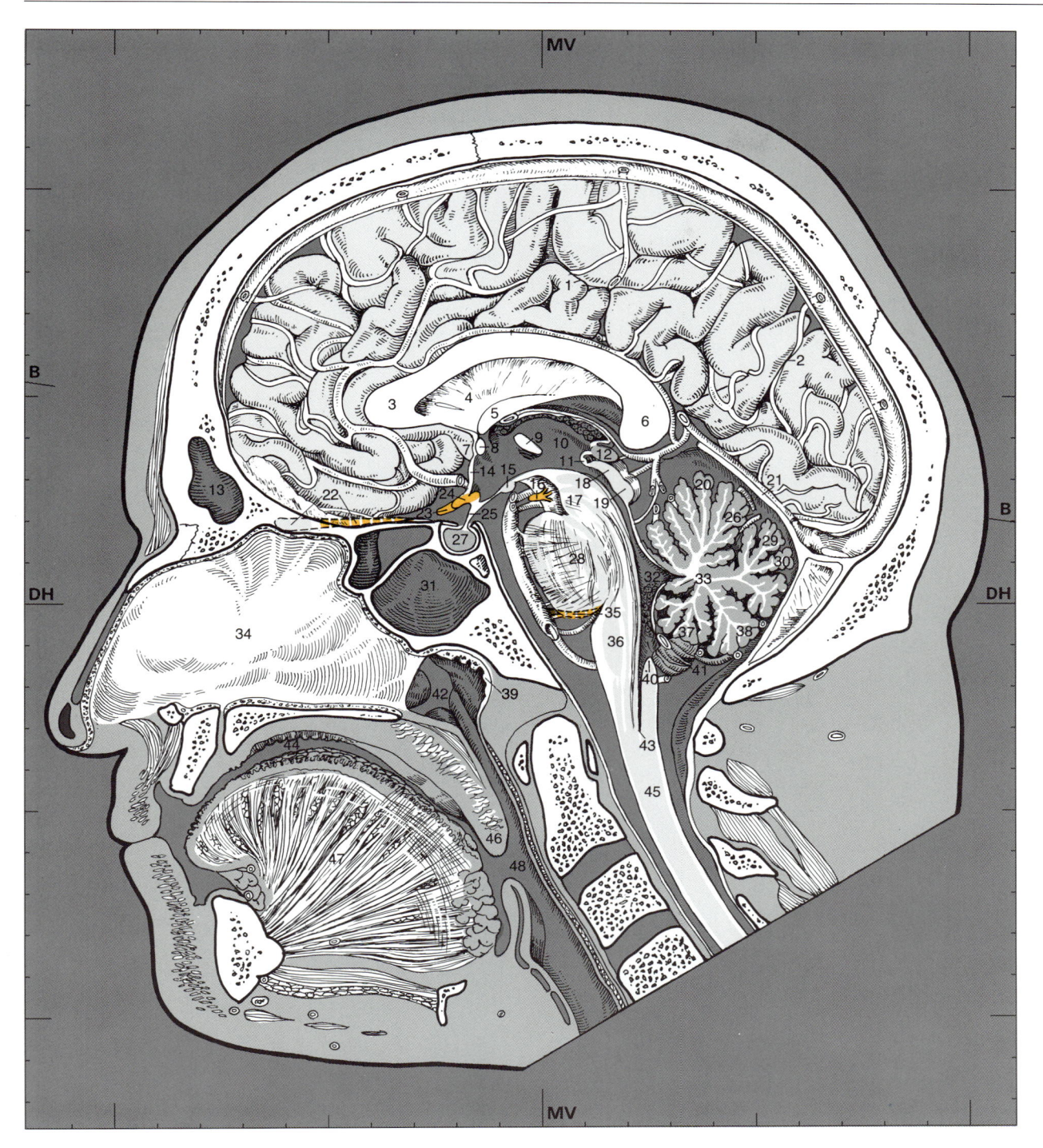

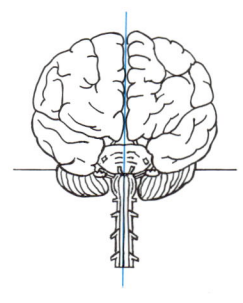

Sagittale Schichten

1 Sulcus cinguli
2 Sulcus parietooccipitalis
3 Corpus callosum, Genu
4 Septum pellucidum
5 Fornix
6 Corpus callosum, Splenium
7 G. paraterminalis
8 Commissura anterior (rostralis)
9 Adhesio interthalamica
10 3. Ventrikel
11 Commissura posterior (epithalamica)
12 Epiphyse
13 linker S. frontalis
14 Lamina terminalis
15 Corpus mamillare
16 N. oculomotorius
17 Tegmentum mesencephali
18 Colliculus cranialis (superior)
19 Colliculus caudalis (inferior)
20 Culmen
21 Tentorium cerebelli
22 Bulbus und Tr. olfactorius (innerhalb der Scheibe)
23 N. opticus
24 Chiasma opticum
25 Infundibulum
26 Fissura prima
27 Hypophyse
28 Pons
29 Declive
30 Folium vermis
31 S. sphenoidalis
32 4. Ventrikel
33 Nodulus vermis
34 Septum nasi
35 N. abducens (innerhalb der Scheibe)
36 Medulla oblongata
37 Uvula vermis
38 Pyramis vermis
39 Tonsilla pharyngea
40 Obex
41 Tonsilla cerebelli
42 Pharynx, Pars nasalis
43 Zentralkanal
44 Mundhöhle
45 Rückenmark
46 Uvula
47 Zunge
48 Pharynx, Pars oralis

Abb. 32b Ansicht der 1. Sagittalscheibe von medial. Die Falx cerebi ist entfernt, so daß die mediale Fläche des Endhirns sichtbar ist. 3. Ventrikel, Aqueduct und 4. Ventrikel sind als Leitstrukturen für Zwischenhirn und Hirnstamm zu erkennen. Nasenseptum und Nasennebenhöhlen sowie Mundhöhle, Hirn- und Rückenmarksstrukturen. Die Hirnnerven I, II, III und VI sind graphisch dargestellt, obwohl sie teilweise innerhalb der Scheibe verlaufen.

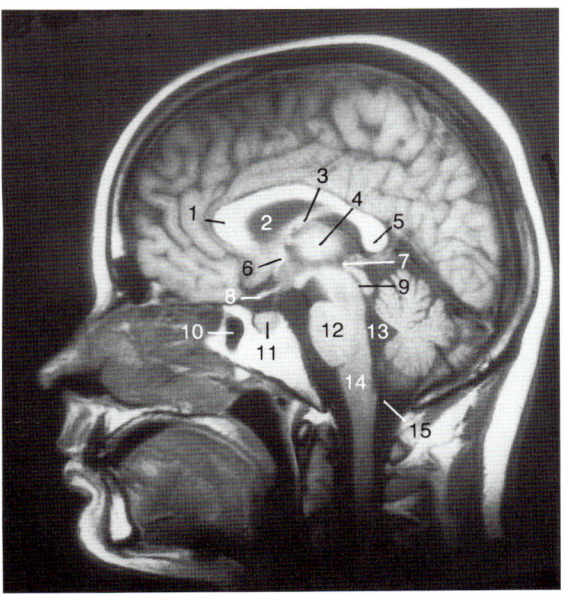

Abb. 32c Sagittal orientiertes MR-Bild, das mit der Abb. 32a,b annähernd korrespondiert. Die sagittale MR-Serie (Abb. 32c-37c) stammt von einer 24 Jahre alten Frau, Spin-Echo-Sequenz TR („Repetition time") = 600 msec, TE („Echo time") = 15 msec, Schichtdicke 7 mm.

70 Atlasteil

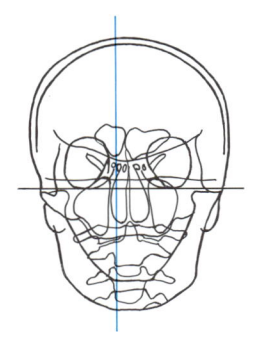

1 Sutura coronalis
2 A. frontalis posteromedialis
3 A. paracentralis
4 Os parietale
5 Os frontale
6 A. precunealis
7 A. frontalis anteromedialis
8 Sutura lambdoidea
9 A. frontalis mediomedialis
10 A. parietooccipitalis
11 A. frontopolaris
12 A. calcarina
13 A. frontobasalis medialis
14 A. cerebri anterior
15 A. choroidea anterior
16 A. occipitalis medialis
17 A. carotis interna
18 Processus clinoideus posterior
19 A. cerebri posterior
20 A. cerebelli superior
21 S. cavernosus
22 S. transversus
23 Os occipitale
24 Ostium pharyngeum der Tuba auditiva
25 A. cerebelli inferior posterior
26 A. vertebralis
27 Maxilla
28 Palatum durum
29 M. levator veli palatini
30 M. longus capitis
31 Atlas
32 M. semispinalis capitis
33 M. trapezius
34 M. orbicularis oris
35 M. constrictor pharyngis
36 M. palatoglossus
37 Axis
38 M. splenius capitis
39 Corpus mandibulae
40 Glandula sublingualis
41 Epiglottis
42 M. geniohyoideus
43 M. mylohyoideus
44 M. digastricus, Venter anterior
45 Platysma
46 Os hyoideum

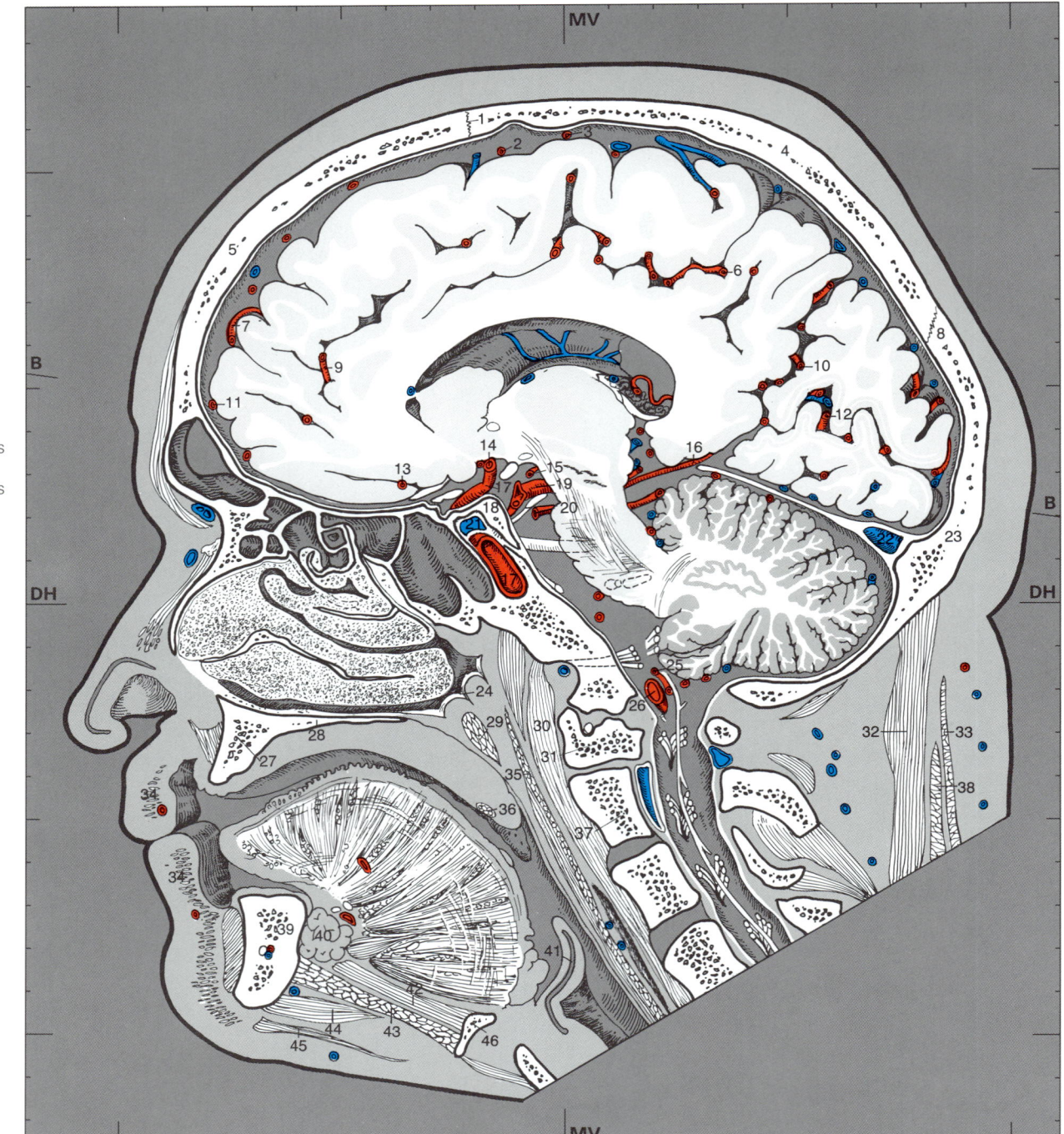

Abb. 33a Ansicht der 2. Sagittalscheibe von medial. Die 1 cm von der Medianebene entfernte Schnittfläche liegt seitlich von der Hypophysengrube und zieht durch den S. cavernosus und durch das Foramen magnum. Die Orbita liegt lateral der Schnittfläche und ist deshalb nicht eröffnet. Knochenstrukturen, Muskeln und Blutgefäße.

1 Lobulus paracentralis
2 G. cinguli
3 Corpus callosum, Truncus
4 Sulcus parietooccipitalis
5 Ventriculus lateralis, Cornu frontale
6 Caput nuclei caudati
7 Sulcus calcarinus
8 Tr. opticus
9 N. opticus
10 Cellulae ethmoidales
11 Fissura prima cerebelli
12 A. carotis interna
13 Clivus
14 Tonsilla cerebelli
15 Pharynx

Abb. 33c Sagittal orientiertes MR-Bild, das mit der Abb. 33a,b annähernd korrespondiert.

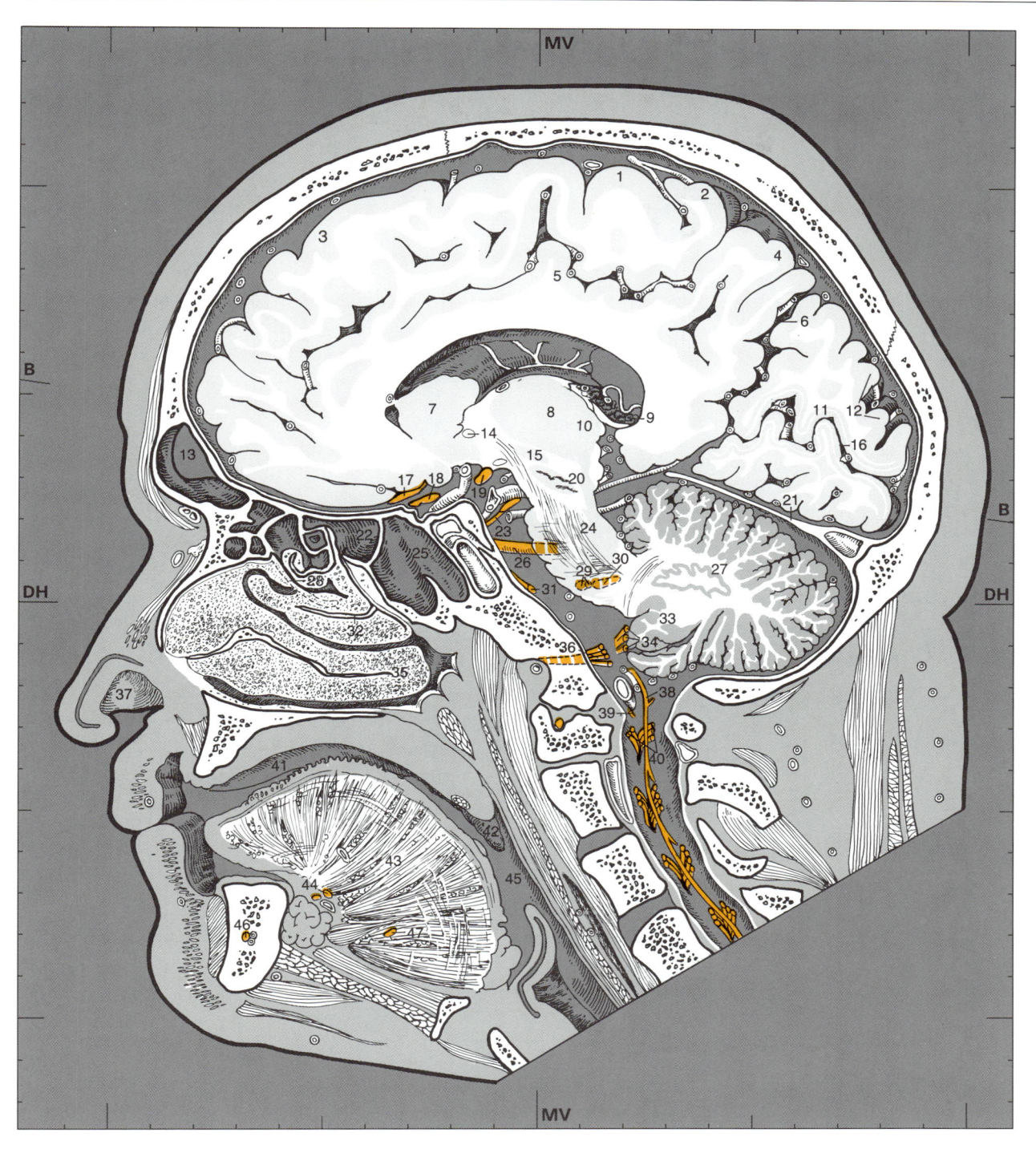

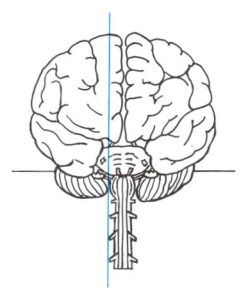

Sagittale Schichten

1 G. precentralis
2 G. postcentralis
3 G. frontalis superior
4 Precuneus
5 G. cinguli
6 Sulcus parietooccipitalis
7 Nucl. caudatus
8 Nuclei mediales thalami
9 Plexus choroideus ventriculi lateralis
10 Nuclei pulvinares thalami
11 Area striata
12 Gyri occipitales
13 S. frontalis
14 Commissura anterior (rostralis)
15 Nucl. subthalamicus
16 Sulcus calcarinus
17 Tr. olfactorius
18 N. opticus
19 Tr. opticus
20 Substantia nigra
21 Tentorium cerebelli
22 Cellulae ethmoidales
23 N. oculomotorius
24 Pons
25 S. sphenoidalis
26 N. trigeminus
27 Nucl. dentatus
28 Hiatus semilunaris
29 N. facialis mit N. intermedius (innerhalb der Scheibe)
30 N. vestibulocochlearis (innerhalb der Scheibe)
31 N. abducens
32 Concha nasalis media
33 Tonsilla cerebelli
34 N. glossopharyngeus und N. vagus
35 Concha nasalis inferior
36 N. hypoglossus im Canalis hypoglossalis
37 Vestibulum nasi
38 N. accessorius, Radix spinalis
39 Radix ventralis C1
40 Radices dorsalis und ventralis C2
41 Mundhöhle
42 Tonsilla palatina
43 Zunge
44 N. lingualis
45 Pharynx, Pars oralis
46 N. alveolaris inferior
47 N. hypoglossus

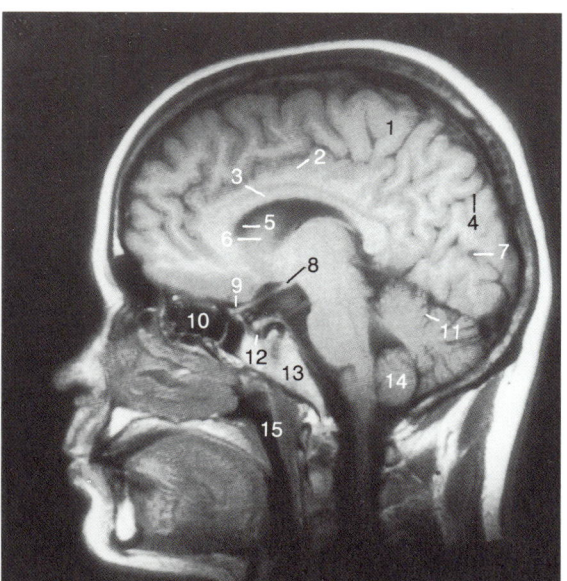

Abb. 33b Ansicht der 2. Sagittalscheibe von medial. Der vordere und mittlere Teil des rechten Seitenventrikels sind sichtbar. Vom Hirnstamm sind nur die lateralen Teile des Mittelhirns und Pons in dieser Scheibe getroffen. Im Wirbelkanal sind die spinalen Wurzeln des XI. Hirnnerven und die Wurzeln der ersten Spinalnerven zu erkennen. In der Nasenhöhle sind die vergrößerten Nasenmuscheln tangential getroffen. Nasennebenhöhlen, Mundhöhle, Hirnstrukturen sowie Hirn- und Spinalnerven.

72 Atlasteil

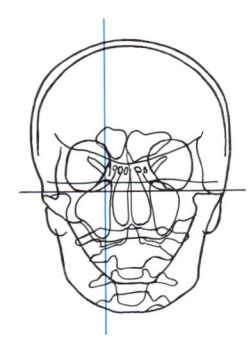

1 Sutura coronalis
2 A. paracentralis
3 A. frontalis posteromedialis
4 A. frontalis mediomedialis
5 A. frontalis anteromedialis
6 A. parietooccipitalis
7 Sutura lambdoidea
8 Venter frontalis des M. occipitofrontalis
9 A. frontopolaris
10 A. occipitalis medialis
11 A. calcarina
12 Orbitadach
13 A. cerebri media
14 A. cerebri posterior
15 A. occipitalis lateralis
16 M. rectus medialis
17 Fissura orbitalis superior
18 A. cerebelli superior
19 S. transversus
20 Orbitaboden
21 Fossa pterygopalatina
22 Os temporale
23 A. carotis interna
24 A. cerebelli inferior anterior
25 S. petrosus inferior
26 Tuba auditiva
27 Condylus occipitalis
28 A. cerebelli inferior posterior
29 M. levator veli palatini
30 Articulatio atlantooccipitalis
31 M. tensor veli palatini
32 M. orbicularis oris
33 Maxilla
34 Hamulus pterygoideus
35 Massa lateralis atlantis
36 A. vertebralis
37 M. semispinalis capitis
38 M. splenius capitis
39 M. trapezius
40 Articulatio atlantoaxialis lateralis
41 Axis
42 M. obliquus capitis inferior
43 M. palatoglossus
44 Corpus mandibulae
45 M. digastricus, Venter anterior
46 M. mylohyoideus
47 M. geniohyoideus

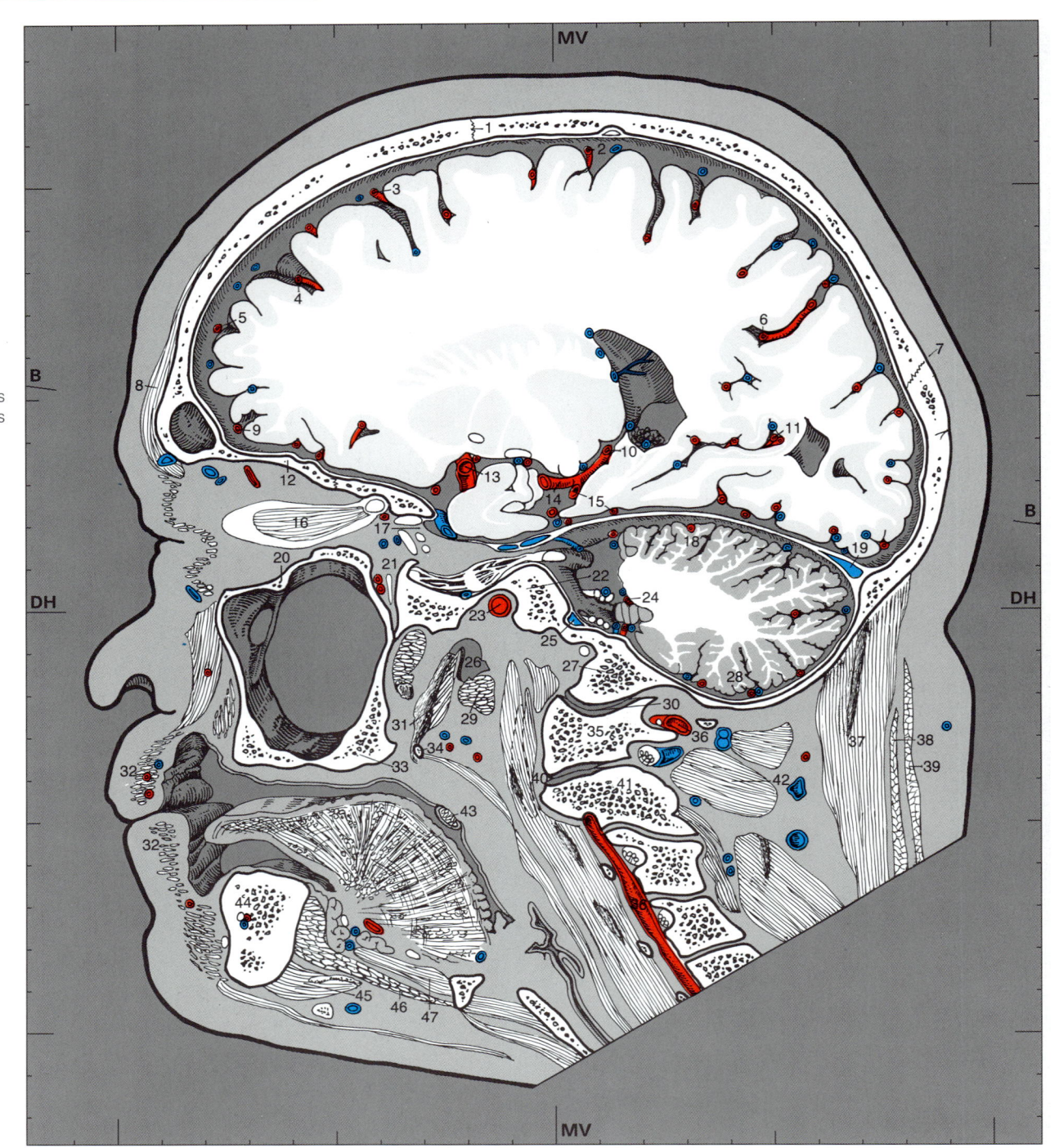

Abb. 34a Ansicht der 3. Sagittalscheibe von medial. Die Schnittebene verläuft durch die Orbitaspitze und durch den medialen Teil der Fissura orbitalis superior, durch die mittlere Schädelgrube und durch das Spatium parapharyngeum. Knochenstrukturen, Muskeln und Blutgefäße.

1 G. frontalis superior
2 G. precentralis
3 G. postcentralis
4 Sulcus parietooccipitalis
5 Nucl. caudatus
6 Ventriculus lateralis, Cornu frontale
7 Thalamus
8 Fett der Orbita
9 S. maxillaris
10 Zunge

Abb. 34c Sagittal orientiertes MR-Bild, das mit der Abb. 34a,b annähernd korrespondiert.

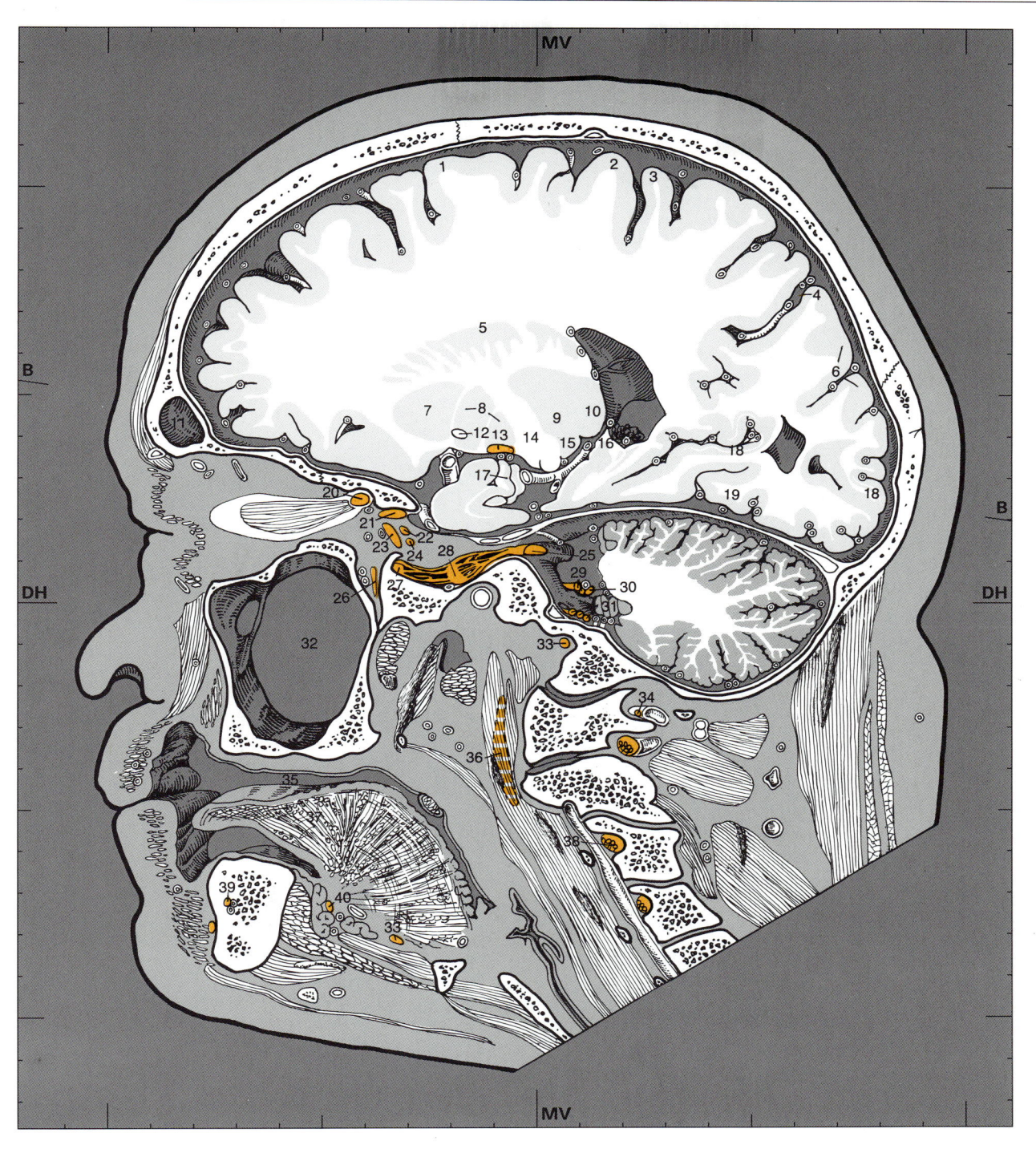

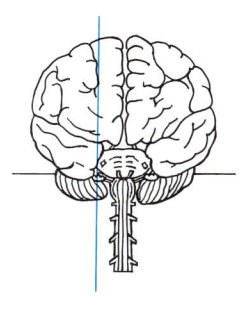

Sagittale Schichten

1 G. frontalis superior
2 G. precentralis
3 G. postcentralis
4 Sulcus parietooccipitalis
5 Corpus nuclei caudati
6 Gyri occipitales
7 Putamen
8 Globus pallidus
9 Nucl. ventralis posterolateralis thalami
10 Nuclei pulvinares thalami
11 S. frontalis
12 Commissura anterior (rostralis)
13 Tr. opticus
14 Crus posterius der Capsula interna
15 Corpus geniculatum mediale
16 Fornix
17 Uncus hippocampi
18 Area striata
19 G. occipitotemporalis medialis
20 N. opticus
21 N. oculomotorius
22 N. trochlearis
23 N. ophthalmicus
24 N. abducens
25 N. trigeminus
26 Nn. palatini
27 N. maxillaris
28 Ganglion trigeminale (semilunare Gasseri)
29 N. facialis mit N. intermedius
30 N. vestibulocochlearis
31 N. glossopharyngeus, N. vagus, N. accessorius
32 S. maxillaris
33 N. hypoglossus
34 Radix ventralis C1
35 Mundhöhle
36 Ganglion cervicale superius (im lateralen Teil der Scheibe)
37 Zunge
38 Radices dorsalis und ventralis und Spinalganglion C3
39 N. alveolaris inferior
40 N. lingualis

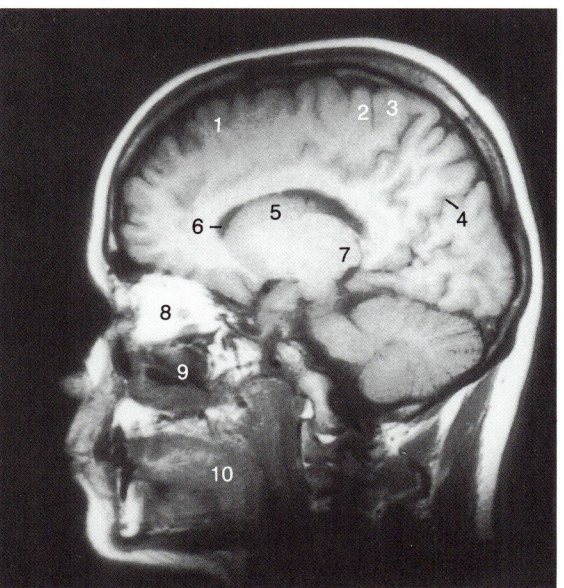

Abb. 34b Ansicht der 3. Sagittalscheibe von medial. Die Schnittebene liegt seitlich vom Hirnstamm in Höhe des Corpus geniculatum mediale. Der Temporallappen ist tangential getroffen. Nasennebenhöhlen, Mundhöhle, Hirnstrukturen, Hirnnerven und die ersten Spinalnerven.

74 Atlasteil

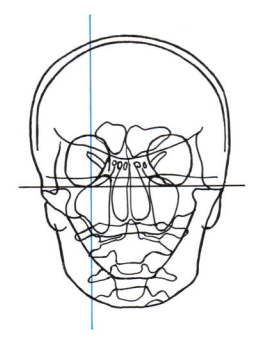

1 Sutura coronalis
2 A. sulci precentralis
3 Os frontale
4 A. prefrontalis
5 Os parietale
6 A. sulci centralis
7 A. parietalis
8 A. gyri angularis
9 A. insularis
10 A. frontobasalis lateralis
11 Sutura lambdoidea
12 Orbitadach
13 M. levator palpebrae superioris
14 A. cerebri media
15 A. temporooccipitalis
16 Linse
17 M. rectus superior
18 M. rectus lateralis
19 temporaler Ast der A. cerebri posterior
20 M. obliquus inferior
21 M. rectus inferior
22 M. orbitalis
23 Meatus acusticus internus
24 A. cerebelli superior
25 S. transversus
26 Os occipitale
27 Orbitaboden
28 Os temporale
29 Tuba auditiva, Knorpel
30 V. jugularis interna am Foramen jugulare
31 S. sigmoideus
32 M. pterygoideus lateralis
33 Processus pterygoideus, Lamina lateralis
34 M. pterygoideus medialis
35 A. carotis interna
36 Processus transversus atlantis
37 A. vertebralis
38 A. cerebelli inferior posterior
39 M. semispinalis capitis
40 Maxilla
41 M. obliquus capitis inferior
42 M. styloglossus
43 Axis
44 M. splenius capitis
45 M. trapezius
46 M. mylohyoideus
47 Sehne des M. digastricus

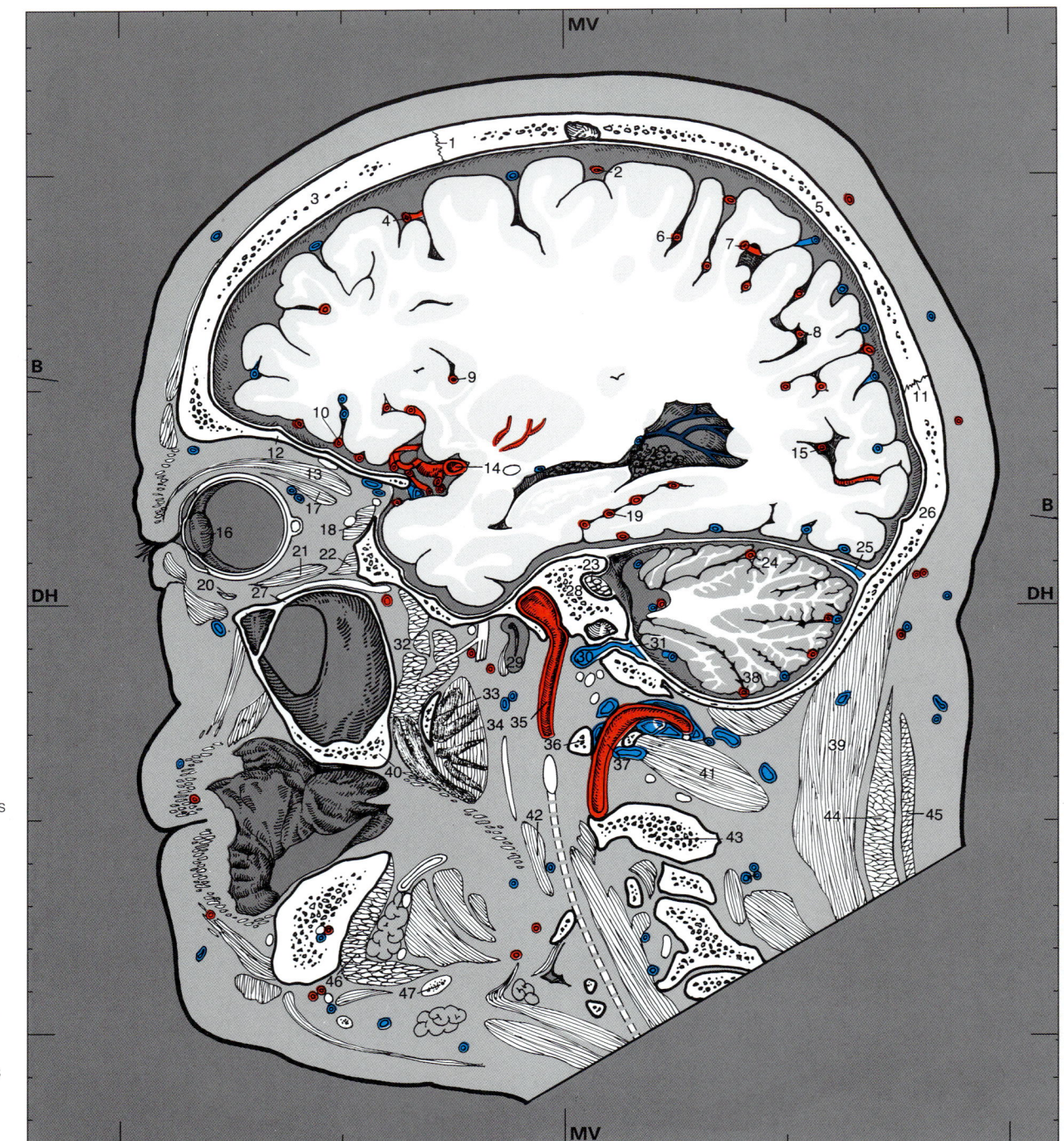

Abb. 35a Ansicht der 4. Sagittalscheibe von medial. Die Schnittebene liegt dicht medial von der Mittelebene des Augapfels, so daß die Augenlinse und der obere und untere gerade Augenmuskel getroffen sind. In der Scheibe sind innerer Gehörgang, Foramen jugulare und Spatium parapharyngeum zu erkennen. Knochenstrukturen, Muskeln und Blutgefäße.

1 G. frontalis medius
2 G. precentralis
3 G. postcentralis
4 Ventriculus lateralis
5 Bulbus oculi
6 retrobulbärer Fettkörper
7 Ventriculus lateralis, Cornu temporale
8 Hippocampus
9 S. maxillaris
10 A. maxillaris

Abb. 35c Sagittal orientiertes MR-Bild, das mit der Abb. 35a,b annähernd korrespondiert.

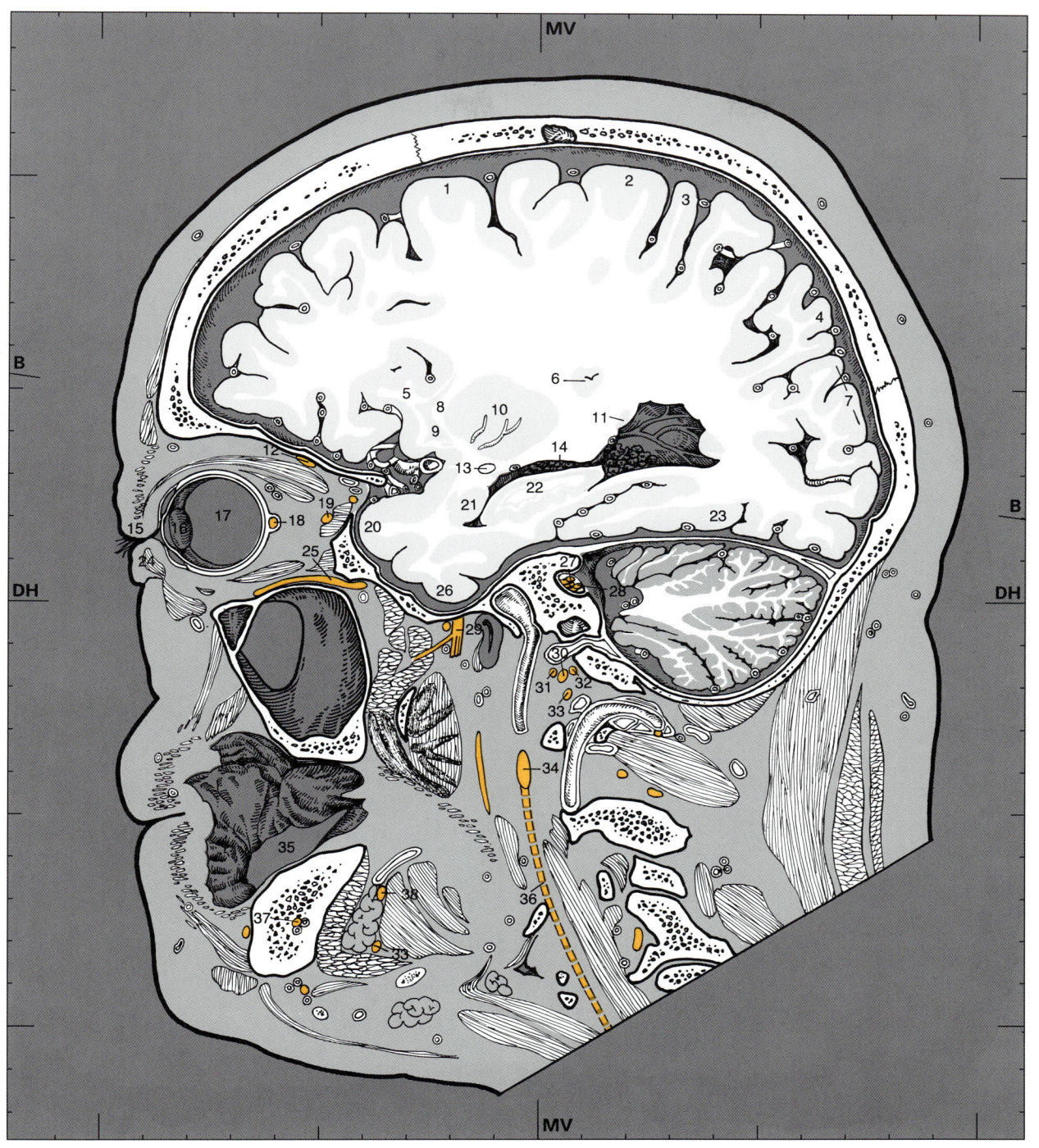

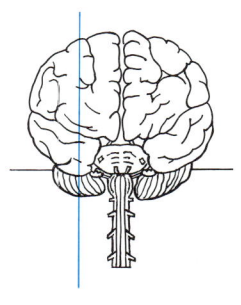

Sagittale Schichten

1 G. frontalis medius
2 G. precentralis
3 G. postcentralis
4 G. angularis
5 Capsula extrema
6 Inselrinde
7 Gyri occipitales
8 Capsula externa
9 Claustrum
10 Putamen
11 Cauda nuclei caudati
12 N. frontalis
13 Commissura anterior (rostralis)
14 Plexus choroideus im Cornu temporale
15 Oberlid
16 Linse
17 Bulbus oculi
18 N. opticus
19 N. abducens
20 G. temporalis medius
21 Corpus amygdaloideum
22 Hippocampus
23 G. occipitotemporalis medialis
24 Unterlid
25 N. infraorbitalis
26 G. temporalis inferior
27 N. facialis mit N. intermedius
28 N. vestibulocochlearis
29 N. mandibularis mit Ganglion oticum
30 N. vagus
31 N. glossopharyngeus
32 N. accessorius
33 N. hypoglossus
34 Ganglion cervicale superius
35 Mundhöhle
36 Truncus sympathicus (innerhalb der Scheibe)
37 N. alveolaris inferior
38 N. lingualis

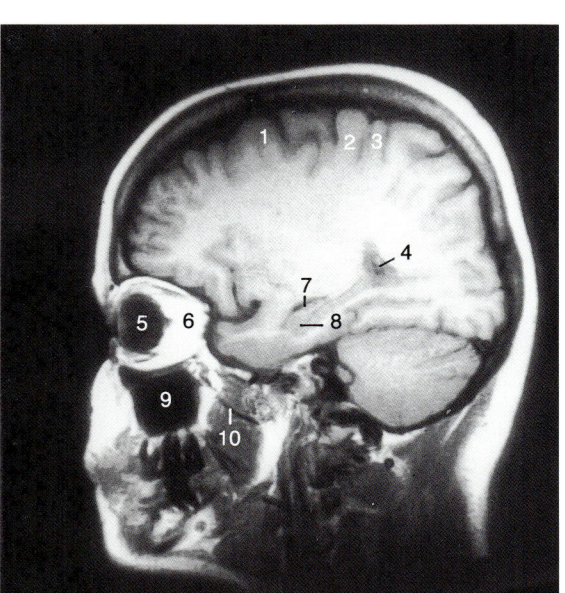

Abb. 35b Ansicht der 4. Sagittalscheibe von medial. Im supratentoriellen Raum sind die Austrittstelle des Sehnerven aus dem Auge sowie die Endhirnteile sichtbar, die lateral vom Vorderhorn und Mittelteil des Seitenventrikels liegen und die, wie Hippocampus und Corpus amygdaloideum, dem Unterhorn benachbart sind. Im infratentoriellen Raum verläuft der Schnitt durch die Kleinhirnhemisphären. Hirnstrukturen und Hirnnerven.

Atlasteil

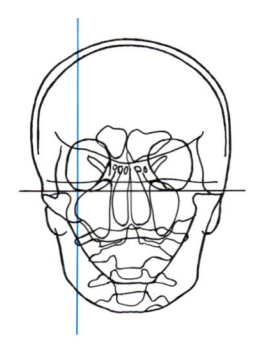

1 Sutura coronalis
2 Os frontale
3 A. sulci precentralis
4 A. sulci centralis
5 Os parietale
6 A. prefrontalis
7 A. parietalis
8 A. gyri angularis
9 Aa. insulares
10 A. frontobasalis lateralis
11 Sutura lambdoidea
12 Glandula lacrimalis
13 M. levator palpebrae superioris
14 A. temporooccipitalis
15 M. rectus lateralis
16 temporaler Ast der A. cerebri media
17 Os occipitale
18 M. obliquus inferior
19 Cochlea
20 S. transversus
21 A. cerebelli superior
22 Maxilla
23 M. temporalis
24 A. maxillaris
25 M. pterygoideus lateralis
26 A. meningea media
27 Cavum tympani
28 Canalis facialis (innerhalb der Scheibe)
29 Os temporale
30 S. sigmoideus
31 A. cerebelli inferior posterior
32 V. jugularis interna
33 Processus styloideus
34 Processus transversus atlantis
35 M. obliquus capitis inferior
36 M. pterygoideus medialis
37 M. stylohyoideus
38 A. carotis interna
39 M. semispinalis capitis
40 M. splenius capitis
41 M. trapezius
42 Mandibula
43 A., V. alveolaris inferior
44 A. facialis
45 A. lingualis
46 M. digastricus, Venter posterior
47 Glandula submandibularis

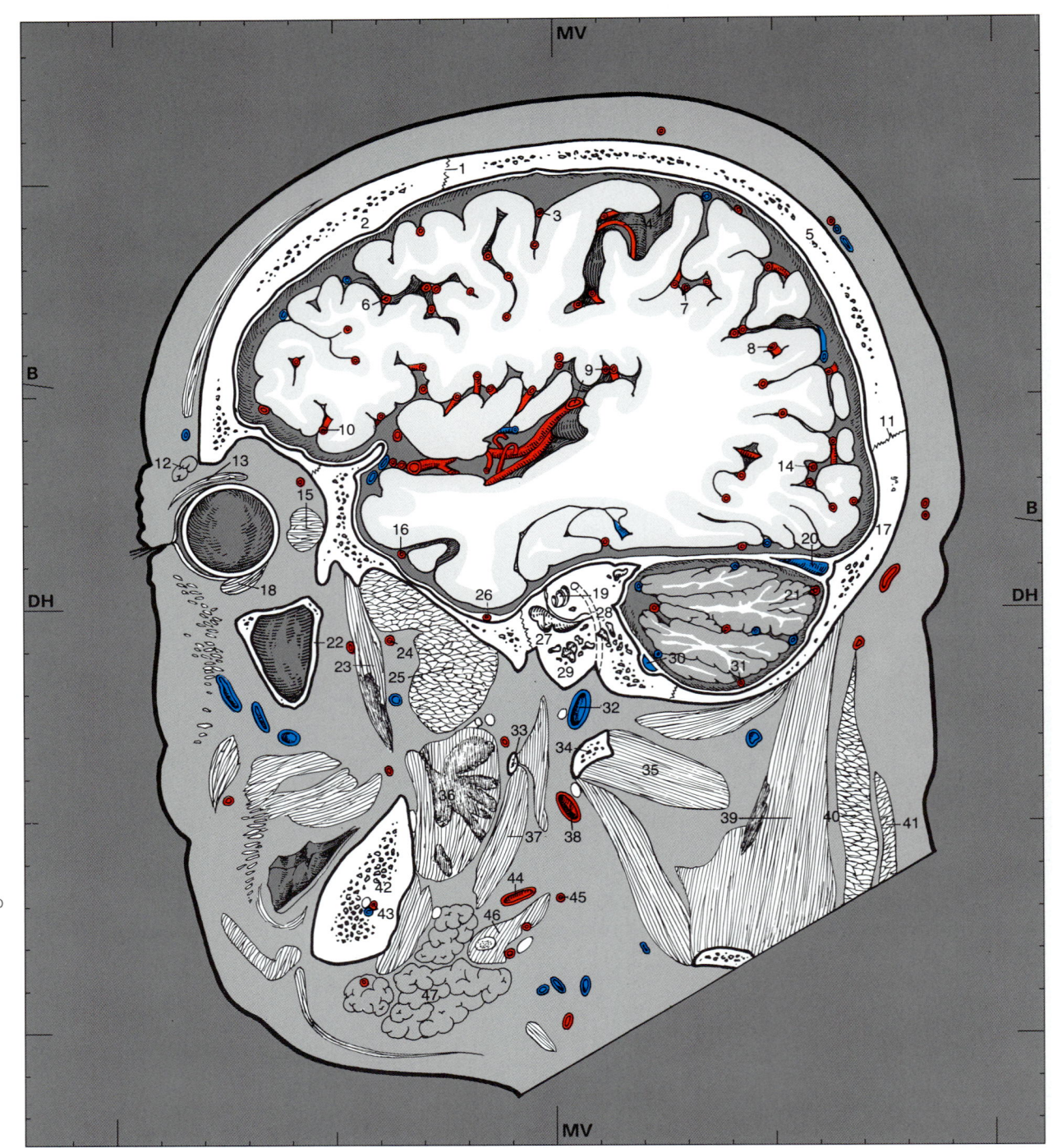

Abb. 36a Ansicht der 5. Sagittalscheibe von medial. Der laterale Teil des Augapfels ist angeschnitten. Die Schädelbasis ist in Höhe der Cochlea getroffen. Knochenstrukturen, Muskeln und Blutgefäße.

1 G. frontalis medius
2 Sulcus centralis
3 Insel
4 Temporallappen
5 Bulbus oculi
6 M. temporalis
7 Kleinhirnhemisphäre

Abb. 36c Sagittal orientiertes MR-Bild, das mit der Abb. 36a,b annähernd korrespondiert.

Sagittale Schichten

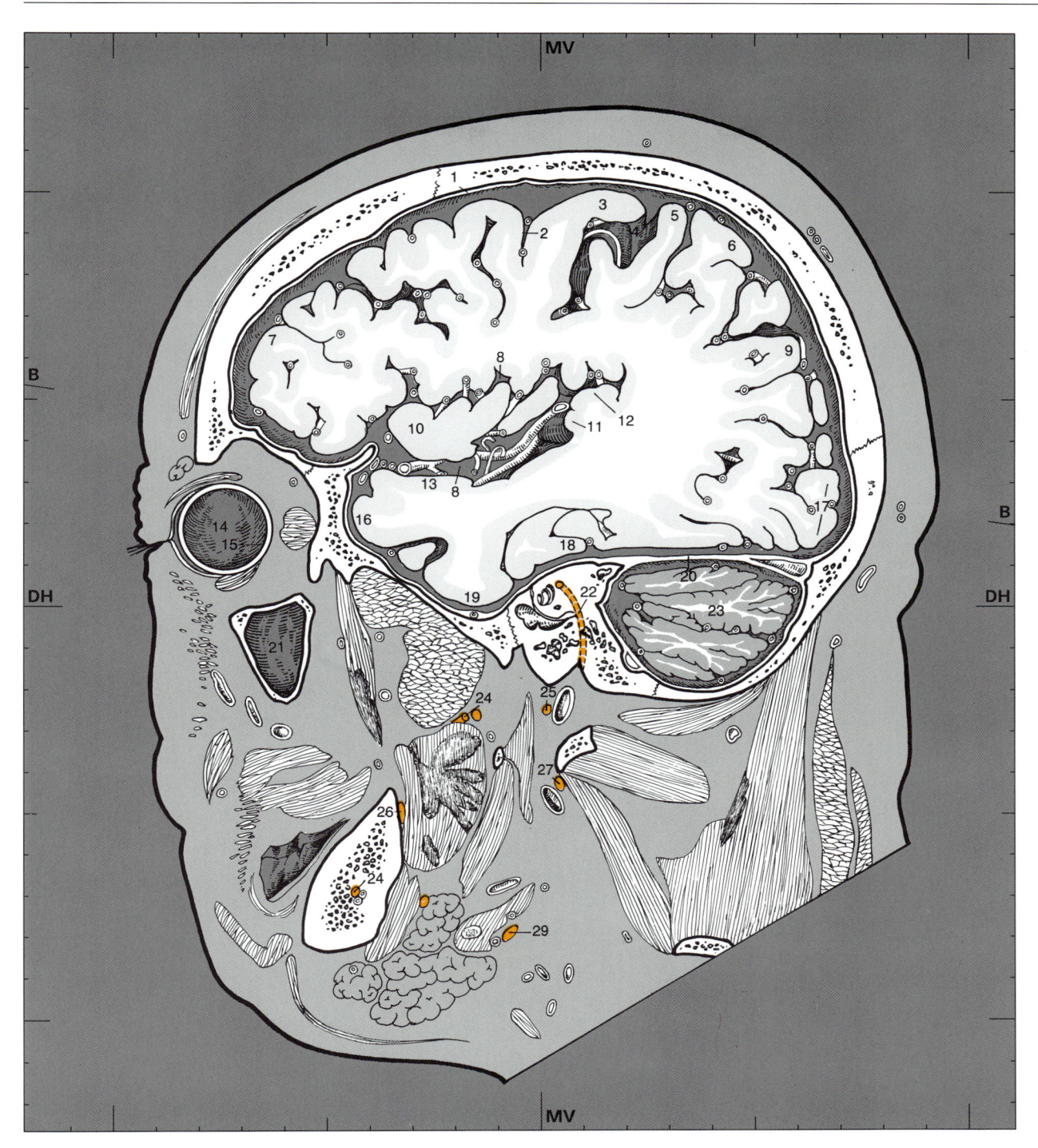

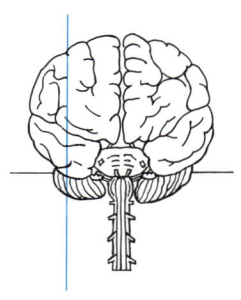

1 Dura mater encephali
2 Sulcus precentralis
3 G. precentralis
4 Sulcus centralis
5 G. postcentralis
6 G. supramarginalis
7 G. frontalis inferior
8 Sulcus lateralis
9 G. angularis
10 Inselrinde
11 G. temporalis transversus primus (1. Heschlsche Querwindung)
12 G. temporalis transversus secundus (2. Heschlsche Querwindung)
13 G. temporalis superior
14 Bulbus oculi
15 Retina
16 G. temporalis medius
17 Gyri occipitales
18 G. occipitotemporalis lateralis
19 G. temporalis inferior
20 Tentorium cerebelli
21 S. maxillaris
22 N. facialis im Canalis facialis (innerhalb der Scheibe)
23 Lobus caudalis (posterior) cerebelli
24 N. alveolaris inferior
25 N. accessorius
26 N. lingualis
27 N. vagus
28 Vestibulum oris
29 N. hypoglossus

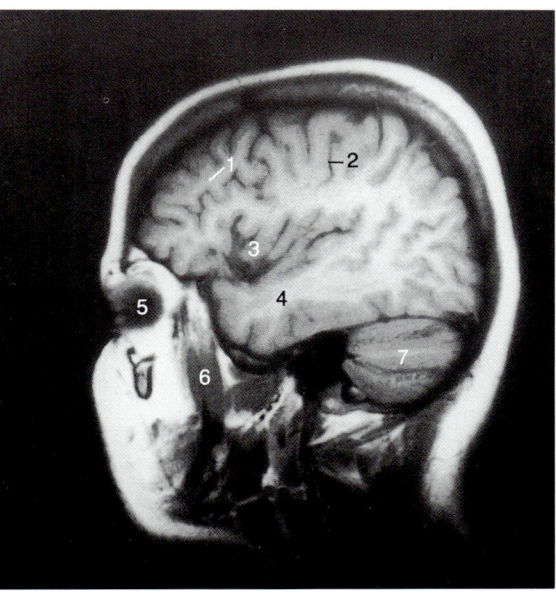

Abb. 36b Ansicht der 5. Sagittalscheibe von medial. Die Inselrinde ist flach tangential abgetrennt und liegt im Sulcus lateralis umgeben von den Aa. insulares. Äste des V., VII., X., XI. und XII. Hirnnerven sind sichtbar. Hirnstrukturen und Hirnnerven.

Atlasteil

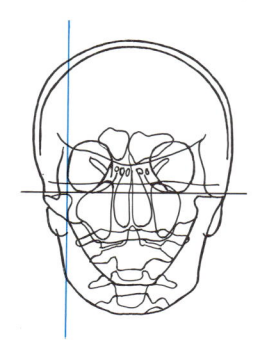

1 Sutura coronalis
2 Os frontale
3 Os parietale
4 A. sulci centralis
5 A. sulci precentralis
6 A. parietalis
7 A. prefrontalis
8 A. gyri angularis
9 A. temporooccipitalis
10 M. temporalis
11 temporaler Ast der A. cerebri media
12 Sutura lambdoidea
13 Os zygomaticum
14 S. transversus
15 Os occipitale
16 Tuberculum articulare
17 Fossa mandibularis
18 Discus articularis
19 Caput mandibulae
20 Meatus acusticus externus
21 S. sigmoideus
22 Processus coronoideus
23 M. pterygoideus lateralis
24 Processus mastoideus
25 V. emissaria
26 A. maxillaris
27 Plexus pterygoideus
28 Glandula parotidea
29 M. masseter
30 Ramus mandibulae
31 A., V. alveolaris inferior im Foramen mandibulae
32 M. pterygoideus medialis
33 A. carotis externa
34 M. longissimus capitis
35 M. splenius capitis
36 M. trapezius
37 M. digastricus, Venter posterior
38 V. jugularis interna
39 M. levator scapulae
40 A. facialis
41 A. carotis interna
42 Platysma
43 Glandula submandibularis
44 A. carotis communis

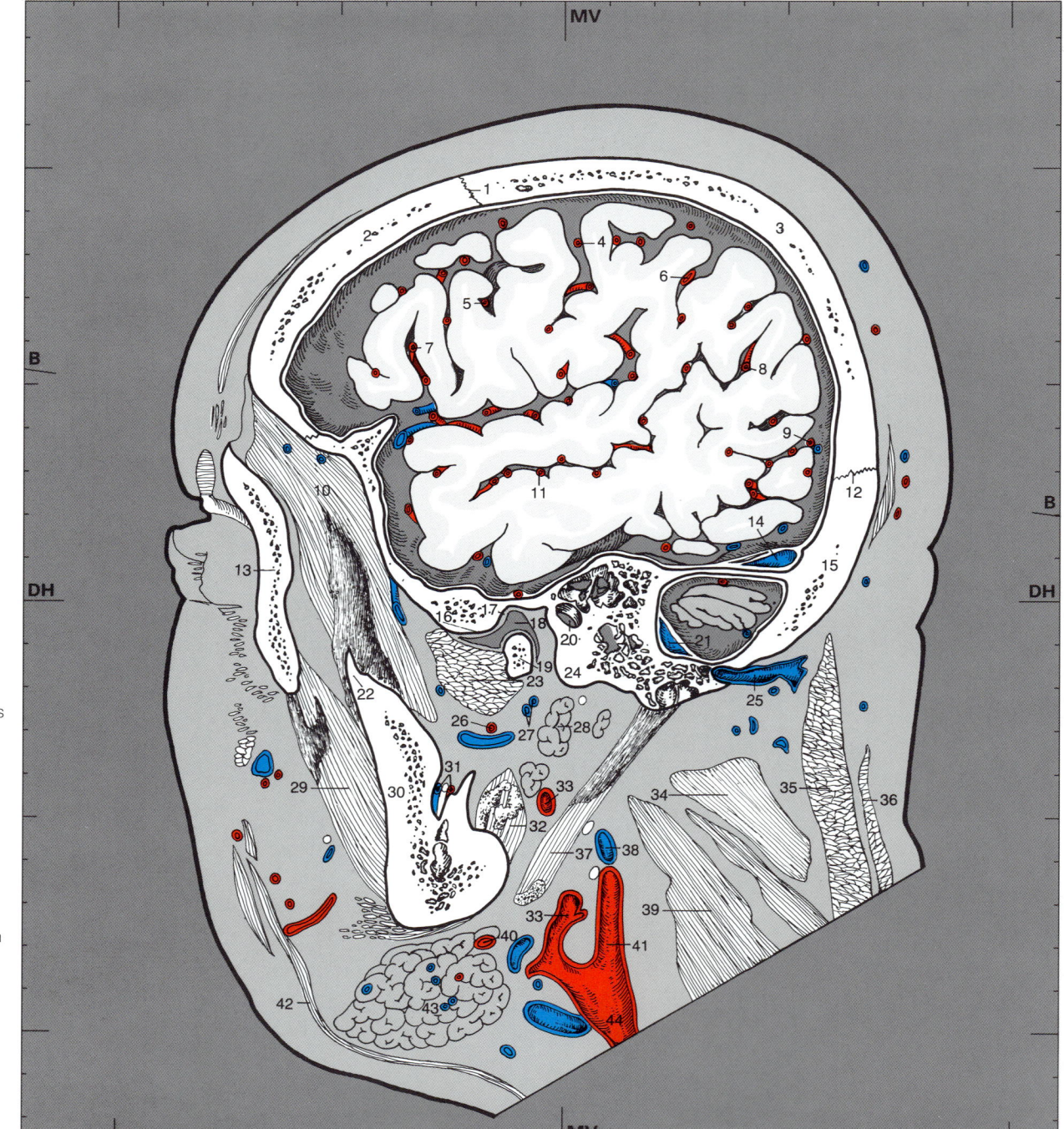

Abb. 37a Ansicht der 6. Sagittalscheibe von medial. Diese Scheibe liegt dicht lateral von der Orbita und enthält den knöchernen Gehörgang und die Karotisbifurkation. Knochenstrukturen, Muskeln und Blutgefäße.

1 G. precentralis
2 G. postcentralis
3 G. frontalis inferior
4 Sulcus lateralis
5 G. temporalis superior
6 G. temporalis medius
7 Kleinhirnhemisphäre
8 M. masseter

Abb. 37c Sagittal orientiertes MR-Bild, das mit der Abb. 37a,b annähernd korrespondiert.

Sagittale Schichten

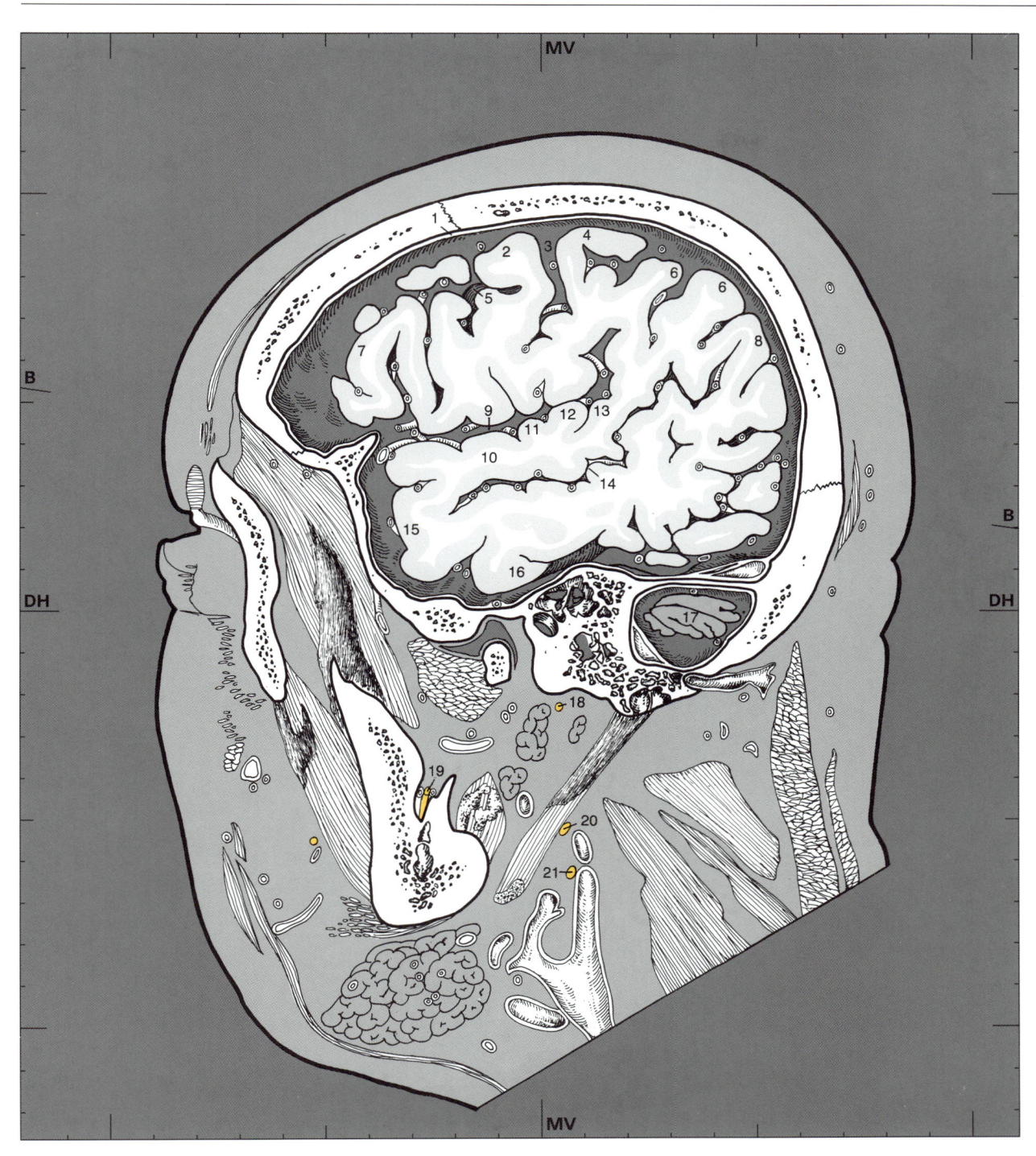

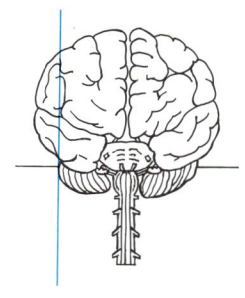

1 Dura mater encephali
2 G. precentralis
3 Sulcus centralis
4 G. postcentralis
5 Sulcus precentralis
6 G. supramarginalis
7 G. frontalis inferior
8 G. angularis
9 Sulcus lateralis
10 G. temporalis superior
11 G. temporalis transversus primus (1. Heschlsche Querwindung)
12 G. temporalis transversus secundus (2. Heschlsche Querwindung)
13 Planum temporale
14 Sulcus temporalis superior
15 G. temporalis medius
16 G. temporalis inferior
17 Lobus caudalis (posterior) cerebelli (flach tangential angeschnitten)
18 N. facialis
19 N. alveolaris inferior
20 N. accessorius
21 N. vagus

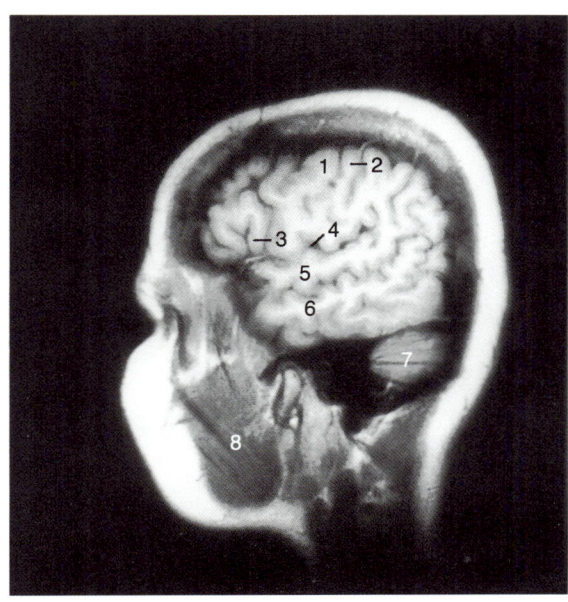

Abb. 37b Ansicht der 6. Sagittalscheibe von medial. Vom Endhirn sind Rindenteile flach angeschnitten, die vor allem als Operculum den Sulcus lateralis umgeben. Hirnstrukturen und Hirnnerven.

Atlasteil

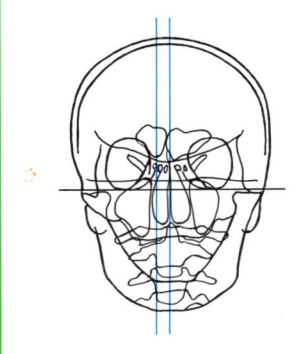

1 Sutura coronalis, Bregma
2 Os parietale
3 Os frontale
4 Sutura lambdoidea
5 Sägeschnittlinie
6 S. frontalis
7 Crista galli
8 Fossa cranii anterior
9 Os occipitale
10 Tuberculum sellae
11 Dorsum sellae
12 Lamina cribrosa
13 Fossa hypophysialis
14 Os nasale
15 Protuberantia occipitalis interna
16 S. sphenoidalis
17 Os sphenoidale
18 Clivus
19 Protuberantia occipitalis externa (Inion)
20 Fossa cranii posterior
21 Septum nasi
22 Tuberculum pharyngeum
23 Foramen magnum
24 Spina nasalis anterior
25 Spina nasalis posterior
26 Canalis vertebralis
27 Palatum durum
28 Articulatio atlantoaxialis mediana
29 Arcus anterior atlantis
30 Arcus posterior atlantis
31 Dens axis
32 Canalis incisivus
33 Processus alveolaris maxillae
34 Processus spinosus axis
35 Processus spinosus des 3. Halswirbels
36 3. Halswirbel
37 Corpus mandibulae
38 4. Halswirbel
39 Os hyoideum

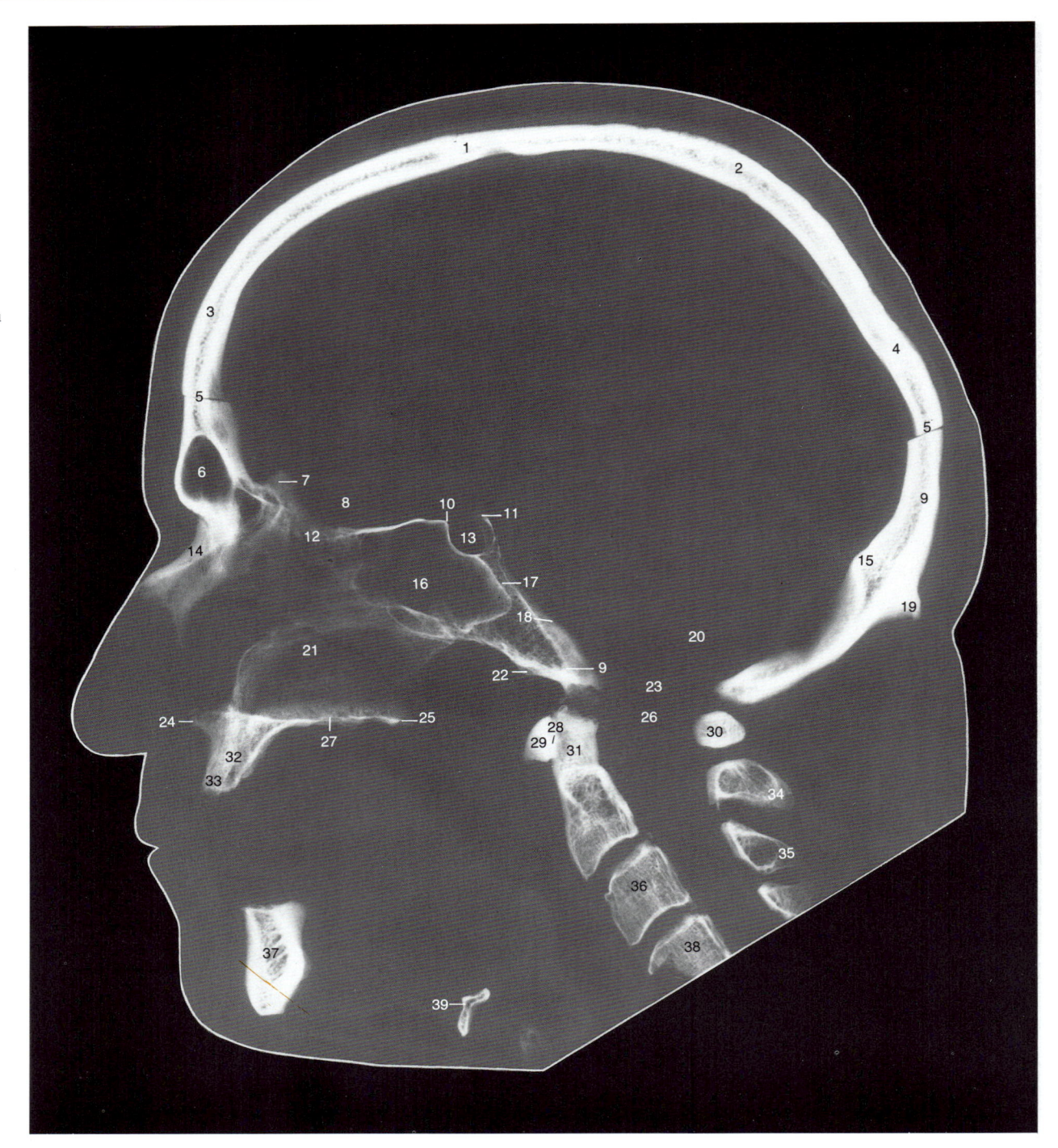

Abb. 38 Röntgenbild der 1. Sagittalscheibe. Die Außengrenze der Weichteile wurde eingezeichnet. Leitstrukturen sind Hypophysengrube, S. frontalis und S. sphenoidalis, Atlas und Dens axis.

Sagittale Schichten

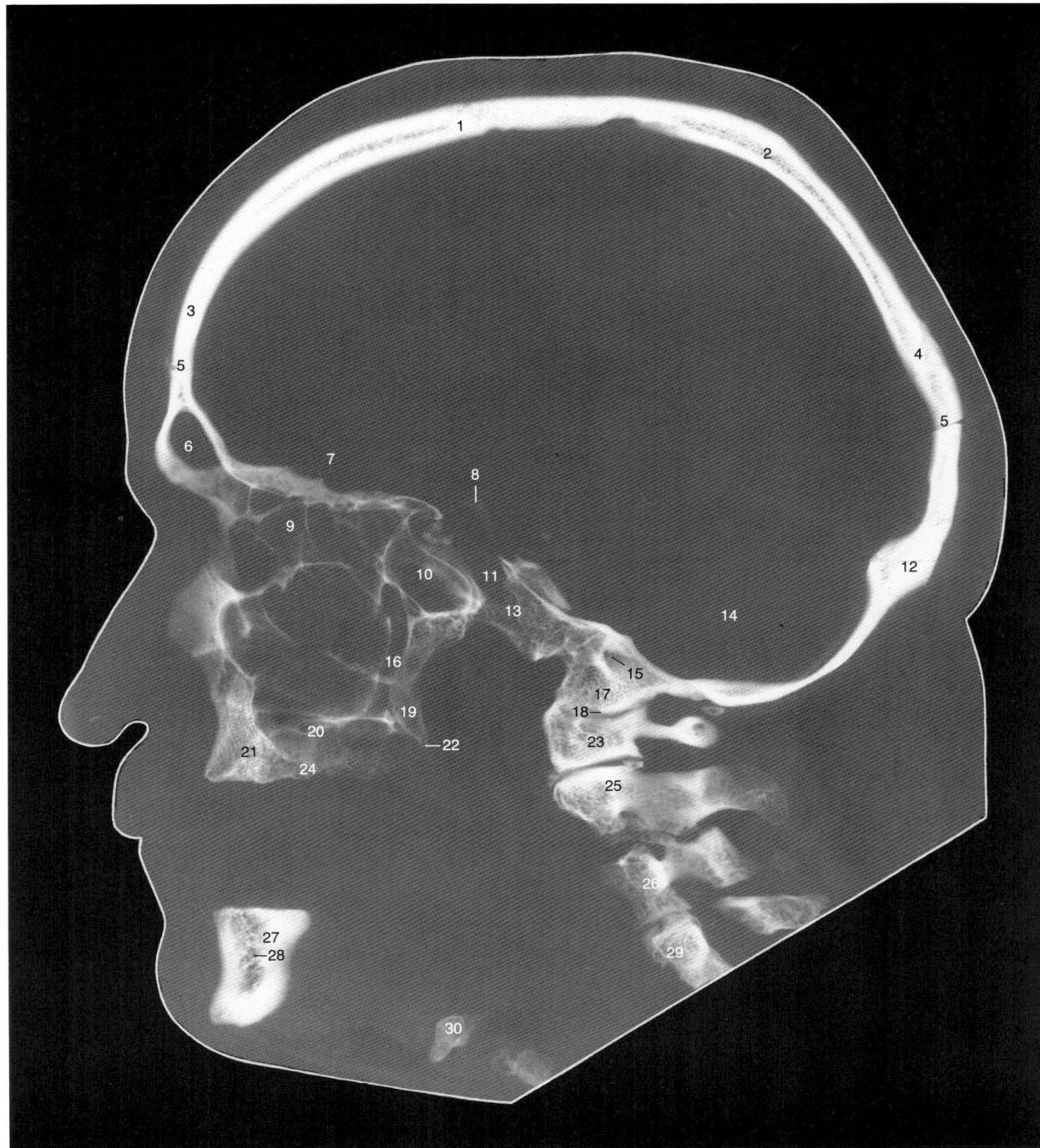

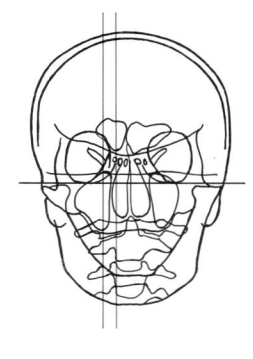

1 Sutura coronalis
2 Os parietale
3 Os frontale
4 Sutura lambdoidea
5 Sägeschnittlinie
6 S. frontalis
7 Fossa cranii anterior
8 Processus clinoideus posterior
9 Cellulae ethmoidales
10 S. sphenoidalis
11 Canalis caroticus
12 Os occipitale
13 Os sphenoidale
14 Fossa cranii posterior
15 Canalis hypoglossalis
16 Canalis palatinus major
17 Condylus occipitalis
18 Articulatio atlantooccipitalis
19 Processus pterygoideus, Lamina medialis
20 Palatum durum
21 Maxilla
22 Hamulus pterygoideus
23 Massa lateralis atlantis
24 Processus alveolaris maxillae
25 Axis
26 3. Halswirbel
27 Corpus mandibulae
28 Canalis mandibulae
29 4. Halswirbel
30 Os hyoideum

Abb. 39 Röntgenbild der 2. Sagittalscheibe. In der Schädelhöhle sind die Böden der vorderen und hinteren Schädelgrube getroffen. Leitstrukturen sind Cellulae ethmoidales, harter Gaumen, Unterkiefer und die Konturen der ersten vier Halswirbel.

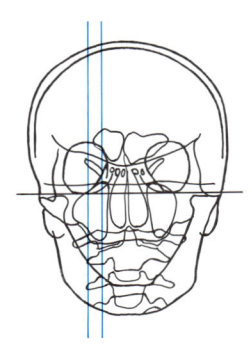

1 Sutura coronalis
2 Os parietale
3 Os frontale
4 Sutura lambdoidea
5 S. frontalis
6 Fossa cranii anterior
7 Orbitadach
8 Sutura sphenofrontalis
9 Os sphenoidale
10 Processus clinoideus anterior
11 Orbita
12 Foramen rotundum
13 Fossa cranii media
14 Orbitaboden
15 Fossa pterygopalatina
16 Canalis caroticus
17 Os temporale
18 Os occipitale
19 Fossa cranii posterior
20 S. maxillaris
21 Processus pterygoideus
22 Condylus occipitalis
23 Articulatio atlantooccipitalis
24 Maxilla
25 Hamulus pterygoideus
26 Massa lateralis atlantis
27 Articulatio atlantoaxialis lateralis
28 Axis
29 3. Halswirbel
30 Corpus mandibulae
31 Canalis mandibulae
32 4. Halswirbel
33 Cartilago thyroidea
34 Os hyoideum

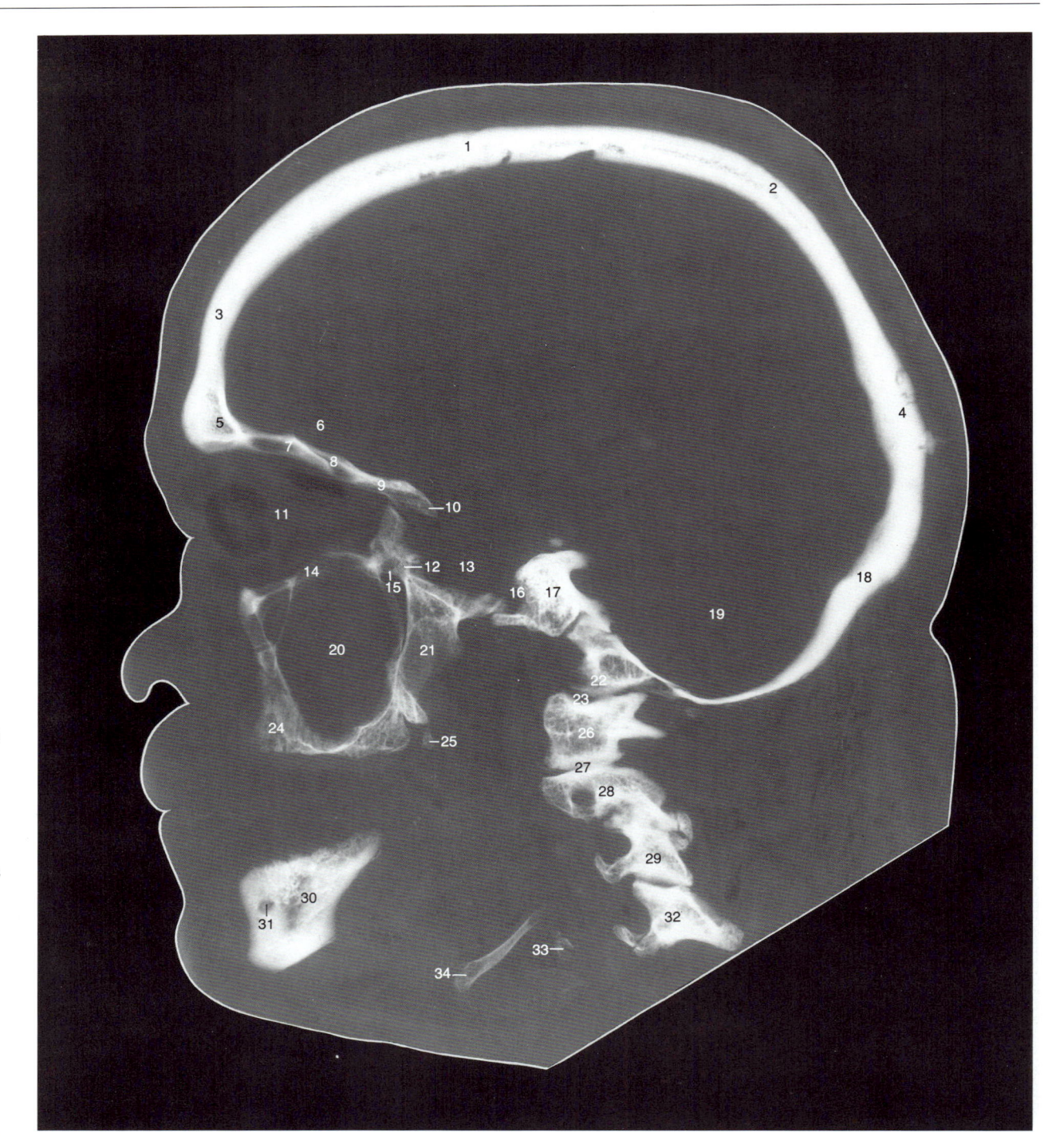

Abb. 40 Röntgenbild der 3. Sagittalscheibe. Orbitadach und Orbitaboden, S. maxillaris, Unterkiefer und die Konturen der ersten vier Halswirbel sind Leitstrukturen für das Viscerocranium und den kraniozervikalen Übergang. In der Schädelhöhle sind die drei Terrassen der vorderen, mittleren und hinteren Schädelgrube zu erkennen.

Sagittale Schichten

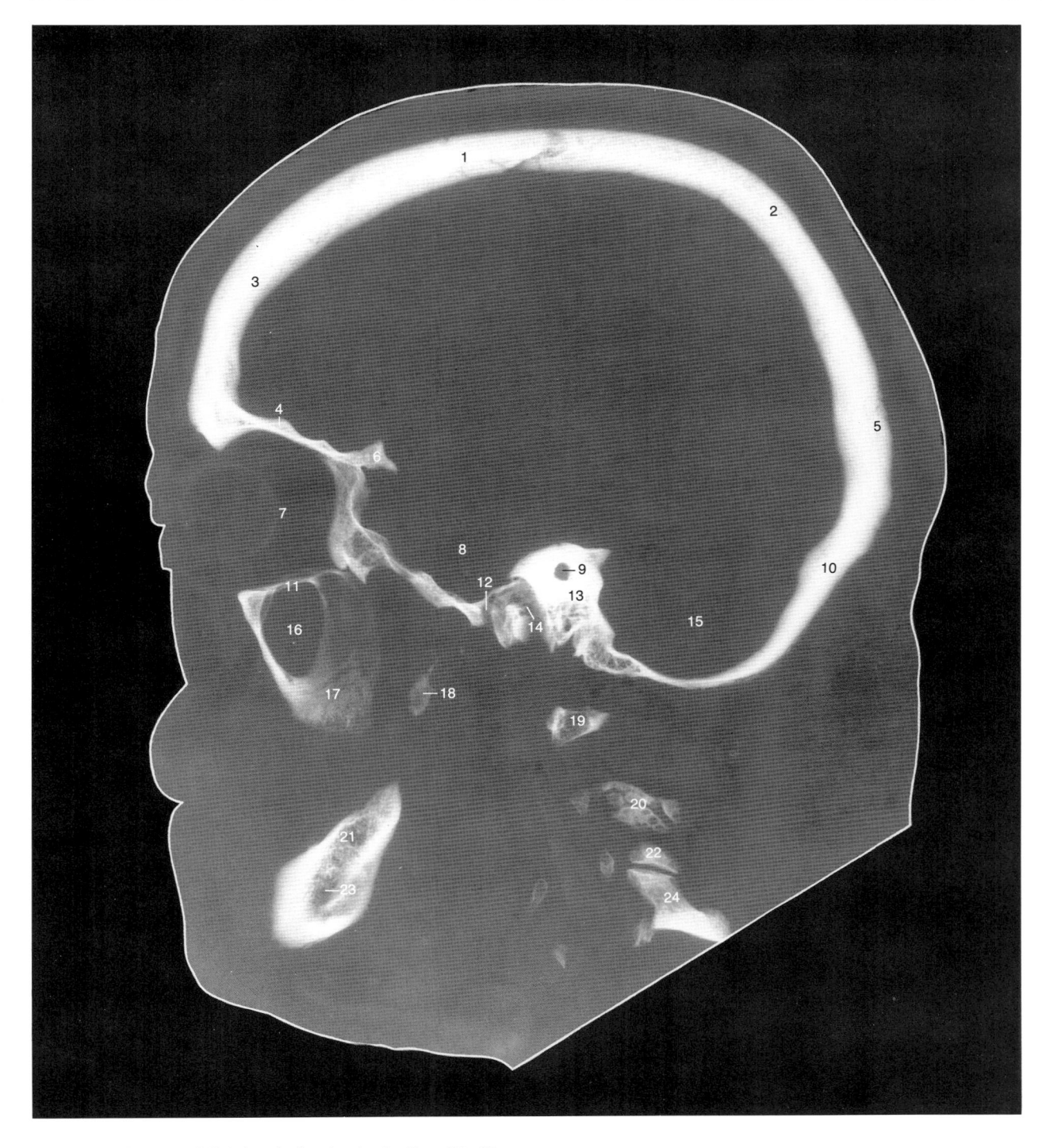

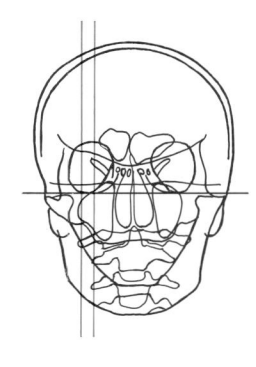

1 Sutura coronalis
2 Os parietale
3 Os frontale
4 Orbitadach, Boden der Fossa cranii anterior
5 Sutura lambdoidea
6 Os sphenoidale, Ala minor
7 Orbita
8 Fossa cranii media
9 Meatus acusticus internus
10 Os occipitale
11 Orbitaboden
12 Foramen ovale
13 Os temporale
14 Canalis caroticus
15 Fossa cranii posterior
16 S. maxillaris
17 Maxilla
18 Processus pterygoideus, Lamina lateralis
19 Processus transversus atlantis
20 Axis
21 Mandibula
22 3. Halswirbel
23 Canalis mandibulae
24 4. Halswirbel

Abb. 41 Röntgenbild der 4. Sagittalscheibe. Die Terrassen der vorderen, mittleren und hinteren Schädelgrube sind deutlich ausgebildet.

84 Atlasteil

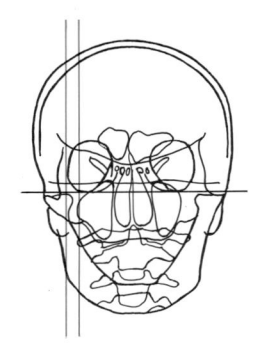

1 Sutura coronalis
2 Os parietale
3 Os frontale
4 Sutura lambdoidea
5 Os occipitale
6 Eminentia arcuata
7 Fossa cranii media
8 Cavum tympani
9 Fossa cranii posterior
10 Maxilla
11 Canalis facialis
12 Os temporale
13 Foramen stylomastoideum
14 Processus styloideus
15 Processus transversus atlantis
16 Ramus mandibulae
17 Canalis mandibulae

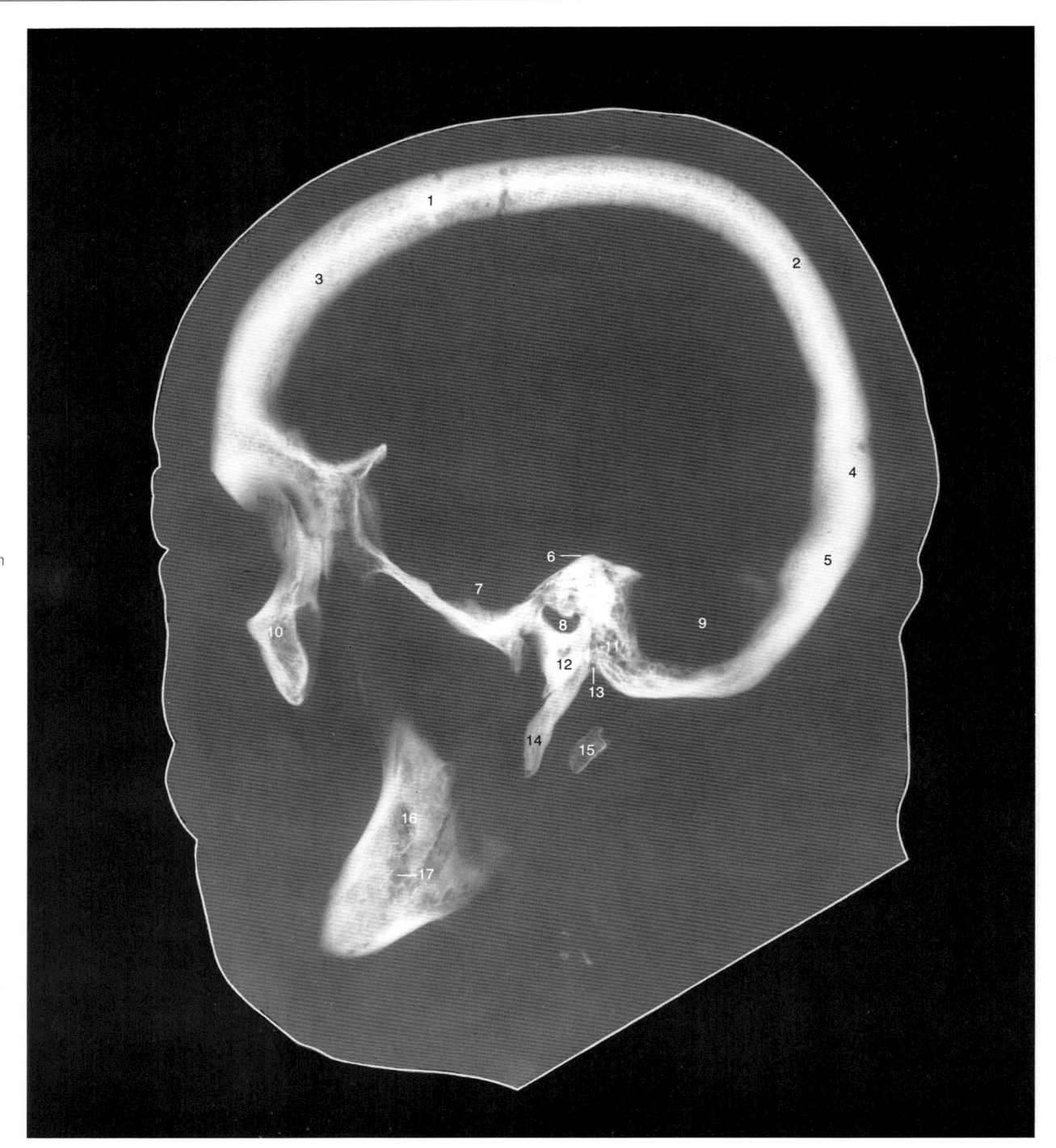

Abb. 42 Röntgenbild der 5. Sagittalscheibe. Die Schädelbasis liegt in Höhe des oberen Bogenganges, des Fazialiskanals, der Paukenhöhle und des Processus styloideus.

Sagittale Schichten

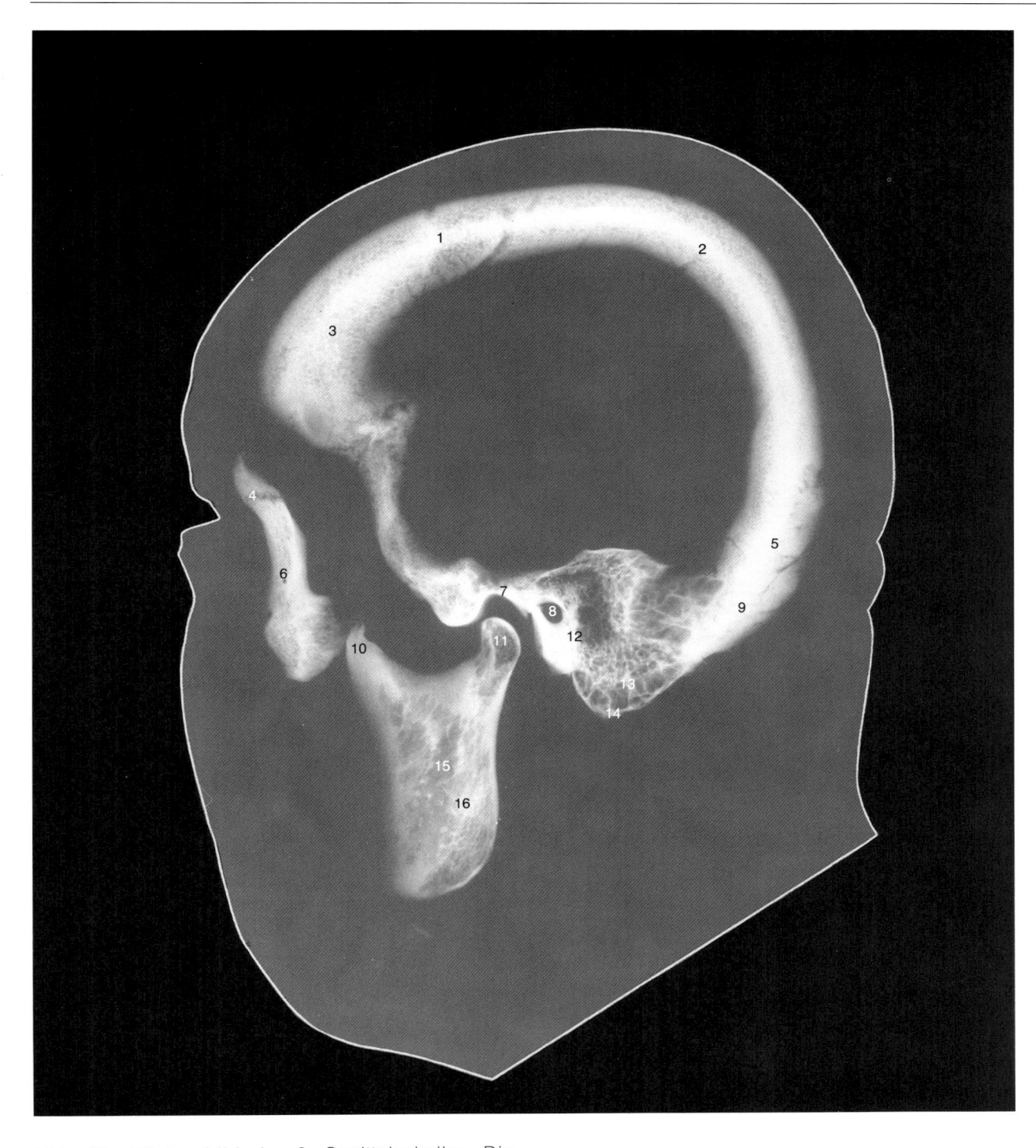

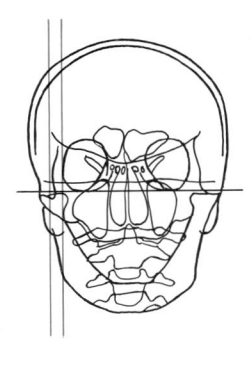

1 Sutura coronalis
2 Os parietale
3 Os frontale
4 Sutura frontozygomatica
5 Sutura lambdoidea
6 Os zygomaticum
7 Fossa mandibularis
8 Meatus acusticus externus
9 Os occipitale
10 Processus coronoideus
11 Processus condylaris
12 Os temporale
13 Cellulae mastoideae
14 Processus mastoideus
15 Foramen mandibulae
16 Ramus mandibulae

Abb. 43 Röntgenbild der 6. Sagittalscheibe. Die Scheibe liegt in Höhe des Kiefergelenks und enthält den Processus mastoideus.

86　Atlasteil

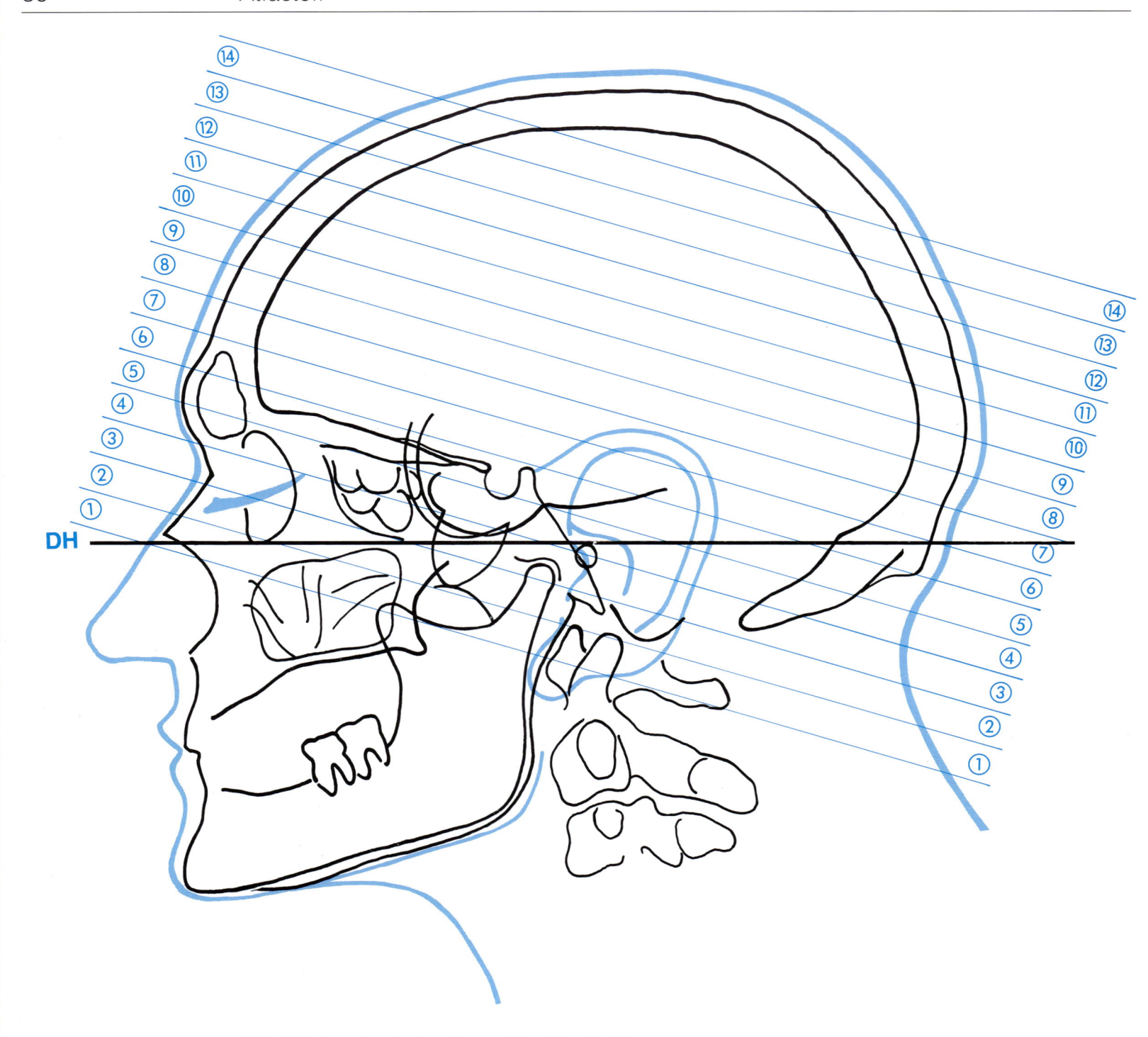

Abb. 44 Angabe der kanthomeatalen Parallelebenen in Seitenansicht. Es werden 14 Schichten im Atlasteil dieses Buches (Abb. 47a,b-60a,b) von kaudal nach kranial beschrieben. Die Zahlen im Kreis geben die Nummern der 1 cm dicken Scheiben an, die im Atlasteil in der Aufsicht von oben beschrieben werden. Die Aufsicht der jeweiligen Scheibe entspricht immer der Linie, die oberhalb der umrandeten Zahl der betreffenden Scheibe liegt (Einzelheiten s. 8 Untersuchungsgut).
DH = Deutsche Horizontale.

Kanthomeatal orientierte Schichten

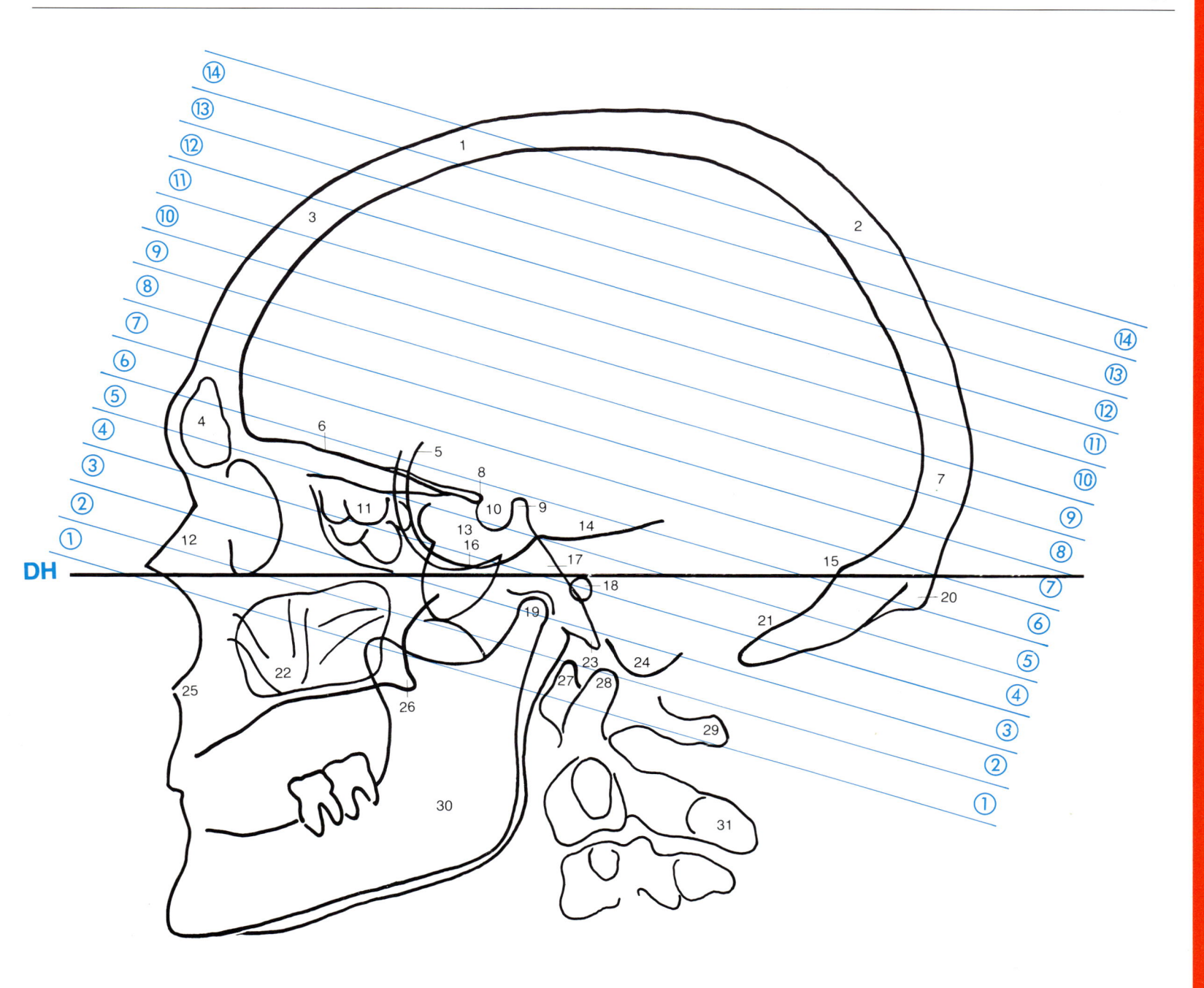

Abb. 45a Zeichnung nach einem Röntgenbild desselben Kopfes wie in Abb. 44. Die 14 Scheiben der Kanthomeatalserie wurden paßgerecht zusammengesetzt und fortlaufend von kaudal nach kranial mit Zahlen im Kreis numeriert (s. 8 Untersuchungsgut).
DH = Deutsche Horizontale.

1 Bregma
2 Os parietale
3 Os frontale
4 S. frontalis
5 Os sphenoidale, Ala major
6 Boden der Fossa cranii anterior
7 Os occipitale
8 Processus clinoideus anterior
9 Dorsum sellae, Processus clinoideus posterior
10 Sella turcica
11 Cellulae ethmoidales
12 Os nasale
13 S. sphenoidalis
14 Felsenbeinoberkante
15 Protuberantia occipitalis interna
16 Boden der Fossa cranii media
17 Clivus
18 Porus acusticus externus
19 Caput mandibulae
20 Protuberantia occipitalis externa (Inion)
21 Boden der Fossa cranii posterior
22 S. maxillaris
23 Basion
24 Processus mastoideus
25 Spina nasalis anterior
26 Spina nasalis posterior
27 Arcus anterior atlantis
28 Dens axis
29 Arcus posterior atlantis
30 Mandibula
31 Processus spinosus axis

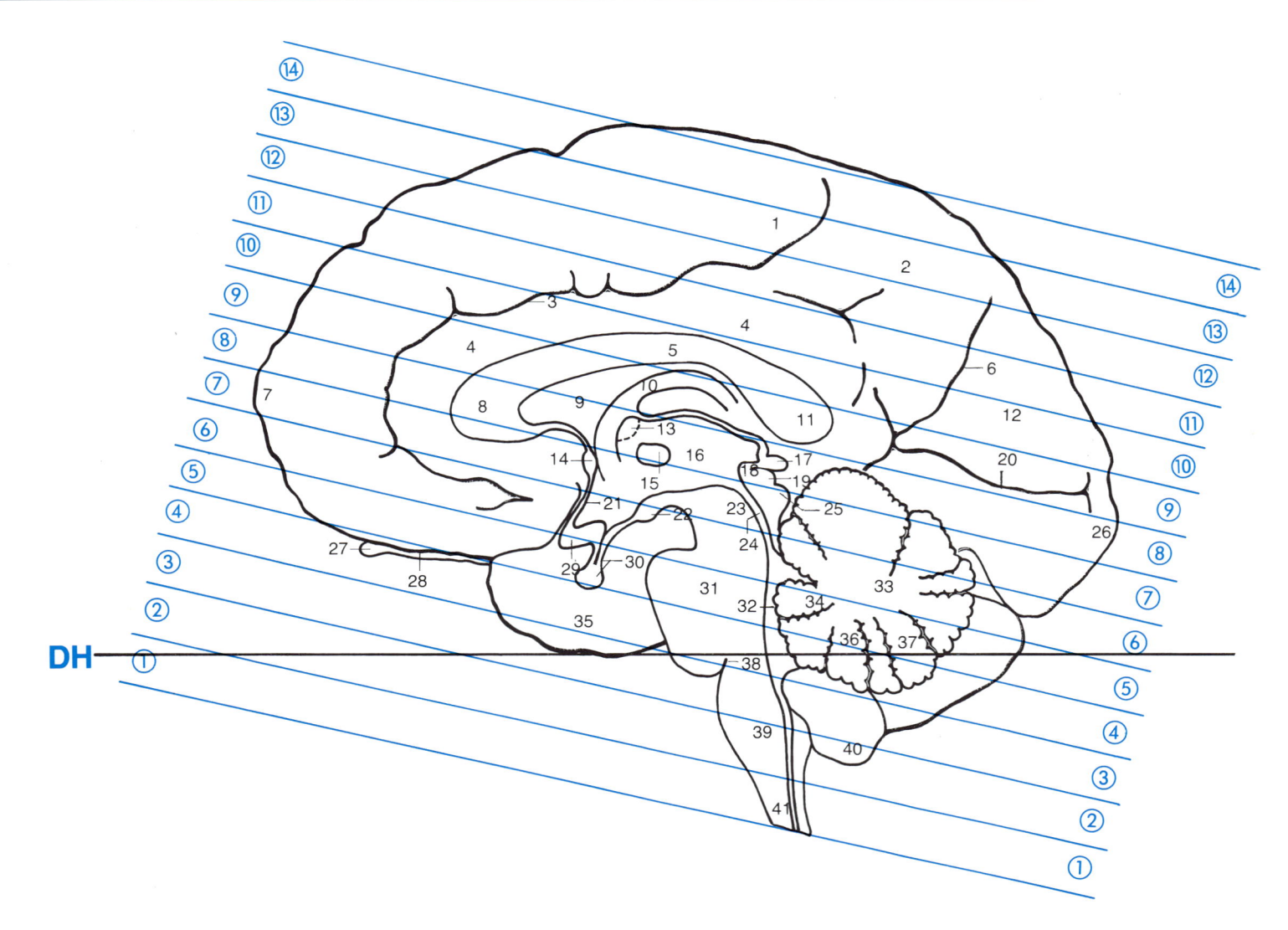

Abb. 45b Medianansicht des Gehirns desselben Kopfes wie in Abb. 45a. Die Scheiben der Kanthomeatalserie wurden paßgerecht zusammengesetzt und wie in Abb. 45a numeriert (s. 8 Untersuchungsgut).
DH = Deutsche Horizontale.

1 Lobulus paracentralis
2 Precuneus
3 Sulcus cinguli
4 G. cinguli
5 Corpus callosum, Truncus
6 Sulcus parietooccipitalis
7 Stirnpol
8 Corpus callosum, Genu
9 Septum pellucidum
10 Fornix
11 Corpus callosum, Splenium
12 Cuneus
13 Foramen interventriculare (Monroi)
14 Commissura anterior (rostralis)
15 Adhesio interthalamica
16 3. Ventrikel
17 Epiphyse
18 Commissura posterior (epithalamica)
19 Colliculus cranialis (superior)
20 Sulcus calcarinus
21 Lamina terminalis
22 Corpus mamillare
23 Mesencephalon
24 Aqueductus mesencephali (cerebri Sylvii)
25 Colliculus caudalis (inferior)
26 Okzipitalpol
27 Bulbus olfactorius
28 Tr. olfactorius
29 Chiasma opticum
30 Infundibulum mit Hypophyse
31 Pons
32 4. Ventrikel
33 Cerebellum
34 Nodulus vermis
35 Temporallappen
36 Uvula vermis
37 Pyramis vermis
38 Foramen cecum
39 Medulla oblongata
40 Tonsilla cerebelli
41 Medulla spinalis

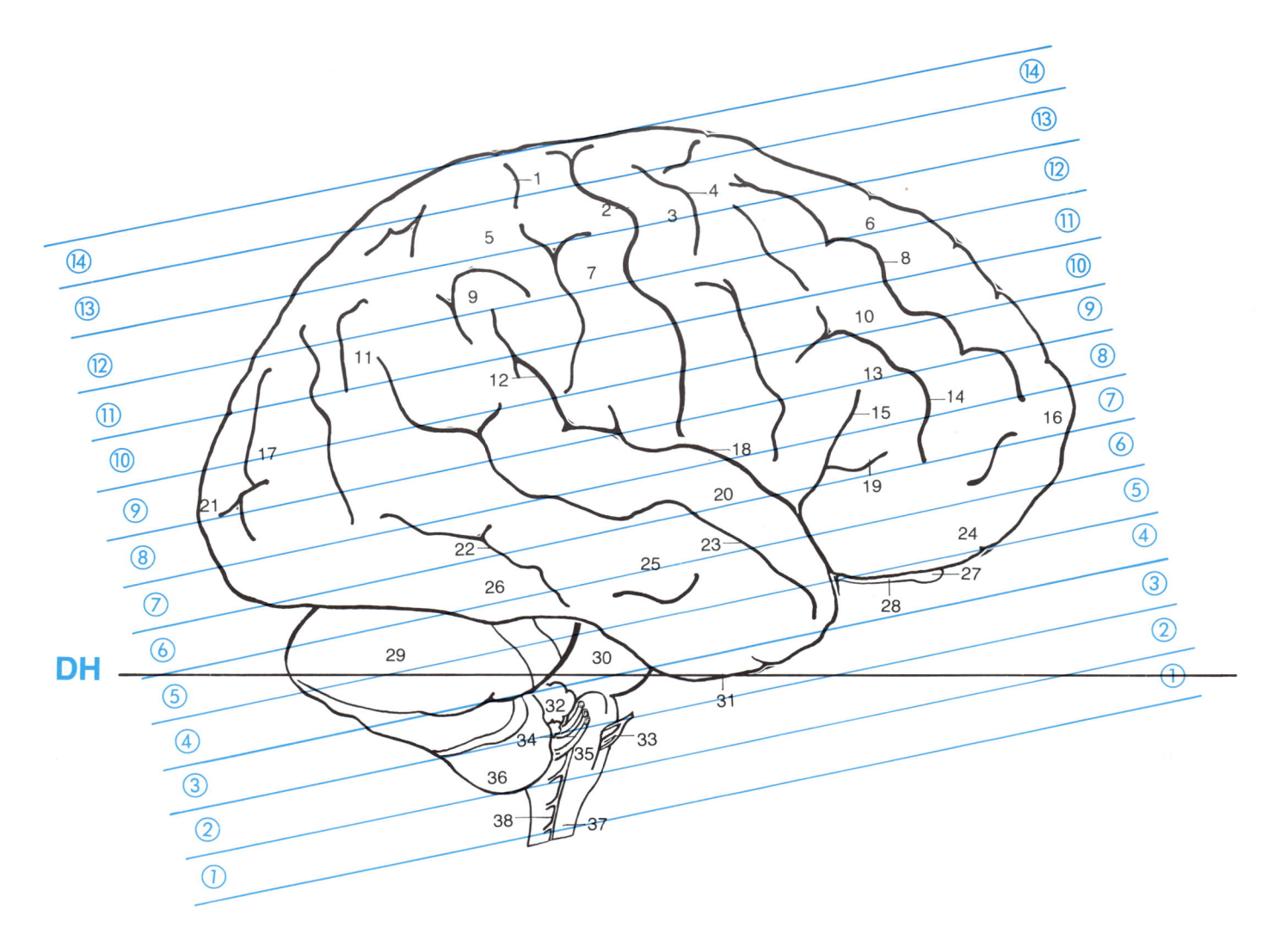

Abb. 46 Lateralansicht des Gehirns desselben Kopfes wie in Abb. 45a,b. Die Scheiben der Kanthomeatalserie wurden paßgerecht zusammengesetzt und wie in Abb. 45a numeriert (s. 8 Untersuchungsgut).
DH = Deutsche Horizontale.

1 Sulcus postcentralis
2 Sulcus centralis
3 G. precentralis
4 Sulcus precentralis
5 Lobulus parietalis superior
6 G. frontalis superior
7 G. postcentralis
8 Sulcus frontalis superior
9 G. supramarginalis
10 G. frontalis medius
11 G. angularis
12 Sulcus lateralis, Ramus posterior
13 G. frontalis inferior
14 Sulcus frontalis inferior
15 Sulcus lateralis, Ramus ascendens
16 Stirnpol
17 Gyri occipitales
18 Sulcus lateralis
19 Sulcus lateralis, Ramus anterior
20 G. temporalis superior
21 Okzipitalpol
22 Sulcus temporalis inferior
23 Sulcus temporalis superior
24 Gyri orbitales
25 G. temporalis medius
26 G. temporalis inferior
27 Bulbus olfactorius
28 Tr. olfactorius
29 Cerebellum
30 Pons
31 Basis des Temporallappens
32 Flocculus
33 N. hypoglossus
34 N. glossopharyngeus, N. vagus, N. accessorius
35 Medulla oblongata
36 Tonsilla cerebelli
37 Medulla spinalis
38 Radix spinalis nervi accessorii

90 Atlasteil

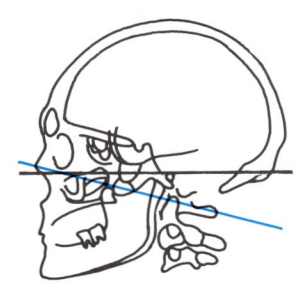

1 Os nasale
2 Septum nasi
3 Maxilla
4 Orbita
5 Os zygomaticum
6 Canalis infraorbitalis
7 S. maxillaris
8 Os palatinum
9 Processus pterygoideus, Lamina lateralis
10 Mandibula
11 A. carotis interna
12 Processus styloideus
13 V. jugularis interna
14 Arcus anterior atlantis
15 Dens axis
16 Condylus occipitalis
17 Massa lateralis atlantis
18 Ohrmuschel
19 A. vertebralis, V3-Abschnitt
20 Arcus posterior atlantis

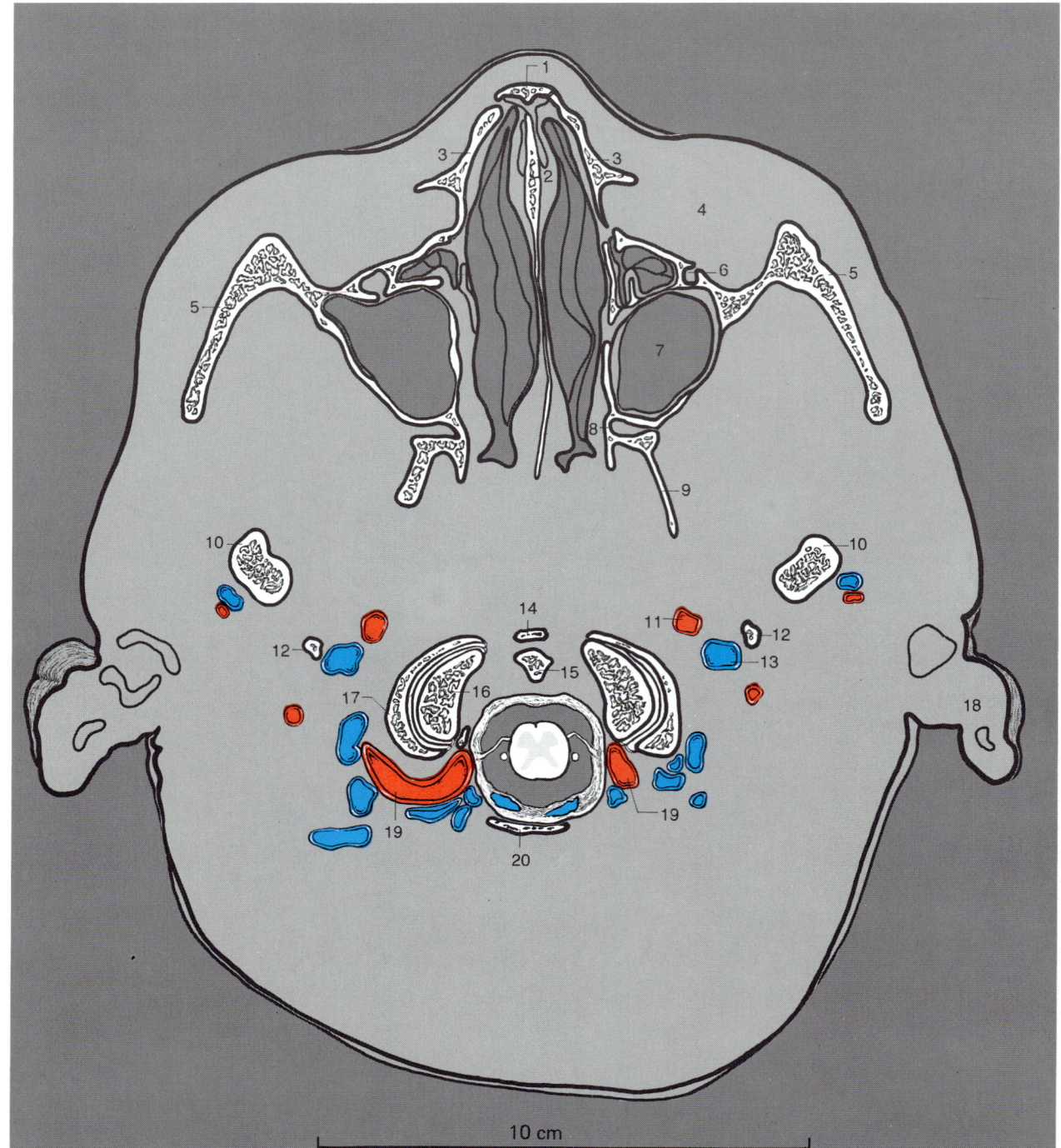

Abb. 47a Aufsicht auf die kraniale Schnittfläche der 1. Scheibe der Kanthomeatalserie. Links oben markiert die blaue Gerade die Position der Schnittebene im kraniozervikalen Übergang in Höhe der Kondylen und des Atlas (s. Abb. 45a). Knochenstrukturen und Blutgefäße.

1 Os nasale
2 Septum nasi
3 S. maxillaris
4 Os zygomaticum
5 Processus pterygoideus, Lamina lateralis
6 Pharynx, Pars nasalis
7 Mandibula
8 Processus styloideus
9 Arcus anterior atlantis
10 Dens axis
11 Medulla spinalis
12 Ohrmuschel
13 Arcus posterior atlantis

Abb. 47c Kanthomeatal orientiertes CT-Bild, das mit der in Abb. 47a,b gewählten Schnitthöhe annähernd korrespondiert. Die kanthomeatale CT-Serie (Abb. 47c-60c) stammt von einer 58jährigen Frau, Schichtdicke 5 mm.

Kanthomeatal orientierte Schichten 91

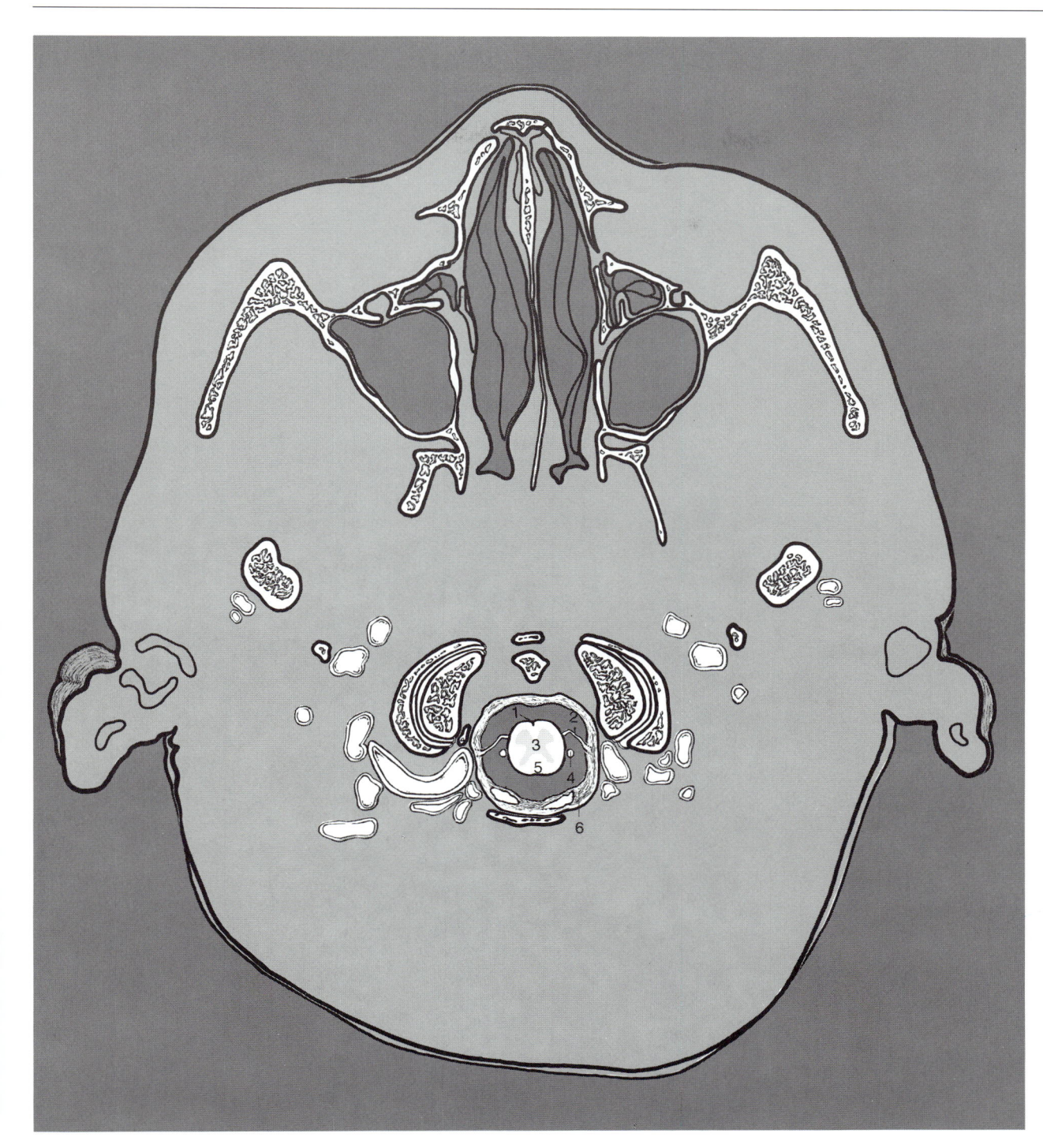

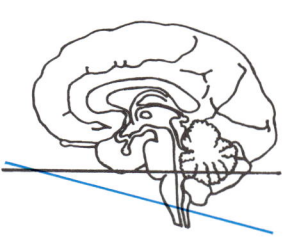

1 Fissura mediana ventralis
2 Radix ventralis nervi spinalis C1
3 Medulla spinalis
4 Radix spinalis nervi accessorii
5 Funiculus dorsalis
6 Dura mater spinalis

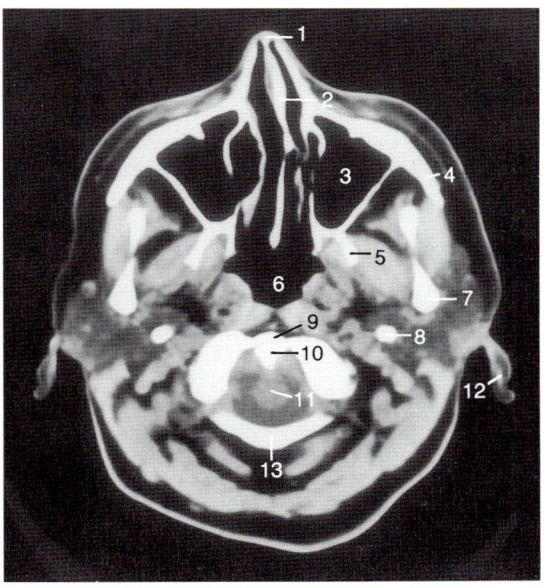

Abb. 47b Aufsicht auf die kraniale Schnittfläche der 1. Scheibe der Kanthomeatalserie. Rechts oben zeigt die blaue Linie den Verlauf der Schnittebene durch das Rückenmark am Medianschnitt (s. Abb. 45b). Spinale Strukturen und Dura mater spinalis.

92 Atlasteil

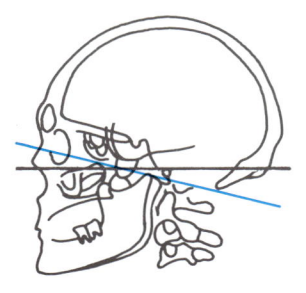

1 Os nasale
2 Septum nasi
3 Os zygomaticum
4 Cellulae ethmoidales
5 Orbita
6 S. maxillaris
7 Arcus zygomaticus
8 S. sphenoidalis
9 Cartilago tubae auditivae
10 Mandibula
11 Os occipitale, Pars basilaris
12 A. carotis interna
13 V. jugularis interna
14 Boden des Meatus acusticus externus
15 A. vertebralis
16 Canalis hypoglossalis
17 Processus mastoideus
18 A. cerebelli inferior posterior
19 Ohrmuschel
20 Foramen magnum

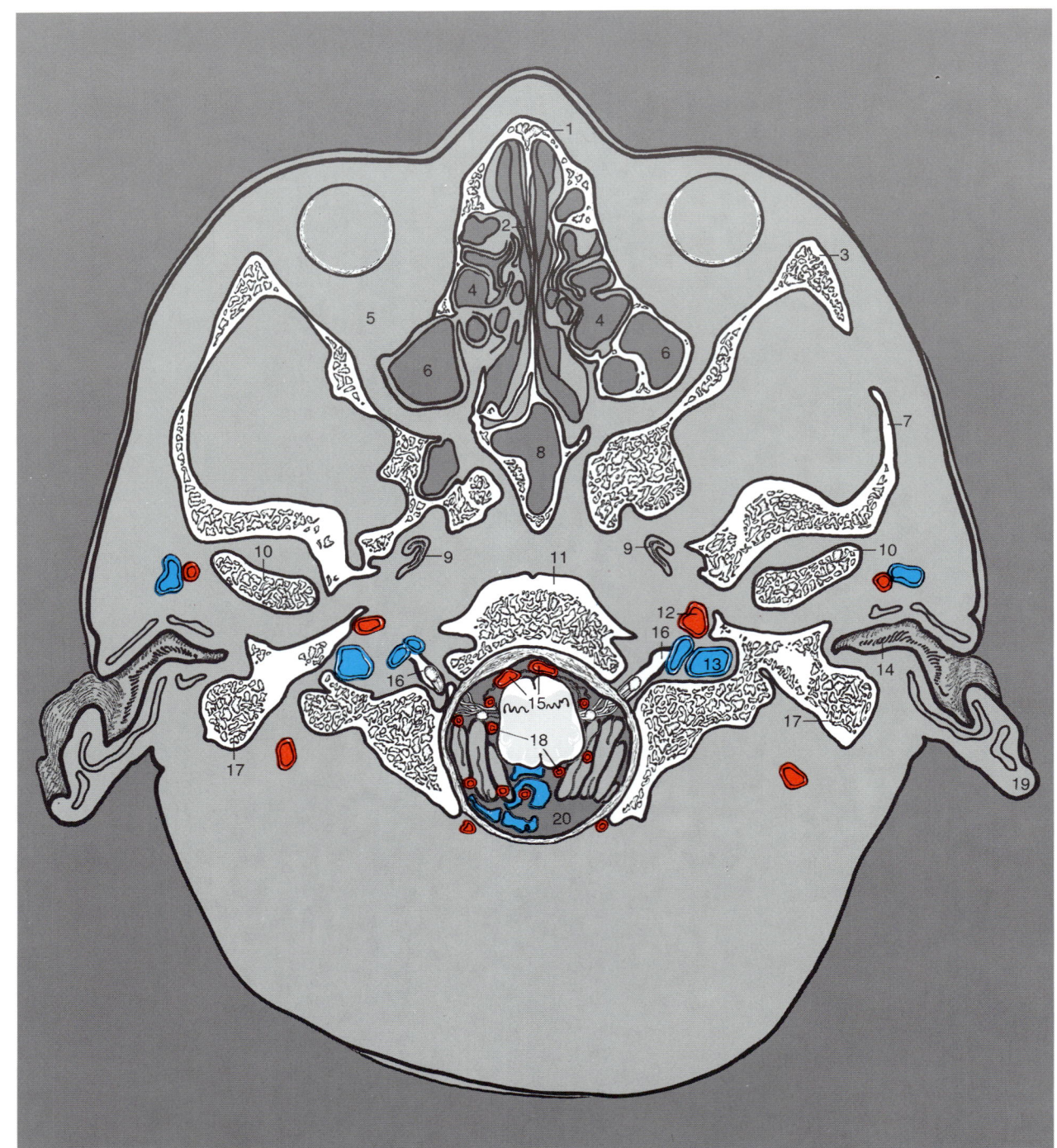

Abb. 48a Aufsicht auf die kraniale Schnittfläche der 2. Scheibe der Kanthomeatalserie. Die Schnittebene liegt schräg zum Foramen magnum (s. 5.2) in Höhe des Canalis hypoglossalis. Der Boden des lateralen Teiles des äußeren Gehörgangs ist flach angeschnitten. Knochenstrukturen und Blutgefäße.

1 Os nasale
2 Septum nasi
3 Orbita
4 S. maxillaris
5 Arcus zygomaticus
6 Mandibula
7 Os occipitale, Pars basilaris
8 Meatus acusticus externus
9 Medulla oblongata
10 Processus mastoideus
11 C. cerebellomedullaris (magna)

Abb. 48c Kanthomeatal orientiertes CT-Bild, das mit der in Abb. 48a,b gewählten Schnitthöhe annähernd korrespondiert.

Kanthomeatal orientierte Schichten 93

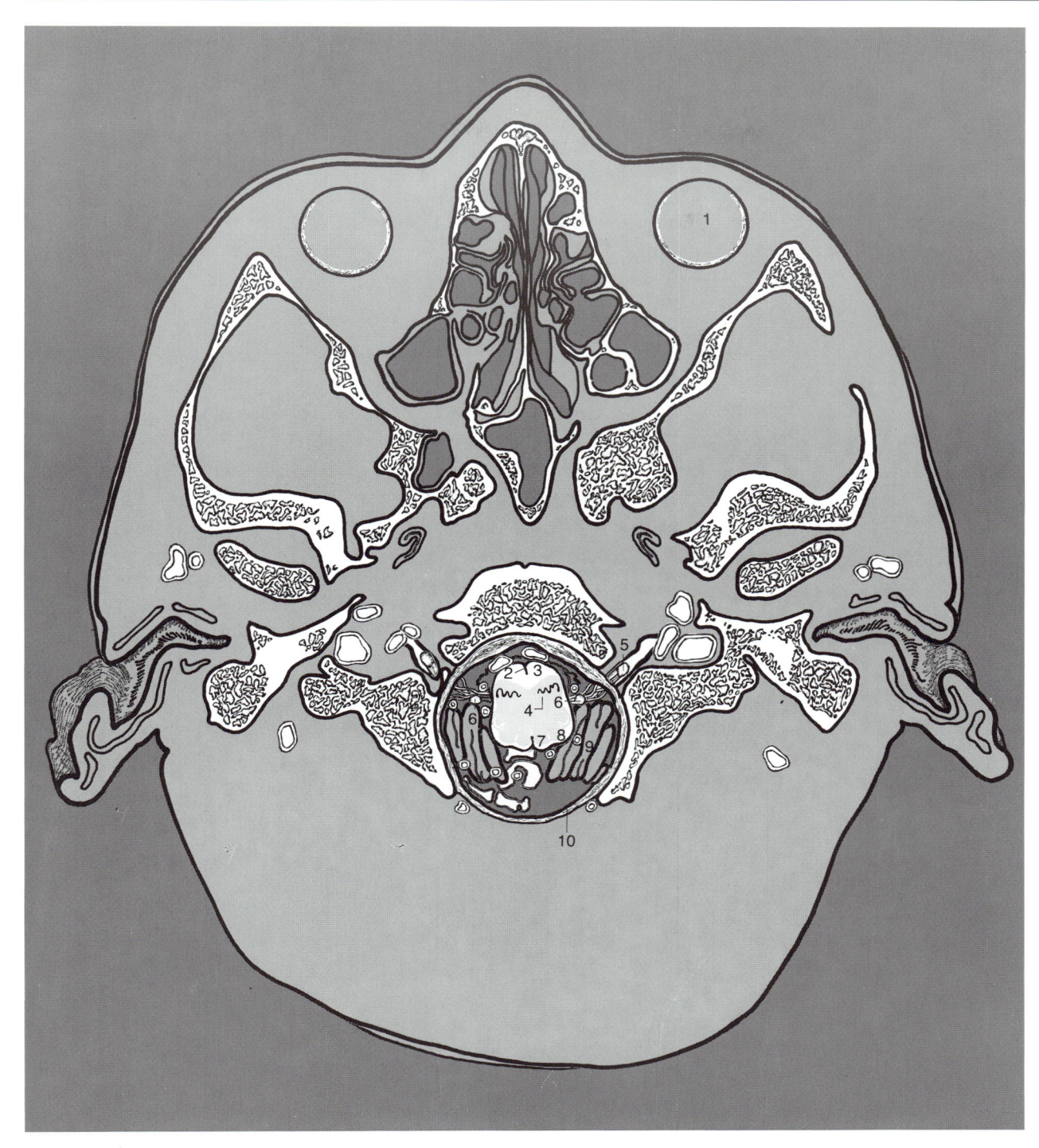

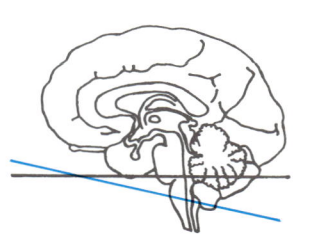

1 Bulbus oculi
2 Fissura mediana ventralis
3 Pyramide
4 Nucl. olivaris caudalis (inferior)
5 N. hypoglossus
6 Radix spinalis nervi accessorii
7 Tuberculum nuclei gracilis
8 Tuberculum nuclei cuneati
9 Tonsilla cerebelli
10 Dura mater encephali

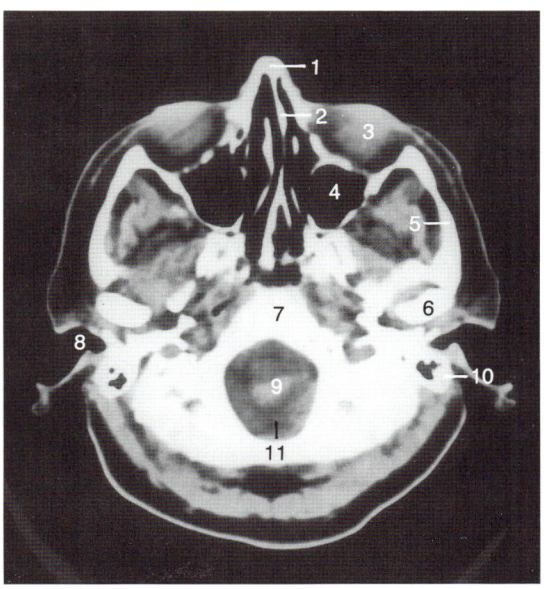

Abb. 48b Aufsicht auf die kraniale Schnittfläche der 2. Scheibe der Kanthomeatalserie. Die hintere Schädelgrube ist dicht oberhalb vom Foramen magnum getroffen. Medulla oblongata und Kleinhirntonsillen sind angeschnitten. Hirnstrukturen und Hirnhaut.

Atlasteil

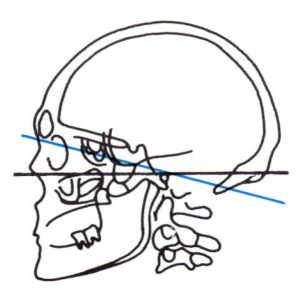

1 Cellulae ethmoidales
2 Os zygomaticum
3 Os ethmoidale
4 Orbita
5 Os sphenoidale
6 frontaler Ast der A. meningea media
7 S. sphenoidalis
8 Os temporale
9 A. carotis interna
10 Clivus
11 A. basilaris
12 Cavum tympani
13 Trommelfell
14 Meatus acusticus externus
15 A. cerebelli inferior anterior
16 Foramen jugulare
17 V. jugularis interna
18 Canalis facialis
19 S. sigmoideus
20 Cellulae mastoideae
21 Ohrmuschel
22 S. occipitalis
23 Os occipitale

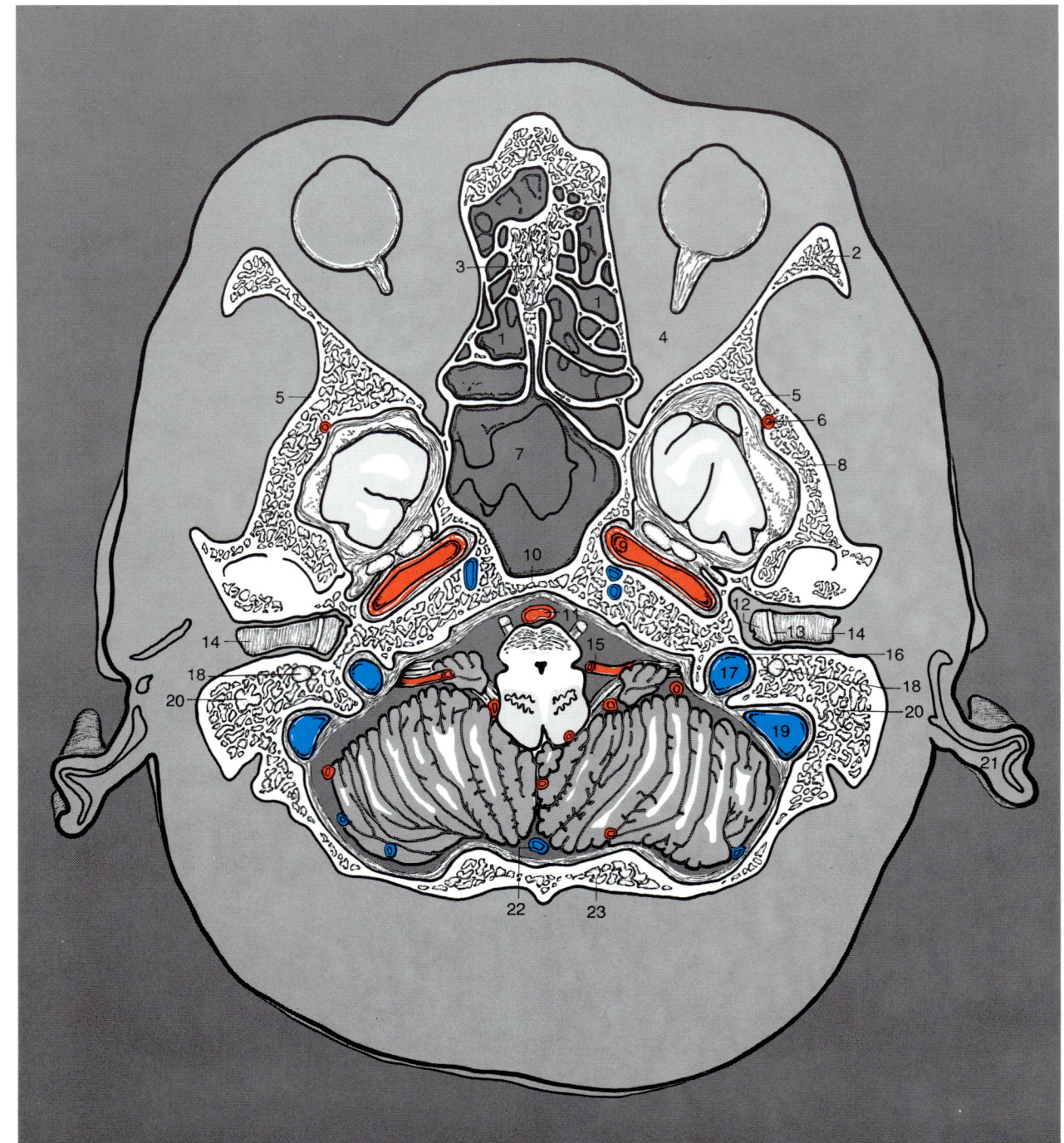

Abb. 49a Aufsicht auf die kraniale Schnittfläche der 3. Scheibe der Kanthomeatalserie. Die Schnittebene verläuft durch die Mitte der Bulbi oculorum und durch die medialen Abschnitte der äußeren Gehörgänge. Dies entspricht der Kanthomeatalebene. Der Boden der mittleren Schädelgrube liegt innerhalb der Scheibe dicht unterhalb der Schnittebene. Das Röntgenbild dieser Scheibe zeigt Foramen ovale und Foramen spinosum (Abb. 63). Knochenstrukturen und Blutgefäße.

1 Bulbus oculi
2 Cellulae ethmoidales
3 retrobulbärer Teil der Orbita
4 Boden der Fossa cranii media
5 S. sphenoidalis
6 Basis des Temporallappens
7 Clivus
8 Meatus acusticus externus
9 Os temporale, Pars petrosa
10 Cellulae mastoideae
11 Hemisphäre des Lobus caudalis cerebelli
12 Os occipitale

Abb. 49c Kanthomeatal orientiertes CT-Bild, das mit der in Abb. 49a,b gewählten Schnitthöhe annähernd korrespondiert.

Kanthomeatal orientierte Schichten

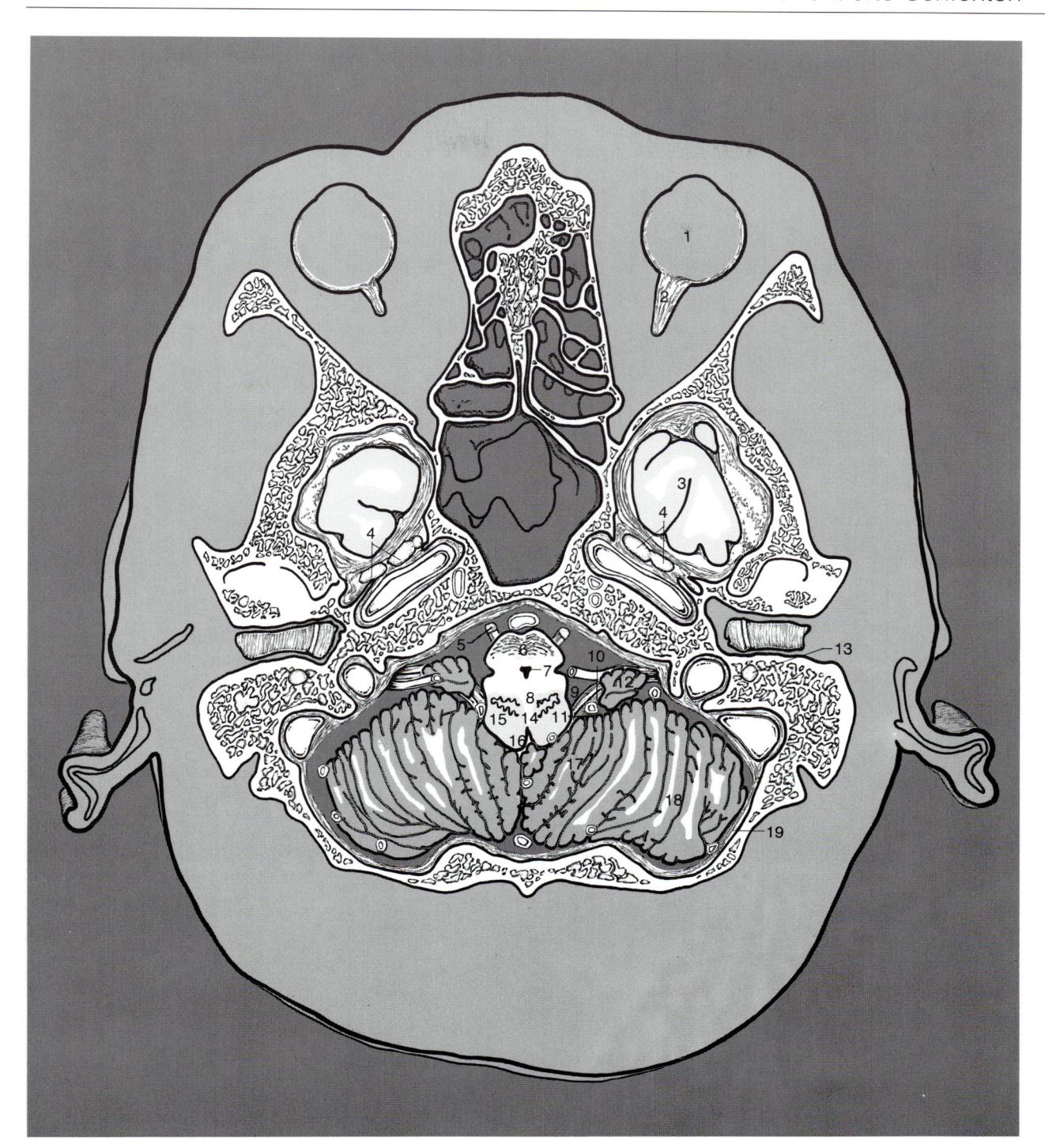

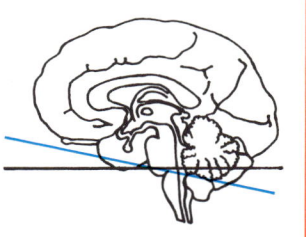

1 Bulbus oculi
2 N. opticus
3 Basis des Temporallappens
4 N. maxillaris und N. mandibularis
5 N. abducens
6 Pons
7 Foramen cecum
8 Nucl. olivaris caudalis (inferior)
9 N. glossopharyngeus und N. vagus
10 N. accessorius
11 Radix spinalis nervi accessorii
12 Flocculus
13 N. facialis
14 Medulla oblongata
15 Tuberculum nuclei cuneati
16 Tuberculum nuclei gracilis
17 Tonsilla cerebelli
18 Hemisphäre des Lobus caudalis (posterior) cerebelli
19 Dura mater encephali

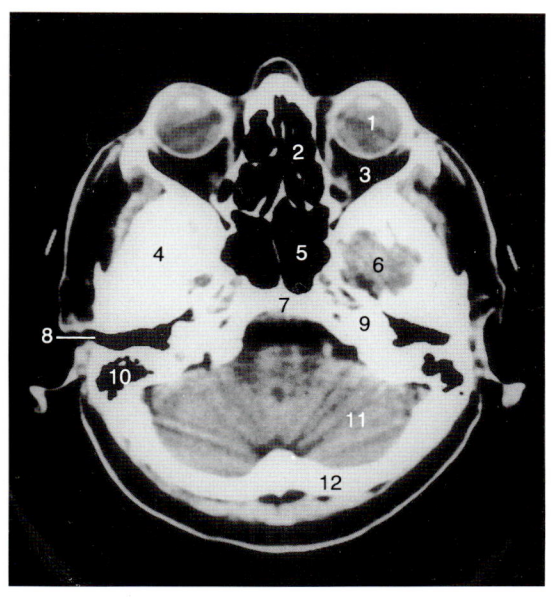

Abb. 49b Aufsicht auf die kraniale Schnittfläche der 3. Scheibe der Kanthomeatalserie. Die Schnittebene trifft die Mitte der Bulbi oculorum, die Basis der beiden Temporallappen und schräg den Übergang zwischen Pons und Medulla oblongata. Der N. facialis ist im Knochenkanal des Felsenbeins getroffen. Hirnstrukturen und Hirnhaut.

Atlasteil

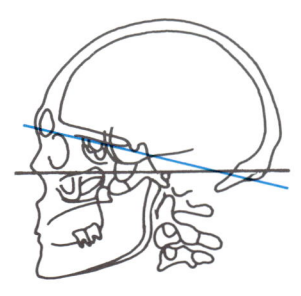

1 Os frontale
2 S. frontalis
3 Crista galli
4 Orbita
5 Os sphenoidale
6 Fissura orbitalis superior
7 frontaler Ast der
   A. meningea media
8 S. sphenoidalis
9 S. cavernosus
10 A. carotis interna
11 Schnittfläche des Dorsum
   sellae
12 A. basilaris
13 Malleus
14 Incus
15 Porus acusticus internus
16 Cavum tympani
17 Canalis semicircularis
   anterior
18 A. cerebelli inferior
   anterior
19 Os temporale
20 S. sigmoideus
21 Ohrmuschel
22 Sutura lambdoidea
23 S. occipitalis
24 Os occipitale

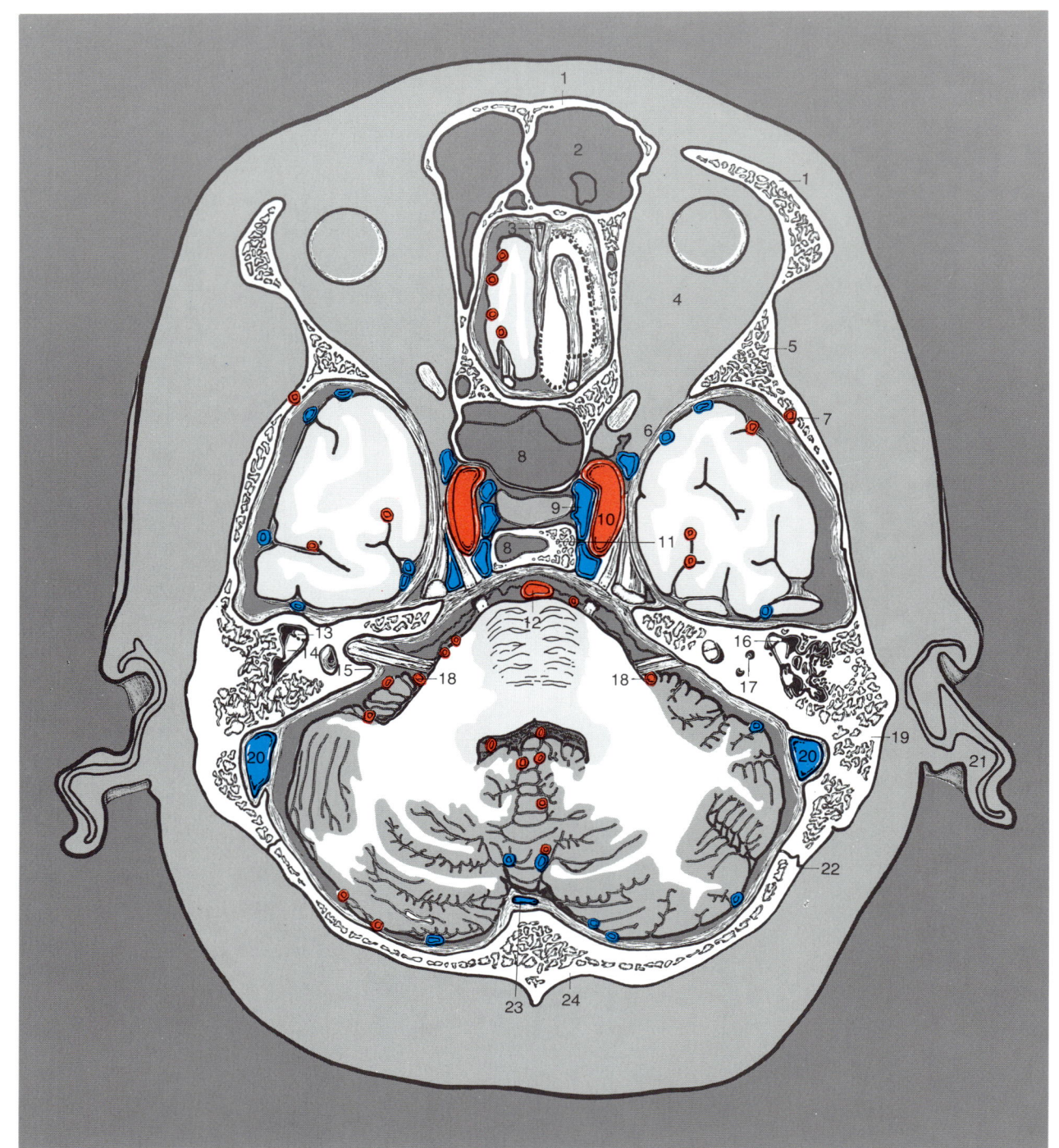

Abb. 50a Aufsicht auf die kraniale Schnittfläche der 4. Scheibe der Kanthomeatalserie. Die Vertiefung der vorderen Schädelgrube im Bereich der Lamina cribrosa ist mit basalen Teilen des Endhirns getroffen. Die Schnittebene zieht durch die Sella turcica und trennt das Dorsum sellae ab. Die hintere Schädelgrube ist mit dem Porus acusticus internus dargestellt. Knochenstrukturen und Blutgefäße.

1 Os frontale
2 S. frontalis
3 Cellulae ethmoidales
4 Orbita
5 S. sphenoidalis
6 Temporallappen
7 Schnittfläche des Dorsum
   sellae
8 Pons
9 Os temporale, Pars
   petrosa
10 4. Ventrikel
11 Hemisphäre des Lobus
   caudalis cerebelli
12 Os occipitale

Abb. 50c Kanthomeatal orientiertes CT-Bild, das mit der in Abb. 50a,b gewählten Schnitthöhe annähernd korrespondiert.

Kanthomeatal orientierte Schichten 97

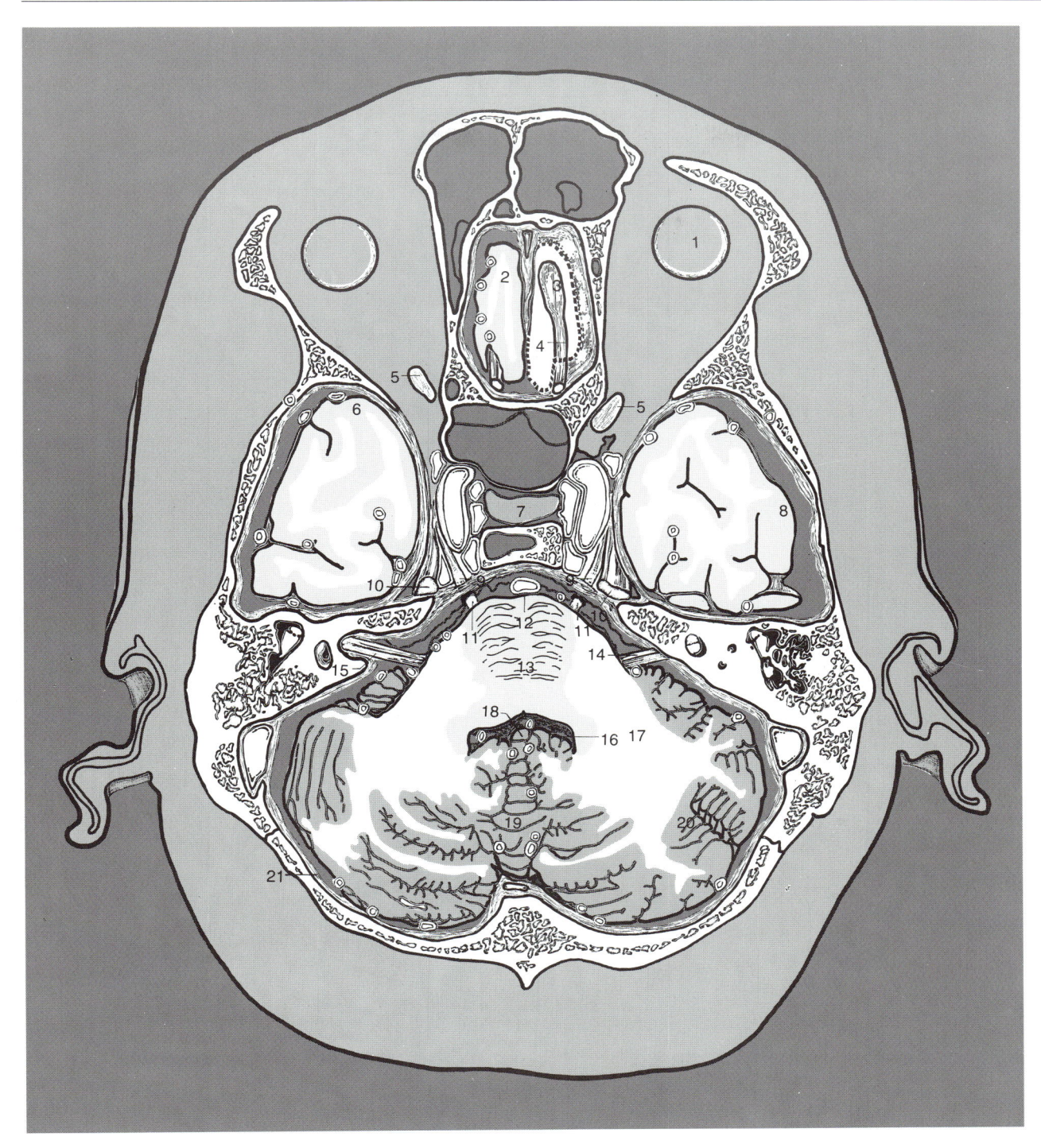

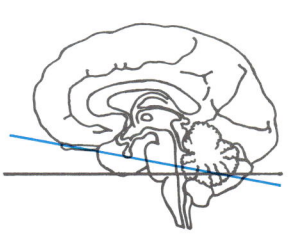

1 Bulbus oculi
2 G. rectus
3 Bulbus olfactorius
4 Tr. olfactorius
5 N. opticus
6 Temporallappen
7 Hypophyse
8 G. temporalis inferior
9 N. abducens
10 N. trigeminus
11 N. abducens am Porus duralis
12 Sulcus basilaris
13 Pons
14 N. facialis mit N. intermedius
15 N. vestibulocochlearis
16 4. Ventrikel
17 Pedunculus cerebellaris medius
18 Uvula vermis
19 Vermis cerebelli
20 Hemisphäre des Lobus caudalis (posterior) cerebelli
21 Dura mater encephali

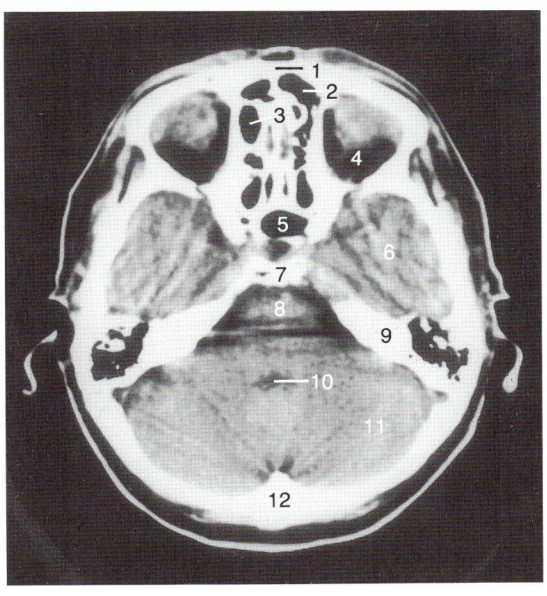

Abb. 50b Aufsicht auf die kraniale Schnittfläche der 4. Scheibe der Kanthomeatalserie. Auf der rechten Seite der vorderen Schädelgrube wurde die über dem Bulbus und Tr. olfactorius liegende Frontalhirnrinde abpräpariert. Diese Teile des olfaktorischen Systems sind in der Olfaktoriusrinne dargestellt. In der mittleren Schädelgrube sind die Temporallappen und in der hinteren Schädelgrube Pons und Kleinhirn angeschnitten. Hirnstrukturen und Hirnhaut.

98 Atlasteil

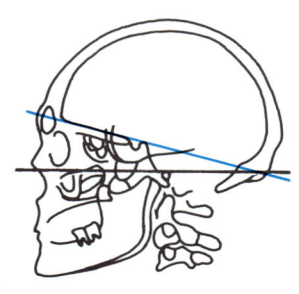

1 Os frontale
2 S. frontalis
3 Eröffnete Orbita
4 Fossa cranii anterior
5 A. frontobasalis medialis
6 Os sphenoidale
7 frontaler Ast der
   A. meningea media
8 A. temporalis
9 A. communicans anterior
10 A. cerebri anterior
11 A. cerebri media
12 A. communicans posterior
13 A. cerebri posterior
14 A. basilaris
15 V. basalis (Rosenthal)
16 A. cerebelli superior
17 Tentorium cerebelli
18 Os temporale
19 S. petrosus superior
20 S. sigmoideus
21 Ohrmuschel
22 Sutura lambdoidea
23 S. occipitalis
24 Protuberantia occipitalis interna
25 Os occipitale
26 Protuberantia occipitalis externa (Inion)

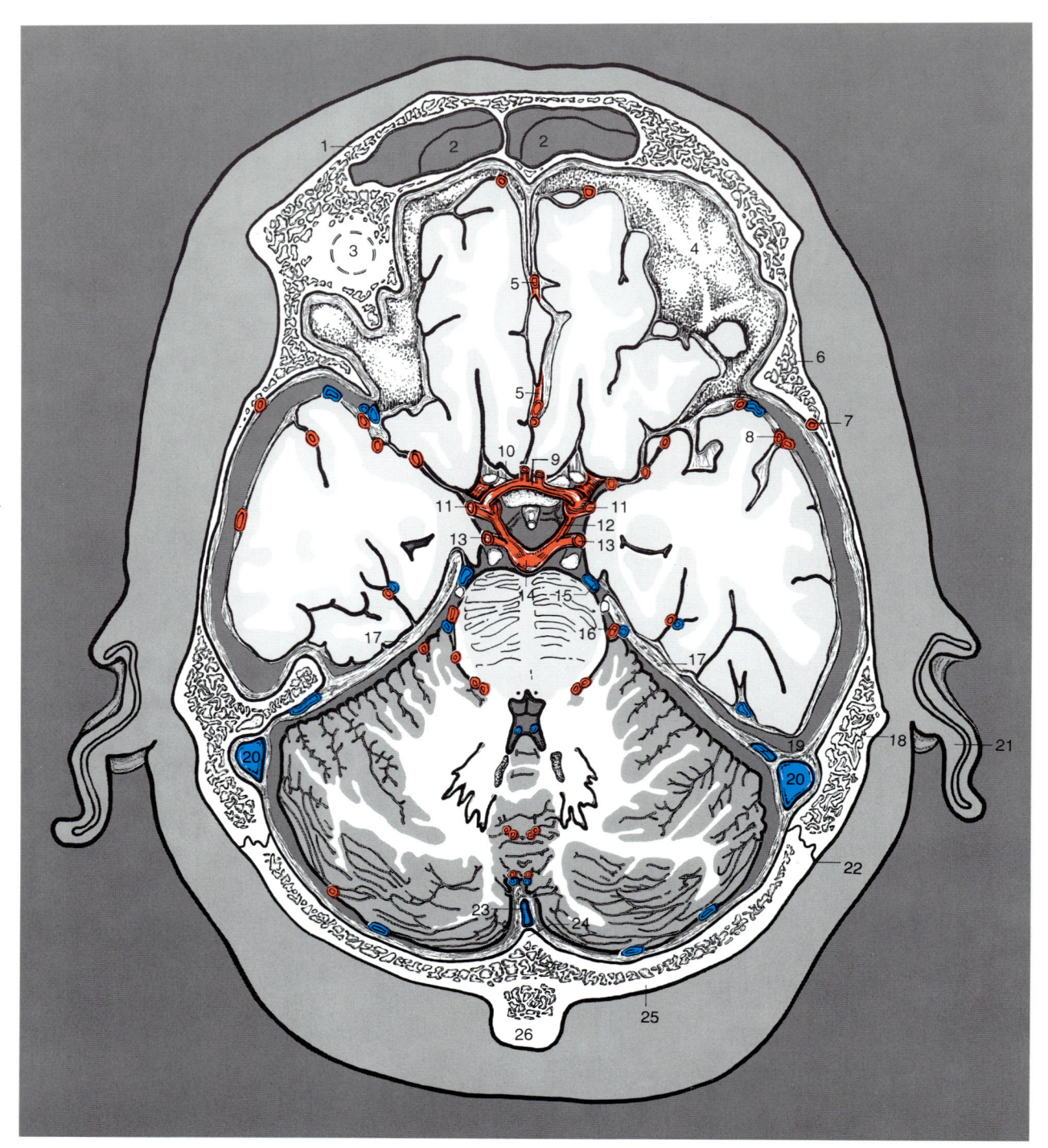

Abb. 51a Aufsicht auf die kraniale Schnittfläche der 5. Scheibe der Kanthomeatalserie. Der Schnitt trennte den Circulus arteriosus (Willisi). Er wurde zeichnerisch rekonstruiert. Die Schnittebene verläuft links durch das Orbitadach und dicht oberhalb des Dorsum sellae. Der Ansatz des Tentorium cerebelli überlagert beiderseits den ventralen Abschnitt der Oberkante der Pyramiden des Felsenbeins. Knochenstrukturen und Blutgefäße.

1 S. frontalis
2 Crista galli
3 Basis des Frontallappens
4 Dorsum sellae (s. Abb. 65.11)
5 Temporallappen
6 A. basilaris
7 Pons
8 4. Ventrikel
9 Os temporale
10 Hemisphäre des Kleinhirns
11 Protuberantia occipitalis interna

Abb. 51c Kanthomeatal orientiertes CT-Bild, das geringfügig unter der in Abb. 51a,b gewählten Schnitthöhe liegt.

Kanthomeatal orientierte Schichten

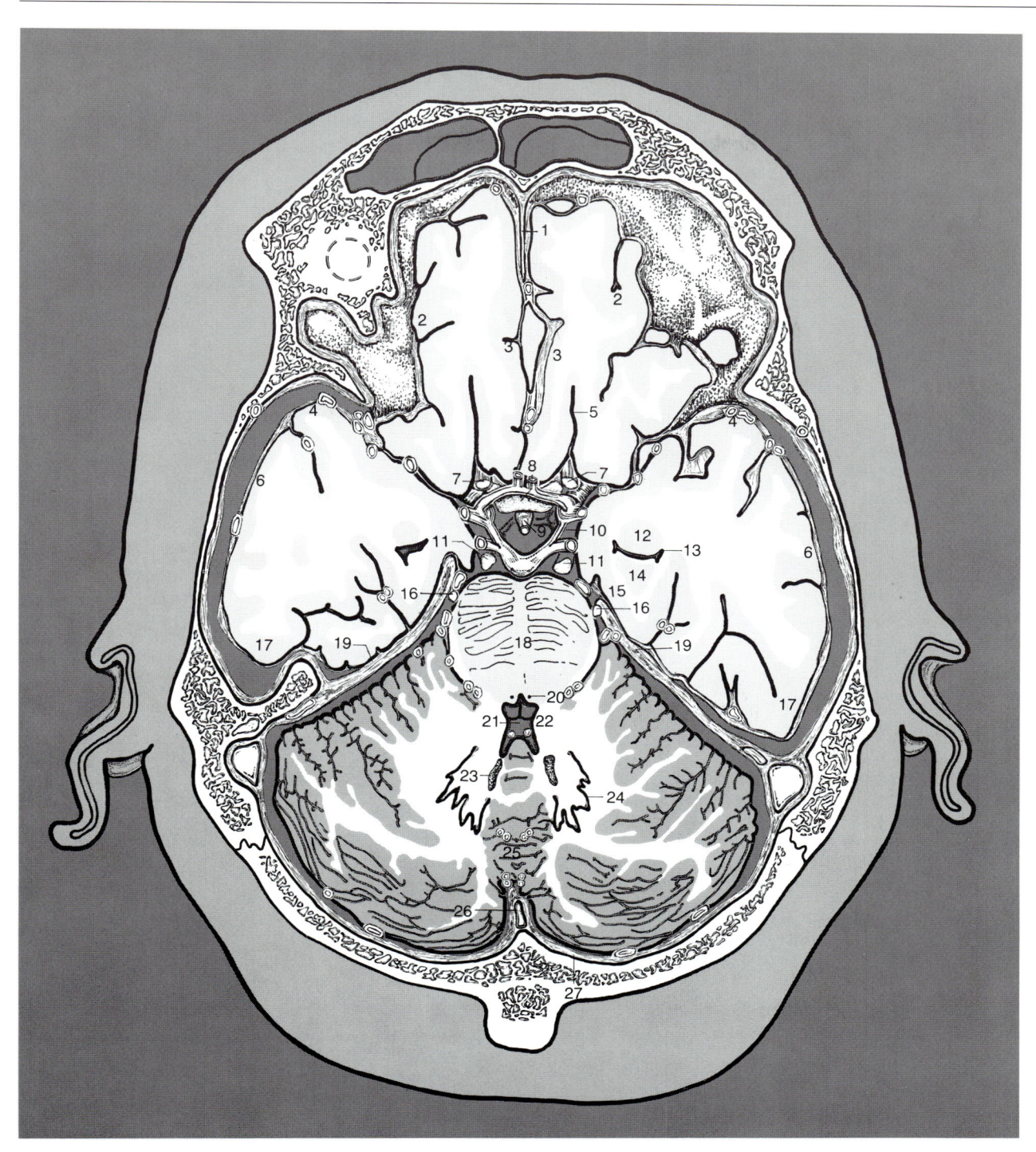

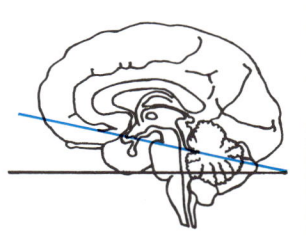

1 Falx cerebri
2 Gyri orbitales
3 G. rectus
4 G. temporalis superior
5 Sulcus olfactorius
6 G. temporalis medius
7 Tr. olfactorius
8 Chiasma opticum
9 Infundibulum
10 Processus clinoideus posterior (verdeckt)
11 N. oculomotorius
12 Corpus amygdaloideum
13 Ventriculus lateralis, Cornu temporale
14 Hippocampusformation
15 G. parahippocampalis
16 N. trochlearis
17 G. temporalis inferior
18 Pons
19 Tentorium cerebelli
20 Locus coeruleus
21 4. Ventrikel
22 Pedunculus cerebellaris cranialis
23 Nucl. fastigii
24 Nucl. dentatus
25 Vermis cerebelli
26 Falx cerebelli
27 Dura mater encephali

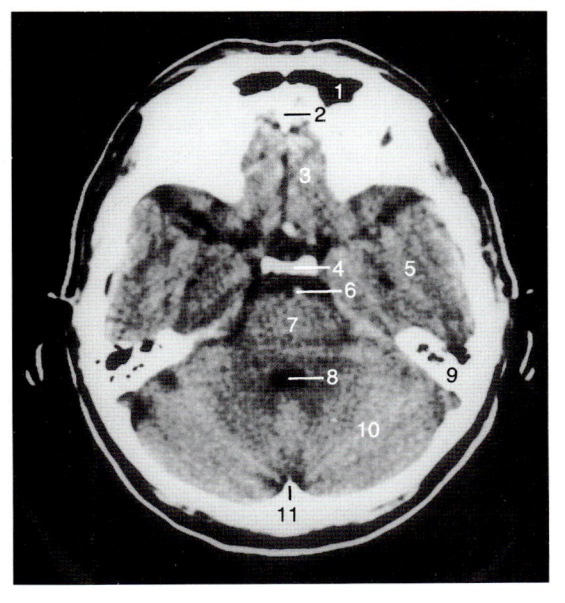

Abb. 51b Aufsicht auf die kraniale Schnittfläche der 5. Scheibe der Kanthomeatalserie. Die Schnittebene liegt in Höhe des Sellaeingangs. Frontalhirn, Temporallappen, Infundibulum, Pons und Kleinhirn sind getroffen. Hirnstrukturen und Hirnhaut.

Atlasteil

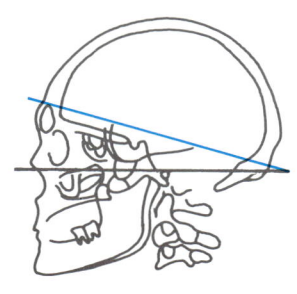

1 Os frontale
2 S. frontalis
3 A. frontopolaris
4 Ast der A. meningea media
5 V. cerebri media superficialis
6 A. cerebri anterior
7 Aa. insulares
8 A. temporalis
9 Aa. centrales anterolaterales (Aa. lenticulostriatae laterales)
10 Aa. centrales anterolaterales und anteromediales
11 Os temporale
12 A. occipitalis medialis
13 A. occipitalis lateralis
14 Aa. choroideae posteriores medialis und lateralis
15 V. basalis (Rosenthal)
16 Ohrmuschel
17 Tentorium cerebelli
18 Sutura lambdoidea
19 S. transversus
20 Os occipitale

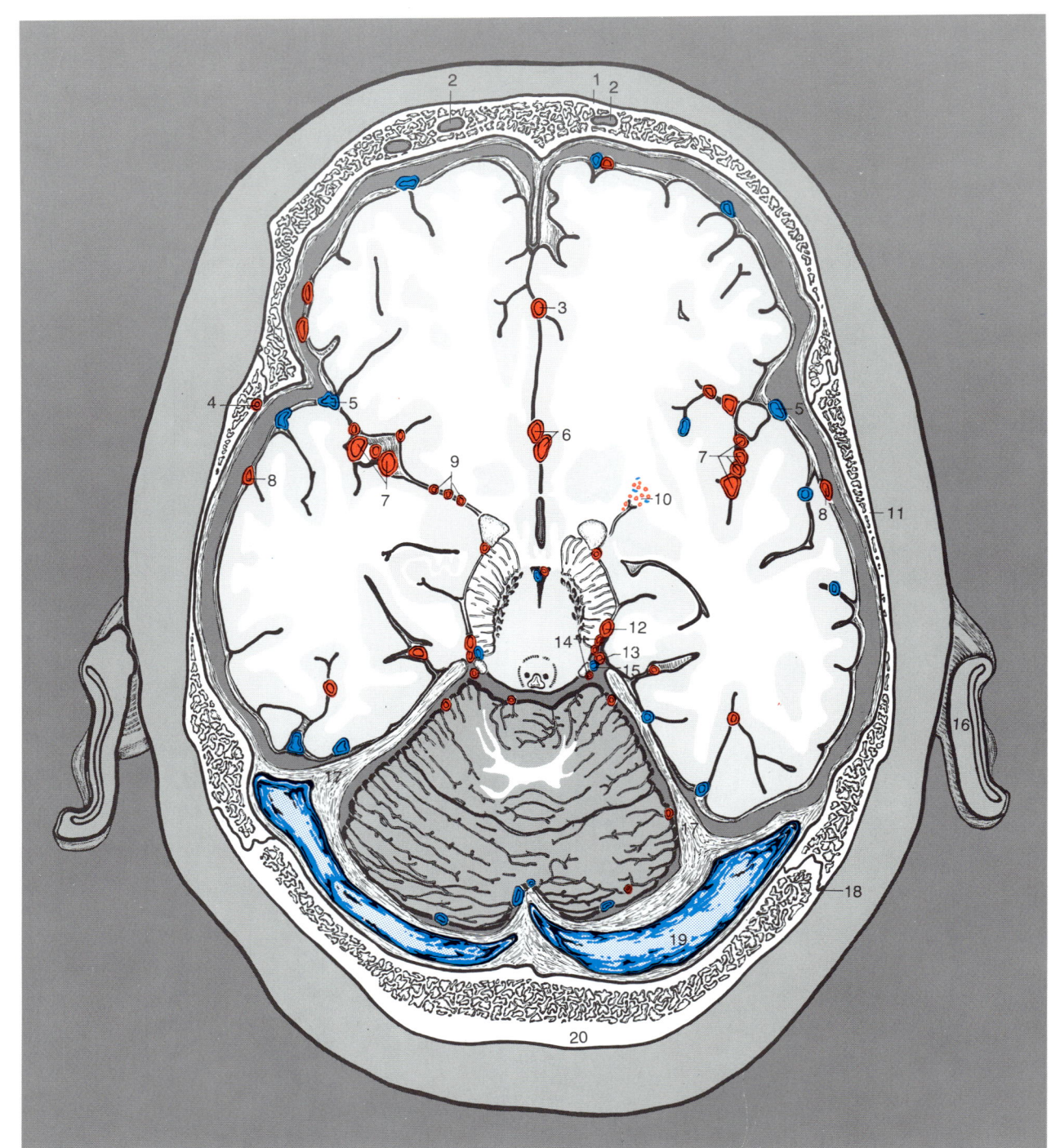

Abb. 52a Aufsicht auf die kraniale Schnittfläche der 6. Scheibe der Kanthomeatalserie. Auch in dieser Ebene sind vordere, mittlere und hintere Schädelgrube mit Inhalt getroffen. Die hintere Schädelgrube wird durch das angeschnittene Tentorium cerebelli nach ventral begrenzt. Knochenstrukturen und Blutgefäße.

1 Os frontale
2 Stirnpol
3 Sulcus lateralis
4 3. Ventrikel
5 Os temporale
6 Mesencephalon
7 Vermis cerebelli des Lobus cranialis (anterior)
8 Hemisphäre des Lobus cranialis (anterior) cerebelli
9 Fissura transversa cerebri
10 Basis des Okzipitallappens
11 Os occipitale

Abb. 52c Kanthomeatal orientiertes CT-Bild, das etwas oberhalb der in Abb. 52a,b gewählten Schnitthöhe liegt.

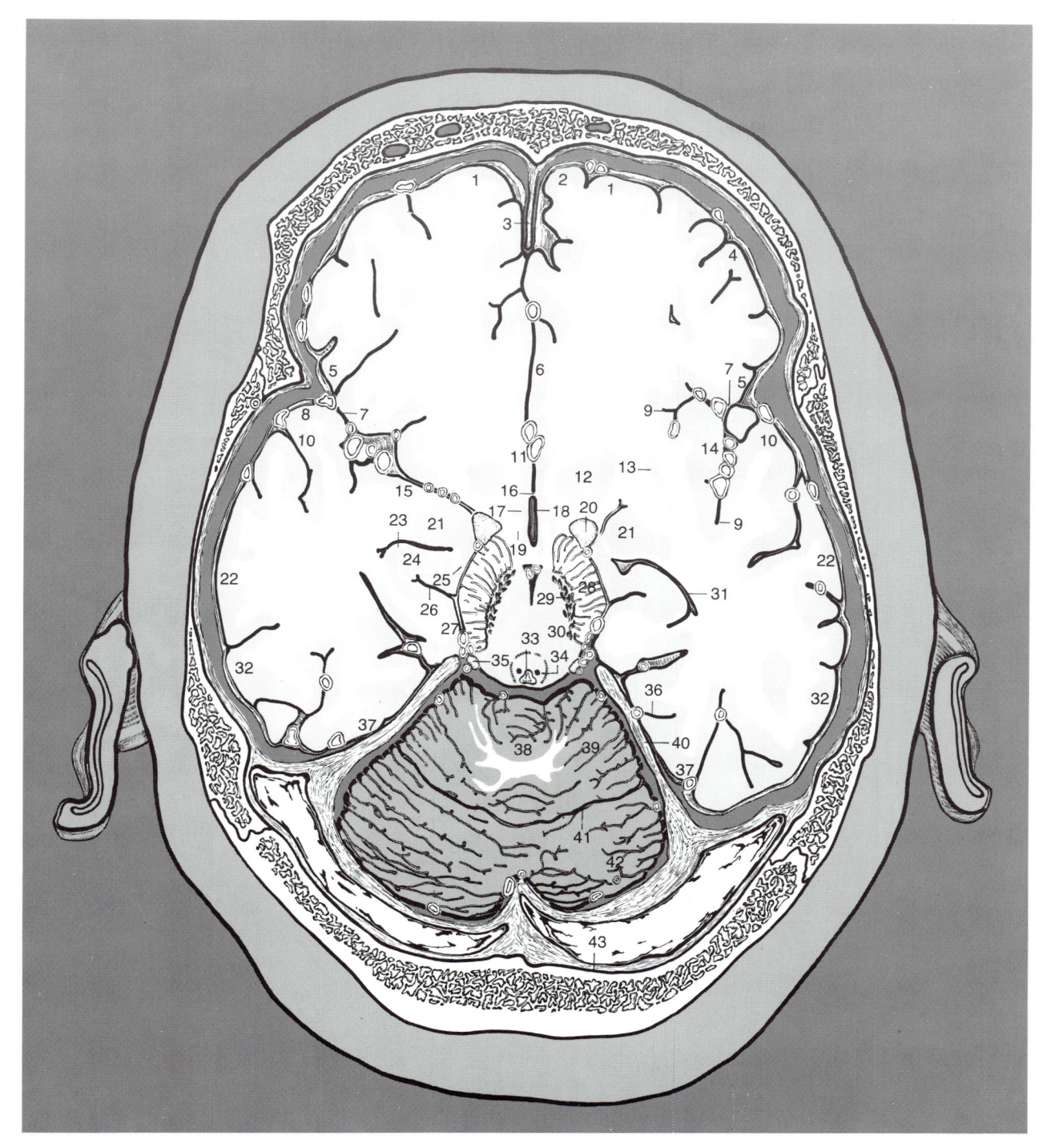

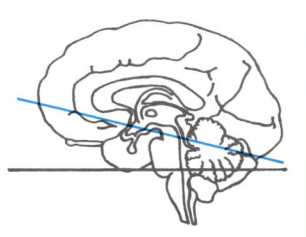

Kanthomeatal orientierte Schichten 101

1 G. frontalis superior
2 Stirnpol
3 Falx cerebri
4 G. frontalis medius
5 G. frontalis inferior
6 G. cinguli
7 Sulcus lateralis
8 Temporallappen
9 Sulcus circularis insulae
10 G. temporalis superior
11 Area subcallosa
12 Boden des Striatum
13 Claustrum
14 Insel
15 G. semilunaris
16 Lamina terminalis
17 Hypothalamus
18 3. Ventrikel
19 Fornix
20 Tr. opticus
21 Corpus amygdaloideum
22 G. temporalis medius
23 Alveus
24 Hippocampus
25 Uncus hippocampi
26 Sulcus hippocampi
27 G. parahippocampalis
28 Crus cerebri
29 Substantia nigra
30 Tegmentum mesencephali
31 Ventriculus lateralis, Cornu temporale
32 G. temporalis inferior
33 Übergang des Aqueductus mesencephali in den 4. Ventrikel
34 Locus coeruleus
35 N. trochlearis
36 Sulcus collateralis
37 G. occipitotemporalis lateralis
38 Vermis cerebelli des Lobus cranialis (anterior)
39 Hemisphäre des Lobus cranialis (anterior) cerebelli
40 Tentorium cerebelli
41 Fissura prima
42 Hemisphäre des Lobus caudalis (posterior) cerebelli
43 Dura mater encephali

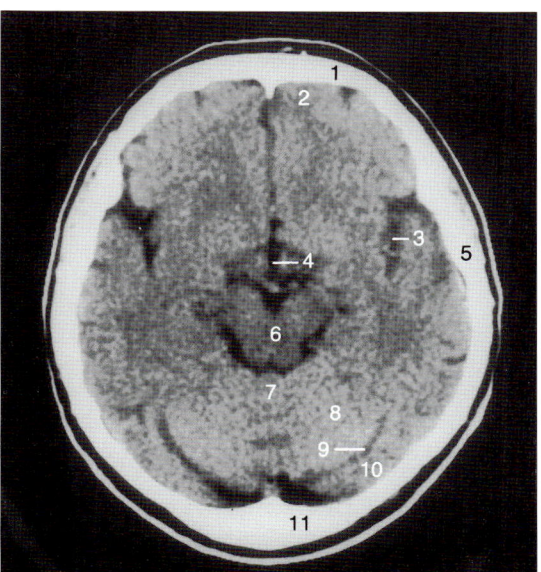

Abb. 52b Aufsicht auf die kraniale Schnittfläche der 6. Scheibe der Kanthomeatalserie. In dieser Schnittebene sind Frontalhirn, Temporallappen, Hypothalamus, Mittelhirn und Kleinhirn getroffen. Hirnstrukturen und Hirnhaut.

102 Atlasteil

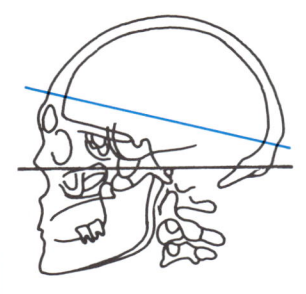

1 Os frontale
2 S. sagittalis superior
3 Brückenvene
4 A. frontalis anteromedialis
5 A. cerebri anterior
6 Aa. insulares
7 Sutura coronalis
8 Os parietale
9 V. cerebri media superficialis
10 A. temporalis
11 Ventriculus lateralis, Cornu frontale
12 Aa. centrales anterolaterales
13 3. Ventrikel
14 Os temporale
15 A. occipitalis medialis
16 Aa. choroideae posteriores medialis und lateralis
17 Aqueductus mesencephali
18 A. occipitalis lateralis
19 V. basalis (Rosenthal)
20 Ohrmuschel
21 Tentorium cerebelli
22 Ast der A. occipitalis lateralis
23 S. rectus
24 Sutura lambdoidea
25 Confluens sinuum (blau gepunktet innerhalb der Scheibe)
26 Os occipitale

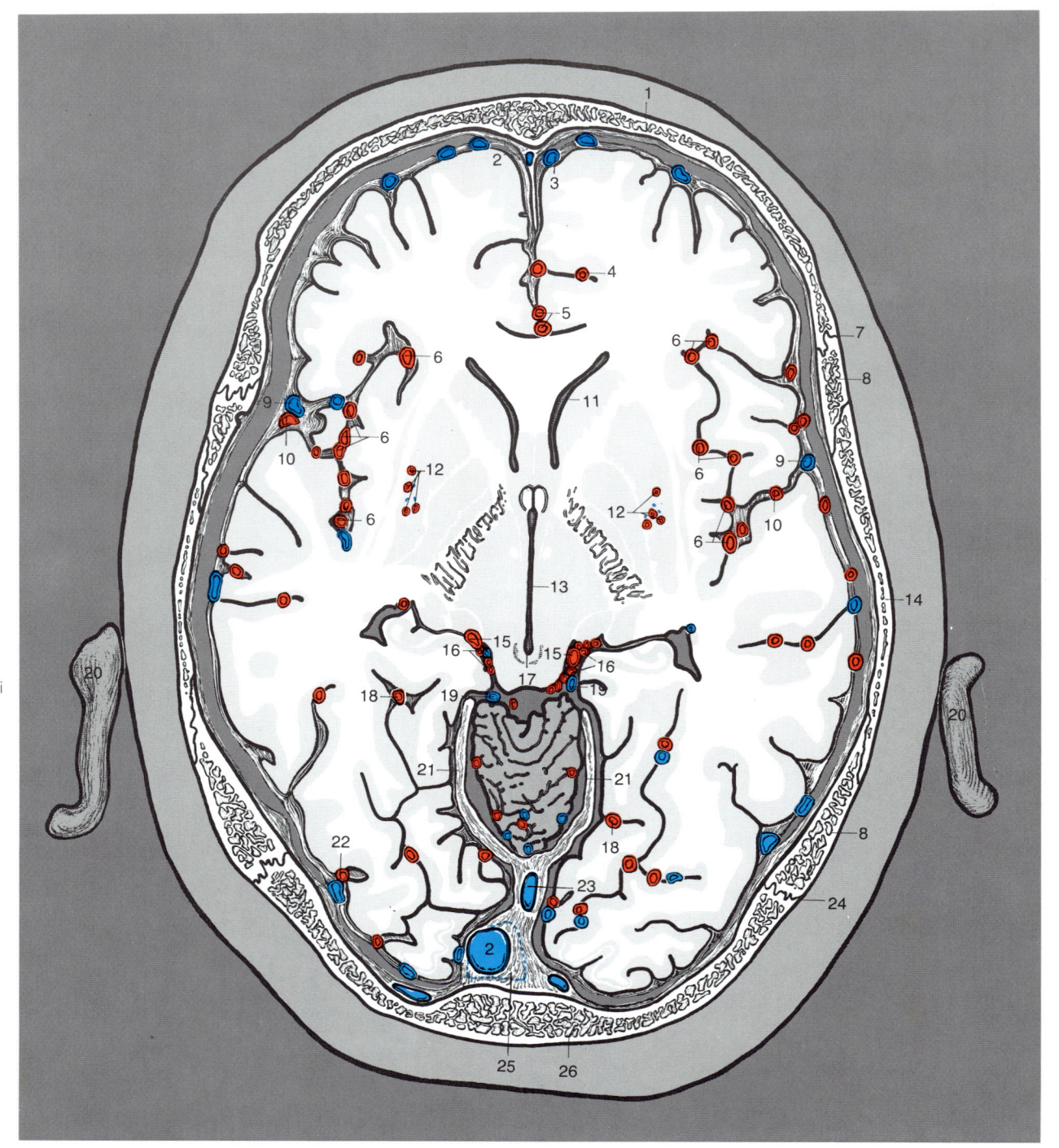

Abb. 53a Aufsicht auf die kraniale Schnittfläche der 7. Scheibe der Kanthomeatalserie. in dieser Ebene liegen die basalen Teile der Vorderhörner der Seitenventrikel. Der 3. Ventrikel ist am Übergang zum Aqueductus mesencephali getroffen. Außerdem sind die Unterhörner der Seitenventrikel dargestellt. Der ventrale Abschnitt des Tentorium cerebelli ist angeschnitten. Knochenstrukturen und Blutgefäße.

1 Os frontale
2 Falx cerebri
3 Ventriculus lateralis, Cornu frontale
4 Sulcus lateralis
5 Caput nuclei caudati
6 Putamen
7 Os temporale
8 3. Ventrikel
9 Mesencephalon
10 C. laminae tecti
11 Vermis cerebelli des Lobus cranialis
12 Os parietale
13 Os occipitale

Abb. 53c Kanthomeatal orientiertes CT-Bild, das mit der in Abb. 53a,b gewählten Schnitthöhe annähernd korrespondiert.

Kanthomeatal orientierte Schichten 103

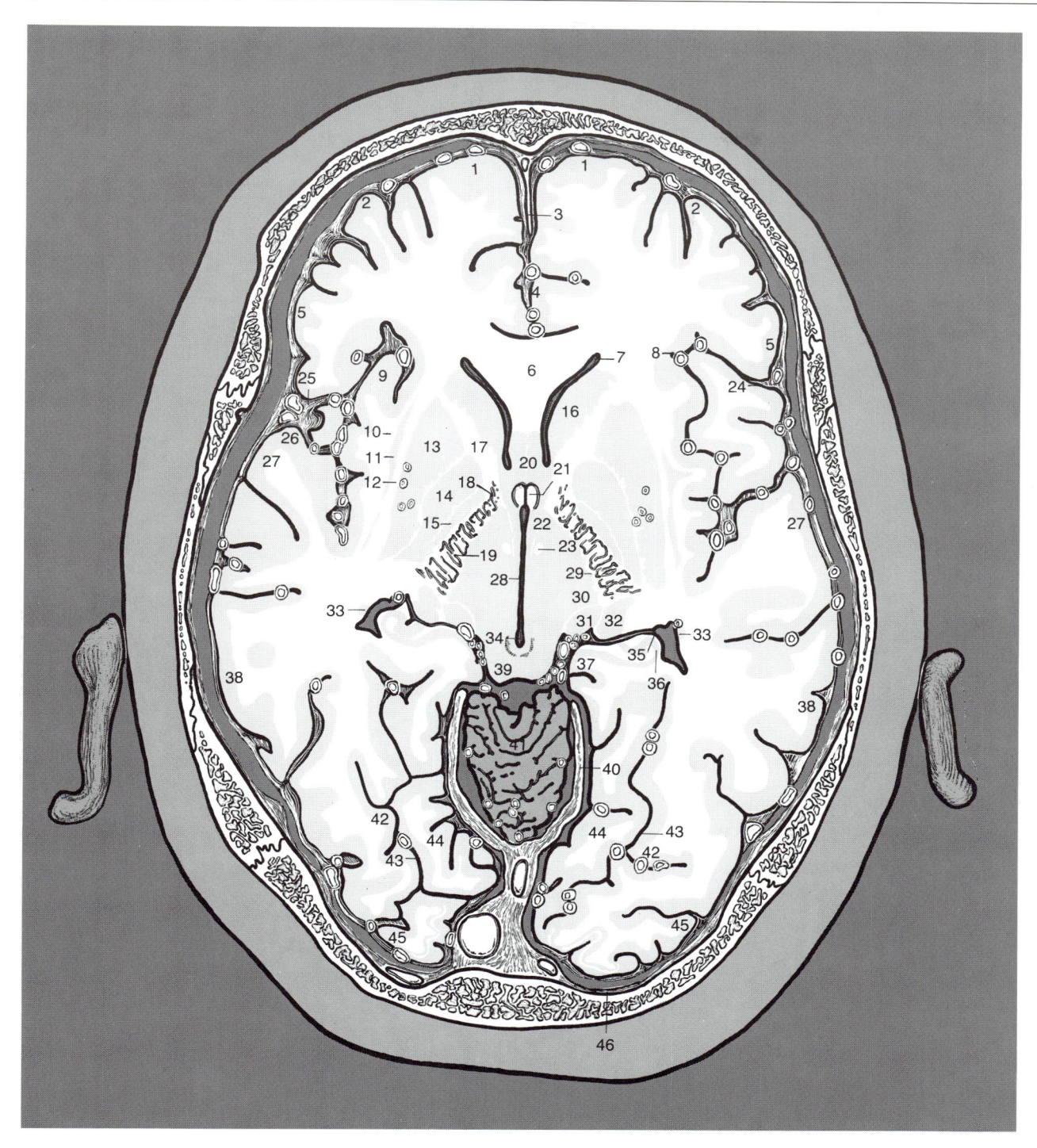

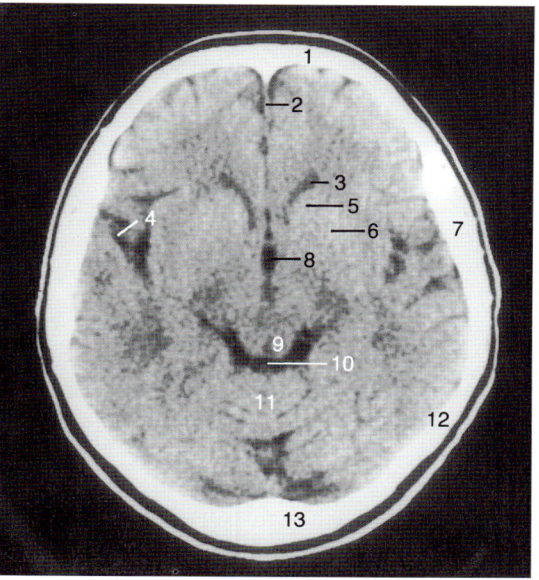

Abb. 53b Aufsicht auf die kraniale Schnittfläche der 7. Scheibe der Kanthomeatalserie. In dieser Schnittebene erreicht die Insel die größte Ausdehnung. Striatum (Putamen und Nucl. caudatus), Capsula interna, Hypothalamus und kaudaler Thalamus sind dargestellt. Vom infratentoriellen Raum ist nur das Kleinhirn angeschnitten. Hirnstrukturen und Hirnhaut.

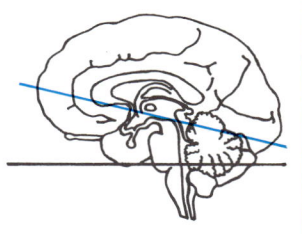

1 G. frontalis superior am Stirnpol
2 G. frontalis medius
3 Falx cerebri
4 G. cinguli
5 G. frontalis inferior
6 Corpus callosum, Genu
7 Ventriculus lateralis, Cornu frontale
8 Sulcus circularis insulae
9 Insel
10 Capsula extrema
11 Claustrum
12 Capsula externa
13 Putamen
14 Globus pallidus, Pars lateralis
15 Globus pallidus, Pars medialis
16 Caput nuclei caudati
17 Capsula interna, Crus anterius
18 Capsula interna, Genu
19 Capsula interna, Crus posterius
20 Septum verum
21 Columna fornicis
22 Hypothalamus
23 Fasciculus mamillothalamicus
24 Sulcus lateralis, Ramus ascendens
25 Sulcus lateralis, Ramus posterior
26 Temporallappen
27 G. temporalis superior
28 3. Ventrikel
29 Nucl. reticularis thalami
30 Nucl. ventralis posterolateralis thalami (ventrocaudalis externus (153))
31 Corpus geniculatum mediale
32 Corpus geniculatum laterale
33 Cauda nuclei caudati
34 Aqueductus mesencephali
35 Alveus
36 Hippocampus
37 G. parahippocampalis
38 G. temporalis medius
39 Colliculus caudalis
40 Tentorium cerebelli
41 Vermis cerebelli des Lobus cranialis (anterior)
42 G. occipitotemporalis lateralis
43 Sulcus collateralis
44 G. occipitotemporalis medialis
45 Gyri occipitales
46 Dura mater encephali

104   Atlasteil

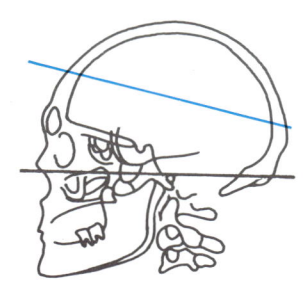

1 Os frontale
2 S. sagittalis superior
3 V. cerebri superior
4 A. frontalis anteromedialis
5 A. callosomarginalis
6 Sutura coronalis
7 A. cerebri anterior
8 A. sulci precentralis
9 Aa. insulares
10 Ventriculus lateralis, Cornu frontale
11 V. septi pellucidi anterior
12 V. cerebri interna
13 3. Ventrikel
14 Os parietale
15 A. temporooccipitalis
16 A. choroidea posterior lateralis
17 A. choroidea posterior medialis
18 Epiphyse
19 V. cerebri magna (Galeni)
20 Plexus choroideus im Ventriculus lateralis
21 A. occipitalis medialis
22 A. calcarina
23 Tentorium cerebelli
24 S. rectus
25 Sutura lambdoidea
26 Os occipitale

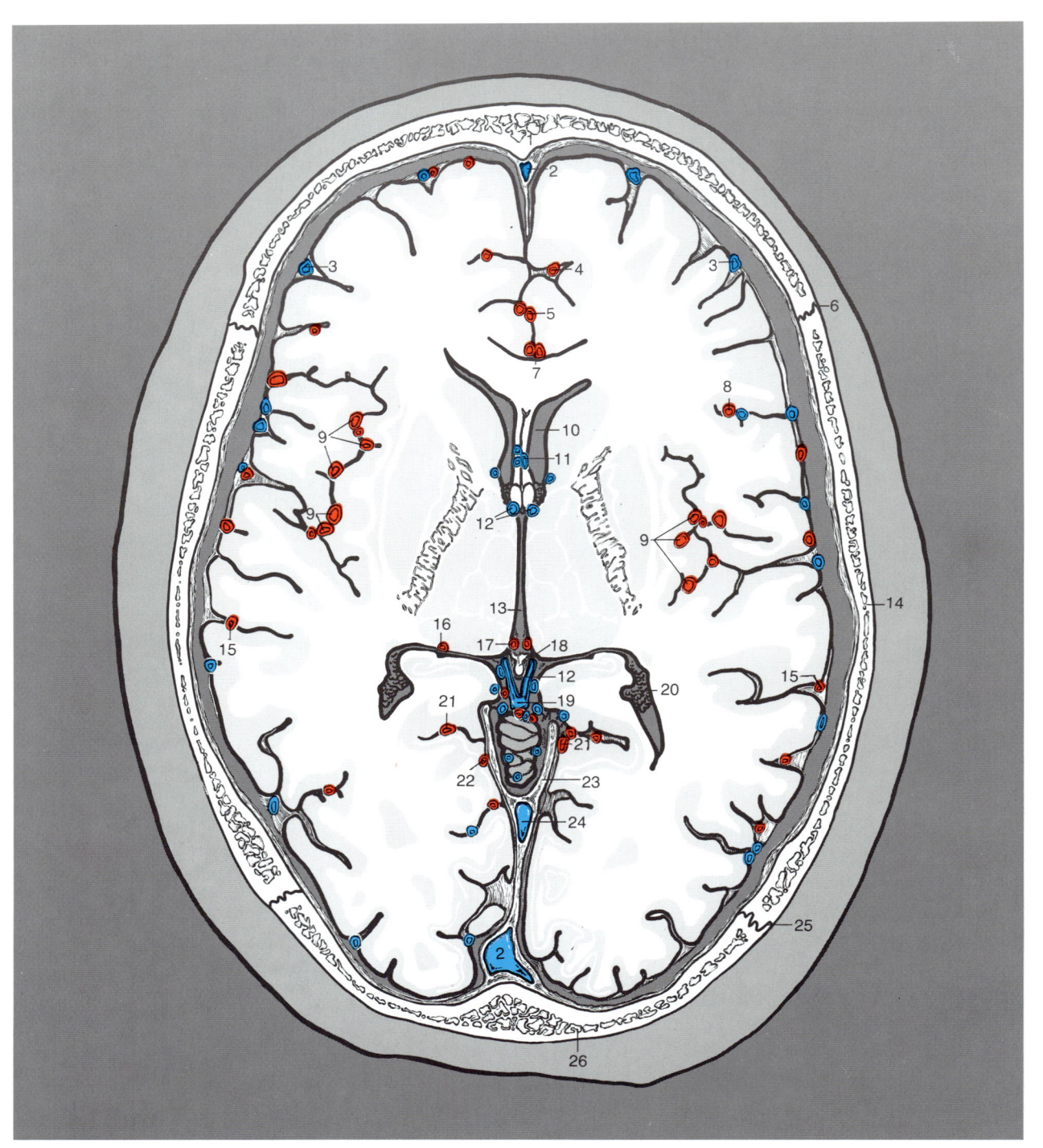

Abb. 54a Aufsicht auf die kraniale Schnittfläche der 8. Scheibe der Kanthomeatalserie. Die Epiphyse liegt zwischen der Ober- und Unterfläche der Scheibe. Die Vv. cerebri internae überlagern die Epiphyse, von der nur eine kleine kraniale Fläche im Bild zu erkennen ist. Die Schnittebene verläuft durch die Seitenventrikel und den 3. Ventrikel. Der First des Tentorium cerebelli ist durch den Schnitt abgetrennt. Knochenstrukturen und Blutgefäße.

1 Falx cerebri
2 Ventriculus lateralis, Cornu frontale
3 Septum pellucidum
4 Caput nuclei caudati
5 Capsula interna, Crus anterius
6 Putamen
7 3. Ventrikel
8 Thalamus
9 Capsula interna, Crus posterius
10 Os parietale
11 Corpus pineale, (Epiphyse)
12 Ventriculus lateralis Plexus choroideus
13 C. venae cerebri magnae (Galeni)

Abb. 54c Kanthomeatal orientiertes CT-Bild, das mit der in Abb. 54a,b gewählten Schnitthöhe annähernd korrespondiert.

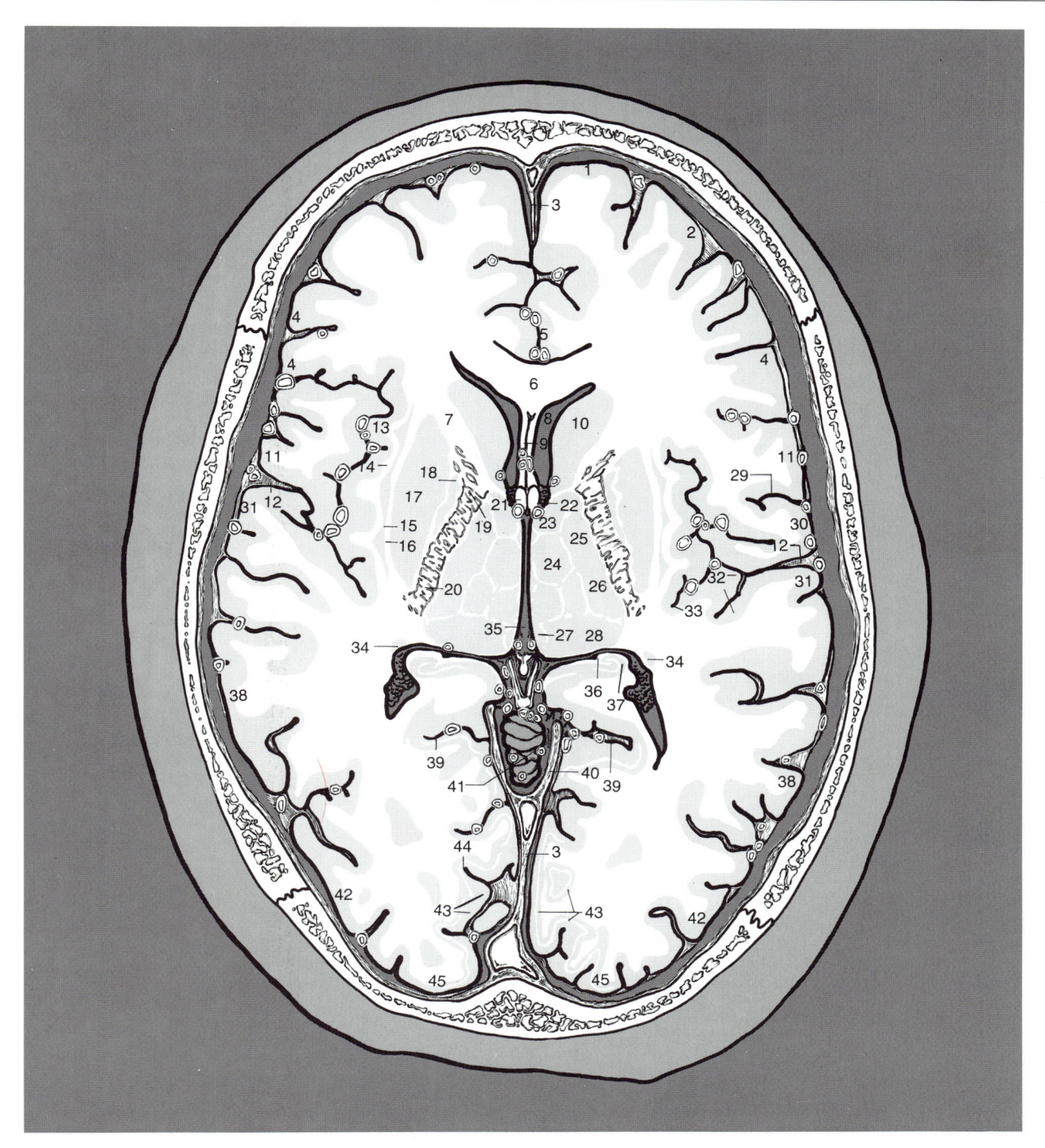

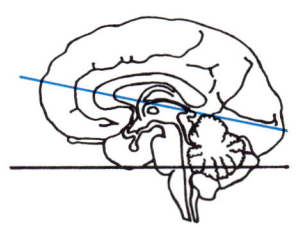

Kanthomeatal orientierte Schichten

1 G. frontalis superior
2 G. frontalis medius
3 Falx cerebri
4 G. frontalis inferior
5 G. cinguli
6 Corpus callosum
7 Capsula interna, Crus anterius
8 Ventriculus lateralis, Cornu frontale
9 Cavum septi pellucidi
10 Caput nuclei caudati
11 G. precentralis
12 Sulcus lateralis, Ramus posterior
13 Insel
14 Capsula extrema
15 Claustrum
16 Capsula externa
17 Putamen
18 Globus pallidus
19 Capsula interna, Genu
20 Capsula interna, Crus posterius
21 Fornix
22 Foramen interventriculare (Monroi)
23 Nucl. anterior thalami
24 Nucl. medialis thalami
25 Nucl. ventralis lateralis thalami (ventrooralis (153))
26 Nucl. lateralis posterior thalami
27 Nuclei habenulae
28 Nuclei pulvinares thalami
29 Sulcus centralis
30 G. postcentralis
31 G. temporalis superior
32 Gyri temporales transversi (Heschlsche Querwindungen)
33 Sulcus circularis insulae
34 Cauda nuclei caudati
35 3. Ventrikel
36 Fimbria hippocampi
37 Hippocampus
38 G. temporalis medius
39 Sulcus parietooccipitalis
40 Tentorium cerebelli
41 Vermis cerebelli des Lobus cranialis (anterior) in Aufsicht
42 Gyri occipitales
43 Area striata
44 Sulcus calcarinus
45 Okzipitalpol

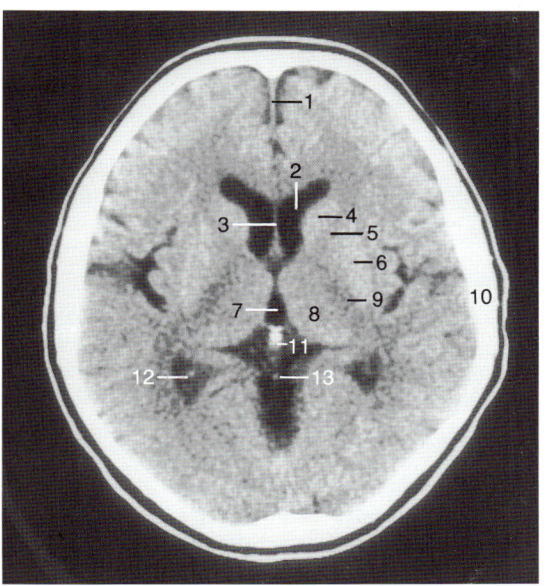

Abb. 54b Aufsicht auf die kraniale Schnittfläche der 8. Scheibe der Kanthomeatalserie. Die Schnittebene trifft Insel, Striatum (Putamen und Nucl. caudatus), Capsula interna und Thalamus. In der Zeichnung nicht sichtbar liegen kaudal der Schnittebene zwischen dem 3. Ventrikel und dem Kleinhirnwurm die Colliculi craniales. Hirnstrukturen und Hirnhaut.

Atlasteil

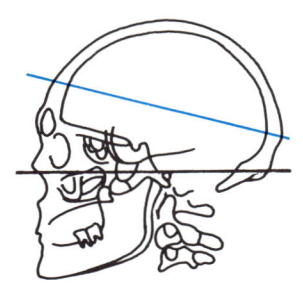

1 Os frontale
2 S. sagittalis superior
3 V. cerebri superior
4 A. frontalis mediomedialis
5 A. prefrontalis
6 A. callosomarginalis
7 Sutura coronalis
8 A. pericallosa
9 A. sulci precentralis
10 Aa. insulares
11 V. thalamostriata superior und Stria terminalis
12 V. choroidea superior
13 Ventriculus lateralis, Pars centralis
14 A. sulci centralis
15 A. choroidea posterior lateralis
16 Trigonum collaterale und Plexus choroideus
17 A. parietalis
18 Os parietale
19 A. gyri angularis
20 V. cerebri magna (Galeni)
21 A. parietooccipitalis
22 S. rectus
23 A. calcarina
24 Sutura lambdoidea
25 Os occipitale

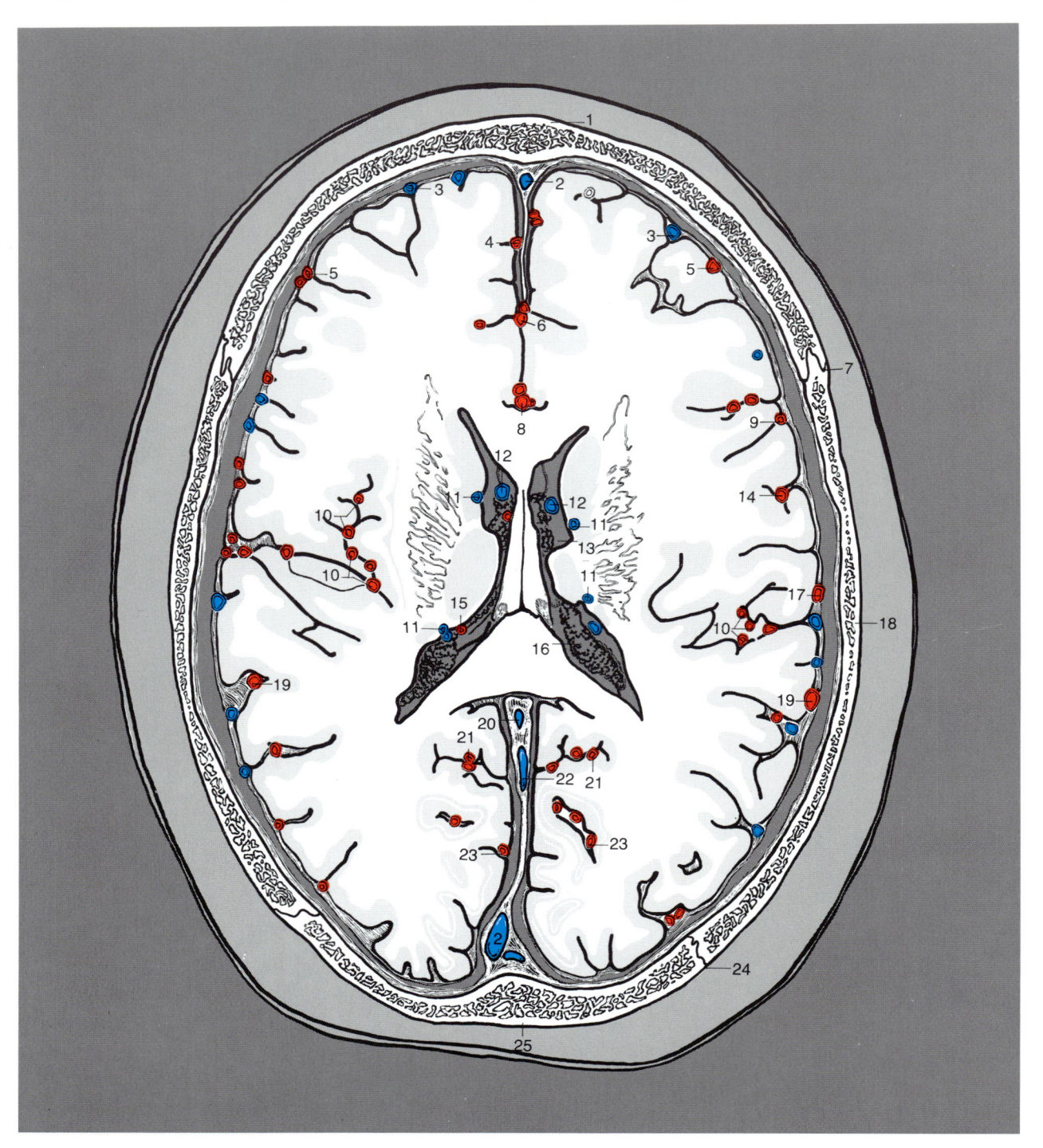

Abb. 55a Aufsicht auf die kraniale Schnittfläche der 9. Scheibe der Kanthomeatalserie. Die Schnittebene trifft den Mittelteil der Seitenventrikel (Cella media) und liegt dicht oberhalb des Trigonum collaterale der Seitenventrikel. Knochenstrukturen und Blutgefäße.

1 Os frontale
2 Falx cerebri
3 Corpus callosum
4 Ventriculus lateralis, Cornu frontale
5 Caput nuclei caudati
6 Corona radiata
7 Os parietale
8 Fornix
9 Corpus callosum, Splenium
10 Ventriculus lateralis, Trigonum collaterale
11 S. sagittalis superior
12 Os occipitale

Abb. 55c Kanthomeatal orientiertes CT-Bild, das mit der in Abb. 55a,b gewählten Schnitthöhe annähernd korrespondiert.

Kanthomeatal orientierte Schichten

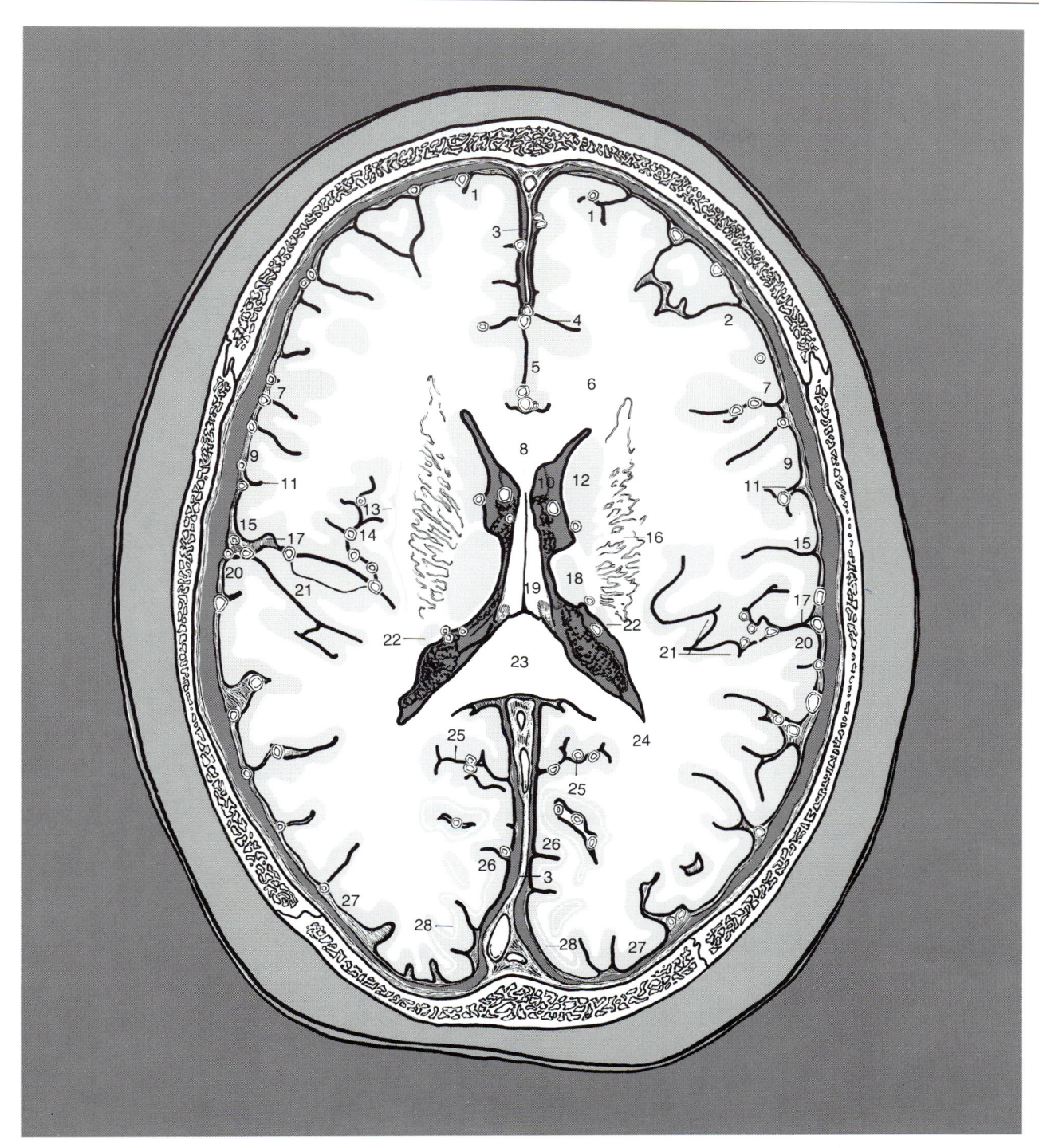

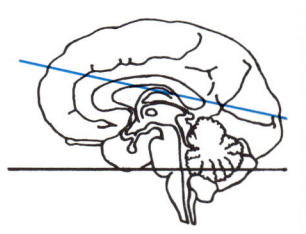

1 G. frontalis superior
2 G. frontalis medius
3 Falx cerebri
4 Sulcus cinguli
5 G. cinguli
6 Forceps frontalis (minor)
7 G. frontalis inferior
8 Corpus callosum, Truncus
9 G. precentralis
10 Ventriculus lateralis, Cornu frontale
11 Sulcus centralis
12 Caput nuclei caudati
13 Claustrum
14 Insel
15 G. postcentralis
16 Corona radiata
17 Sulcus lateralis, Ramus posterior
18 Thalamus
19 Fornix
20 G. temporalis superior
21 Gyri temporales transversi
22 Cauda nuclei caudati
23 Corpus callosum, Splenium
24 Forceps occipitalis (major)
25 Sulcus parietooccipitalis
26 Cuneus
27 Gyri occipitales
28 Area striata

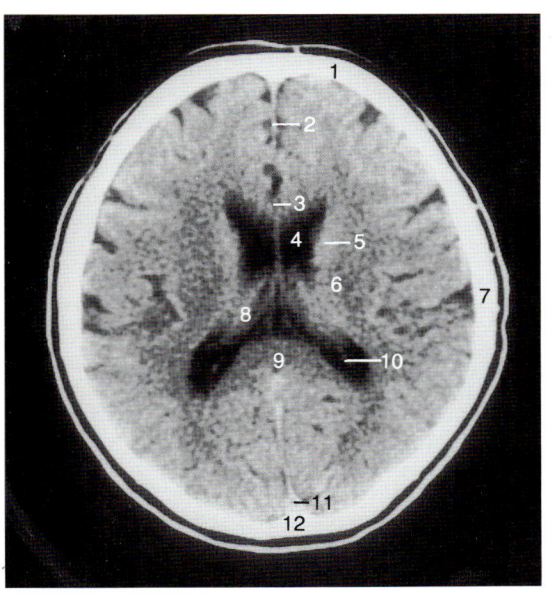

Abb. 55b Aufsicht auf die kraniale Schnittfläche der 9. Scheibe der Kanthomeatalserie. Die Schnittebene trennt die Falx cerebri in einen ventralen und einen dorsalen Teil. Der kraniale Teil der Insel ist angeschnitten. Das Splenium des Balkens liegt zwischen dem Trigonum collaterale des rechten und linken Seitenventrikels. Hirnstrukturen und Hirnhaut.

108 Atlasteil

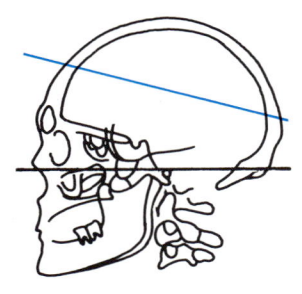

1 Os frontale
2 S. sagittalis superior
3 V. cerebri superior
4 A. frontalis mediomedialis
5 A. prefrontalis
6 Sutura coronalis
7 A. callosomarginalis
8 A. sulci precentralis
9 A. sulci centralis
10 A. pericallosa
11 A. parietalis
12 Ventriculus lateralis, Pars centralis
13 Os parietale
14 S. sagittalis inferior
15 A. gyri angularis
16 A. parietooccipitalis
17 Sutura lambdoidea
18 Os occipitale

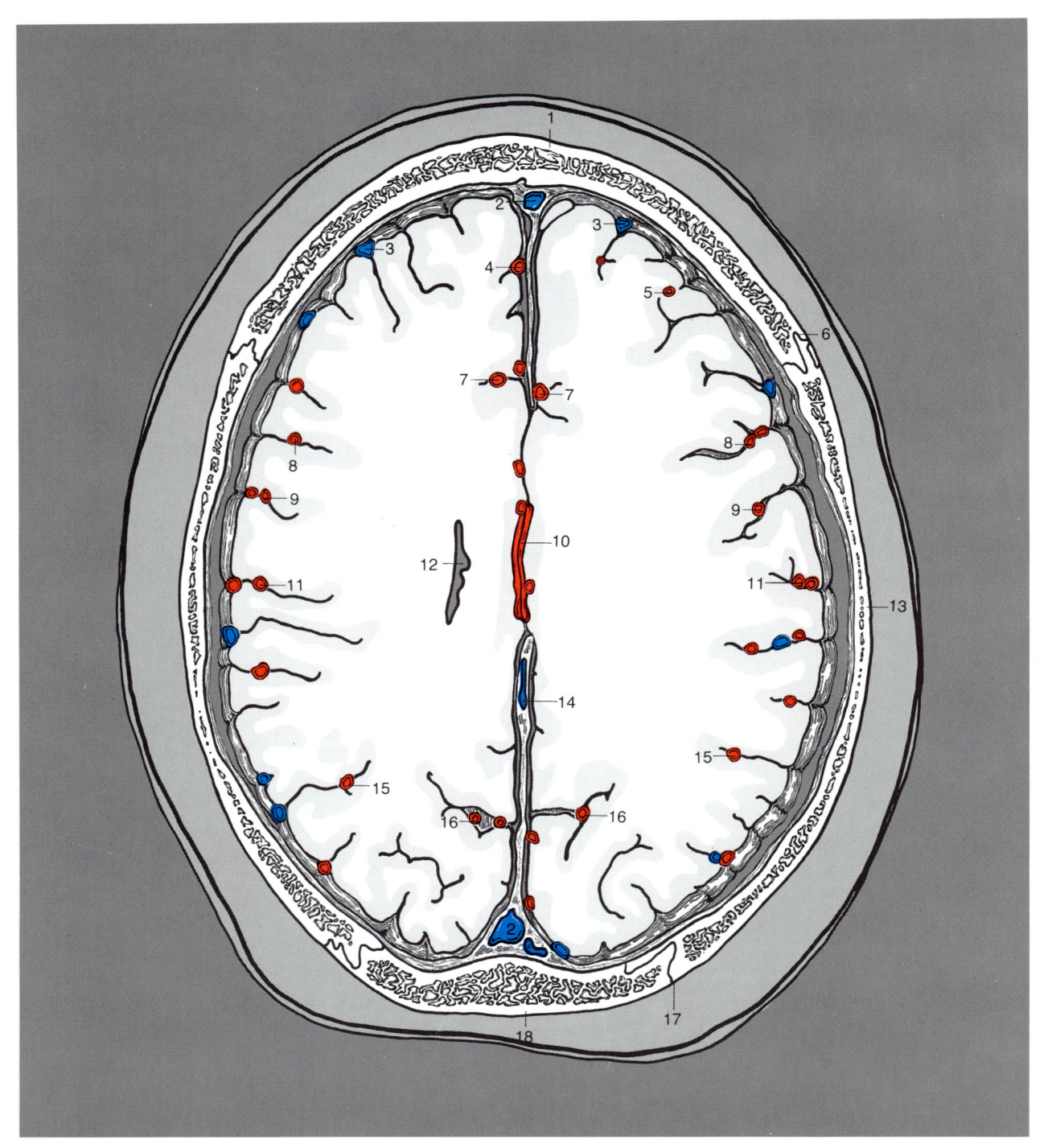

Abb. 56a Aufsicht auf die kraniale Schnittfläche der 10. Scheibe der Kanthomeatalserie. Der Balken bildet das Dach der Cella media. Der Balken ist auf der Schnittfläche nicht sichtbar. Auf der linken Seite ist der Seitenventrikel angeschnitten. Knochenstrukturen und Blutgefäße.

1 Os frontale
2 Falx cerebri
3 Sulcus cinguli
4 G. precentralis
5 Sulcus centralis
6 G. postcentralis
7 Cingulum
8 Ventriculus lateralis, Pars centralis
9 Centrum semiovale
10 Os parietale
11 Os occipitale

Abb. 56c Kanthomeatal orientiertes CT-Bild, das mit der in Abb. 56a,b gewählten Schnitthöhe annähernd korrespondiert.

Kanthomeatal orientierte Schichten

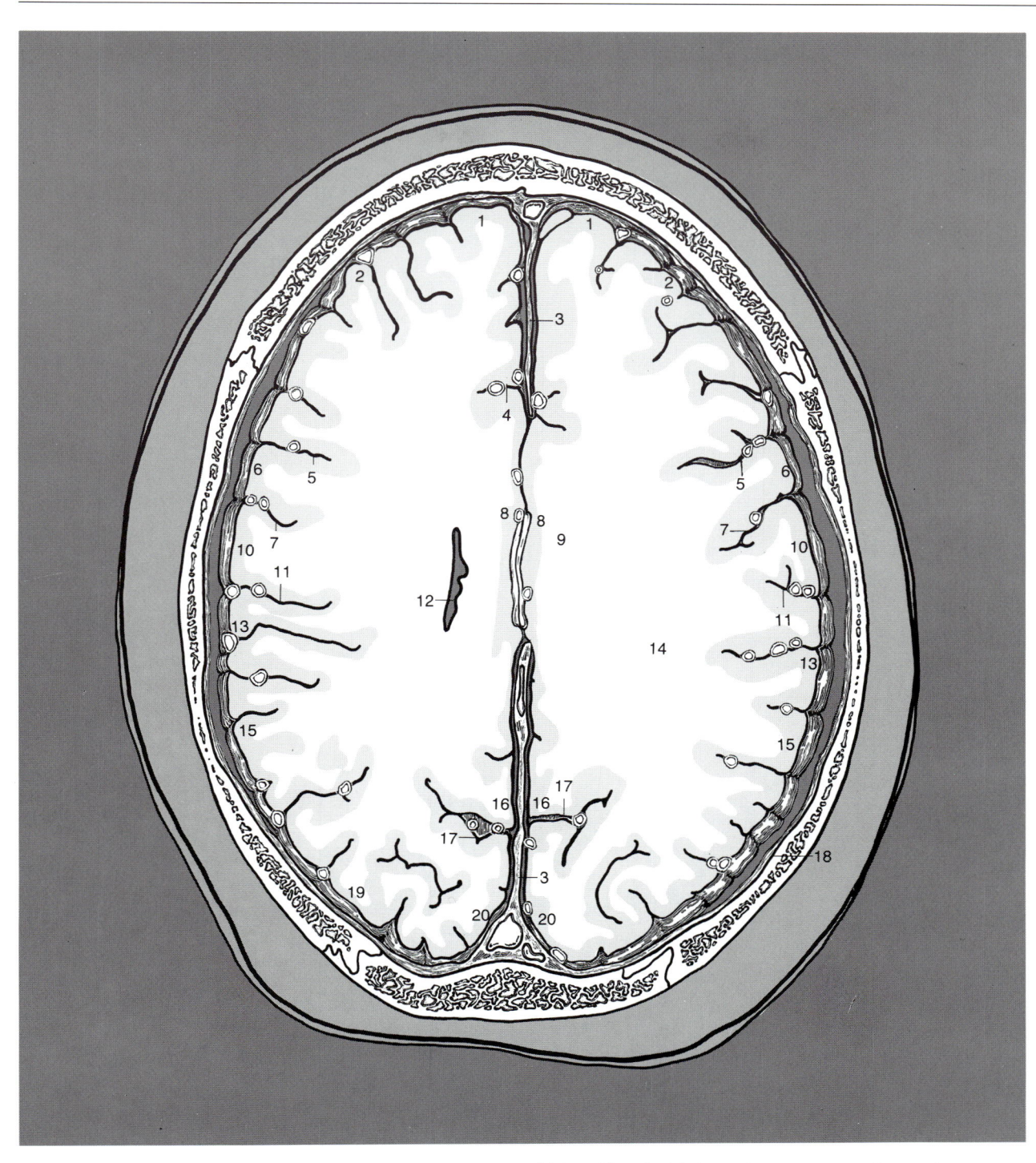

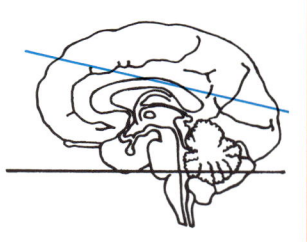

1 G. frontalis superior
2 G. frontalis medius
3 Falx cerebri
4 Sulcus cinguli
5 Sulcus precentralis
6 G. precentralis
7 Sulcus centralis
8 G. cinguli
9 Cingulum
10 G. postcentralis
11 Sulcus postcentralis
12 Ventriculus lateralis, Pars centralis
13 G. supramarginalis
14 Centrum semiovale
15 G. angularis
16 Precuneus
17 Sulcus parietooccipitalis
18 Dura mater encephali
19 Gyri occipitales
20 Cuneus

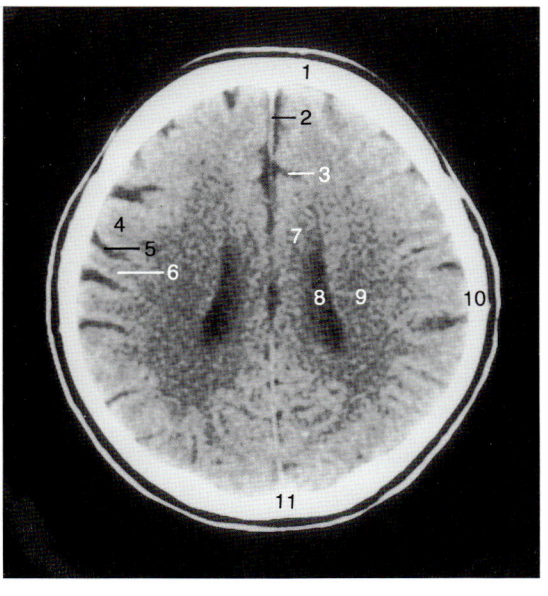

Abb. 56b Aufsicht auf die kraniale Schnittfläche der 10. Scheibe der Kanthomeatalserie. Die Schnittebene trennt die Falx cerebri in einen ventralen und einen dorsalen Teil. Dazwischen liegt der suprakommissurale Teil der Gyri cinguli, die den Balken verdecken. Hirnstrukturen und Hirnhaut.

110 Atlasteil

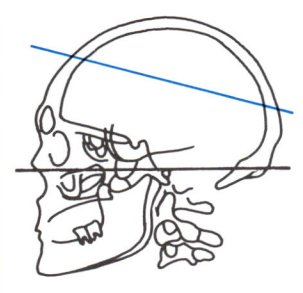

1 Os frontale
2 S. sagittalis superior
3 V. cerebri superior
4 A. frontalis mediomedialis
5 A. prefrontalis
6 Sutura coronalis
7 A. callosomarginalis
8 A. sulci precentralis
9 A. sulci centralis
10 A. paracentralis
11 Os parietale
12 A. parietalis
13 A. precunealis
14 A. gyri angularis
15 A. parietooccipitalis
16 Os occipitale
17 Sutura lambdoidea

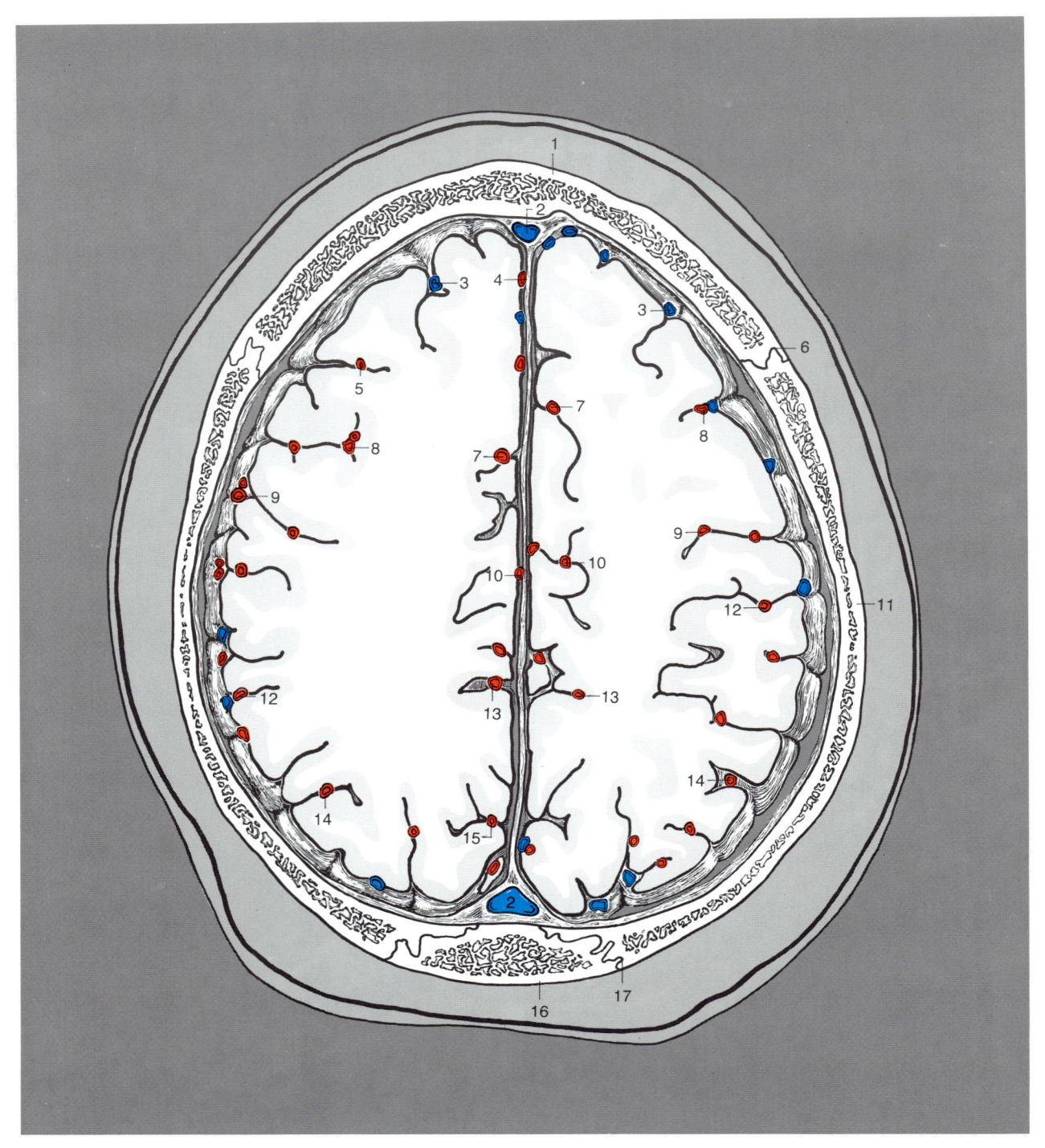

Abb. 57a Aufsicht auf die kraniale Schnittfläche der 11. Scheibe der Kanthomeatalserie. Die Schnittebene liegt supraventrikulär. Knochenstrukturen und Blutgefäße.

1 Os frontale
2 Falx cerebri
3 G. precentralis
4 Sulcus centralis
5 G. postcentralis
6 Centrum semiovale
7 Os parietale
8 Os occipitale

Abb. 57c Kanthomeatal orientiertes CT-Bild, das mit der in Abb. 57a,b gewählten Schnitthöhe annähernd korrespondiert.

Kanthomeatal orientierte Schichten

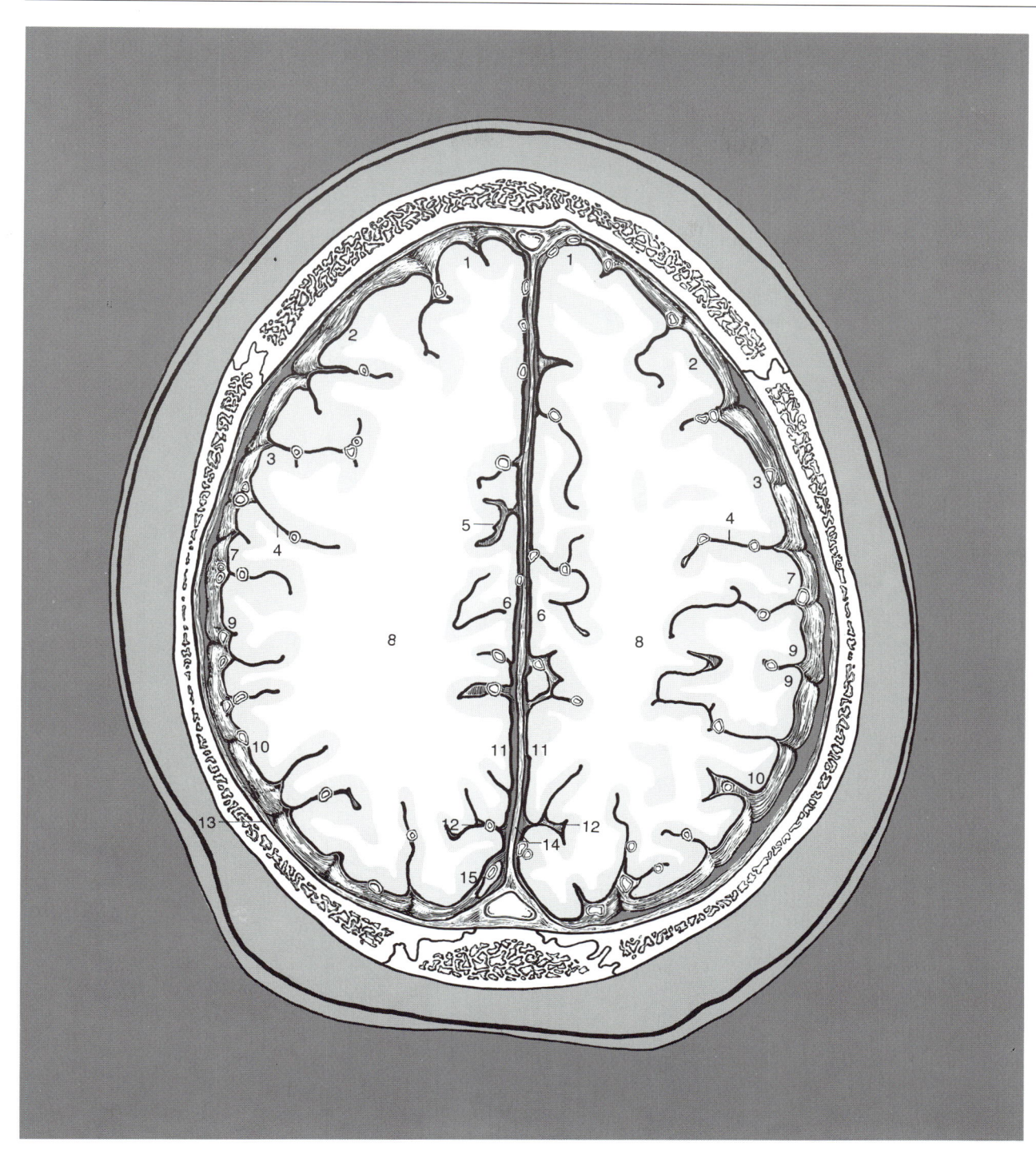

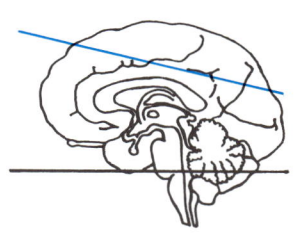

1 G. frontalis superior
2 G. frontalis medius
3 G. precentralis
4 Sulcus centralis
5 Sulcus cinguli
6 G. cinguli
7 G. postcentralis
8 Centrum semiovale
9 G. supramarginalis
10 G. angularis
11 Precuneus
12 Sulcus parietooccipitalis
13 Dura mater encephali
14 Falx cerebri
15 Cuneus

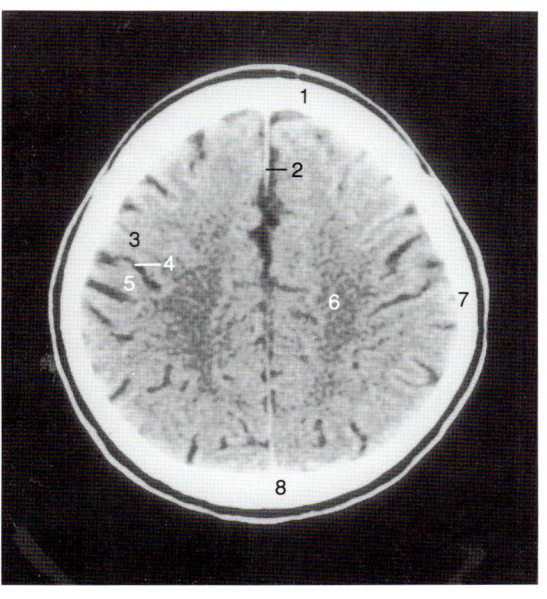

Abb. 57b Aufsicht auf die kraniale Schnittfläche der 11. Scheibe der Kanthomeatalserie. Die Schnittebene trifft tangential den Sulcus cinguli. Die Falx cerebri trennt linke und rechte Hemisphäre. In der Zeichnung nicht sichtbar verläuft der kaudale Rand der Falx cerebri in der Mitte der Scheibe. Hirnstrukturen und Hirnhaut.

112 Atlasteil

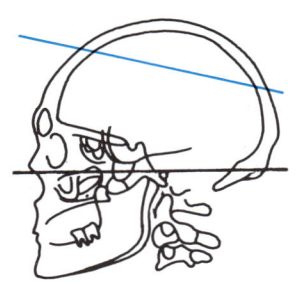

1 Os frontale
2 S. sagittalis superior
3 A. frontalis posteromedialis
4 V. cerebri superior
5 Sutura coronalis
6 Os parietale
7 A. paracentralis
8 A. precunealis
9 Sutura sagittalis
10 Kopfschwarte
11 Kopfhaut

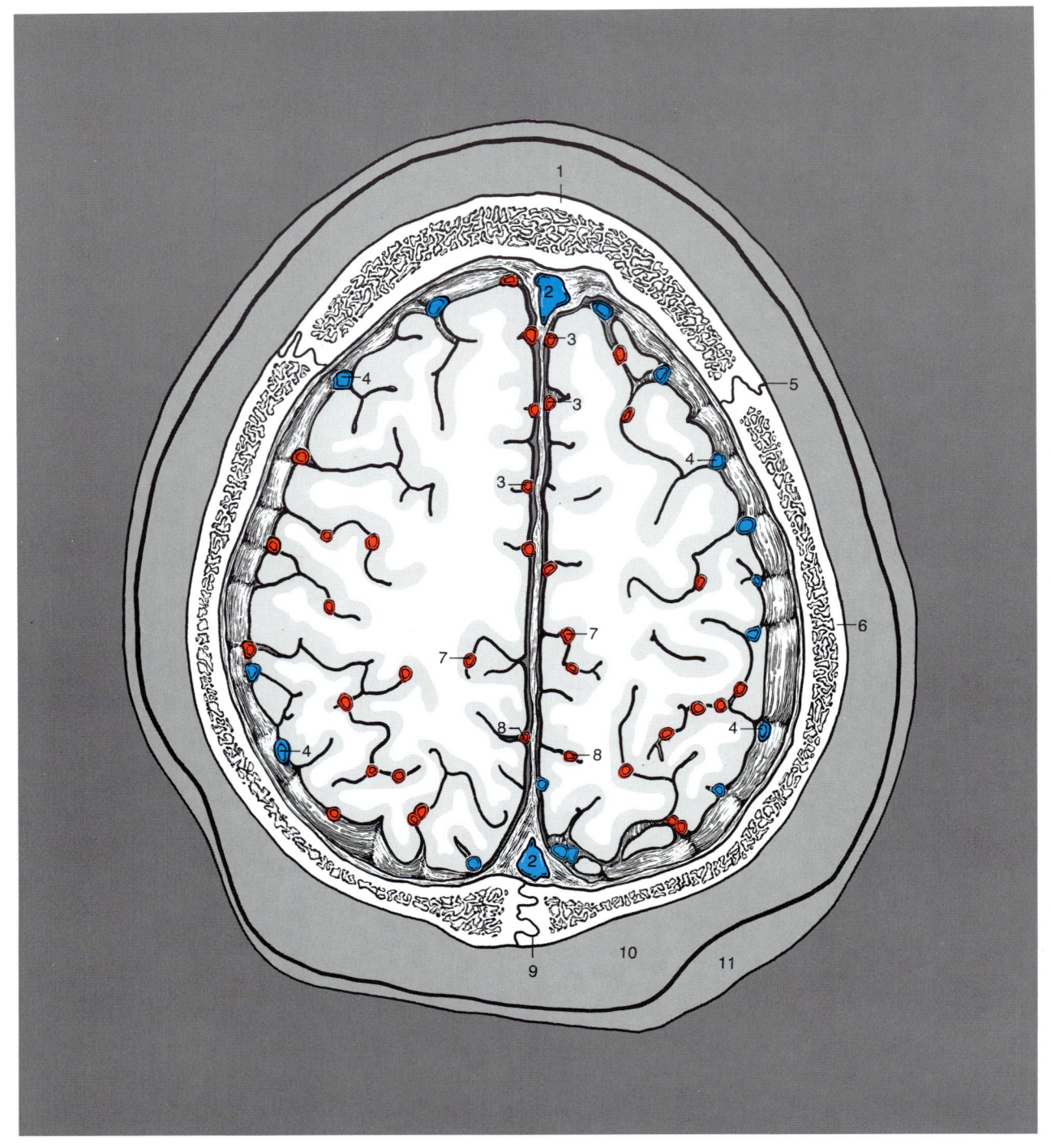

Abb. 58a Aufsicht auf die kraniale Schnittfläche der 12. Scheibe der Kanthomeatalserie. Die Schnittebene liegt supraventrikulär. Knochenstrukturen und Blutgefäße.

1 Os frontale
2 Sulcus frontalis superior
3 Falx cerebri
4 Sulcus precentralis
5 G. precentralis
6 G. postcentralis
7 Sulcus centralis
8 Centrum semiovale
9 Os parietale

Abb. 58c Kanthomeatal orientiertes CT-Bild, das mit der in Abb. 58a,b gewählten Schnitthöhe annähernd korrespondiert.

Kanthomeatal orientierte Schichten 113

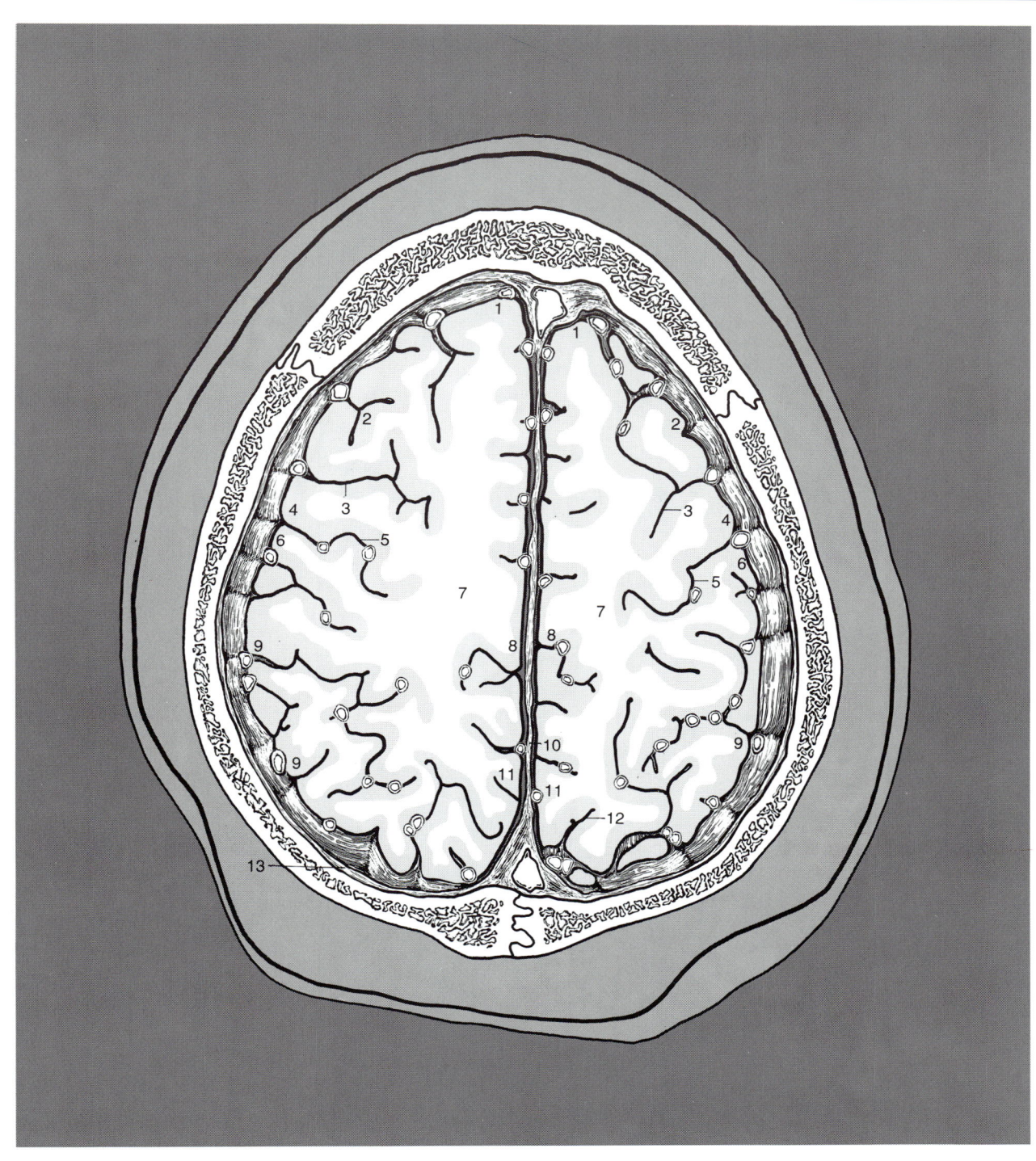

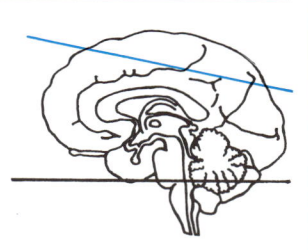

1 G. frontalis superior
2 G. frontalis medius
3 Sulcus precentralis
4 G. precentralis
5 Sulcus centralis
6 G. postcentralis
7 Centrum semiovale
8 Lobulus paracentralis
9 Lobulus parietalis superior
10 Falx cerebri
11 Precuneus
12 Sulcus parietooccipitalis
13 Dura mater encephali

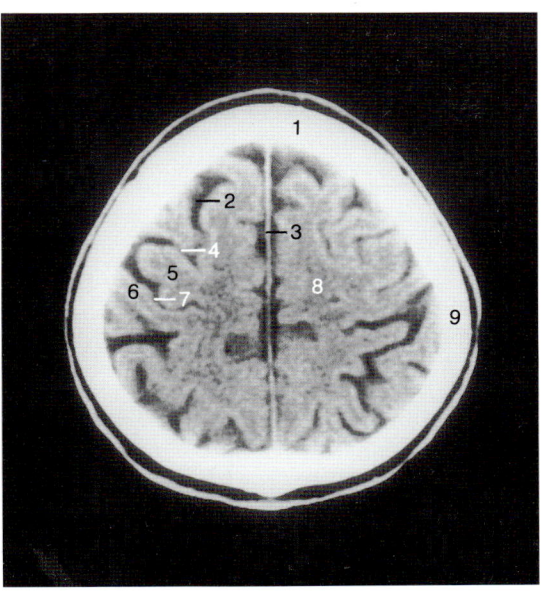

Abb. 58b Aufsicht auf die kraniale Schnittfläche der 12. Scheibe der Kanthomeatalserie. Die Falx cerebri trennt die linke von der rechten Hemisphäre in der Scheibe vollständig. Sie liegt oberhalb vom G. cinguli. Hirnstrukturen und Hirnhaut.

114 Atlasteil

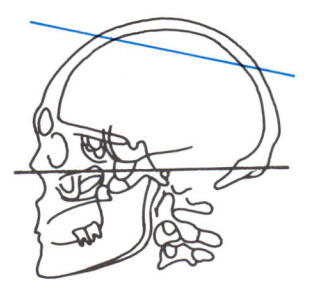

1 Os frontale
2 S. sagittalis superior
3 Sutura coronalis
4 A. frontalis posteromedialis
5 V. cerebri superior
6 Os parietale
7 A. paracentralis
8 A. precunealis
9 Sutura sagittalis

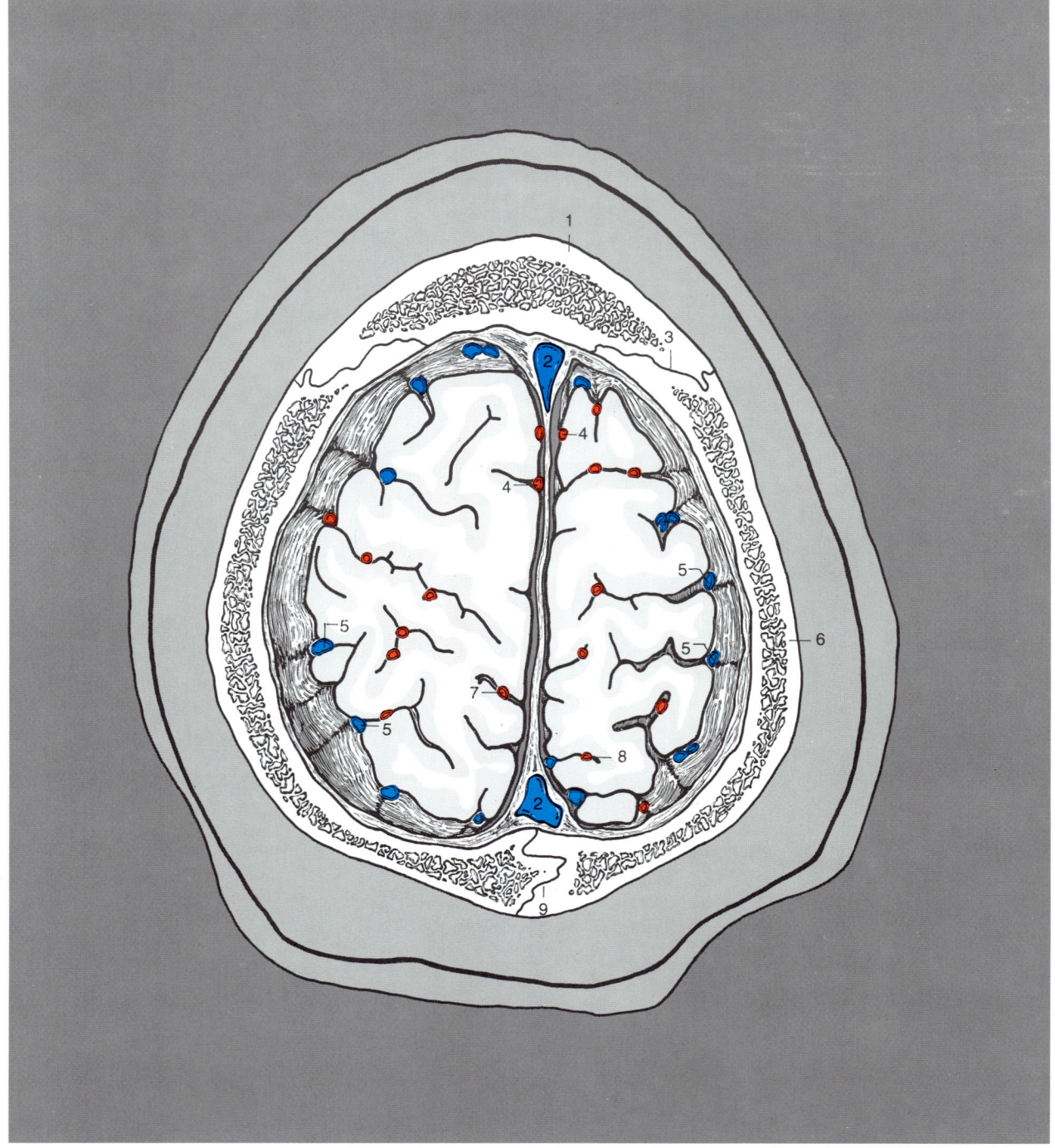

Abb. 59a Aufsicht auf die kraniale Schnittfläche der 13. Scheibe der Kanthomeatalserie. Die Schnittebene liegt supraventrikulär. Knochenstrukturen und Blutgefäße.

1 Os frontale
2 Falx cerebri
3 G. precentralis
4 Sulcus centralis
5 G. postcentralis
6 Os parietale

Abb. 59c Kanthomeatal orientiertes CT-Bild, das mit der in Abb. 59a,b gewählten Schnitthöhe annähernd korrespondiert.

Kanthomeatal orientierte Schichten 115

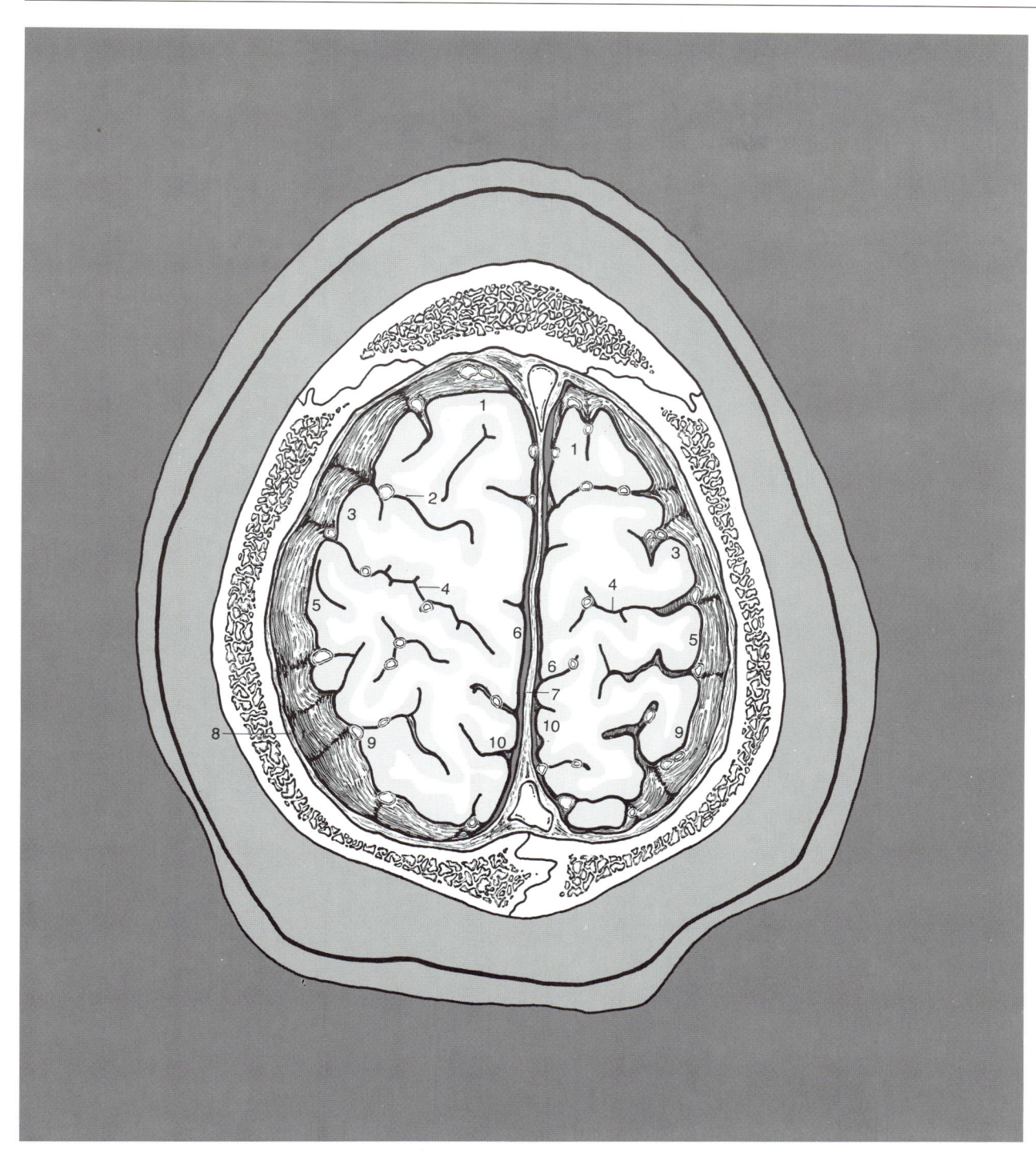

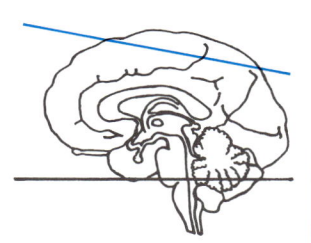

1 G. frontalis superior
2 Sulcus precentralis
3 G. precentralis
4 Sulcus centralis
5 G. postcentralis
6 Lobulus paracentralis
7 Falx cerebri
8 Dura mater encephali
9 Lobulus parietalis superior
10 Precuneus

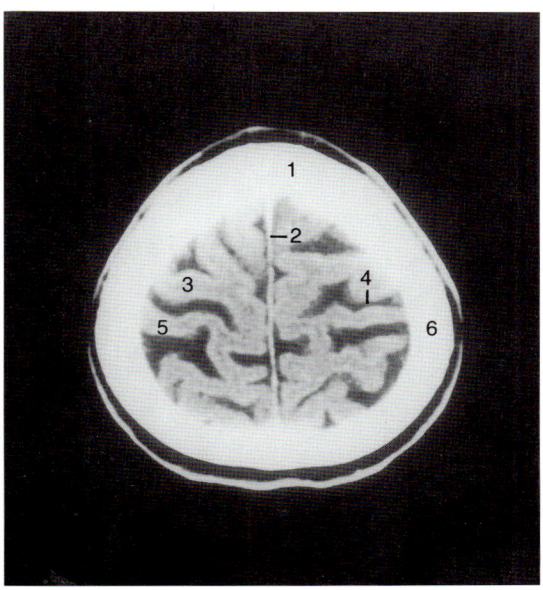

Abb. 59b Aufsicht auf die kraniale Schnittfläche der 13. Scheibe der Kanthomeatalserie. Der Sulcus centralis trennt den Frontallappen vom Parietallappen. Hirnstrukturen und Hirnhaut.

116 Atlasteil

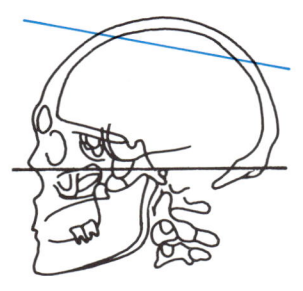

1 Os frontale
2 Bregma
3 Sutura coronalis
4 V. cerebri superior
5 S. sagittalis superior
6 Os parietale
7 Sutura sagittalis
8 Kopfschwarte
9 Kopfhaut

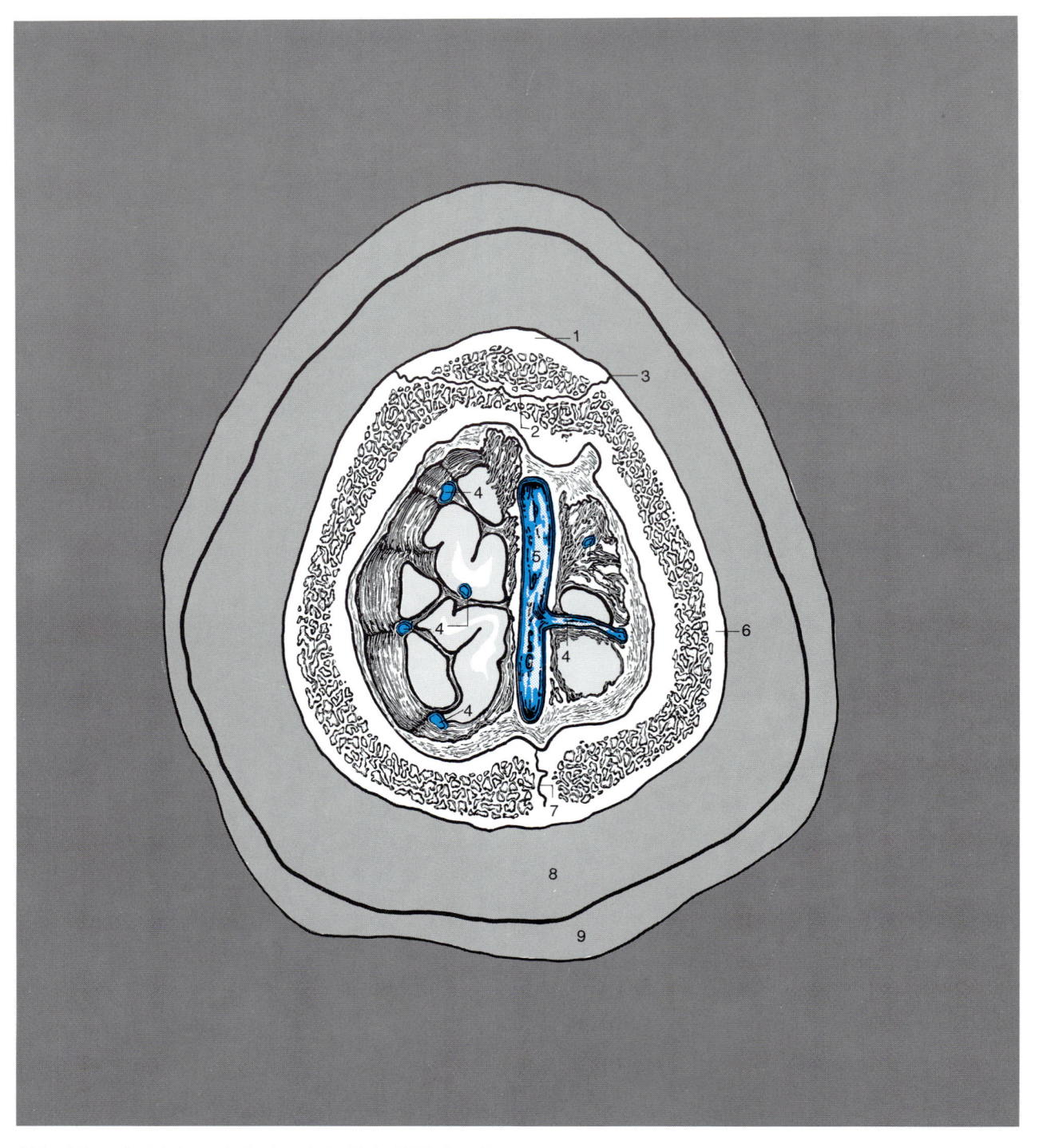

Abb. 60a Aufsicht auf die kraniale Schnittfläche der 14. Scheibe der Kanthomeatalserie. Die Schnittebene liegt supraventrikulär und dicht unter der Schädelkalotte. Knochenstrukturen und Blutgefäße.

1 Os parietale
2 Sulcus centralis
3 S. sagittalis superior

Abb. 60c Kanthomeatal orientiertes CT-Bild, das mit der in Abb. 60a,b gewählten Schnitthöhe annähernd korrespondiert.

Kanthomeatal orientierte Schichten 117

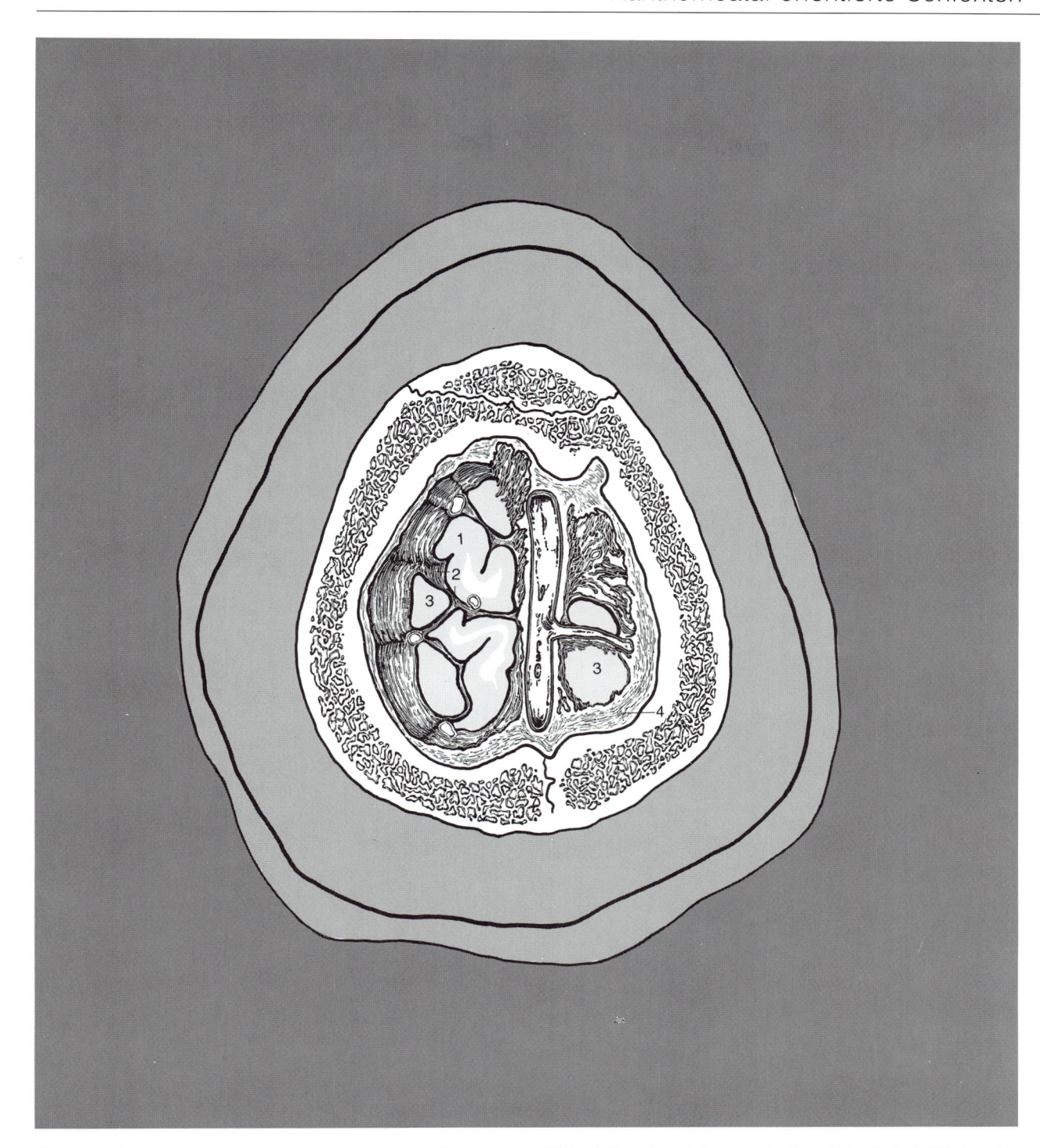

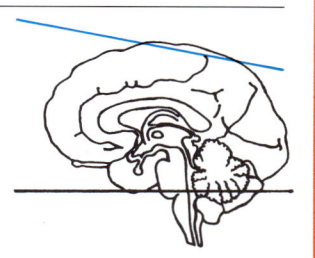

1 G. precentralis
2 Sulcus centralis
3 G. postcentralis
4 Dura mater encephali

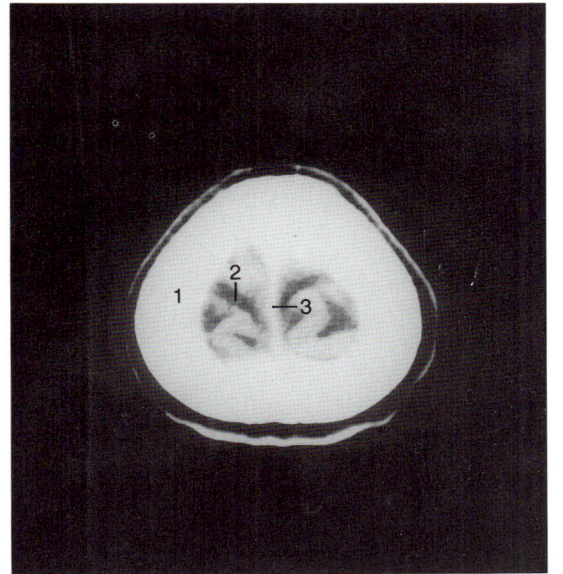

Abb. 60b Aufsicht auf die kraniale Schnittfläche der 14. Scheibe der Kanthomeatalserie. Der Sulcus centralis liegt etwa 5 cm dorsal vom Bregma. Hirnstrukturen und Hirnhaut.

Atlasteil

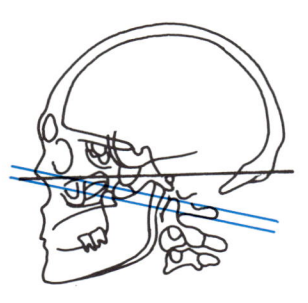

1 Os nasale
2 Maxilla
3 Septum nasi
4 Canalis infraorbitalis
5 Os zygomaticum
6 S. maxillaris
7 Os palatinum
8 Processus pterygoideus, Lamina lateralis
9 Mandibula
10 Arcus anterior atlantis
11 Processus styloideus
12 Dens axis
13 Foramen processus transversi (transversarium)
14 Massa lateralis atlantis
15 Canalis vertebralis
16 Ohrmuschel
17 Arcus posterior atlantis

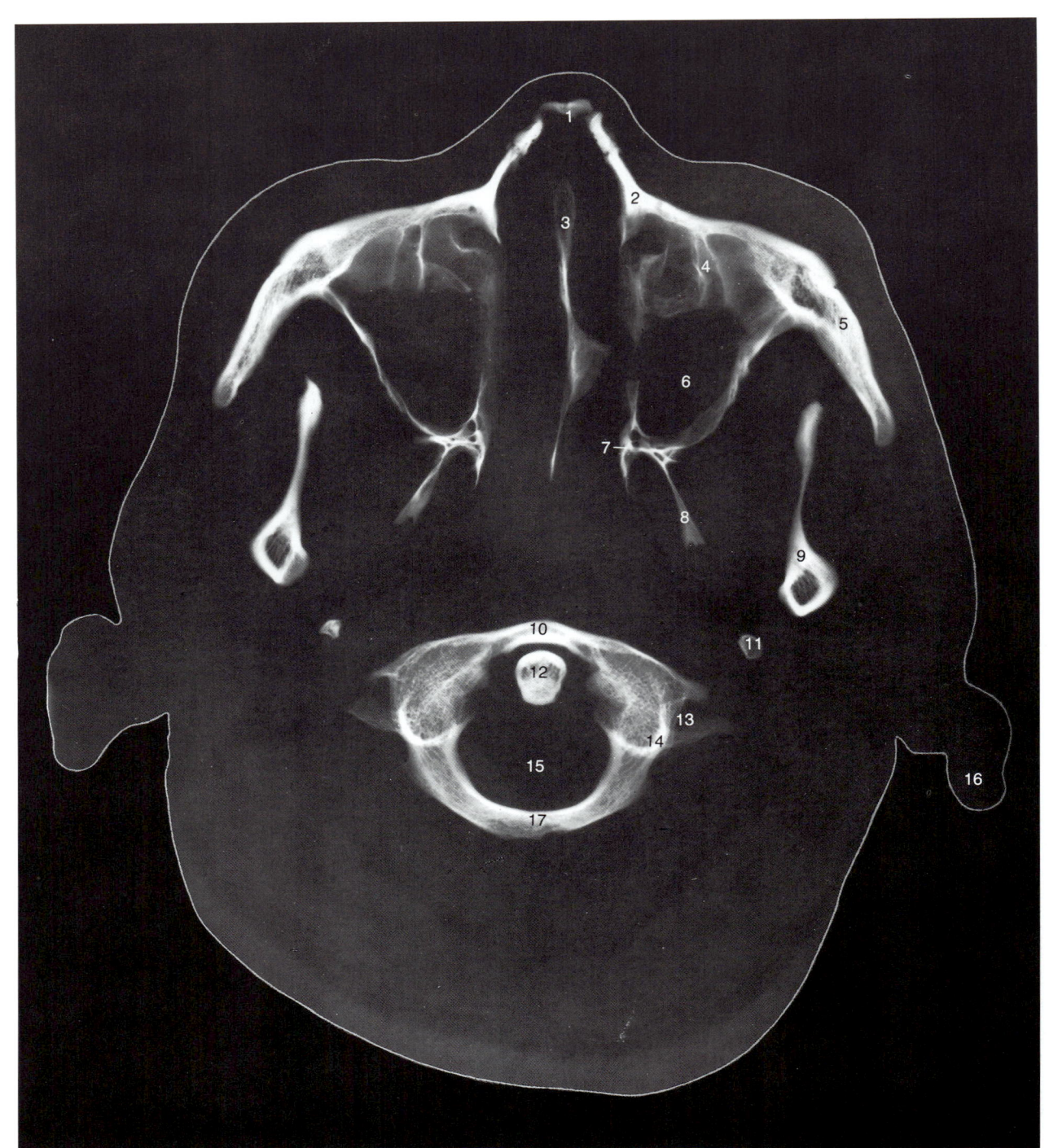

Abb. 61 Röntgenbild der 1. Scheibe der Kantho-meatalserie. Die äußere Begrenzung der Schnittfläche wurde eingezeichnet. Leitstrukturen sind S. maxillaris, Atlas und Dens axis.

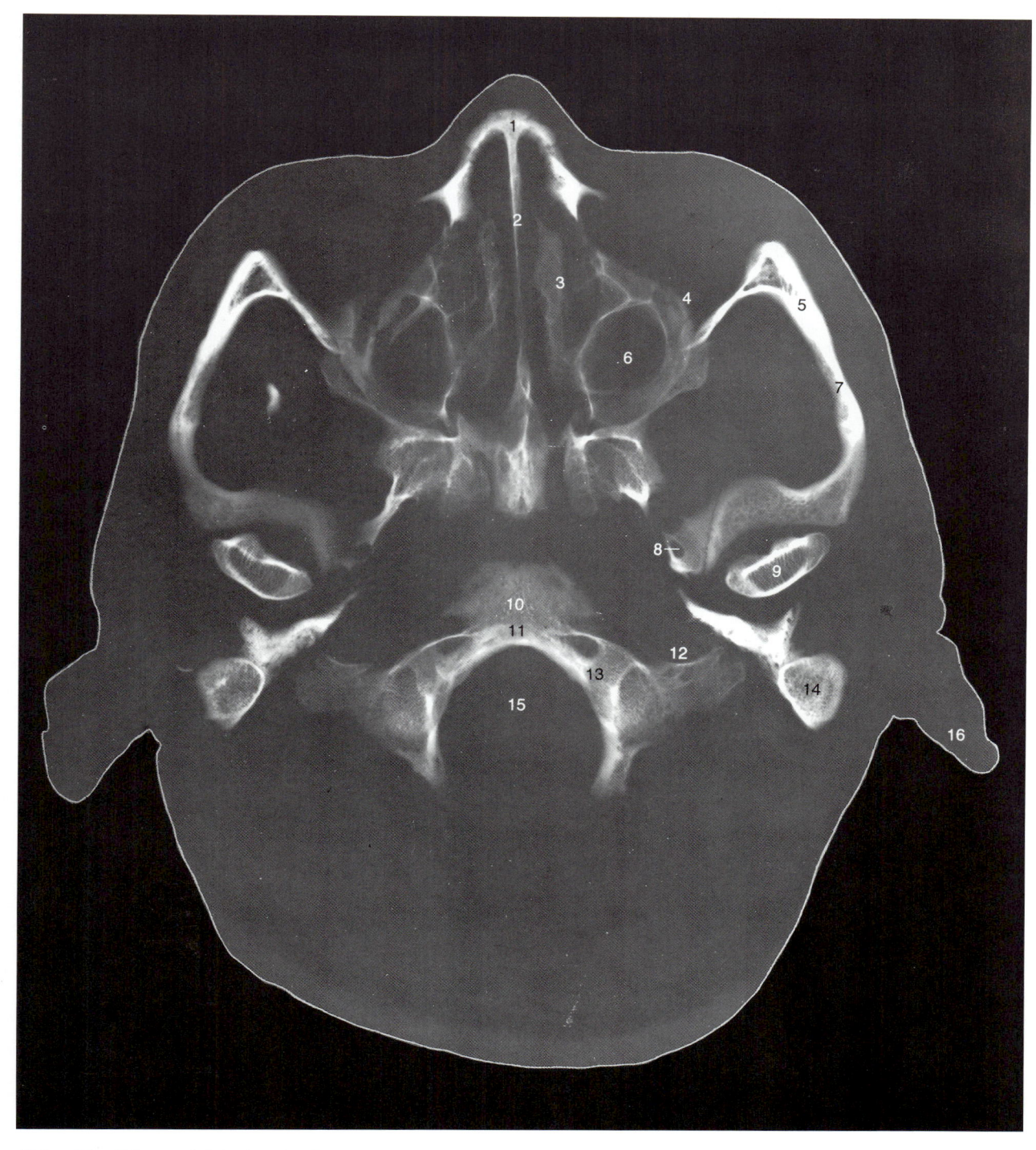

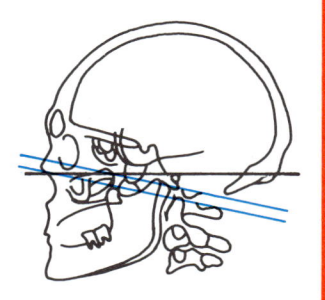

Kanthomeatal orientierte Schichten 119

1 Os nasale
2 Septum nasi
3 Cellulae ethmoidales
4 Orbita
5 Os zygomaticum
6 S. maxillaris
7 Arcus zygomaticus
8 Foramen spinosum
9 Mandibula
10 Os occipitale, Pars basilaris
11 Basion
12 Foramen jugulare
13 Canalis hypoglossalis
14 Processus mastoideus
15 Foramen magnum
16 Ohrmuschel

Abb. 62 Röntgenbild der 2. Scheibe der Kanthomeatalserie. Die äußere Begrenzung der Schnittfläche wurde eingezeichnet. Knöcherne Leitstrukturen sind Nasenbein, Nasenscheidewand und das Foramen magnum.

120   Atlasteil

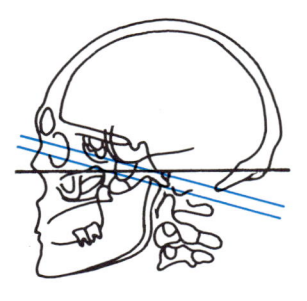

1 Cellulae ethmoidales
2 Orbita
3 Os zygomaticum
4 Os ethmoidale
5 Foramen rotundum
6 S. sphenoidalis
7 Os sphenoidale, Boden
  der Fossa cranii media
8 Foramen ovale
9 Os temporale
10 Foramen lacerum
11 Foramen spinosum
12 Clivus
13 Caput mandibulae
14 Canalis caroticus
15 Meatus acusticus externus
16 Foramen jugulare
17 Canalis facialis
18 Processus mastoideus
19 Os occipitale, Boden der
   Fossa cranii posterior

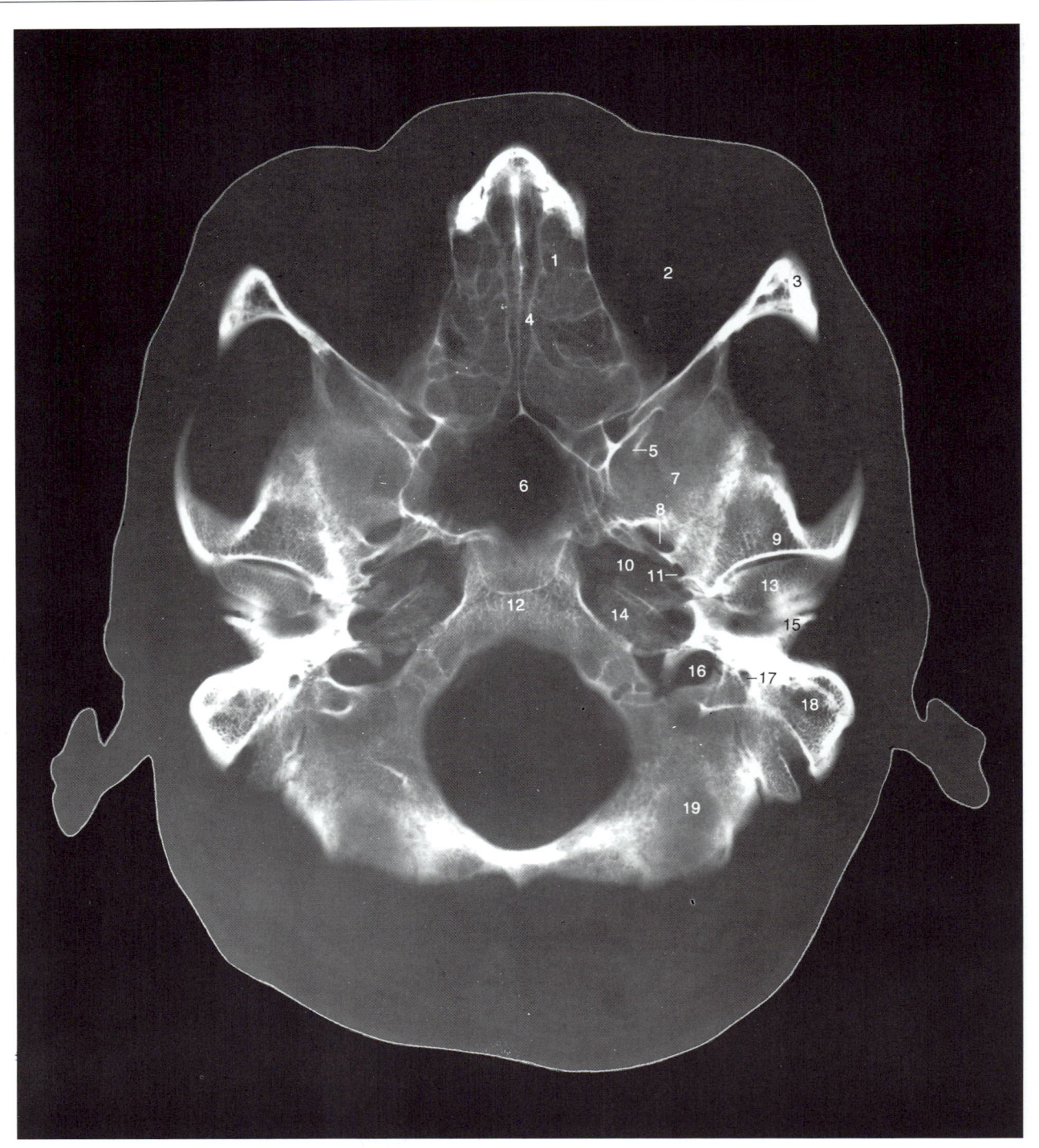

Abb. 63 Röntgenbild der 3. Scheibe der Kanthomeatalserie. Die mediale und laterale Wand der Orbita sind getroffen. Das Os sphenoidale bildet den Boden der mittleren Schädelgrube. Das Hinterhauptsbein umgibt die hintere Schädelgrube. Die Durchtrittsstellen der A. carotis interna, V. jugularis interna, A. meningea media sowie der Hirnnerven V/2, V/3, VII, IX, X und XI sind dargestellt.

Kanthomeatal orientierte Schichten

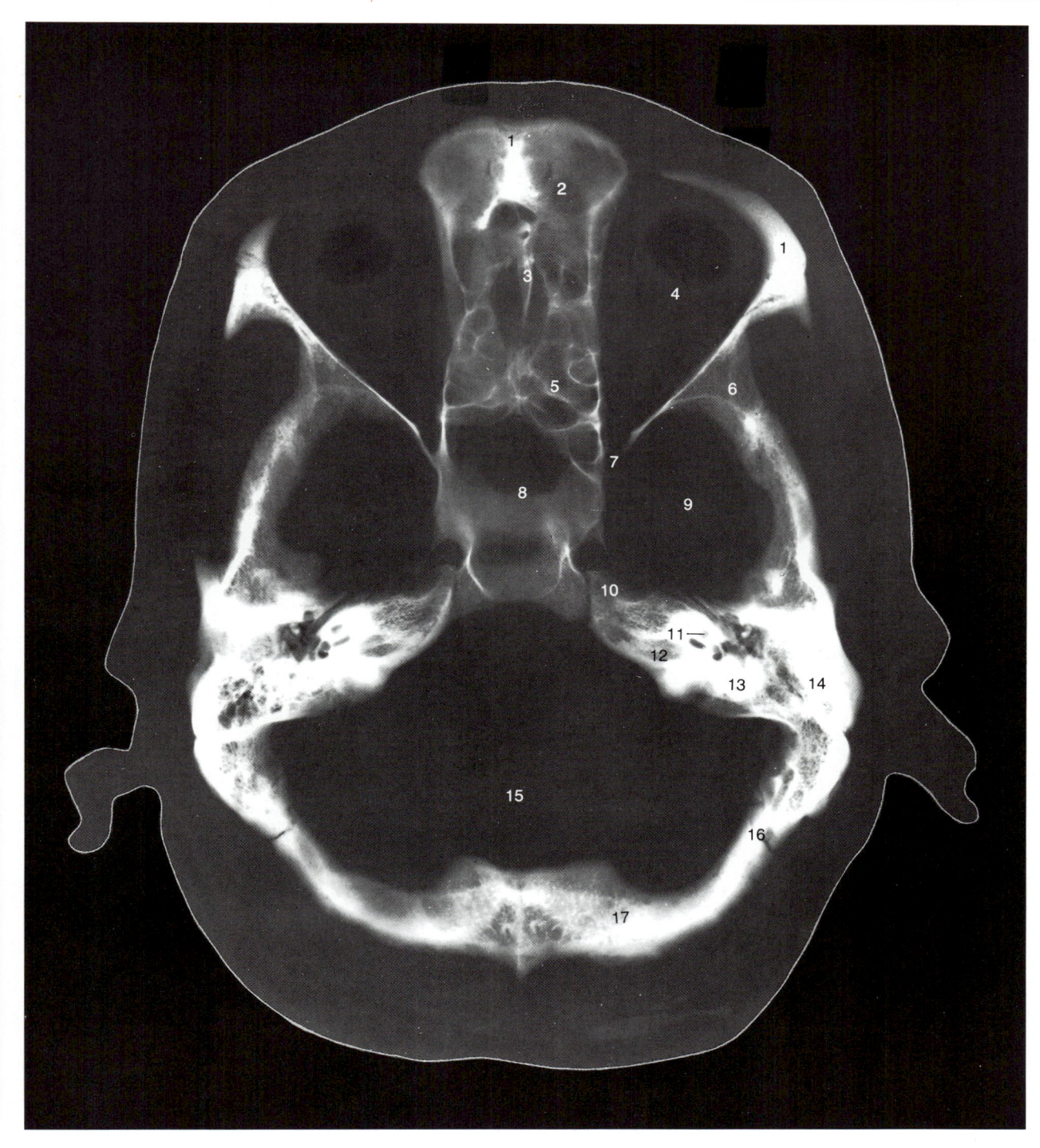

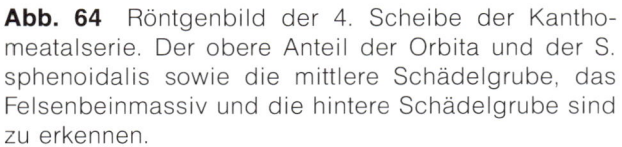

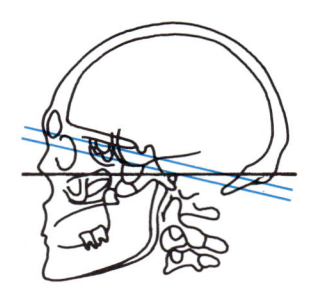

1 Os frontale
2 S. frontalis, Boden
3 Crista galli
4 Orbita
5 Cellulae ethmoidales
6 Os sphenoidale
7 Fissura orbitalis superior
8 S. sphenoidalis
9 Fossa cranii media
10 Pyramidenspitze
11 Cochlea
12 Meatus acusticus internus
13 Pars petrosa
14 Os temporale
15 Fossa cranii posterior
16 Sutura lambdoidea
17 Os occipitale

Abb. 64 Röntgenbild der 4. Scheibe der Kanthomeatalserie. Der obere Anteil der Orbita und der S. sphenoidalis sowie die mittlere Schädelgrube, das Felsenbeinmassiv und die hintere Schädelgrube sind zu erkennen.

Atlasteil

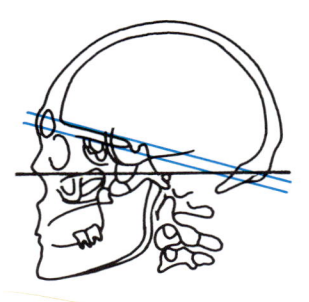

1 Os frontale
2 S. frontalis
3 Orbitadach
4 Fossa cranii anterior
5 Os sphenoidale
6 Canalis opticus
7 Processus clinoideus anterior
8 Sella turcica
9 Fossa cranii media
10 Processus clinoideus posterior
11 Dorsum sellae
12 Canalis semicircularis anterior
13 Canalis semicircularis posterior
14 Os temporale
15 Fossa cranii posterior
16 Sutura lambdoidea
17 Protuberantia occipitalis interna
18 Os occipitale
19 Protuberantia occipitalis externa (Inion)

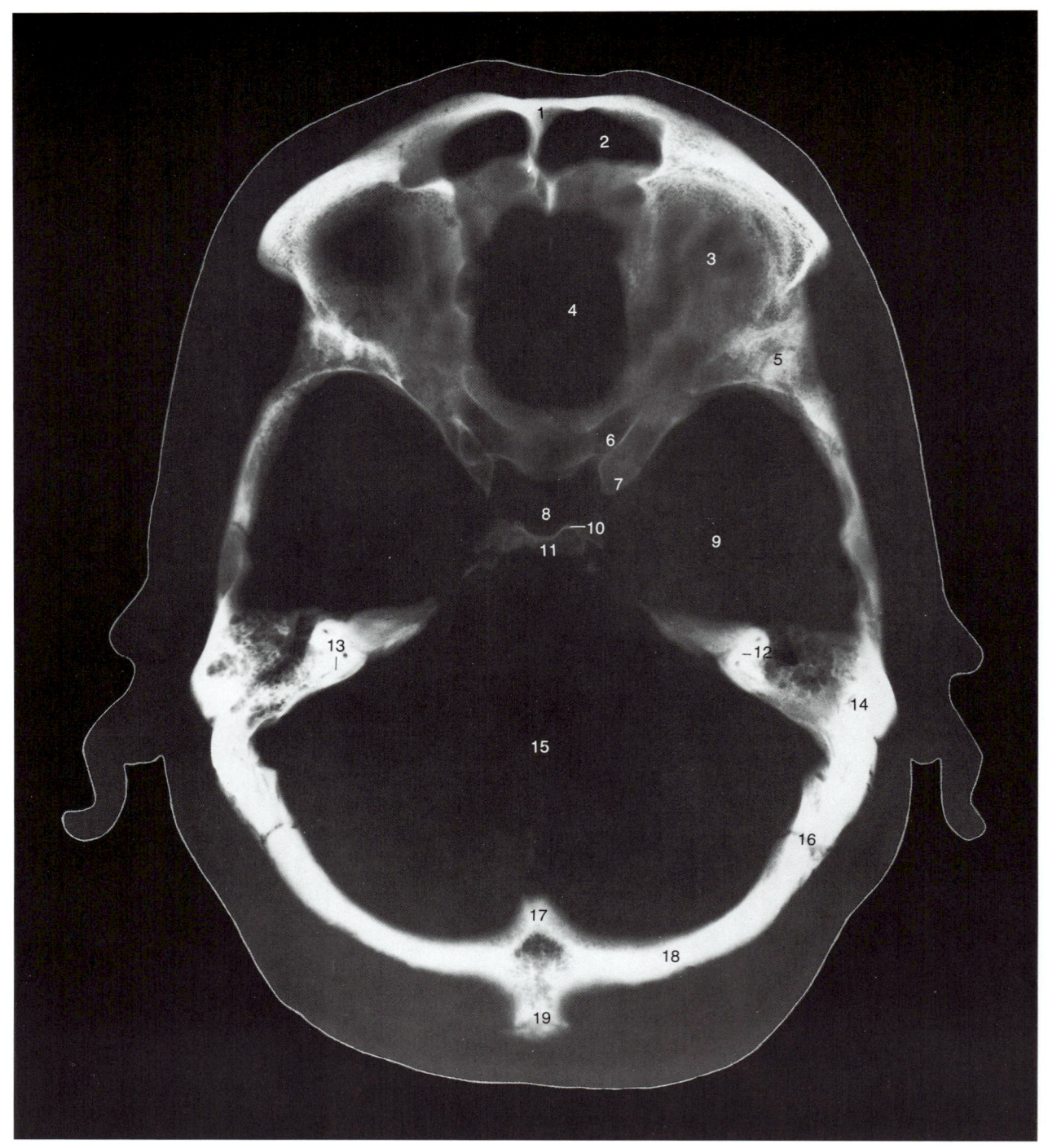

Abb. 65 Röntgenbild der 5. Scheibe der Kanthomeatalserie. Es sind der Boden der vorderen Schädelgrube, die Klinoidfortsätze, das Dorsum sellae und die kranialen Abschnitte des Felsenbeins getroffen.

Kanthomeatal orientierte Schichten 123

1 Os frontale
2 S. frontalis
3 Os temporale
4 Sutura lambdoidea
5 Os occipitale

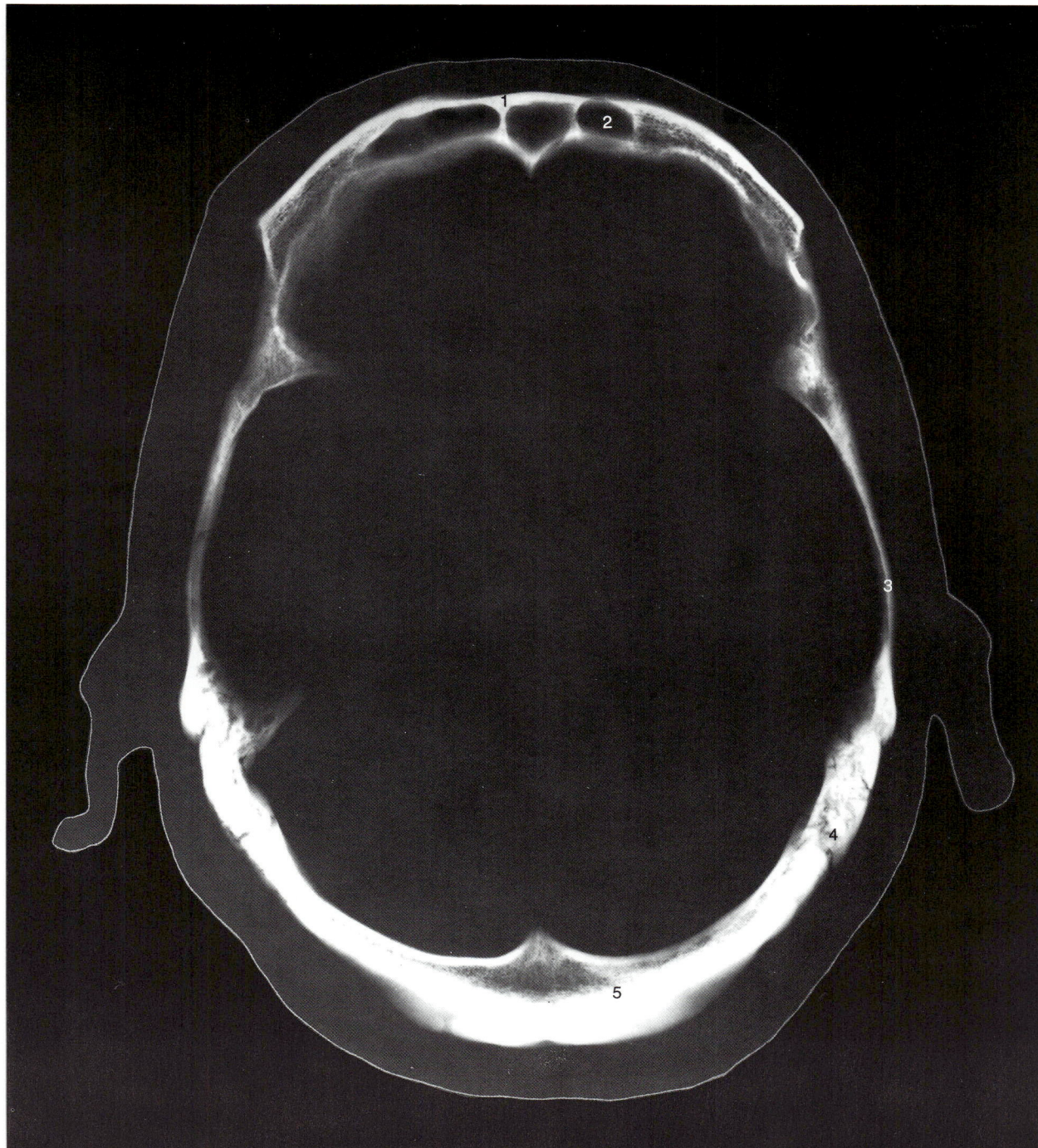

Abb. 66 Röntgenbild der 6. Scheibe der Kanthomeatalserie. Die Schädelkalotte bildet einen ovalen Knochenring. Vordere, mittlere und hintere Schädelgrube sind an den inneren knöchernen Vorsprüngen links deutlicher als rechts abgrenzbar.

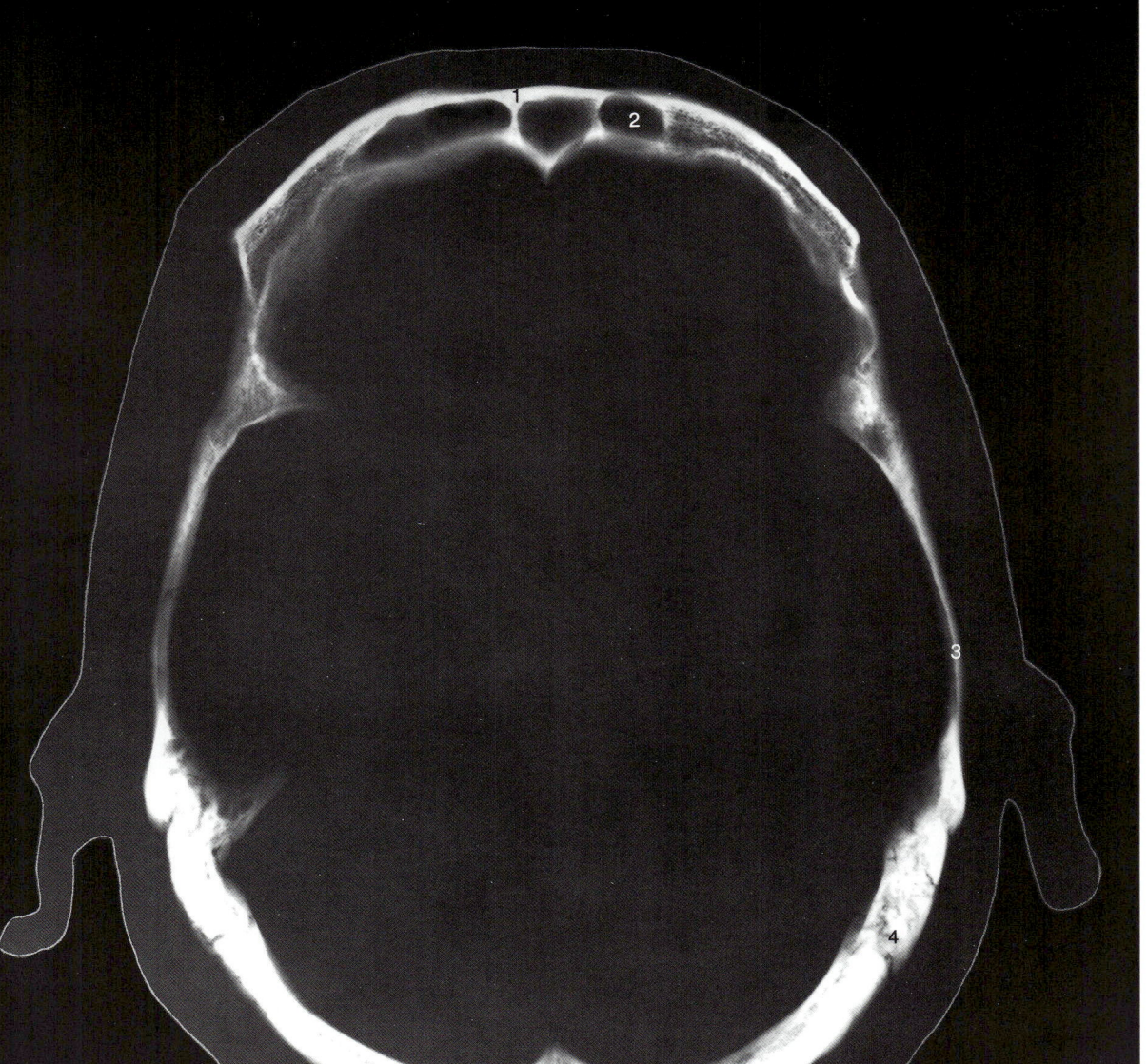

124　Atlasteil

1 Corpus callosum
2 Fornix
3 Sulcus parietooccipitalis
4 Adhesio interthalamica
5 Commissura anterior (rostralis)
6 3. Ventrikel
7 Corpus pineale
8 Commissura posterior (epithalamica)
9 Lamina terminalis
10 S. frontalis
11 Hypothalamus
12 Colliculus cranialis (superior)
13 Culmen
14 Chiasma opticum
15 Tegmentum mesencephali
16 Aqueductus mesencephali (cerebri Sylvii)
17 Colliculus caudalis (inferior)

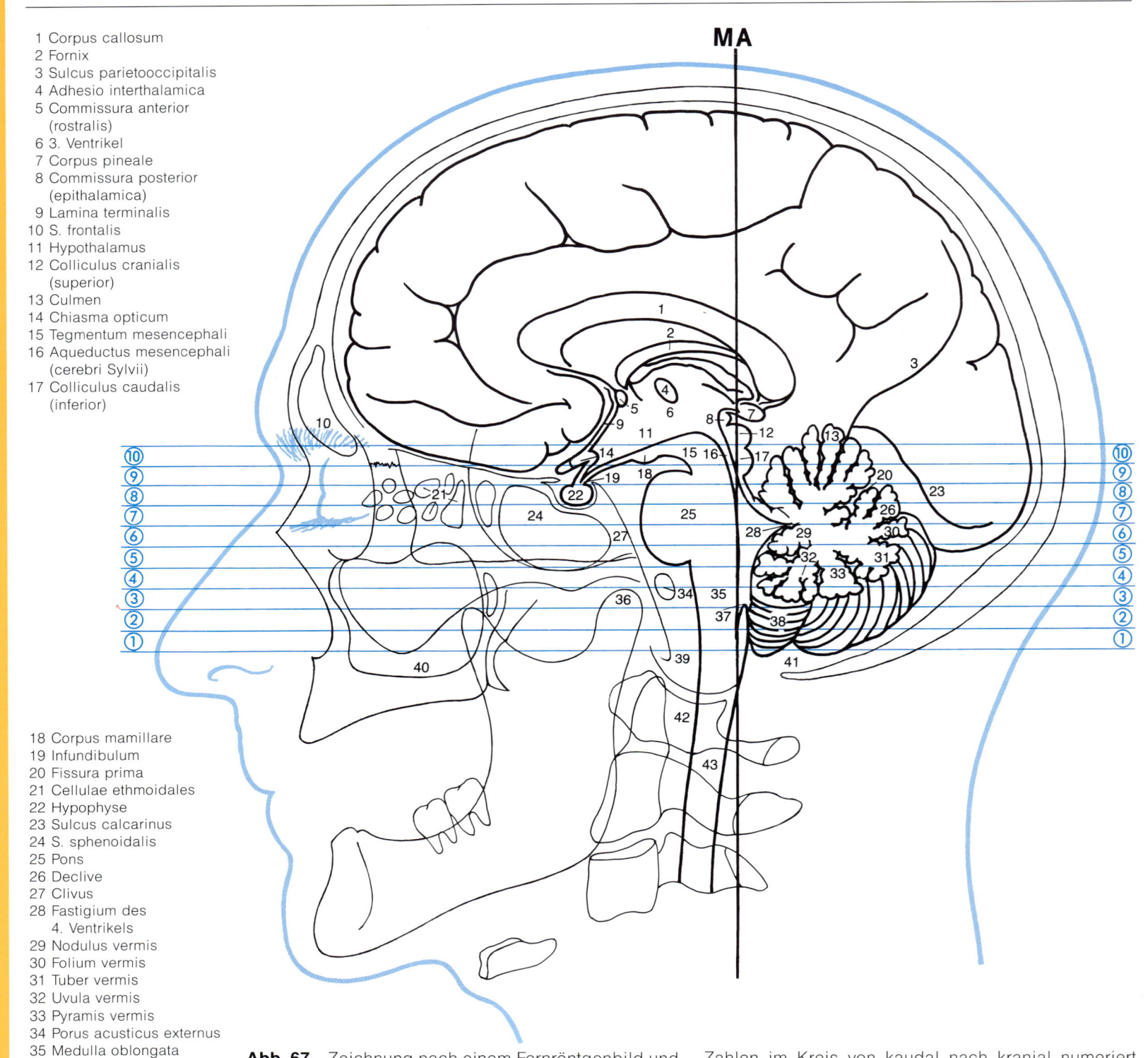

18 Corpus mamillare
19 Infundibulum
20 Fissura prima
21 Cellulae ethmoidales
22 Hypophyse
23 Sulcus calcarinus
24 S. sphenoidalis
25 Pons
26 Declive
27 Clivus
28 Fastigium des 4. Ventrikels
29 Nodulus vermis
30 Folium vermis
31 Tuber vermis
32 Uvula vermis
33 Pyramis vermis
34 Porus acusticus externus
35 Medulla oblongata
36 Caput mandibulae
37 Obex
38 Tonsilla cerebelli
39 Foramen magnum
40 S. maxillaris
41 C. cerebellomedullaris (magna)
42 Atlas
43 Medulla spinalis

Abb. 67 Zeichnung nach einem Fernröntgenbild und einem MR-Bild (s. 8 Untersuchungsgut). Die 5 mm dicken Schichten der Hirnstammserie sind senkrecht zur Meynertschen Achse (MA) geschnitten und paßgerecht eingetragen. Die Meynertsche Achse verläuft tangential durch den Boden der Rautengrube und in der Medianebene. Die Schichten sind fortlaufend mit Zahlen im Kreis von kaudal nach kranial numeriert (Einzelheiten s. 1.2 Dreidimensionale Koordinatensysteme zur Lokalisation von Hirnstrukturen). Die gezeichnete Schnittfläche entspricht immer der Linie, die oberhalb der umrandeten Zahl der betreffenden Scheibe liegt.

Hirnstamm-Schichten

1 Tr. mesencephalicus nervi trigemini
2 Nucl. mesencephalicus nervi trigemini
3 Nucl. pontinus (sensorius principalis) nervi trigemini
4 Tr. spinalis nervi trigemini
5 Nucl. spinalis nervi trigemini
6 Nuclei vestibulares
7 Nuclei cochleares
8 Nucl. solitarius
9 Nucl. oculomotorius accessorius (Westphal-Edinger)
10 Nucl. nervi oculomotorii
11 Nucl. nervi trochlearis
12 Nucl. motorius nervi trigemini
13 Genu nervi facialis
14 Nucl. nervi abducentis
15 Nucl. nervi facialis
16 Nuclei salivatorii cranialis und caudalis
17 Nucl. ambiguus
18 Nucl. dorsalis nervi vagi
19 Nucl. nervi hypoglossi
20 Nucl. radicis spinalis nervi accessorii
Vm Radix motoria nervi trigemini

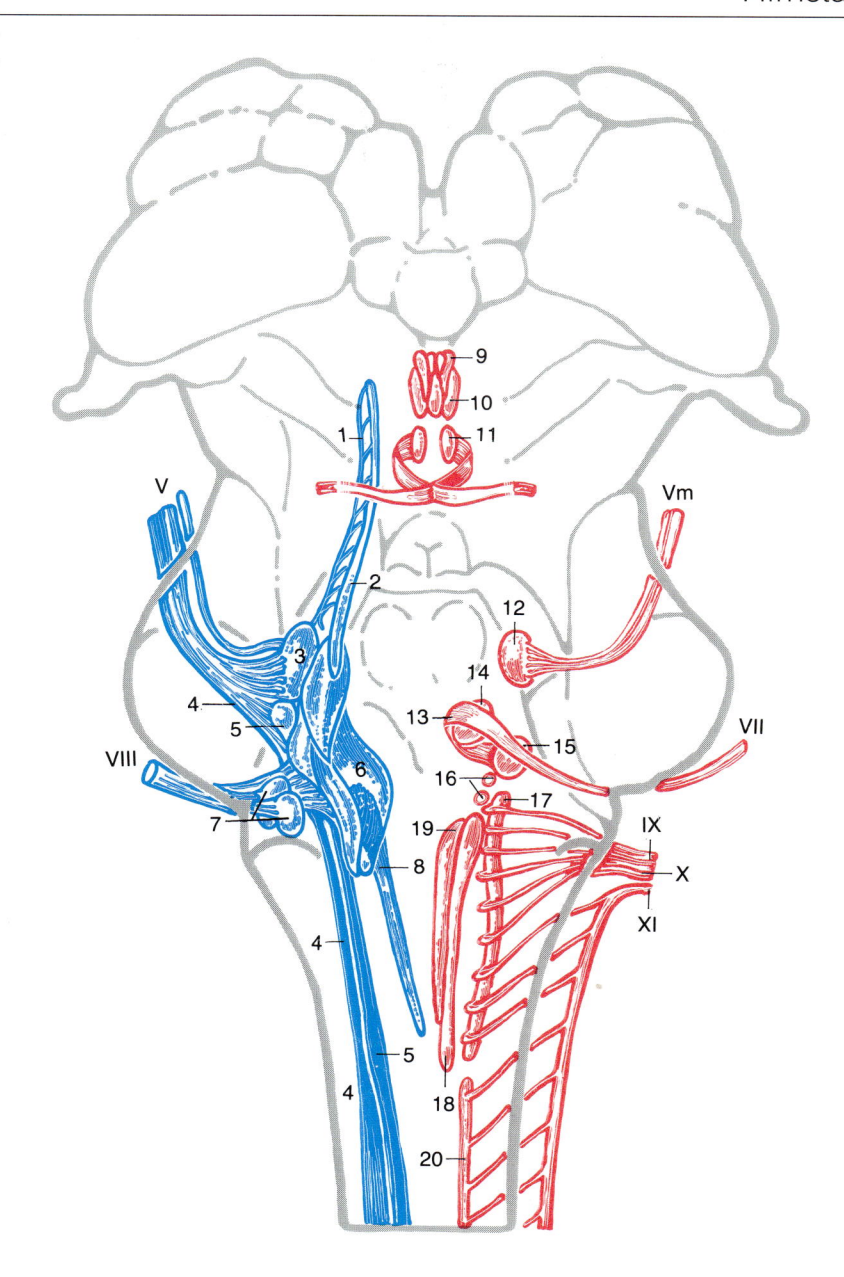

Abb. 68 Hirnnervenkerne III bis XII in Rückenmark, Medulla oblongata, Pons und Mittelhirn nach (299). Links sind die sensiblen und sensorischen Endkerne mit zwei afferenten Nerven und Faserbahnen, rechts die motorischen und parasympathischen Ursprungskerne mit efferenten Nervenfasern angegeben. Die römischen Zahlen geben die Nummern der Hirnnerven an.

Atlasteil

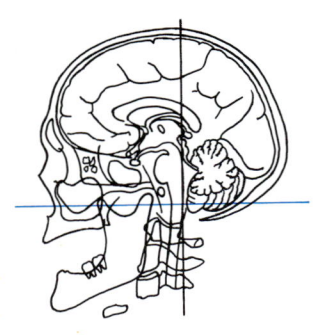

1 Maxilla
2 Concha nasalis inferior
3 S. maxillaris
4 Os zygomaticum
5 Nasenhöhle
6 Septum nasi
7 Processus coronoideus
8 M. temporalis
9 M. masseter
10 Pharynx, Pars nasalis
11 M. pterygoideus lateralis
12 Tuba auditiva
13 Caput mandibulae
14 A. carotis interna
15 N. facialis
16 Canalis hypoglossalis
17 Foramen jugulare
18 Cellulae mastoideae
19 Medulla oblongata
20 Processus mastoideus
21 S. sigmoideus, Links-rechts-Seitenunterschied (Var.)
22 Tonsilla cerebelli
23 Ohrmuschel
24 C. cerebellomedullaris (magna)
25 Lobus caudalis (posterior) cerebelli
26 Os occipitale

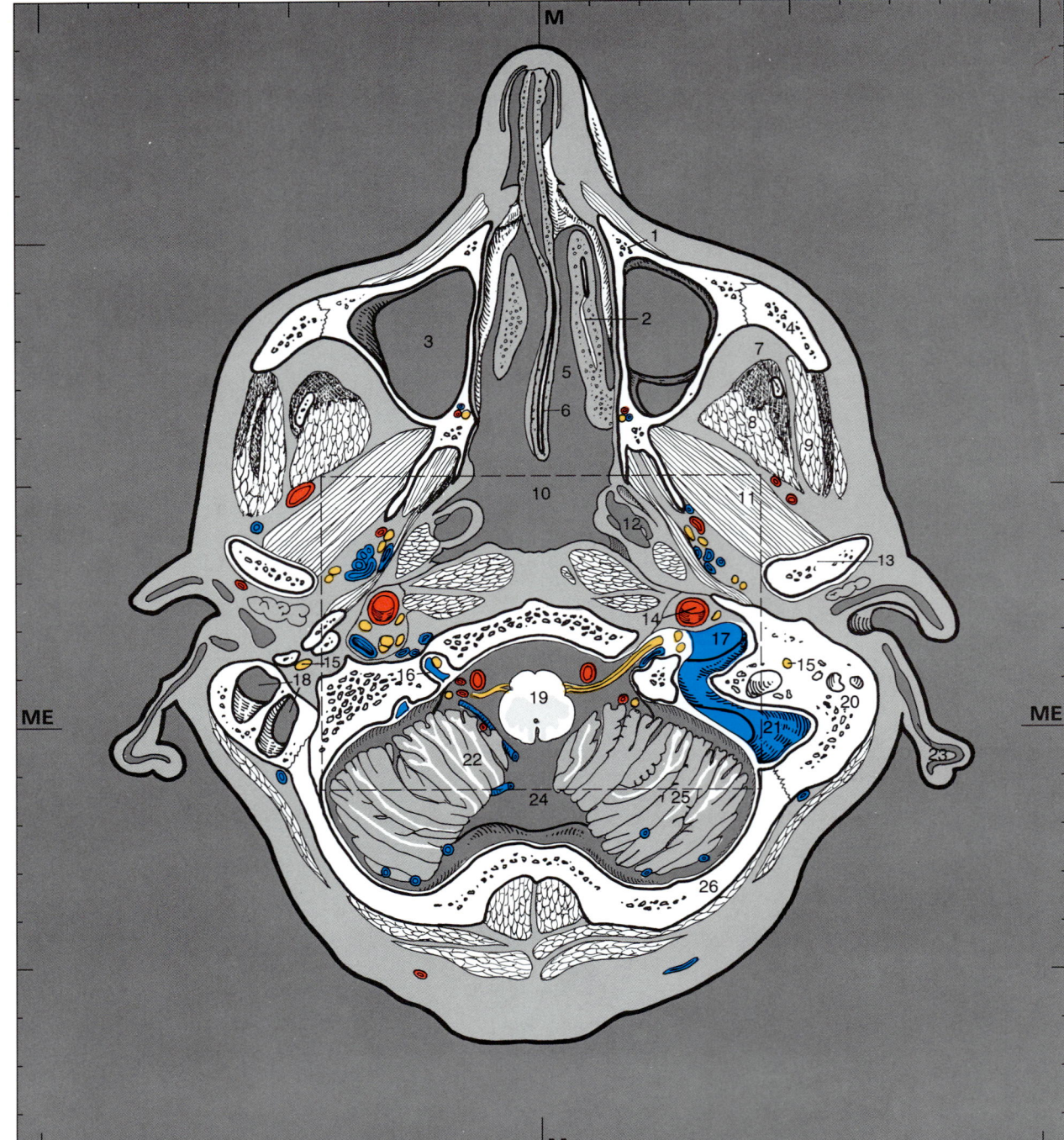

Abb. 69a Aufsicht auf die kraniale Schnittfläche der 1. Scheibe der Hirnstammserie, die senkrecht zur Meynertschen Achse (MA) und zur Medianebene (s. Abb. 67) orientiert ist. Links oben gibt die blaue Gerade die Position der Schnittebene in Höhe der Muskel- und Gelenkfortsätze der Mandibula sowie des kaudalen Teils der hinteren Schädelgrube an. Die kraniale Schnittfläche zeigt den S. maxillaris, den nasalen Teil des Pharynx und in der hinteren Schädelgrube den kaudalen Teil der Medulla oblongata und die Tonsilla cerebelli etwa 1 cm oberhalb des Foramen magnum (Abb. 67). Am Koordinatenrahmen sind die Positionen der Medianebene (M) und der Meynertschen Ebene (ME) angegeben.

Hirnstamm-Schichten

1 Processus pterygoideus, Lamina medialis
2 Processus pterygoideus, Lamina lateralis
3 Ostium pharyngeum der Tuba auditiva
4 Pharynx, Pars nasalis
5 Knorpel der Tuba auditiva
6 A. maxillaris
7 Plexus pterygoideus
8 M. longus capitis
9 M. rectus capitis anterior
10 N. glossopharyngeus
11 V. jugularis interna, Links-rechts-Seitenunterschied (Var.)
12 N. vagus
13 Dura mater encephali
14 A. carotis interna
15 V. jugularis interna, Bulbus
16 Canalis hypoglossalis
17 N. hypoglossus
18 A. vertebralis
19 Pyramide
20 Fissura mediana ventralis
21 Tr. corticospinalis
22 Fasciculus longitudinalis medialis
23 Tr. spinocerebellaris ventralis
24 Tr. spinothalamicus
25 Formatio reticularis
26 Canalis centralis
27 Tr. spinocerebellaris dorsalis
28 Nucl. spinalis nervi trigemini, Pars caudalis
29 Nucl. cuneatus (Burdach)
30 Nucl. gracilis (Goll)
31 spinale Wurzel des N. accessorius
32 S. sigmoideus, Links-rechts-Seitenunterschied (Var.)
33 Tonsilla cerebelli
34 C. cerebellomedullaris (magna)

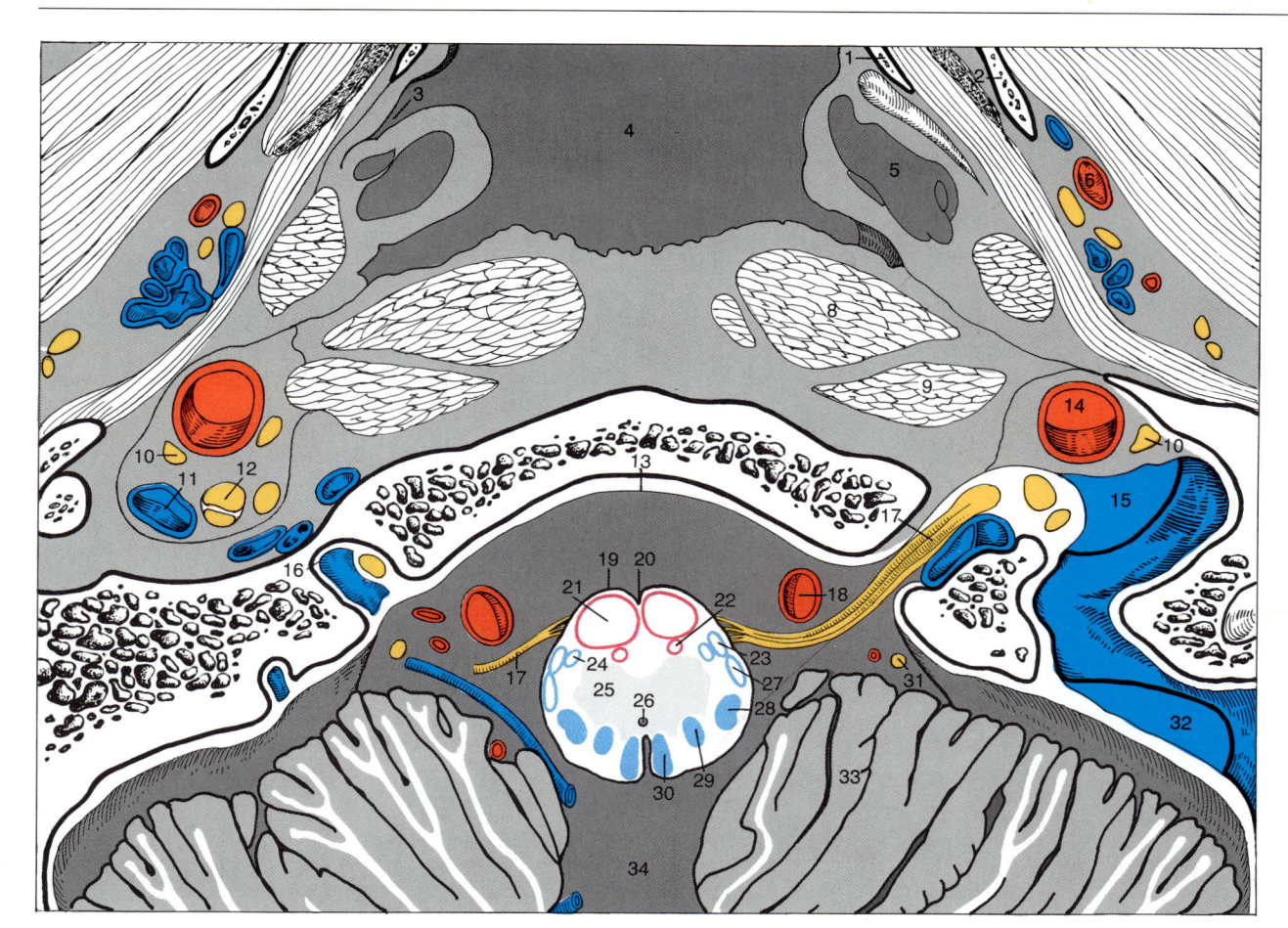

Abb. 69b Ausschnittvergrößerung der Abb. 69a mit Darstellung der Öffnung der linken Tuba auditiva in den nasalen Teil des Rachens. Der kaudale Teil der Medulla oblongata, die Wurzeln des N. hypoglossus und der Canalis hypoglossalis sind getroffen.

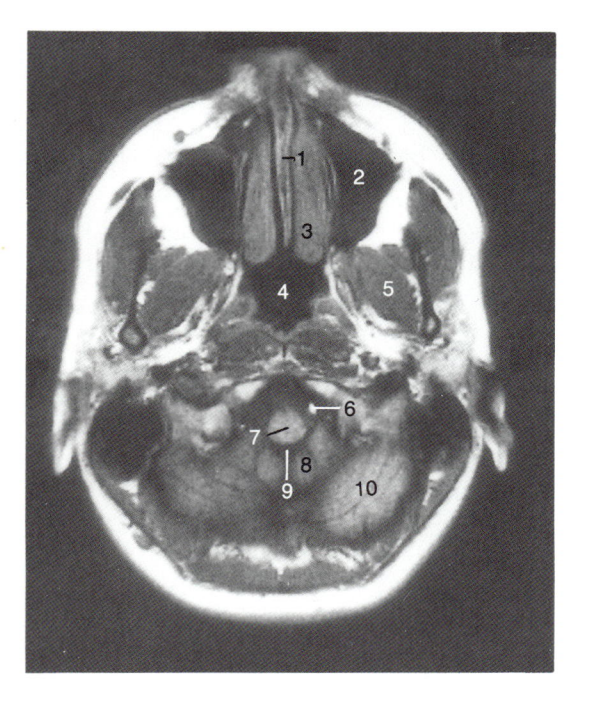

1 Septum nasi
2 S. maxillaris
3 Concha nasalis inferior
4 Pharynx, Pars nasalis
5 M. pterygoideus lateralis
6 A. vertebralis
7 Medulla oblongata (geschlossener Teil)
8 Tonsilla cerebelli
9 C. cerebellomedullaris (magna)
10 Kleinhirnhemisphäre

Abb. 69c Senkrecht zur Meynertschen Achse orientiertes MR-Bild, das mit den Abb. 69a,b annähernd korrespondiert. Diese MR-Serie (Abb. 69c-78c) stammt von einem 23 Jahre alten Mann, Spin-Echo-Sequenz TR („Repetition time") = 600 msec, TE („Echo time") = 15 msec, Schichtdicke 5 mm.

128   Atlasteil

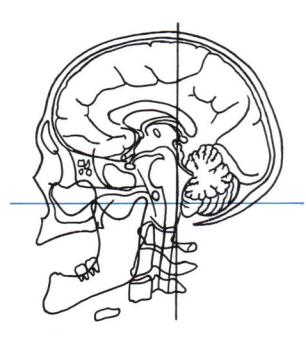

1 Maxilla
2 Concha nasalis inferior
3 Septum nasi
4 S. maxillaris
5 Os zygomaticum
6 Nasenhöhle
7 M. temporalis
8 Processus pterygoideus
9 Pharynx, Pars nasalis
10 M. pterygoideus lateralis
11 Discus articularis
12 Caput mandibulae
13 Clivus
14 Meatus acusticus externus
15 Foramen jugulare
16 V. jugularis interna (Var.)
17 N. accessorius, Porus duralis
18 Medulla oblongata
19 V. jugularis interna, Bulbus
20 N. facialis
21 S. sigmoideus
22 Os temporale
23 Ohrmuschel
24 Lobus caudalis (posterior) cerebelli
25 C. cerebellomedullaris (magna)
26 Os occipitale

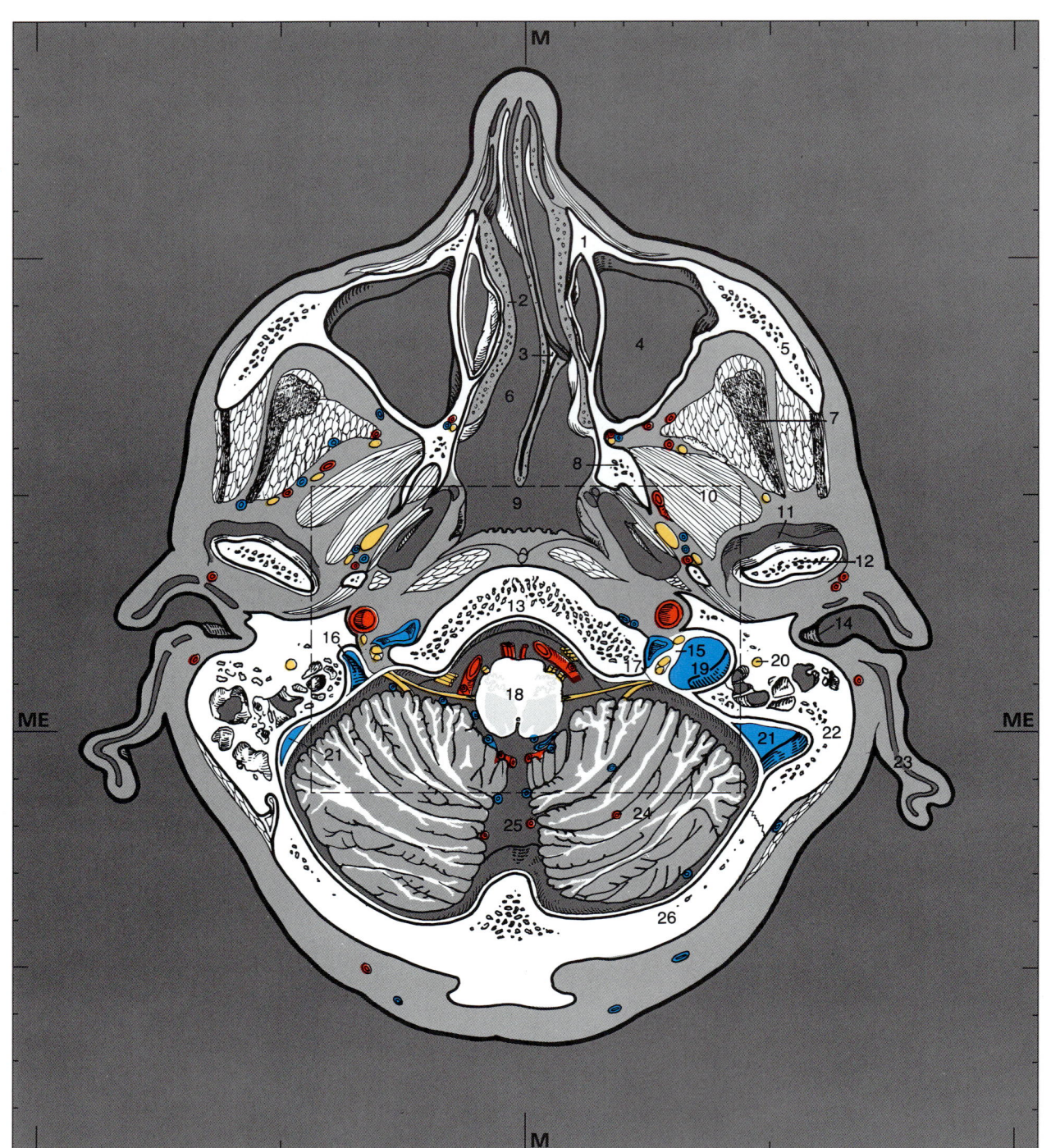

Abb. 70a Aufsicht auf die kraniale Schnittfläche der 2. Scheibe der Hirnstammserie (s. Abb. 67). Die Schnittebene verläuft durch die untere Nasenmuschel, das Kiefergelenk, den Unterkieferkopf und das Foramen jugulare. In der hinteren Schädelgrube ist die Medulla oblongata in Höhe des Porus duralis für den N. accessorius getroffen.

Hirnstamm-Schichten

1 Pharynx, Pars nasalis
2 Knorpel der Tuba auditiva
3 A. carotis interna
4 N. glossopharyngeus
5 N. vagus
6 V. jugularis interna (Var.)
7 V. jugularis interna, Bulbus
8 A. vertebralis
9 N. hypoglossus
10 Pyramide
11 Fissura mediana ventralis
12 Tr. corticospinalis
13 A. cerebelli inferior posterior
14 Lemniscus medialis
15 N. hypoglossus (innerhalb der Scheibe)
16 Nucl. olivaris caudalis (inferior)
17 Tr. spinothalamicus
18 Formatio reticularis
19 Fasciculus longitudinalis medialis
20 Nucl. ambiguus
21 Tr. spinocerebellaris ventralis
22 N. accessorius, Radix cranialis und Radix spinalis
23 Nucl. solitarius
24 Nucl. nervi hypoglossi
25 Nucl. dorsalis nervi vagi
26 Tr. spinocerebellaris dorsalis
27 Nucl. cuneatus (Burdach)
28 Nucl. gracilis (Goll)
29 Obex
30 Canalis centralis
31 Nucl. spinalis nervi trigemini, Pars caudalis

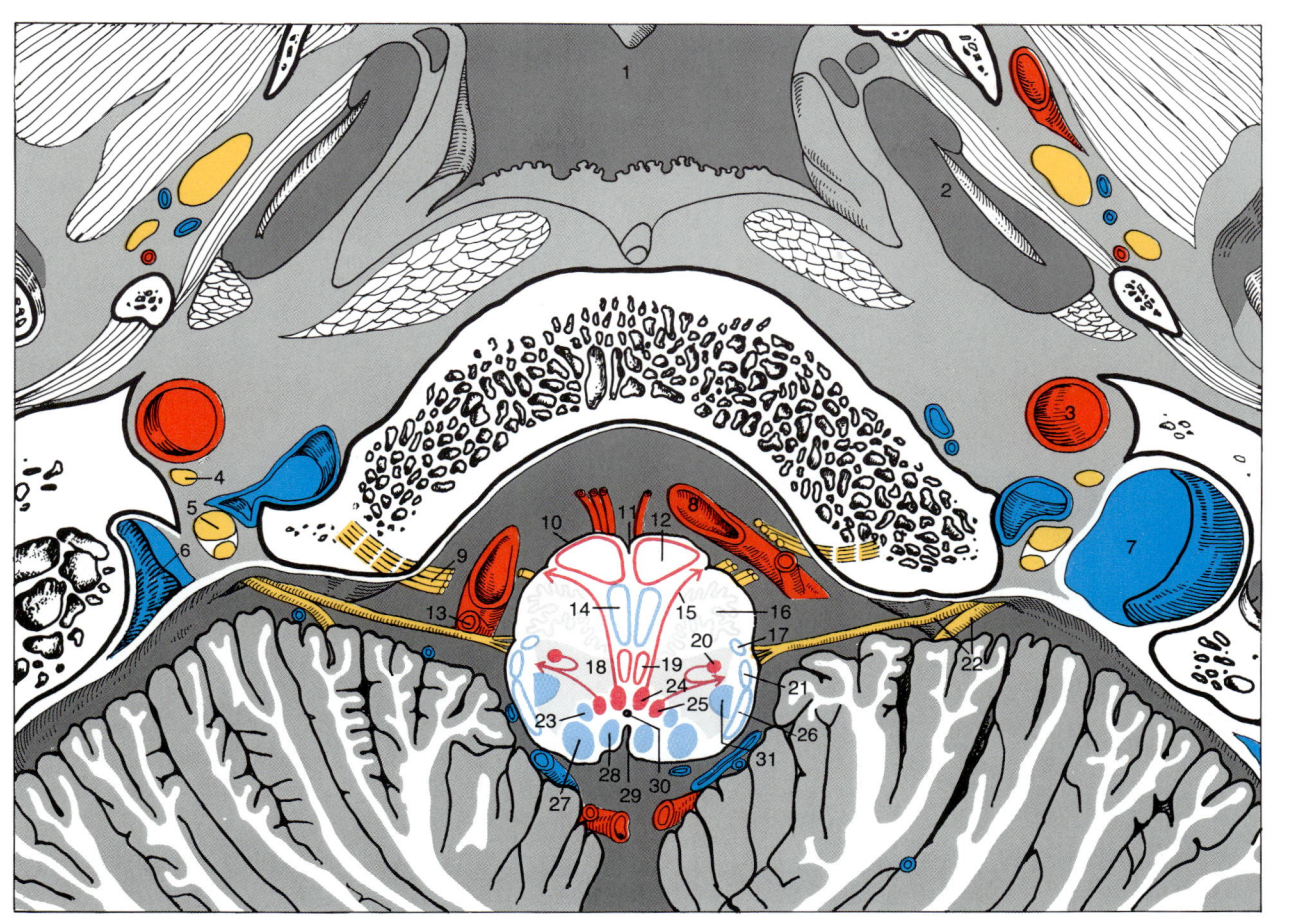

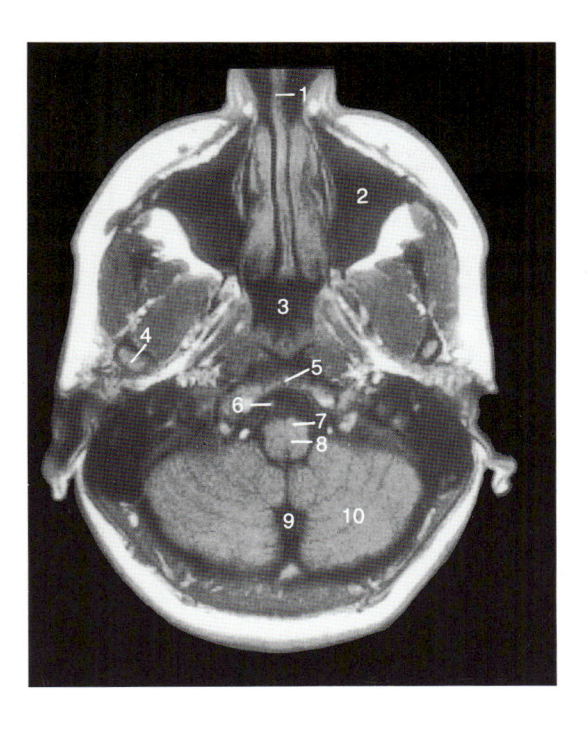

Abb. 70b Ausschnittvergrößerung der Abb. 70a. Die Schnittebene trifft den knorpeligen Teil der Tuba auditiva, den kaudalen Teil des Nucl. olivaris caudalis (inferior) und den Abgang der A. cerebelli inferior posterior (PICA) aus der A. vertebralis. Die beiden Vv. jugulares internae sind asymmetrisch ausgebildet, rechts ist das Foramen jugulare mit einem vergrößerten Bulbus venae jugulares internae erweitert (Variabilität).

1 Septum nasi
2 S. maxillaris
3 Pharynx, Pars nasalis
4 Caput mandibulae (Knochenmark)
5 Clivus (Knochenmark)
6 A. vertebralis
7 Pyramide
8 Medulla oblongata (Höhe Obex)
9 C. cerebellomedullaris (magna)
10 Lobus caudalis (posterior) cerebelli

Abb. 70c Senkrecht zur Meynertschen Achse orientiertes MR-Bild, das mit den Abb. 70a,b annähernd korrespondiert.

Atlasteil

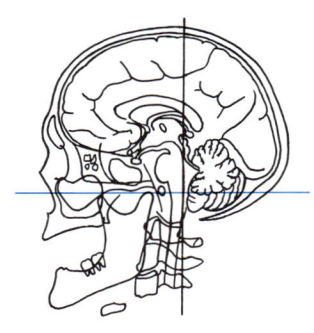

1 Maxilla
2 Ductus nasolacrimalis
3 S. maxillaris
4 Os zygomaticum
5 Nasenhöhle
6 Septum nasi
7 M. temporalis
8 M. pterygoideus lateralis
9 N. mandibularis
10 Kiefergelenk
11 Discus articularis
12 Meatus acusticus externus
13 S. petrosus inferior
14 N. hypoglossus
15 N. facialis
16 Medulla oblongata
17 Olive
18 Os temporale
19 Boden der Rautengrube
20 4. Ventrikel
21 S. sigmoideus
22 Ohrmuschel
23 Uvula vermis
24 Lobus caudalis (posterior) cerebelli
25 Pyramis vermis
26 Os occipitale

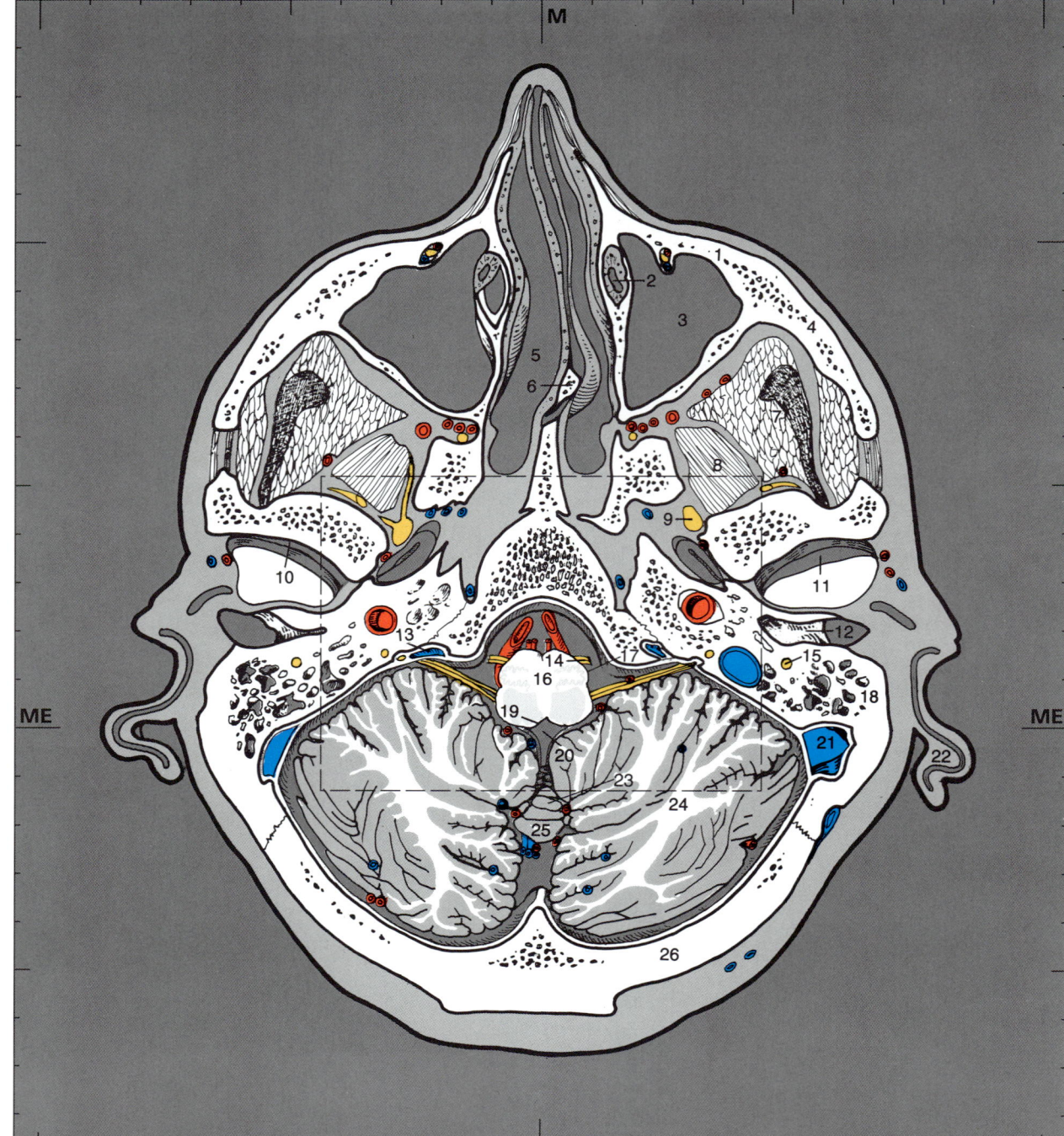

Abb. 71a Aufsicht auf die kraniale Schnittfläche der 3. Scheibe der Hirnstammserie. Die Schnittebene liegt in Höhe des äußeren Gehörgangs und der Anheftung der unteren Nasenmuschel an der lateralen Wand der Nasenhöhle. In der hinteren Schädelgrube ist die Medulla oblongata am kaudalen Ende der Rautengrube getroffen.

Hirnstamm-Schichten

131

1 N. mandibularis
2 Tuba auditiva
3 A. meningea media
4 Clivus
5 A. carotis interna
6 A. vertebralis
7 N. hypoglossus
8 Pyramide
9 Fissura mediana ventralis
10 Tr. corticospinalis
11 N. glossopharyngeus
12 V. jugularis interna, Bulbus
13 Lemniscus medialis
14 Nucl. olivaris caudalis (inferior)
15 N. hypoglossus (innerhalb der Scheibe)
16 Nucl. ambiguus
17 Tr. spinothalamicus
18 N. vagus
19 Formatio reticularis
20 Fasciculus longitudinalis medialis
21 Tr. spinocerebellaris ventralis
22 Nucl. cuneatus (Burdach)
23 Nucl. solitarius
24 Sulcus medianus
25 Nucl. nervi hypoglossi
26 Nucl. dorsalis nervi vagi
27 Nucl. spinalis nervi trigemini, Pars interpolaris
28 Pedunculus cerebellaris caudalis

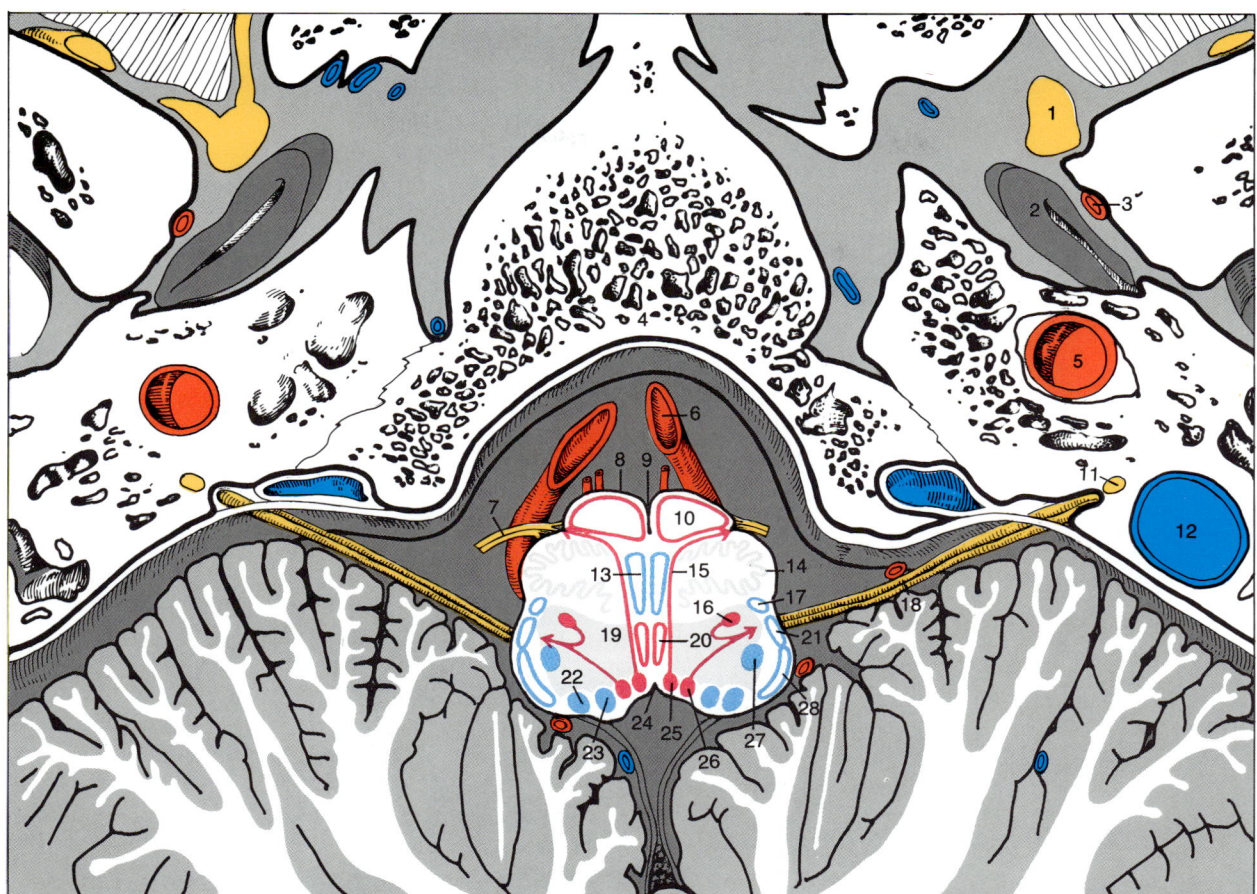

Abb. 71b Ausschnittvergrößerung der Abb. 71a. Der N. mandibularis liegt dicht unter dem Foramen ovale. Aus der Medulla oblongata gehen die Wurzeln des N. vagus ab.

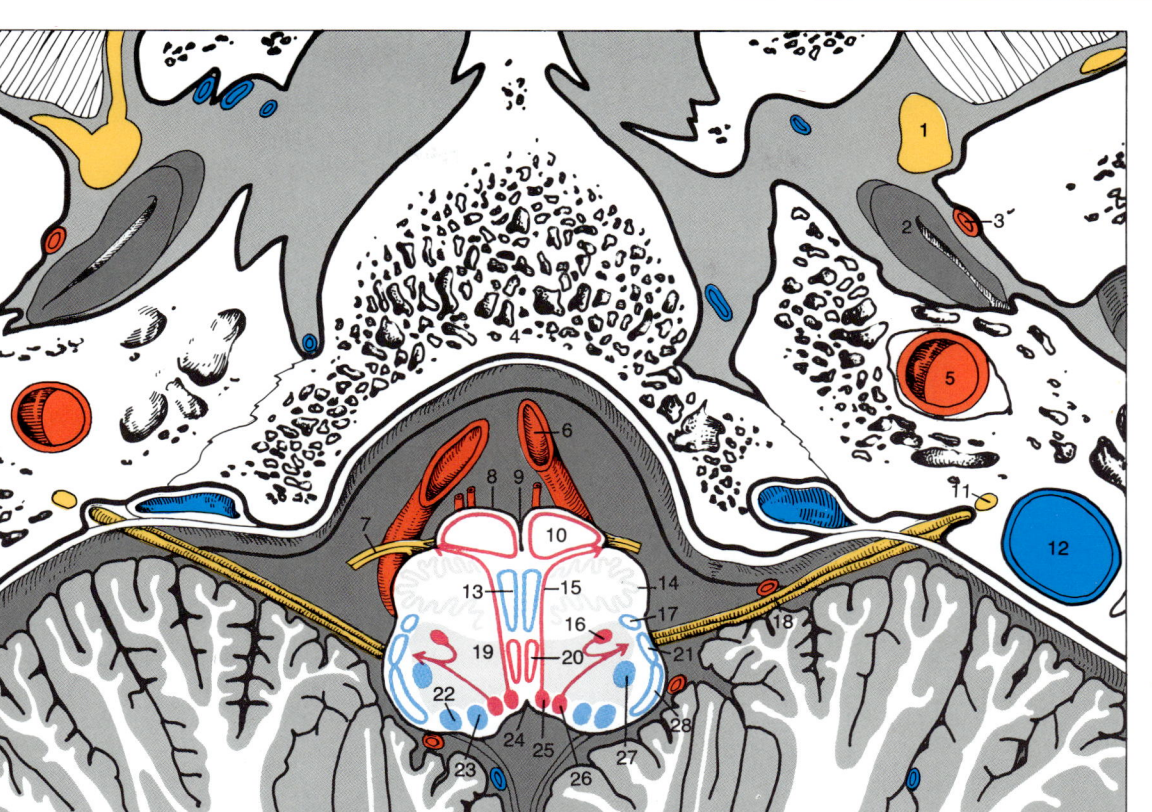

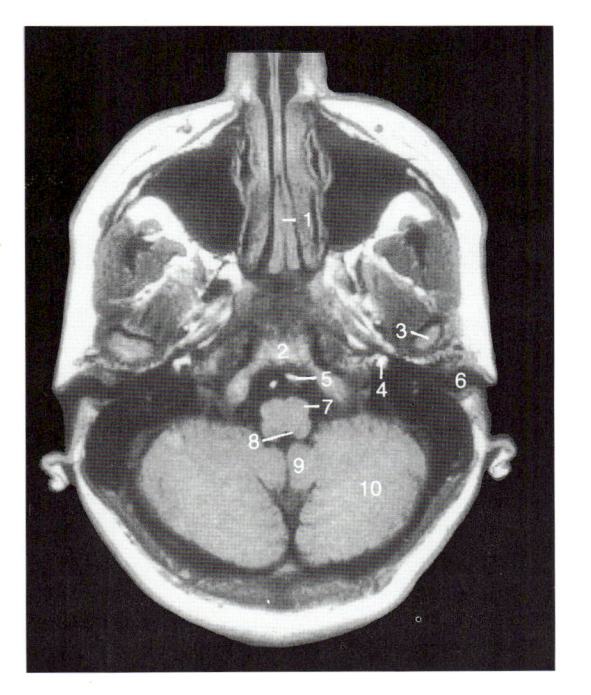

1 Septum nasi
2 Clivus (Knochenmark)
3 Kiefergelenk
4 A. carotis interna
5 A. vertebralis
6 Meatus acusticus externus
7 Olive
8 Boden der Rautengrube
9 Tonsilla cerebelli
10 Kleinhirnhemisphäre

Abb. 71c Senkrecht zur Meynertschen Achse orientiertes MR-Bild, das mit den Abb. 71a,b annähernd korrespondiert.

Atlasteil

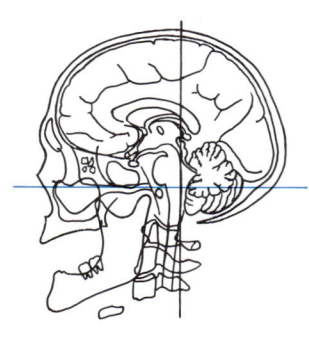

1 Nasenhöhle
2 Ductus nasolacrimalis
3 Septum nasi
4 S. maxillaris
5 Os zygomaticum
6 Concha nasalis media
7 Arcus zygomaticus
8 M. temporalis
9 Fossa cranii media, Boden
10 A. meningea media
11 Clivus
12 Os temporale
13 Medulla oblongata
14 Flocculus
15 Apertura lateralis ventriculi quarti (Luschkae)
16 S. sigmoideus
17 Ohrmuschel
18 Uvula vermis
19 Pyramis vermis
20 Lobus caudalis (posterior) cerebelli
21 Os occipitale

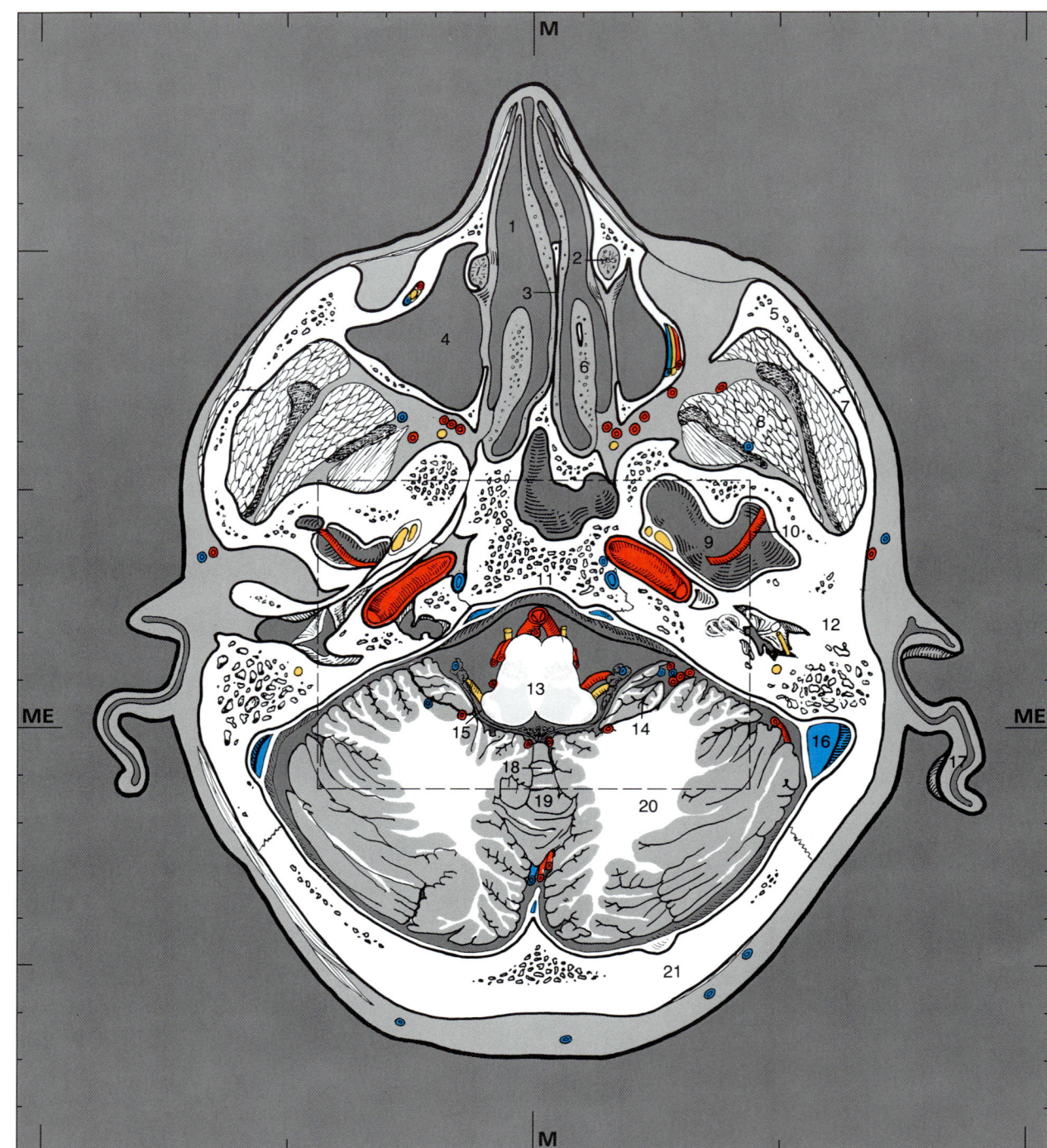

Abb. 72a Aufsicht auf die kraniale Schnittfläche der 4. Scheibe der Hirnstammserie. In der Nasenhöhle ist die mittlere Nasenmuschel getroffen. Die Schnittebene verläuft durch den Boden der mittleren Schädelgrube, durch die Paukenhöhle des Schläfenbeins und in der hinteren Schädelgrube durch den kranialen Teil der Medulla oblongata in Höhe der Apertura lateralis des 4. Ventrikels.

Hirnstamm-Schichten   133

1 S. sphenoidalis
2 N. mandibularis
3 A. meningea media
4 A. carotis interna
5 A. basilaris
6 A. vertebralis
7 Pyramide
8 N. abducens
9 Tr. corticospinalis
10 N. abducens (innerhalb der Scheibe)
11 Lemniscus medialis
12 Flocculus
13 Plexus choroideus
14 Nucl. olivaris caudalis (inferior)
15 Formatio reticularis
16 Fasciculus longitudinalis medialis
17 Nucl. ambiguus
18 Tr. spinothalamicus
19 Nucl. spinalis nervi trigemini, Pars oralis
20 N. vestibulocochlearis
21 Apertura lateralis ventriculi quarti (Luschkae)
22 Nucl. prepositus hypoglossi
23 Boden der Rautengrube und Grenze des 4. Ventrikels
24 Nuclei vestibulares
25 Pedunculus cerebellaris caudalis
26 Nuclei cochleares dorsalis und ventralis
27 Uvula vermis

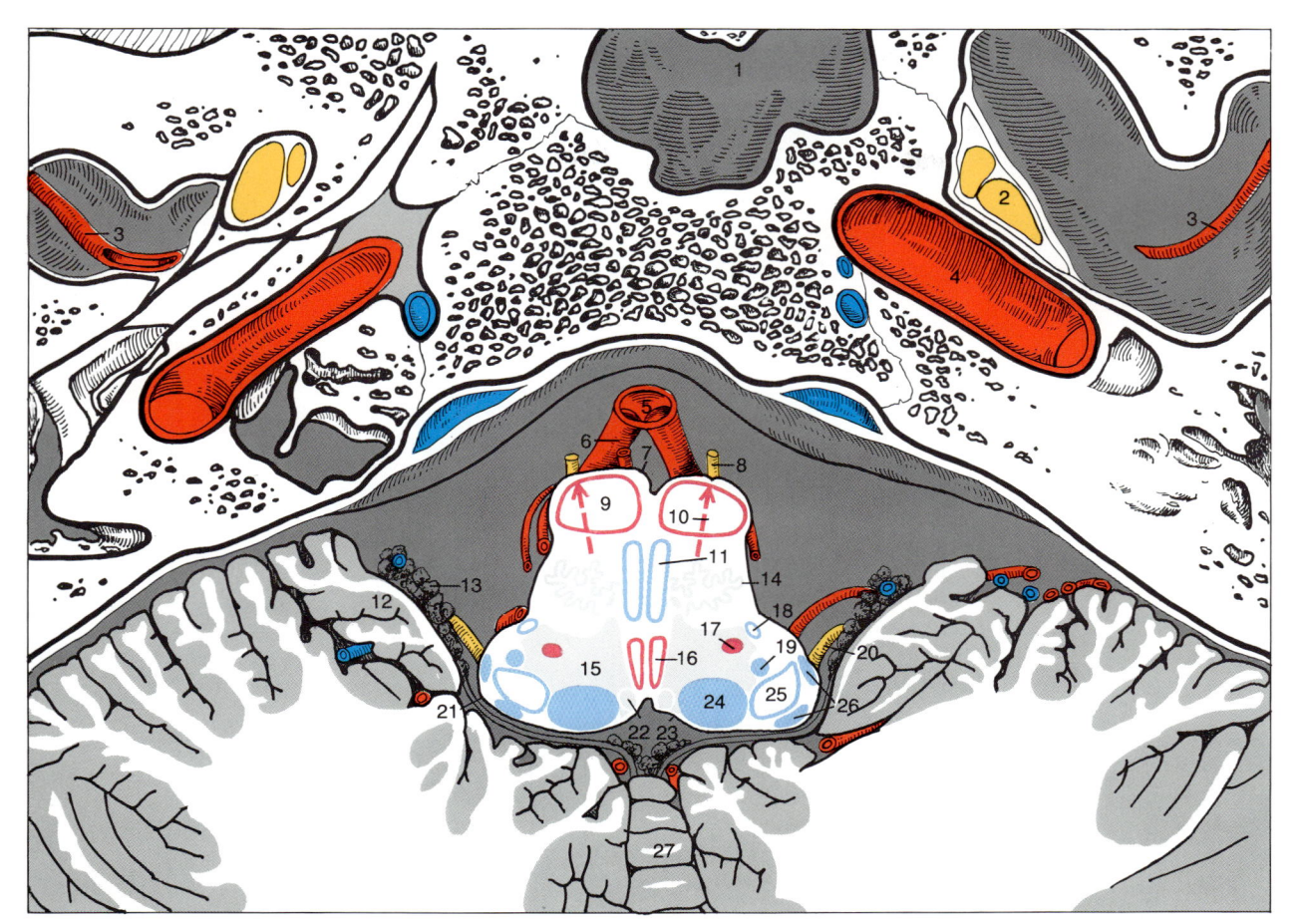

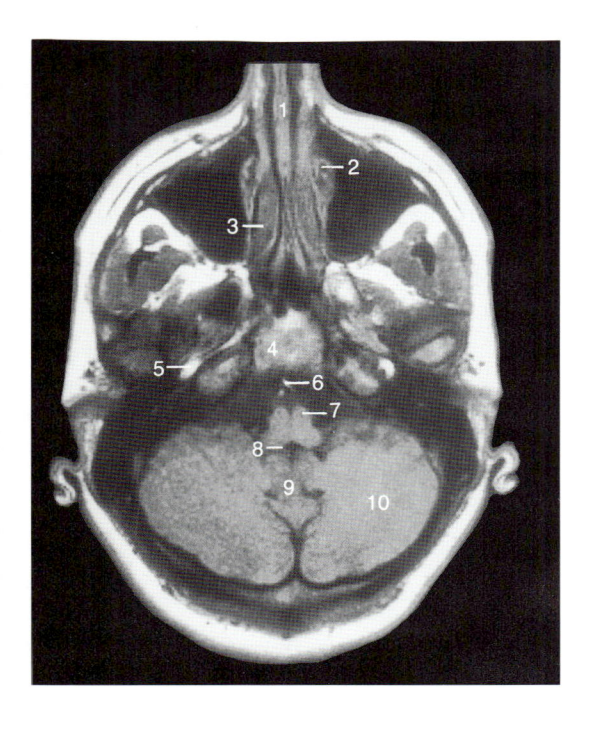

Abb. 72b Der Ausschnitt der Abb. 72a zeigt die Vereinigung der Aa. vertebrales zur A. basilaris. An der Grenze zwischen Medulla oblongata und Pons entspringen die Wurzeln des N. abducens. In der Medulla oblongata liegt der obere Teil des Nucl. olivaris caudalis (inferior).

1 Septum nasi
2 Ductus nasolacrimalis
3 Concha nasalis media
4 Clivus (Knochenmark)
5 A. carotis interna
6 A. basilaris
7 Pyramide
8 Boden des 4. Ventrikels
9 Uvula vermis
10 Kleinhirnhemisphäre

Abb. 72c Senkrecht zur Meynertschen Achse orientiertes MR-Bild, das mit den Abb. 72a,b annähernd korrespondiert.

Atlasteil

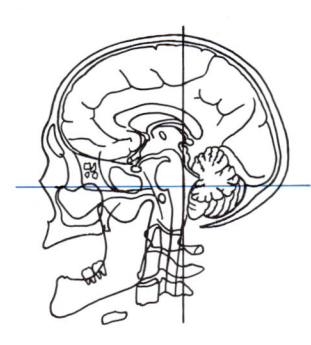

1 Nasenhöhle
2 Hiatus semilunaris
3 Concha nasalis media
4 M. obliquus inferior
5 Os zygomaticum
6 Septum nasi
7 M. rectus inferior
8 Os sphenoidale
9 M. temporalis
10 N. maxillaris
11 S. sphenoidalis
12 A. meningea media
13 Basis des Temporallappens
14 Malleus
15 Meatus acusticus internus
16 Pons
17 Canalis semicircularis posterior
18 Os temporale
19 Ohrmuschel
20 S. sigmoideus
21 Nucl. dentatus
22 Uvula vermis
23 Pyramis vermis
24 Lobus caudalis (posterior) cerebelli
25 Tentorium cerebelli
26 S. transversus
27 Basis des Okzipitallappens
28 Protuberantia occipitalis interna
29 Os occipitale

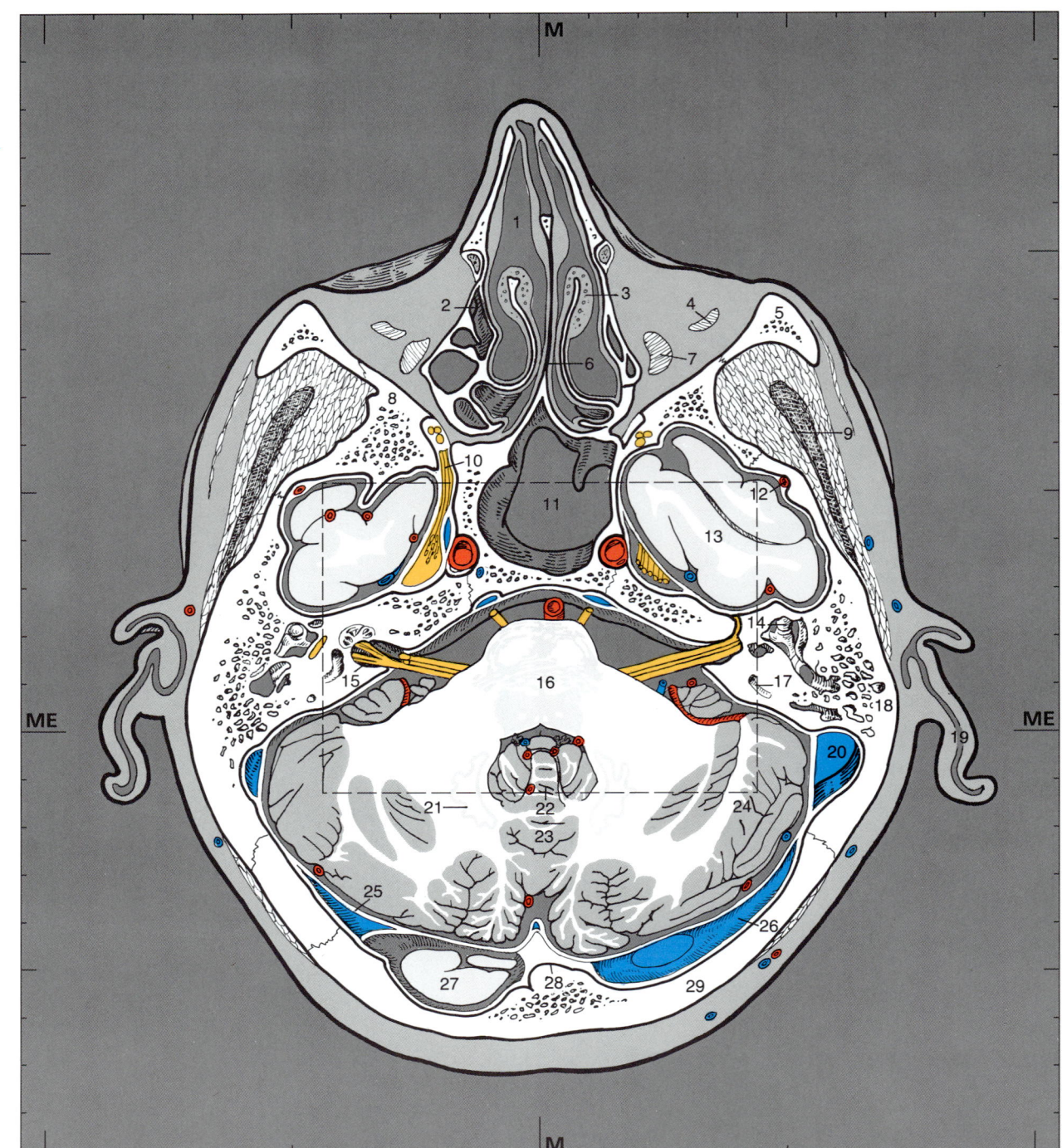

Abb. 73a Aufsicht auf die kraniale Schnittfläche der 5. Scheibe der Hirnstammserie. Die Schnittebene verläuft dicht oberhalb des Bodens der Augenhöhle. In der mittleren Schädelgrube liegt die Basis der Temporallappen. In der Paukenhöhle sind Hammer und Amboß zu erkennen. Die hintere Schädelgrube ist in Höhe des inneren Gehörgangs, des Pons, des Nucl. dentatus und der Protuberantia occipitalis interna getroffen. Auf der linken Seite befindet sich der Pol des linken Okzipitallappens.

Hirnstamm-Schichten 135

1 S. sphenoidalis
2 A. carotis interna
3 Ganglion trigeminale (semilunare Gasseri)
4 N. trigeminus
5 Cochlea
6 A. basilaris
7 N. abducens
8 N. petrosus major
9 Meatus acusticus internus
10 Nuclei pontis
11 Tr. corticospinalis
12 N. facialis und N. intermedius
13 N. abducens (innerhalb der Scheibe)
14 N. facialis (innerhalb der Scheibe)
15 N. vestibulocochlearis
16 C. pontocerebellaris
17 Lemniscus medialis
18 Tr. spinothalamicus
19 Nucl. dorsalis corporis trapezoidei (olivaris superior)
20 Formatio reticularis
21 Nucl. nervi facialis
22 Nucl. spinalis nervi trigemini, Pars oralis
23 Flocculus
24 Pedunculus cerebellaris medius
25 Fasciculus longitudinalis medialis
26 Nuclei vestibulares
27 Pedunculus cerebellaris caudalis
28 A. cerebelli inferior anterior
29 4. Ventrikel
30 Nodulus vermis
31 Recessus posterior des 4. Ventrikels
32 Nucl. dentatus

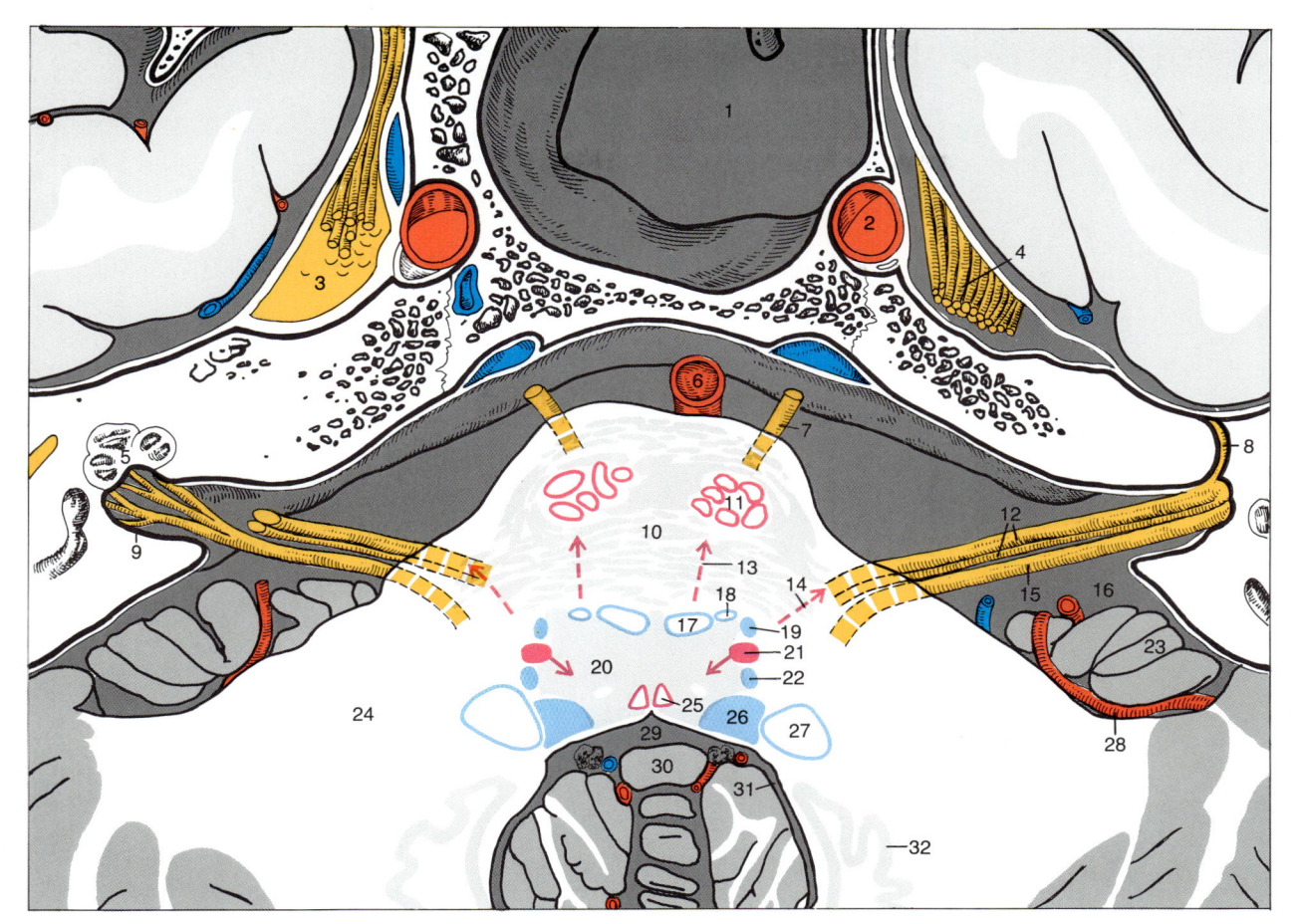

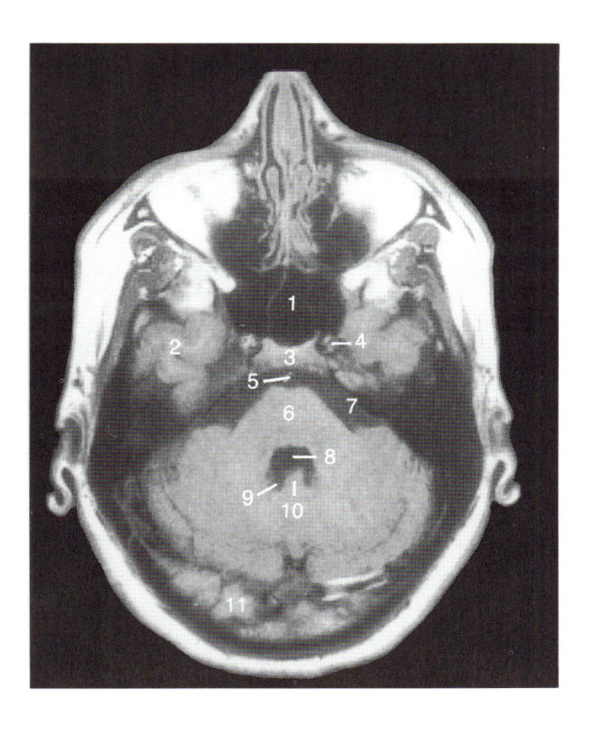

Abb. 73b Der Ausschnitt der Abb. 73a gibt die Keilbeinhöhle mit dem benachbarten Ganglion trigeminale (links) und N. trigeminus (rechts) wieder. Der Querschnitt durch den kaudalen Pons-Abschnitt zeigt den mittleren Kleinhirnstiel. Die VII. und VIII. Hirnnerven treten in den inneren Gehörgang ein.

1 S. sphenoidalis
2 Basis des Temporallappens
3 Clivus (Knochenmark)
4 A. carotis interna
5 A. basilaris
6 Pons (kaudaler Teil)
7 C. pontocerebellaris
8 4. Ventrikel
9 Recessus posterior des 4. Ventrikels
10 Nodulus vermis
11 Basis des Okzipitallappens

Abb. 73c Senkrecht zur Meynertschen Achse orientiertes MR-Bild, das etwas weiter kranial als die Abb. 73a,b liegt.

136 Atlasteil

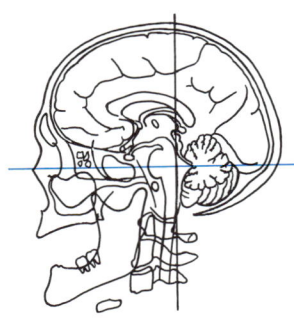

1 Septum nasi
2 Unterlid
3 Hiatus semilunaris
4 Bulbus oculi
5 Os zygomaticum
6 Bulla ethmoidalis
7 Cellulae ethmoidales
8 Os sphenoidale
9 M. rectus inferior
10 S. sphenoidalis
11 A. meningea media
12 Temporallappen
13 M. temporalis
14 Canalis semicircularis anterior
15 Pons
16 Lobus cranialis (anterior) cerebelli
17 Fissura prima
18 Eminentia arcuata
19 Ohrmuschel
20 Os temporale
21 Nucl. dentatus
22 S. transversus
23 Lobus caudalis (posterior) cerebelli
24 Tentorium cerebelli
25 Sutura lambdoidea
26 Confluens sinuum (Var.)
27 Basis des Okzipitallappens
28 Okzipitalpol
29 Os occipitale

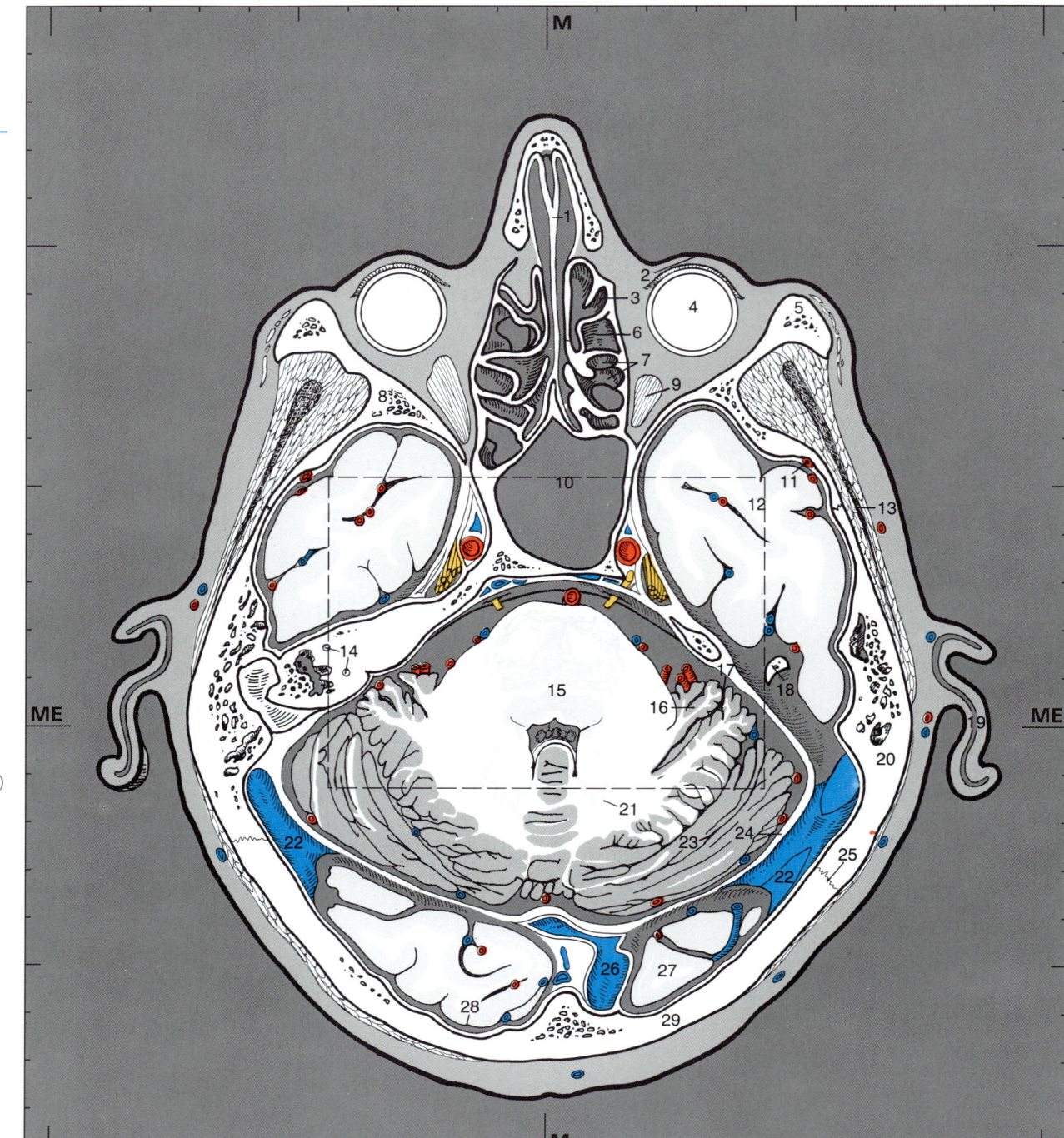

Abb. 74a Aufsicht auf die kraniale Schnittfläche der 6. Scheibe der Hirnstammserie. Die Schnittebene liegt in Höhe der Siebbeinzellen, der Keilbeinhöhle und dem oberen Bereich der Felsenbeine. Im infratentoriellen Raum dieser Scheibe befinden sich Pons und Kleinhirn, im supratentoriellen Raum die Basis der beiden Okzipitallappen des Endhirns. Die beiden Räume werden durch das Kleinhirnzelt getrennt.

Hirnstamm-Schichten 137

1 S. sphenoidalis
2 S. cavernosus
3 A. carotis interna
4 Impressio trigeminalis
5 S. petrosus inferior
6 N. abducens
7 Öffnung der C. trigemini
8 N. trigeminus, Pars triangularis
9 N. abducens am Porus duralis
10 A. basilaris
11 Tr. corticospinalis
12 C. pontocerebellaris
13 Canalis semicircularis anterior
14 Nuclei pontis
15 Pedunculus cerebellaris medius
16 Fissura prima
17 N. abducens (innerhalb der Scheibe)
18 Lemniscus medialis
19 Tr. spinothalamicus
20 Lemniscus lateralis
21 Portio minor des N. trigeminus (innerhalb der Scheibe)
22 Formatio reticularis
23 Nucl. nervi facialis (im kaudalen Teil der Scheibe)
24 Nucl. motorius nervi trigemini
25 Nucl. pontinus nervi trigemini
26 Fasciculus longitudinalis medialis
27 Genu nervi facialis
28 Nucl. nervi abducentis (innerhalb der Scheibe)
29 Nucl. mesencephalicus nervi trigemini
30 Nucl. vestibularis superior
31 Plexus choroideus ventriculi quarti
32 Nodulus vermis
33 Recessus posterior des 4. Ventrikels
34 Nucl. dentatus

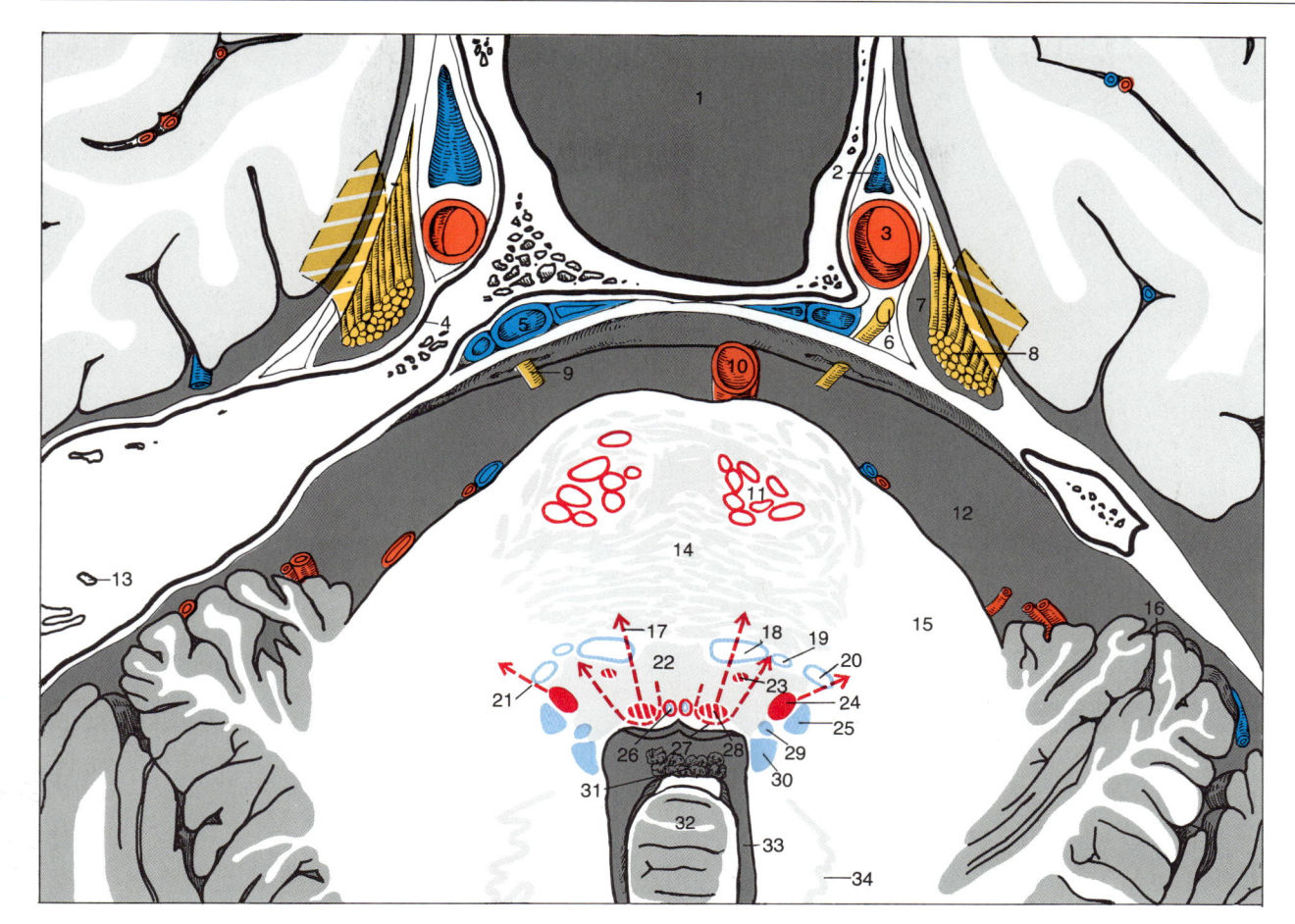

Abb. 74b Der Ausschnitt der Abb. 74a zeigt die Pars triangularis des V. Hirnnerven und den VI. Hirnnerven am Porus duralis. Der Pons ist etwa in seiner Mitte getroffen.

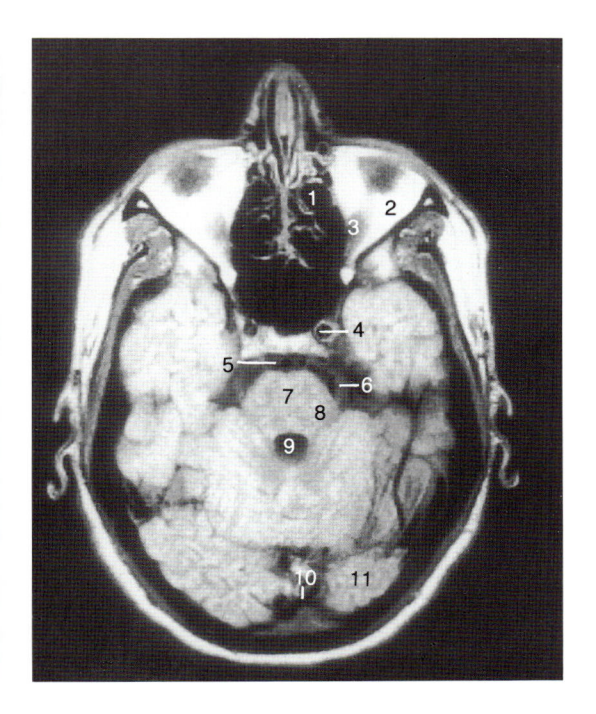

1 Cellulae ethmoidales
2 retrobulbärer Fettkörper
3 M. rectus inferior
4 A. carotis interna
5 C. pontis
6 N. trigeminus
7 Pons
8 Pedunculus cerebellaris medius
9 4. Ventrikel
10 S. sagittalis superior
11 Basis des Okzipitallappens

Abb. 74c Senkrecht zur Meynertschen Achse orientiertes MR-Bild, das mit den Abb. 74a,b annähernd korrespondiert.

Atlasteil

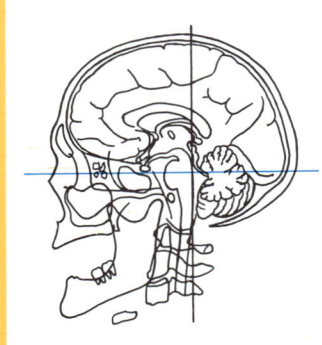

1 Oberlid
2 Linse
3 Lamina orbitalis (papyracea)
4 Bulbus oculi
5 Septum nasi
6 Cellulae ethmoidales
7 Os sphenoidale
8 M. rectus medialis
9 N. opticus
10 M. rectus lateralis
11 Fissura orbitalis superior
12 S. sphenoidalis
13 Hypophyse
14 M. temporalis
15 N. trigeminus
16 Pons
17 Lobus cranialis (anterior) cerebelli
18 Fissura prima
19 Os temporale
20 Ohrmuschel
21 Lobus caudalis (posterior) cerebelli
22 Tentorium cerebelli
23 Os parietale
24 S. rectus
25 Sutura lambdoidea
26 S. sagittalis superior
27 Os occipitale

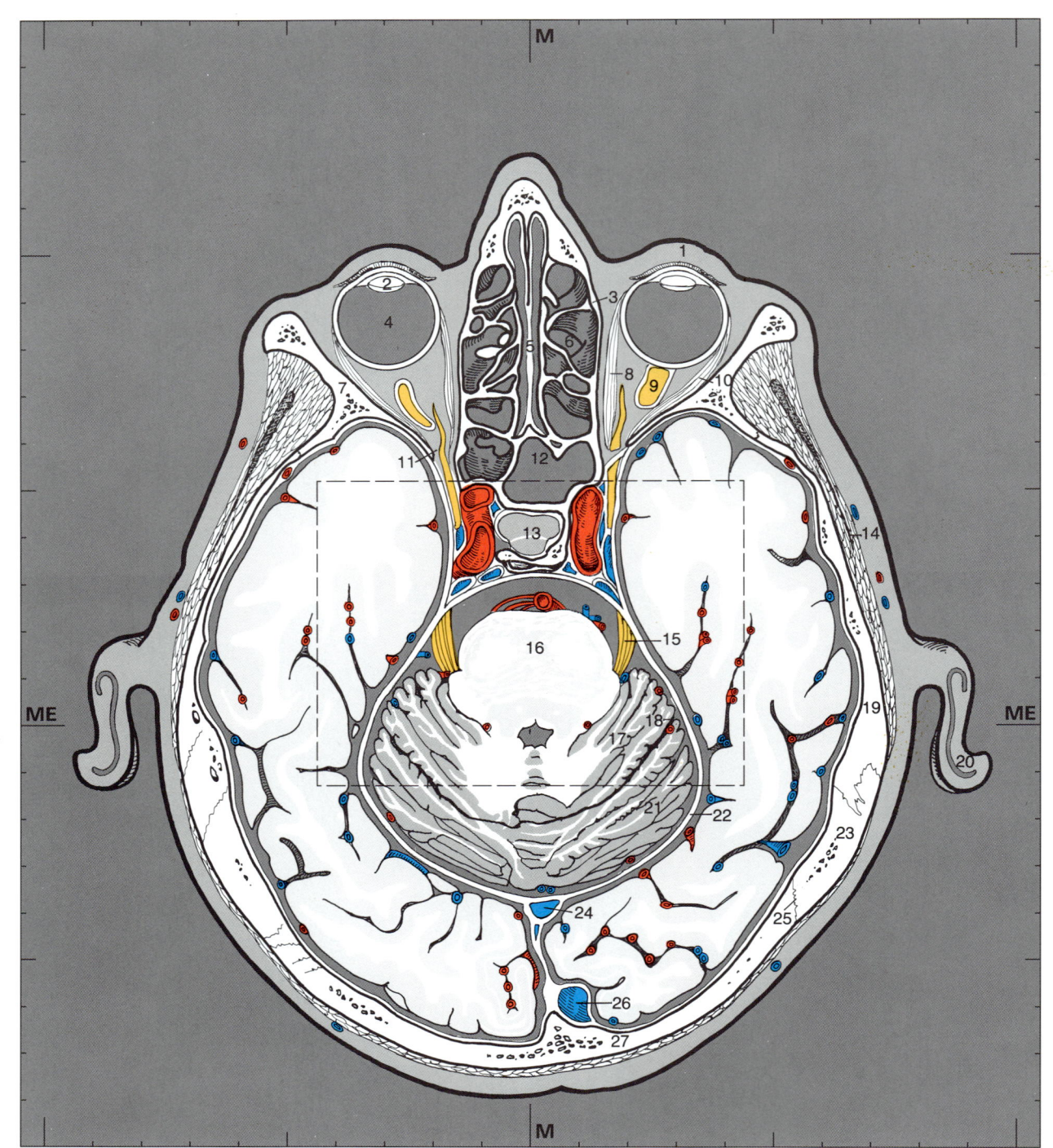

Abb. 75a Aufsicht auf die kraniale Schnittfläche der 7. Scheibe der Hirnstammserie. Die Schnittebene verläuft durch die Fissura orbitalis superior, durch die Sella turcica mit der Hypophyse sowie durch die basalen Teile des Temporal- und Okzipitallappens. Der Pons ist in Höhe der Austrittsstelle des N. trigeminus getroffen.

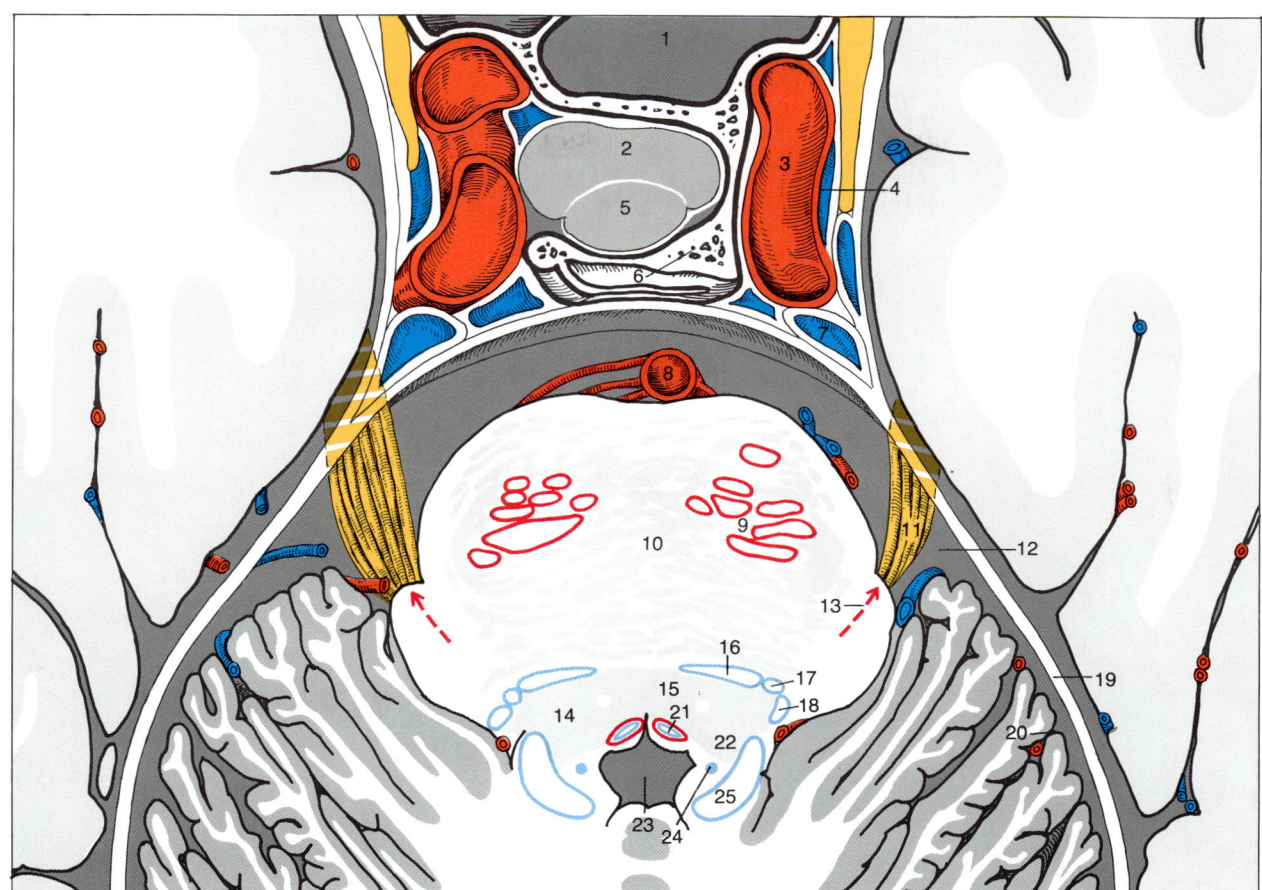

Hirnstamm-Schichten   139

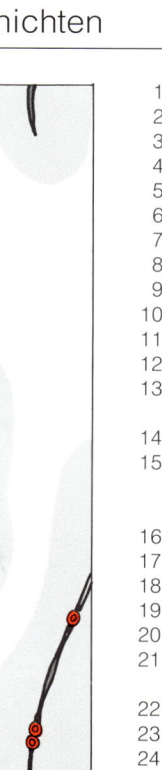

1 S. sphenoidalis
2 Adenohypophyse
3 A. carotis interna
4 S. cavernosus
5 Neurohypophyse
6 Dorsum sellae
7 S. petrosus superior
8 A. basilaris
9 Tr. corticospinalis
10 Nuclei pontis
11 N. trigeminus
12 C. pontocerebellaris
13 N. trigeminus (innerhalb der Scheibe)
14 Formatio reticularis
15 paramediane pontine Formatio reticularis (PPRF)
16 Lemniscus medialis
17 Tr. spinothalamicus
18 Lemniscus lateralis
19 Tentorium cerebelli
20 Fissura prima
21 Fasciculus longitudinalis medialis
22 Locus coeruleus
23 4. Ventrikel
24 Nucl. mesencephalicus nervi trigemini
25 Pedunculus cerebellaris cranialis

Abb. 75b Der Ausschnitt der Abb. 75a stellt die Adeno- und Neurohypophyse mit den seitlich davon gelegenen Abschnitten der Aa. carotis internae dar. Der obere Kleinhirnstiel liegt seitlich vom 4. Ventrikel.

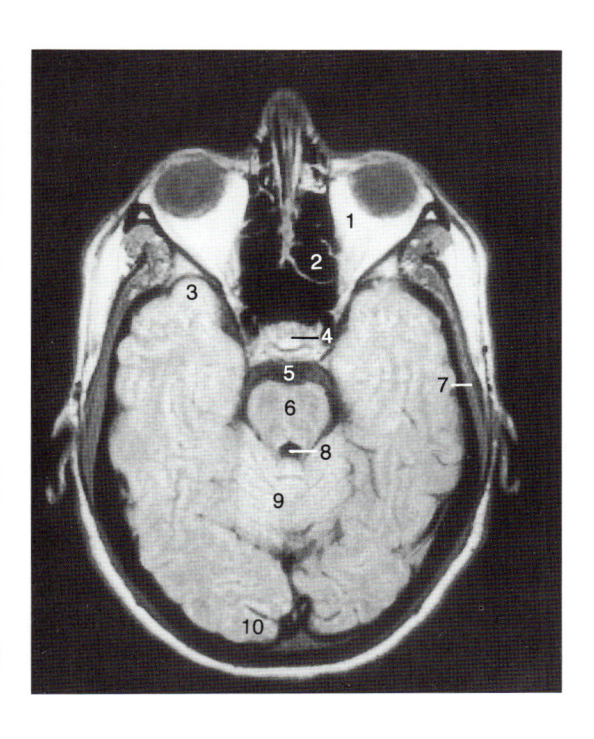

1 retrobulbärer Fettkörper
2 Cellulae ethmoidales
3 Pol des Temporallappens
4 Hypophyse
5 C. pontis
6 Pons
7 M. temporalis
8 4. Ventrikel
9 Lobus cranialis (anterior) cerebelli
10 Okzipitalpol

Abb. 75c Senkrecht zur Meynertschen Achse orientiertes MR-Bild, das mit den Abb. 75a,b annähernd korrespondiert.

140 Atlasteil

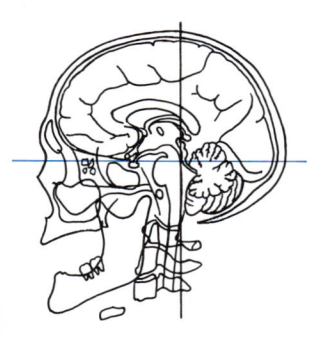

1 Oberlid
2 Linse
3 Bulbus oculi
4 Glandula lacrimalis
5 M. obliquus superior
6 Bulbus olfactorius
7 M. rectus medialis
8 A. ophthalmica
9 M. rectus lateralis
10 M. rectus superior
11 M. levator palpebrae superioris
12 Tr. olfactorius
13 Canalis opticus (innerhalb der Scheibe)
14 N. opticus
15 A. meningea media
16 M. temporalis
17 Os temporale
18 Pons
19 Lobus cranialis (anterior) cerebelli
20 Fissura prima
21 Lobus caudalis (posterior) cerebelli
22 Tentorium cerebelli
23 S. rectus
24 Os parietale
25 Falx cerebri
26 Sutura lambdoidea
27 S. sagittalis superior
28 Os occipitale

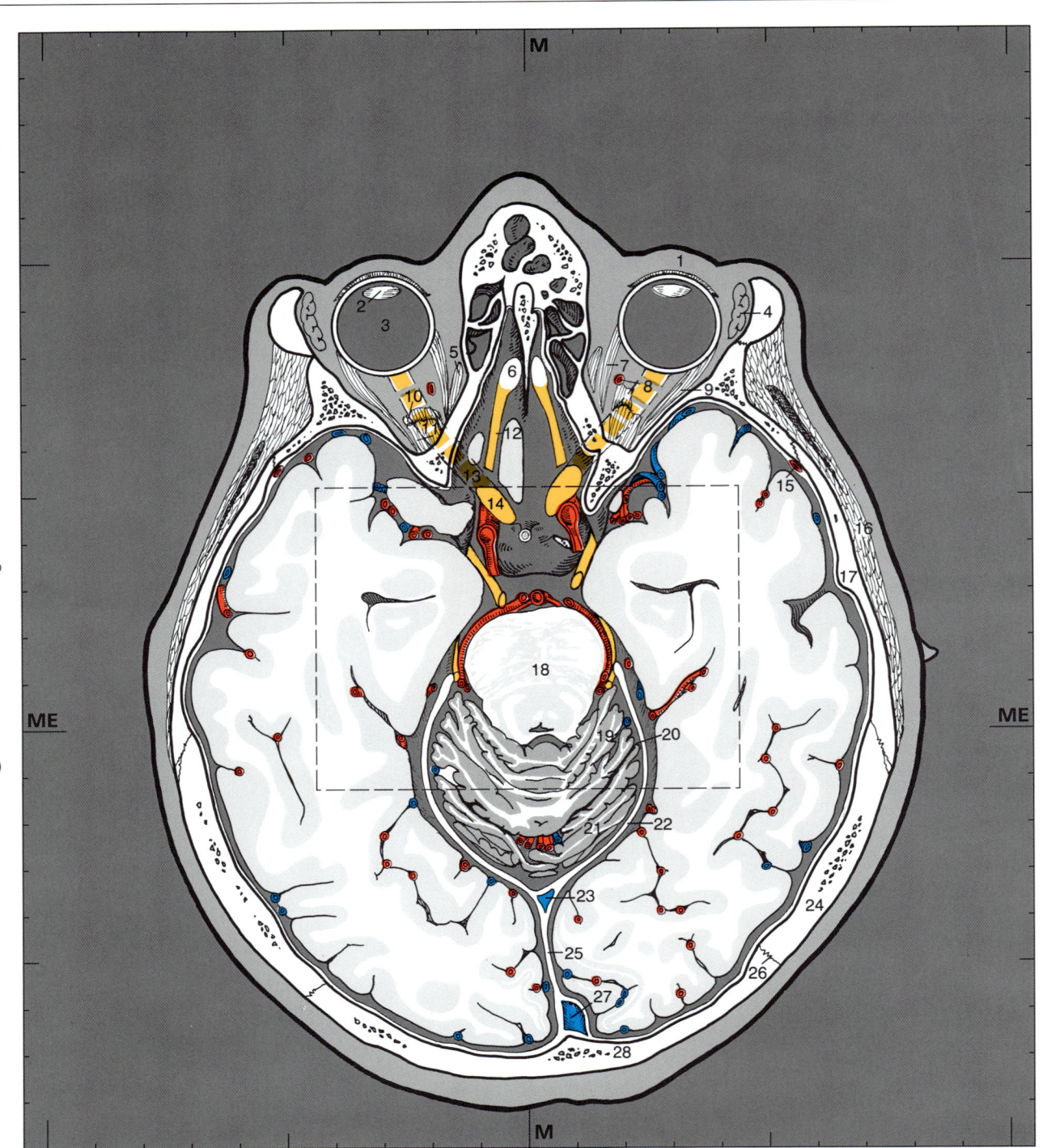

Abb. 76a Aufsicht auf die kraniale Schnittfläche der 8. Scheibe der Hirnstammserie. In der Vertiefung der vorderen Schädelgrube sind der Bulbus und der Tr. olfactorius getroffen. Der Sehnerv tritt in den Canalis opticus ein. Der supratentorielle Raum mit dem Temporallappen und Okzipitallappen des Endhirns ist in dieser Scheibe bedeutend größer als der infratentorielle Raum mit Pons und Kleinhirn.

Hirnstamm-Schichten 141

1 N. opticus
2 A. carotis interna
3 A. communicans posterior
4 Infundibulum
5 Corpus amygdaloideum
6 Dorsum sellae
7 N. oculomotorius
8 Ventriculus lateralis, Cornu temporale
9 A. basilaris
10 A. cerebelli superior
11 Hippocampus
12 Nuclei pontis
13 Tr. corticospinalis
14 N. trochlearis
15 Formatio reticularis
16 Lemniscus medialis
17 Tr. spinothalamicus
18 Lemniscus lateralis
19 paramediane pontine Formatio reticularis (PPRF)
20 Fasciculus longitudinalis medialis
21 Pedunculus cerebellaris cranialis
22 4. Ventrikel
23 Locus coeruleus
24 Nucl. mesencephalicus nervi trigemini
25 Tentorium cerebelli

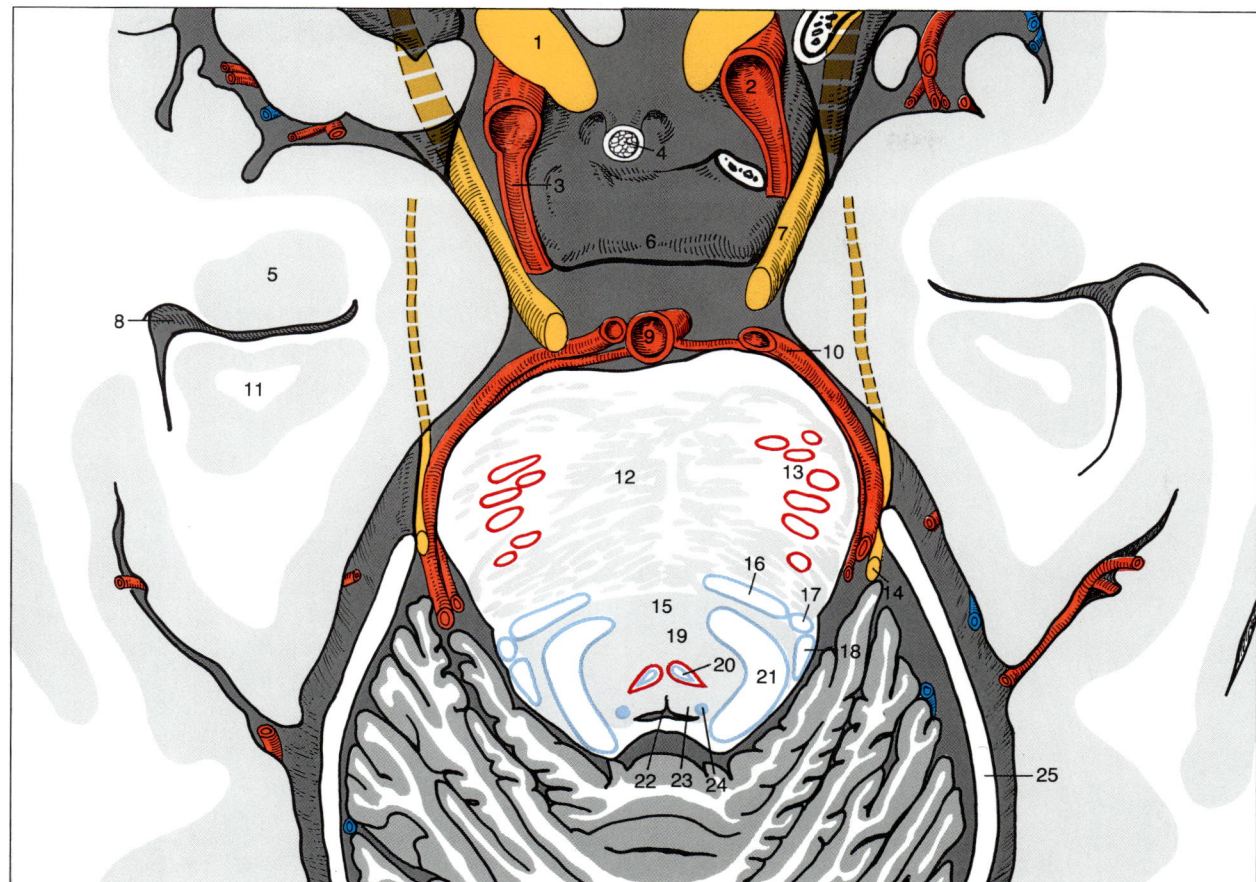

Abb. 76b Der Ausschnitt der Abb. 76a zeigt eine annähernd horizontale Strecke des III. und IV. Hirnnerven. Das Dach der Sella turcica wird vom Infundibulum durchbohrt. Der 4. Ventrikel verjüngt sich in diesem kranialen Teil des Pons in Richtung zum Aqueductus mesencephali.

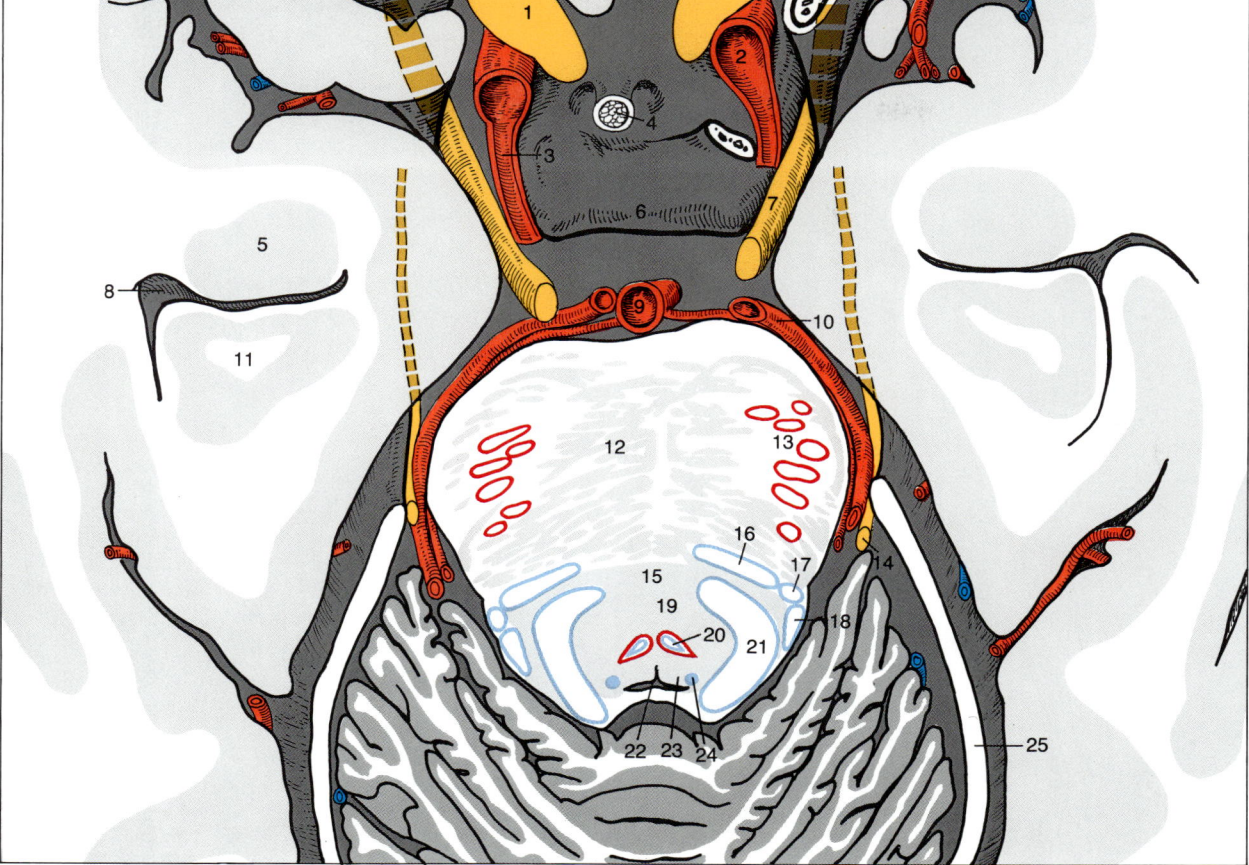

1 Linse
2 Bulbus oculi
3 Cellulae ethmoidales
4 N. opticus
5 A. carotis interna
6 Infundibulum
7 Ventriculus lateralis, Cornu temporale
8 Übergang des Pons ins Mesencephalon
9 Lobus cranialis (anterior) cerebelli
10 Fissura longitudinalis cerebri (Interhemisphärenspalt)
11 S. sagittalis superior

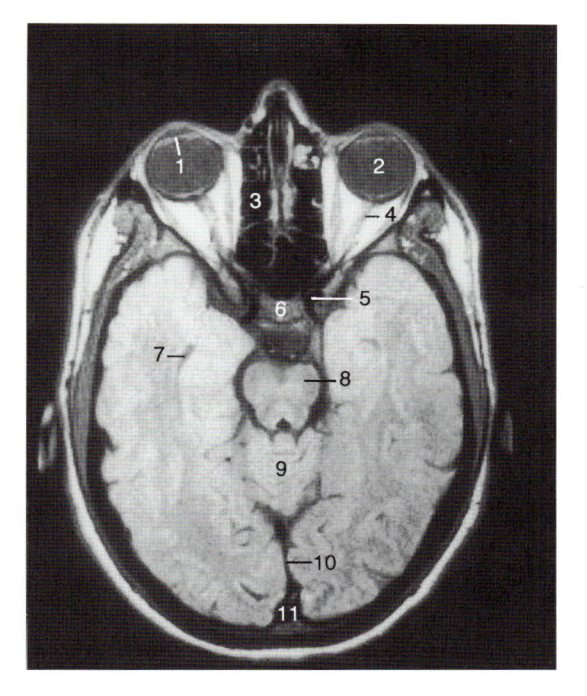

Abb. 76c Senkrecht zur Meynertschen Achse orientiertes MR-Bild, das etwas weiter kranial als Abb. 76a,b liegt.

142 Atlasteil

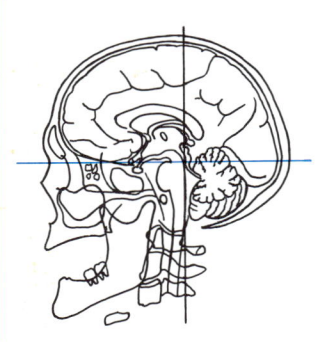

1 Os frontale
2 S. frontalis
3 Trochlea
4 Crista galli
5 M. obliquus superior
6 M. rectus superior
7 M. levator palpebrae superioris
8 Os sphenoidale
9 G. rectus
10 M. temporalis
11 Os temporale
12 Corpus mamillare
13 C. interpeduncularis
14 Crus cerebri
15 Tegmentum mesencephali
16 C. ambiens
17 Aqueductus mesencephali (cerebri Sylvii)
18 Lobus cranialis (anterior) cerebelli
19 Tentorium cerebelli
20 S. rectus
21 Os parietale
22 Fissura longitudinalis cerebri (Interhemisphärenspalt)
23 Area striata
24 Falx cerebri
25 Sulcus calcarinus
26 Sutura lambdoidea
27 S. sagittalis superior
28 Os occipitale

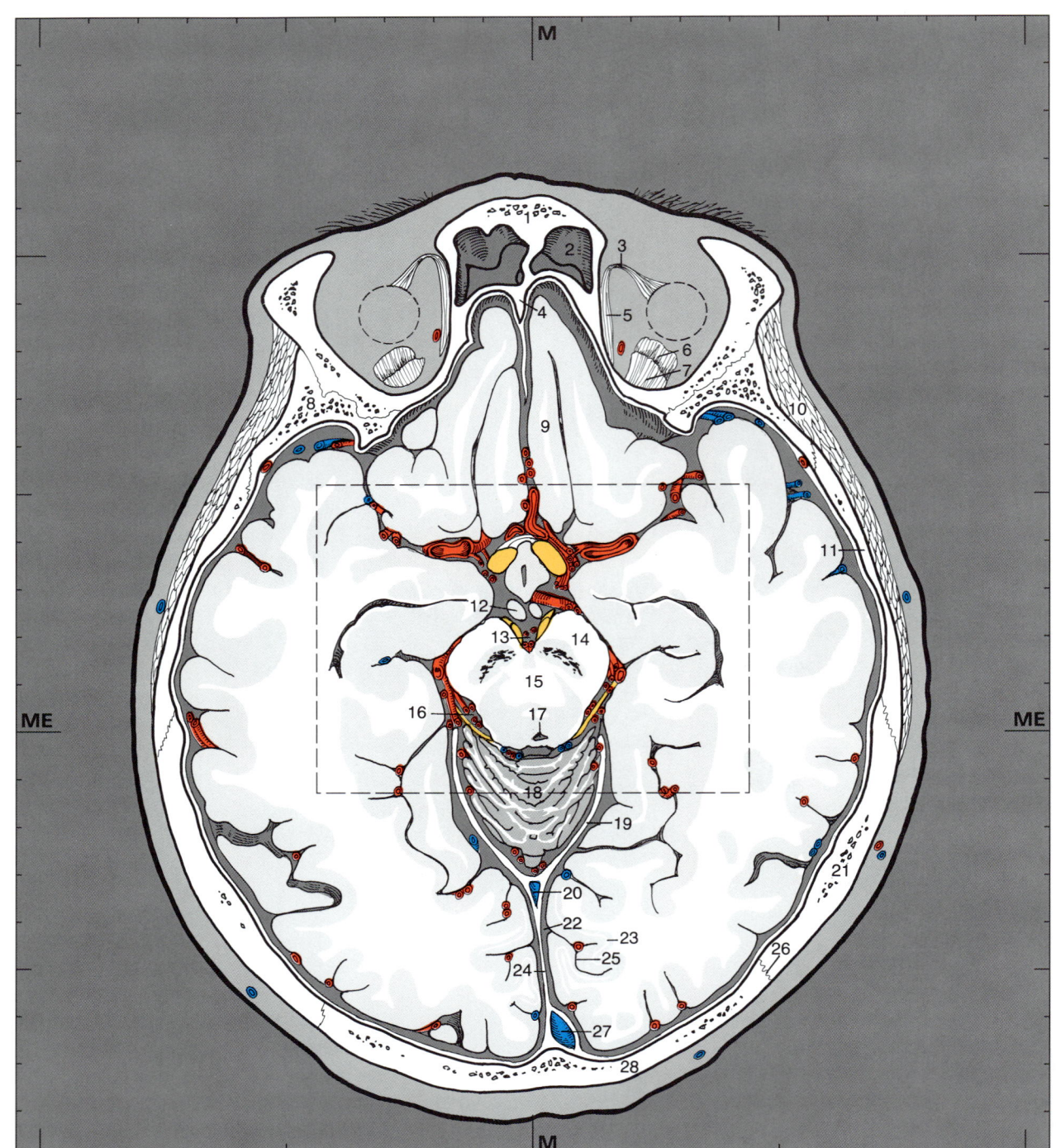

Abb. 77a Aufsicht auf die kraniale Schnittfläche der 9. Scheibe der Hirnstammserie. Die Schnittebene liegt vorn dicht unter dem Dach der Orbita und medial dahinter im Bereich des G. rectus oberhalb der vorderen Schädelgrube. Die Scheibe enthält die Corpora mamillaria und das Mittelhirn in Höhe der unteren Hügel.

Hirnstamm-Schichten

143

1 A. cerebri anterior
2 N. opticus (innerhalb der Scheibe)
3 Chiasma opticum (innerhalb der Scheibe)
4 A. centralis anteromedialis
5 Aa. centrales anterolaterales
6 Tr. opticus
7 A. cerebri media
8 Recessus infundibuli
9 Hypothalamus
10 Corpus mamillare
11 A. cerebri posterior
12 Aa. centrales posteromediales
13 N. oculomotorius und seine Wurzelfasern (Pfeil)
14 Fossa interpeduncularis
15 Tr. frontopontinus
16 Tr. corticonuclearis
17 Tr. corticospinalis
18 Tr. occipitotemporo-pontinus
19 Hippocampus
20 Ventriculus lateralis, Cornu temporale
21 Substantia nigra
22 Kreuzung der Pedunculi cerebellares craniales
23 Lemniscus medialis
24 N. trochlearis
25 Formatio reticularis
26 Fasciculus longitudinalis medialis
27 Nucl. nervi trochlearis
28 Locus coeruleus
29 Tr. spinothalamicus
30 Lemniscus lateralis
31 Nucl. mesencephalicus nervi trigemini
32 Aqueductus mesencephali (cerebri Sylvii)
33 Kreuzung der Nn. trochleares (innerhalb der Scheibe)
34 Colliculus caudalis

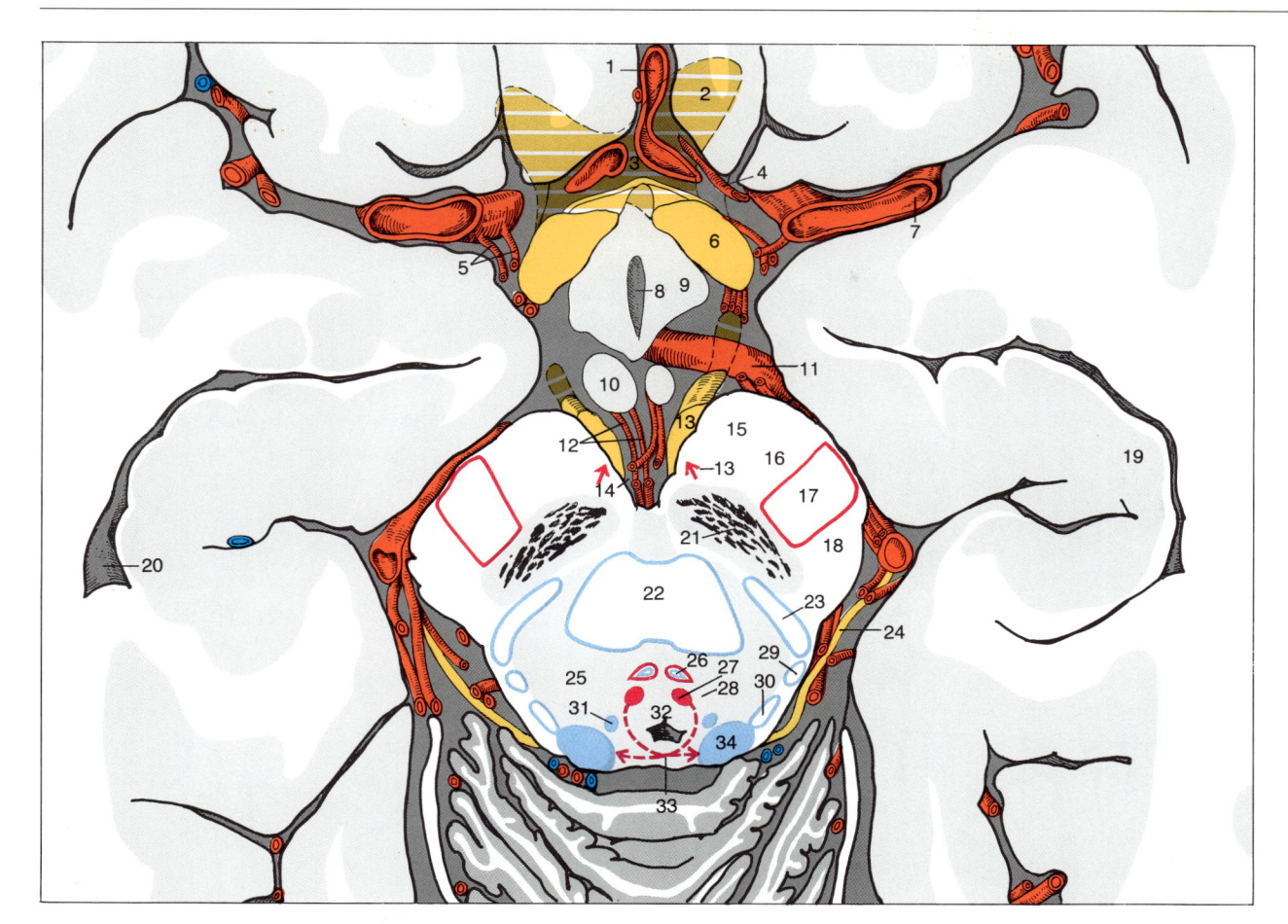

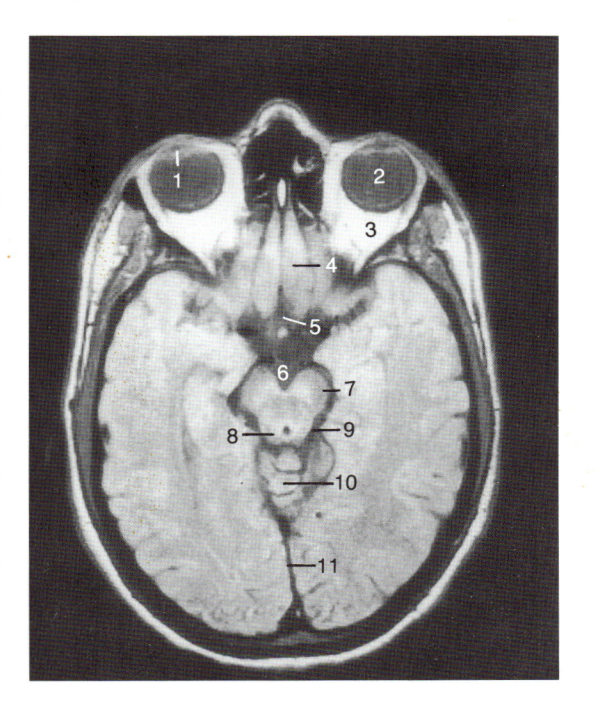

Abb. 77b Der Ausschnitt der Abb. 77a zeigt den Tr. opticus. Die Sehnervenkreuzung liegt innerhalb dieser 9. Scheibe (gelb unterbrochen). Posterior davon befindet sich der Hypothalamus mit den Corpora mamillaria. Innerhalb dieser Scheibe tritt hinter dem unteren Hügel der N. trochlearis aus dem Mittelhirn aus.

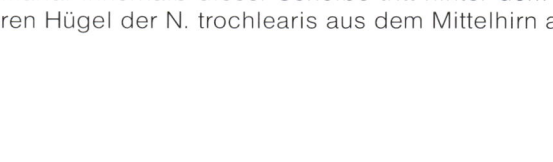

1 Linse
2 Bulbus oculi
3 retrobulbärer Fettkörper
4 G. rectus
5 Chiasma opticum
6 C. interpeduncularis
7 Crus cerebri
8 Colliculus caudalis
9 C. ambiens
10 Lobus cranialis (anterior) cerebelli
11 Fissura longitudinalis cerebri (Interhemisphärenspalt)

Abb. 77c Senkrecht zur Meynertschen Achse orientiertes MR-Bild, das etwas weiter kaudal als die Schnittfläche der Abb. 77a,b liegt.

Atlasteil

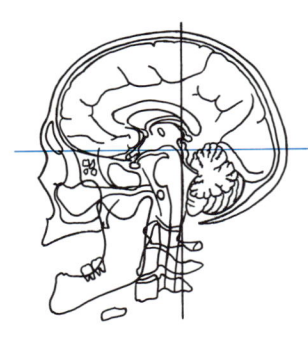

1 S. frontalis
2 Crista galli
3 Os frontale
4 Fissura longitudinalis cerebri (Interhemisphärenspalt)
5 M. temporalis
6 Aa. insulares
7 Hypothalamus
8 Os temporale
9 Tegmentum mesencephali
10 Aqueductus mesencephali (cerebri Sylvii)
11 Lobus cranialis (anterior) cerebelli
12 Ventriculus lateralis, Cornu occipitale
13 Tentorium cerebelli
14 S. rectus
15 Area striata
16 Os parietale
17 Falx cerebri
18 Sulcus calcarinus
19 Sutura lambdoidea
20 S. sagittalis superior
21 Os occipitale

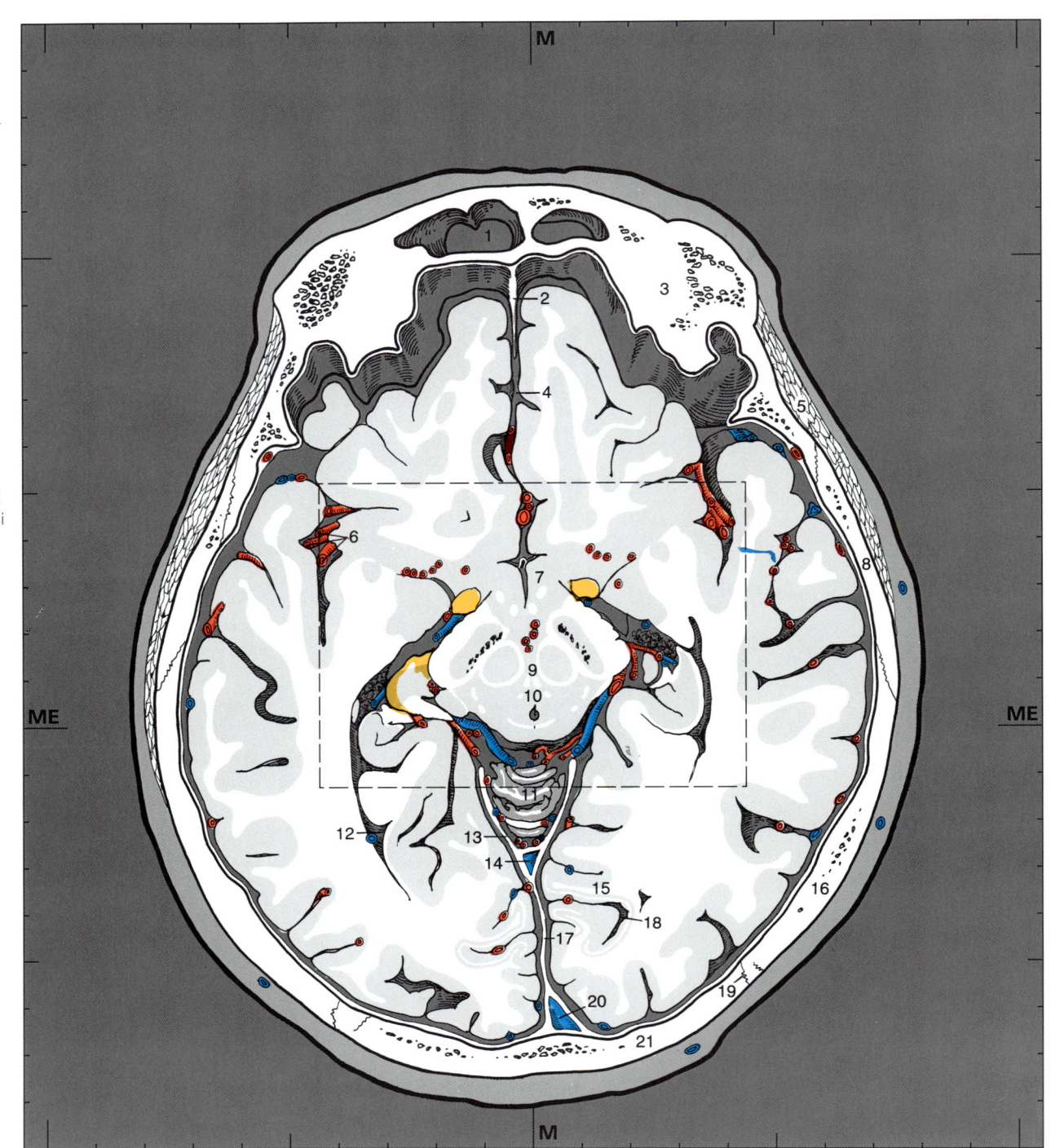

Abb. 78a Aufsicht auf die kraniale Schnittfläche der 10. Scheibe der Hirnstammserie. In dieser Schnittebene sind Frontalhirn, Temporallappen, Hypothalamus und Mittelhirn in Höhe der oberen Hügel getroffen.

Hirnstamm-Schichten

1 A. cerebri anterior
2 Aa. insulares
3 Lamina terminalis
4 3. Ventrikel
5 Hypothalamus
6 Tr. opticus
7 Fornix
8 Tr. mamillothalamicus (Vicq d'Azyrsches Bündel)
9 Crus cerebri
10 Tr. frontopontinus
11 Tr. corticonuclearis
12 Tr. corticospinalis
13 Tr. occipitotemporopontinus
14 N. oculomotorius (innerhalb der Scheibe)
15 Substantia nigra
16 Nucl. ruber
17 Corpus geniculatum laterale
18 Corpus geniculatum mediale
19 Formatio reticularis
20 Nucl. nervi oculomotorii
21 Fasciculus longitudinalis medialis
22 Lemniscus medialis
23 A. cerebri posterior
24 G. dentatus
25 Hippocampus
26 Ventriculus lateralis, Cornu temporale
27 Aqueductus mesencephali (cerebri Sylvii)
28 Nucl. mesencephalicus nervi trigemini
29 Tr. spinothalamicus
30 C. ambiens
31 Colliculus cranialis (superior)
32 V. basalis (Rosenthal)
33 A. choroidea posterior lateralis

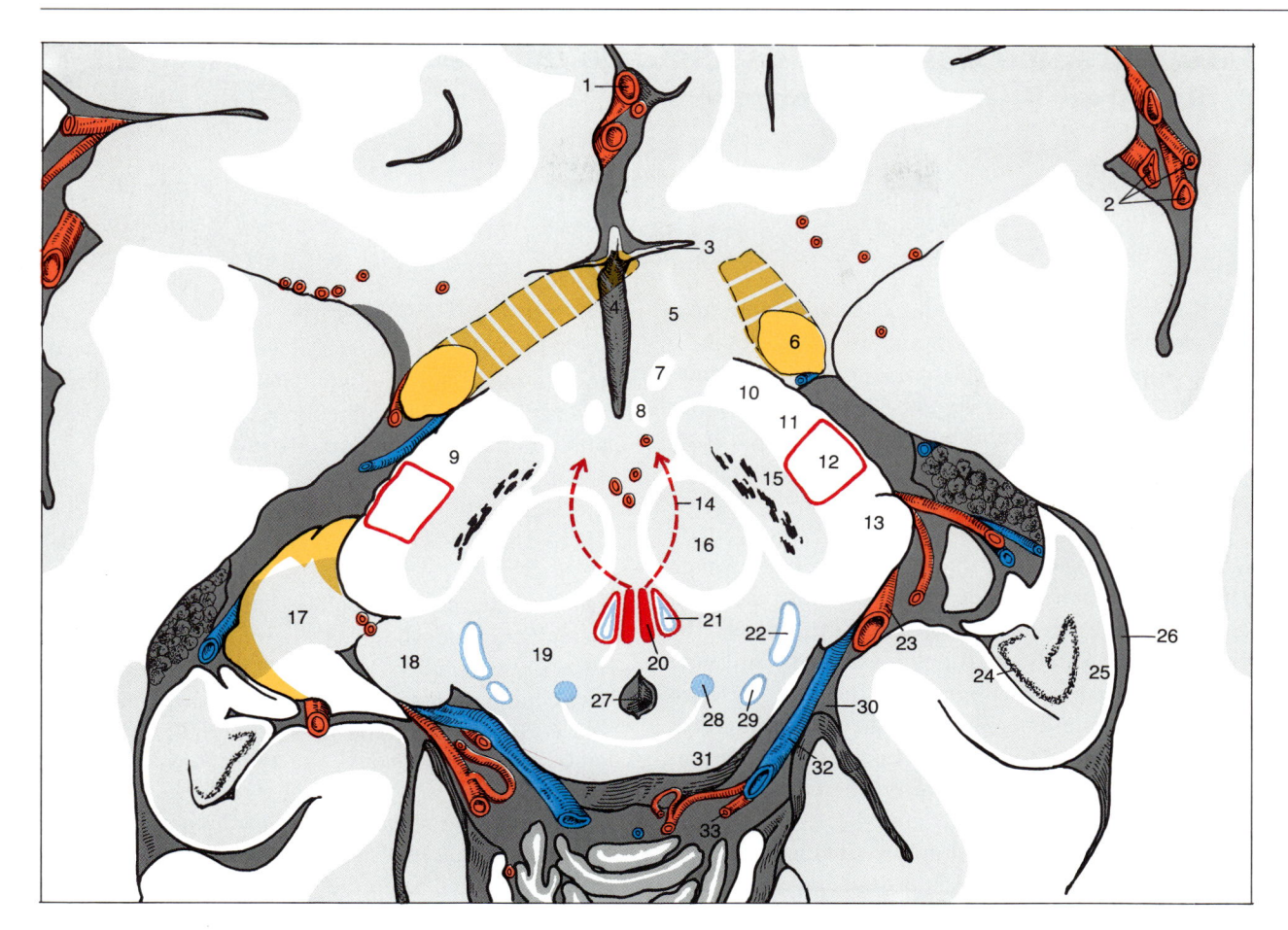

Abb. 78b Der Ausschnitt der Abb. 78a stellt die Nachbarstrukturen des Tr. opticus wie Hypothalamus, Mittelhirn in Höhe der oberen Hügel und den Hippocampus dar.

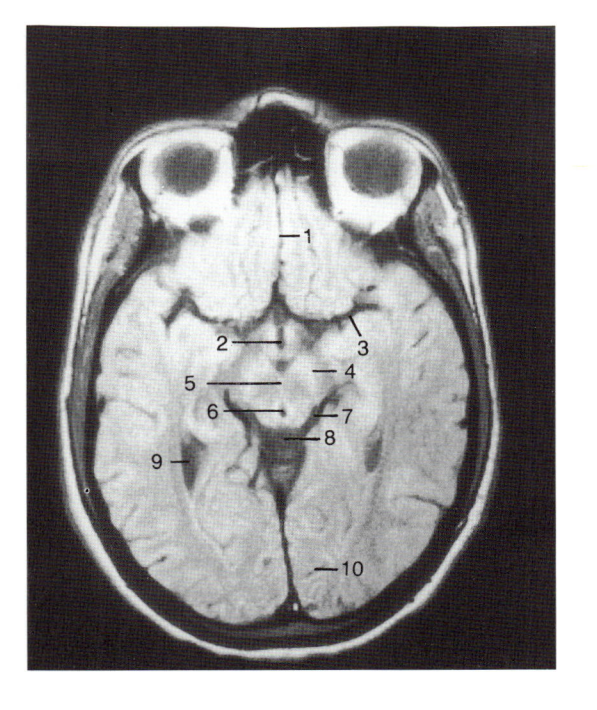

1 Fissura longitudinalis cerebri (Interhemisphärenspalt)
2 3. Ventrikel
3 C. valleculae cerebri
4 Crus cerebri
5 Tegmentum mesencephali
6 Aqueductus mesencephali
7 C. ambiens
8 C. venae cerebri magnae (Galeni)
9 Ventriculus lateralis, Cornu temporale
10 Sulcus calcarinus

Abb. 78c Senkrecht zur Meynertschen Achse orientiertes MR-Bild, das etwas weiter kaudal als die Schnittfläche der Abb. 78a,b liegt.

3 Topographie des Gesichtsschädels und seiner Räume in multiplanaren Parallelschichten

Die Topographie beschreibt die Lagebeziehung anatomischer Strukturen. Die Standardwerke der kraniellen Topographie (s. 1.4) vor der Ära der neuen Bildverfahren bevorzugten die Darstellung einer schichtweisen Präparation anatomischer Strukturen. Dabei wurden im allgemeinen viele Erfahrungen aus den chirurgischen Fächern übernommen.

Die Fortschritte der Bildverfahren verlangen von dem Fach Neuroanatomie die dreidimensionale Erschließung anatomischer Strukturen aus parallelen Schichten. Wie in der Architektur Grundrisse die verschiedenen Stockwerke beschreiben, so soll eine Folge von äquidistanten Schichten die anatomischen Strukturen darstellen. Während in der Architektur rechtwinklige Objekte vorherrschen, haben anatomische Strukturen kompliziertere Formen und ergeben variablere Schnittbilder als Bauwerke.

Die Angabe der Position der einzelnen Schicht ist im anatomischen Bereich besonders notwendig. Sie kann für die Frontalserie in Seitenansichten in den Abb. 1-3, für die Sagittalserie in Frontalansichten in den Abb. 29 und 30, für die Kanthomeatalserie und die Hirnstammserie in Seitenansichten in den Abb. 44, 45 und 67 abgelesen werden. Wir wählten für die Frontalserie (Abb. 4-17) die Betrachtung von vorn (anterior). Deshalb ist die vordere Linie einer Scheibe für die im Schnitt getroffenen Strukturen bestimmend (Abb. 1-3). Die Sagittalserie (Abb. 32-37) wird von medial dargestellt. Die Kanthomeatalserie (Abb. 47-60) und die Hirnstammserie (Abb. 69-78) sind Aufsichten auf die Scheiben. Deshalb ist die obere Linie einer Scheibe für die im Schnitt getroffenen Strukturen bestimmend (Abb. 44, 45, 67).

3.1 Gesichtsschädel

Der Gesichtsschädel, Viscerocranium, bildet die knöchernen Wände für die Anfangsstrecken des Atmungs- und Verdauungsapparates sowie für die Augenhöhle. Fünf Knochen bauen mosaikartig das Nasenskelett auf. Vier Knochen werden dem Kieferskelett zugeordnet. Infolge der engen Nachbarschaft können einzelne Knochen zu zwei oder mehreren Räumen Lagebeziehung haben. So ist der knöcherne Gaumen Boden der Nasenhöhle und zugleich Dach der Mundhöhle.

Knochen des Nasenskeletts

Das Siebbein, Os ethmoidale, entsteht als unpaarer Knochen in der knorpeligen Nasenkapsel. Im Frontalschnitt lassen sich am Siebbein ein T-förmiges Mittelstück und paarige Seitenteile unterscheiden:

- die Siebplatte, Lamina cribrosa (Abb. 5a.13, 19.4, 38.12). Sie ist der horizontal gestellte Schenkel des T.
- Die Lamina perpendicularis entspricht dem vertikalen Strich des T.
- Die Siebbeinzellen, Cellulae ethmoidales, liegen zwischen Nasen- und Augenhöhle sowie unterhalb der vorderen Schädelgrube (Abb. 2a.9, 4b.7, 18.7, 30a.9, 33b.22, 39.9, 45a.11, 49a.1, 63.1, 74a.7).

Die Lamina cribrosa ist in das Stirnbein median und paramedian eingefügt. Diese dünne Knochenplatte weist zahlreiche Löcher auf, durch die die Nn. olfactorii hindurchziehen. Die Riechnerven ziehen von der Riechschleimhaut zum Bulbus olfactorius. In der Medianebene ragt die Crista galli von der Siebbeinplatte in die Schädelhöhle vor (Abb. 4a.7, 18.2, 30a.4, 32a.16, 38.7, 50a.3, 51c.2, 77a.4). An diesem Knochenfortsatz ist die Falx cerebri befestigt.

Die Lamina perpendicularis setzt die Crista galli unterhalb der Siebbeinplatte fort und bildet den oberen Teil der knöchernen Nasenscheidewand. Die Lamina orbitalis (papyracea) (Abb. 4a.16, 5a.17, 18.6, 19.5, 75a.3) grenzt die Siebbeinzellen lateral gegen die Augenhöhle ab. Die Cellulae ethmoidales sind lufthaltige, buchtige Räume, die mit der Nasenhöhle verbunden sind. Die vorderen und mittleren Siebbeinzellen münden unterhalb der mittleren Nasenmuschel, die hinteren Siebbeinzellen oberhalb der mittleren Nasenmuschel. Das Volumen des gesamten Siebbeinlabyrinths beträgt etwa 10 ml (237). An der medialen Seite des Siebbeinlabyrinths ragen zwei Nasenmuscheln, Conchae nasales superior und media, in die Nasenhöhle. Unter der Concha nasalis media liegt der mittlere Nasengang, Meatus nasi medius (Abb. 4b.13, 5b.15, 6b.19). Dort münden an einer halbmondförmigen Öffnung, Hiatus semilunaris (Abb. 4b.12, 5b.13, 33b.28, 73a.2, 74a.3), die vorderen und mittleren Siebbeinzellen sowie die Kiefer- und Stirnhöhle.

Die selbständige, untere Nasenmuschel, Concha nasalis inferior ist größer als die übrigen Muscheln und hat eine Länge von etwa 4 cm. In den Frontalschnitten ist die untere Nasenmuschel mit ihrer hakenförmigen Form oberhalb des Gaumens eine Leitstruktur (Abb. 4b.20, 4c.11, 5b.20, 18.15, 33b.35, 69a.2, 69c.3).

Das Pflugscharbein, Vomer, ist ein unpaarer Knochen, der einen unteren Teil der knöchernen Nasenscheidewand bildet. Das Nasenseptum, Septum nasi, hat außer den beiden knöchernen Teilen noch einen knorpeligen Abschnitt.

Das paarige Nasenbein, Os nasale, ist ein kleiner viereckiger Knochen im oberen Teil des Nasenrückens.

Das kleine, viereckige, paarige Tränenbein, Os lacrimale, liegt innerhalb der medialen Orbitawand und beteiligt sich an der Bildung der lateralen Nasenhöhlenwand.

Knochen des Kieferskeletts

Das Oberkieferbein, Maxilla, ist der zentrale Knochen des Gesichtsschädels. Es grenzt an die Augenhöhle, Nasenhöhle, Mundhöhle und bildet den größten Teil des knöchernen Gaumens. Die Maxilla besteht aus einem Mittelstück und vier Fortsätzen.

Das große Mittelstück birgt die Kieferhöhle, S. maxillaris. In den Frontalscheiben (Abb. 2a.24, 4b.19, 5b.19, 6b.22, 18.14), den Sagittalscheiben (Abb. 30a.15, 34b.32, 36b.21, 40.20) und den Axialscheiben (Abb. 45a.22, 47a.7, 48a.6, 61.6) ist die Kieferhöhle als die größte pneumatisierte Nasennebenhöhle zu erkennen.

Der Stirnfortsatz der Maxilla zieht zwischen Nasenbein und Tränenbein bis an das Stirnbein. Der Jochfortsatz grenzt an das Jochbein. Der Gaumenfortsatz bildet eine horizontale Knochenplatte, die am Hinterrand an das Gaumenbein grenzt und beide zusammen den knöchernen Gaumen, Palatum durum, bilden (Abb. 2a.30, 4a.25, 5a.24, 6a.23, 18.16, 19.15, 33a.28, 38.27). Der Zahnfortsatz trägt die Zahnfächer für die Oberkieferzähne. Nach Zahnverlust wird der Zahnfortsatz abgebaut, wie dies an der Maxilla der Sagittalserie gut sichtbar ist. An dem Ort, wo sich die Oberkieferzähne befanden, ist die Maxilla schmal. Ihr fehlt der kräftige, in die Mundhöhle hineinragende Zahnfortsatz (Abb. 39.24).

Das Gaumenbein, Os palatinum, besteht aus der bereits erwähnten horizontalen Platte für den knöchernen Gaumen und einer annähernd vertikalen Platte für die mediale Begrenzung der Fossa pterygopalatina.

Das Jochbein, Os zygomaticum, ist als Knochen zwischen Maxilla, Schläfenbein und Stirnbein eingefügt (Abb. 2a.19, 4a.17, 18.11, 30a.8, 37a.13, 43.6, 47a.5, 48a.3, 61.5).

Der Unterkiefer, Mandibula, ist als einziger beweglicher Gesichtsknochen mit der Schädelbasis gelenkig verbunden. Der vordere, einem aufgebogenen Hufeisen vergleichbare Teil wird Corpus mandibulae (Abb. 2a.37, 4a.33, 5a.31, 18.20, 30a.25, 32a.44, 34a.44, 38.37), der von diesem aufstrebenden Fortsatz als Ramus mandibulae bezeichnet (Abb. 2a.33, 7a.27, 8a.31, 21.19, 30a.22, 37a.30, 43.16).

Der Alveolarteil des Corpus mandibulae trägt die Unterkieferzähne. Nach Verlust der Zähne wird die Pars alveolaris abgebaut. Dadurch liegt der Canalis mandibulae näher an einer zahnlosen Kaufläche als an der Oberfläche eines zahntragenden Alveolarteils (Abb. 39.28, 40.31). Der Ramus mandibulae geht am Kieferwinkel aus dem Corpus mandibulae hervor. Der Unterkieferast teilt sich in den spitzen Muskelfortsatz, Processus coronoideus (vorn) (Abb. 2a.21) und in den Gelenkfortsatz, Processus condylaris (hinten). Der Muskelfortsatz steckt innerhalb der Sehne des Musculus temporalis und kann deshalb als Sehnenverknöcherung aufgefaßt werden (Abb. 37a.22). Der Gelenkfortsatz verjüngt sich zunächst zum Collum mandibulae (Abb. 2a.22, 23.14) und geht dann in das quer ausladende Caput mandibulae über (Abb. 2a.20, 23.12). An der Innenseite des Ramus mandibulae liegt das Foramen mandibulae, durch das der N. alveolaris inferior und die gleichnamigen Gefäße in den Canalis mandibulae eintreten (Abb. 37a.31, 37b.19).

Pathologische Veränderungen des Gesichtsschädels (Frakturen, Destruktionen) lassen sich infolge der komplizierten räumlichen Verhältnisse mit Röntgenübersichtsaufnahmen oft nur unzulänglich erfassen. Hier sind Röntgenaufnahmen mit besonderer Einstellung, die konventionelle Tomographie und die Computertomographie mit 'High-resolution'-Technik in dünner Schichtung erforderlich (259, 377). Die CT-Untersuchung sollte in axialer und koronaler Schichtung erfolgen. Für die axiale Schnittführung sind Schichten parallel zur Infraorbitomeatalebene zu bevorzugen (174, 259). Die Einstellung der koronalen Schichten ist abhängig von den individuellen Bedingungen des Patienten (Beweglichkeit der Halswirbelsäule und Zahnfüllungen, die im Strahlengang Artefakte bewirken können). Immer sollten Abbildungen mit weitem Fenster zur Darstellung der knöchernen Strukturen und mit engem Fenster für die Abbildung der Weichteile erfolgen.

148 Topographie des Gesichtsschädels und seiner Räume

- Augenhöhle
- Nasenhöhle und Nasennebenhöhlen
- Mundhöhle
- Rachen

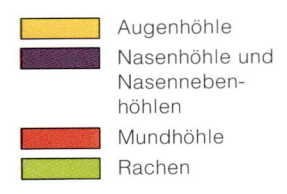

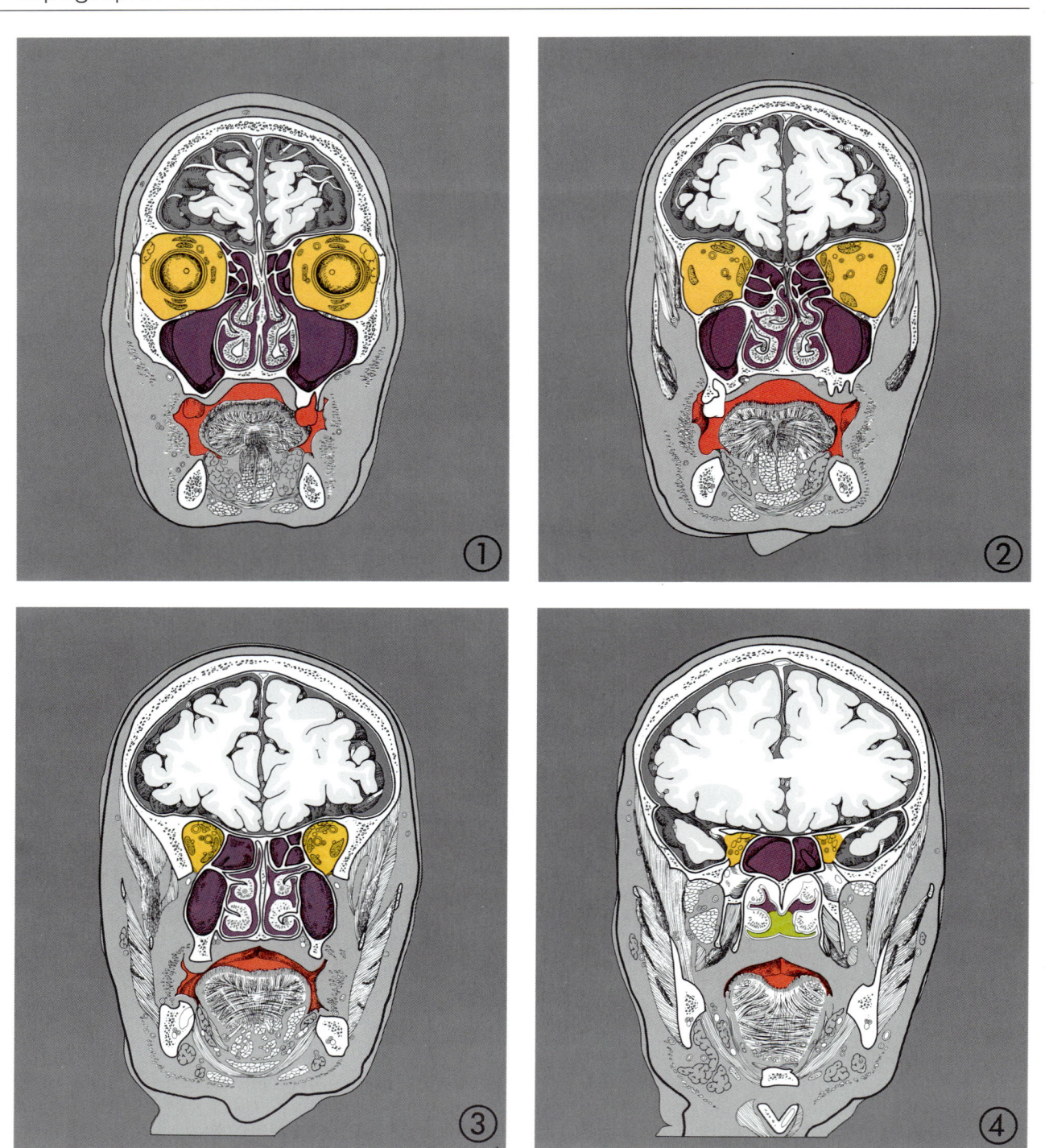

Abb. 79 Frontale Serienbilder der Räume des Viscerocranium. Die Zahl im Kreis gibt die Nummer der jeweiligen Scheibe an (s. Abb. 1, 2a, 2b, 3).

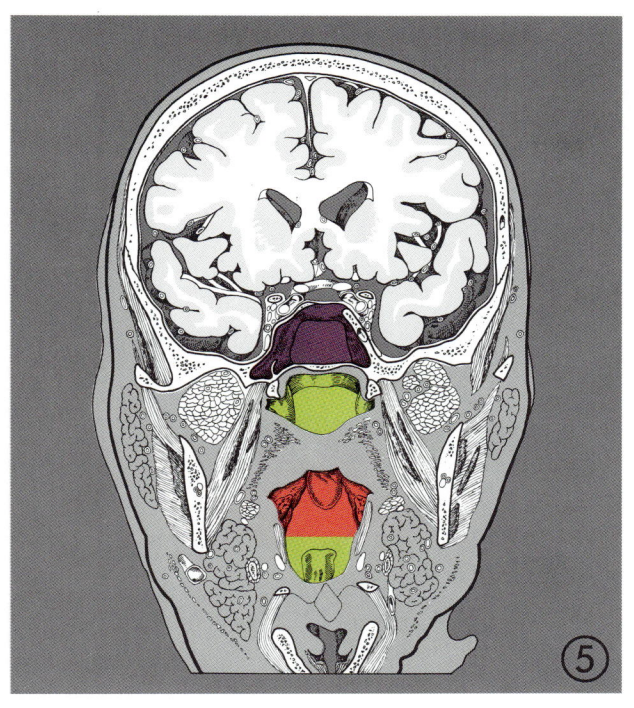

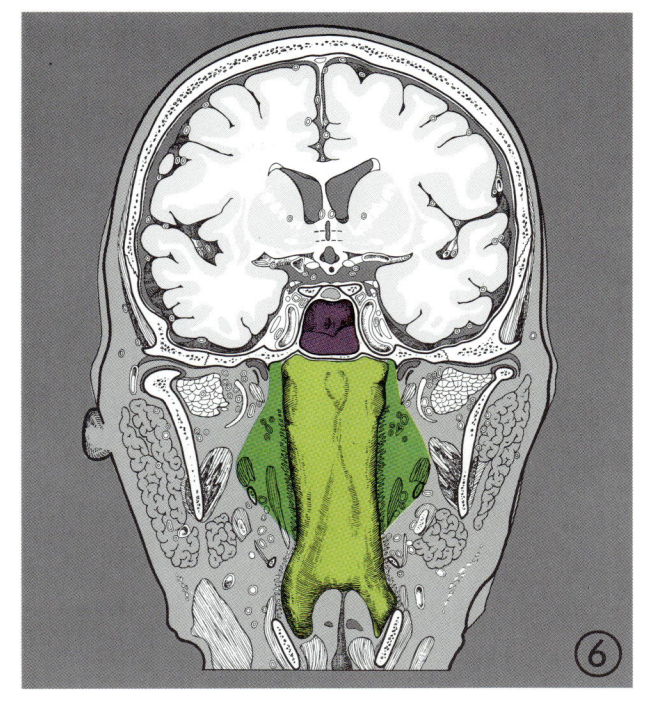

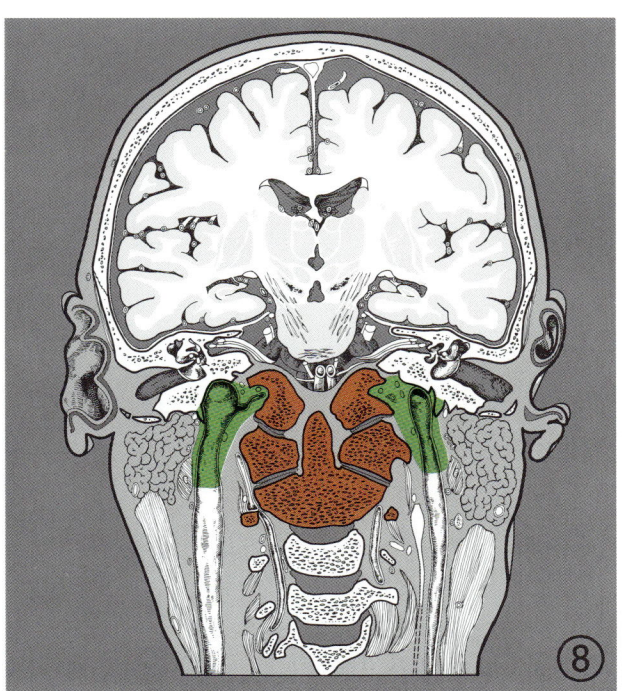

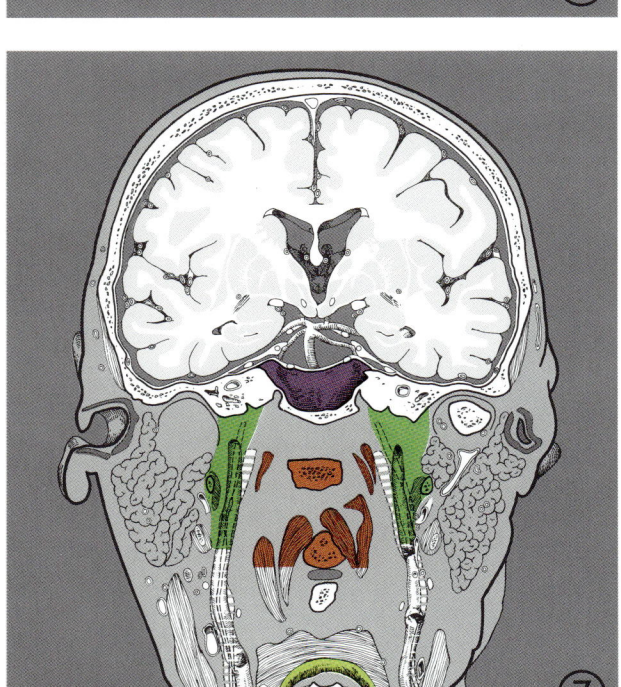

Gesichtsschädel 149

Nasennebenhöhle
Rachen
Mundhöhle
Spatium parapharyngeum
Knochen und Muskeln des kraniozervikalen Übergangs

150   Topographie des Gesichtsschädels und seiner Räume

Knochen und Muskeln des kraniozervikalen Übergangs

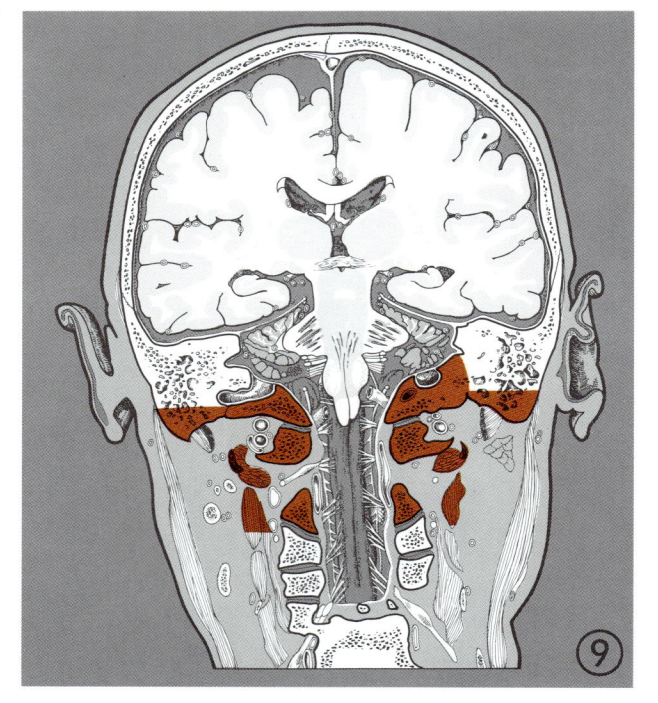

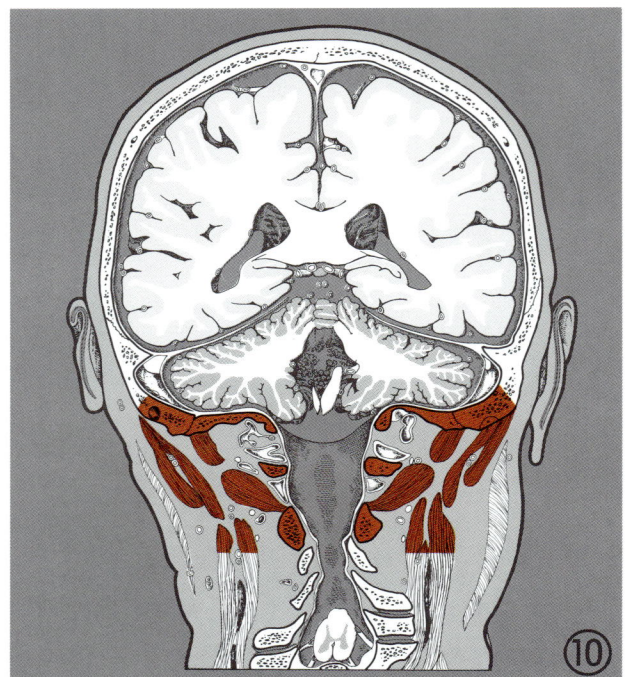

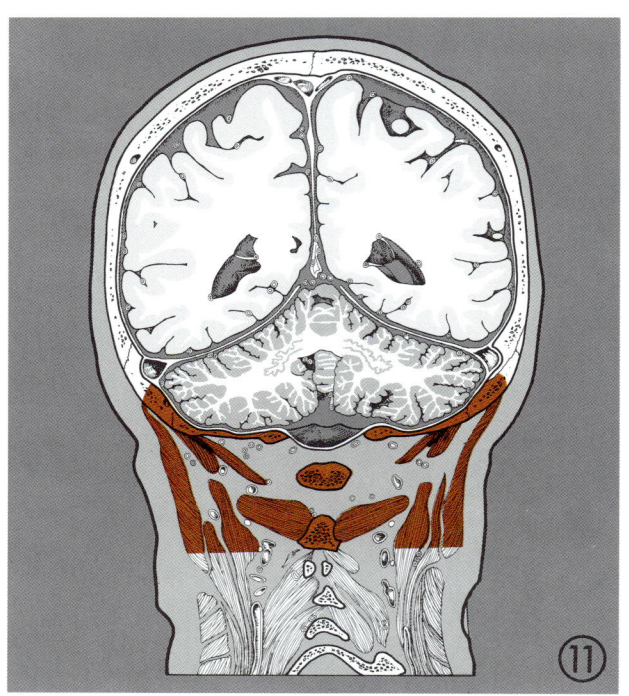

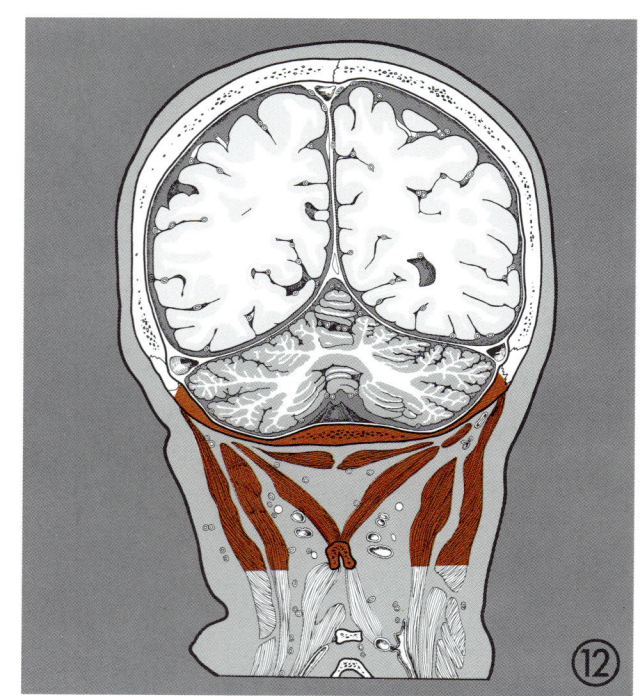

Abb. 79 Frontale Serienbilder der Räume des Viscerocranium. Die Zahl im Kreis gibt die Nummer der jeweiligen Scheibe an (s. Abb. 1, 2a, 2b, 3).

Gesichtsschädel 151

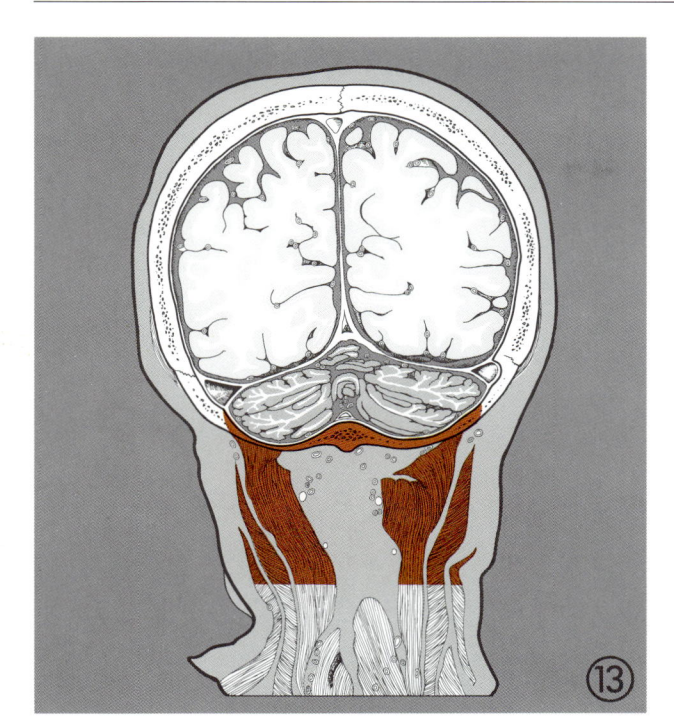

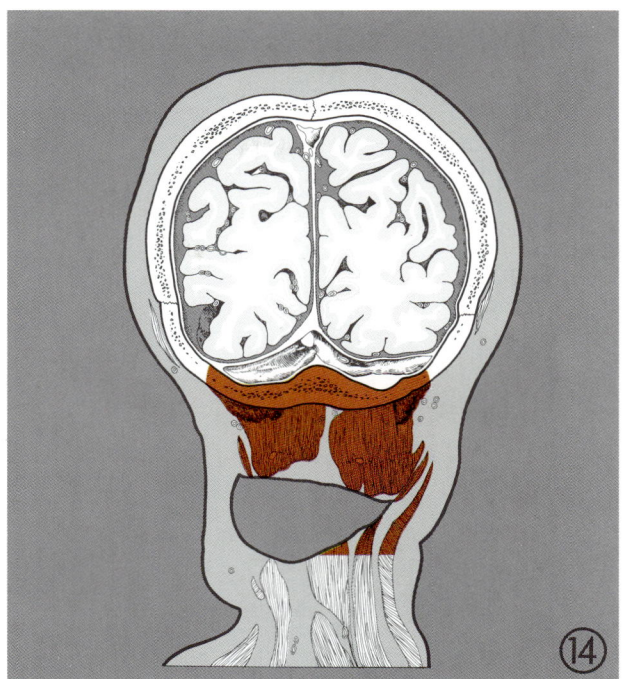

■ Knochen und
Muskeln des
kraniozervikalen
Übergangs

152 Topographie des Gesichtsschädels und seiner Räume

- Nasenhöhle und Nasennebenhöhlen
- Mundhöhle
- Rachen
- Knochen und Muskeln des kraniozervikalen Übergangs
- Augenhöhle
- Spatium parapharyngeum

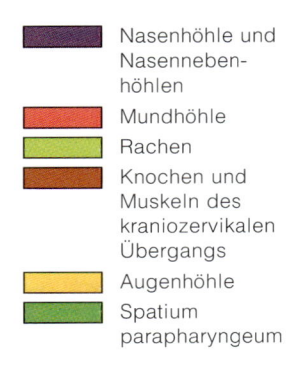

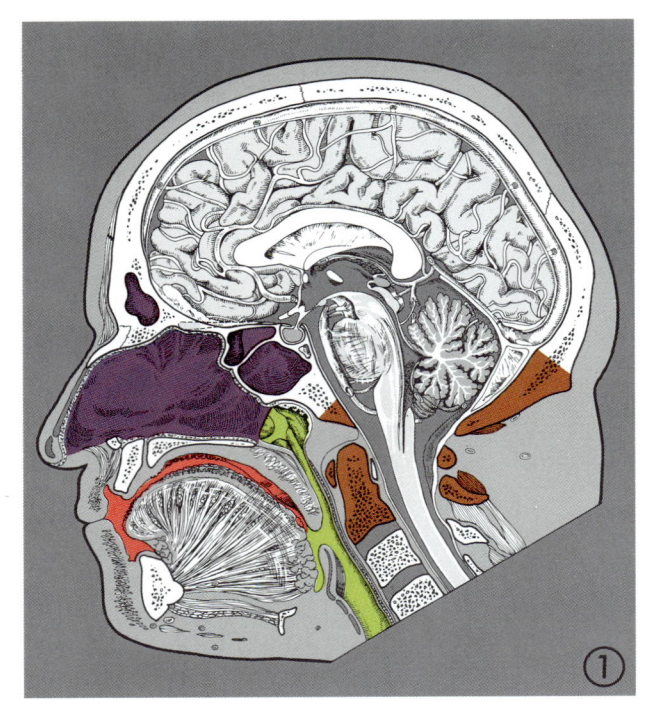

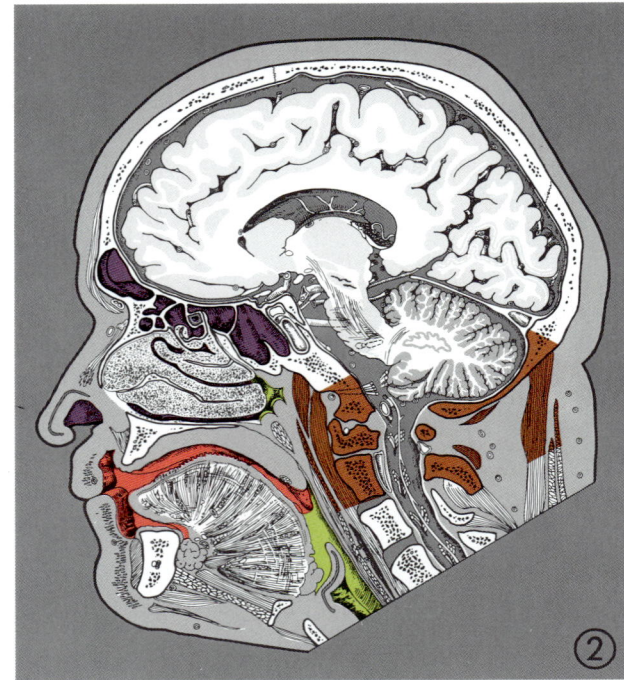

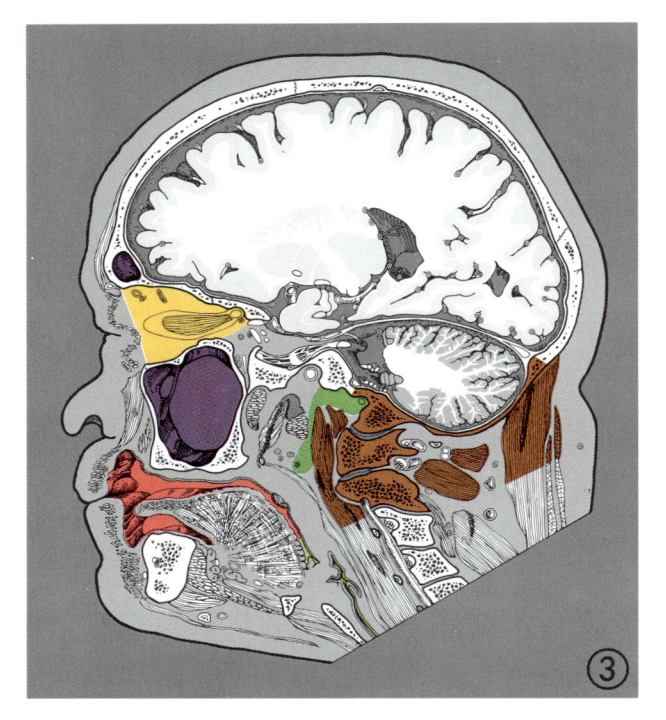

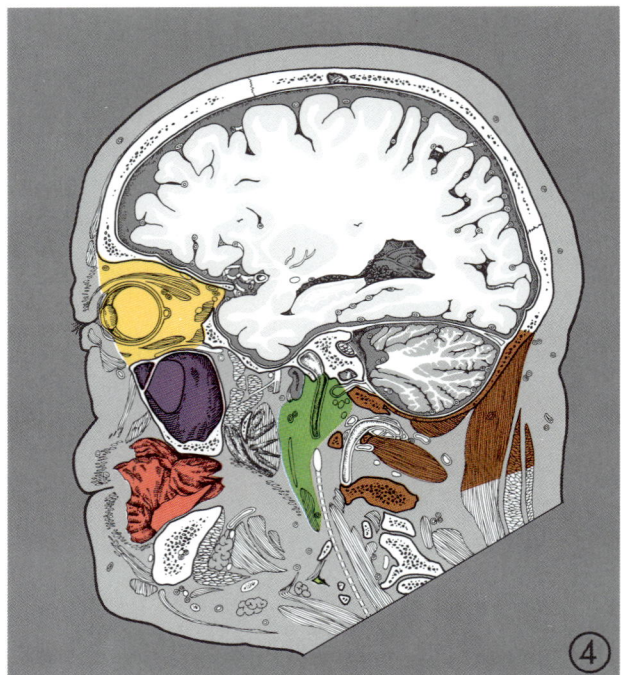

Abb. 80 Sagittale Serienbilder der Räume des Viscerocranium. Die Zahl im Kreis gibt die Nummer der jeweiligen Scheibe an (s. Abb. 29, 30a, 30b, 31).

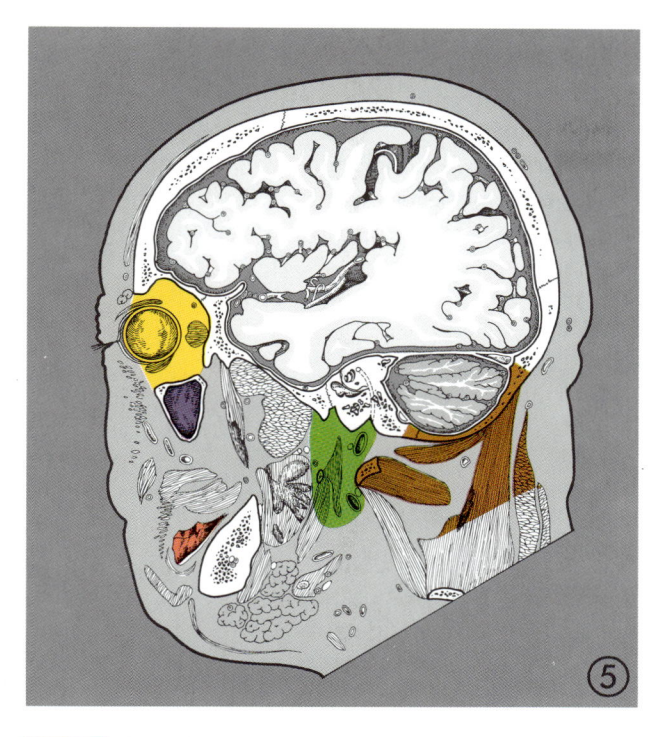

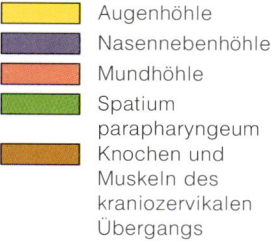

3.2 Nasenhöhle und Nasennebenhöhlen
(Abb. 79, 80)

Die paarige Nasenhöhle, Cavitas nasi, beginnt am Nasenloch, das in den Nasenvorhof führt. Daran schließt sich die eigentliche Nasenhöhle an. An der hinteren Nasenöffnung, den Choanen, geht die Nasenhöhle in den nasalen Abschnitt des Rachens über. Die Nasenscheidewand, Septum nasi, trennt rechte und linke Nasenhöhle voneinander.

Alle Nasennebenhöhlen, S. paranasales, sind mit dem Hauptraum der Nasenhöhle verbunden. Zu den Nasennebenhöhlen gehören

- die Siebbeinzellen, Cellulae ethmoidales,
- die Kieferhöhle, S. maxillaris,
- die Keilbeinhöhle, S. sphenoidalis,
- die Stirnhöhle, S. frontalis.

Die zentrale, topographische Position der Nasenhöhle und Nasennebenhöhlen, die sich oberhalb und unterhalb der Deutschen Horizontalen ausdehnen, ist an der Frontal- und Sagittalserie gut erkennbar (Abb. 4–10, 32–36). Nach dorsal kann die Keilbeinhöhle fast bis an die Ebene der Meatovertikalen reichen. In den Serienbildern (Abb. 79, 80) ist die Lage der Nasenhöhle und der Nasennebenhöhlen unterhalb der vorderen Schädelgrube, medial und unterhalb der Orbita und der mittleren Schädelgrube sowie oberhalb der Mundhöhle farblich hervorgehoben. Nach dorsal geht innerhalb der 5. Frontalscheibe die Nasenhöhle durch die Choanen in den Rachen über. In der 6. Frontalscheibe findet sich oberhalb des Rachens die Keilbeinhöhle (Abb. 9a.29, 9b.34).

Die mediale Wand der Nasenhöhle bildet das Nasenseptum (Abb. 4b.17, 5b.17, 18.13, 30a.12, 32b.34, 38.21, 47a.2, 48a.2, 62.2), das nur annähernd in der Medianebene steht und im vorderen oder hinteren Teil einen Knick zur Seite aufweisen kann, Septumdeviation (Abb. 5b.17).

Die laterale Wand der Nasenhöhle ist durch drei zur Mitte vorspringende Nasenmuscheln vergrößert, die je einen Nasengang überdachen. Der obere Nasengang, Meatus nasi superior, ist kurz, durchschnittlich weniger als 2 cm (234). In ihn münden die hinteren Siebbeinzellen. Der mittlere Nasengang, Meatus nasi medius, ist über den Hiatus semilunaris (Abb. 4b.12, 5b.13) mit der Stirnhöhle, den vorderen und mittleren Siebbeinzellen und der Kieferhöhle verbunden. In Abb. 33b.32 ist die mittlere Muschel partiell tangential abgetrennt, so daß der vordere-obere Teil des Hiatus semilunaris (Abb. 33b.28) sichtbar ist. Der untere-hintere Teil, der von der mittleren Muschel verdeckt ist, wurde mit einer unterbrochenen Linie angedeutet. In den unteren Nasengang, Meatus nasi inferior, mündet der Tränennasengang

Augenhöhle
Nasennebenhöhle
Mundhöhle
Spatium parapharyngeum
Knochen und Muskeln des kraniozervikalen Übergangs

(Abb. 71a.2), durch den die Tränenflüssigkeit in die Nasenhöhle geleitet wird.

Die Topographie der Nasenhöhle und ihrer Nebenhöhlen ist durch den Vergleich einer Frontalserie mit einer Sagittalserie zu erschließen (Abb. 79, 80). Die interindividuelle Variabilität dieser Räume ist besonders groß.

Die Siebbeinzellen und die Kieferhöhle sind bereits bei ihren entsprechenden Knochen des Viscerocranium beschrieben. Paarige Nasennebenhöhlen sind die Keilbeinhöhle und die Stirnhöhle.

Alle Nebenhöhlen können als Sitz infektiöser und tumoröser Prozesse klinische Bedeutung erhalten. In der diagnostischen Abklärung konkurrieren Ultraschall, CT, MRT und Endoskopie (267b).

Die paarige Keilbeinhöhle, S. sphenoidalis, liegt in der Regel im Körper des Keilbeins. In 12% der Fälle reicht die Keilbeinhöhle nur bis zu einer Senkrechten durch das Tuberculum sellae (präsellärer Typ), in 84% umgibt sie die Hypophysengrube (sellärer Typ) und in 4% liegt sie im Keilbein außerhalb des Körpers (234). Der Kopf der Frontalserie zeigt einen sellären Typ einer Keilbeinhöhle (Abb. 2a.12, 7b.19, 8b.23, 9b.34, 10b.40). Die Keilbeinhöhle mündet oberhalb der oberen Nasenmuschel in den Recessus spheno-ethmoidalis. Das Septum, das die beiden Keilbeinhöhlen trennt, ist oft asymmetrisch (Abb. 7b.19). Das Dach der Keilbeinhöhle ist eng mit dem N. opticus benachbart (Abb. 7b.13). Die Kenntnisse der Keilbeinhöhle sind besonders für den transsphenoidalen Zugang bei Hypophysenoperationen wichtig. In 4% der Fälle sind Teilstrecken des Canalis opticus nur durch Scheiden des Sehnerven und Sinusschleimhaut gebildet. Deshalb kann bei transsphenoidalem Zugang zur Hypophyse der Sehnerv leicht verletzt werden (234).

Die Stirnhöhle, S. frontalis, ist besonders variabel und oft asymmetrisch (Abb. 30a.3). Die linke Stirnhöhle ist im anterioren Teil des Stirnbeins der rechten Kopfhälfte angeschnitten (Abb. 32b.13). Ihre vordere Wand bildet den individuell unterschiedlich ausgeprägten knöchernen Augenwulst. Der Boden der Stirnhöhle ist durch eine dünne Knochenlamelle von der Orbita getrennt.

Gefäße der Nasenhöhle

Die Wände der Nasenhöhle werden von Ästen der Aa. maxillaris und ophthalmica versorgt. Die A. maxillaris zweigt die A. sphenopalatina ab, die aus der Fossa pterygopalatina durch das Foramen sphenopalatinum unter die Nasenschleimhaut gelangt und den hinteren Teil der seitlichen und medialen Wand der Nasenhöhle versorgt.

Die A. ophthalmica entsendet die A. ethmoidalis anterior, die einen Umweg durch die Schädelhöhle nimmt und erst dann in die Nasenhöhle eintritt. Wahrscheinlich entstand dieser komplizierte Verlauf durch die phylogenetisch späte Bildung einer vollständig knöchern abgekapselten Augenhöhle in Verbindung mit der starken Neenzephalisation der Säuger. Die A. ethmoidalis anterior verläuft aus der Augenhöhle durch das Foramen ethmoidale anterius des Siebbeins zunächst in die vordere Schädelgrube, dann durch die Siebbeinplatte in die Nasenhöhle und verzweigt sich im vorderen Teil der Nasenhöhle an der lateralen und medialen Wand.

Die Venen aus der Nasenschleimhaut münden in Venen der Augenhöhle, des Plexus pterygoideus und in Gesichtsvenen.

Lymphbahnen der Nasenschleimhaut ziehen zu den Lymphknoten am Kieferwinkel und hinter dem Rachen.

Nerven der Nasenhöhle

An der Nasenschleimhaut läßt sich an der leicht bräunlichen Färbung und an ihrer Dicke die Riechschleimhaut, Regio olfactoria, vom Flimmerepithel der Regio respiratoria unterscheiden. Die Regio olfactoria besteht aus vier, je pfenniggroßen Feldern im mittleren Teil der oberen Nasenmuschel und den gegenüberliegenden Abschnitten des Septum nasi. Histologisch sind in der Riechschleimhaut Riechzellen nachweisbar, die mit ihren basalen Neuriten die Nn. olfactorii bilden. Diese Fasern des 1. Hirnnerven ziehen durch die Lamina cribrosa des Os ethmoidale in die Schädelhöhle zum Bulbus olfactorius.

Die sensiblen Nerven der Nasenhöhle stammen aus dem N. ophthalmicus und dem N. maxillaris. Sie enthalten in ihren Endaufzweigungen die viszerosekretorischen Fasern zu den Schleimdrüsen der Nasenschleimhaut.

Der N. ophthalmicus zweigt den N. nasociliaris ab, aus dem der N. ethmoidalis anterior hervorgeht. Der letztere nimmt mit der A. ethmoidalis anterior den bereits geschilderten Umweg über die vordere Schädelgrube zur vorderen Nasenschleimhaut.

Äste des N. maxillaris versorgen die hinteren Teile der Nasenschleimhaut auf der medialen und lateralen Seite.

Die parasympathischen präganglionären Nervenfasern für die Drüsen der Nasenschleimhaut ziehen im N. petrosus major. Die postganglionären Fasern aus dem Ganglion pterygopalatinum (Abb. 151.10) schließen sich in der Fossa pterygopalatina den sensiblen Fasern an.

Die sympathischen postganglionären Nervenfasern verlaufen mit den Arterienästen ebenfalls zur Fossa pterygopalatina und dann weiter mit den sensiblen Fasern zu den Drüsen der Nasenschleimhaut.

Nasenhöhle und Nasennebenhöhlen   155

N. oculomotorius
N. trochlearis
N. abducens
Portio minor des N. trigeminus
N. facialis
N. hypoglossus
zervikale Spinalnerven

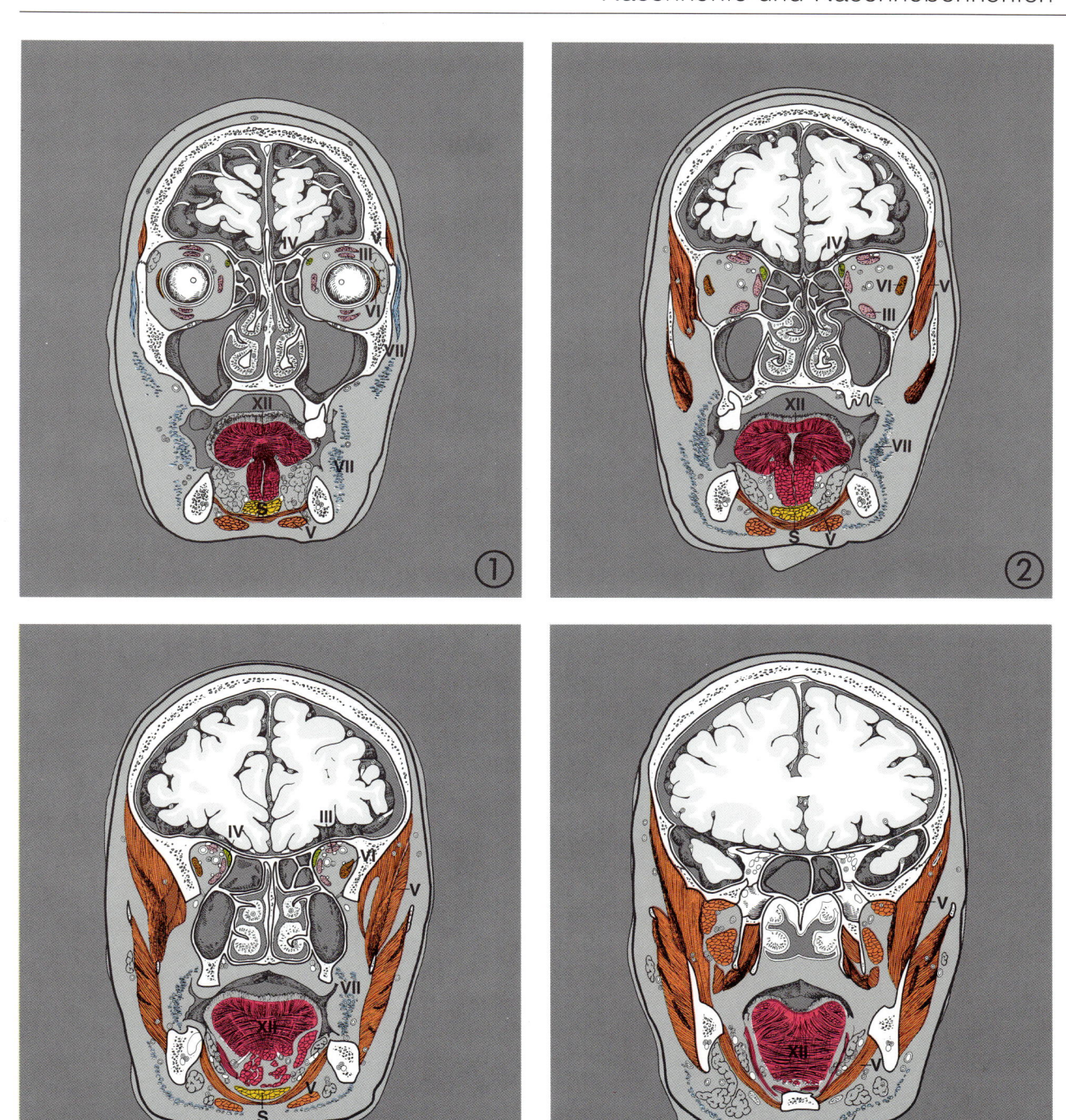

Abb. 81 Frontale Serienbilder der Muskelgruppen, die von Hirnnerven (III, IV, V, VI, VII, IX, X, XI, XII) und/oder von zervikalen Spinalnerven (S) versorgt werden. Die Zahl im Kreis gibt die Nummer der jeweiligen Scheibe an (s. Abb. 1, 2a, 2b, 3).

156 Topographie des Gesichtsschädels und seiner Räume

- ■ Portio minor des N. trigeminus
- ■ N. glossopharyngeus
- ■ N. vagus
- ■ N. hypoglossus
- ■ zervikale Spinalnerven
- ■ N. facialis
- ■ N. accessorius und zervikale Spinalnerven

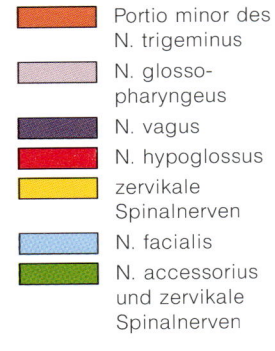

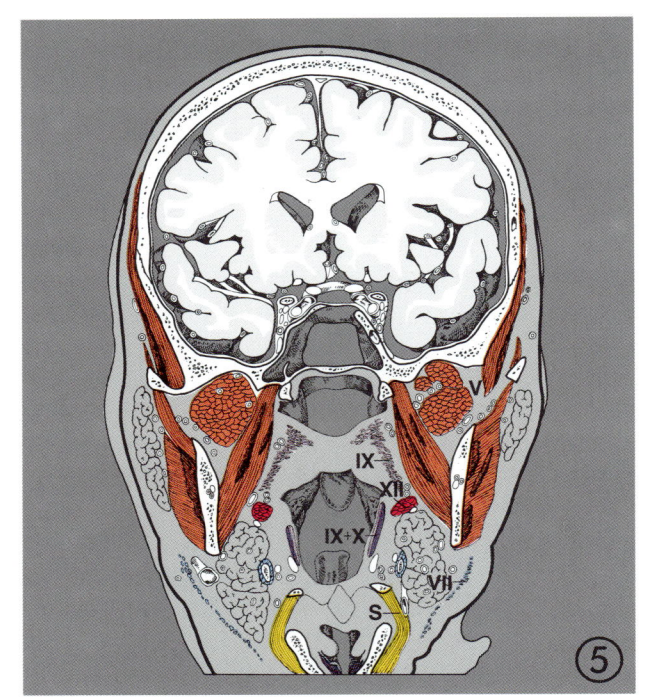

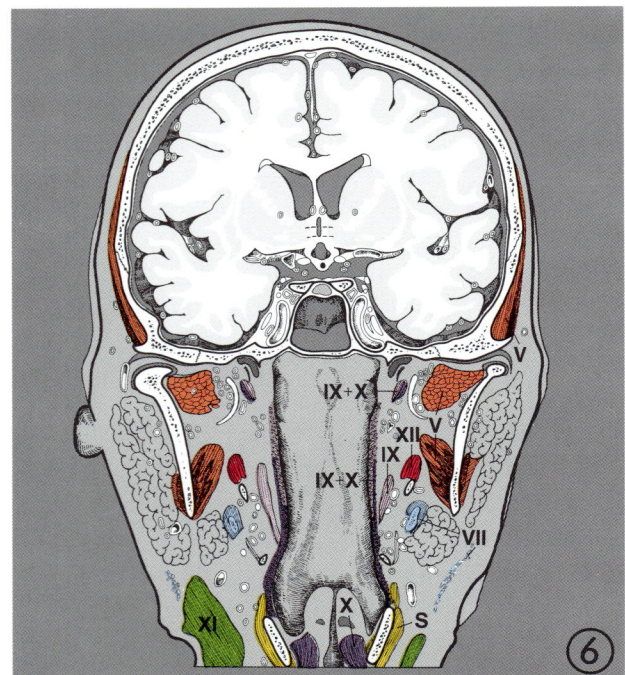

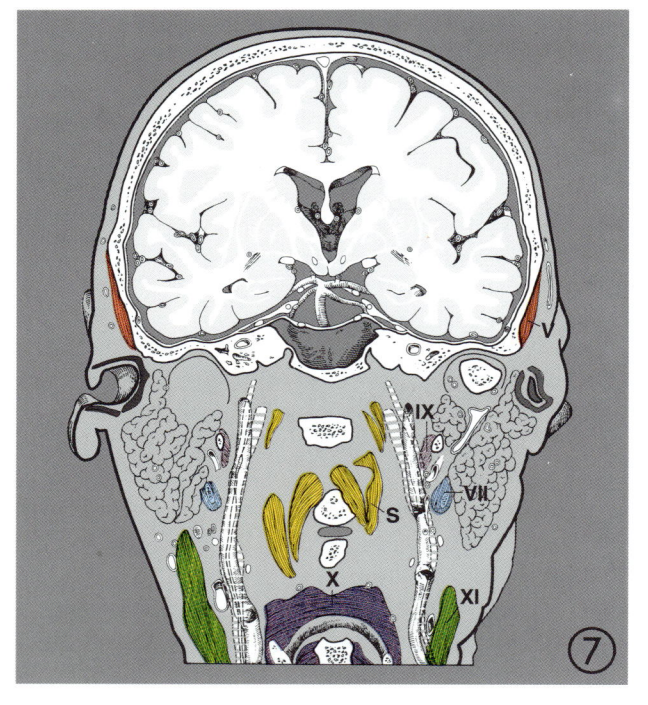

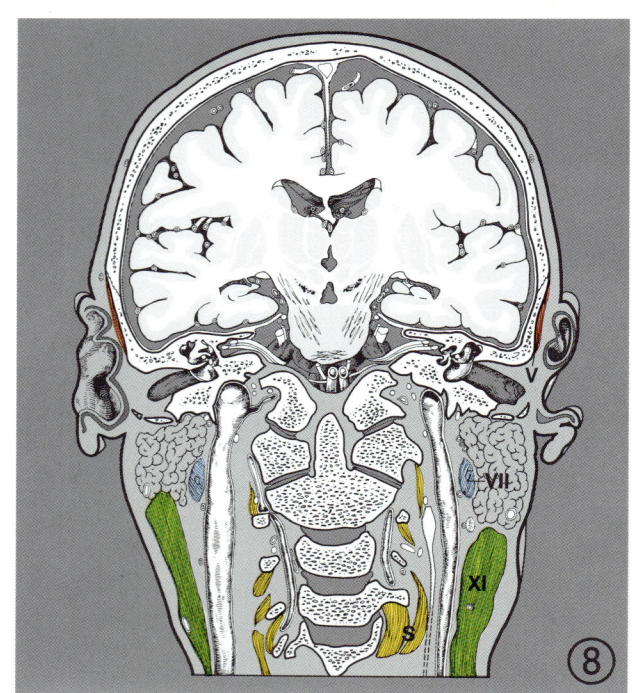

Abb. 81 Frontale Serienbilder der Muskelgruppen, die von Hirnnerven (III, IV, V, VI, VII, IX, X, XI, XII) und/oder von zervikalen Spinalnerven (S) versorgt werden. Die Zahl im Kreis gibt die Nummer der jeweiligen Scheibe an (s. Abb. 1, 2a, 2b, 3).

Nasenhöhle und Nasennebenhöhlen 157

Portio minor des N. trigeminus
N. accessorius und zervikale Spinalnerven
N. facialis
zervikale Spinalnerven

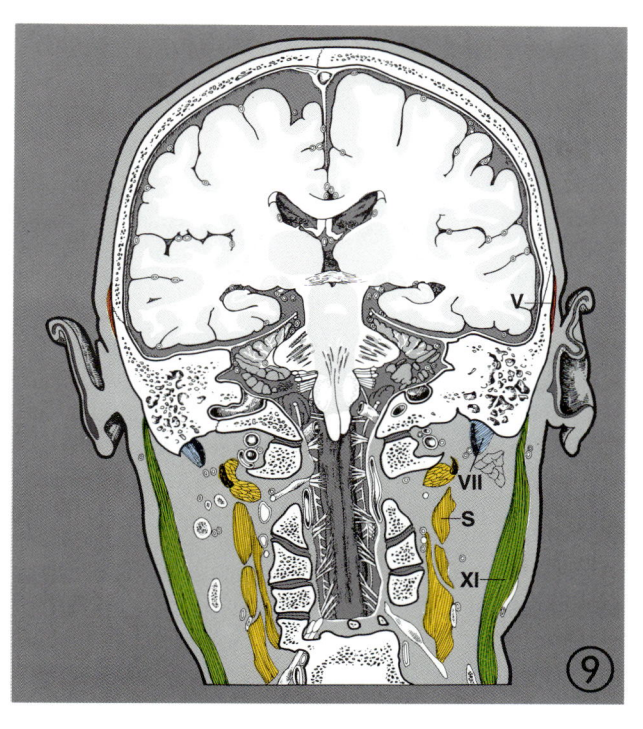

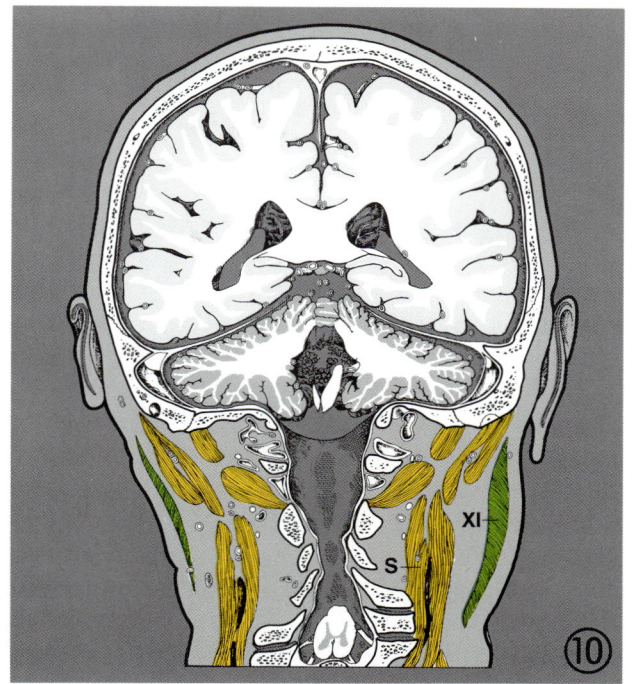

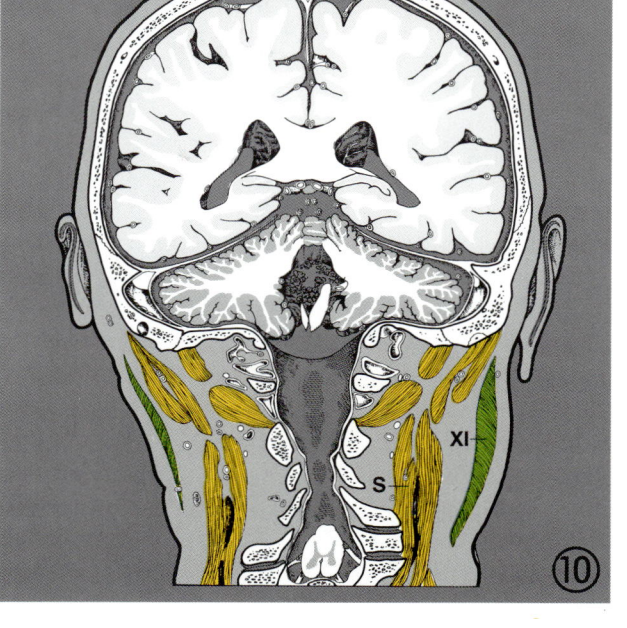

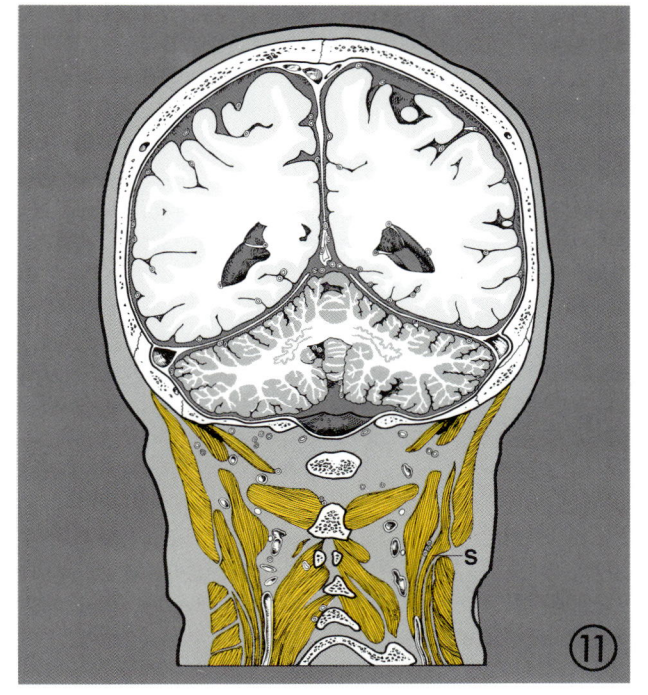

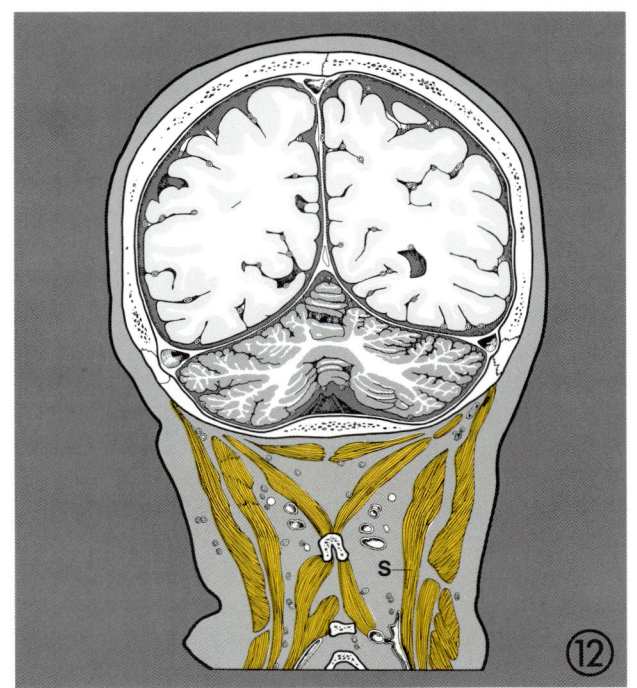

158 Topographie des Gesichtsschädels und seiner Räume

- N. facialis
- N. accessorius und zervikale Spinalnerven
- zervikale Spinalnerven

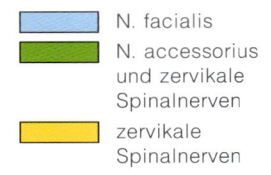

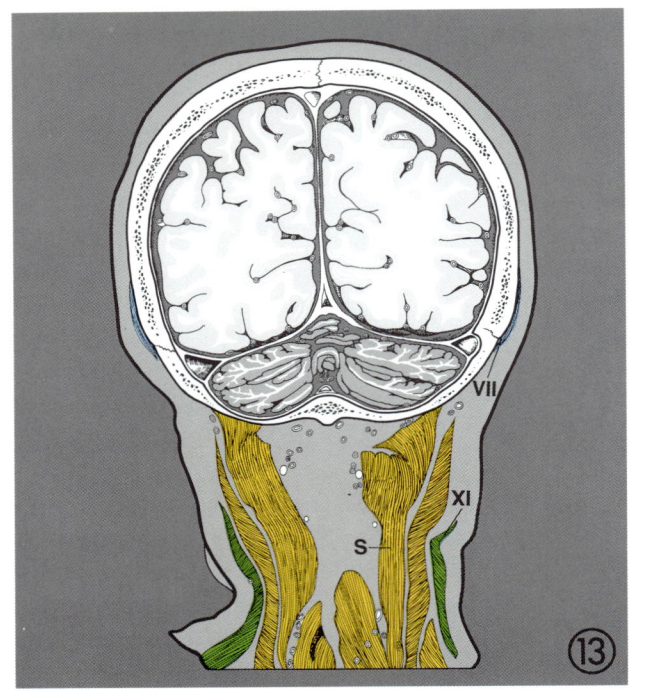

Abb. 81 Frontale Serienbilder der Muskelgruppen, die von Hirnnerven (III, IV, V, VI, VII, IX, X, XI, XII) und/oder von zervikalen Spinalnerven (S) versorgt werden. Die Zahl im Kreis gibt die Nummer der jeweiligen Scheibe an (s. Abb. 1, 2a, 2b, 3).

- N. facialis
- N. hypoglossus
- zervikale Spinalnerven
- Portio minor des N. trigeminus
- N. glossopharyngeus
- N. vagus
- N. accessorius und zervikale Spinalnerven

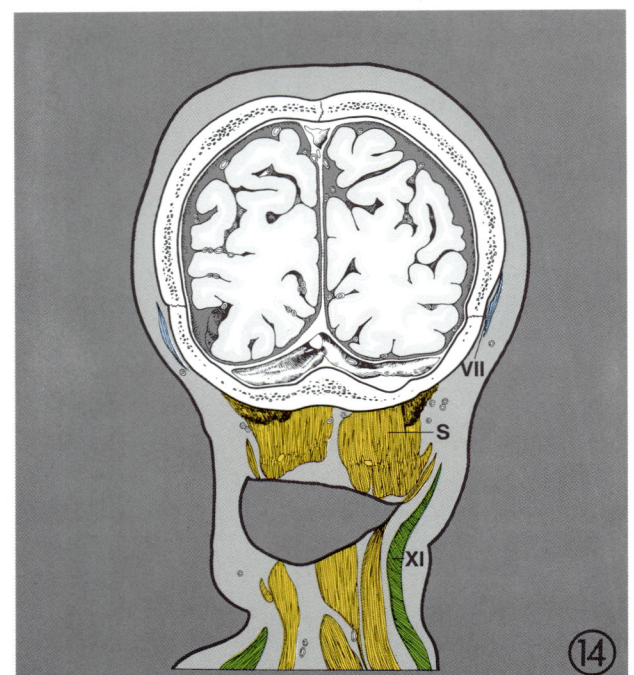

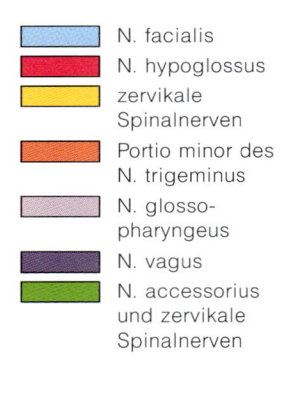

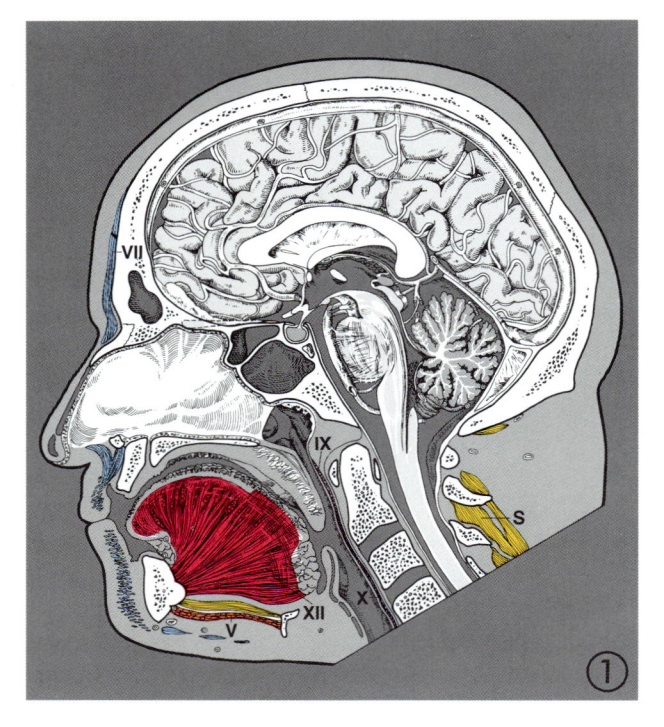

Abb. 82 Sagittale Serienbilder der Muskelgruppen, die von Hirnnerven (III, IV, V, VI, VII, IX, X, XI, XII) und/oder von zervikalen Spinalnerven (S) versorgt werden. Die Zahl im Kreis gibt die Nummer der jeweiligen Scheibe an (s. Abb. 29, 30a, 30b, 31).

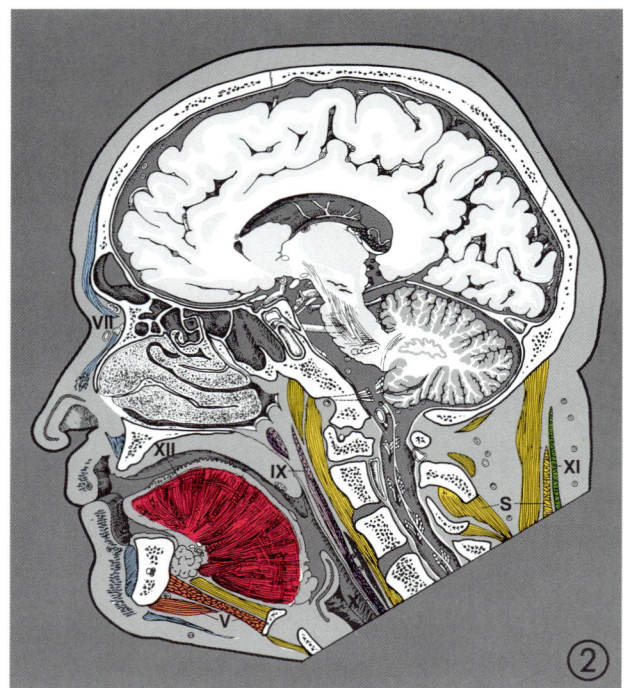

Nasenhöhle und Nasennebenhöhlen 159

N. oculomotorius
N. abducens
Portio minor des N. trigeminus
N. facialis
N. glossopharyngeus
N. vagus
N. hypoglossus
zervikale Spinalnerven
N. accessorius und zervikale Spinalnerven

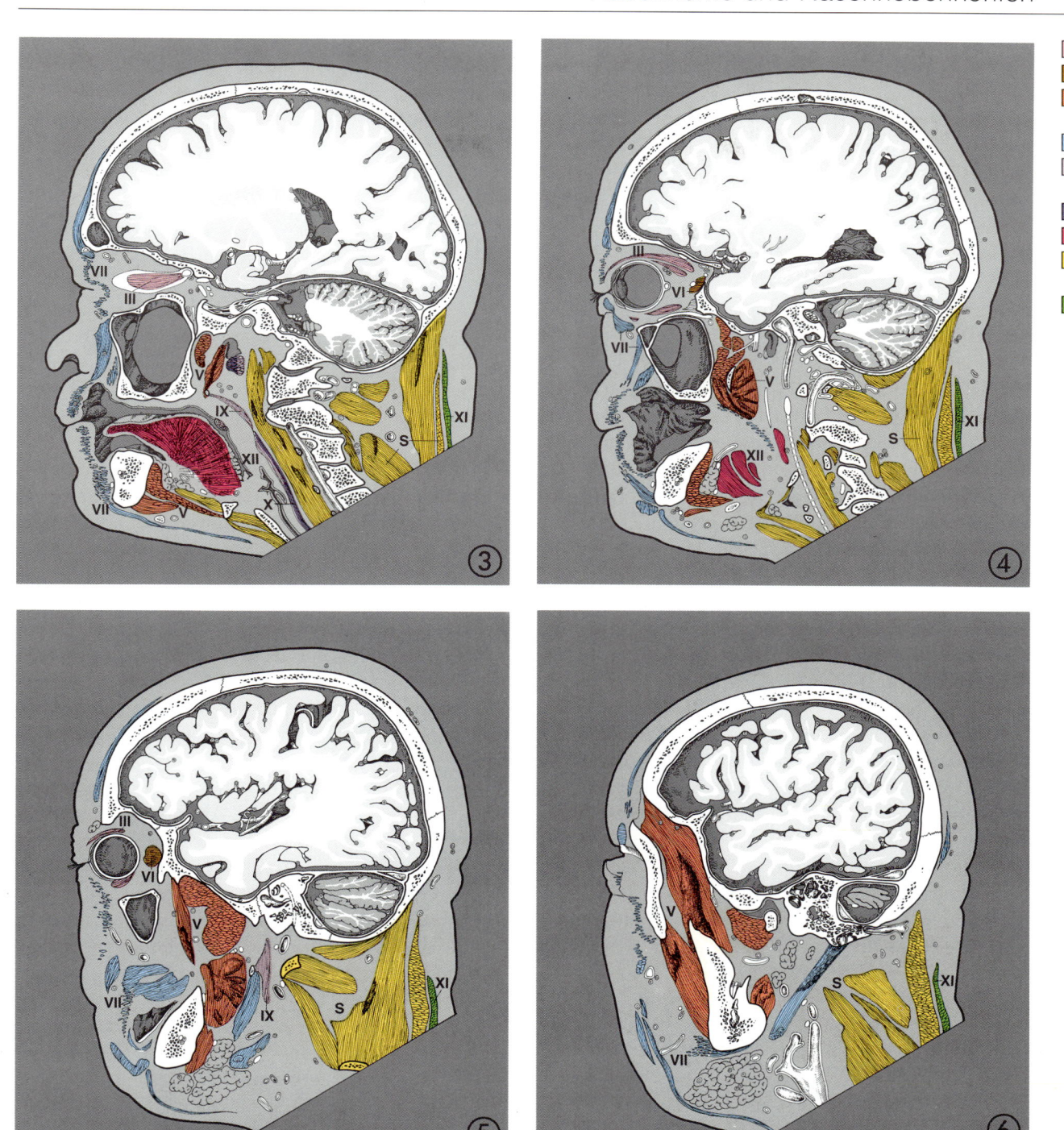

Abb. 82 Sagittale Serienbilder der Muskelgruppen, die von Hirnnerven (III, IV, V, VI, VII, IX, X, XI, XII) und/oder von zervikalen Spinalnerven (S) versorgt werden. Die Zahl im Kreis gibt die Nummer der jeweiligen Scheibe an (s. Abb. 29, 30a, 30b, 31).

3.3 Augenhöhle
(Abb. 79, 80)

Die Augenhöhle, Orbita, enthält den Augapfel, Bulbus oculi. Er ist das Rezeptororgan des visuellen Systems (s. 6.6). Der Augapfel wird durch folgende Einrichtungen geschützt:

- die knöchernen Wände der Orbita,
- die Augenlider, Palpebrae,
- die Bindehaut, Tunica conjunctiva,
- den Tränenapparat.

Die Vagina bulbi umhüllt den Bulbus oculi wie eine Gelenkkapsel eine Kugel.

Die äußeren Augenmuskeln, Mm. bulbi, können den Augapfel äußerst präzise bewegen.

Der Sehnerv, N. opticus, reicht vom Augapfel bis zur Sehnervenkreuzung, Chiasma opticum.

Die Augenhöhle hat die Form einer vierseitigen Hohlpyramide. Ihre Grundfläche liegt außen und ihre Spitze im Canalis opticus, der Austrittsstelle des N. opticus. Die Pyramidenspitze ist nach hinten medialwärts gerichtet. Die Kegelform der Orbita ist in den Frontalscheiben durch Farbmarkierung zu erschließen (Abb. 79).

Die vier Wände der Orbita sind in den Frontalschnitten am besten zu erkennen (Abb. Orbitadach 4a.9, Orbitaboden 4a.22). Nach hinten gehen die Wände stark gerundet ineinander über (Abb. 20.3). Im Canalis opticus liegen A. ophthalmica und N. opticus eng benachbart (Abb. 7a.9, 7b.13).

Der vordere Pol des Bulbus oculi liegt etwa in der Ebene, die den Oberrand und Unterrand der Orbita tangential berührt. Verlagerungen des Bulbus oculi in sagittaler Richtung entstehen bei raumfordernden, retrobulbären Prozessen in der Orbita. Ödeme, Hämatome, Phlegmonen und Tumoren können den Bulbus oculi nach vorn drängen, wenn die knöchernen Wände der Augenhöhle nicht nachgeben. Die untere Wand der Orbita ist dünn, so daß bei stumpfer Kompression, z.B. Faustschlag, der Boden der Orbita brechen und der Inhalt der Orbita in die Kieferhöhle (Abb. 4b.19, 5b.19) hineingedrückt werden kann (blow out fracture).

Öffnungen verbinden die Augenhöhle mit
- der mittleren Schädelgrube durch den Canalis opticus (Abb. 21.3) für den N. opticus und die A. ophthalmica und durch die Fissura orbitalis superior (Abb. 21.5) für den III., IV., V/1., VI. Hirnnerven und die V. ophthalmica superior,
- der Fossa infratemporalis und Fossa pterygopalatina durch die Fissura orbitalis inferior für den N. zygomaticus und Venen,
- der Nasenhöhle durch den Canalis nasolacrimalis für den Tränennasengang,
- dem Gesicht durch den Canalis infraorbitalis (Abb. 18.10, 19.10) für die gleichnamigen Gefäße und Nerven (Abb. 4a.23, 4b.15, 5a.19, 5b.14),
- der vorderen Schädelgrube durch das Foramen ethmoidale anterius für die gleichnamigen Gefäße und Nerven,
- den hinteren Siebbeinzellen und die Keilbeinhöhle durch das Foramen ethmoidale posterius für die gleichnamigen Gefäße und Nerven.

Seit der Entdeckung des Augenspiegels durch H. von Helmholtz im Jahre 1850 wurde die ophthalmologische Untersuchung des Bulbus oculi verfeinert. Diese Methode hat bis heute ihre Bedeutung behalten. Die Fortschritte der neuen bildgebenden Verfahren liegen besonders in der Diagnostik des retrobulbären Raumes der Orbita, der deshalb ausführlicher als der Augapfel topographisch beschrieben wird.

Augenlider und Tränenapparat

Augenlider und Tränenapparat schützen die Hornhaut vor dem Austrocknen, Eintrüben und/oder der Ulzeration. In dem größeren Augenoberlid (Abb. 35b.15) und kleineren Unterlid (Abb. 35b.24) liegen die lakrimalen und palpebralen Teile des M. orbicularis oculi. Der lakrimale Teil dieses Muskels entspringt von Teilen der Tränenabflußwege. Der orbitale Abschnitt des M. orbicularis oculi reicht teilweise über den Orbitarand (Abb. 4a.19). Mit seinen drei Teilen umgibt dieser Muskel ringförmig die Lidspalte.

Seine Funktion ist der Lidschluß und mit dem lakrimalen Teil der gerichtete Abfluß der Tränenflüssigkeit in die Nasenhöhle. Innervation: N. facialis.

M. levator palpebrae superioris (Abb. 4a.10, 5a.8, 6a.10, 35a.13, 36a.13) entspringt vom Anulus tendineus communis der Augenmuskelpyramide, zieht in die obere Orbitaetage und endet im Bindegewebe des Oberlids. Funktion: Lidheber. Innervation: N. oculomotorius.

Mm. tarsales superior und inferior. Sie bilden einen Ring einer dünnen Schicht von glatten Muskelzellen zwischen quergestreiften Muskeln und den Augenlidern. Der obere Tarsalmuskel entspringt vom M. levator palpebrae superioris und strahlt in den Tarsus (derbes Bindegewebe) des Oberlids ein. Der untere und schwächere Tarsalmuskel nimmt seinen Ursprung vom M. rectus inferior und zieht zum Tarsus des Unterlids. Die glatten Tarsalmuskeln können die Lidspalte durch Erhöhung ihres Tonus erweitern. Innervation: Halssympathikus. Bei herabgesetztem Sympathikotonus (z.B. Müdigkeit) werden die Lidspalten kleiner.

Das Oberlid wird sensibel von Verzweigungen des 1. Trigeminusastes, das Unterlid von Verzweigungen des 2. Trigeminusastes versorgt.

Die Bindehaut, Tunica conjunctiva, bedeckt die Hinterfläche des Ober- und Unterlids sowie die Sclera des Augapfels bis etwas über den Hornhautrand hinweg. Zusammen kleiden die Teile der Bindehaut einen schmalen Spalt aus, den Bindehautsack. Er ist mit Tränenflüssigkeit gefüllt.

Die Tränendrüse, Glandula lacrimalis, liegt über dem lateralen Augenwinkel dicht unter dem Stirnbein (Abb. 4a.14, 36a.12). Innervation: parasympathisch aus dem N. facialis via N. petrosus major – Ganglion pterygopalatinum – N. zygomaticus – N. lacrimalis, sympathisch aus dem Halssympathikus über den periarteriellen Gefäßplexus.

Die Glandula lacrimalis sezerniert in den Bindehautsack die Tränenflüssigkeit, die durch den Lidschlag zum medialen Augenwinkel transportiert wird. Die Tränenkanälchen saugen mit Hilfe des lakrimalen Teils des M. orbicularis oculi die Tränenflüssigkeit auf, die über Tränensack und Ductus nasolacrimalis in den unteren Nasengang abläuft.

Vagina bulbi

Die Vagina bulbi, Tenonsche Kapsel, bildet eine Art Gelenkhöhle, in der der Augapfel wie in einem Kugelgelenk um drei Hauptachsen gedreht werden kann. Um die vertikale Hauptachse, die durch den Mittelpunkt des Augapfels verläuft, kann die Sehachse nach innen (Adduktion) oder nach außen (Abduktion) bewegt werden. Um die frontale Hauptachse kann die Sehachse gehoben oder gesenkt und um die sagittale Achse innen- oder außenrotiert werden. Die Position und die Zugrichtung der wirksamen Endstrecken der äußeren Augenmuskeln zu den einzelnen Hauptachsen entscheiden über ihre Funktion(en). Die Tenonsche Kapsel besteht aus einer derben Bindegewebshülle, die nur am Durchtritt des N. opticus und dicht am Limbus corneae mit der Sclera des Augapfels fest verbunden ist. Die Endsehnen der äußeren Augenmuskeln durchdringen in Schlitzen die Vagina bulbi, bevor sie am Bulbus ansetzen.

Äußere Augenmuskeln

Die sechs äußeren Augenmuskeln, Mm. bulbi, liegen im Fettkörper der Orbita. Sie bewegen den Bulbus oculi. Fünf Augenmuskeln und zusätzlich der M. levator palpebrae superioris entspringen vom Anulus tendineus communis. Der Anulus tendineus communis ist ein sehniger Ring, der sich über die Öffnung des Canalis opticus und den mittleren Teil der Fissura orbitalis superior spannt. Dieser Sehnenring bildet die Spitze einer Muskelpyramide, in die N. opticus und A. ophthalmica aus dem Canalis opticus sowie N. oculomotorius, N. nasociliaris und N. abducens aus der Fissura orbitalis superior hineinziehen. In den Frontalscheiben lassen sich die äußeren Augenmuskeln gut erkennen und bestimmen, weil die Lagebeziehungen superior-inferior und medial-lateral eindeutig sind (Abb. 81).

Der M. rectus superior (Abb. 4a.13, 5a.10, 6a.11, 35a.17, 77a.6) verläuft in einem Winkel von 25° schräg zur sagittalen Sehachse. Seine wirksame Endstrecke liegt medial von der Ad- und Abduktionsachse, wenn die Sehachse nach vorn und geradeaus gerichtet ist. Seine Hauptfunktion ist die eines Augenhebers, seine Nebenfunktion Adduktion und Innenrotation. Bei einer Abduktionsstellung des Auges von 25° wird die wirksame Endstrecke des Muskels so zur Ad- und Abduktionsachse verlagert, daß in dieser Stellung der Muskel ein reiner Augenheber ist. Innervation: N. oculomotorius.

Der M. rectus inferior (Abb. 4a.20, 5a.18, 6a.19, 35a.21, 74a.9) zieht unter dem Augapfel im Winkel von 25° schräg zur Sehachse. Seine wirksame Endstrecke liegt ebenfalls wie beim oberen, geraden Augenmuskel medial von der Ad- und Abdukionsachse, wenn die Sehachse nach vorn gerichtet ist. Seine Hauptfunktion ist die eines Augensenkers, seine Nebenfunktion Adduktion und Außenrotation. Innervation: N. oculomotorius.

Der M. rectus medialis (Abb. 4a.15, 5a.14, 6a.15, 34a.16, 75a.8) verläuft medial vom Bulbus oculi. Seine wirksame Endstrecke liegt medial von der Ad- und Abduktionsachse, verläuft durch die frontale Hauptachse des Augenhebens und Augensenkens und in gleicher Richtung wie die Rotationsachse. Der Muskel ist deshalb ein reiner Adduktor. Innervation: N. oculomotorius.

Der M. rectus lateralis (Abb. 4a.18, 5a.15, 6a.17, 35a.18, 36a.15, 75a.10) liegt lateral vom Augapfel. Seine wirksame Endstrecke befindet sich in allen Bulbusstellungen lateral zur Ad- und Abduktionsachse. Der Muskel führt das Auge nach außen (reiner Abduktor). Innervation: N. abducens.

Der M. obliquus superior (Abb. 4a.12, 5a.9, 6a.12, 77a.5) verläuft zunächst nach vorn zur oberen medialen Wand der Orbita. Seine Sehne verläuft durch einen knorpeligen Halbring, Trochlea, hindurch und wendet sich in einem Winkel von 55° zurück, zieht medial von der Ad- und Abduktionsachse zum hinteren lateralen Quadranten des Augapfels. Seine Hauptfunktion ist das Augensenken, weil die wirksame Endstrecke von vorn zieht. Außerdem abduziert und innenrotiert er umso stärker, je mehr das Auge bereits abduziert steht. Innervation: N. trochlearis.

Der M. obliquus inferior (Abb. 4a.21, 35a.20, 36a.18, 73a.4) entspringt vorn unten an der Orbita in der Nähe des Eingangs des Canalis nasolacrimalis und zieht schräg nach hinten. Er bildet mit der Sehachse einen Winkel von etwa 50°. Seine Sehne inseriert am hinteren äußeren Quadranten. Seine wirksame Endstrecke liegt medial von der Ad- und Abduktionsachse. Seine Funktion ist das Heben der Sehachse, außerdem Abduktion und Außenrotation. Innervation: N. oculomotorius.

Klinische Hinweise auf Funktionsstörungen der Augenmuskeln finden sich im Kapitel über das okulomotorische System (s. 6.8.3).

Gefäße der Augenhöhle

Die A. ophthalmica ist die Hauptarterie der Augenhöhle. Diese Arterie ist ein Ast der A. carotis interna und verläßt die mittlere Schädelgrube durch den Canalis opticus, liegt dann unter dem N. opticus und tritt in den Anulus tendineus communis ein. Im Regelfall überkreuzt die A. ophthalmica den Sehnerv, liegt dann lateral (Abb. 6a.16) und zieht über den M. obliquus superior nach vorn (Abb. 5a.12). Die Äste der A. ophthalmica versorgen den Orbitainhalt und beteiligen sich an der Durchblutung der Augenlider, der Schleimhaut der Siebbeinzellen und Keilbeinhöhle, der Gesichts- und Kopfschwartenregion. Innerhalb der Orbita bestehen meistens Anastomosen mit der A. meningea media. In 4% der Fälle kann der Hauptzustrom für die A. ophthalmica aus der A. meningea media erfolgen (234). Größere Anastomosen der Ophthalmikaendäste gibt es am medialen Augenwinkel mit der A. facialis und in der Schläfengegend mit der A. temporalis superficialis aus der A. carotis externa. Diese arteriellen Anastomosen zwischen Ästen der A. carotis interna und externa haben klinische Bedeutung. Bei Stenosen oder Verschlüssen der A. carotis interna kann die Blutversorgung in dem Stromgebiet über solche Anastomosen häufig aufrechterhalten werden. Der klinische Nachweis der Strömungsrichtung in der A. ophthalmica erfolgt mit der Doppler-Sonographie (166, 267d).

Die Äste der A. ophthalmica sind:
- Die A. centralis retinae zieht zum Sehnerv. Ein Verschluß dieser etwa 0.2 mm dicken Arterie führt zur Blindheit (Endarterie).
- Weitere Zweige der A. ophthalmica führen zur Aderhaut des Augapfels, zur Tränendrüse, zu den Siebbeinzellen, der Keilbeinhöhle, zum medialen Augenwinkel und der Stirn.
- Die A. ethmoidalis anterior wurde bereits bei der Nasenhöhle erwähnt. Diese Arterie verläuft durch das gleichnamige Foramen, gelangt zur vorderen Schädelgrube und gibt dort die A. meningea anterior ab. Dann tritt die A. ethmoidalis anterior durch die Lamina cribrosa in den vorderen Teil der Nasenhöhle ein.

Die Venen der Orbita verlaufen fast immer getrennt von den Orbitaarterien und sind meist weitlumiger. Die V. ophthalmica superior (Abb. 5a.11, 6a.9, 7a.10) sammelt das Blut aus dem Bulbus oculi, der oberen Orbita, dem Augenlid und den Siebbeinzellen. Es bestehen Anastomosen zur V. facialis und über die Fissura orbitalis superior zum S. cavernosus. Da weder die V. ophthalmica superior noch die V. facialis Klappen enthalten, kann der abfließende Blutstrom der Augenhöhle sowohl nach vorn zum Gesicht als auch nach hinten zum S. cavernosus erfolgen. Auf diesem Weg besteht besonders bei Furunkeln und Phlegmonen im Gesicht die Gefahr einer Meningitis. Die V. ophthalmica inferior verläuft am Boden der Orbita und mündet in die V. ophthalmica superior oder durch die Fissura orbitalis inferior in den Plexus pterygoideus.

Nerven der Augenhöhle

Die Äste des N. ophthalmicus aus dem N. trigeminus versorgen sensibel den Augapfel, vor allem seine Cornea und Bindehaut, weiterhin die Tränendrüse, das Oberlid, die Haut an der Stirn und am medialen Augenwinkel, die Schleimhaut der Siebbeinzellen und Keilbeinhöhle sowie die vorderen Teile der Nasenschleimhaut und die Haut des Nasenrückens.

Der N. ophthalmicus teilt sich in der Regel vor der Fissura orbitalis superior in seine vier Hauptäste:
- Ein Ast, der rückläufig zum Tentorium cerebelli zieht.
- N. lacrimalis. Er zieht über den M. rectus lateralis zur Tränendrüse.
- N. frontalis (Abb. 6b.12). Er liegt auf dem M. levator palpebrae superioris und teilt sich dann in die Äste für die Stirn (u.a. N. supraorbitalis (Abb. 4b.6, 5b.8) - Druckpunkt für V/1 oberhalb der Orbita).
- N. nasociliaris (Abb. 5b.9, 6b.13). Er liegt innerhalb der Muskelpyramide und gibt Äste für den Augapfel, die Schleimhaut der Siebbeinzellen, der Keilbeinhöhle und für die vordere Nasenschleimhaut und Hautäste für den medialen Augenwinkel und die Haut des Nasenrückens ab.

Die motorische Versorgung der sechs äußeren Augenmuskeln und des M. levator palpebrae superioris übernehmen der III., IV. und VI. Hirnnerv. Außerdem führt der III. Hirnnerv parasympathische Fasern zum Ganglion ciliare, in dem die Umschaltung auf das 2. Neuron stattfindet. Die Neuriten dieser Neurone innervieren die inneren Augenmuskeln, den M. sphincter pupillae und den M. ciliaris.

Der N. oculomotorius (Abb. 7b.15) zieht durch die Fissura orbitalis superior und den Anulus tendineus communis und teilt sich in einen oberen Ast für den M. rectus superior und M. levator palpebrae superioris sowie in einen stärkeren unteren Ast (Abb. 6b.17) für die Mm. rectus medialis, rectus inferior und obliquus inferior. Außerdem gibt dieser untere Ast einen Zweig für das Ganglion ciliare (Abb. 151.9) ab. Dieses parasympathische Ganglion ist durchschnittlich 3 mm lang und liegt 18 mm hinter dem Bulbus oculi (234).

Der N. trochlearis (Abb. 7b.14, 6b.10) verläuft durch die Fissura orbitalis superior und über den Anulus tendineus communis hinweg. Der IV. Hirnnerv liegt damit über der Muskelpyramide und versorgt den M. obliquus superior.

Der N. abducens (Abb. 7b.18, 6b.15) zieht durch die Fissura orbitalis superior und den Anulus tendineus communis zum M. rectus lateralis.

Der N. infraorbitalis liegt am oder im Boden der Orbita (Abb. 4b.15, 5b.14, 6b.20, 35b.25), ohne deren Inhalt zu innervieren.

Augapfel

Der Augapfel, Bulbus oculi (Abb. 4b.11, 35b.17, 36b.14, 48b.1, 49b.1, 50b.1, 75a.4), hat annähernd die Form einer Kugel mit dem Durchmesser von 24 mm. Vorn ist im Bulbus die lichtdurchlässige Hornhaut, Cornea, eingefügt. Vorderer und hinterer Pol des Augapfels werden durch die Bulbusachse verbunden. Medial vom hinteren Pol verläßt der Sehnerv, N. opticus den Augapfel. Dieser Austrittsstelle des Sehnerven entspricht innen im Bulbus oculi der Discus nervi optici (Abb. 4b.8), an dem sich die Fasern der Retina sammeln. Lateral davon liegt die Fovea centralis retinae (Abb. 4b.9), der Ort des schärfsten Sehens. Die Sehachse zieht durch die Fovea centralis und durch die Krümmungsmittelpunkte der Linse und Hornhaut. Der Äquator bulbi ist der größte Durchmesser des Augapfels in einer Frontalebene.

Die Wand des Bulbus oculi hat drei Schichten:
- äußere Augenhaut mit den zwei Abschnitten weiße Augenhaut, Sclera, und Hornhaut, Cornea,
- mittlere Augenhaut, Uvea. Dazu gehören die Aderhaut, Choroidea, Ciliarkörper, Corpus ciliare, und die Regenbogenhaut, Iris. In der Iris liegen die Mm. sphincter und dilatator pupillae,
- innere Augenhaut, Netzhaut, Retina. Die Retina hat einen Teil mit visuellen Rezeptoren, Pars optica, und einen Abschnitt ohne Stäbchen- und Zapfenzellen, Pars ceca.

Im Bulbus oculi liegen vorn die beiden Augenkammern, vor der Iris die vordere Augenkammer, hinter der Iris die hintere Augenkammer. Die letztere grenzt an den Glaskörperraum.

Die Linse (Abb. 35b.16, 75a.2) ist in der hinteren Augenkammer an Zonulafasern aufgehängt. Linse, Zonulafasern, Corpus ciliare und Iris bilden den Akkommodationsapparat für das Nah- und In-die-Ferne-Sehen. Mit der Akkommodation ist die Pupillenverengung und -erweiterung durch die Mm. sphincter und dilatator pupillae in der Iris koordiniert. Einzelheiten über den Bulbus oculi finden sich in folgenden Werken (234, 357).

Sehnerv

Der Sehnerv, N. opticus (Abb. 5b.11, 6b.16, 7b.13, 34b.20, 35b.18, 49b.2, 50b.5) beginnt an der Lamina cribrosa sclerae. Er ist intraorbital durchschnittlich 3 cm lang (234) und wird von einer derben Duraschicht sowie von Arachnoidea und Pia mater umgeben. Der N. opticus verläuft in der Augenhöhle mit einer S-förmigen Krümmung, die eine freie Beweglichkeit des Bulbus ermöglicht. Im Canalis opticus sind die Hüllen des Sehnerven fest mit der knöchernen Wand des Kanals verwachsen. Dieser läßt sich röntgenologisch in einer Spezialprojektion nach Rhese gut darstellen. Für die Beantwortung differenzierter klinischer Fragestellungen einer Optikusläsion sind die Computertomographie und die Magnetresonanztomographie wichtige diagnostische Hilfen.

3.4 Mundhöhle
(Abb. 79, 80)

Die Mundhöhle, Cavitas oris (Abb. 4b.21, 5b.23, 6b.27, 7b.25, 32b.44, 33b.41, 34b.35, 35b.35), beginnt an der Mundspalte mit den Lippen und reicht bis zur Schlundenge, Isthmus faucium (Abb. 8b.30). Die beiden Zahnreihen und die von Zahnfleisch überkleideten Alveolarfortsätze des Ober- und des Unterkiefers unterteilen die Mundhöhle in den Mundhöhlenvorhof, Vestibulum oris, einen Spaltraum zwischen den Lippen oder Wangen und den Zahnreihen und in die Mundhöhle im engeren Sinne, Cavitas oris propria.

Die Inspektion und Palpation von oralen Läsionen und gegebenenfalls die Biopsie von Tumoren reichen oft für die klinische Diagnostik aus. Für die Therapieplanung und Kontrolle kann die moderne Bilddiagnostik erforderlich sein, um die Ausdehnung und Art eines Tumorwachstums sowie seine Malignität besser abschätzen zu können. Beispielsweise sind diese Informationen für einen Chirurgen unerläßlich, wenn er sich bei einem Patienten für eine partielle oder totale Glossektomie entscheiden soll. In diesem Kapitel und in den folgenden Abschnitten werden deshalb die topographischen Verhältnisse der Mundhöhle besonders zu ihren Nachbarräumen wie der Fossa infratemporalis (tiefe seitliche Gesichtsgegend) und dem Oropharynx betont. Für die systematische Beschreibung der Mundhöhle wird auf die Literatur verwiesen (109, 255, 371, 448).

Dach der Mundhöhle

Das Dach der Mundhöhle wird in den vorderen Zweidritteln vom harten Gaumen, im hinteren Drittel vom weichen Gaumen gebildet.

Der harte Gaumen, Palatum durum (Abb. 2a.30, 4a.25, 5a.24, 6a.23, 18.16, 19.15, 20.15, 33a.28, 39.20), ist auch der Boden der Nasenhöhle. Durch den Canalis incisivus (Abb. 32a.34, 38.32) tritt ein Ast der A. sphenopalatina und ein Zweig des N. nasopalatinus aus der Nasenhöhle in die Mundhöhle.

Der weiche Gaumen, Palatum molle (Abb. 7a.21, 8a.25), ist das bewegliche Gaumensegel, das nach hinten in das unpaare mediane Zäpfchen, Uvula, ausläuft (Abb. 8a.29, 32b.46). Die Muskeln des Gaumensegels, der M. tensor veli palatini (Abb. 7a.22, 34a.31) und der M. levator veli palatini, wirken als Spanner und Heber des Gaumensegels.

Boden der Mundhöhle

Der Boden der Mundhöhle ist muskulär. Er besteht aus den Mm. mylohyoideus, geniohyoideus und digastricus, die mit dem Zungenbein direkt oder indirekt verbunden sind.

Der M. mylohyoideus (Abb. 4a.37, 5a.38, 6a.39, 7a.30, 32a.46, 33a.43, 34a.46, 35a.46) bildet mit dem der Gegenseite eine Muskelplatte, die jeweils an der Linea mylohyoidea des Unterkiefers entspringt. Innervation: N. mylohyoideus aus V/3, N. mandibularis.

Der M. geniohyoideus (Abb. 4a.34, 5a.37, 6a.38, 32a.45, 33a.42, 34a.47) liegt mundhöhlenwärts vom M. mylohyoideus. Innervation: 2. Spinalnerv.

Der vordere Bauch des M. digastricus entspringt an der Innenfläche des Unterkiefers und liegt unterhalb vom M. mylohyoideus (Abb. 4a.38, 5a.39, 6a.37, 33a.44, 34a.45). Der M. digastricus hat eine Zwischensehne, die in den hinteren Bauch übergeht (Abb. 7a.34, 8a.37, 35a.47). Innervation: N. mylohyoideus aus V/3, N. mandibularis.

Der hintere Bauch des M. digastricus (Abb. 9a.39, 10a.32, 11a.32, 12a.26, 36a.46, 37a.37) zieht zur Innenseite des Processus mastoideus (Abb. 12a.23). Innervation: N. facialis.

Zunge

Die Zunge, Lingua, liegt dem Mundboden auf. In den Frontalschnitten (Abb. 4b.22, 5b.24, 6b.28, 7b.26) erscheint die Zunge zwischen dem Unterkiefer pilz- bis blockförmig, in den Sagittalschnitten (Abb. 32b.47, 33b.43, 34b.37) sind von der Zunge die Spitze, der Körper und der Grund zu erkennen. Die Zunge ist ein von Schleimhaut bedeckter Muskelkörper. Am Zungenrücken grenzt eine seichte Furche, Sulcus terminalis, den Zungenkörper (vorn) vom Zungengrund (hinten) ab. Unmittelbar vor dem Sulcus liegen die Wallpapillen.

Die Zunge ist sehr beweglich. Ihre Außenmuskeln entspringen von der Innenseite des Unterkiefers, vom Zungenbein und vom Processus styloideus und können die Zunge in ihrer Zugrichtung bewegen:

- M. genioglossus,
- M. hyoglossus,
- M. styloglossus.

Die Binnenmuskeln können die Zunge verformen. Sie bestehen aus vertikalen, longitudinalen und queren Muskelfasern, die sich in den drei Raumebenen senkrecht durchflechten. Innervation: N. hypoglossus. Er erreicht vom Mundboden her die Zungenmuskulatur (Abb. 7b.29, 6b.31, 5b.26, 4b.23, 34b.33, 33b.47).

Eine periphere Parese des N. hypoglossus zeigt sich in Fältelung des Zungenreliefs und Verminderung der Muskelmasse. Bei einseitiger, peripherer Hypoglossusparese weicht die Zunge beim Herausstrecken zur paretischen Seite ab.

Schlundenge

Die Schlundenge, Isthmus faucium (Abb. 8b.30), verbindet die Mundhöhle mit dem oralen Teil des Rachenraumes. Zwei bewegliche Gaumenbögen, Arcus palatoglossus und Arcus palatopharyngeus, können den Speiseweg kulissenartig verengen. Innerhalb der Gaumenbögen liegen der M. palatoglossus und M. palatopharyngeus. Sie strahlen in den weichen Gaumen ein. Bei der Nasenatmung verschließen diese Muskeln gemeinsam mit dem Muskel der Uvula die Mundhöhle.

Die Mm. palatoglossus und palatopharyngeus umfassen die Gaumenmandel, Tonsilla palatina. Sie ist bei dem Kopf der Frontalserie (Abb. 8b.28) und dem der Sagittalserie (Abb. 33b.42) klein, altersatrophisch.

Gefäße der Mundhöhle

Die Wände der Mundhöhle werden reichlich von Ästen der A. carotis externa vaskularisiert. Diese Arterien haben viele Anastomosen. Die A. lingualis liegt oberhalb vom Zungenbein (Abb. 8a.36) und versorgt die Zunge. Die A. submentalis (Abb. 7a.31, 6a.35, 5a.35, 4a.36), ein Ast der A. facialis, zieht von außen an den Mundboden. Das Dach der Mundhöhle wird ebenfalls reichlich von Ästen der Aa. facialis, maxillaris und pharyngea ascendens durchblutet.

Der Blutabfluß aus den Wänden der Mundhöhle erfolgt über Äste der V. jugularis interna.

Regionale Lymphbahnen der Zunge und des Gaumens sind die submandibulären Lymphknoten und überregionale die tiefen zervikalen Lymphknoten.

Afferente Nerven der Mundhöhle

Der N. lingualis aus dem N. mandibularis (Abb. 5b.25, 6b.29, 7b.27, 8b.29, 33b.44, 34b.40, 35b.38) innerviert sensibel die Schleimhaut der Zungenspitze, der N. glossopharyngeus den Bereich des Sulcus terminalis und der N. vagus den Zungengrund. Die gustatorische Versorgung durch die Geschmacksfasern erfolgt in den vorderen Zweidritteln der Zunge über die Chorda tympani (Abb. 151.17), einen Ast des N. facialis. Die Geschmacksknospen der Wallpapillen werden vom IX. Hirnnerven, die Geschmacksrezeptoren des Zungengrundes vom X. Hirnnerven versorgt.

Das Dach der Mundhöhle wird sensibel von Ästen des V/2, N. maxillaris, innerviert.

3.5 Kauapparat

Kiefergelenk

Im Kiefergelenk, Articulatio temporomandibularis, artikulieren der Kopf des Unterkiefers mit den Gelenkflächen der Fossa mandibularis und des Tuberculum articulare (Abb. 9a.21, 37a.17, 37a.16, 43.7). Zwischen dem Gelenkkopf der Mandibula und der Gelenkpfanne des Schläfenbeins liegt eine Gelenkscheibe, der Discus articularis (Abb. 9a.22, 37a.18). Die Gelenkfläche der Fossa mandibularis ist viel größer als die des Gelenkkopfes der Mandibula. Dadurch und zusätzlich durch eine schlaffe Gelenkkapsel sind die Gelenkköpfe des Unterkiefers sehr beweglich. Bei der Öffnungsbewegung im Kiefergelenk gleitet der Gelenkkopf auf seiner Gelenkscheibe bis auf das Tuberculum articulare. Es handelt sich um eine Kombination von einer Scharnierbewegung und einer Gleitbewegung. Bei der Mahlbewegung wird der Unterkiefer einseitig und seitenwechselnd um eine vertikale Achse gedreht.

Kaumuskeln

Als Kaumuskeln werden vier Muskeln bezeichnet, die von der Seitenwand oder der Basis des Schädels entspringen und am Unterkiefer ansetzen:

- M. temporalis,
- M. masseter,
- M. pterygoideus medialis,
- M. pterygoideus lateralis.

Diese vier Muskeln werden von Ästen des V/3, des N. mandibularis, motorisch versorgt. Ihre Topographie ist in den Frontalscheiben übersichtlich erkennbar (Abb. 81).

Der M. temporalis (Abb. 4a.6, 5a.16, 6a.18, 7a.15, 8a.18, 9a.15, 10a.15, 36a.23, 37a.10) entspringt fächerförmig in der Schläfengrube. Seine Fasern konvergieren und setzen am Processus coronoideus des Unterkiefers an (Abb. 2a.21, 6a.25, 7a.23, 37a.22). Innen enthält der Muskel eine Ansatzsehne mit einer doppelten Fiederung von Muskelfasern, die daher im Schnittbild komplizierte Verlaufsrichtungen zeigen. Der Muskel ist ein kräftiger Zubeißer.

Der M. masseter (Abb. 5a.25, 6a.27, 7a.26, 8a.28, 9a.37, 37a.29) entspringt vom Jochbogen, Arcus zygomaticus (Abb. 2a.15, 6a.21, 7a.14, 8a.20) und zieht zur Außenseite des Unterkieferastes (Abb. 7a.27, 8a.31, 9a.30). Er wirkt mit den Mm. temporalis und pterygoideus medialis zusammen.

Der M. pterygoideus medialis entspringt in der Fossa pterygoidea des Keilbeins (Abb. 7a.19). Er inseriert von innen am Ramus mandibulae (Abb. 8a.31, 9a.30) und bildet mit dem M. masseter eine Muskelschlinge.

Der M. pterygoideus lateralis ist im Ursprungsgebiet zweiköpfig (Abb. 7a.18). Der obere Kopf kommt von der Unterfläche des großen Keilbeinflügels, der untere Kopf von der Lamina lateralis des Processus pterygoideus. Beide Teile verlaufen zusammen annähernd horizontal und sind deshalb in der Frontalserie quer getroffen (Abb. 8a.22, 9a.27). Der Muskel verläuft von medial schräg nach lateral. Daher ist er in den Sagittalebenen schräg geschnitten (Abb. 35a.32, 36a.25, 37a.23). Der Muskel inseriert am Gelenkfortsatz des Unterkiefers und zieht den seitengleichen Unterkieferast schräg nach vorn innen. Bei einseitiger Kontraktion führt das zur Mahlbewegung und bei beidseitiger Kontraktion zur Gleitbewegung bei der Kieferöffnung.

Außer diesen Kaumuskeln im engeren Sinne wirken die Muskeln der Lippen, Wangen und die der Zunge beim Kauen mit.

3.6 Seitliche Gesichtsgegend

Die seitliche Gesichtsgegend umfaßt den Raum, der nach oben bis zum Jochbogen (Abb. 2a.15, 6a.21, 7a.14, 8a.20) und nach unten bis zum Angulus mandibulae (Abb. 2a.35) reicht. Nach vorn geht die seitliche Gesichtsgegend ohne scharfe Grenze in die Wange über und nach hinten umschließt sie das äußere Ohr mit Ohrmuschel und äußerem Gehörgang (Abb. 11a.19, 11a.24). Der Ramus mandibulae (Abb. 7a.27, 8a.31, 9a.30) unterteilt die seitliche Gesichtsgegend in eine oberflächliche und eine tiefe seitliche Gesichtsgegend.

Oberflächliche seitliche Gesichtsgegend

In der oberflächlichen seitlichen Gesichtsgegend liegt der M. masseter (Abb. 6a.27, 7a.26, 8a.28), ein kräftiger Kaumuskel (s.o.). Vor ihm liegt der Wangenfettpfropf, hinter ihm die Ohrspeicheldrüse, Glandula parotidea (Parotis) (Abb. 9a.34, 10a.30). Nur ein kleiner Teil der Ohrspeicheldrüse liegt lateral vom M. masseter (Abb. 8a.24). Aus diesem oberen Anteil der Ohrspeicheldrüse geht der Ausführungsgang, Ductus parotideus, hervor, der im Mundhöhlenvorhof mündet. Die Parotisloge wird durch einen Fasziensack gebildet. Er enthält die Glandula parotidea, den Plexus des N. facialis, Äste des N. auriculotemporalis, einen Abschnitt der A. carotis externa, die V. retromandibularis und Lymphknoten.

Die Ohrmuschel (Abb. 11a.19) bildet einen mit Knorpelgewebe verstärkten Schalltrichter um den äußeren Gehörgang, Meatus acusticus externus (Abb. 11a.24). Der äußere Gehörgang ist beim Erwachsenen etwa 36 mm lang. Die medialen Zweidrittel des äußeren Gehörgangs liegen im Knochen des Schläfenbeins, das laterale Drittel ist knorpelig verstärkt und befindet sich weitgehend hinter dem Gelenkkopf des Unterkiefers (Abb. 10a.22). Das Trommelfell, Membrana tympani (Abb. 11a.23), ist eine dünne Membran, die den äußeren Gehörgang gegen die Paukenhöhle, Cavum tympani, abgrenzt (Abb. 11a.22).

Tiefe seitliche Gesichtsgegend

Den Hauptraum der tiefen seitlichen Gesichtsgegend nimmt die Unterschläfengrube, Fossa infratemporalis, ein. Die laterale Wand der Fossa infratemporalis, der Ramus mandibulae, wurde bereits erwähnt. Ihre mediale Wand bildet die Lamina lateralis des Processus pterygoideus des Keilbeins (Abb. 7a.17, 21.17). Ohne Wand geht die Fossa infratemporalis nach hinten-medial in den parapharyngealen Raum über. Diese Grenze bilden die medialen Flächen der Mm. pterygoideus lateralis und medialis (Abb. 9a.27, 9a.31). Vorn reicht die Fossa infratemporalis bis an die knöcherne Wand des S. maxillaris (Abb. 6b.22). Diese Grenzfläche liegt innerhalb der 3. Frontalscheibe (Abb. 6a). Nach hinten, dort wo der Ramus mandibulae fehlt, geht die Fossa infratemporalis in die oberflächliche seitliche Gesichtsgegend über. Das Dach der Unterschläfengrube bildet die infratemporale Fläche des großen Keilbeinflügels, in dem sich das Foramen ovale (Abb. 41.12) befindet. Außerdem geht die Fossa infratemporalis nach oben-lateral in die Schläfengrube über. In dieser Verbindung liegt der untere Teil des M. temporalis (Abb. 37a.10).

Gefäße in der seitlichen Gesichtsgegend

Die A. carotis externa zieht in vertikaler Richtung durch die Ohrspeicheldrüse. Beim Kopf der Frontalserie liegt dieser Arterienabschnitt innerhalb der 6. Frontalscheibe (Abb. 9a) und ist deshalb auf der Schnittfläche nicht sichtbar. In Höhe des Kiefergelenkes gabelt sich die A. carotis externa in die beiden Endäste, die A. temporalis superficialis und die A. maxillaris. Die A. maxillaris zieht medial vom Unterkieferhals in die Fossa infratemporalis. In der Regel liegt sie lateral vom M. pterygoideus lateralis (Abb. 36a.24). In den Abb. 9a.28 und 8a.21 der Frontalserie befindet sich die Arterie auf der medialen Seite des M. pterygoideus lateralis. Die Arterie zieht in die Fossa pterygopalatina (Abb. 34a.21) und teilt sich dort in die Endäste auf. Die A. maxillaris versorgt die Kaumuskeln, größtenteils die Schleimhaut der Nasen- und Mundhöhle, die Zähne, den Gaumen und große Teile der harten Hirnhaut und der Schädelknochen.

Die Venen bilden in der Fossa infratemporalis den Plexus pterygoideus (Abb. 9a.25), ein ausgedehntes Geflecht, das sich über die Vv. maxillares in die Vena retromandibularis ableitet.

Die Lymphbahnen gelangen zu den tiefen zervikalen und den retropharyngealen Lymphknoten.

Nerven in der seitlichen Gesichtsgegend

Der N. facialis (Abb. 11b.44) kommt aus dem Foramen stylomastoideum (Abb. 11a.28). Ein kleiner Ast zweigt zum hinteren Bauch des M. digastricus ab. Der Hauptstamm durchquert die Ohrspeicheldrüse, in der er sich zu einzelnen Ästen für die mimische Muskulatur aufzweigt.

Der N. mandibularis (Abb. 35b.29) erreicht durch das Foramen ovale die Unterschläfengrube, die Fossa infratemporalis. Dem Nervenstamm legt sich unmittelbar unter der Schädelbasis das Ganglion oticum an (Abb. 151.12). Der N. mandibularis versorgt motorisch die Kaumuskeln und Mundbodenmuskeln, sensibel den Mundboden und die vorderen Zweidrittel der Zungenschleimhaut sowie die Haut über dem Unterkiefer.

Der N. mandibularis (Abb. 9b.36, 35b.29) zweigt sich im oberen Teil der Fossa infratemporalis auf:

- Äste für die Kaumuskeln,
- N. buccalis für die Schleimhaut und Haut über dem Unterkiefer.
- N. alveolaris inferior für die Zähne des Unterkiefers. Er tritt in das Foramen mandibulae ein (Abb. 37b.19, 37a.31) und verläuft im Canalis mandibulae (Abb. 4b.24, 5b.27, 6b.30, 7b.28, 8b.27, 33b.46, 34b.39, 35b.37, 36b.24). Sein Endast tritt am Foramen mentale aus und versorgt die Haut der Kinngegend und der Unterlippe.
- N. lingualis (Abb. 5b.25, 6b.29, 7b.27, 8b.29) für die Zungenschleimhaut. In der Fossa infratemporalis nimmt der Nerv von hinten die Chorda tympani auf, die die präganglionären parasympathischen Fasern dem Ganglion submandibulare zuführt und Geschmacksfasern für die Zunge enthält.

4 Topographie des Kopf-Hals-Bereiches in multiplanaren Parallelschichten

Als Kopf-Hals-Bereich werden die Grenzregionen zwischen Kopf und Hals beschrieben. Vom systematischen Standpunkt gehört der Rachen zum Hals. In der Klinik breiten sich Prozesse von der Nasenhöhle leicht in den Nasopharynx, den nasalen Teil des Rachens oder vom Nasopharynx in die Nasenhöhle aus. Die Mundhöhle ist pathologisch-anatomisch eng mit dem Oropharynx, dem oralen Teil des Rachens, verbunden. Im folgenden Kapitel wird deshalb als erstes die Topographie des Rachens besonders in seinen klinischen Relationen zur Nasen- und Mundhöhle erläutert. Anschließend wird der kraniozervikale Übergang beschrieben. Darunter wird der Raum zusammengefaßt, der sich von der dorsokaudalen Außenfläche der Schädelbasis (Höhe Warzenfortsatz bis Protuberantia occipitalis externa des Hinterhauptsbeines) bis zu den beiden ersten Halswirbeln erstreckt und den angeschlossenen Muskelapparat einschließt (234).

4.1 Rachen und parapharyngealer Raum
(Abb. 79, 80)

Der Rachen, Pharynx, ist ein 12-15 cm langer, fibromuskulärer Schlauch, der sich von der Schädelbasis bis zu Beginn des Oesophagus in Höhe des Ringknorpels erstreckt. Er liegt vor der Halswirbelsäule und reicht bis zur Höhe des 6. Halswirbels. Beuge- oder Streckstellung der Halswirbelsäule können das Schnittbild des Rachens beeinflussen. Beim Kopf der Frontalserie liegt die hintere Rachenwand annähernd frontal (Abb. 9a.29, 9a.35), in der Sagittalserie verläuft sie schräg zur Fontalebene (Abb. 32b.48).

Während die hintere Wand geschlossen ist, hat die Vorderwand drei Öffnungen der Atem- und Speisewege. Entsprechend gliedert sich der Pharynx in:

- Pars nasalis pharyngis, Nasopharynx. Diese obere Etage (Epipharynx) ist durch die Choanen mit der Nasenhöhle verbunden.
- Pars oralis pharyngis, Oropharynx. Diese mittlere Etage (Mesopharynx) kommuniziert über den Isthmus faucium mit der Mundhöhle.
- Pars laryngea pharyngis, Hypopharynx. Aus dieser unteren Etage führt der Aditus laryngis in den Kehlkopf.

Zur Übersicht des Nasopharynx und des Oropharynx sind mediane und paramediane Schichten geeignet (Abb. 80). Dabei ist auch der retropharyngeale Raum gut zu beurteilen.

Pars nasalis pharyngis

Der nasale Teile des Rachens (Abb. 8b.25, 9a.29, 32b.42) zeigt seine funktionelle Ähnlichkeit mit der Nasenhöhle durch die gleiche Art seiner Schleimhaut, durch ein mehrreihiges Flimmerepithel. Das Dach des Nasopharynx bildet die äußere Schädelbasis mit der Fläche zwischen dem Tuberculum pharyngeum des Hinterhauptsbeines, der Spitze des Felsenbeines und einer kleinen infratemporalen Unterfläche des Keilbeins. Dort liegt die unpaare Rachenmandel, Tonsilla pharyngea. In Abb. 32b.39 ist die Rachenmandel des 70 Jahre alten Mannes altersatrophisch.

An der lateralen Wand des Nasopharynx befindet sich in der Verlängerung der unteren Nasenmuschel die Mündung der Ohrtrompete, das Ostium pharyngeum der Tuba auditiva (Abb. 33a.24). Der obere und hintere Rand des Ostium wird durch den Tubenknorpel aufgeworfen. Der Schleimhautwulst am unteren Umfang der Tubenmündung wird durch den M. levator veli palatini hervorgerufen. Die Schleimhaut um die Tubenmündung enthält lymphoretikuläres Bindegewebe, Tonsilla tubaria, das sich nach unten als Seitenstrang fortsetzt. Seine krankhafte Schwellung führt zur Seitenstrangangina, die die Ventilation der Paukenhöhle blockieren kann.

Pars oralis pharyngis

Der orale Teil des Rachens, Oropharynx (Abb. 9a.35, 32b.48, 33b.45) ist der Raum, der hinter der Zungenwurzel, den paarigen Arcus palatopharyngei und der Uvula liegt. Röntgenologen (430) begrenzen den Oropharynx durch die Höhe des knöchernen Gaumens und des Zungenbeins.

Pars laryngea pharyngis

Der untere Teil des Rachens, Hypopharynx, liegt dem Kehlkopfeingang gegenüber und reicht nach kaudal bis zum Oesophagusmund. Die Rückseite des Kehlkopfes wölbt sich in das Pharynxlumen vor.

Muskeln der Rachenwand

Die Muskeln der Rachenwand setzen sich aus

- dem flächenhaften Schlundschnürer, M. constrictor pharyngis, und
- den schwachen Schlundhebern, M. palatopharyngeus und M. stylopharyngeus,

zusammen. Durch Vergleich einer Frontal- und Sagittalserie läßt sich die Topographie dieser dünnen Muskeln der Rachenwand am besten erschließen (Abb. 81, 82).

Die Schlundschnürer entspringen in drei Etagen von Skelettelementen des Schädels, des Zungenbeins und des Kehlkopfes und ziehen dorsalwärts und aufwärts zur Raphe der Rachenrückwand. Bei Kontraktion der Schlundschnürer werden deshalb auch gleichzeitig das Zungenbein und der Kehlkopf nach oben gezogen. Der obere Schlundschnürer wölbt sich als ein Ringwulst gegen das Rachenlumen vor (Passavantscher Wulst), der dem Gaumensegel zum Verschluß des Nasenraumes als Widerlager dient. Innervation des M. constrictor pharyngeus: N. glossopharyngeus (N. IX) und N. vagus (N. X).

Die Schlundheber sind Verkürzer und Heber der Rachenwand. Beide Schlundheber setzen am Kehlkopf an und heben ihn deswegen auch. Innervation: N. glossopharyngeus (N. IX).

Parapharyngealer Raum

Der parapharyngeale Raum umfaßt einen lateral und dorsolateral vom Pharynx gelegenen Verschiebespalt, der im Übergangsbereich zwischen Kopf und Hals liegt. Seitlich wird dieses Spatium parapharyngeale (neue Nomenklatur: Spatium lateropharyngeale) von den Mm. pterygoidei lateralis und medialis und von der Faszienkapsel der Glandula parotidea begrenzt. Medial reicht dieser Raum an die Rachenwand. Nach kranial erstreckt sich der parapharyngeale Raum bis an ein Dreieck der Schädelbasis, das die Öffnungen für die A. carotis interna, das Foramen jugulare und den Canalis hypoglossi einschließt. Nach kaudal geht der parapharyngeale Raum in das Bindegewebslager des Carotisdreiecks über. In das Spatium parapharyngeale ragt von kranial der Processus styloideus mit den Mm. stylopharyngeus, styloglossus und stylohyoideus hinein. Er trennt den parapharyngealen Raum in eine vordere und hintere Abteilung. Die vordere Abteilung enthält Fettgewebe, in dem kleine Gefäße wie die A. pharyngea ascendens verlaufen. In der hinteren Abteilung ziehen die A. carotis interna (Abb. 10a.23, 35a.35), V. jugularis interna (Abb. 11a.37, 36a.32), N. glossopharyngeus (Abb. 11b.42, 35b.31), N. vagus (Abb. 10b.42, 35b.30), N. accessorius (Abb. 11b.45, 35b.32) und N. hypoglossus (Abb. 11b.43, 35b.33). Der parapharyngeale Raum ist in der frontalen Schichtung gut zu erkennen und normalerweise bilateral symmetrisch (Abb. 79). Abweichungen davon sprechen für Raumforderungen. Im T1-gewichteten MR-Bild ist der parapharyngeale Raum durch sein Fettgewebe zwischen Kaumuskulatur und Schlundschnürer erkennbar (430). Der retropharyngeale Raum ist der Spalt zwischen Rachenrückwand und der tiefen Halsfaszie, der Lamina prevertebralis vor der Halswirbelsäule.

Gefäße der Rachenwand

Die A. pharyngea ascendens versorgt die Rachenwand. Außerdem bestehen zahlreiche Anastomosen mit Ästen aus den Aa. thyroideae superior und inferior sowie der A. lingualis.

Das venöse Blut der Rachenwand fließt in den Plexus pharyngeus ab, der dorsal der Schlundschnürer liegt.

Die Lymphbahnen aus der Rachenwand ziehen zu den retropharyngealen Lymphknoten und dann weiter zu den tiefen Halslymphknoten.

Nerven der Rachenwand

Die afferenten und efferenten Nerven der Rachenwand werden über den N. glossopharyngeus (N. IX), N. vagus (N. X) und über den Truncus sympathicus geleitet. Sie sind Glieder lebenswichtiger Reflexe wie Schluckreflex und Abwehrreflexe. Afferenzen und Efferenzen des Schluckreflexes werden in einem Schluckzentrum der Medulla oblongata koordiniert.

4.2 Kraniozervikaler Übergang
(Abb. 79, 80)

Der kraniozervikale Übergang umfaßt dorsal und kaudal gelegene Abschnitte der Schädelbasis von der Höhe der Protuberantia occipitalis externa (Abb. 32a.30, 38.19, 45a.20, 51a.26, 65.19) bis zum Tuberculum pharyngeum (Abb. 32a.32, 38.22) des Hinterhauptsbeines, die ersten beiden Halswirbel (Abb. 2a.28, 2a.32, 2a.34) und den angeschlossenen Muskelapparat. Seitlich reicht die Region bis zu den Warzenfortsätzen (Abb. 2a.23, 12a.23, 26.8, 30a.19, 37a.24, 43.14, 45a.24, 48a.17, 62.14). Hinterhauptsbein, Atlas und Axis bilden die Kopfgelenke, die als eine funktionelle Einheit einer Gelenkkette mit drei Graden der Bewegungsfreiheit verstanden werden. Der Muskelapparat hat annähernd die Form eines Kegels um das kraniale Ende der Wirbelsäule zum Schädel hin. Dieser Muskelkegel besteht dorsal und lateral aus den oberflächlichen und tiefen Nackenmuskeln, ventral vor allem aus zwei prävertebralen Muskeln. Der individuelle Kontraktionszustand der einzelnen Muskeln kann infolge der in den drei Hauptachsen beweglichen Kopfgelenke und Halsgelenke erheblich unterschiedliche Schnittbilder des kraniozervikalen Übergangs verursachen und damit die CT- und MR-Auswertung dieser Region erschweren. Die medianen und paramedianen Schichten erleichtern die anatomische Orientierung (Abb. 80).

Knochen des kraniozervikalen Übergangs

Die wesentlichen Knochen des kraniozervikalen Übergangs sind

- Hinterhauptsbein, Os occipitale,
- Atlas,
- Axis.

Das Hinterhauptsbein ist ein schalenförmiger Knochen, der das exzentrisch liegende Foramen magnum umgibt (Abb. 2a.26, 14a.13, 26.9, 27.8, 38.23, 48a.20). Die Sutura lambdoidea (Abb. 38.4) reicht über die kraniale Begrenzung des kraniozervikalen Übergangs, der Protuberantia occipitalis externa hinaus (Abb. 38.19). Der paarige Condylus occipitalis (Abb. 11a.26, 25.13, 30a.16, 34a.27, 40.22) liegt im seitlich-vorderen Bereich des Foramen magnum (Abb. 25.11) und bildet den Gelenkkopf für das Atlantookzipitalgelenk.

Der Atlas (Abb. 2a.28, 2a.32, 30a.20) ist annähernd ringförmig. Er besitzt ein zierliches vorderes Bogenstück, Arcus anterior atlantis (Abb. 10a.26, 24.12, 32a.35, 38.29), und ein hinteres Bogenstück, Arcus posterior atlantis (Abb. 13a.24, 27.9, 32a.38, 38.30), sowie zwei kräftige Seitenteile, Massae laterales (Abb. 11a.31, 12a.28, 25.17, 26.11, 34a.35, 40.26, 47a.17). Auf der Oberseite der Seitenteile liegen die konkaven Gelenkflächen des Atlas für die beiden Atlantookzipitalgelenke (Abb. 12a.24, 26.10, 34a.30, 40.23). Auf der Unterseite der Seitenteile befinden sich die fast planen Gelenkflächen für die beiden lateralen Atlantoaxialgelenke (Abb. 11a.34, 25.19, 34a.40, 40.27). An der nach dorsal gerichteten Innenseite des vorderen Bogens des Atlas (Abb. 38.29) liegt die Gelenkpfanne für das mittlere Atlantoaxialgelenk (Abb. 38.28). In einer Furche des hinteren Bogens des Atlas verlaufen die A. vertebralis (Abb. 13a.21) und ihre Begleitvenen. In den frontalen Schnittserien fällt der Atlas in der Regel dadurch auf, daß er breiter als die benachbarten Halswirbel ist (Abb. 25.18).

Axis, der 2. Halswirbel (Abb. 2a.34), besitzt als typisches Merkmal einen Zapfen, Dens axis (Abb. 2a.29, 11a.30, 25.16, 32a.36, 38.31, 61.12). Der Dens ragt nach oben in den Ring des Atlas und bildet die Achse eines Radgelenkes. Er artikuliert mit der Gelenkpfanne an der Innenseite des vorderen Bogens des Atlas im medianen Atlantoaxialgelenk (Abb. 38.28).

Kopfgelenke

Als Kopfgelenke werden die gelenkigen Verbindungen zwischen Hinterhauptsbein, Atlas und Axis bezeichnet. Sie gliedern sich in

- Atlantookzipitalgelenk, Articulatio atlantooccipitalis,
- Atlantoaxialgelenk, Articulatio atlantoaxialis.

Das Atlantookzipitalgelenk (Abb. 12a.24, 34a.30) ist ein Ellipsoidgelenk zwischen den paarigen Condylus occipitalis und den paarigen Gelenkflächen an der Oberseite des Atlas. Um eine frontale Achse dieses Gelenkes werden Beugung und Streckung (Nickbewegungen), um eine sagittale Achse Seitwärtsbewegungen ausgeführt. Ein kräftiger Bandapparat zwischen Hinterhauptsbein und Atlas sichert diese zwei Gelenke.

Das mediane Atlantoaxialgelenk, Articulatio atlantoaxialis mediana, besteht aus zwei Gelenkflächen am Dens axis und aus je einer Gelenkpfanne am vorderen Atlasbogen und am Ligamentum transversum atlantis. Am Medianschnitt sind die zwei Gelenkspalten zwischen dem vorderen Atlasbogen (Abb. 32a.35) und dem Dens axis (Abb. 32a.36) und zwischen dem Dens axis und dem Ligamentum transversum atlantis (Abb. 32a.37) zu erkennen. Die Gelenkachse dieses Radgelenkes verläuft longitudinal durch den Dens axis. Diese zwei medianen Atlantoaxialgelenke sind funktionell mit den beiden lateralen Atlantoaxialgelenken gekoppelt.

Das laterale Atlantoaxialgelenk (Abb. 11a.34, 25.19, 34a.40, 40.27) liegt zwischen den fast planen, paarigen Gelenkflächen an der Unterseite des Atlas und den entsprechend paarigen Gelenkflächen an der Oberseite des Axis. Diese beiden Gelenke haben eine weite Gelenkkapsel, so daß eine Rotation aus der Mittelstellung um etwa 25° nach jeder Seite möglich ist.

Muskelkegel des kraniozervikalen Übergangs

Die unmittelbar um die Halswirbelsäule angeordneten Muskeln verlaufen zur Schädelbasis etwa kegelförmig. Die zur Halswirbelsäule dorsal und seitlich gelegenen Muskeln sind besonders kräftig und zahlreich ausgebildet und werden Nackenmuskeln genannt. Sie gliedern sich in oberflächliche und tiefe Nackenmuskeln, die den Kopf nach hinten strecken sowie um eine Längsachse des Dens axis nach rechts und links drehen können. Ventral ist an der Halswirbelsäule der vordere Teil des Muskelkegels ausgebildet, vor allem zwei Beuger der Halswirbelsäule, der M. longus capitis und der M. rectus capitis anterior.

Nackenmuskeln

Der oberflächlichste Nackenmuskel ist der absteigende Teil des M. trapezius (Abb. 16a.20, 17a.15, 33a.33, 34a.39, 35a.45, 36a.41, 37a.36). Er entspringt hauptsächlich seitlich von der Protuberantia occipitalis externa (Abb. 32a.30) und von den Wirbeldornen der Halswirbelsäule. Er inseriert an Schlüsselbein und Schulterblatt. Der M. trapezius wird vom N. accessorius und von ventralen Ästen der zervikalen Spinalnerven motorisch versorgt. Die dorsal von der Wirbelsäule und in einer tieferen Schicht als der M. trapezius liegenden Muskeln sind Abkömmlinge des M. erector spinae, die von dorsalen Ästen der Spinalnerven innerviert werden. In der Schichtung von außen nach innen sind dies folgende Muskeln:

- M. splenius capitis,
- M. semispinalis capitis und M. longissimus capitis,
- tiefe oder kurze Nackenmuskeln.

Der M. splenius capitis (Abb. 14a.19, 15a.21, 16a.18, 33a.38, 34a.38, 35a.44, 36a.40, 37a.35) hat eine platte, vierseitige Form. Er entspringt von den Wirbeldornen des 3. Halswirbels bis zum 3. Brustwirbel und setzt am Processus mastoideus an. Der M. splenius cervicis schließt sich nach kaudal dem M. splenius capitis an.

Der M. semispinalis capitis (Abb. 16a.17, 17a.12, 33a.32, 34a.37, 35a.39, 36a.39) entspringt von den Querfortsätzen des 3. Halswirbels bis zum 6. Brustwirbel und inseriert seitlich von der Protuberantia occipitalis externa an der Hinterfläche des Hinterhauptsbeines.

Der M. longissimus capitis schließt sich nach lateral an den M. semispinals capitis an. Er entspringt von den Querfortsätzen des 3. Halswirbels bis zum 3. Brustwirbel und setzt am Processus mastoideus an.

Die tiefen oder kurzen Nackenmuskeln liegen zwischen Axis und Hinterhauptsbein knochennahe. Sie wirken bei der Feineinstellung des Kopfes mit. Die vier, paarigen, tiefen Nackenmuskeln sind:

- M. rectus capitis posterior minor,
- M. rectus capitis posterior major,
- M. obliquus capitis superior,
- M. obliquus capitis inferior.

Der M. rectus capitis posterior minor (Abb. 14a.15, 15a.19) entspringt von einem Höckerchen auf dem hinteren Bogen des Atlas und zieht zur Außenseite des Hinterhauptsbeines etwa 1 cm dorsal vom hinteren Rand des Foramen magnum.

Der M. rectus capitis posterior major (Abb. 15a.20) hat seinen Ursprung vom Dornfortsatz des Axis (Abb. 2a.36, 15a.22) und setzt lateral neben seinem kleinen Brudermuskel an der Außenfläche des Hinterhauptsbeines an.

Der M. obliquus capitis superior (Abb. 13a.22, 14a.16) entspringt vom Querfortsatz des Atlas (Abb. 25.18, 30a.21) und inseriert lateral vom Ansatz des M. rectus capitis posterior major an der Außenfläche des Hinterhauptsbeines etwa 2 cm lateral vom Rand des Foramen magnum.

Der M. obliquus capitis inferior (Abb. 13a.26, 14a.20, 34a.42, 35a.41) nimmt seinen Ursprung vom Dornfortsatz des Axis (Abb. 2a.36, 14a.21) und setzt am Querfortsatz des Atlas an (Abb. 25.18, 30a.21, 36a.34).

Der annähernd lateral zur Halswirbelsäule liegende M. levator scapulae entspringt von den Querfortsätzen der oberen Halswirbel und zieht zum Schulterblatt. Er gehört zur Schultergürtelmuskulatur und wird von den ventralen Ästen der Spinalnerven über den Plexus brachialis durch den N. dorsalis scapulae versorgt.

Vorderer Teil des Muskelkegels

Die beiden Muskeln des vorderen Muskelkegels liegen prävertebral. Der M. longus capitis (Abb. 33a.30) entspringt von den Querfortsätzen des 3. bis 6. Halswirbels und inseriert an der Basis des Hinterhauptsbeines. Der kurze M. rectus capitis anterior entspringt vom Querfortsatz des Atlas und nimmt dann einen ähnlichen Verlauf wie der M. longus capitis.

Gefäße des kraniozervikalen Übergangs

Die dorsale Region des kraniozervikalen Übergangs wird von drei Arterien versorgt, die reichlich miteinander anastomosieren:

- A. occipitalis,
- A. vertebralis,
- A. cervicalis profunda.

Die A. occipitalis ist ein Ast der A. carotis externa und zieht medial vom hinteren Bauch des M. digastricus (Abb. 11a.35, 12a.25) und an der Innenseite des Processus mastoideus in die Gegend des Nackens (Abb. 13a.25, 14a.18, 15a.18, 16a.16, 17a.11). Die A. vertebralis entspringt als erster Ast der A. subclavia, tritt am 6. Halswirbel in das Loch seines Querfortsatzes ein und zieht aufsteigend durch die Foramina der übrigen Halswirbel kranialwärts. Auf dem Atlas liegt die A. vertebralis lateral vom Seitenteil des Atlas und verläuft dann in mediale Richtung (Abb. 13a.21). Auf dieser Wegstrecke gibt sie Äste zu den tiefen Nackenmuskeln ab. Der weitere Verlauf der A. vertebralis durch die Membrana atlantooccipitalis in die Schädelhöhle wird bei den Hirnarterien beschrieben (s. 5.4). Die kleine A. cervicalis profunda entstammt der A. subclavia, verläuft von lateral zwischen letztem Halswirbel und dem Querfortsatz des 1. Brustwirbels in die tiefe Nackenregion und versorgt Nackenmuskeln.

Das Blut aus der Nackenregion fließt über oberflächliche Venen in die V. jugularis externa und über zwei tiefe Venen, die V. vertebralis und V. cervicalis profunda, in die V. brachiocephalica ab. Die Venen anastomisieren mit der V. occipitalis und dem Plexus venosus suboccipitalis (Abb. 13a.23, 14a.22, 15a.23). Dieses Venengeflecht ist durch die Vv. emissariae mit dem Confluens sinuum (Abb. 97a.14, 97b.14, 17a.8) und dem S. sigmoideus verbunden (Abb. 97a.16, 97b.10, 12a.19, 13a.16, 36a.30, 37a.21).

Nerven des kraniozervikalen Übergangs

Die Muskeln des kraniozervikalen Übergangs werden innerviert von

- N. accessorius mit ventralen Ästen der zervikalen Spinalnerven,
- dorsalen Ästen der zervikalen Spinalnerven,
- ventralen Ästen der zervikalen Spinalnerven.

Die entsprechenden Muskeln und Muskelgruppen haben eine topographische Ordnung, die in der Frontalserie besonders deutlich erkennbar ist (Abb. 81). Der von dem N. accessorius und den ventralen Ästen der oberen Spinalnerven versorgte M. trapezius liegt am oberflächlichsten und dorsal. Die dorsalen Äste der Spinalnerven ziehen zu den beschriebenen Derivaten des M. erector spinae. Der dorsale Ast des 1. zervikalen Spinalnervs ist der N. suboccipitalis. Meist ist er rein motorisch und versorgt die tiefen Nackenmuskeln, den M. longissimus capitis und den M. semispinalis capitis. Der kräftige, dorsale Ast des 2. Zervikalnervs, der N. occipitalis major (Abb. 13b.29, 14b.20, 15b.22, 16b.17, 17b.12), ist überwiegend sensibel. Seine Zweige versorgen die Haut am Hinterkopf.

Klinische Bedeutung des kraniozervikalen Übergangs

Die klinische Bedeutung des kraniozervikalen Übergangs reicht von den Brüchen und Verrenkungen, den angeborenen Fehlbildungen bis zu den Subokzipitalpunktionen. Brüche und Verrenkungen treten am häufigsten bei Verkehrsunfällen als Schleudertrauma oder beim Kopfsprung in zu flaches Wasser auf. Dabei werden meistens die beiden ersten Halswirbel verletzt. Der hintere Atlasbogen wird öfter als der vordere gebrochen. Die Fraktur des Axiszahns ist die häufigste Verletzung des 2. Halswirbels (234). Wenn eine Luxation zwischen dem 1. und 2. Halswirbel unerheblich ist, können neurologische Ausfälle fehlen. Die Fraktur wird möglicherweise erst bei Nachweis einer Pseudoarthrose entdeckt. Luxationen können bei Überstreckungen der Halswirbelsäule durch Zerreißen des Ligamentum transversum atlantis (Abb. 32a.37) entstehen. Der Dens axis (Abb. 32a.36) kann nach dorsal verschoben werden und das Rückenmark (Abb. 32b.45) quetschen (Querschnittslähmungen). Subluxationen werden bei schwerer rheumatischer Arthritis mit Ruptur der Bänder beobachtet.

Als Fehlbildungen im Bereich des kraniozervikalen Übergangs können Atlasassimilationen, basale Impressionen und das Arnold-Chiari-Syndrom auftreten. Bei der Atlasassimilation ist der Atlas mit dem Hinterhauptsbein verschmolzen. Das Foramen magnum ist verkleinert und meist deformiert. Der erste bewegliche Halswirbel ist der Axis. Der Dens axis kann nach hinten verlagert sein und die Strömung in der A. vertebralis und den Fluß des Liquors beeinträchtigen. Ischämien der Medulla oblongata und Hydrozephalus können die Folge sein.

Ähnliche klinische Symptome kann die basale Impression hervorrufen. Sie besteht aus Veränderungen am Hinterhauptsloch und der oberen Halswirbel. Beim Arnold-Chiari-Syndrom sind die Kleinhirntonsillen zungenförmig in Richtung Rückenmarkskanal verlängert und verlagert. Die Medulla oblongata ist verformt und ebenfalls nach kaudal verlagert. In medianen und paramedianen MR-Bildern lassen sich diese Veränderungen leicht nachweisen. Eine neurochirurgische Dekompression der Medulla oblongata und die Beseitigung der Zirkulationsstörung des Liquors kann indiziert sein.

Wenn klinische Hinweise auf Fehlbildungen und Anomalien vorliegen, kann die MRT die anatomischen Verhältnisse klären und gegebenenfalls das Risiko einer Subokzipitalpunktion mindern.

4.3 Gefäße im Kopf-Hals-Bereich

Der große Gefäßstrang zwischen Rumpf und Kopf verläuft im Halsbereich axial. Die Gefäße bestehen aus:

- A. carotis communis,
- V. jugularis interna,
- einem Lymphgefäßgeflecht, das als Truncus jugularis in den Venenwinkel mündet.

Außerdem liegt der N. vagus innerhalb der Gefäß-Nerven-Scheide. Der Gefäß-Nerven-Strang nimmt die Richtung etwa dicht hinter dem Sternoklavikulargelenk — Mittelohr. Der Strang kommt aus der oberen Thoraxapertur, liegt medial von dem M. sternocleidomastoideus und tritt in das Trigonum caroticum ein. Oberhalb des Schildknorpels setzt die A. carotis interna die Richtung der A. carotis communis in den Parapharyngealraum fort (s. 4.1).

Arterien im Kopf-Hals-Bereich

Die A. carotis communis (Abb. 10a.38, 37a.44) gabelt sich in Zweidrittel der Fälle in Höhe des 4. Halswirbels in die A. carotis externa (Abb. 10a.33, 37a.33) und in die A. carotis interna (Abb. 10a.23, 37a.41). In je einem Sechstel der Fälle liegt die Teilung in Höhe des 3. oder 5. Halswirbels, selten reicht sie bis an den 2. oder 6. Halswirbel (242).

Die A. carotis interna (Abb. 35a.35) zieht in den Canalis caroticus der Schädelbasis, ohne auf diesem Weg Äste abzugeben. Ihr weiterer Verlauf wird bei den Hirnarterien beschrieben (s. 5.4).

Die A. carotis externa teilt sich im Trigonum caroticum in Äste für die Halsorgane, das Gesicht und die Kopfschwarte auf:

nach vorn	• A. thyroidea superior,
	• A. lingualis,
	• A. facialis,
	• A. maxillaris,
nach medial	• A. pharyngea ascendens,
nach dorsal	• A. occipitalis,
nach kranial	• A. temporalis superficialis.

Die A. thyroidea superior verläuft im Halsgebiet zur Schilddrüse. Die A. lingualis (Abb. 9a.41, 8a.36, 36a.45) entspringt im Halsbereich im Trigonum caroticum und zieht zur Zungenspitze. Sie wurde im Bereich der Mundhöhle beschrieben.

Die A. facialis (Abb. 9a.36, 8a.33, 36a.44, 37a.40) zweigt aus der A. carotis externa ebenfalls im Trigonum caroticum ab, verläuft zuerst nach dem Unterkiefer und gelangt am Vorderrand des M. masseter über den Unterkieferrand hinweg ins Gesicht. Die A. facialis anastomisiert am medialen Augenwinkel mit den Endästen der A. ophthalmica, der A. supratrochlearis und der A. supraorbitalis.

Die A. maxillaris (Abb. 9a.28, 8a.21, 7a.16, 37a.27, 36a.24) versorgt die tiefe Gesichtsgegend (s. 3.6).

Die kleine A. pharyngea ascendens zieht im parapharyngealen Raum in Richtung Schädelbasis.

Die A. occipitalis verläuft nach dorsal in das Gebiet des kraniozervikalen Übergangs (s. 4.3).

Die A. temporalis superficialis (Abb. 7a.12, 6a.13) zieht über das Jochbein in die Schläfengegend und anastomisiert ebenfalls wie die A. facialis mit den Aa. supratrochlearis und supraorbitalis.

Beim Gesunden ist der Druck im Strömungsgebiet der A. carotis interna größer als in dem der A. carotis externa. Deshalb fließt das Blut aus der Schädelhöhle über die A. ophthalmica und ihren Endästen in die Zweige der Aa. facialis und temporalis superficialis. Bei nicht kompensierten Stenosen und Verschluß der A. carotis interna nimmt die physiologische Strömung von intrakraniell nach extrakraniell ab und die Strömungsrichtung kann sich umkehren. Die Stärke der Strömung und die Strömungsrichtung lassen sich mit der unblutigen Doppler-Sonographie nachweisen. Der Befund einer Strömungsumkehr erlaubt mit 98% Wahrscheinlichkeit die Diagnose einer Stenose oder eines Verschlusses der A. carotis interna (166, 267d).

Venen im Kopf-Hals-Bereich

Die Diploevenen sind dünnwandige Venen in der Spongiosa des Schädeldaches. Sie stehen durch die Vv. emissariae (Abb. 37a.25) mit den Sinus der harten Hirnhaut und den äußeren Kopfvenen in Verbindung. Das Blut aus den Kopfweichteilen sammelt sich in

- V. facialis,
- Plexus pterygoideus,
- V. retromandibularis,
- V. jugularis externa.

Es wird in die V. jugularis interna oder in die V. subclavia abgeleitet.

Die V. facialis nimmt das Blut der oberflächlichen Gesichtsgegend auf. Die V. facialis beginnt am medialen Augenwinkel, zieht schräg über die Wange und den Unterkiefer. Der Plexus pterygoideus (Abb. 9a.25) ist ein Venengeflecht in der tiefen Gesichtsgegend (s. 3.6). Er hat Abflüsse in die V. facialis und V. retromandibularis sowie Verbindungen zum S. cavernosus. Die V. retromandibularis sammelt das Blut der Schläfengegend, verläuft vor dem äußeren Gehörgang hinter dem Unterkiefer und durch die Parotis in Richtung der V. jugularis interna. Die V. jugularis externa nimmt Blut vor allem aus der Nackengegend auf.

Die V. jugularis interna leitet das Blut aus den venösen Sinus der Schädelhöhle ab. Sie ist rechts meist stärker als links. Bei dem Kopf der Hirnstammserie sind diese Unterschiede extrem groß (Abb. 70a.16, 70a.19). Die V. jugularis interna beginnt am Foramen jugulare (Abb. 25.6). Sie liegt (Abb. 11a.37, 35a.30) dorsal zur A. carotis interna (Abb. 10a.23, 35a.35). In der Gefäß-Nerven-Scheide nimmt die V. jugularis interna zur A. carotis communis eine laterale Lage ein. Hinter dem Sternoklavikulargelenk vereinigt sich die V. jugularis interna am Venenwinkel mit der V. subclavia zur V. brachiocephalica.

5 Topographie des Hirnschädels und seiner intrakraniellen Räume und Strukturen in multiplanaren Parallelschichten

5.1 Hirnschädel

Fünf Knochen bilden den Hirnschädel, das Neurocranium:

- das Hinterhauptsbein, Os occipitale,
- das Keilbein, Os sphenoidale,
- das paarige Schläfenbein, Os temporale,
- das Stirnbein, Os frontale,
- das paarige Scheitelbein, Os parietale.

Hirnschädel und Nasenskelett sind eng miteinander verbunden, so daß die Schädelhöhle außer von den erwähnten Knochen des Hirnschädels zwischen Keilbein und Stirnbein auch von der Lamina cribrosa des Siebbeins umwandet wird.

Hinterhauptsbein

Das Hinterhauptsbein, Os occipitale, begrenzt den größten Teil der hinteren Schädelgrube. Am Hinterhauptsbein lassen sich vier Teile unterscheiden:

- der basale Teil,
- die zwei Seitenteile und
- die Hinterhauptsschuppe.

Alle Teile umgeben das Foramen magnum (Abb. 26.9, 27.8, 38.23).

Der basale Teil bildet die vordere Umrandung des Foramen magnum und vereinigt sich im 16.-18. Lebensjahr mit dem Keilbein zum Clivus, der eine Leitstruktur für die neuen Bildverfahren ist (Abb. 32a.28, 33c.13). Posterior vom Clivus liegen Pons und Medulla oblongata (Abb. 32b.28, 32b.36).

Die zwei Seitenteile stehen mit dem Schläfenbein in Verbindung. An ihrer Unterfläche wölben sich die Gelenkfortsätze für den Atlas, die Condyli occipitales, vor. Oberhalb der Condyli occipitales liegt der Austrittskanal für den XII. Hirnnerven, der Canalis hypoglossalis (Abb. 33b.36, 39.15).

Die Hinterhauptsschuppe ist annähernd dreieckig geformt. Im Medianschnitt erscheint sie in sich geknickt und in eine Ober- und Unterschuppe aufgeteilt. An dieser Grenze springt der äußere Hinterhauptshöcker, Protuberantia occipitalis externa, vor (Abb. 32a.30, 38.19). An der Innenseite der Hinterhauptsschuppe liegt der innere Hinterhauptshöcker, die Protuberantia occipitalis interna, dem äußeren Hinterhauptshöcker gegenüber (Abb. 32a.27, 38.15). Hier liegt der Confluens sinuum, an dem der S. sagittalis superior in die S. transversi mündet. Die Dura des S. transversus ist gleichzeitig der Ansatz des Tentorium cerebelli und damit die topographische und neurochirurgisch bedeutsame Grenze für den infra- und supratentoriellen Raum.

Keilbein

Das Keilbein oder auch Wespenbein, Os sphenoidale, schließt sich nach vorn an das Hinterhauptsbein an. Das Keilbein bildet den mittleren Teil der Schädelbasis. Der Vergleich mit einer Wespe dient dazu, die Teile des isolierten Wespenbeins zu veranschaulichen:

- Der Körper des Wespenbeins bildet das unpaare Mittelstück. Von diesem ragen nach oben zwei „Flügelpaare", die
- Alae minores, die kleinen Keilbeinflügel, und darunter die
- Alae majores, die großen Keilbeinflügel.

Zwischen den beiden Flügelpaaren bleibt eine Spalte, die Fissura orbitalis superior (Abb. 20.4, 21.5, 30a.7, 34a.17, 50a.6). Vom Rumpf der Wespe hängen nach unten die beiden „paarigen" Beine, die

- Processus pterygoidei, jeweils mit einer Lamina medialis und einer Lamina lateralis (Abb. 7a.20, 7a.17, 21.18, 21.17).

Der Keilbeinkörper ist würfelförmig und enthält den S. sphenoidalis, der als Nasennebenhöhle bereits beschrieben wurde (s. 3.2). Die zerebrale Fläche des Keilbeinkörpers wird durch die Sutura sphenoethmoidalis mit der Lamina cribrosa des Siebbeins verbunden. Dahinter schließt sich der Türkensattel, Sella turcica an, der sich zu einer tiefen Grube, der Fossa hypophysialis, für die Aufnahme der Hypophyse einsenkt. Die Fossa hypophysialis wird vorn durch das Tuberculum sellae und hinten durch das Dorsum sellae begrenzt (Abb. 38.11, 65.11). Vom Dorsum sellae springt beiderseits seitlich der Processus clinoideus posterior vor (Abb. 65.10).

Der kleine Keilbeinflügel, Ala minor, entspringt paarig am Keilbeinkörper jederseits mit zwei Wurzeln, die den Canalis opticus umfassen (Abb. 21.3, 65.6). Die kleinen Keilbeinflügel bilden die Grenze zwischen vorderer und mittlerer Schädelgrube. Die hintere mediale Ecke des kleinen Keilbeinflügels ragt als Processus clinoideus anterior nach medial vor (Abb. 2a.5, 8a.12, 45a.8, 65.7).

Der große Keilbeinflügel, Ala major, entspringt paarig vom hinteren Teil des Keilbeinkörpers. Der Wurzelabschnitt wird von zwei Nervenöffnungen (N. V/2 und N. V/3) durchbohrt, vorn vom Foramen rotundum und hinten vom Foramen ovale. Laterodorsal vom Foramen ovale liegt das Foramen spinosum für die A. meningea media. Der große Keilbeinflügel grenzt nach vorn zur Maxilla an die Flügelgaumengrube, Fossa pterygopalatina, und zur Orbita hin bildet er Teile der Augenhöhlenwand. Der temporale Teil des großen Keilbeinflügels ist nach lateral gerichtet und bildet einen kleinen Teil der Schädelseitenwand im Bereich der Schläfengrube.

Der Flügelfortsatz, Processus pterygoideus, entspringt mit zwei Wurzeln, zwischen denen der Canalis pterygoideus (Abb. 21.12) verläuft und zieht in der seitlichen Wand der Choanen nach abwärts. Der Canalis pterygoideus mündet in die Fossa pterygopalatina. Der Processus pterygoideus spaltet sich in die Lamina medialis und die Lamina lateralis. Mediales und laterales Blatt des Flügelfortsatzes begrenzen eine Längsrinne, die Fossa pterygoidea (Abb. 21.16). Die Lamina medialis läuft in Form eines Hakens aus, dem Hamulus pterygoideus (Abb. 20.16, 34a.34), um den sich die Sehne des M. tensor veli palatini herumschlingt. Die Lamina lateralis endet unten abgerundet.

Schläfenbein

Das paarige Schläfenbein, Os temporale, bildet jeweils einen Teil der Schädelbasis und der Schädelseitenwand. Es umschließt das Innenohr, das Mittelohr und Teile des äußeren Gehörgangs. Das Schläfenbein gibt den Hirnnerven VII und VIII sowie den Ästen des IX. und X. Hirnnervs eine schützende Umhüllung. Es trägt die Pfanne des Kiefergelenkes. Das Schläfenbein besteht aus drei Teilen:

- dem Felsenbein, Pars petrosa, das das Innenohr umschließt und an der Schädelbasis liegt,
- dem Paukenteil, Pars tympanica, der Boden, Vorder- und Seitenwand des knöchernen äußeren Gehörganges bildet, und
- der Schläfenbeinschuppe, Pars squamosa, die zwischen Hinterhauptbein, Scheitelbein und Keilbein die Schädelseitenwand fortsetzt und an ihrer unteren Fläche mit dem Gelenkkopf des Unterkiefers artikuliert.

Das Felsenbein besteht in seinem medialen Teil aus elfenbeinhartem Knochengewebe, das vor allem für die Aufhärtungsartefakte in CT-Bildern verantwortlich ist. Der laterale Abschnitt des Felsenbeins bildet den Warzenfortsatz, den Processus mastoideus. Er wird von der Paukenhöhle aus pneumatisiert und enthält die Cellulae mastoideae (Abb. 25.10, 43.13, 49a.20). Das Felsenbein erscheint pyramidenförmig. Seine Spitze ist nach vorn medial und seine Grundfläche nach hinten lateral gerichtet. Die Felsenbeinoberkante (Abb. 24.3, 30a.10) bildet mit der Medianebene – von oben her gesehen – einen spitzen Winkel von 55°. Die Felsenbeinoberkante bildet die Grenze zwischen der hinteren und mittleren Schädelgrube. In der Furche der Felsenbeinoberkante verläuft der S. petrosus superior. Die Felsenbeinoberkante trennt eine hintere Fläche, die gegen das Kleinhirn gerichtet ist, von einer vorderen Fläche, die gegen den Schläfenlappen blickt.

In der Mitte der hinteren Pyramidenfläche liegt der Eingang zum Meatus acusticus internus (Abb. 11a.20, 25.4, 35a.23, 41.9, 64.12), in den die Hirnnerven VII und VIII sowie A. und V. labyrinthi eintreten. Auf der vorderen Pyramidenfläche befindet sich im mittleren Bereich eine kleine Vorwölbung, die Eminentia arcuata (Abb. 25.3, 42.6), die durch den oberen Bogengang des Gleichgewichtsorgans verursacht wird (Abb. 50a.17, 65.12). Der seitlich anschließende Teil bildet das Dach der Paukenhöhle, das Tegmen tympani. Im medialen Teil der vorderen Pyramidenfläche liegen zwei kleine Knochenöffnungen, durch die die parasympathischen Fasern aus den VII. und IX. Hirnnerven ziehen (s. 6.14). In der Nähe der Spitze des Felsenbeins ist eine flache Impressio trigeminalis für das Ganglion trigeminale eingeprägt.

Die untere Pyramidenfläche ist ein Teil der äußeren Schädelbasis. Sie bildet den Boden der Paukenhöhle und den knöchernen Teil des Canalis musculotubarius. In der Mitte der unteren Pyramidenfläche beginnt der Canalis caroticus. Anterior und lateral davon ist die Öffnung des knöchernen Teils der Tuba auditiva (s. 4.1).

Inhalt des Felsenbeins

Das Felsenbein enthält das Labyrinthorgan mit den Rezeptoren für das vestibuläre und auditorische System (s. 6.4 und 6.5) und die Hohlräume des Mittelohrs mit der Paukenhöhle und dem knöchernen Teil der Tuba auditiva. In der Paukenhöhle befinden sich die drei Gehörknöchelchen, Hammer, Amboß und Steigbügel. Weiterhin verläuft im Felsenbein der Canalis facialis (Abb. 25.7, 36a.28, 42.11, 49a.18). Er ist etwa 20 mm lang und 2 mm weit. Der Kanal für den VII. Hirnnerven beginnt am Ende des Meatus acusticus internus, verläuft nach vorn lateral bis zum Knie des Canalis facialis, in dem das sensible Ganglion geniculi des N. facialis eingelagert ist. Außerdem verlassen an dieser Stelle die parasympathischen Fasern den Fazialisstamm. An diesem Fazialisknie biegt der Canalis facialis in einem spitzen Winkel nach lateral hinten um. Er verläuft in der medialen Wand der Paukenhöhle. In über 50% der Fälle grenzt das Bindegewebe des N. facialis direkt an die Schleimhaut der Paukenhöhle, so daß pathologische Prozesse aus der Paukenhöhle auf den VII. Hirnnerven leicht übergreifen können (237). Unterhalb des seitlichen Bogengangs zieht der Canalis facialis im Bogen kaudalwärts und mündet am Foramen stylomastoideum zwischen Processus mastoideus und Processus styloideus an der äußeren Schädelbasis.

Der Paukenteil des Schläfenbeins besteht beim Neugeborenen noch aus einem oben offenen Knochenring, dem Anulus tympanicus, in dem das Trommelfell ausgespannt ist. Postnatal entwickeln sich daraus vorn, unten und hinten die knöchernen Teile des äußeren Gehörgangs. Oben wird der knöcherne Gehörgang von der Schläfenbeinschuppe abgeschlossen.

Die Schläfenbeinschuppe besteht aus der eigentlichen Schuppe und einem basalen Teil, von dem der Jochfortsatz nach vorn ragt und gemeinsam mit dem Jochfortsatz des Jochbeins den Arcus zygomaticus bildet (Abb. 2a.15, 7a.14, 8a.20, 21.14, 48a.7). An der Unterfläche des basalen Teils liegt die Fossa mandibularis, die Gelenkpfanne des Kiefergelenks (Abb. 9a.21, 23.8, 37a.17, 43.7).

Stirnbein

Das Stirnbein, Os frontale, umwandet vorn die Schädelhöhle, bildet den größten Teil des Orbitadachs und begrenzt im oberen Teil die Nasenhöhle. Das Os frontale wird unterteilt in:

- die Stirnbeinschuppe,
- die beiden orbitalen Teile und
- den nasalen Teil.

Die Stirnbeinschuppe ist über die Sutura coronalis mit dem Scheitelbein und über die Sutura sphenofrontalis mit dem großen Keilbeinflügel verbunden.

Die orbitalen Teile bilden das nach der Seite der Schädelhöhle aufgewölbte Dach der Augenhöhle. Die medialen Ränder der orbitalen Teile begrenzen die Lamina cribrosa des Siebbeins. Der unpaare nasale Teil verbindet die beiden orbitalen Teile des Stirnbeins.

Scheitelbein

Das paarige Scheitelbein, Os parietale, bildet zwischen Hinterhaupts- und Stirnbein einen großen Teil des Schädeldachs und der Schädelseitenwand (Abb. 2a.2, 10a.4, 24.1, 32a.3, 38.2, 45a.2, 54a.14). Der Knochen hat vier Ränder:

- Der obere Rand bildet mit dem Scheitelbein der Gegenseite in Höhe der Medianebene die Sutura sagittalis (Abb. 59a.9).
- Der vordere Rand schließt sich in der Sutura coronalis dem Stirnbein an (Abb. 32a.1, 33a.1, 38.1, 39.1, 57a.6).
- Der hintere Rand trifft in der Sutura lambdoidea mit dem Hinterhauptsbein zusammen (Abb. 32a.10, 33a.8, 38.4, 39.4, 54a.25).
- Der untere Rand bildet mit der Schläfenbeinschuppe die Sutura squamosa und mit dem großen Keilbeinflügel die Sutura sphenoparietalis.

5.2 Schädelhöhle
(Abb. 4-17, 32-37, 47-60)

Die Schädelhöhle ist ein Hohlraum von im Mittel 1550 ml bei Männern und 1425 ml bei Frauen (79), der von einer starren Kapsel umschlossen wird. Darin ist das Gehirn mit Nerven und Gefäßen im Liquorraum schwebend eingelagert. Starre Durasepten unterteilen die Schädelhöhle.

Infratentorieller Raum

Das Tentorium cerebelli (Abb. 13b.17, 15b.17, 32b.21, 33b.21, 51b.19, 52b.40, 53b.40) grenzt die hintere Schädelgrube als infratentoriellen Raum in Form eines Flachzeltes gegen den supratentoriellen Raum partiell ab. Durch die Incisura tentorii (Tentoriumschlitz) tritt der Hirnstamm im Mittelhirnbereich hindurch. An dieser Stelle liegt das Liquorpolster der C. ambiens (s. 5.3). Die zweite große Öffnung besitzt der infratentorielle Raum am Foramen magnum (Abb. 2a.26, 14a.13, 27.8, 38.23, 48a.20). Es kann oval bis fast kreisrund sein, meistens erscheint es aus zwei unterschiedlich großen Halbkreisen zusammengesetzt. Die Fläche des Foramen magnum beträgt im Mittel 8 (5-10) cm^2. Bei einem starken Hirnödem verlagern sich Hirnstamm und Kleinhirn nach kaudal. Dabei kann sich ein Druckkonus an der Unterfläche des Kleinhirns ausbilden.

Supratentorieller Raum

Der supratentorielle Raum wird durch die Falx cerebri partiell unterteilt (Abb. 4b.3, 10b.3, 17b.4, 52b.3, 55b.3, 57b.14). Liquorkissen polstern die benachbarten Endhirnstrukturen ab: C. interhemispherica und C. pericallosa. Die durch Durasepten gebildeten Kammern der Schädelhöhle bestimmen bei intrakraniell raumfordernden Prozessen die Möglichkeit und Richtung einer Massenverlagerung. Bei Volumenvermehrung im supratentoriellen Raum kann sich durch Einklemmung des Hirnstammes im Tentoriumschlitz ein Mittelhirnsyndrom entwickeln. Darüber hinaus kann eine einseitige Raumforderung im Hemisphärenbereich die Falx cerebri zur Gegenseite durchbiegen. Eine genaue Kenntnis dieser Veränderungen ist also für die Diagnostik und für ein chirurgisches Vorgehen notwendig. Bei der Wahl des chirurgischen Zugangs müssen die Blutleiter in Falx und Tentorium berücksichtigt werden (s. 5.4 und 5.5).

In den Frontalschichten wird die Topographie der Schädelhöhle durch die oben gelegene Schädelkalotte, durch die seitlichen Schädelwände und die Schädelbasis übersichtlich dargestellt (Abb. 4-17). In den Sagittalscheiben sind die Strukturen des infratentoriellen und des supratentoriellen Raumes besonders deutlich gegeneinander abgesetzt (Abb. 32-37).

In den kanthomeatalen Parallelschichten ergeben Querschnitte der Knochen im Bereich des kraniozervikalen Übergangs und der Schädelbasis komplizierte, dagegen im Bereich des Schädeldaches einfache Schnittbilder. Die Schädelkalotte zeigt im Schnitt je nach der Kopfform einen mehr oder minder ovalen Knochenring (Abb. 52-60).

Im kraniozervikalen Übergang ergeben die Schnittebenen variable Bilder, wenn obere Halswirbel oder ihre Zwischenräume getroffen werden (Abb. 47a). Der vordere und hintere Wirbelbogen mit dem fehlenden Wirbelkörper und den beiden weit lateral liegenden Durchtrittslöchern der A. vertebralis, den Foramina processus transversi (transversaria), kennzeichnen den Atlas. Das Röntgenbild der 1 cm dicken Scheibe (Abb. 61) zeigt dies. Der Axis wird besonders durch den Dens charakterisiert.

In Abb. 48a liegt die Schnittebene der Kanthomeatalserie schräg zum Foramen magnum. Im ventralen Bereich trifft die Schnittebene den basalen Teil des Hinterhauptsbeines, ventrolateral den Canalis hypoglossalis. Der dorsale Teil der Schnittebene liegt dicht kaudal vom Foramen magnum (Abb. 62).

Schädelgruben

Die Topographie der hinteren, mittleren und vorderen Schädelgrube ist am besten am Schädel selbst zu erläutern, weil durch „Begreifen" die räumlichen Strukturen am leichtesten zu erkennen sind. Beim Betrachten anatomischer Atlasbilder der inneren Schädelbasis kann der Eindruck entstehen, daß sich die Schädelgruben in einer horizontalen Ebene befinden. In Wirklichkeit bilden die drei Schädelgruben mit ihren Böden drei Terrassen, die mit etwa 2,5 cm gegeneinander versetzt sind (235). Der Boden der mittleren Schädelgrube liegt etwa in Höhe der Deutschen Horizontalen (Abb. 45a.16) (113). Der Boden der hinteren Schädelgrube liegt um etwa 2,5 cm tiefer und der der vorderen Schädelgrube um 2,5 cm höher als die Deutsche Horizontale. Die in einem Koordinatensystem orientierte Sagittalserie zeigt die topographischen Positionen der Schädelgruben zur Deutschen Horizontalen (DH) in der Schicht am deutlichsten, in der die mittlere Schädelgrube ihre tiefste Stelle hat. Dies trifft für die 4. Sagittalscheibe und besonders für ihr Röntgenbild zu (Abb. 41.4, 41.8, 41.15).

Die Kenntnis dieser einfachen räumlichen Beziehungen ist für die Beurteilung der Querschnittsbilder parallel zur Kanthomeatalebene nützlich. Diese Ebene ist im Mittel 19° zur Deutschen Horizontalen geneigt (235). In Abb. 49a wird eine Kopfscheibe gezeigt, innerhalb der die Kanthomeatalebene verläuft. Die Schnittebene liegt in der hinteren Schädelgrube im kaudalen Drittel. Von der mittleren Schädelgrube ist der Boden getroffen. Die vordere Schädelgrube liegt kranial der Schnittebene und ist deshalb nicht im Bild dargestellt. Das Röntgenbild dieser Scheibe zeigt in der hinteren Schädelgrube das Foramen jugulare sowie in der mittleren Schädelgrube das Foramen spinosum, Foramen ovale und Foramen rotundum (Abb. 63). In der folgenden Scheibe (Abb. 50a, 64) umgibt der Knochen die hintere und mittlere Schädelgrube in Form von zwei Zangen. In die hintere Schädelgrube öffnet sich der Porus acusticus internus (Abb. 50a.15).

Die Fissura orbitalis superior (Abb. 50a.6, 64.7) verbindet mittlere Schädelgrube und Orbita. In der Mitte des Bildes ist das Dorsum sellae durch den Schnitt teilweise abgetragen (Abb. 50a.11). Innerhalb der Scheibe liegt als Teil der vorderen Schädelgrube die Lamina cribrosa, auf der der Bulbus olfactorius ruht (Abb. 50b.3).

In der fünften Scheibe trifft die Schnittebene das Tentorium cerebelli (Abb. 51a.17). Von dieser Höhe an verkleinert sich der infratentorielle Raum nach kranial zum First des Tentorium cerebelli hin. Im Röntgenbild dieser Scheibe ist der Canalis opticus (Abb. 65.6) sichtbar, der die Orbita mit der mittleren Schädelgrube verbindet. Von der vorderen Schädelgrube ist das Dach der Orbita zu erkennen (Abb. 51a.4, 65.3).

Von der folgenden Scheibe (Abb. 52a, 66) an erscheint der Knochen als ovaler Ring. Im Bild ist der Anteil des infratentoriellen Areals klein im Vergleich zum supratentoriellen Raum, dessen Grenze das Tentorium cerebelli zeigt (Abb. 52a.17).

5.3 Intrakranielle Liquorräume
(Abb. 83-87)

Subarachnoidalraum

Infolge des fast gleichen spezifischen Gewichtes der Hirnsubstanz und des Liquor cerebrospinalis schwebt das Gehirn geschützt innerhalb eines Flüssigkeitsmantels (452). Der Liquor cerebrospinalis befindet sich im Ventrikelsystem und in dem Subarachnoidalraum. Diese Cavitas subarachnoidealis wird gehirnseitig von der Pia mater und nach außen von der Arachnoidea encephali begrenzt. Die Arachnoidea encephali liegt der harten Hirnhaut, Dura mater encephali, dicht an. Der intrakranielle Subarachnoidalraum zwischen Pia mater und Arachnoidea faßt etwa 25-50 ml Liquor cerebrospinalis (235, 366). In den vorliegenden anatomischen Präparaten sind die äußeren Liquorräume durch die Alkohol-Formalin-Fixation artifiziell vergrößert.

Zisternen
(Abb. 83a, 84, 85, 86a, 87)

Zisternen werden die erweiterten Liquorpolster des Subarachnoidalraumes genannt. Bei der subokzipitalen Punktion wird die Kanüle in die Cisterna cerebellomedullaris (magna) eingeführt. Diese Zisterne füllt den Raum zwischen Kleinhirnunterfläche, Dach des 4. Ventrikels und der Medulla oblongata aus. Die C. cerebellomedullaris ist etwa 3 cm breit und in der Sagittalebene bis zu 2 cm tief. In der Medianebene wird diese Zisterne durch eine sehr variable Falx cerebelli eingedellt.

Die hintere und die vordere Basalzisterne reichen als ein erweiterter Liquorraum zwischen Hirnbasis und Schädelbasis vom Foramen magnum bis zur Crista galli am Vorderrand der vorderen Schädelgrube. Als Grenze zwischen den beiden Basalzisternen wird das Dorsum sellae angegeben (235). In der hinteren Schädelgrube erweitert sich der Liquorraum zwischen Clivus und Pons zur C. pontis und am Kleinhirnbrückenwinkel zur paarigen C. pontocerebellaris. Von lateral ragt in die C. pontocerebellaris der Flocculus des Kleinhirns. Außerdem mündet in diese Zisterne die Apertura lateralis des 4. Ventrikels. An der Kleinhirnunterfläche läßt sich diese Stelle am „Bochdalekschen Blumenkörbchen" leicht erkennen. Es besteht aus Plexus choroideus, der aus dem 4. Ventrikel herausragt. Die C. cerebelli superior befindet sich zwischen dem Tentorium cerebelli und der Kleinhirnoberfläche. Den rostralen Teil der hinteren Basalzisterne bildet die C. interpeduncularis (C. intercruralis). Sie geht von der gleichnamigen Fossa aus, enthält den III. Hirnnerven, die Endgabelung der A. basilaris (Abb. 51a.14) sowie die Anfangsstrecken der Aa. cerebelli superiores und der Aa. cerebri posteriores (Abb. 51a.13).

Die C. ambiens liegt am Übergang zwischen hinterer und mittlerer Schädelgrube. Sie kommuniziert mit der C. interpeduncularis. Die C. ambiens umfaßt die Seitenflächen des Pedunculus cerebri und bildet an der Incisura tentorii das Liquorpolster für den scharfen Rand des Kleinhirnzeltes. Nach dorsal geht die C. ambiens in die C. laminae tecti (C. laminae quadrigeminae) und die C. venae cerebri magnae (Galeni) über, nach rostral in die C. valleculae cerebri. Weiterhin kommuniziert die C. ambiens mit der unpaaren C. pericallosa und den paarigen Cisternae interhemisphericae. Die C. ambiens enthält Blutgefäße, die ihr Blut in dorsale Richtung lenken: A. cerebri posterior, A. cerebelli superior und V. basalis (Rosenthal). Der ebenfalls in der C. ambiens verlaufende N. trochlearis sendet seine efferenten Signale in ventrale Richtung.

Die C. trigemini hat ihre Öffnung im Bereich der C. pontocerebellaris in der hinteren Schädelgrube. Der platte Blindsack der C. trigemini liegt in der mittleren Schädelgrube der Spitze des Felsenbeins (Abb. 74b.7, 87.5) sowie dem Keilbein auf und enthält den Stamm des V. Hirnnerven mit dem Ganglion trigeminale (semilunare Gasseri).

Die vordere Basalzisterne reicht vom Dorsum sellae bis zum Vorderrand der vorderen Schädelgrube und wird begrenzt von Corpora mamillaria, Infundibulum, Chiasma opticum, Tr. optici sowie von den Bulbi und Tr. olfactorii mit dem benachbarten Frontalhirn. Eine Teilzisterne davon ist die C. chiasmatis, die die Sehnervenkreuzung umgibt. Nach dorsal geht die vordere Basalzisterne in die C. interpeduncularis über. Für den medialen Teil der vorderen Basalzisterne einschließlich der C. interpeduncularis wurde der Begriff Pentagon geprägt (Abb. 87.9). Der Circulus arteriosus (Willisi) und seine zentralen Äste liegen im Bereich des Pentagon.

Nach lateral kommuniziert die vordere Basalzisterne über die C. valleculae cerebri mit der C. fossae lateralis cerebri (Sylvii). Die C. valleculae cerebri ist der Raum zwischen dem Hinterrand der kleinen Keilbeinflügel und der Substantia perforata rostralis (anterior). In ihr liegt der Stamm der A. cerebri media.

Die C. fossae lateralis cerebri (Sylvii) (Abb. 84.5, 85.36, 87.13) bildet den Raum zwischen Insel und opercularem Teil von Frontal-, Parietal- und Temporallappen (30). Sie wird deshalb auch als Inselzisterne bezeichnet. In ihr befinden sich Äste der A. cerebri media, die Aa. insulares.

Die C. fissurae transversae (Abb. 84.20, 85.5, 86a.2) ist das Liquorpolster in der Hirnspalte zwischen Balken und Dach des 3. Ventrikels einschließlich des Thalamus, also zwischen Telencephalon und Diencephalon. (Diese Furche hieß deshalb früher Fissura telodiencephalica.) Die C. fissurae transversae dehnt sich rostral in Richtung Foramen interventriculare (Monroi) (Abb. 54b.22) aus, ist in sagittaler Richtung etwa 2,5 cm lang und im frontalen Durchmesser 4 cm breit. Sie enthält die Vv. cerebri internae (Abb. 54a.12) und eine Teilstrecke der Aa. choroideae posteriores (Abb. 54a.16, 54a.17).

Die C. fissurae transversae geht über in die C. venae cerebri magnae, C. pericallosa und in die C. interhemispherica. Die C. pericallosa ist der unpaare Liquorraum zwischen Balken und Unterrand der Falx cerebri. Die Cisternae interhemisphericae sind die paarigen Liquorspalten zwischen der Falx cerebri und den medialen Flächen der Endhirnhemisphären. Die C. laminae terminalis verbindet die C. chiasmatis mit der C. pericallosa, die den Balken umgibt.

Ventrikelsystem
(Abb. 83b, 84, 85, 86b, 87)

Das Ventrikelsystem ist der Liquorraum innerhalb des Gehirns. Es sind die vier Ventrikel mit ihren Verbindungen. Sie zeigen bereits bei Gesunden eine große Variabilität hinsichtlich Volumen und Form. Das mittlere Ventrikelvolumen an extrakraniell fi-

178 Topographie des Hirnschädels und seiner intrakraniellen Räume und Strukturen

1 C. pericallosa
2 C. fissurae transversae
3 C. laminae terminalis
4 C. venae cerebri magnae (Galeni)
5 C. interpeduncularis
6 C. ambiens
7 C. laminae tecti (laminae quadrigeminae)
8 C. cerebelli superior
9 vordere Basalzisterne (punktierte Linie)
10 C. chiasmatis
11 C. pontis
12 hintere Basalzisterne (unterbrochene Linie)
13 C. cerebellomedullaris (magna)
14 spinaler Subarachnoidalraum

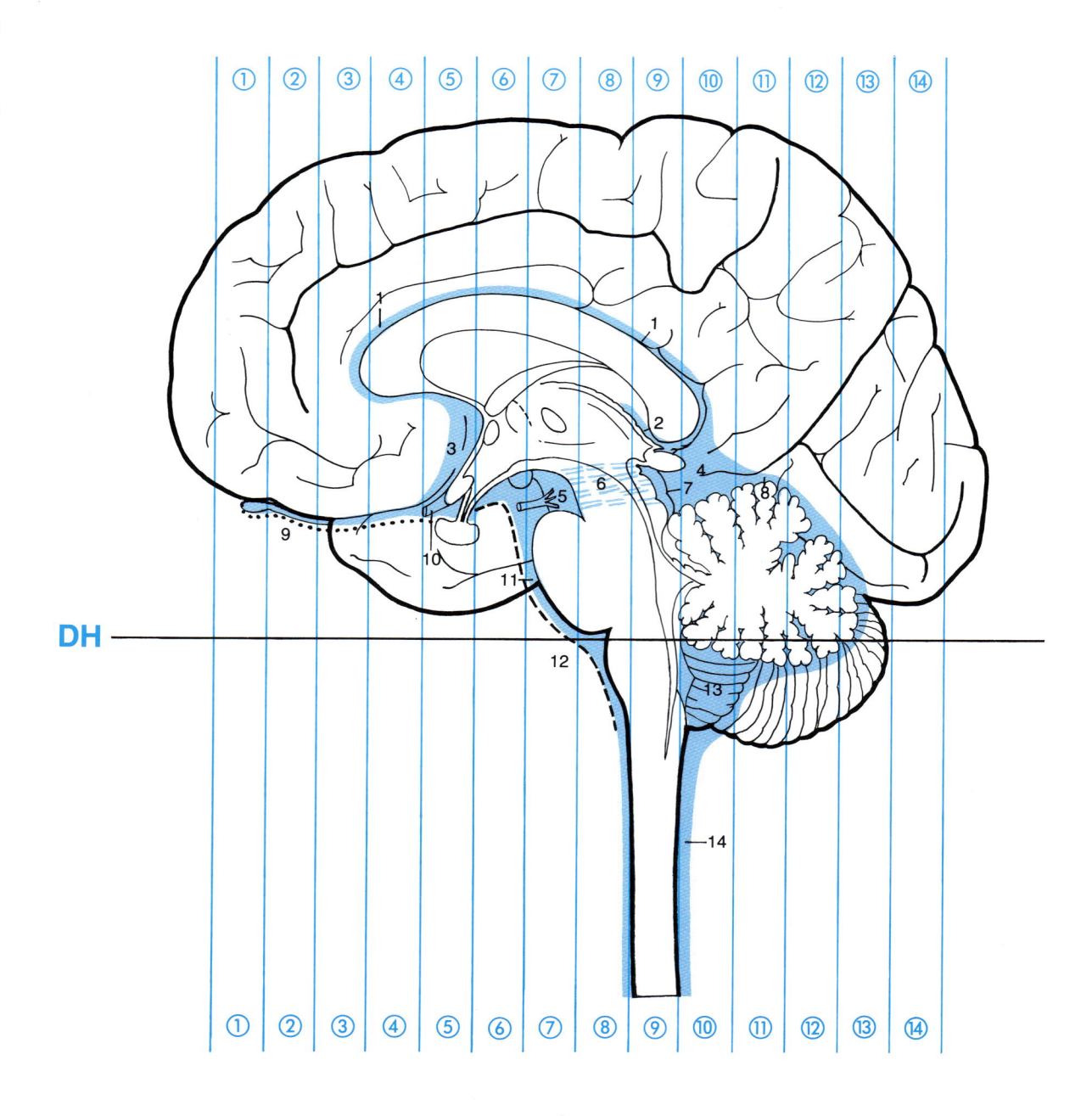

Abb. 83a Äußere Liquorräume in der Schädelhöhle und im Wirbelkanal in Medianansicht des frontal geschnittenen Gehirns. Die Cisterna ambiens umgibt den Pedunculus cerebri. Deshalb wurde diese Zisterne mit unterbrochenen, blauen Linien angedeutet.

Intrakranielle Liquorräume

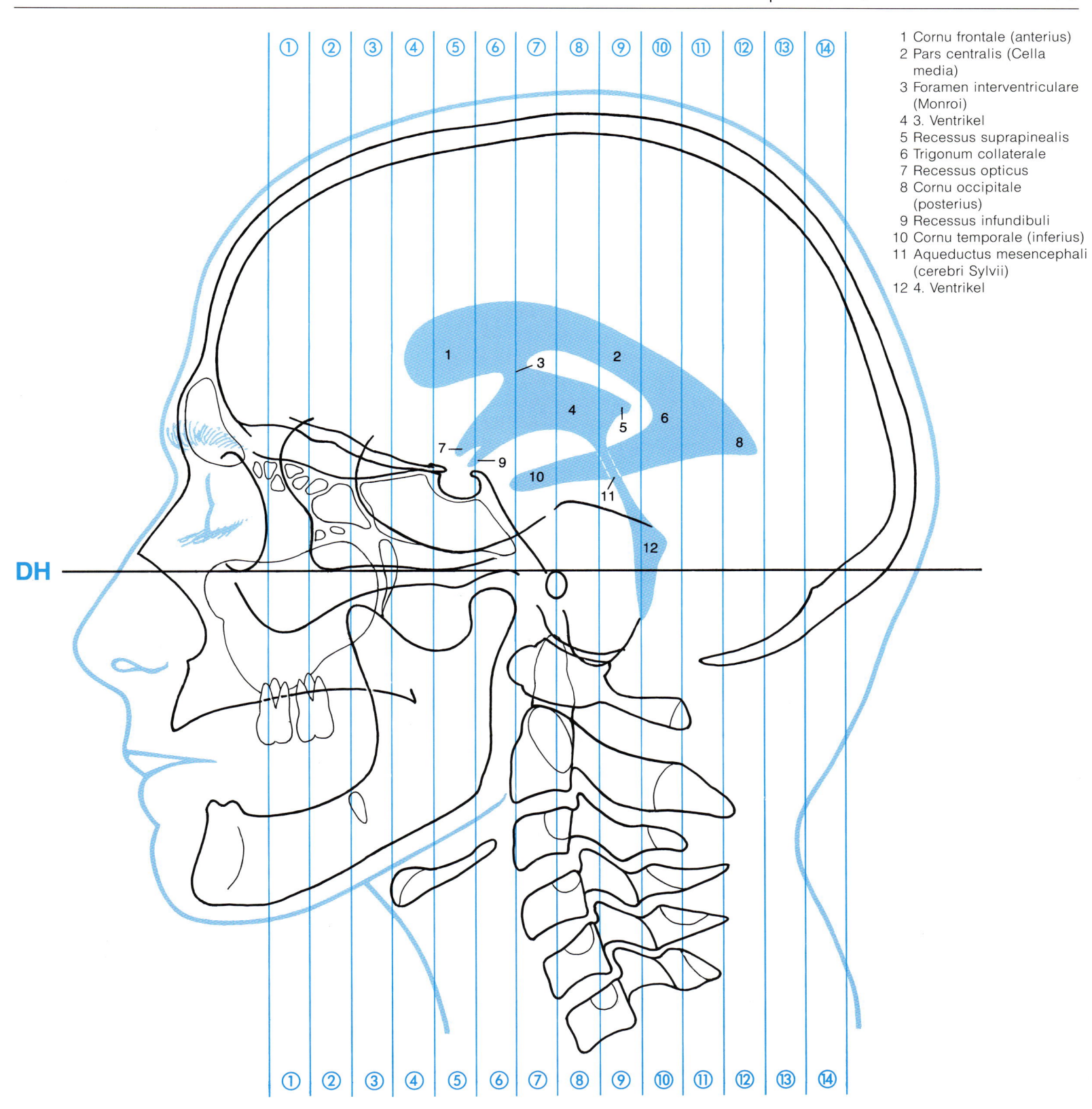

1 Cornu frontale (anterius)
2 Pars centralis (Cella media)
3 Foramen interventriculare (Monroi)
4 3. Ventrikel
5 Recessus suprapinealis
6 Trigonum collaterale
7 Recessus opticus
8 Cornu occipitale (posterius)
9 Recessus infundibuli
10 Cornu temporale (inferius)
11 Aqueductus mesencephali (cerebri Sylvii)
12 4. Ventrikel

DH

Abb. 83b Ventrikelsystem in Lateralansicht des frontal geschnittenen Kopfes (s. Abb. 1, 2a, 2b, 3).
DH = Deutsche Horizontale.

xierten Gehirnen von Erwachsenen liegt bei etwa 20 (7-57) ml (210, 244), nach CT-Untersuchungen von Hirngesunden bei 31 (15-46) ml (49).

Vierter Ventrikel
(Abb. 71a,b-76a,b)

Der 4. Ventrikel kommuniziert mit den äußeren Liquorräumen über drei Öffnungen: am Obex durch die unpaare Apertura mediana ventriculi quarti (Magendii) und lateral an der Medulla oblongata neben dem VII. Hirnnerv durch die paarigen Aperturae laterales ventriculi quarti (Luschkae). Der 4. Ventrikel hat die Form eines kleinen Zeltes. Seinen Boden bildet die Rautengrube. Das Dach wird von zwei Marksegeln (Vela medullaria superius et inferius), den Kleinhirnstielen und dem Kleinhirn gebildet. An das Velum medullare inferius schließt der Plexus choroideus des 4. Ventrikels an. Er hängt an einer Bindegewebsplatte, die den 4. Ventrikel nach dorsal abschließt.

Aqueductus mesencephali

Der Aqueductus mesencephali (cerebri Sylvii) (Abb. 2b.30, 12b.23, 52b.33, 53a.17, 85.15) liegt im Mittelhirn. Er verläuft leicht gekrümmt und verbindet den 4. mit dem 3. Ventrikel. Er ist etwa 15 mm lang.

Dritter Ventrikel

Der 3. Ventrikel ist ein unpaarer, spaltförmiger Raum in der Medianebene, dessen Wände von dorsal nach basal von Epithalamus, Thalamus und Hypothalamus gebildet werden. In 75% der Fälle besteht zwischen den beiden Thalamusmassiven eine Adhesio interthalamica. Die rostrale Begrenzung des 3. Ventrikels bildet die Lamina terminalis (Abb. 2b.17, 32b.14, 52b.16). Dort befindet sich etwa in Höhe des Sulcus hypothalamicus eine durch die Commissura anterior (rostralis) hervorgerufene Einbuchtung. Im Gebiet des Hypothalamus kommt es zu zwei Aussakkungen: Der Recessus opticus führt in Richtung Chiasma opticum, der Recessus infundibuli in Richtung Hypophysenstiel (Abb. 9b.26, 85.11, 86b.8, 86b.9).

Oberhalb des Foramen interventriculare (Monroi) überdacht der Plexus choroideus ventriculi tertii den 3. Ventrikel. Die mit dem Plexus choroideus verbundene Bindegewebsplatte, Tela choroidea ventriculi tertii, ist zwischen den Striae medullares thalami ausgespannt und bildet oberhalb des Corpus pineale einen Blindsack, Recessus suprapinealis. Wenige Millimeter darunter befindet sich eine kleine Ausstülpung, Recessus pinealis. Oberhalb des Recessus pinealis liegt die Einbuchtung der Commissura habenularum, unterhalb die der Commissura posterior (epithalamica). Darunter geht der 3. Ventrikel in den Aqueductus mesencephali über (239).

Seitenventrikel

Die beiden Seitenventrikel, Ventriculi laterales, bilden zwei widderhornförmige Hohlräume im Endhirn. Sie sind untereinander und mit dem 3. Ventrikel durch die Foramina interventricularia (Monroi) verbunden. Entsprechend den vier Lappen des Endhirns unterscheidet man vier Abschnitte der Seitenventrikel:

1. Vorderhorn, Cornu frontale (anterius), im Stirnlappen (Abb. 9b.9, 54b.8, 85.25);
2. Mittelteil, Pars centralis (Cella media), im Scheitellappen (Abb. 12b.7, 55a.13, 85.24);
3. Hinterhorn, Cornu occipitale (posterius), im Hinterhauptslappen (Abb. 14b.6, 85.31);
4. Unterhorn, Cornu temporale (inferius), im Schläfenlappen (Abb. 11b.24, 35b.14, 52b.31).

Das Vorderhorn ist der anteriore Pol des Seitenventrikels bis zum Foramen interventriculare (Abb. 2b.11, 10b.13, 54b.22, 83b.3, 85.3). Das Vorderhorn wird medial vom Septum pellucidum und lateral vom Caput nuclei caudati begrenzt. Die Balkenstrahlung bildet das Dach. Der Mittelteil ist schmal, besonders durch den vorgewölbten Thalamus („Thalamustaille" im Pneumenzephalogramm). Der Boden wird medial durch die Lamina affixa und lateral durch das Corpus nuclei caudati gebildet, das Dach durch den Balken. Durch das Foramen interventriculare kommend wölbt sich das Adergeflecht, der Plexus choroideus ventriculi lateralis, von der medialen Seite in den Hohlraum vor. Der Mittelteil reicht bis zum Splenium des Balkens, wo sich die Pars centralis des Seitenventrikels in das Hinterhorn und Unterhorn gabelt. Im klinischen Sprachgebrauch wird die Region der Vereinigung von Mittelteil, Hinterhorn und Unterhorn Trigonum genannt. Anatomisch ist das Trigonum collaterale (Abb. 55a.16) ein dreieckiges Feld am Anfang des Unterhorns, das topographisch mit dem von außen tief einschneidenden Sulcus collateralis benachbart ist. Das Hinterhorn wird durch eine Ausstrahlung des Balkens (Forceps occipitalis [major]) überdacht. Es besitzt in seiner medialen Wand eine Vorwölbung, Calcar avis, die durch den tief einschneidenden Sulcus calcarinus bedingt ist. Das Unterhorn schert in einem schwachen Bogen laterobasal aus. Die Cauda nuclei caudati liegt im Dach des Unterhorns. An der Spitze des Unterhorns befindet sich das Corpus amygdaloideum (Abb. 10b.27, 35b.21, 51b.12, 52b.21). Auf der medialen Seite des Unterhorns schließt sich der Plexus choroideus bis zur Fimbria hippocampi an. Es folgt mediobasal der Hippocampus (Abb. 10b.30, 35b.22, 52b.24), der sich mit seinem Alveus (Abb. 52b.23) in das Unterhorn vorwölbt.

Intrakranielle Liquorräume

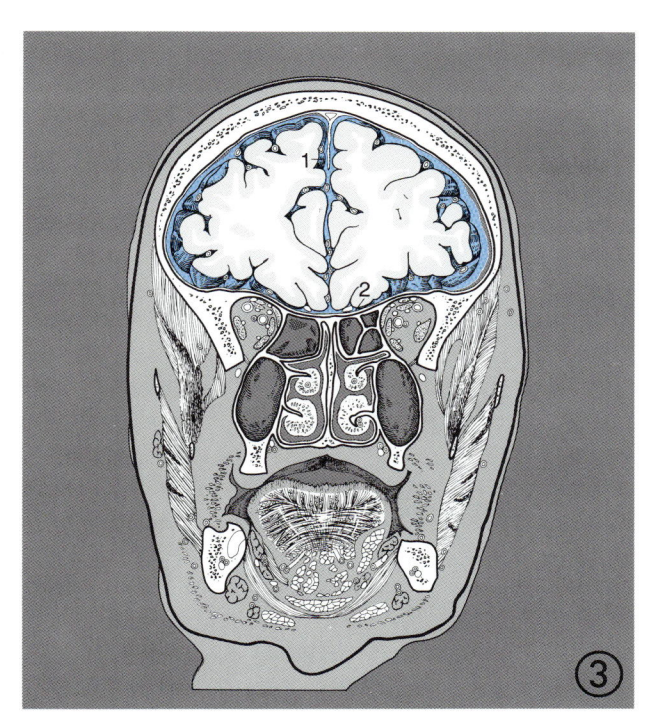

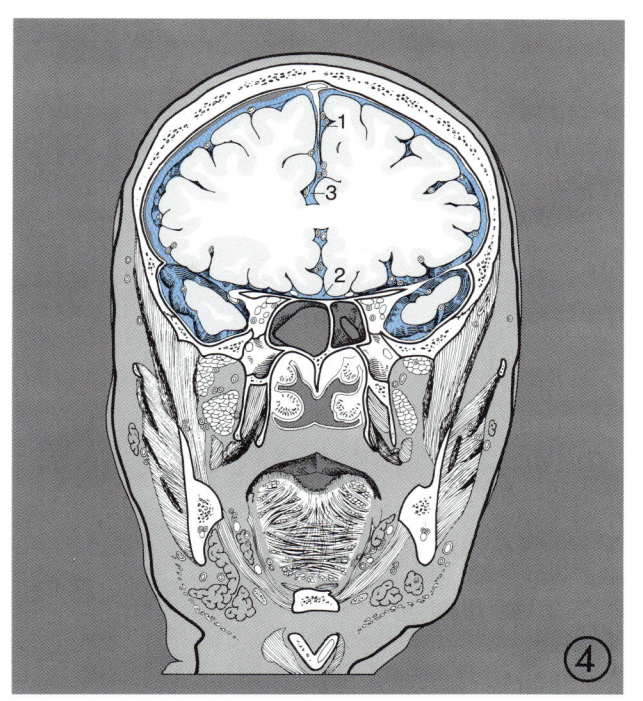

1 C. interhemispherica
2 vordere Basalzisterne
3 C. pericallosa
4 Cornu frontale (anterius)
5 C. fossae lateralis cerebri (Sylvii)
6 C. laminae terminalis
7 C. chiasmatis
8 3. Ventrikel
9 Recessus infundibuli
10 C. valleculae cerebri
11 C. trigemini

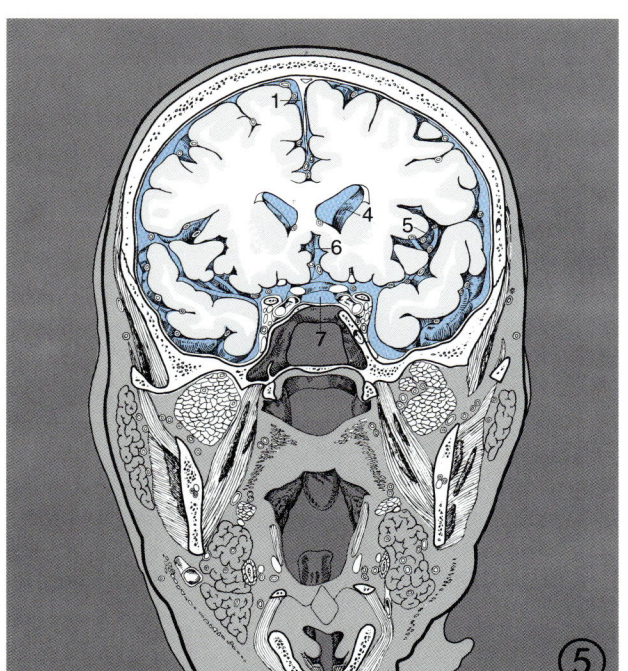

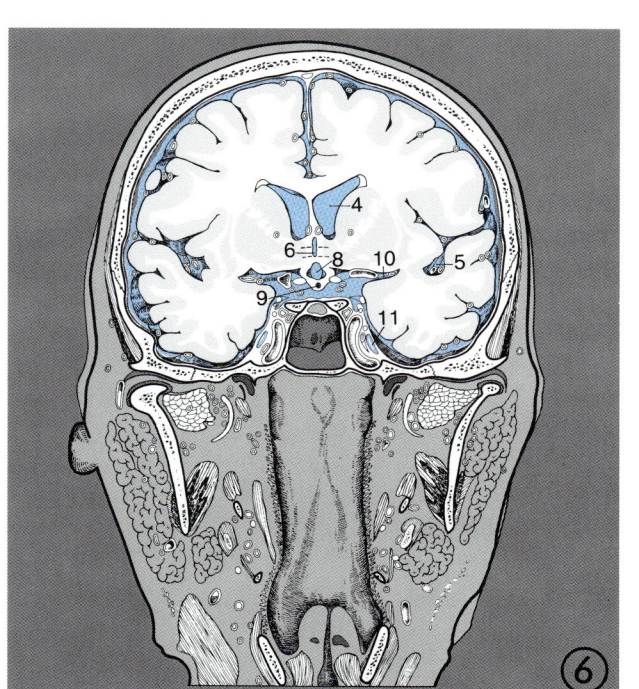

Abb. 84 Frontale Serienbilder der Liquorräume in der Schädelhöhle und im Wirbelkanal. Die Zahl im Kreis gibt die Nummer der jeweiligen Scheibe an (s. Abb. 1, 2a, 2b, 3).

1 C. interhemispherica
3 C. pericallosa
4 Cornu frontale (anterius)
5 C. fossae lateralis cerebri (Sylvii)
8 3. Ventrikel
11 C. trigemini
12 Foramen interventriculare (Monroi)
13 C. ambiens
14 Cornu temporale (inferius)
15 C. pontis
16 Ventriculus lateralis
17 C. interpeduncularis
18 C. pontocerebellaris
19 Pars centralis (Cella media)
20 C. fissurae transversae
21 Recessus suprapinealis
22 Aqueductus mesencephali (cerebri Sylvii)
23 hintere Basalzisterne
24 spinaler Subarachnoidalraum
25 Trigonum collaterale
26 C. laminae tecti (laminae quadrigeminae)
27 Dach des 4. Ventrikels
28 C. cerebellomedullaris (magna)

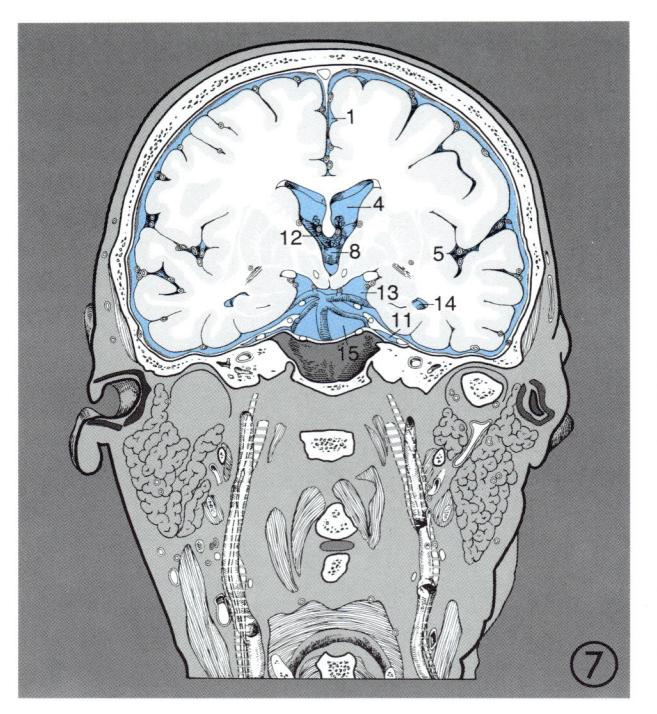

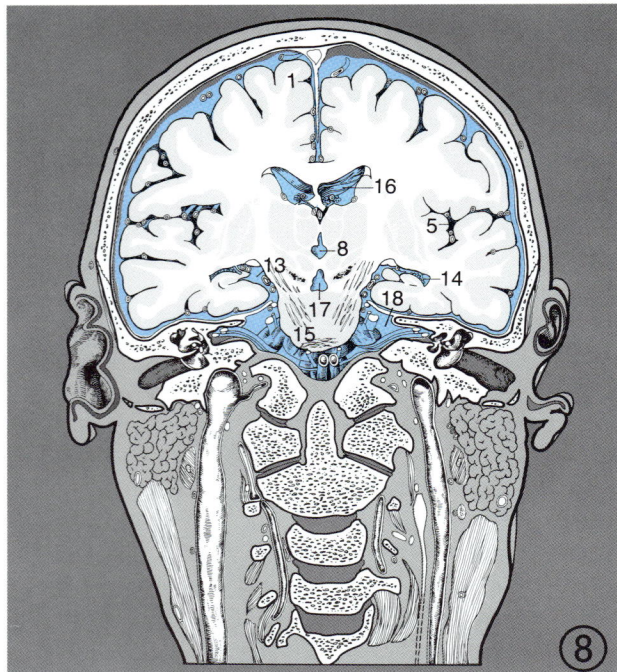

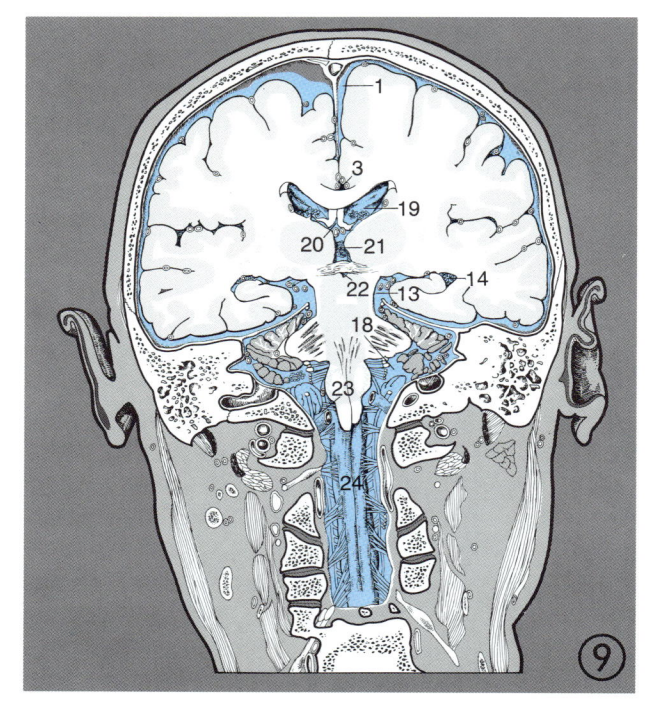

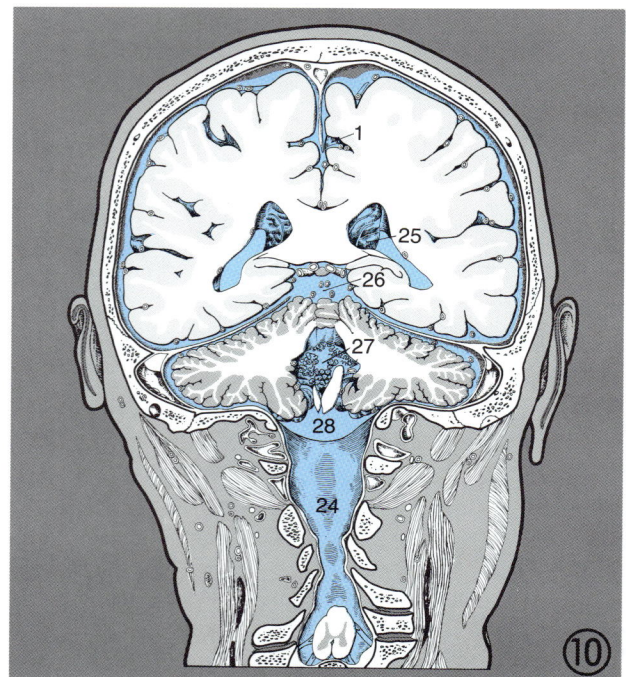

Abb. 84 Frontale Serienbilder der Liquorräume in der Schädelhöhle und im Wirbelkanal. Die Zahl im Kreis gibt die Nummer der jeweiligen Scheibe an (s. Abb. 1, 2a, 2b, 3).

Intrakranielle Liquorräume 183

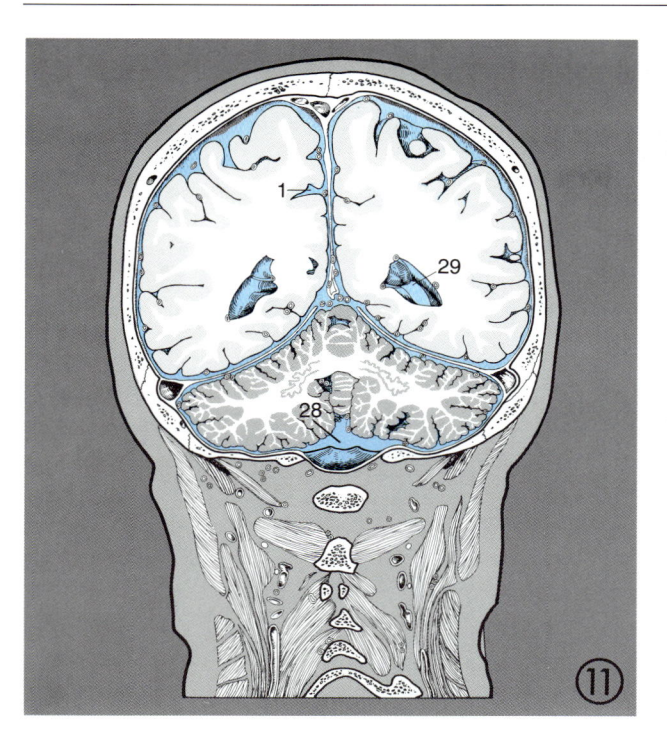

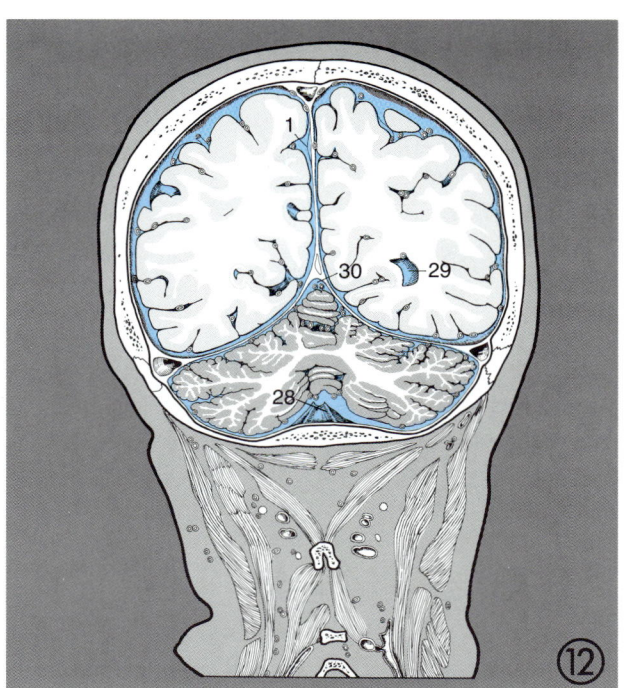

1 C. interhemispherica
28 C. cerebellomedullaris (magna)
29 Cornu occipitale (posterius)
30 C. cerebelli superior

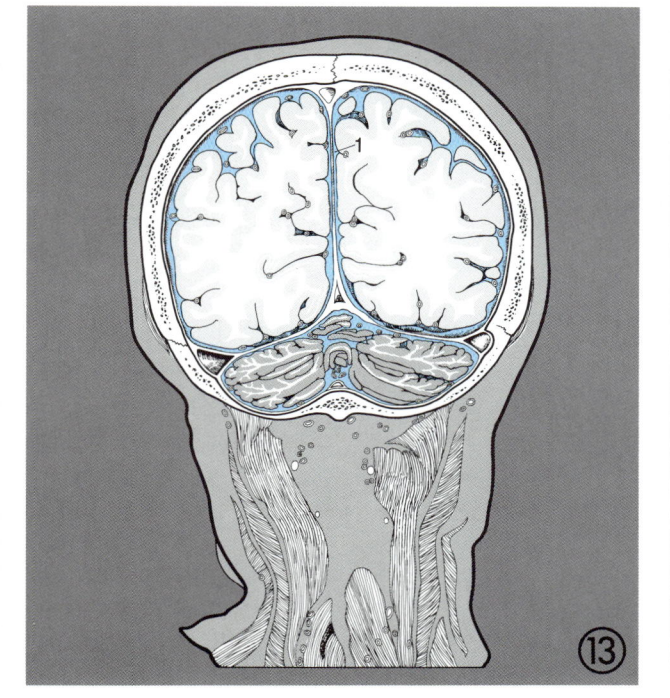

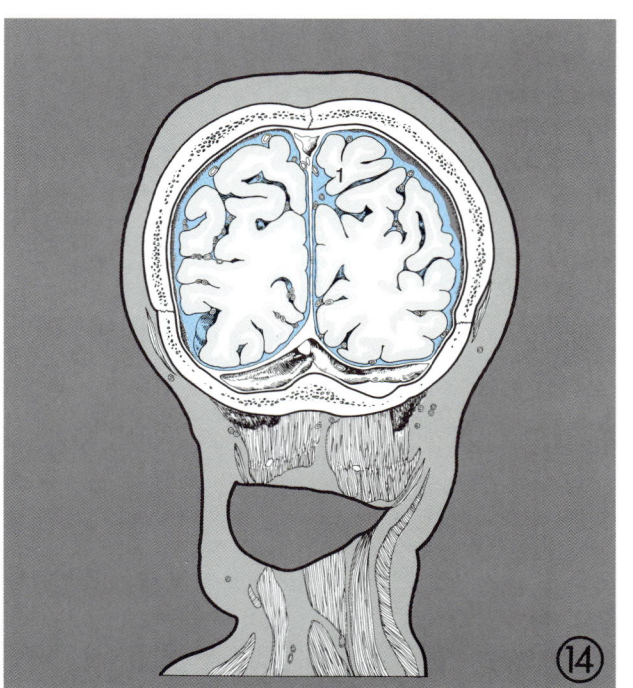

1 C. interhemispherica
2 C. pericallosa
3 Foramen interventriculare (Monroi)
4 Plexus choroideus ventriculi tertii
5 C. fissurae transversae
6 Recessus suprapinealis
7 C. laminae tecti (laminae quadrigeminae)
8 C. venae cerebri magnae (Galeni)
9 C. laminae terminalis
10 Recessus opticus
11 Recessus infundibuli
12 3. Ventrikel
13 C. chiasmatis
14 C. interpeduncularis
15 Aqueductus mesencephali (cerebri Sylvii)
16 C. cerebelli superior
17 C. pontis
18 4. Ventrikel
19 Plexus choroideus ventriculi quarti
20 hintere Basalzisterne
21 Canalis centralis
22 C. cerebellomedullaris (magna)
23 spinaler Subarachnoidalraum
24 Pars centralis des Ventriculus lateralis
25 Cornu frontale (anterius)
26 vordere Basalzisterne
27 C. ambiens
28 Ventriculus lateralis
29 Plexus choroideus ventriculi lateralis
30 C. valleculae cerebri
31 Cornu occipitale (posterius)
32 C. trigemini
33 C. pontocerebellaris
34 Trigonum collaterale
35 Cornu temporale (inferius)

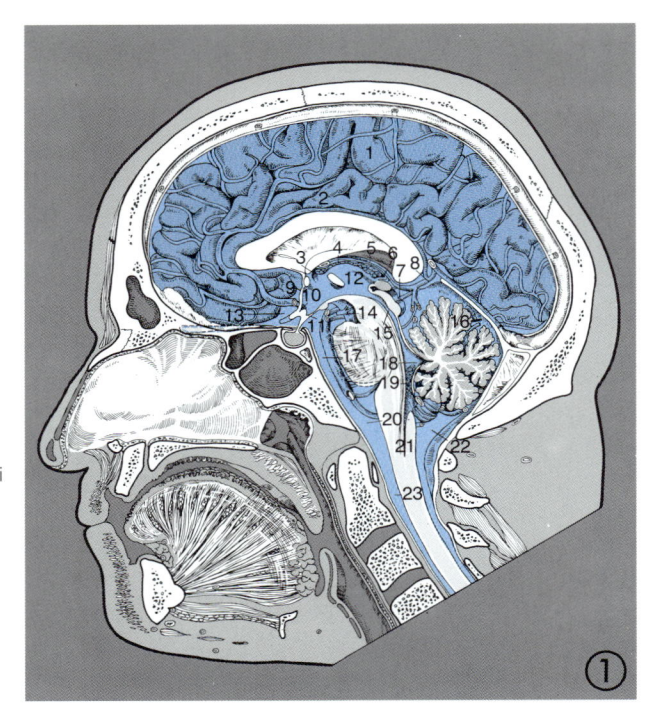

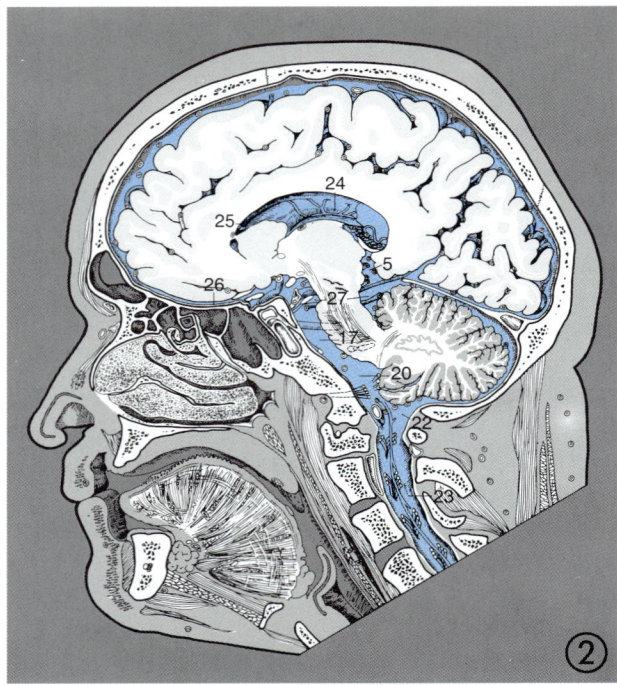

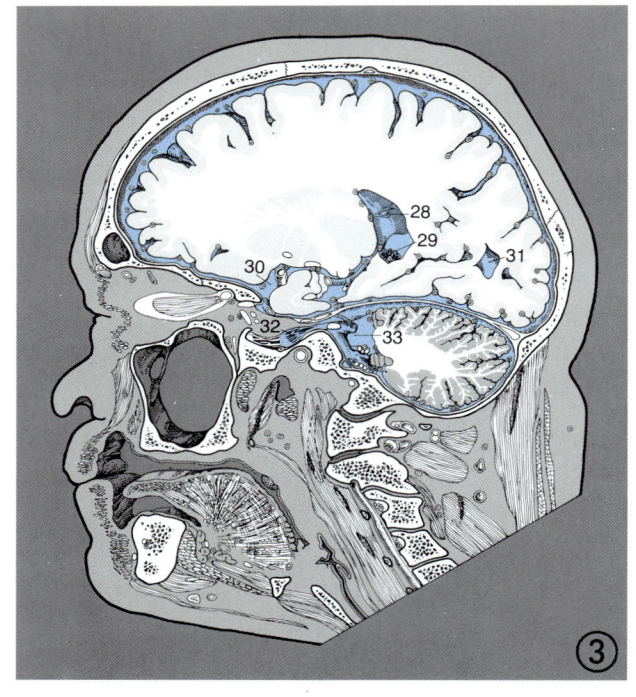

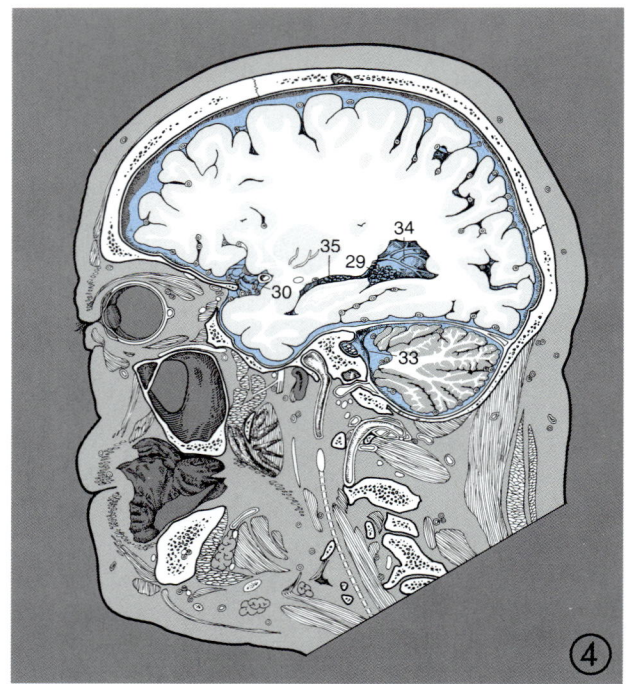

Abb. 85 Sagittale Serienbilder der Liquorräume in der Schädelhöhle und im Wirbelkanal. Die Zahl im Kreis gibt die Nummer der jeweiligen Scheibe an (s. Abb. 29, 30a, 30b, 31).

Intrakranielle Liquorräume 185

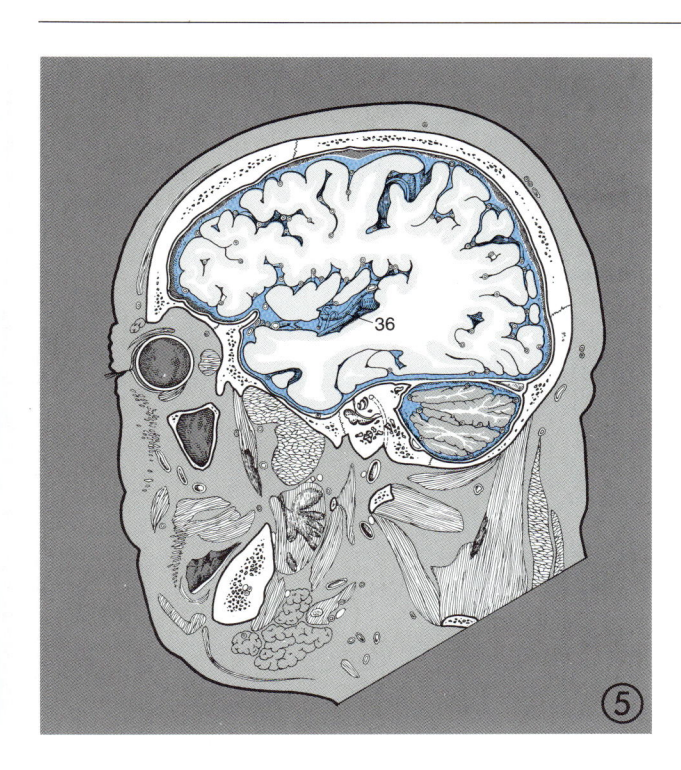

36 C. fossae lateralis cerebri
(Sylvii)

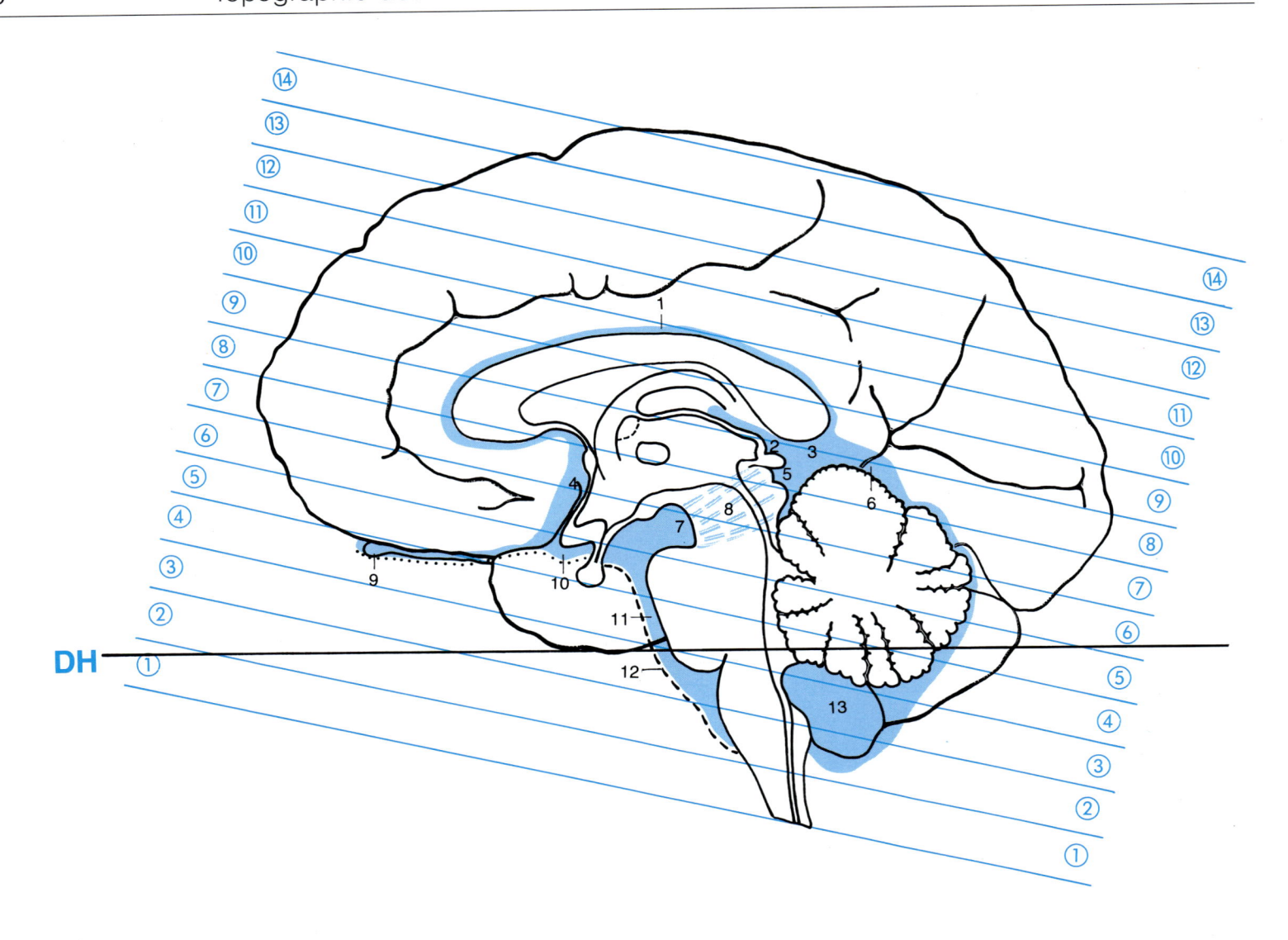

Abb. 86a Äußere Liquorräume in Medianansicht des Gehirns der Kanthomeatalserie. Die C. ambiens umgibt lateral den Pedunculus cerebri. Deshalb wurde diese Zisterne mit unterbrochenen, blauen Linien angedeutet.

1 C. pericallosa
2 C. fissurae transversae
3 C. venae cerebri magnae (Galeni)
4 C. laminae terminalis
5 C. laminae tecti (laminae quadrigeminae)
6 C. cerebelli superior
7 C. interpeduncularis
8 C. ambiens
9 vordere Basalzisterne (punktierte Linie)
10 C. chiasmatis
11 C. pontis
12 hintere Basalzisterne (unterbrochene, schwarze Linie)
13 C. cerebellomedullaris (magna)

Intrakranielle Liquorräume

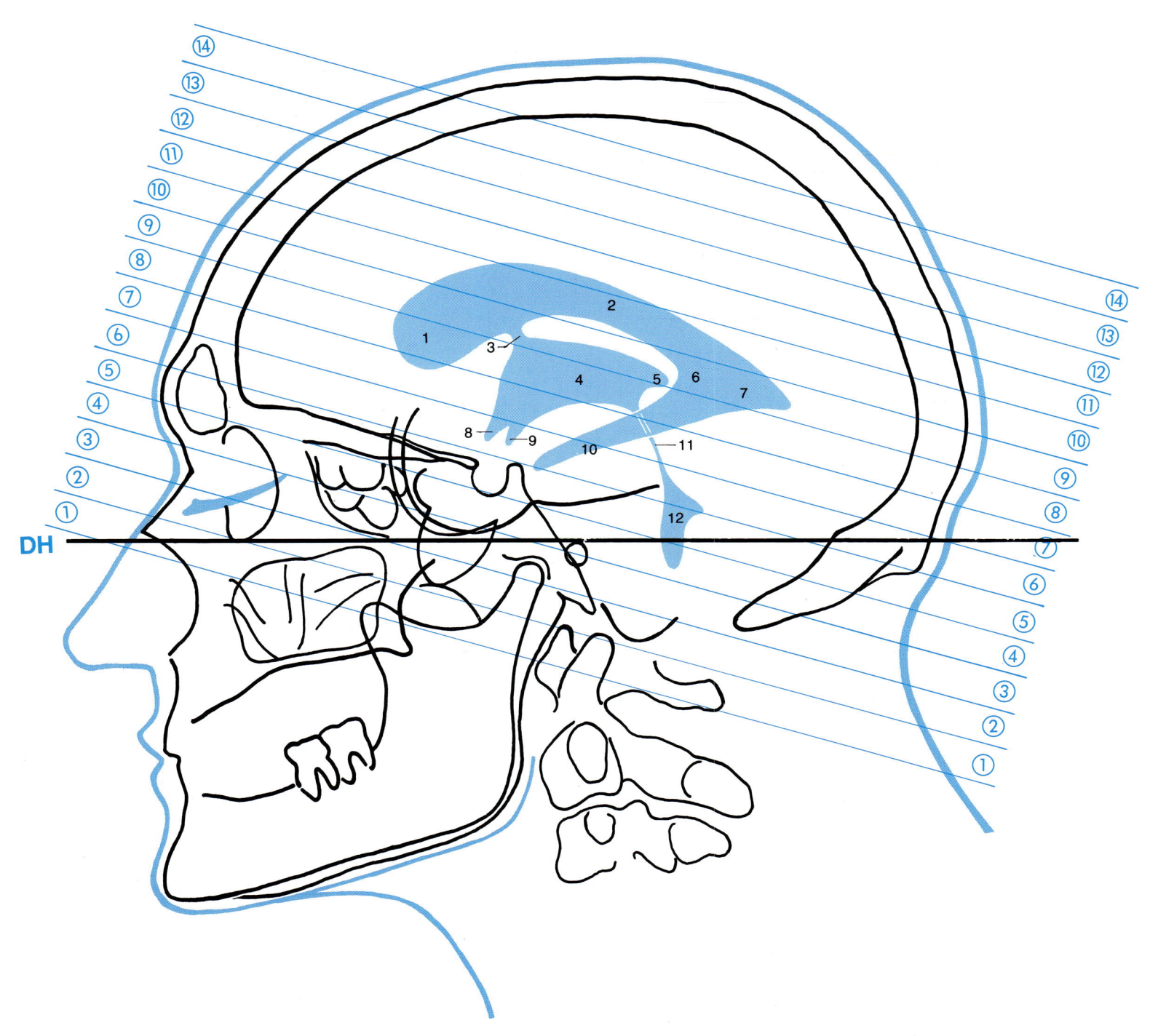

Abb. 86b Ventrikelsystem in der Lateralansicht nach einem Röntgenbild des kanthomeatal geschnittenen Kopfes (s. Abb. 44, 45a, 45b, 46).
DH = Deutsche Horizontale.

1 Cornu frontale (anterius)
2 Pars centralis (Cella media)
3 Foramen interventriculare (Monroi)
4 3. Ventrikel
5 Recessus suprapinealis
6 Trigonum collaterale
7 Cornu occipitale (posterius)
8 Recessus opticus
9 Recessus infundibuli
10 Cornu temporale (inferius)
11 Aqueductus mesencephali (cerebri Sylvii)
12 4. Ventrikel

188 Topographie des Hirnschädels und seiner intrakraniellen Räume und Strukturen

1 hintere Basalzisterne
2 C. cerebellomedullaris (magna)
3 vordere Basalzisterne
4 C. pontis
5 C. trigemini
6 C. pontocerebellaris
7 4. Ventrikel
8 C. valleculae cerebri
9 Pentagon der Basalzisternen
10 Ventriculus lateralis

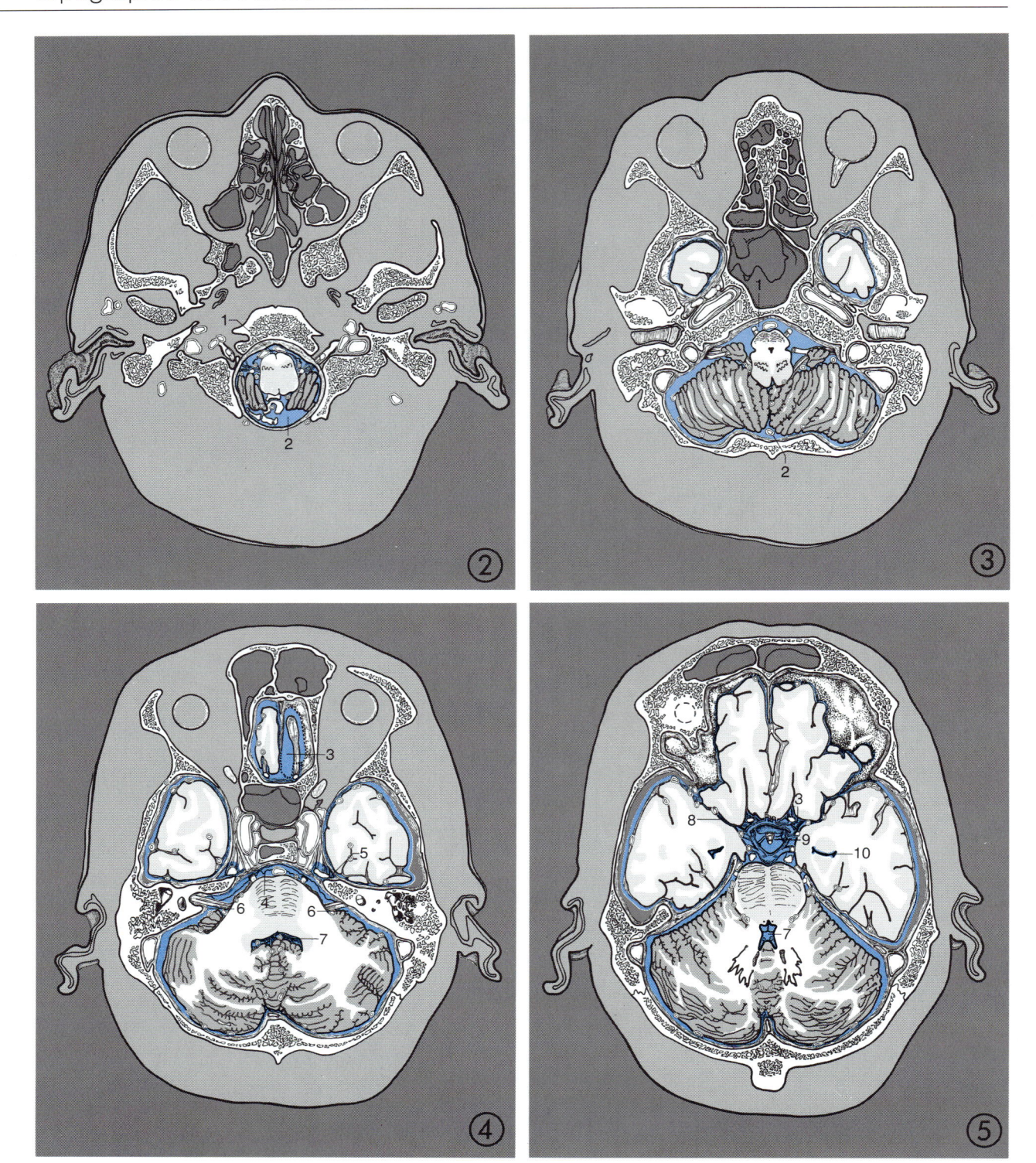

Abb. 87 Kanthomeatal orientierte Serienbilder der intrakraniellen Liquorräume. Die Zahl im Kreis gibt die Nummer der jeweiligen Scheibe an (s. Abb. 44, 45a, 45b, 46, 86a, 86b).

Intrakranielle Liquorräume

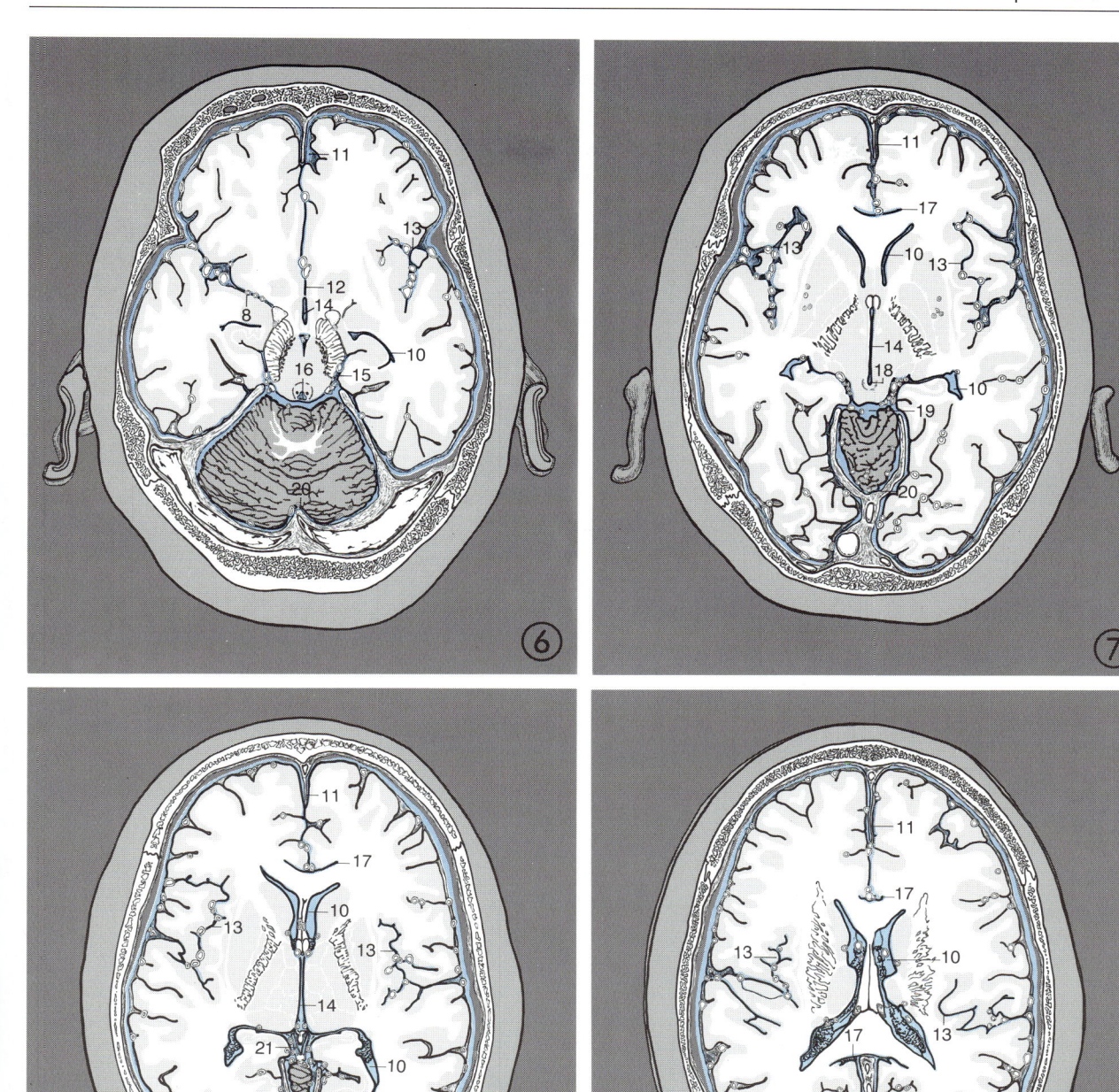

8 C. valleculae cerebri
10 Ventriculus lateralis
11 C. interhemispherica
12 C. laminae terminalis
13 C. fossae lateralis cerebri (Sylvii)
14 3. Ventrikel
15 C. ambiens
16 Übergang des Aqueductus mesencephali in 4. Ventrikel
17 C. pericallosa
18 Aqueductus mesencephali (cerebri Sylvii)
19 C. laminae tecti (laminae quadrigeminae)
20 C. cerebelli superior
21 C. venae cerebri magnae (Galeni)

10 Ventriculus lateralis
11 C. interhemispherica
17 C. pericallosa

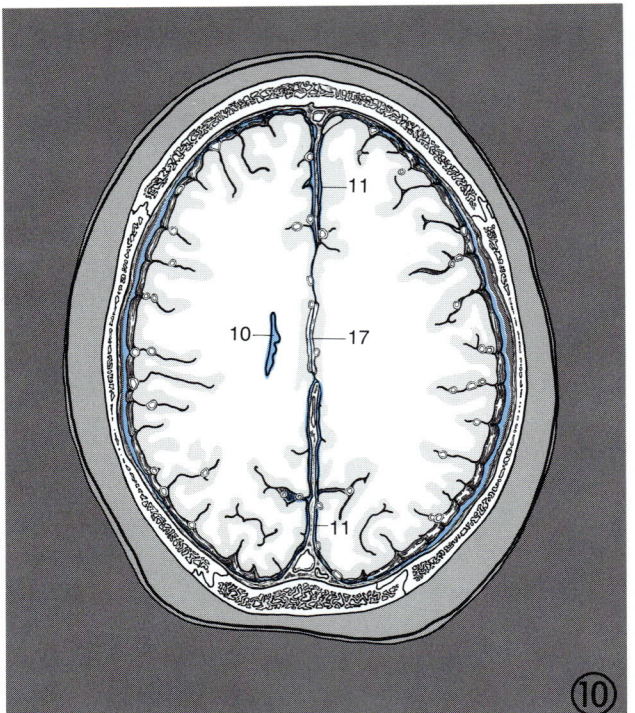

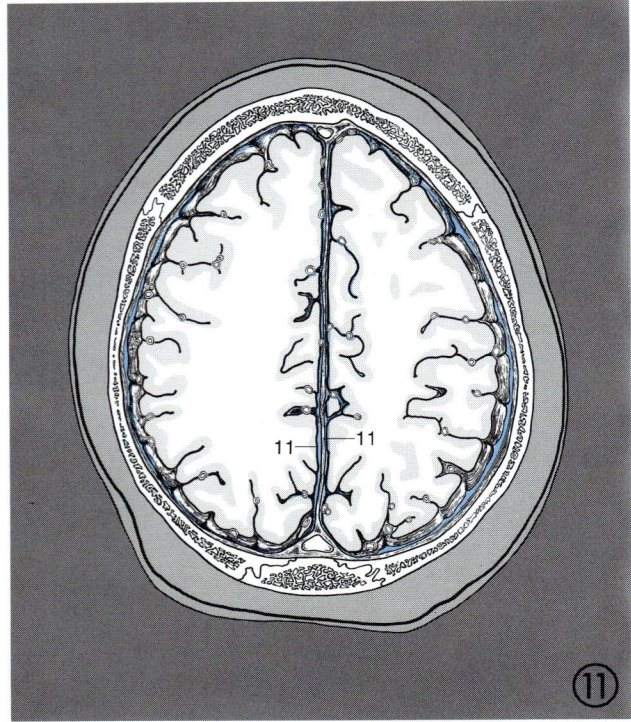

Abb. 87 Kanthomeatal orientierte Serienbilder der intrakraniellen Liquorräume. Die Zahl im Kreis gibt die Nummer der jeweiligen Scheibe an (s. Abb. 44, 45a, 45b, 46, 86a, 86b).

5.4 Hirnarterien und ihre vaskulären Territorien
(Abb. 88-96)

Die Hirngefäße werden in der CT- und MR-Routinediagnostik nur ungenügend dargestellt, so daß bei bestimmten Fragestellungen weiterhin die zerebrale Angiographie erforderlich ist. Das gilt für Gefäßkrankheiten, für die Differentialdiagnostik der Tumoren und für die Operationsplanung. In einigen besonderen Fällen sind die dynamische Computertomographie (Angio-CT) und die Angio-MRT ausreichend (s. 2.1 und 2.2). CT und MR lassen die Folgen von Gefäßkrankheiten und die am Gehirn aufgetretenen Schäden wie Ödem, Infarkt, Blutung, Hydrozephalus erkennen. Es besteht deshalb häufig die Aufgabe, die topographische Anatomie der Hirnarterien, die meistens aus angiographischen Frontal- und Lateralprojektionen erschlossen wird, mit den durch die neue Bilddiagnostik ermittelten Befunden dreidimensional in Verbindung zu setzen. Aus diesem Grund werden wir Schemata der Angiogramme der häufigsten Arterienvariationen mit den Schnittbildern der Arterien in den Hirnpräparaten vergleichen.

Verschlüsse großer Hirnarterien (A. cerebri media und A. basilaris) können sich im CT durch hyperdense Strukturen im Gefäßlumen und im MR durch fehlenden Fluß darstellen. Verschlüsse kleiner Hirnarterien zeigen sich im CT erst Stunden bis Tage später nur durch hypodense Areale im arteriellen Versorgungsgebiet. Intrakranielle Blutungen sind im CT sofort nachweisbar, nicht aber im MRT in den ersten Stunden. Bei den zerebralen Ischämien hat die MRT eine höhere Sensibilität als CT durch den früheren Nachweis des Hirninfarktes und durch die bessere Erkennbarkeit in Hirnstamm und Kleinhirn. Ausdehnung und Ausmaß der Hypodensität im CT, abnormes Signal im MRT als Korrelat zu Ödem und Infarkt werden nicht nur von der Größe des verschlossenen Gefäßes, sondern auch von der möglichen Kollateralversorgung bestimmt. Aneurysmen werden erst ab 5-10 mm Durchmesser im CT erfaßbar (288). Hierzu ist in der Regel Kontrastmittelgabe erforderlich, wie auch zum Nachweis von Angiomen. In der nativen MRT zeigen sich die Angiome durch Flußphänomene.

In den letzten Jahrzehnten sind gründliche Studien über die Variabilität der Hirnarterien durchgeführt worden (85, 124, 180, 234, 235, 358, 360, 415, 436). Dabei ist die international akzeptierte Nomenklatur nur partiell von den Klinikern übernommen worden. Dadurch werden in der Literatur oft Synonyme verwendet, so daß es notwendig erscheint, im Text hinter den internationalen anatomischen Namen diese Synonyme in Klammern einzufügen.

Viele anatomische Namen der Hirnarterien sind älter als 100 Jahre. Für die Benennung anatomischer Strukturen war oft ein einziges auffallendes topographisches Merkmal bestimmend (21). Beispielsweise verzweigen sich die Kleinhirnarterien auf dem Kleinhirn, geben aber außerdem wichtige zirkumferentielle Äste für Teile der Medulla oblongata, des Pons und des Mittelhirns ab. Ein proximaler Verschluß einer Kleinhirnarterie kann also zu Ausfällen in der Medulla oblongata, im Pons oder im Mittelhirn führen. Meistens gibt ein Arterienname im Sinne der Mengenlehre nur eine Teilmenge des Versorgungsgebietes der Arterie an.

A. vertebralis

Die A. vertebralis (Abb. 88.1) tritt aus dem Foramen processus transversi (transversarium) des Atlas aus, zieht zuerst nach hinten und biegt dann in den Sulcus arteriae vertebralis des Atlas ein (Abb. 47a.19). Dadurch bildet sie eine Reserveschlinge, die bei Kopfbewegungen erforderlich ist (54). Im lateralen Strahlengang ist dieser Abschnitt als V3-Teil im Angiogramm sichtbar.

Vom Sulcus arteriae vertebralis aus zieht die Arterie schräg durch Membrana atlantooccipitalis, Dura mater und Arachnoidea. An dieser Stelle liegt der S. atlantooccipitalis mit dem Organon ampulloglomerulare. Wahrscheinlich ist es eine Rezeptoreinrichtung für Gefäßreflexe. Die A. vertebralis verläuft zunächst bogenförmig und liegt dann vor der Medulla oblongata (Abb. 11a.25, 12a.21, 32a.31, 48a.15). Der intrakranielle Abschnitt wird der V4-Teil genannt. Die Vereinigungsstelle der linken und rechten A. vertebralis zur A. basilaris befindet sich meistens auf dem Unterrand des Pons (66% der Fälle), seltener auf dem rostralen Teil der Medulla oblongata. Im V4-Teil kann die rechte oder linke A. vertebralis weitlumiger sein oder eine Schlinge bilden.

Angiographisch nachweisbare Äste der A. vertebralis sind A. spinalis anterior und A. cerebelli inferior posterior. Die A. spinalis anterior entspringt aus der A. vertebralis kurz vor der Vereinigungsstelle zur A. basilaris und verläuft dann nach mediokaudal. Die rechte und linke Arterie bilden nach etwa 2-3 cm eine unpaare, mittelständige A. spinalis anterior (in 77% der Fälle nach (235)). In 20% ist das einseitige Fehlen der A. spinalis anterior beobachtet worden, und in 13% bleibt ihre Vereinigung aus. Von der A. spinalis anterior gehen paramediane Äste zur Medulla oblongata ab.

Die A. cerebelli inferior posterior (Abb. 12a.20, 33a.25, 48a.18) („PICA" im angloamerikanischen Sprachgebrauch) entspringt in 18% kaudal vom Foramen magnum, meistens jedoch intrakraniell aus der A. vertebralis. In Ausnahmefällen (10%) geht die A. cerebelli inferior posterior aus der A. basilaris ab.

Einseitiges Fehlen der A. cerebelli inferior posterior wird mit 10%, beidseitiges Fehlen mit 2% angegeben (235). Diese Kleinhirnarterie verläuft sehr variabel am seitlichen Rand der Medulla oblongata (180, 235). Die A. cerebelli inferior posterior gibt feine Äste zum seitlichen Segment der Medulla oblongata ab, wo u.a. Nucl. ambiguus, zentrale Sympathikusbahn, Tr. spinalis nervi trigemini und Tr. spinothalamicus liegen (Abb. 69b.24, 69b.28, 70b.17, 70b.31, 71b.16, 72b.17). Danach kann die Arterie an der oder um die Tonsille des Kleinhirns eine Gefäßschlinge bilden. Diese Schlinge liegt in 18% der Fälle kaudal vom Foramen magnum (180). Aus ihrem Tiefstand kann also ein Hirnödem mit verlagerter Tonsille des Kleinhirns nicht sicher abgeleitet werden. Ein Ast dieser Kleinhirnarterie zieht zum Plexus choroideus des 4. Ventrikels. Der letzte Abschnitt der A. cerebelli inferior posterior liegt an der Unterseite des Kleinhirns und zweigt sich in zwei Äste auf, wobei der eine medial die Unterfläche des Kleinhirnwurms und der andere lateral die Unterfläche der Kleinhirnhemisphäre einschließlich eines kleinen Teils des Nucl. dentatus versorgt.

A. basilaris

Die A. basilaris entsteht aus der Vereinigung der Aa. vertebrales. Die A. basilaris (Abb. 10a.17, 32a.25, 49a.11, 50a.12, 51a.14) zieht im Sulcus basilaris des Pons innerhalb der C. pontis kranialwärts bis in die C. interpeduncularis. Sie ist im Mittel 32 (15-40) mm lang. Das obere Ende der A. basilaris liegt in 51% auf Höhe, in 30% oberhalb und in 19% unterhalb des Dorsum sellae (180). Die Arterie kann in etwa je 10% einen rechtskonkaven oder einen linkskonkaven Bogen bilden, meist mit einer kontralateral dikkeren A. vertebralis kombiniert. Deshalb werden für diese Ausbiegungen hämodynamische Faktoren angenommen (156). Dieser gekrümmte Verlauf darf nicht mit einer pathologischen Verlagerung durch Raumforderung verwechselt werden.

Äste der A. basilaris sind:
1. Aa. pontis (feine Äste, nicht in den Schnitten getroffen),
2. A. cerebelli inferior anterior (Abb. 32a.29, 49a.15, 50a.18),
3. A. cerebelli superior (Abb. 10a.18, 32a.22, 51a.16),
4. A. cerebri posterior (Abb. 10a.13, 32a.21, 51a.13).

Die etwa 8 Aa. pontis gehen fast rechtwinklig von der A. basilaris ab und versorgen mit medialen Ästen den paramedialen Sektor von Pons und Mittelhirn sowie mit kurzen zirkumferentiellen Zweigen partiell den lateralen Sektor des Pons. Sie sind im Angiogramm in der Regel nicht sichtbar.

Die A. cerebelli inferior anterior („AICA") entspringt meist aus dem unteren Drittel (52%), weiterhin aus dem mittleren (46%) und selten aus dem oberen Drittel (2%) der A. basilaris. Ausnahmsweise kann die A. cerebelli inferior anterior von der A. vertebralis abgehen. In etwa 10% ist die A. cerebelli inferior anterior auf einer Seite doppelt angelegt, und in 1% fehlt sie einseitig, seltener doppelseitig. Das Gefäß zieht meist zuerst laterokaudal über den Pons, an den es feine Äste abgibt. Dann bildet es eine Schlinge, aus der in etwa 70% die A. labyrinthi abgeht. In den anderen Fällen geht die A. labyrinthi direkt aus der A. basilaris ab. Die A. cerebelli inferior anterior zieht über den Flocculus hinweg oder umgreift ihn und versorgt ihn mit feinen Ästen. Aus diesem flokkulären Abschnitt der Kleinhirnarterie gehen noch feine Äste zum Pons und zur Medulla oblongata ab. Die Hemisphärenäste der A. cerebelli inferior anterior versorgen vorn liegende Teile vor allem der Kleinhirnunterfläche sowie den Plexus choroideus des 4. Ventrikels.

Die A. cerebelli superior entspringt als konstanteste der Kleinhirnarterien aus der A. basilaris unmittelbar vor deren Endaufzweigung. In 4% geht diese Kleinhirnarterie aus der A. cerebri posterior ab (234). In etwa je 10% kommen doppelte Aa. cerebelli superiores auf der rechten und linken Seite vor. Die A. cerebelli superior gibt feine Äste zu Teilen des Pons, zum oberen Kleinhirnstiel und zur Lamina tecti ab sowie dicke Äste zur Oberseite des Kleinhirns. Die Kleinhirnarterien anastomosieren untereinander.

Bei fehlender Anlage können sich die Kleinhirnarterien in der Versorgung des Kleinhirns gegenseitig ganz oder teilweise ersetzen. Bei fehlender A. cerebelli inferior posterior übernehmen die A. cerebelli inferior anterior und die A. cerebelli superior die Versorgung der Kleinhirnunterfläche. Eine A. cerebelli inferior posterior versorgt in 60% der Fälle allein die Kleinhirnunterfläche. In 26% beteiligt sich noch die A. cerebelli inferior anterior und in 3% die A. cerebelli superior daran. In 67% versorgt die A. cerebelli superior die Kleinhirnoberfläche. Weiterhin sind daran vor allem die A. cerebelli inferior anterior sowie die A. cerebelli inferior posterior beteiligt (235).

A. cerebri posterior

Die A. cerebri posterior (Abb. 89.6, 10a.13, 32a.21, 51a.13) entspringt in etwa 90% aus A. basilaris und verläuft dann zwischen den Crura cerebri und dem Clivus in der C. interpeduncularis. In etwa 10% liegt ein fetaler Typ vor, bei dem die A. cerebri posterior eine Fortsetzung der A. communicans posterior und damit ein Ast der A. carotis interna ist. Die Gefäßstrecke der A. cerebri posterior von der A. basilaris bis zur A. communicans posterior wird Pars precommunicalis genannt. Sie ist im Mittel 6 (3-9) mm lang. Feine penetrierende Äste der Pars precommunicalis (Aa. centrales posteromedialis und posterolateralis Abb. 89.7) dringen durch die Substantia perforata in-

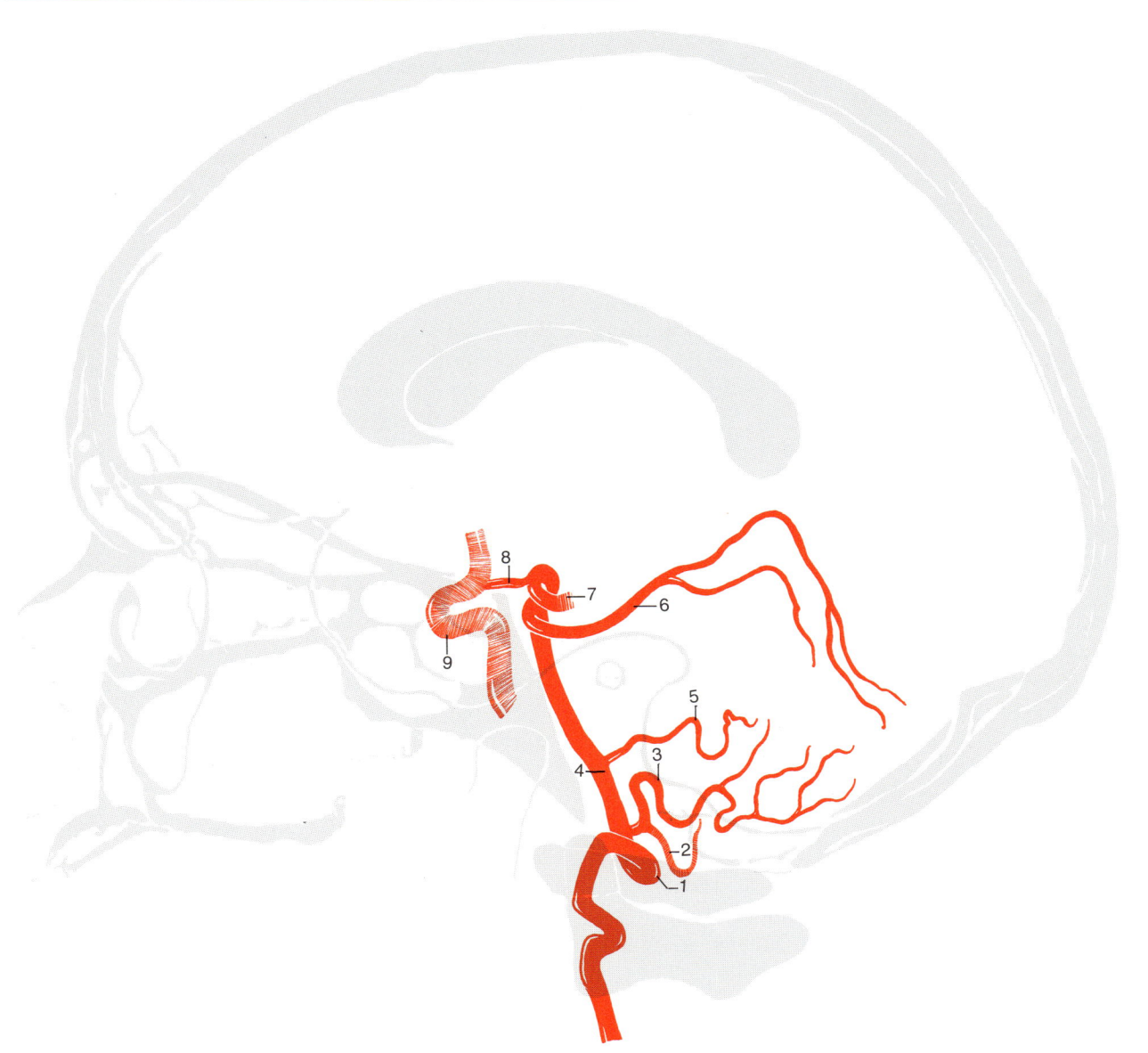

Hirnarterien und ihre vaskulären Territorien 193

1. A. vertebralis
2. Variante der A. cerebelli inferior posterior
3. A. cerebelli inferior posterior PICA
4. A. basilaris
5. A. cerebelli inferior anterior AICA
6. A. cerebelli superior
7. Abgang der A. cerebri posterior
8. A. communicans posterior
9. A. carotis interna

Abb. 88 Der infratentorielle arterielle Gefäßbaum mit seiner Verbindung zur A. carotis interna in Seitenansicht nach (180).

terpeduncularis ins Gehirn ein und versorgen partiell Mittelhirn und Zwischenhirn. Im Angiogramm lassen sich diese dünnen Arterienäste selten identifizieren (234).

Die Pars postcommunicalis der A. cerebri posterior zieht bogenförmig um das Mittelhirn und liegt in der C. ambiens. Dünne penetrierende Äste der Pars postcommunalis (Aa. centrales posterolaterales Abb. 89.7) versorgen hintere Thalamusabschnitte, Lamina tecti und das Corpus pineale. Unterhalb des Pulvinar thalami und oberhalb des Tentorium cerebelli teilt sich die A. cerebri posterior in ihre beiden Hauptäste: A. occipitalis medialis (A. occipitalis interna) (Abb. 12a.13, 33a.16, 52a.12, 53a.15, 54a.21) und A. occipitalis lateralis (A. temporooccipitalis, A. occipitotemporalis) (Abb. 12a.15, 34a.15, 52a.13, 53a.18). Am Anfang der Pars postcommunicalis gehen die Aa. choroideae posteriores medialis et lateralis (Abb. 52a.14) ab. Sie ziehen zwischen Lamina tecti und G. parahippocampalis. Dann versorgen diese Arterien die Plexus choroidei des 3. Ventrikels und der Seitenventrikel. Außerdem geben sie dünne Zweige zu Epiphyse, Tectum und Zwischenhirnanteilen ab. Mehrere Äste ziehen zu den Corpora geniculata laterale et mediale, zur Rückseite des Thalamus und zum G. parahippocampalis. Ein bis vier Äste der Aa. parahippocampales versorgen den G. parahippocampalis, die Hippocampusformation und Teile des Splenium corporis callosi. Bei einem Hirnödem werden Teiläste durch Zugwirkung des Tentorium cerebelli stranguliert, so daß meistens ein Sektor der Hippocampusformation degeneriert (Sommerscher Sektor, entspricht etwa dem h1-Feld nach (257, 432)). Weitere kortikale Äste gehen zur Unterseite des Temporallappens.

Die Aufteilung der A. cerebri posterior in zwei annähernd gleich große Hauptäste liegt meistens am lateralsten Punkt des Pedunculus cerebri. Diese Teilung in eine A. occipitalis medialis und in eine A. occipitalis lateralis tritt meistens als Bifurkation, seltener als Trifurkation und sehr selten als Quadrofurkation auf (234).

Die A. occipitalis lateralis zieht über den hinteren Abschnitt des G. parahippocampalis und versorgt die Unterfläche des Hinterhauptslappens. Die A. occipitalis medialis verläuft unterhalb des Splenium corporis callosi und kreuzt den Isthmus des G. cinguli. Die Arterie zweigt sich in ihre Endäste A. parietooccipitalis und A. calcarina auf. Die A. parietooccipitalis (Abb. 15a.7, 32a.14, 55a.21, 56a.16) verläuft meist im gleichnamigen Sulcus und versorgt Cuneus und Precuneus. Die A. calcarina (Abb. 15a.11, 32a.15, 54a.22, 55a.23) liegt an oder in der gleichnamigen Furche. Selten entspringt die Arterie aus der A. occipitalis lateralis. Die A. calcarina versorgt nur in etwa 1/4 der Fälle die Area striata vollständig (394). In den anderen Fällen wird die Sehregion partiell von Nachbararterien mitversorgt. Bei Gefäßverschluß der A. calcarina kann eine homonyme Hemianopsie mit Aussparung der Macula auftreten, wenn eine Nachbararterie das an der Mantelkante gelegene Feld der Area striata, das mit der Macula lutea eine Punkt-zu-Punkt-Verbindung hat, ausreichend versorgt.

A. carotis interna

Die A. carotis interna (Abb. 90.1, 10a.23, 34a.23, 48a.12, 49a.9) tritt an der äußeren Schädelbasis in den Canalis caroticus des Felsenbeins ein. Die Arterie verläuft erst vertikal und knickt dann mediofrontal ab. Sie durchdringt in ventraler und erneuter vertikaler Richtung (C5-Abschnitt) den S. cavernosus (Abb. 9a.17, 33a.17, 50a.10, 50a.9). Dann wendet sie sich nach vorn (C4-Abschnitt). Unter dem Processus clinoideus anterior steigt die A. carotis interna nach oben und biegt nach hinten um. Sie bildet mit nach vorn gerichteter Konvexität das Karotisknie (C3-Abschnitt). Der intrakavernöse Abschnitt der A. carotis interna wird in der neuen Literatur überwiegend juxtaselläres Segment genannt (180). Die A. carotis interna tritt danach mit nach hinten gerichtetem Verlauf durch Dura mater und Arachnoidea in den Subarachnoidalraum ein (C2-Abschnitt). Diese Pars subarachnoidealis der A. carotis interna hat eine Länge von 13 (8-18) mm (234) und reicht mit aufsteigendem Verlauf (C1-Abschnitt) bis zur Aufteilung in ihre beiden Endäste A. cerebri anterior (Abb. 8a.10, 32a.20, 51a.10) und A. cerebri media (Abb. 9a.9, 34a.13, 51a.11). Direkte Äste der A. carotis interna durchbluten die Gegend des Chiasma opticum, den Hypophysenstiel, den Hypophysenvorderlappen sowie kleine Teile des Hypothalamus, des Genu der Capsula interna, gelegentlich auch des Pallidum sowie vordere Abschnitte des Thalamus (235).

Die A. communicans posterior (Abb. 51a.12) entspringt aus der A. carotis interna in der Region zwischen der Sella turcica und dem Tuber cinereum des Zwischenhirns. Sie läuft am oberen Tentoriumrand okzipitalwärts. In etwa jedem 100. Fall fehlt die A. communicans posterior. In etwa 10% liegt ein fetaler Typus vor: Die A. communicans posterior ist so weitlumig, daß die A. cerebri posterior ihre Hauptblutzufuhr aus der A. carotis interna über die A. communicans posterior erhält (234). Die Äste der A. communicans posterior versorgen das Chiasma opticum, Anteile des Tr. opticus, des Hypothalamus wie Corpus mamillare und Tuber cinereum, des Thalamus zwischen der Adhesio interthalamica und dem Foramen interventriculare, den Hirnschenkel und weiterhin den Schwanz des Nucl. caudatus.

Die A. choroidea anterior geht fast immer aus der A. carotis interna nach dem Abgang der A. communicans posterior und etwa 3 mm proximal der Aufteilungsstelle der A. carotis interna ab (234). In seltenen Fällen entspringt die A. choroidea anterior aus der A. communicans posterior. Die etwa 25 mm

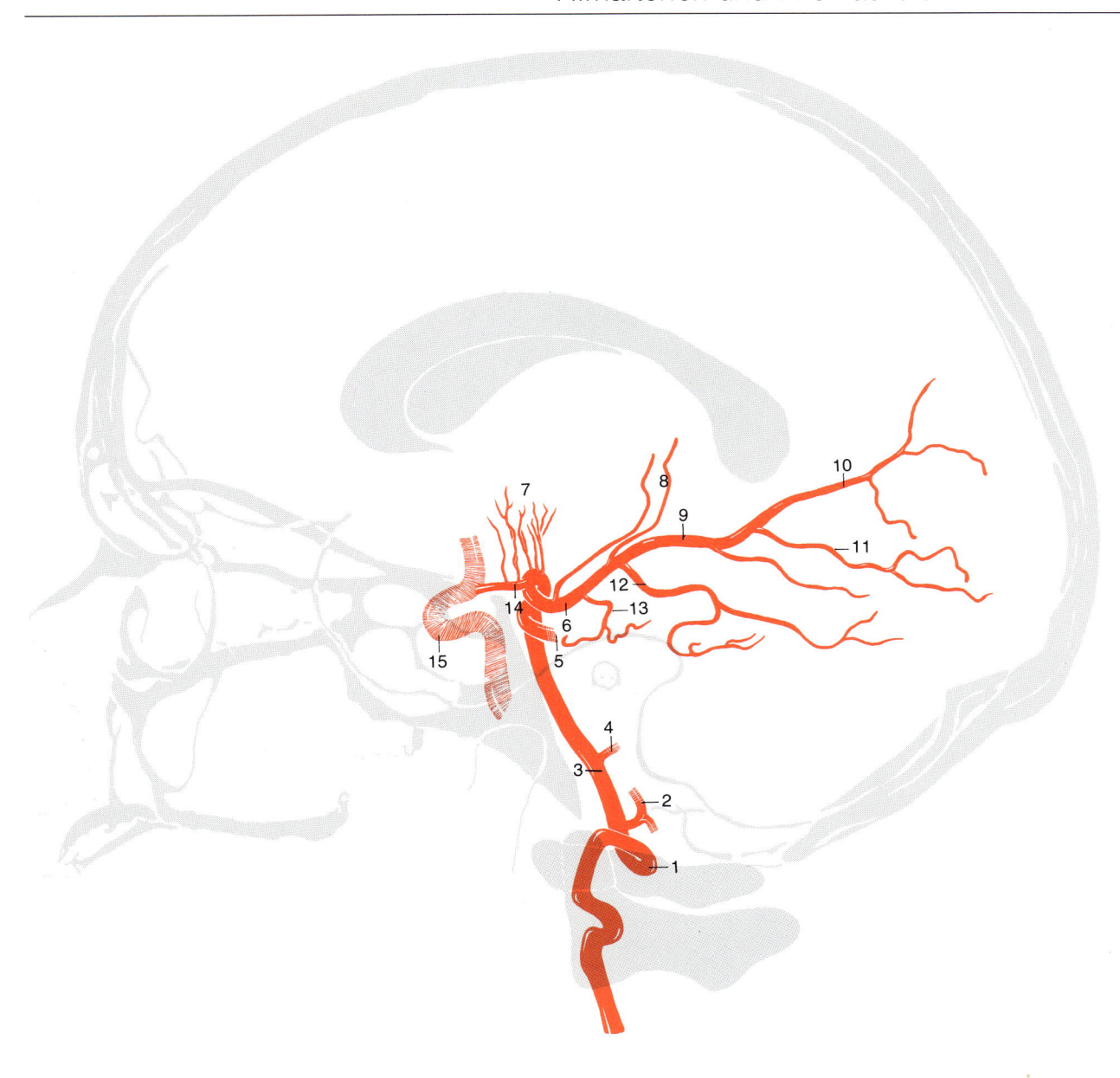

Hirnarterien und ihre vaskulären Territorien 195

1 A. vertebralis
2 Abgang der A. cerebelli inferior posterior
3 A. basilaris
4 Abgang der A. cerebelli inferior anterior
5 Abgang der A. cerebelli superior
6 A. cerebri posterior
7 Aa. centrales posteromedialis und posterolateralis (Aa. thalamoperforantes anteriores und posteriores (180))
8 Aa. choroideae posteriores medialis und lateralis
9 A. occipitalis medialis (A. occipitalis interna (180))
10 A. parietooccipitalis
11 A. calcarina
12 A. occipitalis lateralis (A. temporooccipitalis, A. occipitotemporalis (180))
13 Aa. temporales
14 A. communicans posterior
15 A. carotis interna

Abb. 89 A. cerebri posterior in Seitenansicht nach (180).

1 A. carotis interna
2 Äste der A. cerebri media
3 A. cerebri anterior
4 A. frontobasalis medialis
5 A. callosomarginalis (A. cingulomarginalis (235))
6 A. frontopolaris
7 A. frontalis anteromedialis (A. frontalis interna anterior (180))
8 A. frontalis mediomedialis (A. frontalis interna media (180))
9 A. pericallosa
10 A. frontalis posteromedialis (A. frontalis interna posterior (180))
11 A. paracentralis
12 A. precunealis superior (A. parietalis interna superior (180))
13 A. precunealis inferior (A. parietalis interna inferior (180))

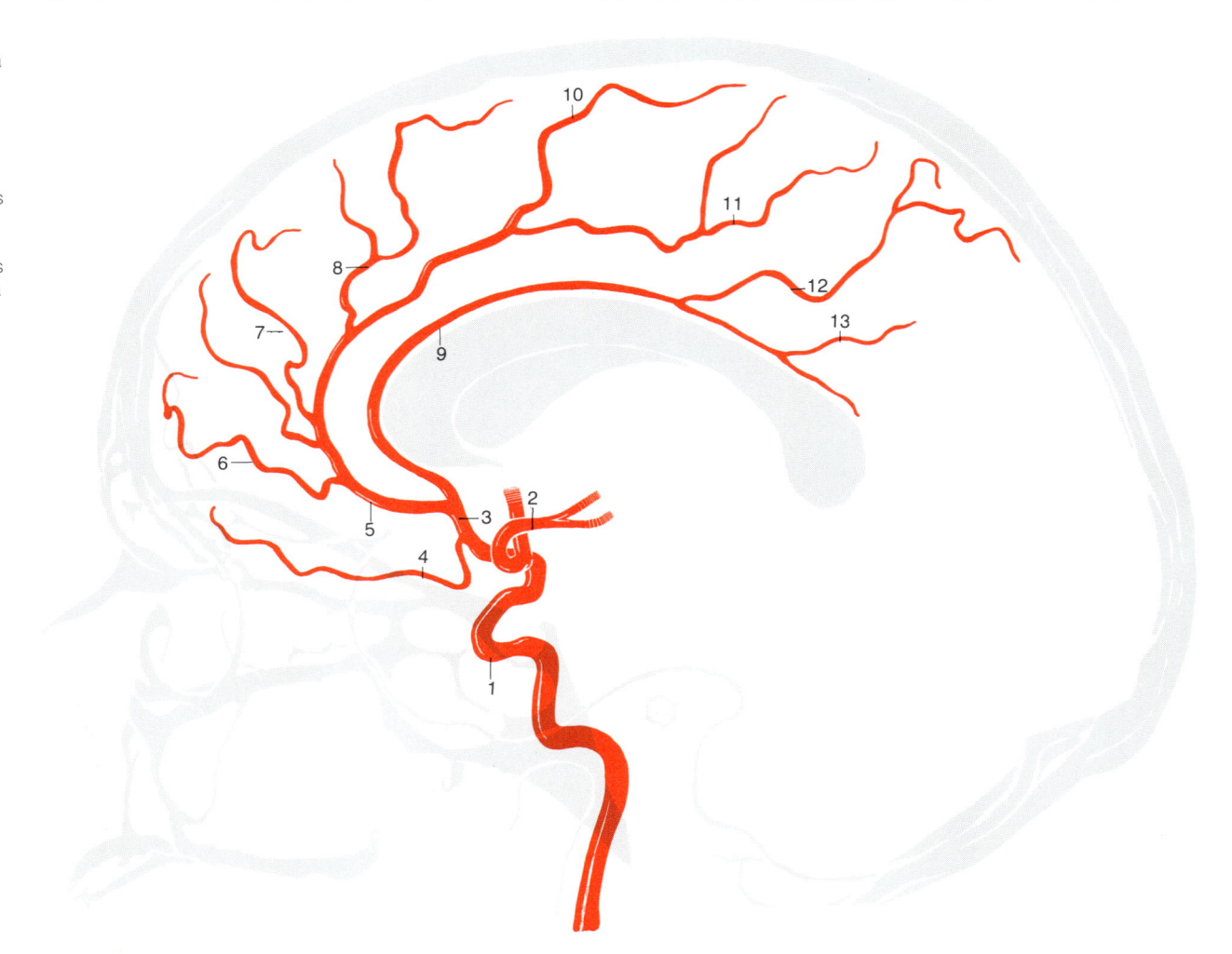

Abb. 90a und b Zwei Hauptvarianten der A. cerebri anterior in Seitenansicht nach (180): a) die A. callosomarginalis ist ein Hauptast der A. cerebri anterior mit Seitenästen, b) die Seitenäste zweigen direkt aus der A. cerebri anterior ab.

lange A. choroidea anterior verläuft zwischen dem Tr. opticus und dem G. parahippocampalis, tritt in die C. interpeduncularis ein und zieht in der C. ambiens zur Spitze des Unterhorns des Seitenventrikels in den Plexus choroideus. Sie versorgt weiterhin Anteile des End-, Zwischen- und Mittelhirns. Feine Äste der A. choroidea anterior ziehen zum Uncus des G. parahippocampalis, zum Corpus amygdaloideum, zum inneren Abschnitt des Pallidum sowie zum Crus posterius der Capsula interna, in dem Tr. corticonuclearis und Tr. corticospinalis verlaufen.

A. cerebri anterior

Die A. cerebri anterior (Abb. 90.3, 7a.5, 32a.20, 51a.10, 52a.6, 53a.5, 54a.7) entspringt mit der A. cerebri media aus der Endaufzweigung der A. carotis interna. Diese Gabelung liegt in dem Zwickel zwischen Chiasma opticum und Temporalpol des Schläfenlappens etwa in Höhe des Processus clinoideus anterior. Eine Aplasie der A. cerebri anterior kommt selten vor (weniger als 1% (234)). Die A. cerebri anterior wendet sich nach ihrem Ursprung mediofrontal und liegt dann oberhalb des N. opticus. Der erste Abschnitt, die Pars precommunicalis (A1-Segment), reicht bis zur A. communicans anterior und ist im Mittel 14 mm lang (234). Der zweite Abschnitt (Pars postcommunicalis, A2-Segment) beginnt distal der A. communicans anterior (Abb. 32a.18).

Aus der Pars precommunicalis gehen mehrere penetrierende Aa. centrales breves ab und dringen in die Substantia perforata rostralis ein. Die A. centralis longa (Heubnersche Arterie) entspringt meistens aus der Pars postcommunicalis, nur in etwa jedem 10. Fall aus der Pars precommunicalis (235). Diese penetrierenden Arterien und die Aa. centrales anteromediales (lenticulostriatae mediales) versorgen Lamina terminalis, Commissura anterior, vordere hypothalamische Abschnitte, gelegentlich das Tuberculum anterius des Thalamus. Weiterhin werden von diesen Aa. centrales das Crus anterius und Genu der Capsula interna, vordere Teile des Pallidum und der anteroinferiore Teil des Caput nuclei caudati durchblutet.

Aus der Pars postcommunicalis gehen Äste zur Großhirnrinde ab. Die A. frontobasalis medialis (Abb. 6a.8, 32a.19, 51a.5, 90a.4) entspringt in Höhe

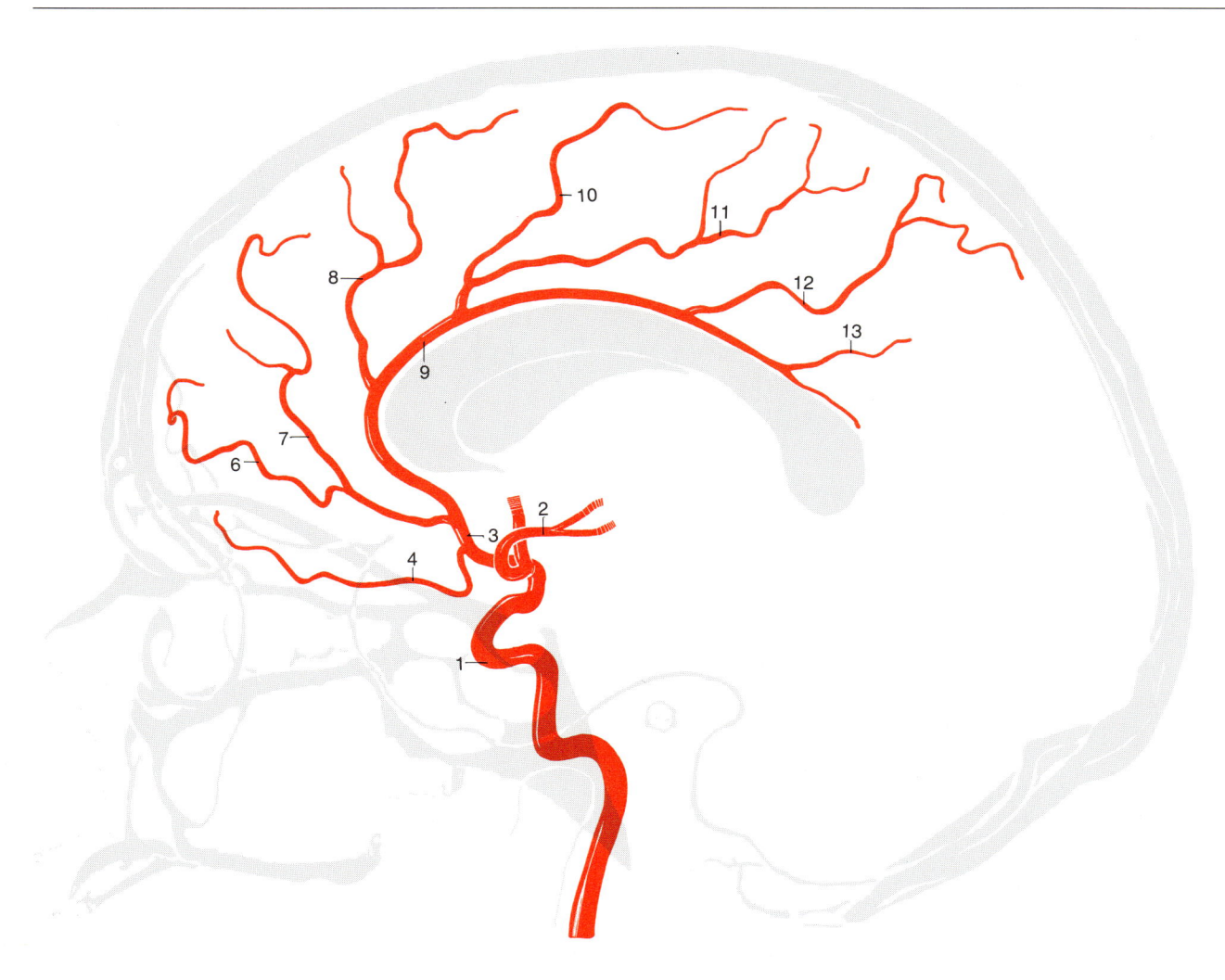

Hirnarterien und ihre vaskulären Territorien

1 A. carotis interna
2 Äste der A. cerebri media
3 A. cerebri anterior
4 A. frontobasalis medialis
6 A. frontopolaris
7 A. frontalis anteromedialis (A. frontalis interna anterior (180))
8 A. frontalis mediomedialis (A. frontalis interna media (180))
9 A. pericallosa
10 A. frontalis posteromedialis (A. frontalis interna posterior (180))
11 A. paracentralis
12 A. precunealis superior (A. parietalis interna superior (180))
13 A. precunealis inferior (A. parietalis interna inferior (180))

der Area subcallosa und versorgt mediale Abschnitte des orbitalen Frontalhirns. Die A. frontopolaris (Abb. 52a.3) zieht schräg rostralwärts zum Stirnpol und ist für angiographische Lagebestimmungen eine Orientierungshilfe (358). Der horizontal verlaufende Endabschnitt der A. cerebri anterior wird A. pericallosa (Abb. 7a.4, 32a.9, 55a.8, 56a.10) genannt (344). Die weitere Verzweigung der Äste der A. cerebri anterior folgt meistens in zwei Varianten (180):

1. Ein Hauptast der A. cerebri anterior, die A. callosomarginalis (Abb. 54a.5, 55a.6, 56a.7, 57a.7), liegt im Sulcus cinguli und gibt die Seitenäste ab (Abb. 90a.5).
2. Die Seitenäste zweigen direkt aus der A. cerebri anterior bzw. A. pericallosa ab (Abb. 90b.9).

Die terminalen (kortikalen) Äste der A. cerebri anterior versorgen die mediale Fläche von Stirn- und Scheitellappen bis dicht vor den Sulcus parietooccipitalis. Das Versorgungsgebiet lappt unterschiedlich weit, etwa 2-3 cm breit, auf die konvexe Hemisphärenseite über, so daß G. frontalis superior, rostraler Teil des G. frontalis medius, mantelkantennahe Teile der Gyri pre- und postcentralis und ein Teil des Lobulus parietalis superior von der A. cerebri anterior durchblutet werden. Außerdem wird der Balken mit Ausnahme des Splenium von dieser Arterie versorgt.

Die A. communicans anterior (Abb. 32a.18, 51a.9) ist die etwa 3 mm lange Verbindungsarterie zwischen den Aa. cerebri anteriores dexter et sinister. Sie liegt oberhalb des Chiasma opticum in Höhe des Processus clinoideus anterior. Feine Äste gehen zu Chiasma opticum, Infundibulum und zur präoptischen Region des Hypothalamus ab.

1 A. carotis interna
2 A. cerebri media, orthograd verlaufend
3 Abgang der A. cerebri anterior
4 A. frontobasalis lateralis
5 Aa. insulares
6 Aa. prefrontales
7 A. sulci precentralis (A. praerolandica (180))
8 A. sulci centralis (A. rolandica (180))
9 A. parietalis anterior
10 A. parietalis posterior
11 A. gyri angularis
12 A. temporooccipitalis (A. occipitotemporalis (180))
13 A. temporalis posterior
14 A. temporalis intermedia (A. temporalis media (180))
15 A. temporalis anterior
16 A. temporopolaris

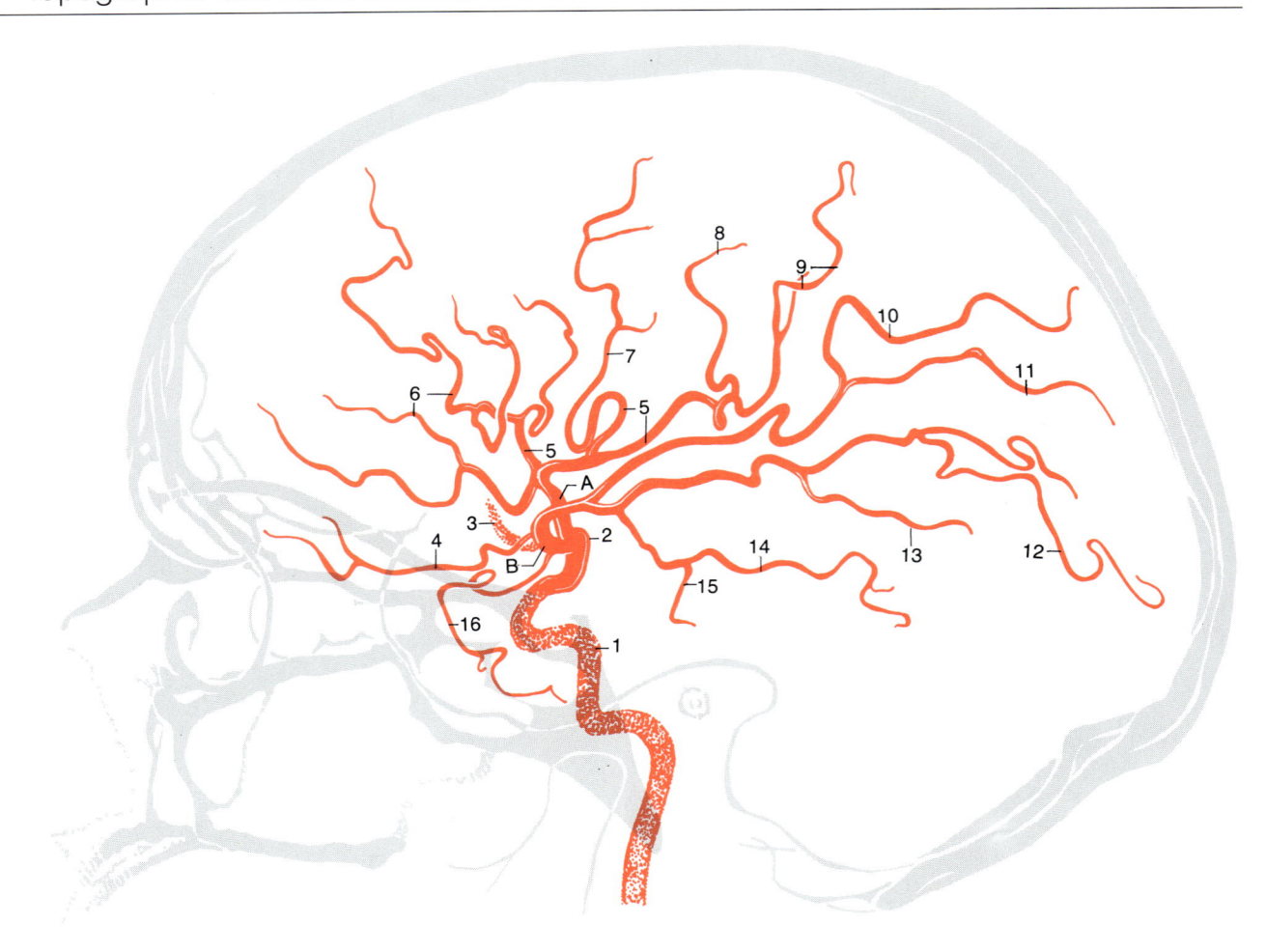

Abb. 91a und b Zwei Varianten der A. cerebri media mit a) einer Bifurkation A, B und mit b) einer Trifurkation A, B, C in Seitenansicht nach (180).

A. cerebri media

Die A. cerebri media (Abb. 91a.2, 9a.9, 34a.13, 51a.11) setzt die Verlaufsrichtung der A. carotis interna fort und zieht von medial her in die Tiefe der C. fossae lateralis cerebri (Sylvii). Die A. cerebri media liegt in ihrem Anfangsabschnitt (Pars sphenoidalis, M1-Abschnitt) dicht unter der Substantia perforata rostralis, in die sie 3-13 dünne, penetrierende Arterien, Aa. centrales anterolaterales (Aa. thalamostriatae anterolaterales, Aa. lenticulostriatae laterales), vor allem für die Basalganglien abgibt. Diese Arterien versorgen im einzelnen das Genu der Capsula interna, vorwiegend das Putamen und zum Teil das Pallidum. Bis zur Aufteilung in zwei oder mehrere Äste ist die A. cerebri media 16 (5-24) mm lang. Eine Aplasie der A. cerebri media ist sehr selten (0.3% nach 234). Das Limen insulae ist die Stelle, wo die Insel an die Substantia perforata rostralis grenzt. Dort teilt sich die A. cerebri media in etwa 20% der Fälle in Form einer Bifurkation (Abb. 91a), in etwa 50% in Form einer Trifurkation (Abb. 91b) oder seltener in Form einer Quadrofurkation oder einer Pentafurkation (234). Diese terminalen (kortikalen) Äste verlaufen schräg aufwärts-dorsal und liegen auf der Insel: Aa. insulares (M2-Abschnitt) (Abb. 8a.9, 36a.9, 52a.7, 53a.6, 54a.9, 55a.10). Sie müssen dann um den Neuhirnrindenanteil herumziehen, der sich während der Neenzephalisation deckelartig über die Insel geschoben hat (398, 400). Die Arterien, die die Opercula der Insel umfassen (Pars opercularis, M3-Abschnitt), nehmen die Form eines Kandelabers an. Bei den nach oben verlaufenden Arterien ist der konkave Teil der Schlinge nach oben gerichtet, bei den nach unten (Temporallappen) verlaufenden Arterien entsprechend nach unten. Daran schließen sich die Endabschnitte der Arterien auf der Großhirnoberfläche an (M4-Abschnitt und M5-Abschnitt). Die Arterien werden nach ihrem peripheren Stromgebiet benannt.

Die A. frontobasalis lateralis (Abb. 6a.6, 35a.10, 91a.4) versorgt den G. frontalis inferior und zum Teil die Gyri orbitales. Die A. prefrontalis (Abb. 6a.4, 35a.4, 55a.5, 56a.5) liegt auf der Pars triangularis des Operculum und verzweigt sich auf der Außenfläche des Stirnhirns. Die A. sulci precentralis (A. praerolandica) (Abb. 9a.6, 35a.2, 54a.8, 55a.9) liegt streckenweise im Sulcus precentralis und versorgt die basale Hälfte des G. precentralis und

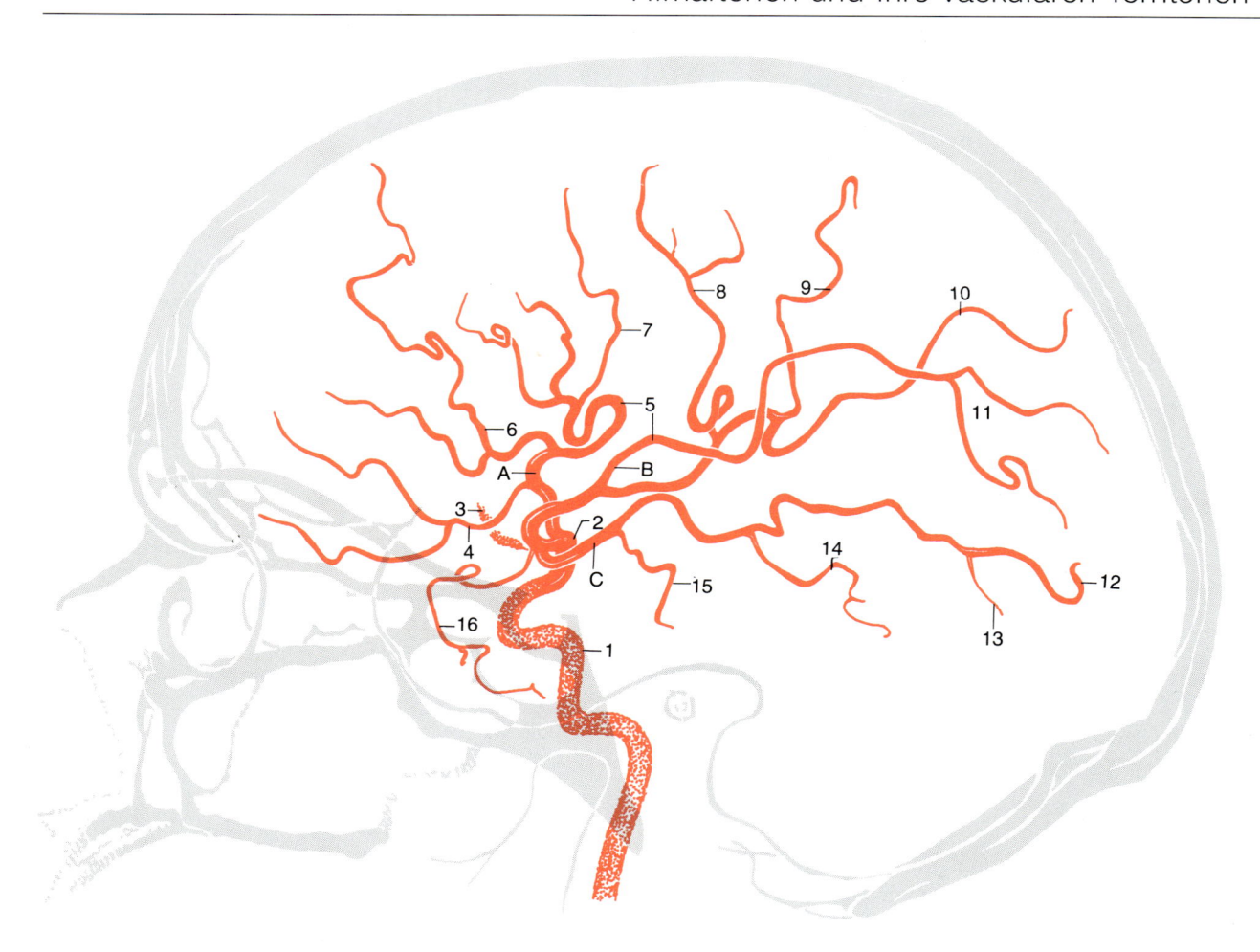

1 A. carotis interna
2 A. cerebri media, orthograd verlaufend
3 Abgang der A. cerebri anterior
4 A. frontobasalis lateralis
5 Aa. insulares
6 Aa. prefrontales
7 A. sulci precentralis (A. praerolandica (180))
8 A. sulci centralis (A. rolandica (180))
9 A. parietalis anterior
10 A. parietalis posterior
11 A. gyri angularis
12 A. temporooccipitalis (A. occipitotemporalis (180))
13 A. temporalis posterior
14 A. temporalis intermedia (A. temporalis media (180))
15 A. temporalis anterior
16 A. temporopolaris

den G. frontalis medius. Die A. sulci centralis (A. rolandica) (Abb. 10a.7, 35a.6, 55a.14, 56a.9) beteiligt sich an der Versorgung der Gyri pre- und postcentralis sowie angrenzender Gebiete. Die Aa. parietales anterior et posterior versorgen vordere und hintere Teile des Lobus parietalis. Die A. gyri angularis (Abb. 12a.9, 35a.8, 55a.19, 56a.15) zieht eine Strecke im Sulcus temporalis superior zum G. angularis und kann als Endast der A. cerebri media aufgefaßt werden.

Die A. temporooccipitalis zieht über den G. temporalis superior zum Okzipitallappen. Vier weitere temporale Arterien verlaufen nach unten (Abb. 91.13, 91.14, 91.15, 91.16).

Circulus arteriosus (Willisi)

Der Circulus arteriosus (Willisi) bildet in etwa 96% der Fälle einen vollständigen Gefäßkranz und verbindet dadurch die Stromgebiete der A. basilaris und der Aa. carotis internae. Bei Schwankungen der Blutzufuhr durch eine der Arterien kann der Circulus arteriosus als Blutverteiler wirken. In etwa je 2% fehlt die linke oder rechte A. communicans posterior (235). Hämodynamisch ausreichend funktionsfähige Verbindungen zwischen den großen Hirnarterien fehlen etwa in der Hälfte der Fälle (6). Die bevorzugte Lokalisation der Arteriosklerose am Circulus arteriosus kann seine Ausgleichsfunktion zusätzlich beeinträchtigen (433). Eine komplette Unterbindung einer A. carotis interna verursacht bei Erwachsenen normalerweise Ausfälle. Die kompensatorische Funktion des Circulus arteriosus als Blutleiter wird durch die Tatsache bestätigt, daß Hirninfarkte bei Patienten mit einem angeborenen inkompletten Circulus arteriosus signifikant häufiger als bei Personen mit einem kompletten Circulus vorkommen.

	terminale Äste der A. cerebri anterior
	terminale Äste der A. cerebri media
	terminale Äste der A. cerebri posterior
	A. choroidea anterior

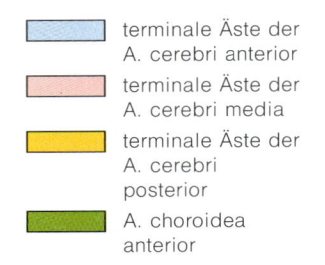

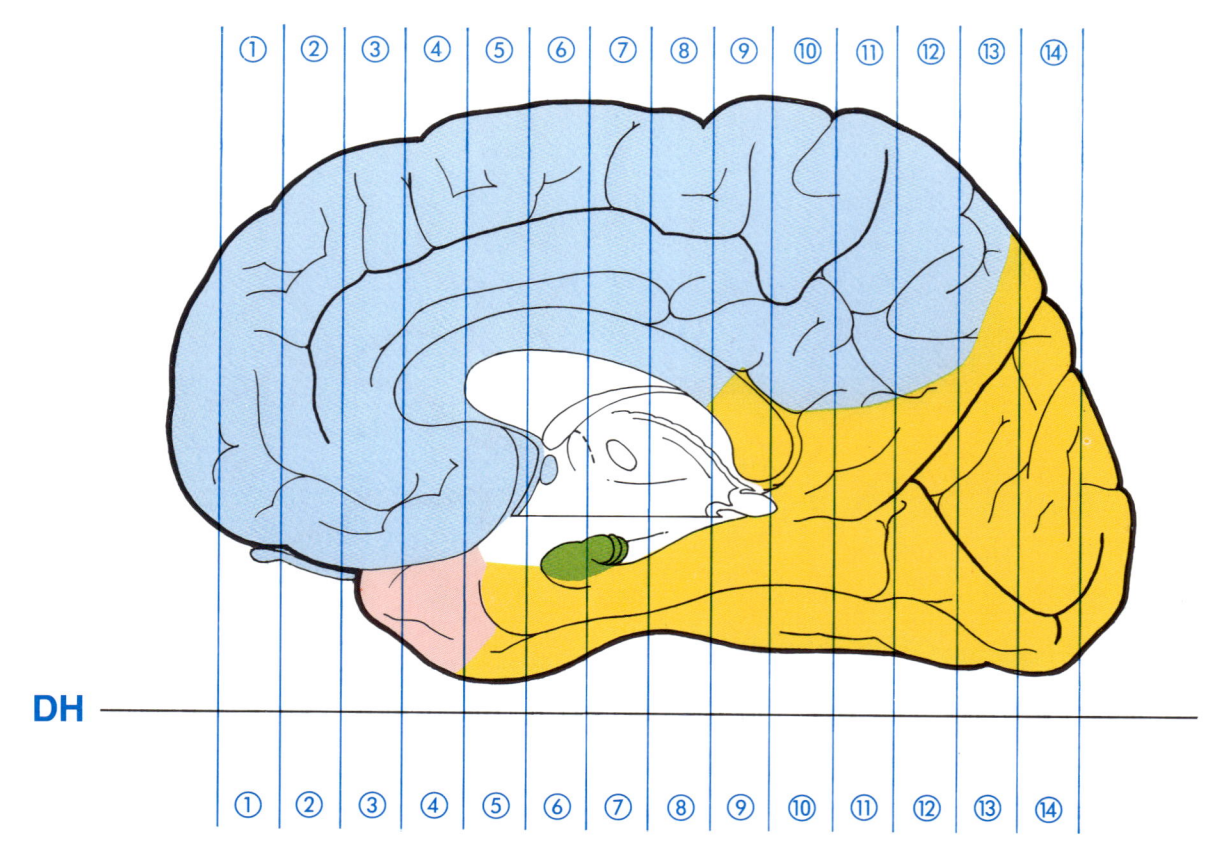

Abb. 92a In der Medianansicht des frontal geschnittenen Großhirns werden die Territorien der terminalen (kortikalen) Äste der Aa. cerebri anterior, media und posterior sowie der A. choroidea anterior angegeben. Die Zahl im Kreis gibt die Nummer der jeweiligen Scheibe an (s. Abb. 1, 2a, 2b, 3).
DH = Deutsche Horizontale.

Anastomosen der Hirnarterien

Eine nicht ausreichende Blutversorgung des Gehirns durch die A. carotis interna und A. vertebralis kann durch Anastomosen zwischen A. facialis und A. temporalis superficialis mit der A. ophthalmica und einer Umkehr der Strömungsrichtung der A. ophthalmica in die A. carotis interna in Grenzen kompensiert werden (s. 3.3). Weiterhin sind leptomeningeale Anastomosen zwischen den drei Großhirnarterien sowie zwischen den drei Kleinhirnarterien vorhanden. Über die Mittellinie hinweg können die A. callosomarginalis und die A. pericallosa den Blutstrom zur kontralateralen Hemisphäre leiten. Reichlich Anastomosen sind in der Regel zwischen der A. choroidea anterior und der A. choroidea posterior vorhanden.

Arterielle Versorgungsgebiete des Gehirns
(Abb. 92-96)

Trotz vieler beschriebener Anastomosen zwischen den Hirnarterien (180) treten ischämische Hirninfarkte auf, wenn plötzlich der Blutstrom großer Hirnarterien unterbrochen wird. Im allgemeinen reicht die Versorgung durch benachbarte Kollaterale nicht aus. Es lassen sich arterielle Territorien abgrenzen.

Die klinischen Symptome eines Infarktes hängen von den neurofunktionellen Systemen ab, die betroffen sind. Deshalb sind die topographischen Kenntnisse sowohl der arteriellen Territorien als auch der neurofunktionellen Systeme für die Beurteilung neurovaskulärer Erkrankungen notwendig.

Hirnstamm

Vereinfacht lassen sich ein
– medialer (paramedianer) Versorgungsbezirk und ein
– lateraler Versorgungsbezirk
unterscheiden.

Medialer Versorgungsbezirk

Das mediale Territorium der Medulla oblongata erhält sein arterielles Blut durch die Aa. spinales anteriores und durch direkte Äste der Aa. vertebrales. In diesem Versorgungsbezirk liegen die Pyramidenbahn und der motorische Kern des XII. Hirnnerven (Abb. 70b.12, 70b.24). Im Pons erfolgt die Versorgung durch Aa. pontis.

Klinische Hinweise

Ein einseitiger Ausfall des medialen Bezirks in der Medulla oblongata führt zum klinischen Bild einer sogenannten gekreuzten Lähmung. Auf der gleichen Seite der Läsion fallen die Motoneurone des XII. Hirnnerven aus und eine Lähmung der ipsilateralen

Hirnarterien und ihre vaskulären Territorien

terminale Äste der
A. cerebri anterior

terminale Äste der
A. cerebri media

terminale Äste der
A. cerebri posterior

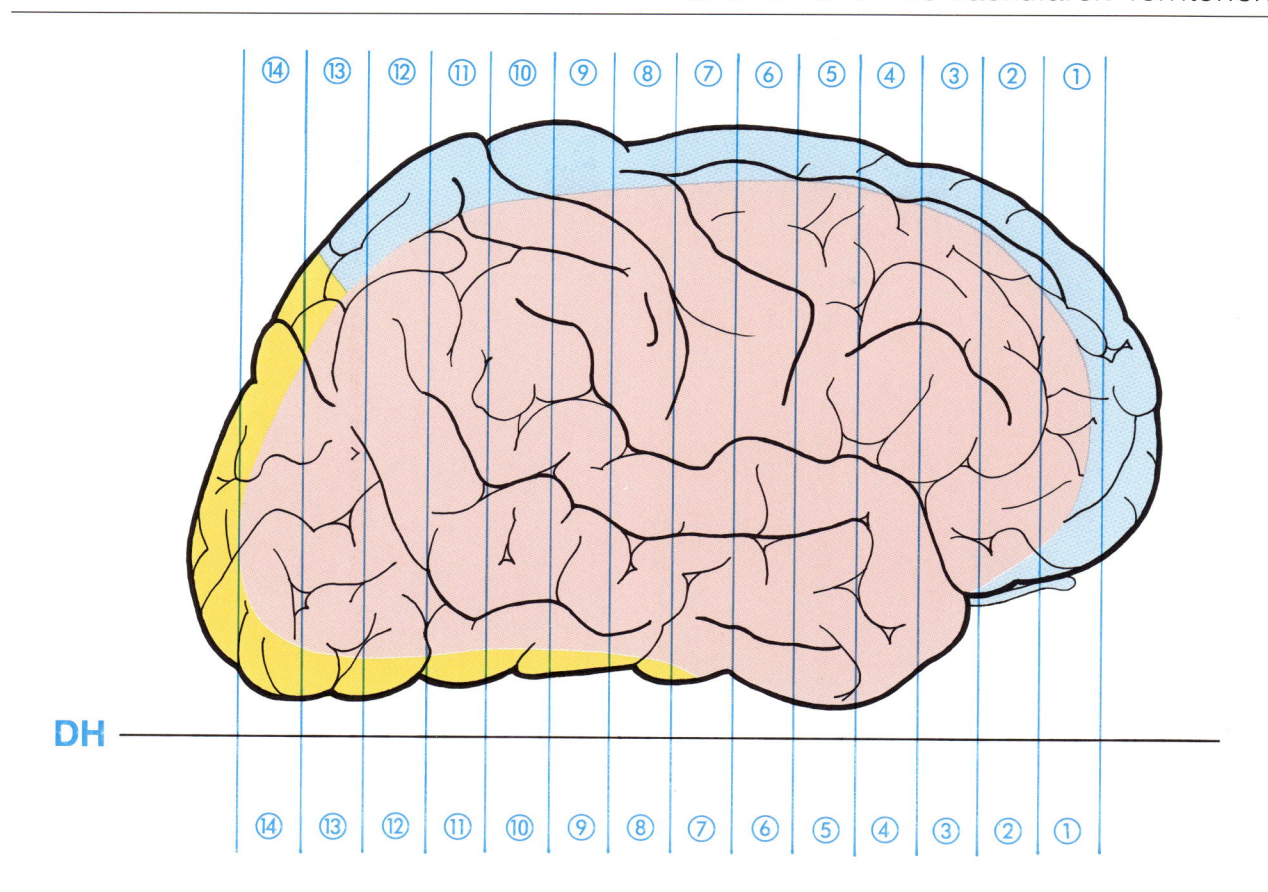

Abb. 92b In der Seitenansicht des frontal geschnittenen Großhirns werden die Territorien der terminalen (kortikalen) Äste der Aa. cerebri anterior, media und posterior angegeben. Die Zahl im Kreis gibt die Nummer der jeweiligen Scheibe an (s. Abb. 1, 2a, 2b, 3). DH = Deutsche Horizontale.

Zungenmuskulatur ist die Folge. Weiterhin wird die Pyramidenbahn vor ihrer Kreuzung unterbrochen und deshalb tritt eine kontralaterale Halbseitenlähmung auf.

Lateraler Versorgungsbezirk

Das laterale Territorium der Medulla oblongata wird aus Ästen aus den Aa. cerebelli inferiores posterior und anterior durchblutet. Die Gefäße versorgen den Nucl. spinalis nervi trigemini (Abb. 69b.28, 71b.27, 73b.22), Tr. spinothalamicus (Abb. 69b.24, 71b.17, 73b.18), vestibuläre Kerngebiete (Abb. 68.6, 72b.24, 73b.26) sowie austretende Wurzeln des IX. und X. Hirnnerven. Im Pons erhält der laterale Bezirk feine Äste der A. cerebelli inferior anterior und der A. cerebelli superior. Die Arterien, die ihre feinen Äste in den lateralen Bezirk abgeben, ziehen weiter als Kleinhirnarterien zum Cerebellum.

Klinische Hinweise

Ein einseitiger Ausfall des lateralen Bezirks der Medulla oblongata führt zum Wallenberg-Syndrom mit „gekreuztem" Ausfall der Schmerz- und Temperaturleitung: durch Läsion des Nucl. spinalis nervi trigemini werden die Schmerz- und Temperaturempfindungen aus dem Gesichtsbereich auf der gleichen Seite gestört. Eine Unterbrechung des Tr. spinothalamicus (oberhalb der Kreuzung) resultiert in einer Störung der Schmerz- und Temperaturleitung im kontralateralen Arm-Rumpf-Beinbereich. Ein Ausfall des vestibulären Systems zeigt sich in Schwindel, Erbrechen, Nausea und Nystagmus. Eine Läsion des IX. und X. Hirnnerven kann sich in Schluckstörungen und Heiserkeit äußern.

Vorderhirn

Das Vorderhirn zeigt eine räumlich kompliziertere Ordnung der Versorgungsbezirke als der Hirnstamm. Vereinfacht dargestellt gibt es im Vorderhirn zwei Hauptversorgungsbezirke:

– zentrale Versorgungsbezirke, die sich im Zwischenhirn, Nucl. caudatus, Putamen und in der Capsula interna befinden,
– terminale Versorgungsbezirke, die im Pallium, im Endhirnmantel, also im Cortex cerebri und dem darunterliegenden Mark, liegen. Die häufig synonym verwendete Bezeichnung „kortikaler Versorgungsbezirk" (oder „kortikale Arterie") beschreibt das Territorium unvollständig.

202 Topographie des Hirnschädels und seiner intrakraniellen Räume und Strukturen

☐ terminale Äste der A. cerebri anterior
☐ terminale Äste der A. cerebri media

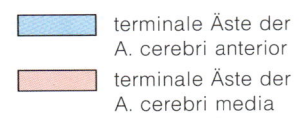

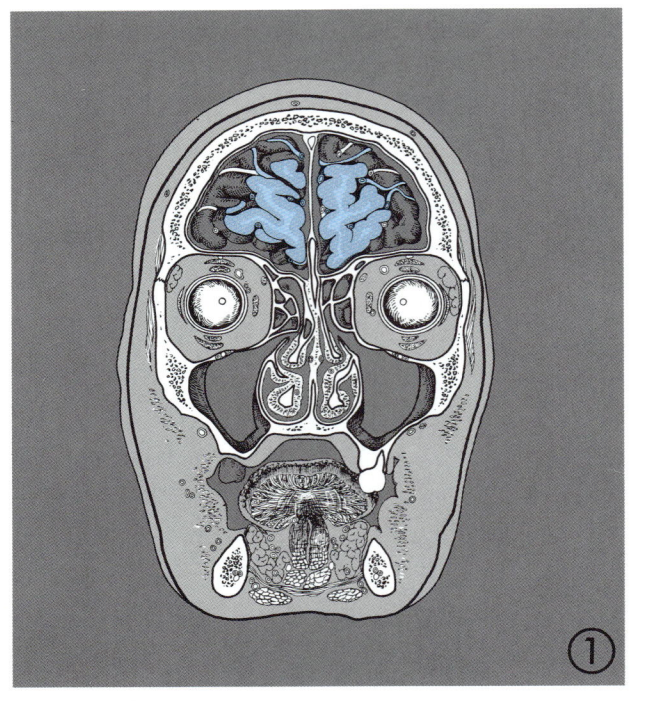

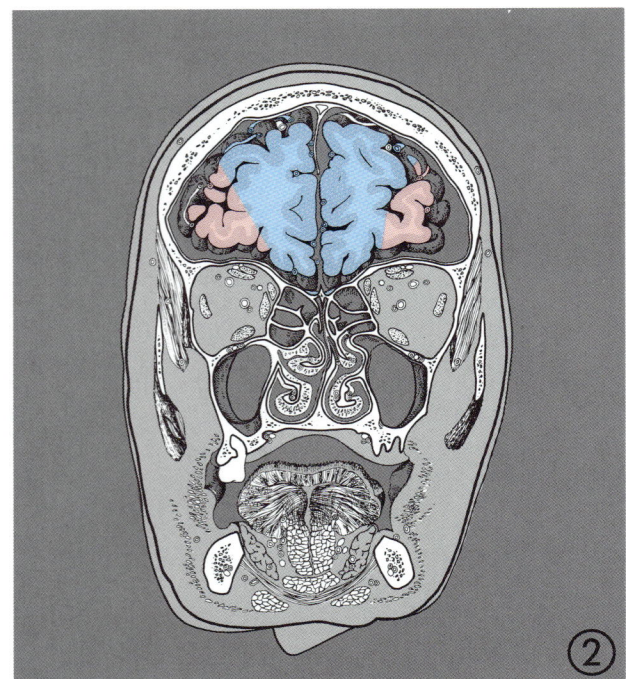

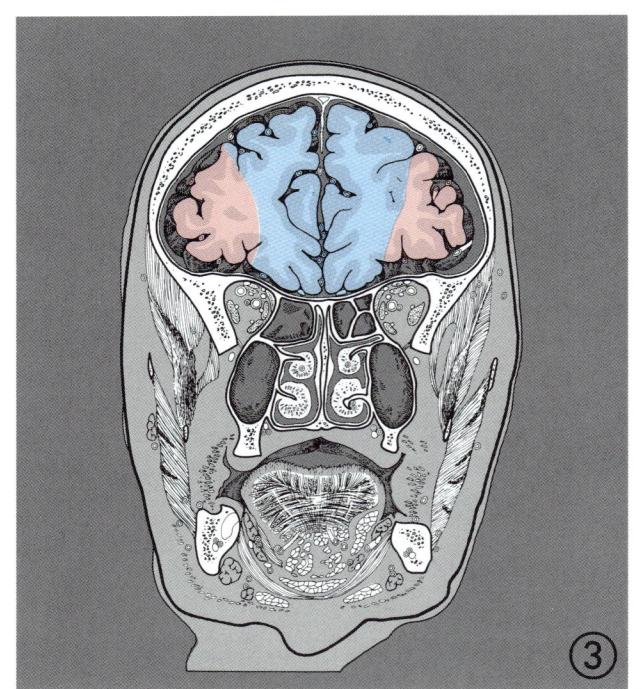

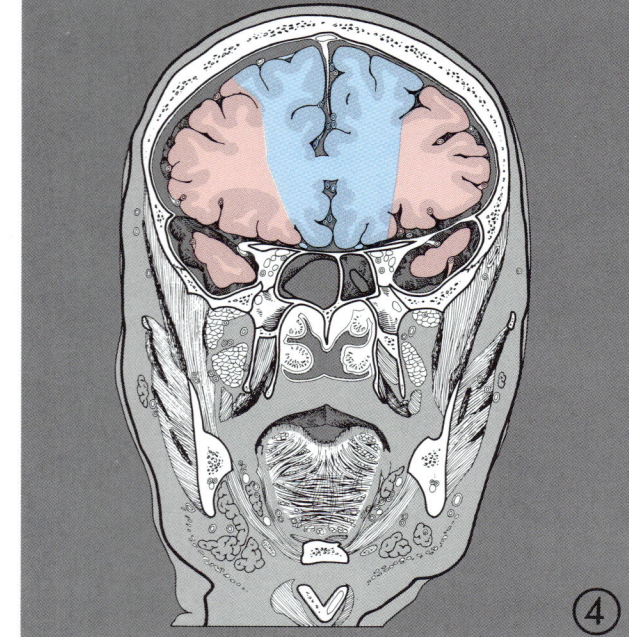

Abb. 93 Frontale Serienbilder der Territorien der terminalen (kortikalen) und zentralen (penetrierenden) Äste der Aa. cerebri anterior, media und posterior sowie der A. choroidea anterior. Die Zahl im Kreis gibt die Nummer der jeweiligen Scheibe an (s. Abb. 1, 2a, 2b, 3, 92a, 92b). Nach (21, 27, 28, 41, 42, 73, 158).

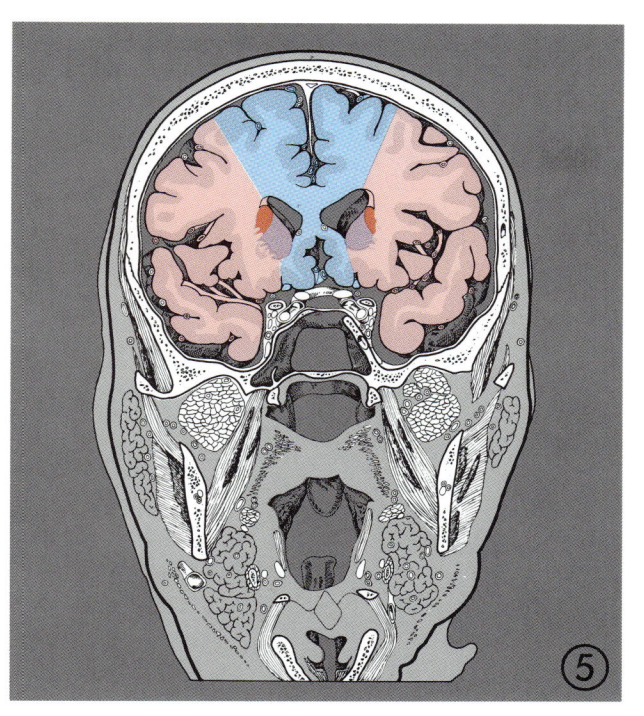

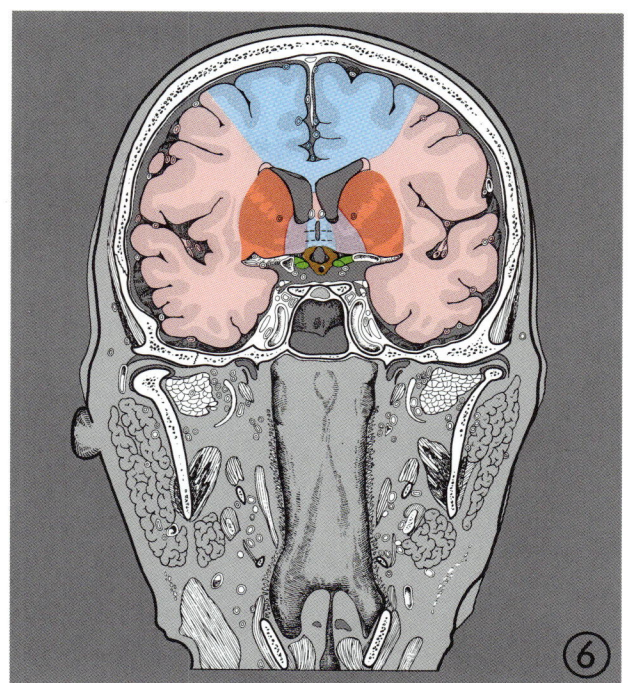

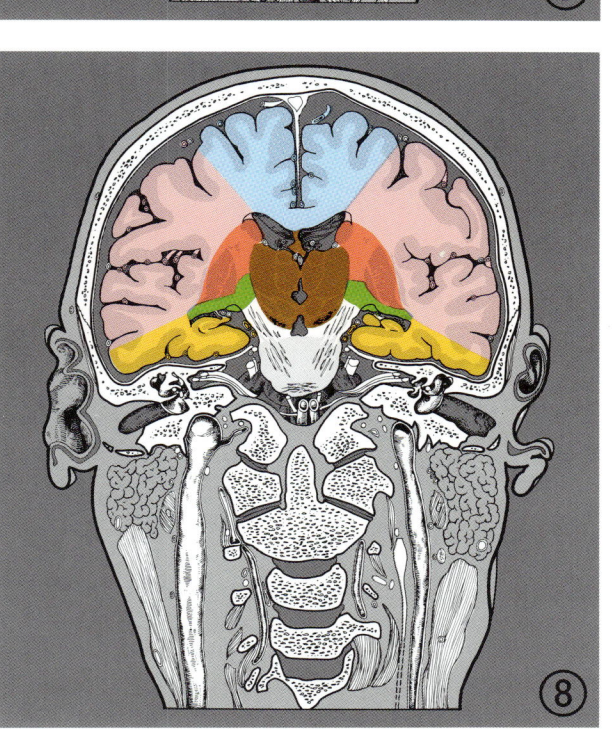

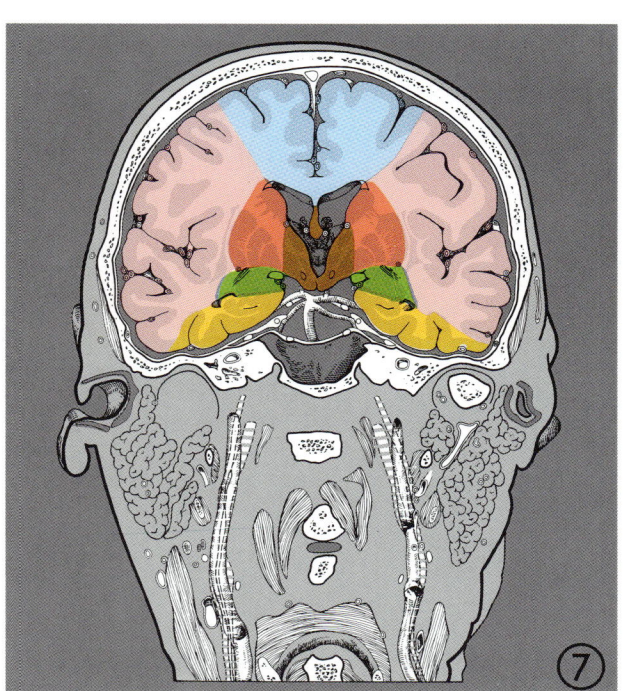

Hirnarterien und ihre vaskulären Territorien 203

	terminale Äste der A. cerebri anterior
	terminale Äste der A. cerebri media
	zentrale Äste der A. cerebri anterior
	zentrale Äste der A. cerebri media
	zentrale Äste der A. cerebri posterior und der penetrierenden Äste der A. communicans posterior
	A. choroidea anterior
	terminale Äste der A. cerebri posterior

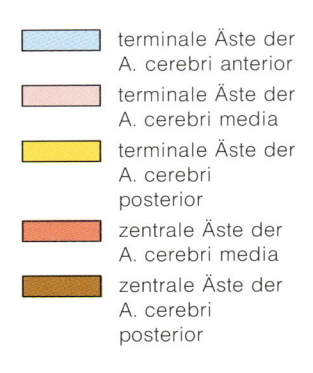

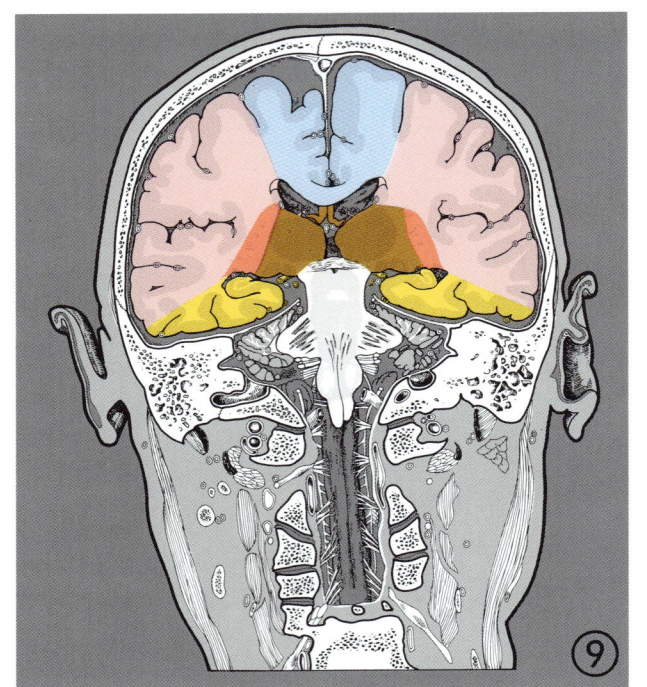

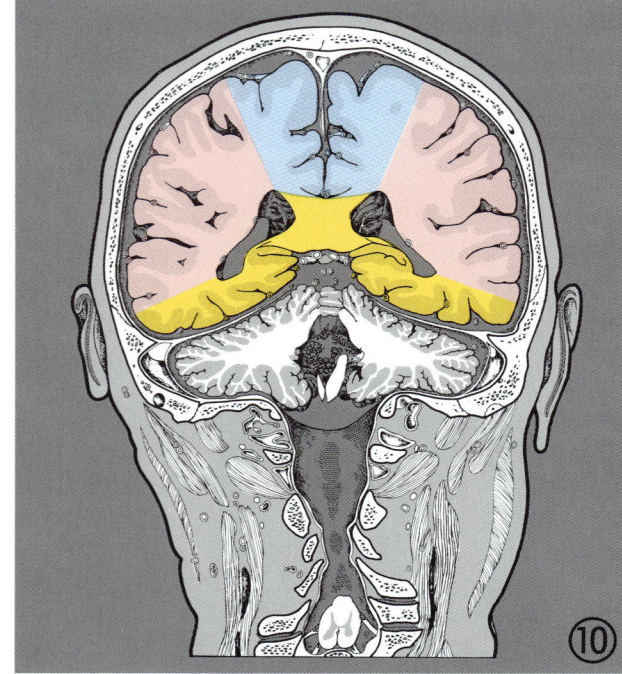

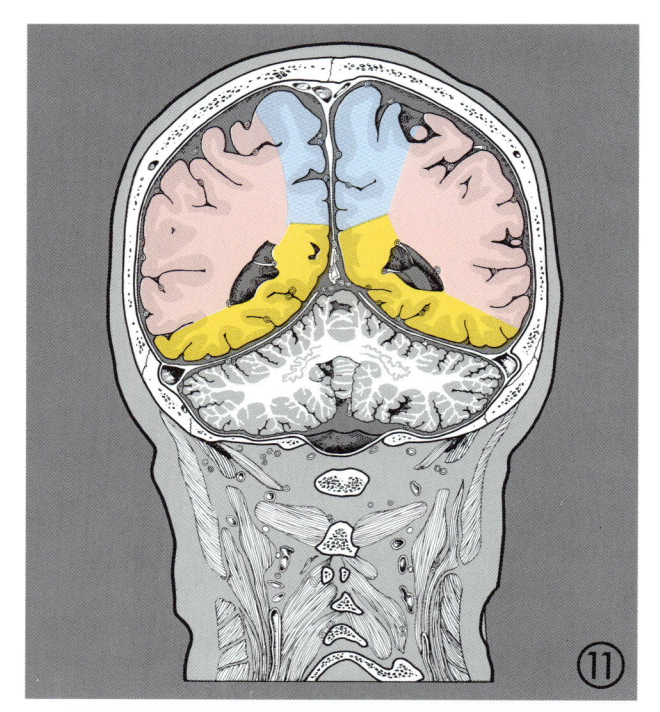

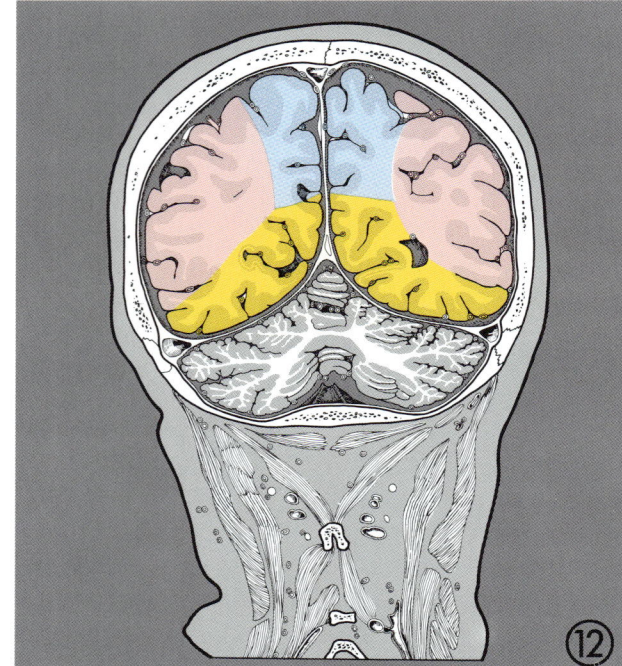

204 Topographie des Hirnschädels und seiner intrakraniellen Räume und Strukturen

- terminale Äste der A. cerebri anterior
- terminale Äste der A. cerebri media
- terminale Äste der A. cerebri posterior
- zentrale Äste der A. cerebri media
- zentrale Äste der A. cerebri posterior

Abb. 93 Frontale Serienbilder der Territorien der terminalen (kortikalen) und zentralen (penetrierenden) Äste der Aa. cerebri anterior, media und posterior sowie der A. choroidea anterior. Die Zahl im Kreis gibt die Nummer der jeweiligen Scheibe an (s. Abb. 1, 2a, 2b, 3, 92a, 92b). Nach (21, 27, 28, 41, 42, 73, 158).

Hirnarterien und ihre vaskulären Territorien

terminale Äste der A. cerebri anterior

terminale Äste der A. cerebri media

terminale Äste der A. cerebri posterior

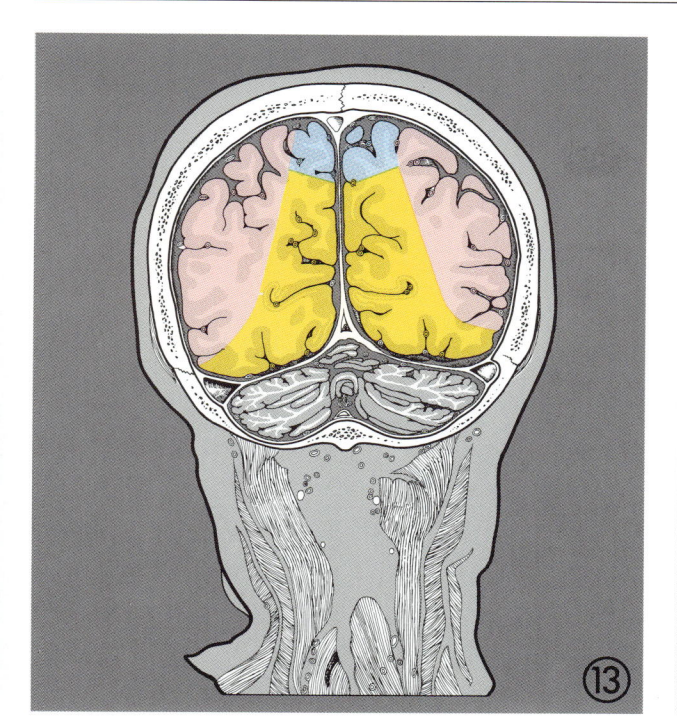

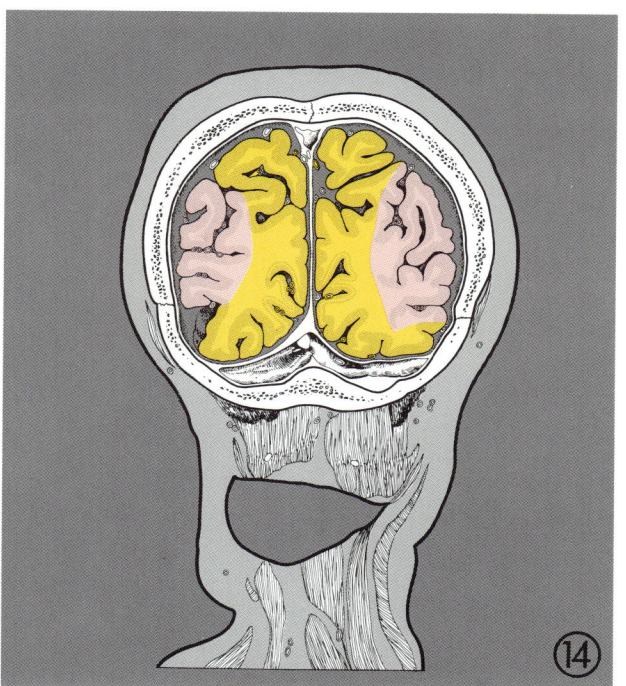

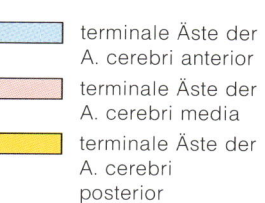

Zentrale Versorgungsbezirke

Das zentrale Territorium des Vorderhirns wird von den „penetrierenden" Arterien versorgt. Sie sind Endarterien, d. h. bei einer Läsion treten Mangeldurchblutungen auf. Im einzelnen sind dies folgende Arterien:

- die penetrierenden Äste aus der A. cerebri anterior umfassen die Heubnersche Arterie (A. centralis longa) und die Aa. centrales anteromediales (Abb. 77b.4) (Aa. lenticulostriatae mediales, 27). Sie dringen durch die Substantia perforata rostralis in das Vorderhirn ein und versorgen den anteroinferioren Teil des Nucl. caudatus und des Putamen und den anteroinferioren Teil der Capsula interna (27, 41),
- die Aa. centrales anterolaterales (Aa. lenticulostriatae laterales) (Abb. 77b.5) aus der A. cerebri media „penetrieren" basale Teile des Frontalhirns und versorgen die Substantia innominata, den lateralen Teil der Commissura anterior, den größten Teil des Putamen und den lateralen Teil des Globus pallidus, die obere Hälfte der Capsula interna und der benachbarten Corona radiata, Körper und Kopf (Ausnahme den anteroinferioren Teil) des Nucl. caudatus (28, 41),
- die penetrierenden Äste aus der A. cerebri posterior (Aa. centrales posteromediales und posterolaterales) sowie direkte Äste aus dem Circulus arteriosus dringen in den basalen und posterioren Zwischenhirnbereich ein. Sie versorgen den Thalamus, Metathalamus, Hypothalamus und den Nucl. subthalamicus. Außerdem dringen penetrierende Äste der A. cerebri posterior in Teile des Mittelhirns ein.

Klinische Hinweise

Verschluß der penetrierenden Äste verursacht kleine, umschriebene Infarkte. Wenn diese Läsionen nur die Pyramidenbahn treffen, entsteht eine kontralaterale Hemiplegie ohne sensible Beteiligung. Infarkte im Nucl. ventralis posterior thalami führen zu rein sensiblen, halbseitigen Ausfällen.

Terminale Versorgungsbezirke

Die terminalen Versorgungsbezirke einer Großhirnhemisphäre setzen sich aus drei Territorien der terminalen Äste der A. cerebri anterior, media und posterior zusammen. Die Grenzen dieser drei Versorgungsbezirke (Abb. 92a,b, 95a,b) sind unabhängig von den Lappengrenzen des Endhirns.

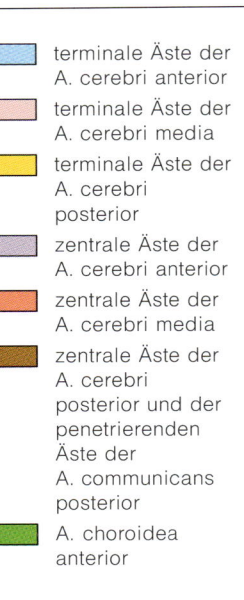

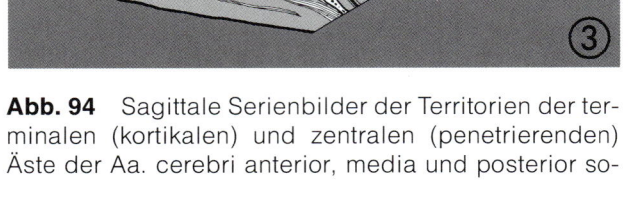

206　Topographie des Hirnschädels und seiner intrakraniellen Räume und Strukturen

- ■ terminale Äste der A. cerebri anterior
- ■ terminale Äste der A. cerebri media
- ■ terminale Äste der A. cerebri posterior
- ■ zentrale Äste der A. cerebri anterior
- ■ zentrale Äste der A. cerebri media
- ■ zentrale Äste der A. cerebri posterior und der penetrierenden Äste der A. communicans posterior
- ■ A. choroidea anterior

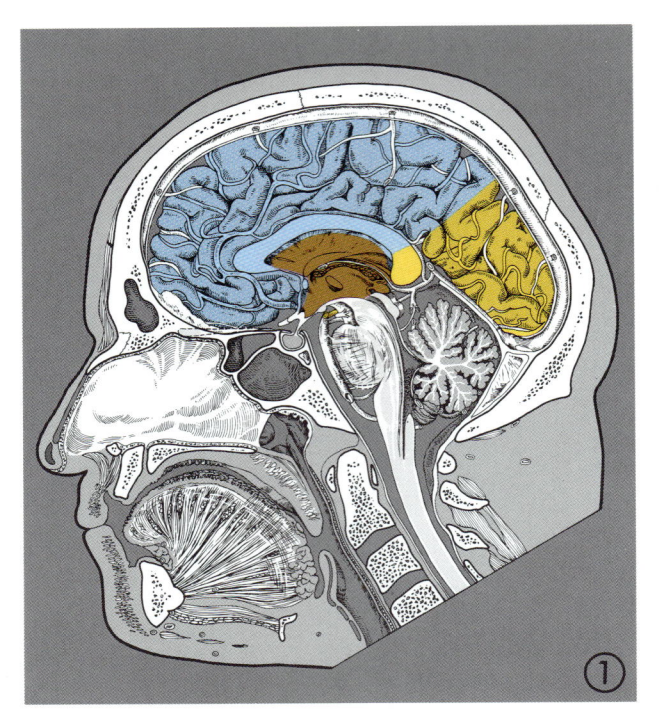

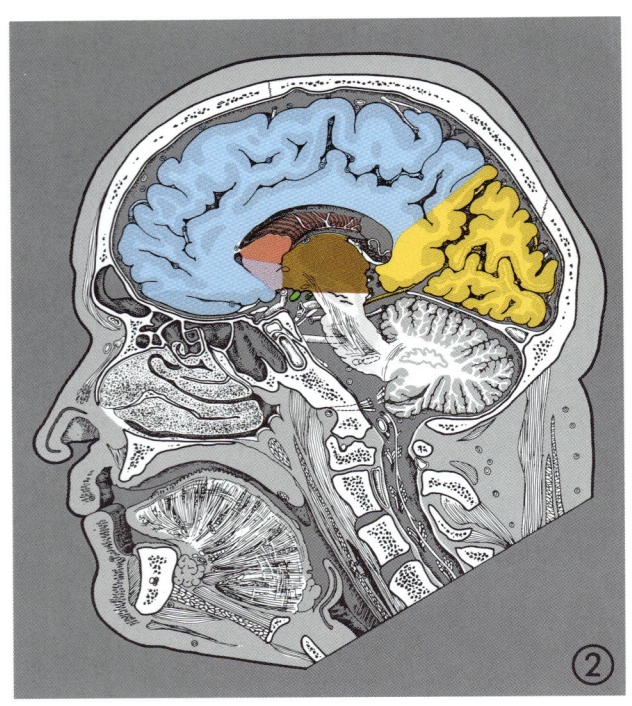

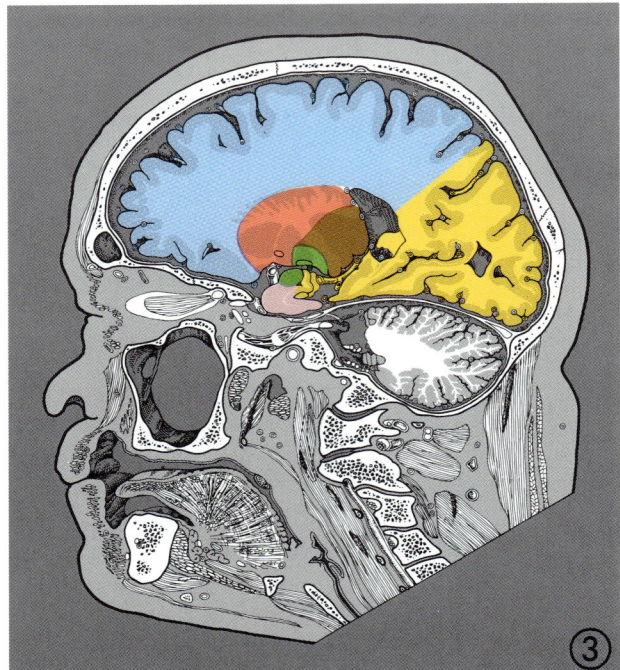

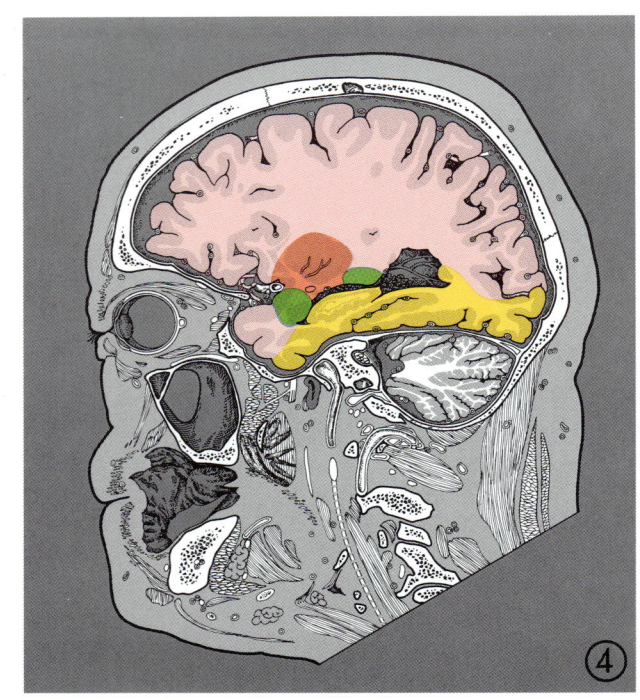

Abb. 94 Sagittale Serienbilder der Territorien der terminalen (kortikalen) und zentralen (penetrierenden) Äste der Aa. cerebri anterior, media und posterior sowie der A. choroidea anterior. Die Zahl im Kreis gibt die Nummer der jeweiligen Scheibe an (s. Abb. 29, 30a, 30b, 31). Nach (21, 27, 28, 41, 42, 73, 158).

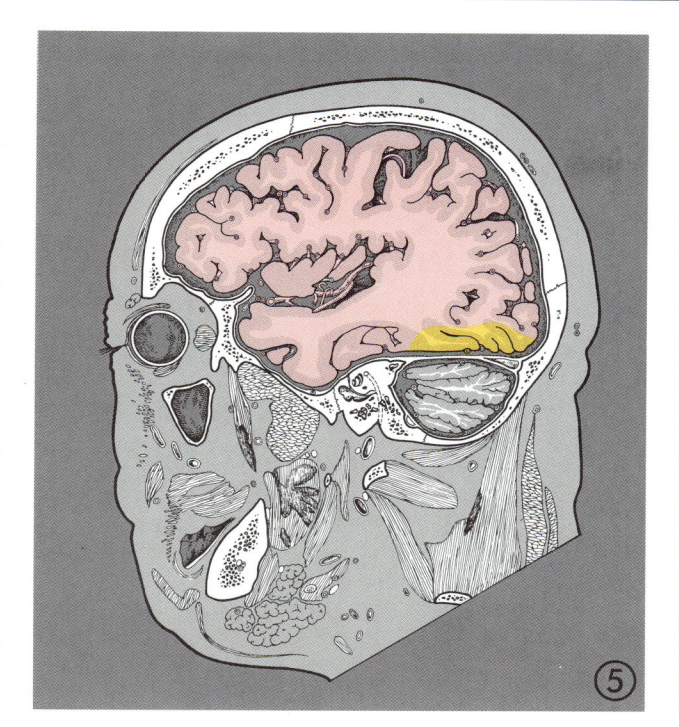

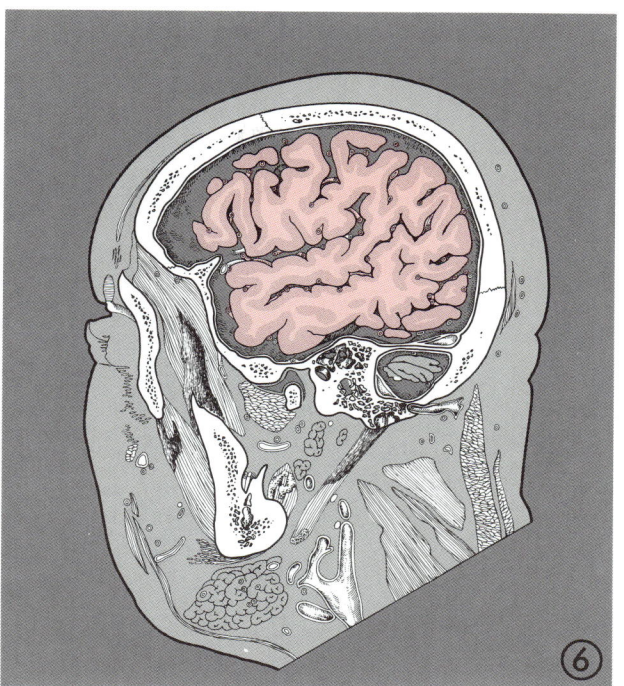

terminale Äste der A. cerebri media
terminale Äste der A. cerebri posterior

Terminale Äste der A. cerebri anterior

Sie vaskularisieren den größten Teil der medialen Hemisphärenfläche. Das Versorgungsgebiet reicht von frontal bis parietal in Höhe des Sulcus parietooccipitalis. Außerdem versorgt die A. cerebri anterior etwa 4/5 des Balkens mit Ausnahme des Splenium. Sie gibt weiterhin feine Äste für einen 2-3 cm schmalen Streifen auf der Konvexität der Hemisphären entlang der Mantelkante ab. Dieser Bezirk umfaßt den G. frontalis superior, den mantelkantennahen Streifen der Gyri pre- und postcentralis sowie die oberen Parietalwindungen. In den Versorgungsbezirken liegen das motorisch-pyramidale und sensible Primärfeld für das jeweils kontralaterale Bein.

Klinische Hinweise

Bei Läsionen der terminalen Äste der A. cerebri anterior treten eine motorische, zentrale Lähmung und eine Sensibilitätsstörung des kontralateralen Beines auf.

Terminale Äste der A. cerebri media

Sie vaskularisieren die Insel, das frontale, parietale und temporale Operculum und ein ovales Rindenfeld um den Sulcus lateralis herum (Abb. 93, 94, 96). Es umfaßt die untere Sulcus lateralis-nahe Hälfte der Gyri precentralis und postcentralis, also die motorischen und sensiblen Primärfelder für Rumpf, Arm und Kopf. Weiterhin wird von der A. cerebri media die weiße Substanz unter dem parietalen und temporalen Rindenbezirk versorgt. Im parietalen Bereich befindet sich die obere Hälfte der Gratioletschen Sehstrahlung, im temporalen Gebiet die untere Hälfte der Sehstrahlung. Im frontalen Operculum liegt in der dominanten Hemisphäre die motorische (Broca) Sprachregion, im temporalen Operculum im Gebiet des G. temporalis superior die sensorische Sprachregion (Wernicke).

Klinische Hinweise

Terminalinfarkte der A. cerebri media bewirken eine motorische Schwäche und eine sensible Störung im Gebiet des kontralateralen Rumpfes, Armes und Kopfes. Außerdem tritt bei Unterbrechung der oberen Hälfte der Sehstrahlung eine untere kontralaterale Quadrantenanopsie und bei Störung der unteren Hälfte der Sehstrahlung eine obere kontralaterale Quadrantenanopsie auf. Wenn die motorische oder sensorische Sprachregion betroffen ist, tritt eine Aphasie nach Broca oder Wernicke auf. Ist die Läsion im gesamten operkularen Bereich der sprachdominanten Hemisphäre vorhanden, resultiert eine globale Aphasie mit schweren Sprachstörungen (55).

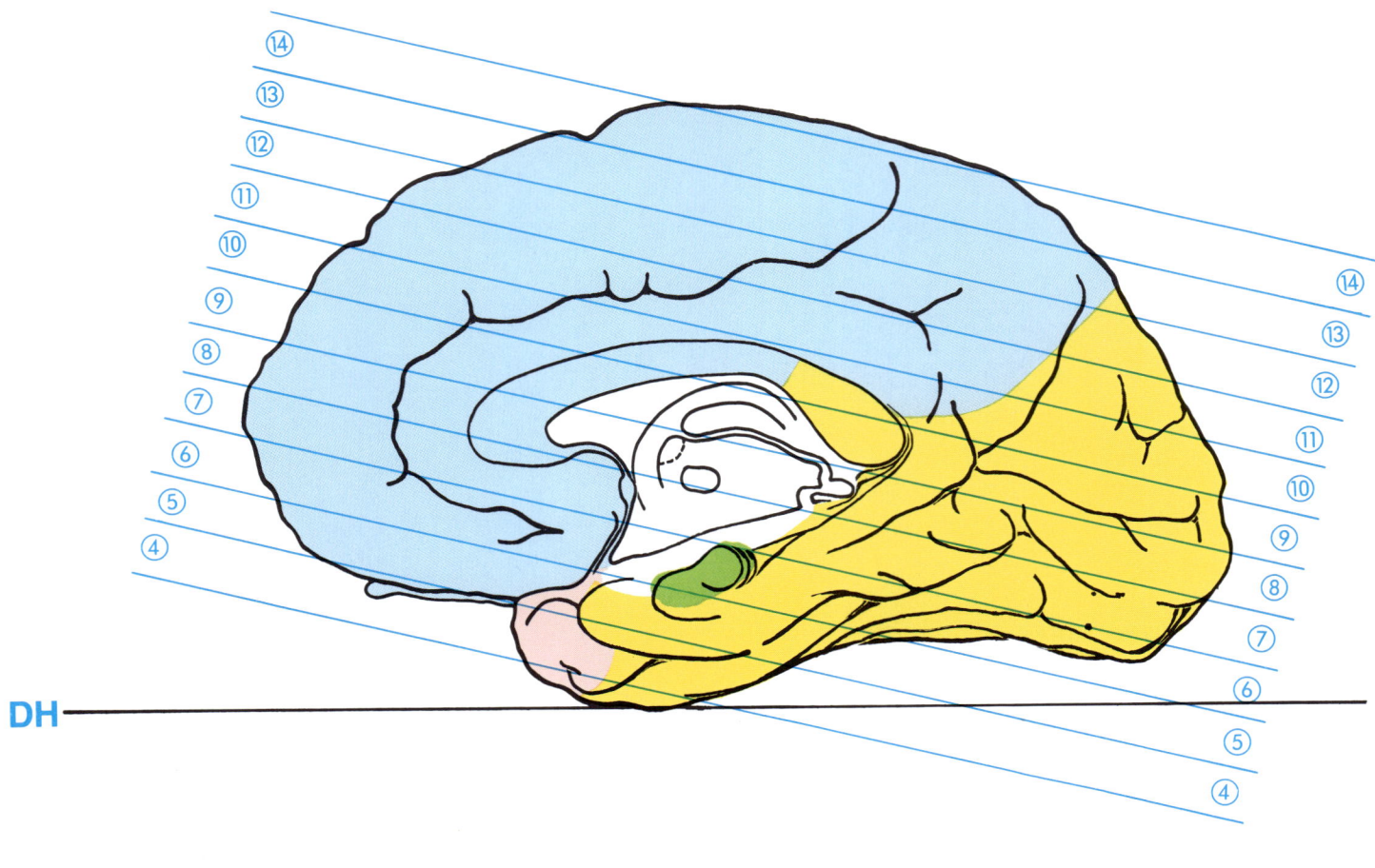

Abb. 95a Mediansicht des kanthomeatal geschnittenen Großhirns mit den Territorien der terminalen (kortikalen) Äste der Aa. cerebri anterior, media und posterior. Die Zahl im Kreis gibt die Nummer der jeweiligen Scheibe an. Nach (21, 27, 28, 41, 42, 73, 158).
DH = Deutsche Horizontale.

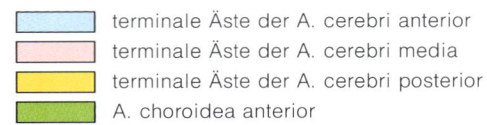

- terminale Äste der A. cerebri anterior
- terminale Äste der A. cerebri media
- terminale Äste der A. cerebri posterior
- A. choroidea anterior

Terminale Äste der A. cerebri posterior

Sie vaskularisieren an der medialen Hemisphärenfläche große Teile des Okzipitallappens, besonders das primäre Sehfeld, Area striata (Abb. 92a, 95a). An der Konvexität der Hemisphären wird ein schmaler Streifen von Okzipital- und Temporallappen versorgt (Abb. 92b, 95b). Außerdem wird das Splenium des Balkens von der A. cerebri posterior ernährt.

Klinische Hinweise

Ein Verschluß der A. cerebri posterior führt zur kontralateralen homonymen Hemianopsie. Ein Ausfall des Splenium des Balkens unterbricht die Verbindung der Sehrinde mit den Sprachregionen. Diese Patienten entwickeln Leseschwierigkeiten (Alexia).

In den Abb. 92-96 wurden die arteriellen Territorien in frontalen, sagittalen und kanthomeatalen Schnittebenen nach Literaturangaben (27, 28, 41, 55, 73, 158, 180, 235, 358, 415, 436) dargestellt. Es wurde eine mittlere Größe der arteriellen Territorien gewählt. Die interindividuelle Variabilität muß beachtet werden, weil die Ausdehnung eines Infarktes von der Versorgung durch Kollateralen abhängt. Eine Sonderform einer Mangeldurchblutung sind die Grenzzoneninfarkte (Wasserscheideninfarkte). Sie treten an den Grenzgebieten zwischen den Aa. cerebri anterior, media und posterior auf, wenn gleichzeitig zwei (seltener drei) dieser Arterien unzureichend durchblutet werden.

Für die Beurteilung der regionalen Hirndurchblutung sind Xenon-CT (s. 2.1) und die Emissionscomputertomographie (s. 2.3) geeignete Verfahren. Größere intrakranielle Arterien lassen sich nichtinvasiv mit der Angio-MRT (s. 2.2) abbilden. Hiermit sind Gefäßanomalien, Lageveränderungen der Gefäße und ein pathologisches Strömungsverhalten erkennbar.

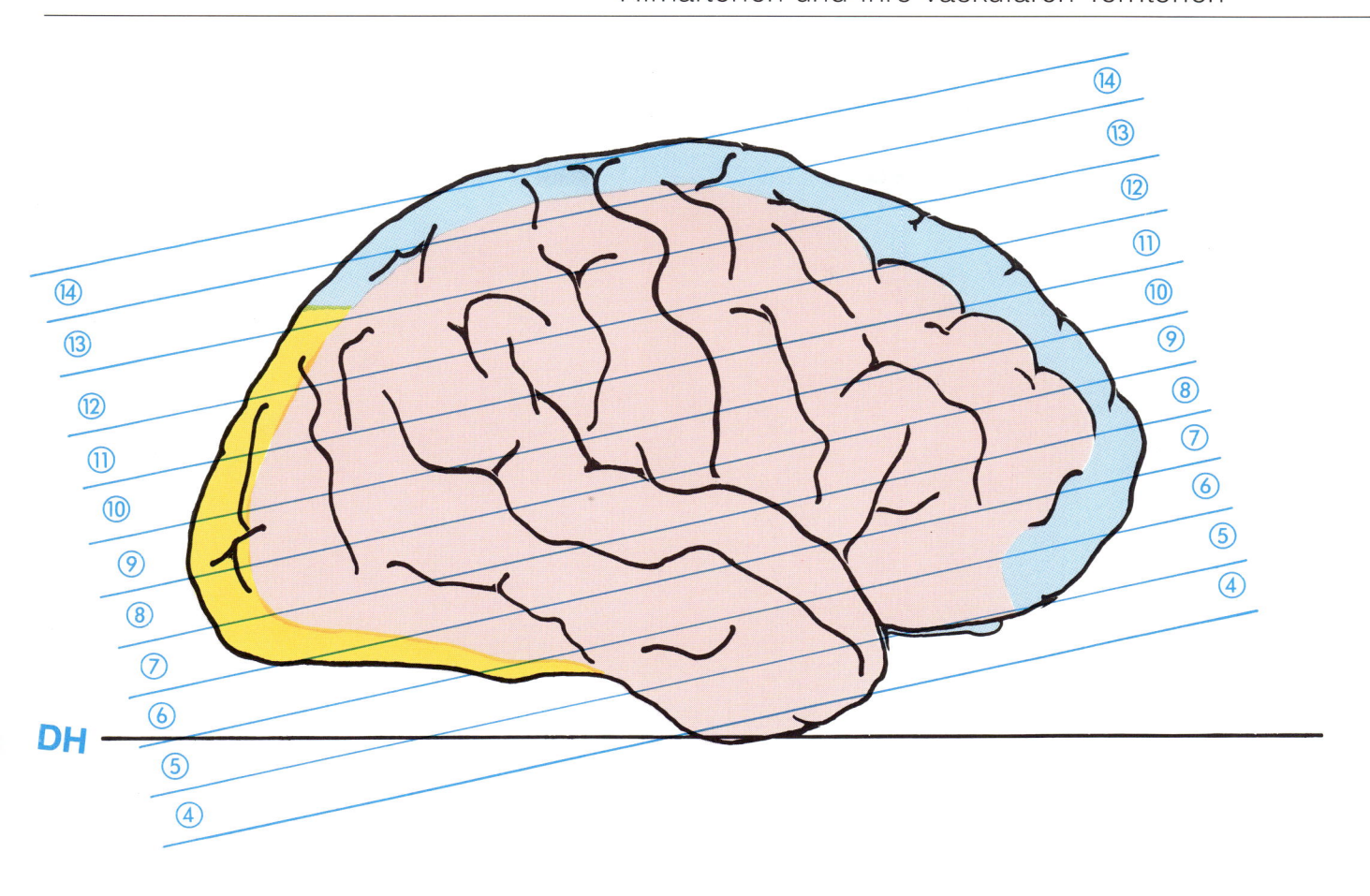

Hirnarterien und ihre vaskulären Territorien

Abb. 95b Lateralansicht des kanthomeatal geschnittenen Großhirns mit den Territorien der terminalen (kortikalen) Äste der Aa. cerebri anterior, media und posterior. Die Zahl im Kreis gibt die Nummer der jeweiligen Scheibe an. Nach (21, 27, 28, 41, 42, 73, 158).
DH = Deutsche Horizontale.

- terminale Äste der A. cerebri anterior
- terminale Äste der A. cerebri media
- terminale Äste der A. cerebri posterior

210   Topographie des Hirnschädels und seiner intrakraniellen Räume und Strukturen

- ▨ terminale Äste der A. cerebri anterior
- ▨ terminale Äste der A. cerebri media
- ▨ terminale Äste der A. cerebri posterior
- ▨ zentrale Äste der A. cerebri anterior
- ▨ zentrale Äste der A. cerebri media
- ▨ zentrale Äste der A. cerebri posterior und der penetrierenden Äste der A. communicans posterior
- ▨ A. choroidea anterior

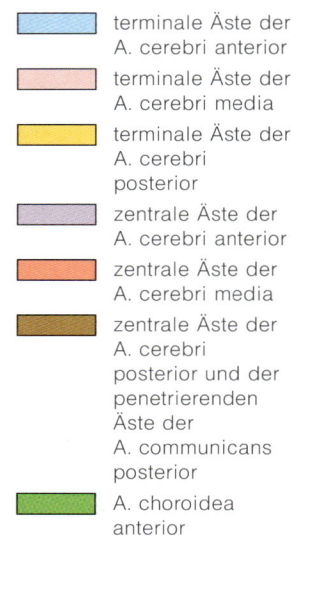

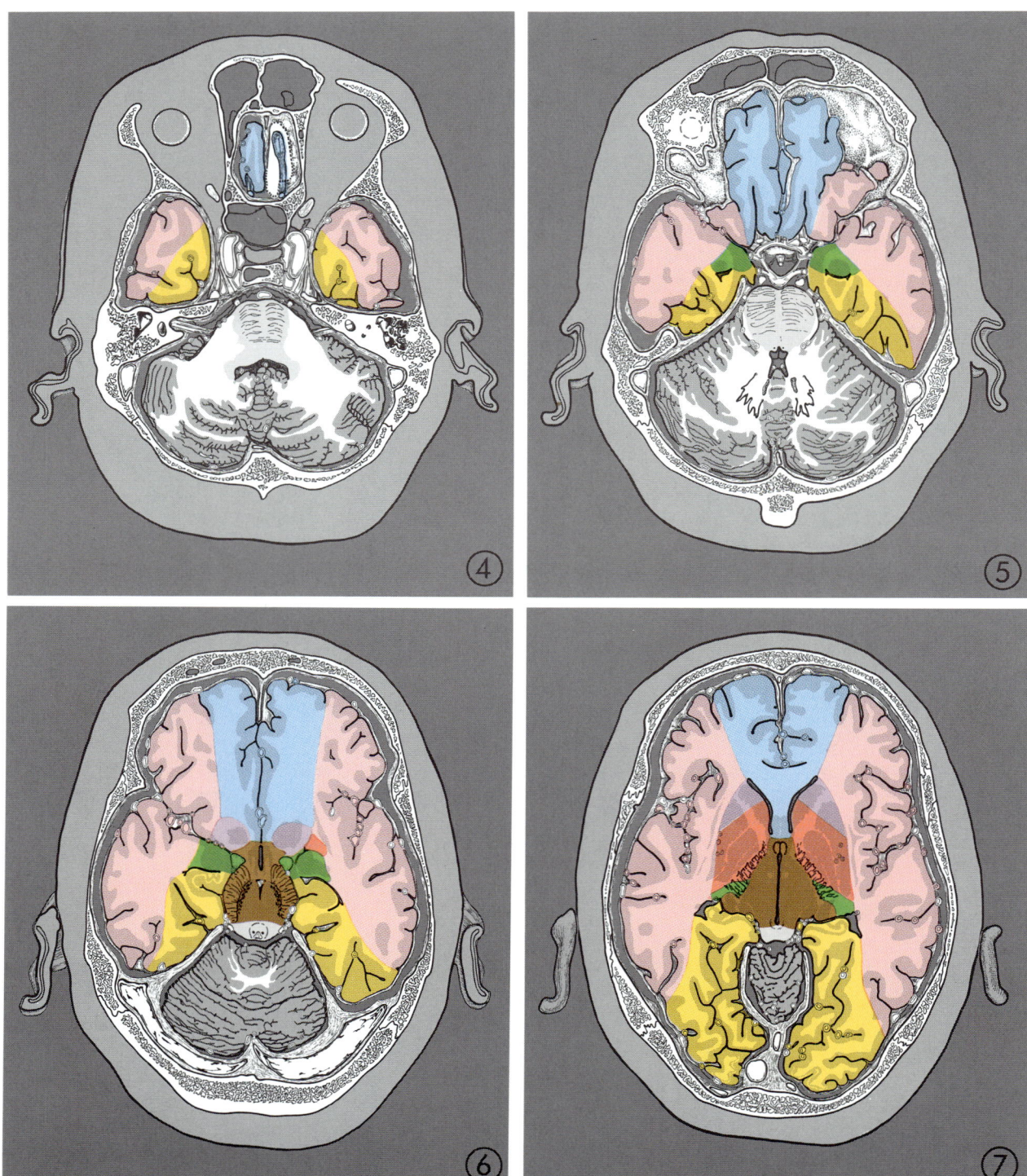

Abb. 96 Kanthomeatal orientierte Serienbilder der Territorien der terminalen (kortikalen) und zentralen (penetrierenden) Äste der Aa. cerebri anterior, media und posterior sowie der A. choroidea anterior. Die Zahl im Kreis gibt die Nummer der jeweiligen Scheibe an (s. Abb. 44, 45a, 45b, 46). Nach (21, 27, 28, 41, 42, 73, 158).

Hirnarterien und ihre vaskulären Territorien

■ (hellblau)	terminale Äste der A. cerebri anterior
■ (rosa)	terminale Äste der A. cerebri media
■ (gelb)	terminale Äste der A. cerebri posterior
■ (orange)	zentrale Äste der A. cerebri media
■ (braun)	zentrale Äste der A. cerebri posterior und der penetrierenden Äste der A. communicans posterior
■ (grün)	A. choroidea anterior

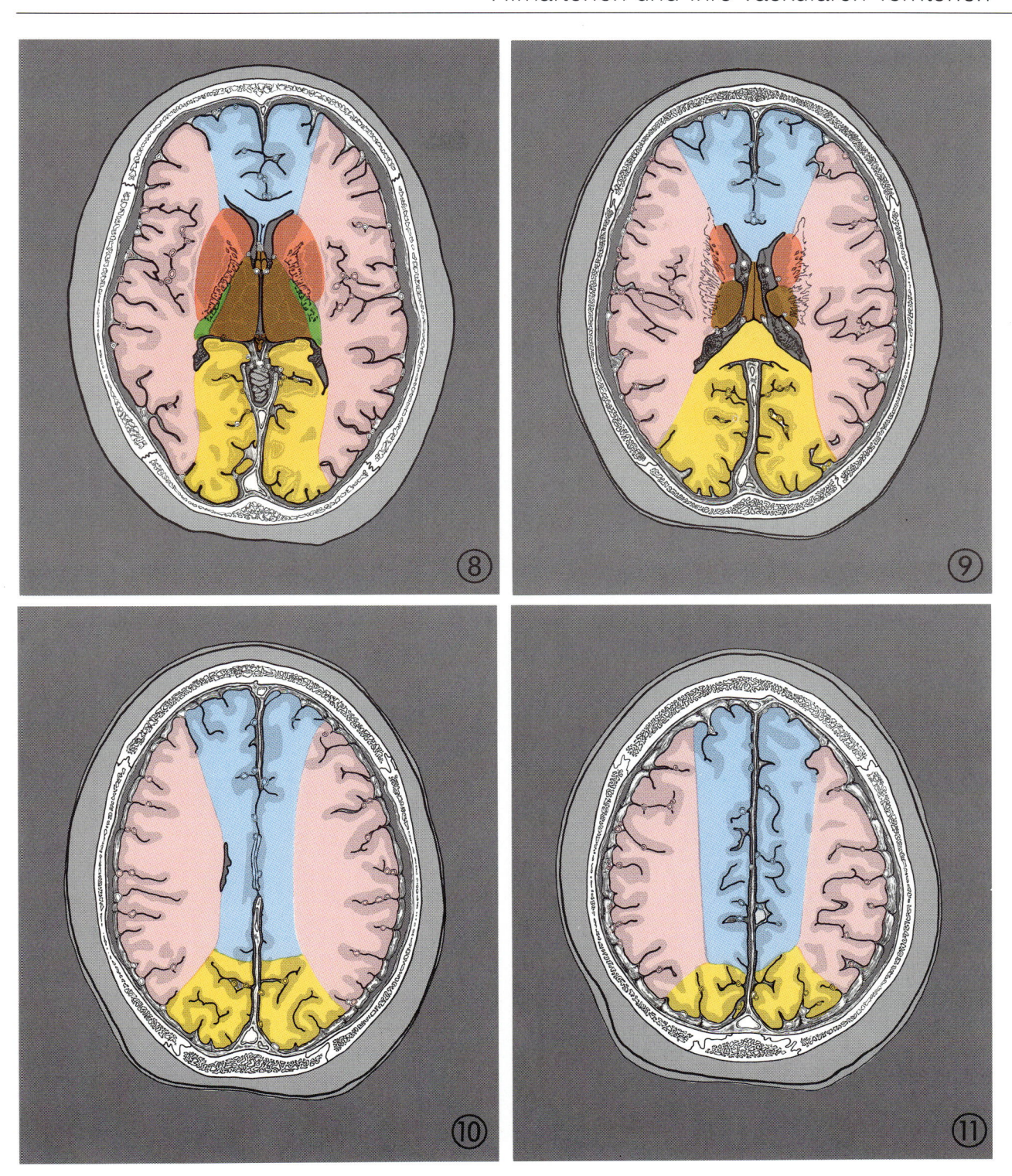

terminale Äste der
A. cerebri anterior

terminale Äste der
A. cerebri media

terminale Äste der
A. cerebri posterior

Abb. 96 Kanthomeatal orientierte Serienbilder der Territorien der terminalen (kortikalen) und zentralen (penetrierenden) Äste der Aa. cerebri anterior, media und posterior sowie der A. choroidea anterior. Die Zahl im Kreis gibt die Nummer der jeweiligen Scheibe an (s. Abb. 44, 45a, 45b, 46). Nach (21, 27, 28, 41, 42, 73, 158).

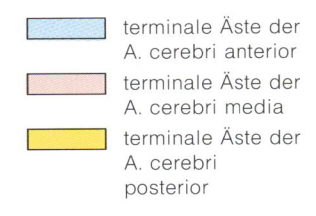

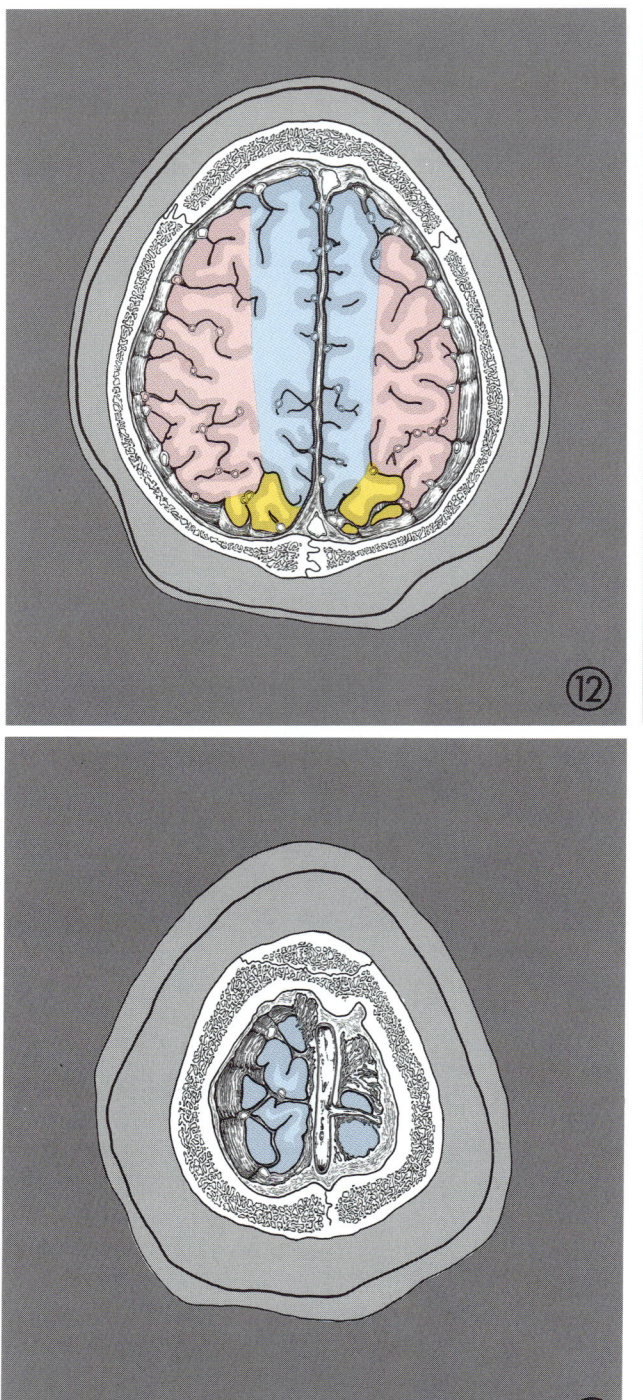

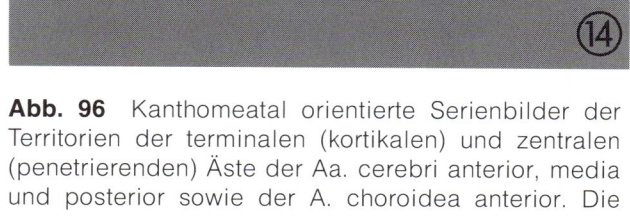

5.5 Hirnvenen

(Abb. 97a,b, 4a-17a, 32a-37a, 47a-60a)

Viele Körpervenen verlaufen mit ihren entsprechenden Arterien in gemeinsamen Gefäßstraßen. Die Hirnvenen haben jedoch eine von den Hirnarterien unabhängige räumliche Ordnung. Die Hirnvenen zeigen eine größere Variabilität als die Hirnarterien. Trotzdem bleiben die Hirnvenen im Rahmen eines überschaubaren Schemas. Die von den Hirnarterien abweichende Topographie der tiefen, intrazerebralen Hirnvenen hat eine diagnostische Bedeutung im Angiogramm: In der venösen Phase des Angiogramms können raumfordernde Prozesse durch Verlagerungen der tiefen Hirnvenen erkannt werden. Die außenliegenden Hirnarterien können in dem dazugehörigen angiographischen Bild unauffällig sein.

Die Hirnvenen und Sinus können in der Computertomographie und Magnetresonanztomographie eine Bedeutung als Leitstrukturen haben (s. 2.5.5). Pathologische Veränderungen oder Verlagerungen sind häufig diskret oder nicht erkennbar. Bei Verlagerungen der Mittelstrukturen sind die Veränderungen der Ventrikelabschnitte oft deutlicher als die Verdrängung der tiefen Hirnvenen.

Die Hirnvenen sind klappenlos. Sie bilden ein netzartiges Röhrensystem mit vielen Anastomosen. Der Hauptabfluß erfolgt über die venösen Sinus durch die V. jugularis interna (Abb. 11a.37, 48a.13, 49a.17), die durch das Foramen jugulare (Abb. 25.6, 35a.30, 49a.16, 63.16) aus der Schädelhöhle austritt. Mehrere Venen können den Abfluß aus der V. jugularis interna kompensieren: Der Plexus venosus vertebralis internus kann Blut aus einem basalen Venenplexus aufnehmen, der auf dem Clivus liegt. Der S. cavernosus besitzt Abflüsse über die Vv. ophthalmicae zur V. facialis. Blut aus dem Gehirn kann außerdem über Venen des Foramen ovale zum Plexus pterygoideus, über Venen im Karotiskanal (in Abb. 97a nicht eingezeichnet) und über die Emmissarien drainiert werden.

Zwei Gruppen von Venen entsorgen Endhirn und Zwischenhirn:
1. Die oberflächlichen Venen nehmen Blut vor allem aus kortikalen Gebieten auf.
2. Die tiefen Venen erhalten ihren Blutstrom vor allem aus der Marksubstanz und den dort liegenden Kerngebieten. An einzelnen Stellen drainieren die tiefen Venen auch Rindenareale. Die Äste der tiefen Venen sammeln sich kaskadenartig in der V. cerebri magna (Galeni) (Abb. 32a.13, 54a.19, 55a.20), die meistens in den Übergang von S. sagittalis inferior (Abb. 97a.11) zu S. rectus (Abb. 97a.13, 14a.7, 32a.23) mündet (235).

Oberflächliche Hirnvenen

Zu den oberflächlichen Venen gehören die Vv. cerebri superiores (Abb. 54a.3, 55a.3, 56a.3, 57a.3, 58a.4), die Vv. cerebri inferiores und die V. cerebri media superficialis (V. fossae Sylvii) (Abb. 52a.5, 53a.9). Die Vv. cerebri superiores (Vv. cerebri superficiales) streben aufwärts wie Bögen über die Wölbung der Großhirnhemisphären hinweg, um in den S. sagittalis superior (Abb. 4a.1, 9a.1, 17a.1, 32a.2, 54a.2, 60a.5) einzumünden. Die Venen in Sinusnähe durchbrechen die Arachnoidea encephali und vereinigen ihre Adventitia mit dem straffen Bindegewebe der Dura mater. Diese Venen werden Brückenvenen (Abb. 53a.3) genannt. Sie können mechanisch leicht verletzt werden und sind dann die Quelle für subdurale Hämatome (140, 218, 224).

Die oberflächlichen Hirnvenen gliedern sich in präfrontale, frontale, parietale und okzipitale Äste. Die Vv. cerebri inferiores ziehen abwärts von der Außenseite des Stirnlappens, des Schläfenlappens und des Okzipitallappens. Die frontalen Venen münden am häufigsten in die V. cerebri media superficialis, die temporalen und okzipitalen in den S. transversus (Abb. 14a.11, 17a.9, 33a.22, 37a.14, 52a.19) direkt oder über die V. anastomotica posterior indirekt. Die V. cerebri media superficialis (V .fossae Sylvii) bildet sich an der seitlichen Hemisphärenwand über dem Sulcus lateralis. Sie mündet entweder in den S. cavernosus (Abb. 8a.15, 9a.13, 33a.21, 50a.9), in den S. sphenoparietalis, als S. paracavernosus in die Venen des Foramen ovale, in den S. petrosus superior (Abb. 51a.19, 75b.7) oder in den S. sigmoideus (Abb. 12a.19, 13a.16, 36a.30, 49a.19, 50a.20, 51a.20).

Tiefe Hirnvenen

Die Sammelvene der tiefen Venen ist die etwa 1 cm lange V. cerebri magna (Galeni). Sie entsteht aus der Vereinigung der beiden Vv. cerebri internae (Abb. 12a.10, 13a.10, 32a.12, 54a.12), biegt dann um die Rückfläche des Splenium des Balkens und mündet meistens in das Übergangsgebiet zwischen S. sagittalis inferior und S. rectus. An dieser Stelle vereinigt sich die Falx cerebri mit dem First des Tentorium cerebelli.

Die V. cerebri interna ist der Zusammenfluß der V. septi pellucidi anterior (Abb. 54a.11), der V. thalamostriata superior (V. terminalis) (Abb. 10a.8, 12a.8, 55a.11) und der V. choroidea superior (Abb. 55a.12). In der Lateralprojektion ist die Mündung der V. septi pellucidi anterior in die V. thalamostriata superior zu erkennen. Diese Stelle wird Venenwinkel, Angulus venosus, genannt. Er befindet sich meistens in Höhe des Foramen interventriculare. Die Verlagerung des Venenwinkels ist ein wichtiger Hinweis auf eine intrakranielle Raumforderung besonders in der Medianebene. Die V. thalamostriata superior liegt in etwa der Hälfte der Fälle zwischen

Oberflächliche Venen aus kortikalen Gebieten mit ihren Abflüssen:

1 Vv. cerebri superiores (Vv. cerebri superficiales)
2 S. sagittalis superior
3 V. cerebri media superficialis (V. fossae Sylvii)
4 S. cavernosus
5 S. petrosus inferior

Tiefe Venen aus Mark- und Kerngebieten mit Sinus:

6 V. septi pellucidi anterior
7 V. thalamostriata superior (V. terminalis)
8 Angulus venosus
9 V. cerebri interna
10 V. cerebri magna (Galeni)
11 S. sagittalis inferior
12 V. basalis (Rosenthal)
13 S. rectus
14 Confluens sinuum
15 S. transversus
16 S. sigmoideus
17 V. jugularis interna

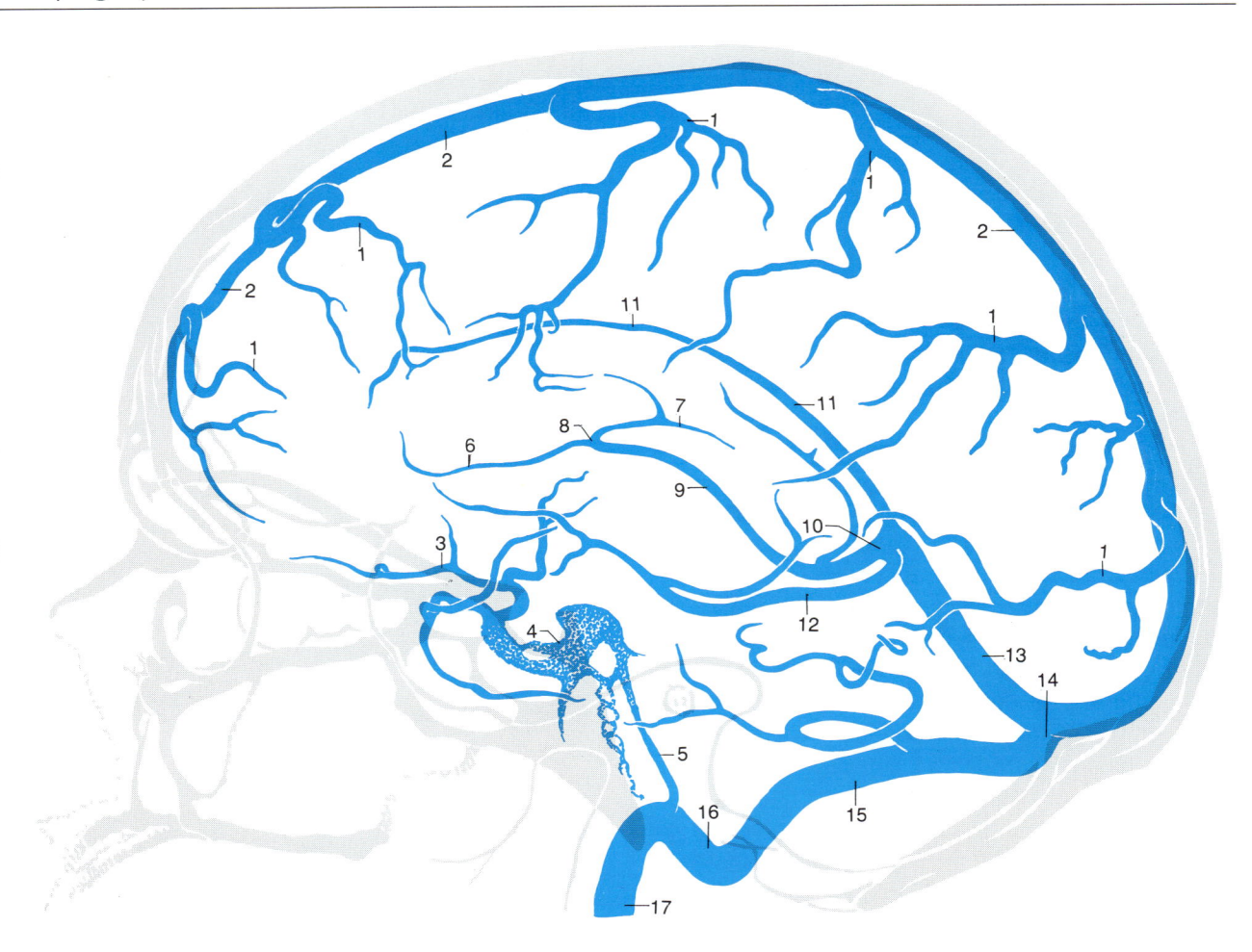

Abb. 97a Lateralansicht eines Schemas der Hirnvenen und Sinus (= S.). Die Reihenfolge der Numerierung berücksichtigt die Stromgebiete und die Strömungsrichtung nach (180).

Nucl. caudatus und Thalamus. Sie kann schon okzipital vor dem Foramen interventriculare abbiegen. Der Zusammenfluß von V. septi pellucidi anterior und V. thalamostriata superior (Angulus venosus) liegt dann einige Millimeter okzipital vom Foramen interventriculare (235).

Die V. cerebri interna zieht innerhalb der C. fissurae transversae in einem leicht gewellten Verlauf nach dorsal. Etwa 3,5 cm dorsal vom Foramen interventriculare vereinigen sich die rechte und linke V. cerebri interna zur V. cerebri magna (Galeni). Eine angiographisch nachweisbare Verlagerung der V. cerebri interna ist ein Hinweis auf eine einseitige supratentorielle Raumforderung.

Die V. basalis (Rosenthal) (Abb. 8a.11, 12a.14, 51a.15, 52a.15, 53a.19) entsteht variabel aus dem Zusammenfluß der V. cerebri anterior, der Vv. centrales inferiores (Vv. striatae) und der V. cerebri profunda basal der Substantia perforata rostralis. Diese Venen erhalten Blut aus basalen und medialen Anteilen des Stirnhirns, aus den Basalganglien und aus der Inselregion. Die V. basalis zieht am Tr. opticus in okzipitale Richtung und liegt zwischen dem Pedunculus cerebri und dem Zwischenhirn. Die Vene verläuft weiter dorsal und aufwärts um den Pedunculus cerebri herum. Aus ihrem ersten basalen Segment erhält die Vene außer den bereits erwähnten Zuflüssen aus frontalen und insulären Anteilen des Endhirns einen weiteren Zustrom aus dem Temporalpol des Schläfenlappens, aus dem Hippocampus sowie aus Anteilen des Zwischenhirns und Mittelhirns. Das zweite, laterodorsale Segment der V. basalis ist die Venenstrecke zwischen dem Pedunculus cerebri und ihrer Mündung. Die V. basalis kann in die V. cerebri interna, in die V. cerebri magna oder in den S. rectus münden. Im zweiten Segment erhält die Vene Zu-

Hirnvenen 215

1 S. sphenoparietalis
2 S. intercavernosus anterior
3 S. cavernosus
4 S. intercavernosus posterior
5 Plexus basilaris
6 Venenplexus des Foramen ovale
7 S. petrosus superior
8 S. petrosus inferior
9 V. jugularis interna, nach kaudal verlaufend
10 S. sigmoideus
11 S. transversus
12 S. occipitalis
13 S. sagittalis superior
14 Confluens sinuum

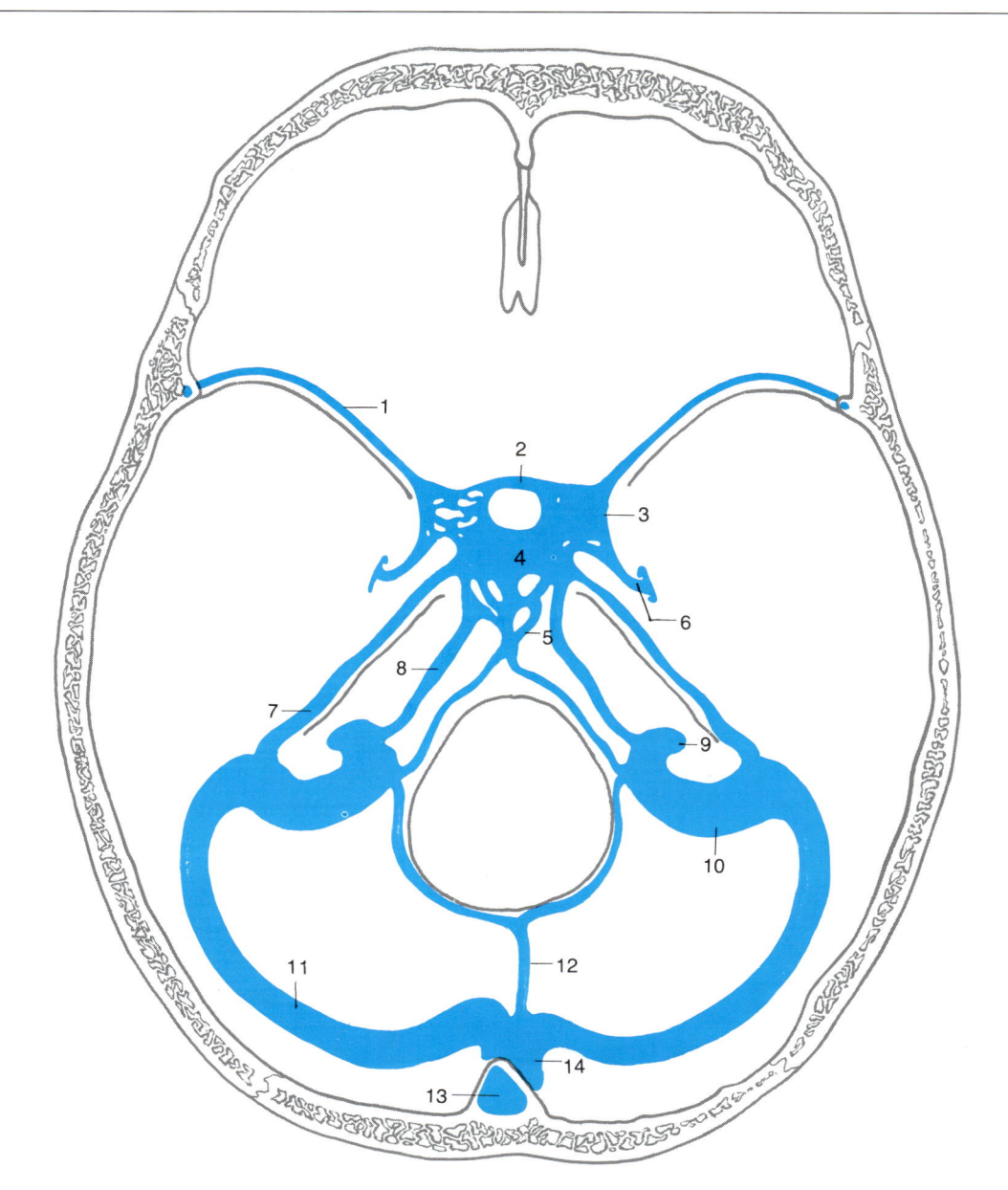

Abb. 97b Schema der basalen Sinus nach (180).

strom aus dem Pedunculus cerebri, dem Tectum, den Corpora geniculata, dem Truncus und dem Splenium des Balkens sowie aus der medialen Oberfläche des Hinterhauptslappens und aus Kleinhirnanteilen.

Die unpaaren Gefäße V. cerebri magna und S. rectus sammeln das Blut aus den paarigen Vv. cerebri internae und Vv. basales. Diese Venen drainieren die großen Gebiete des Endhirnmarks, des Zwischenhirns, des Striatum, des Mittelhirns, des Pons, des Cerebellum sowie von medialen und basalen Arealen frontaler, temporaler und okzipitaler Endhirnoberflächen.

Der S. rectus mündet mit dem S. sagittalis superior über den Confluens sinuum (Abb. 17a.8, 32a.26, 53a.25) in den S. transversus. Das venöse Blut fließt dann weiter über den S. sigmoideus in die V. jugularis interna.

Das Mittelhirnblut fließt vor allem über die V. cerebri magna ab. Auch der vordere obere Teil des Kleinhirns gibt kleine Venen zur V. cerebri magna ab. Die großen Venen des Cerebellum verlaufen unabhängig von den Arterien im Subarachnoidalraum und münden in verschiedene Blutleiter der hinteren Schädelgrube. Die V. petrosa drainiert die vorderen unteren Teile des Kleinhirns und des Pons. Diese Vene mündet in den S. petrosus superior. Die anderen Kleinhirnvenen münden in den S. rectus, in den Confluens sinuum, selten in den S. transversus. Der Venenabfluß aus dem Pons und aus der Medulla oblongata kann sehr variabel über Äste zur V. basalis, in den S. transversus, in die S. petrosi superior et inferior, in den S. occipitalis oder Plexus vertebralis internus erfolgen.

In Einzelfällen ist eine Sinusthrombose oder ein thrombotischer Verschluß einer großen Vene im CT direkt durch einen kleinen hyperdensen Bezirk, das

"Cord sign", nachweisbar (240). In der Regel gibt die Umgebungsreaktion durch pathologische Dichtemuster (hypodense Areale durch Ödem und/oder hyperdense Bezirke durch Hämorrhagien) einen Hinweis auf eine mögliche Venenthrombose (240, 288). Nach intravenöser Kontrastmittelgabe läßt sich im CT gelegentlich der von Kontrastmittel umspülte Thrombus im S. sagittalis superior als pathognomonisch geltender Befund nachweisen (Deltazeichen). Die MRT zeigt eine höhere Sensitivität für Nachweis und Verlaufskontrolle von Hirnvenen- und Sinusthrombosen (181a). Frische Venen- und Sinusthrombosen können sich dem Nachweis durch MRT entziehen. Die Diagnosesicherung erfolgt durch die zerebrale Angiographie.

5.6 Hirnnerven
(Abb. 68, 81, 82, 114, 119, 122, 126)

Die Hirnnerven treten an der Hirnbasis aus und ziehen dann durch den basalen äußeren Liquorraum, bevor sie die Wand der Dura mater durchbrechen und über Öffnungen die Schädelhöhle verlassen. Nur der II. Hirnnerv behält auch außerhalb der Schädelhöhle seine Dura mater-Scheide. Die Hirnnerven XII bis VII verlassen die hintere Schädelgrube, die Hirnnerven VI bis II die mittlere Schädelgrube, und der I. Hirnnerv zieht durch die Lamina cribrosa aus der vorderen Schädelgrube.

XII. Hirnnerv

Der XII. Hirnnerv, der **N. hypoglossus** (Abb. 3.34, 12b.40, 11b.43, 33b.36, 33b.47, 48b.5), tritt mit 12-16 Wurzelfäden zwischen Pyramide und Olive aus der Medulla oblongata aus und vereinigt sich zu mehreren Bündeln. Diese liegen in der Regel dorsal von der A. vertebralis und ziehen zum Canalis hypoglossalis des Hinterhauptsbeines. Der N. hypoglossus versorgt die Zungenmuskulatur.

XI. Hirnnerv

Der XI. Hirnnerv, der **N. accessorius** (Abb. 3.37, 12b.39, 30b.26, 49b.10, 70b.22), hat zwei Wurzeln. Die spinale Wurzel (Abb. 3.39, 33b.38, 47b.4, 48b.6, 49b.11) entspringt aus den Rückenmarksegmenten C1-C6 (maximal C7, minimal C3). Sie zieht kranial aus dem Wirbelkanal durch das Foramen magnum in die hintere Schädelgrube. Die kraniale Wurzel tritt mit 3-6 Wurzelfäden lateral aus der Medulla oblongata. Die beiden Wurzeln vereinigen sich mit dem IX. und X. Hirnnerven dicht vor dem Porus duralis im Bereich des Foramen jugulare. Diese drei Kiemenbogennerven ziehen gemeinsam durch den medialen Teil des Foramen jugulare. Die spinale Wurzel des N. accessorius versorgt die Mm. sternocleidomastoideus und trapezius zusammen mit direkten Ästen aus dem Plexus cervicalis.

Die kraniale Wurzel des N. accessorius beteiligt sich an der motorischen Innervation des Pharynx und zum kleinen Teil an der motorischen Versorgung der Kehlkopfmuskulatur.

X. Hirnnerv

Der X. Hirnnerv, der **N. vagus** (Abb. 3.33, 12b.36, 11b.42, 30b.23, 33b.34, 49b.9), verläßt mit 10-18 feinen Wurzelfäden den seitlichen Rand der Medulla oblongata. Seine intrazisternale Länge bis zum Dura-Porus oberhalb des Foramen jugulare beträgt etwa 1,5 cm (235). Er versorgt sensibel ein kleines Areal im äußeren Gehörgang, sensorisch Geschmacksknospen des Rachens und weiterhin viszeroafferent die Schleimhaut der Brusteingeweide und Oberbauchorgane. Der N. vagus innerviert motorisch vor allem die Larynxmuskeln und teilweise die Pharynxmuskulatur. Er ist der Hauptnerv des Parasympathikus, der die Brusteingeweide, Oberbauchorgane und den Intestinaltrakt bis zum Cannon-Böhmschen Punkt versorgt.

IX. Hirnnerv

Der IX. Hirnnerv, der **N. glossopharyngeus** (Abb. 3.33, 12b.36, 11b.42, 30b.22, 33b.34, 49b.9), hat als Kiemenbogennerv mit dem N. vagus morphologische Gemeinsamkeiten: die laterale Austrittsstelle aus der Medulla oblongata und die Durchtrittsstelle durch die Schädelbasis, das Foramen jugulare. Der N. glossopharyngeus versorgt ebenfalls primäres Kiemendarmgebiet wie Schleimhaut des Gaumens und des Rachens, Geschmacksknospen des hinteren Drittels der Zunge, parasympathisch die Glandula parotis und teilweise die Pharynxmuskulatur.

VIII. Hirnnerv

Der VIII. Hirnnerv, der **N. vestibulocochlearis** (Abb. 3.30, 12b.35, 11b.40, 30b.20, 34b.30, 50b.15), bildet für das vestibuläre System und für die Hörbahn zwei Signalstrecken. Nach der afferenten Leitungsrichtung betrachtet, tritt der Nerv aus dem Porus acusticus internus aus und an der Grenze zum Pons in den lateralen Rand der Medulla oblongata ein. Die intrazisternale Länge des N. vestibulocochlearis beträgt etwa 1,4 cm (235).

VII. Hirnnerv

Der VII. Hirnnerv, der **N. facialis** mit dem N. intermedius (Abb. 3.28, 12b.34, 11b.39, 11b.44, 30b.17, 34b.29, 50b.14), tritt an der Seitenwand zwischen Pons und Medulla oblongata aus. Der N. intermedius ist ein sehr dünnes Bündel, das parallel zum Hauptanteil des VII. Hirnnervs in kaudaler Position verläuft. Der VII. Hirnnerv liegt im Meatus acusticus internus kranial vom VIII. Hirnnerv. Der N. facialis ist vom Austritt bis zum Porus acusticus internus etwa 1,6 cm lang (235). Der **N. intermedius** enthält die sensorischen Nervenfasern von den Geschmacksknospen der vorderen zwei Drittel der Zunge und die parasympathischen Fasern zu Glandula lacrimalis, Drüsen des Nasen-Rachen-Raumes und Glandulae sublingualis und submandibularis. Der Hauptanteil des N. facialis ist motorisch. Er versorgt die mimische Muskulatur, den M. stapedius und teilweise die oberen Zungenbeinmuskeln. Die A. cerebelli inferior anterior bildet bei etwa jedem 3. Menschen eine Gefäßschlinge, die in unmittelbarer Nachbarschaft des N. facialis verläuft. Diese Gefäßschlinge kann den N. facialis komprimieren und zu einem Spasmus facialis führen (187, 332, 362).

Hirnnerven VI, IV und III

Die Hirnnerven VI, IV und III sind die Augenmuskelnerven: N. abducens, N. trochlearis und N. oculomotorius. Der **N. abducens** (Abb. 3.32, 11b.41, 10b.34, 30b.18, 32b.35, 33b.31, 49b.5, 72b.8) tritt an der Grenze zwischen Pons und Medulla oblongata aus der basalen Hirnstammfläche. Er durchläuft die basale Zisterne vor dem Pons und tritt am Clivus in die Dura mater (Abb. 50b.11, 74b.9) mediobasal von der Felsenbeinspitze ein. Seine intrazisternale Länge beträgt 1,5 cm (235). Er durchzieht den venösen Plexus basilaris und tritt in die laterale Wand des S. cavernosus ein. Dann verläßt er die mittlere Schädelgrube durch die Fissura orbitalis superior und versorgt den M. rectus lateralis. Eine Läsion des N. abducens führt zu Einwärtsschielen.

Der **N. trochlearis** (Abb. 12b.25, 51b.16, 77b.24, 76b.14) verläßt als einziger Hirnnerv den Hirnstamm an dorsaler Stelle. Der N. trochlearis tritt unmittelbar kaudal der kaudalen Hügel des Tectum aus dem Mittelhirn. Er zieht in der C. ambiens um das Mittelhirn herum und tritt in die Dura mater innerhalb des Anheftungsbereiches der Incisura tentorii am Processus clinoideus posterior ein. Meistens liegt die Eintrittsstelle des Nervs in die Dura etwa 1 cm kaudal vom Processus clinoideus posterior. Der N. trochlearis verläuft im Dach des S. cavernosus und zieht durch die Fissura orbitalis superior in die Orbita. Er versorgt den M. obliquus superior, der den Bulbus oculi nach unten außen dreht. Bei Ausfall des Nervs ziehen die antagonistischen Muskeln den Bulbus oculi nach innen oben.

Der **N. oculomotorius** (Abb. 2b.29, 10b.31, 9b.27, 30b.13, 32b.16, 33b.23, 51b.11, 77b.13, 76b.7) ist der dickste Augenmuskelnerv. Er versorgt die restlichen vier äußeren Augenmuskeln und den M. levator palpebrae superioris. Außerdem enthält der N. oculomotorius die parasympathischen Fasern für die Mm. sphincter pupillae und ciliaris. Der N. oculomotorius tritt aus der Fossa interpeduncularis aus, durchläuft die gleichnamige Zisterne, zieht zwischen A. cerebelli superior und A. cerebri posterior hindurch in Richtung S. cavernosus. Der Nerv verläuft in der lateralen Wand des S. cavernosus und verläßt die mittlere Schädelgrube durch die Fissura orbitalis superior.

V. Hirnnerv

Der V. Hirnnerv, der **N. trigeminus** (Abb. 11b.38, 10b.37, 30b.16, 33b.26, 34b.25, 50b.10, 75b.11), tritt am seitlichen Rand aus dem Pons aus. Er zieht aus der hinteren Schädelgrube durch den Porus nervi trigemini in eine Duratasche, die sich in der mittleren Schädelgrube befindet. Dieses Cavum trigeminale (Meckeli) ist ein platter Durasack, der von Arachnoidea encephali ausgekleidet wird. In ihm liegt das Ganglion trigeminale (semilunare Gasseri) (Abb. 9b.31, 34b.28, 73b.3), das pseudounipolare Nervenzellen für den sensiblen Teil des N. trigeminus enthält. Hinter dem Ganglion teilt sich der N. trigeminus in seine drei Hauptäste: N. ophthalmicus, N. maxillaris und N. mandibularis, die die mittlere Schädelgrube über Fissura orbitalis superior, Foramen rotundum und Foramen ovale verlassen. Der größere Teil der Nervenfasern des N. trigeminus leitet afferente Signale aus Gesichtshaut, Binde- und Hornhaut des Auges, Schleimhaut der Nasen- und Mundhöhle und von den Zähnen weiter. Eine besondere Verschaltung findet sich im Trigeminussystem für die Afferenzen aus den Muskelspindeln der Kaumuskulatur (s. 6.1.3).

Die motorischen Fasern des N. trigeminus liegen medial im Nerv und ziehen am Ganglion trigeminale vorbei in Richtung N. mandibularis. Die motorischen Fasern versorgen Kaumuskeln, M. tensor tympani und größtenteils die Mundbodenmuskulatur.

Nach Beobachtungen von Neurochirurgen kann die A. cerebelli superior den N. trigeminus komprimieren und zur Trigeminusneuralgie führen (186, 188, 362).

II. Hirnnerv

Der II. Hirnnerv, der **N. opticus** (Abb. 2b.26, 7b.13, 8b.17, 32b.23, 33b.18, 49b.2, 50b.5, 76a.14, 77b.2), tritt durch den Canalis opticus in die mittlere Schädelgrube ein. Seine Topographie wird beim visuellen System beschrieben (s. 6.6).

I. Hirnnerv

Der I. Hirnnerv, der aus den **Nn. olfactorii** besteht, zieht durch die Lamina cribrosa in die vordere Schädelgrube. Er wird beim olfaktorischen System erläutert (s. 6.7).

Hirnnerven-Syndrome

Die Topographie der Hirnnerven zueinander, zu Strukturen der Schädelbasis sowie zu Blutgefäßen und Hirnteilen hat klinische Bedeutung. Das gleichzeitige Auftreten von Läsionen mehrerer Hirnnerven kann den Ort der Schädigung anzeigen. Hierbei kann es sich um Entzündungen oder Tumoren der Schädelbasis oder des Gehirns handeln.

Als **Garcin-Syndrom** wird eine Symptomatik mit Läsion der Hirnnerven einer Seite der Schädelbasis bezeichnet, aber auch der kaudalen Hirnnerven V, VII bis XII an einer Seite.

Das **Syndrom des Foramen jugulare** umfaßt Störungen des N. glossopharyngeus mit Sensibilitätsstörung, oft auch Schmerzen im Sinne einer Glossopharyngeus-Neuralgie und Gaumensegelparese, eine Läsion des N. vagus mit Stimmbandparese und eine einseitige N. accessorius- und N. hypoglossus-Parese. Kommt es gleichzeitig durch Druck auf die Medulla oblongata zu kontralateraler Hemiparese, spricht man von einem **Vernet-Syndrom**.

Das **Kleinhirnbrückenwinkel-Syndrom** besteht aus Störungen der Hirnnerven VIII, VII, V. Dabei sind einseitige akustische und vestibuläre Schäden, eine periphere Fazialisparese und Sensibilitätsstörungen und/oder Schmerzen im Gesichtsbereich zu erwarten. Bei ausgedehnten Prozessen können auch homolaterale ataktische Störungen bei Kleinhirnbeteiligung, Nystagmus und gelegentlich eine Parese des N. abducens auftreten.

Als **Syndrom der Felsenbeinspitze** oder als Gradenigo-Syndrom werden eine einseitige N. abducens-Parese und Trigeminusstörungen mit Sensibilitätsbeeinträchtigung im Gesicht, besonders Stirn oder Schmerzen dort, bei ausgedehnten Prozessen auch mit peripherer Fazialislähmung bezeichnet.

Das **Syndrom des Sinus cavernosus** umfaßt Störungen der drei Augenmuskelnerven III, IV und VI sowie des N. trigeminus.

Ist neben den Hirnnerven III, IV und VI nur der 1. Trigeminusast betroffen, so liegt ein **Syndrom der Fissura orbitalis superior** vor. Einseitiger Kopfschmerz mit temporaler Betonung und ein nicht pulsierender Exophthalmus zusätzlich zu den genannten Syndromen wird als **Keilbeinflügel-Syndrom** bezeichnet. Es findet sich besonders häufig bei Meningeomen dieser Lokalisation.

Bei Mitbeteiligung des N. opticus an den Störungen der Hirnnerven III, IV, VI, V/1 spricht man von einem **Syndrom der Orbitaspitze**. Oft ist das primäre Symptom eine zunehmende Optikusatrophie mit entsprechender Visusbeeinträchtigung.

Als **Syndrom der Olfaktoriusrinne** wird eine zunächst einseitige, später doppelseitige Anosmie bezeichnet. Die Läsion kann dabei zusätzlich den N. opticus treffen und zu einer Gesichtsfeldstörung oder zur Erblindung führen. Bei fortgeschrittenen raumfordernden Prozessen wie Meningeomen findet sich häufig außerdem ein Stirnhirn-Syndrom mit entsprechenden psychopathologischen Auffälligkeiten.

Im Initialstadium lassen sich die den genannten Hirnnerven-Syndromen zugrunde liegenden Läsionen im Bereich der Schädelbasis nur schwer im CT nachweisen. Ergänzende, dünne Zwischenschichten, andere Einstellebenen, spezielle Knochenberechnung („High-resolution-Technik") und intrathekale Kontrastmittelgabe sind zur besseren Darstellung notwendig. Häufig führt die MRT zu früherer Darstellung des pathologischen Prozesses. Auch hier sind dünne Schichten und gelegentlich intravenöse Kontrastmittelgabe erforderlich. Die MRT ist in der Früherfassung basaler Hirnprozesse im Vergleich zur CT geeigneter. Der Einsatz beider Verfahren kann die diagnostische Aussage verbessern (s. 2.6).

5.7 Hirnabschnitte
(Abb. 98-103)

Das Gehirn wird in zwei große Abschnitte eingeteilt:
1. Hirnstamm mit Kleinhirn und
2. Vorderhirn.

Nach der internationalen Nomenklatur wird zum Hirnstamm nur Medulla oblongata, Pons und Mittelhirn gerechnet (entgegen häufigem klinischen Sprachgebrauch). Das Kleinhirn ist über drei paarige Kleinhirnstiele mit dem Hirnstamm verbunden. Das Vorderhirn wird in Zwischenhirn und Endhirn gegliedert. Die Längsachse des Hirnstamms (Meynertsche Achse) und die des Vorderhirns (Forelsche Achse) bilden den in der Einleitung kurz erwähnten stumpfen Winkel von 110-120° (s. 1.1). Die Meynertsche Achse verläuft tangential im Boden des 4. Ventrikels. Die Forelsche Achse verläuft vom Frontalpol zum Okzipitalpol des Endhirns. Der Winkel zwischen Meynertscher Achse und Forelscher Achse wird bei einer extrakraniellen Fixation des Gehirns im Vergleich mit den In-vivo-Verhältnissen meistens verändert (s. 1.3).

5.7.1 Medulla oblongata und Pons
(Abb. 98-103)

Gestalt

Die **Medulla oblongata** ist ein kleiner Hirnabschnitt. Ihr Volumen liegt bei 7 ml. Ihre Basalfläche zwischen Rückenmark und Pons ist etwa 2-2,5 cm lang. Ihre kaudale Querschnittsfläche beträgt 1 cm². An der Ventralseite der Medulla oblongata setzt sich die Fissura mediana ventralis ins Rückenmark fort. Beiderseits der Fissur wölbt sich an der Medulla oblongata ein Strang, die Pyramide, vor. Die Kreuzung der Pyramidenbahn (s. 6.8.1) befindet sich in der Tiefe der Fissur.

Lateral der Pyramide liegt die Olive. Sie enthält den Nucl. olivaris caudalis (inferior). Auf der Dorsalseite der Medulla oblongata treten Kerngebiete der Hinterstrangbahnen als kleine Höcker vor: Tuberculum nuclei gracilis und Tuberculum nuclei cuneati.

Weitere dorsale Teile der Medulla oblongata werden sichtbar, wenn das Kleinhirn an den Kleinhirnstielen abgetrennt (Abb. 68) und der 4. Ventrikel eröffnet wird. Den Boden des 4. Ventrikels bildet die Rautengrube, die Fossa rhomboidea. An ihrer kaudalen Spitze geht der 4. Ventrikel in den Zentralka-

Medulla oblongata und Pons 219

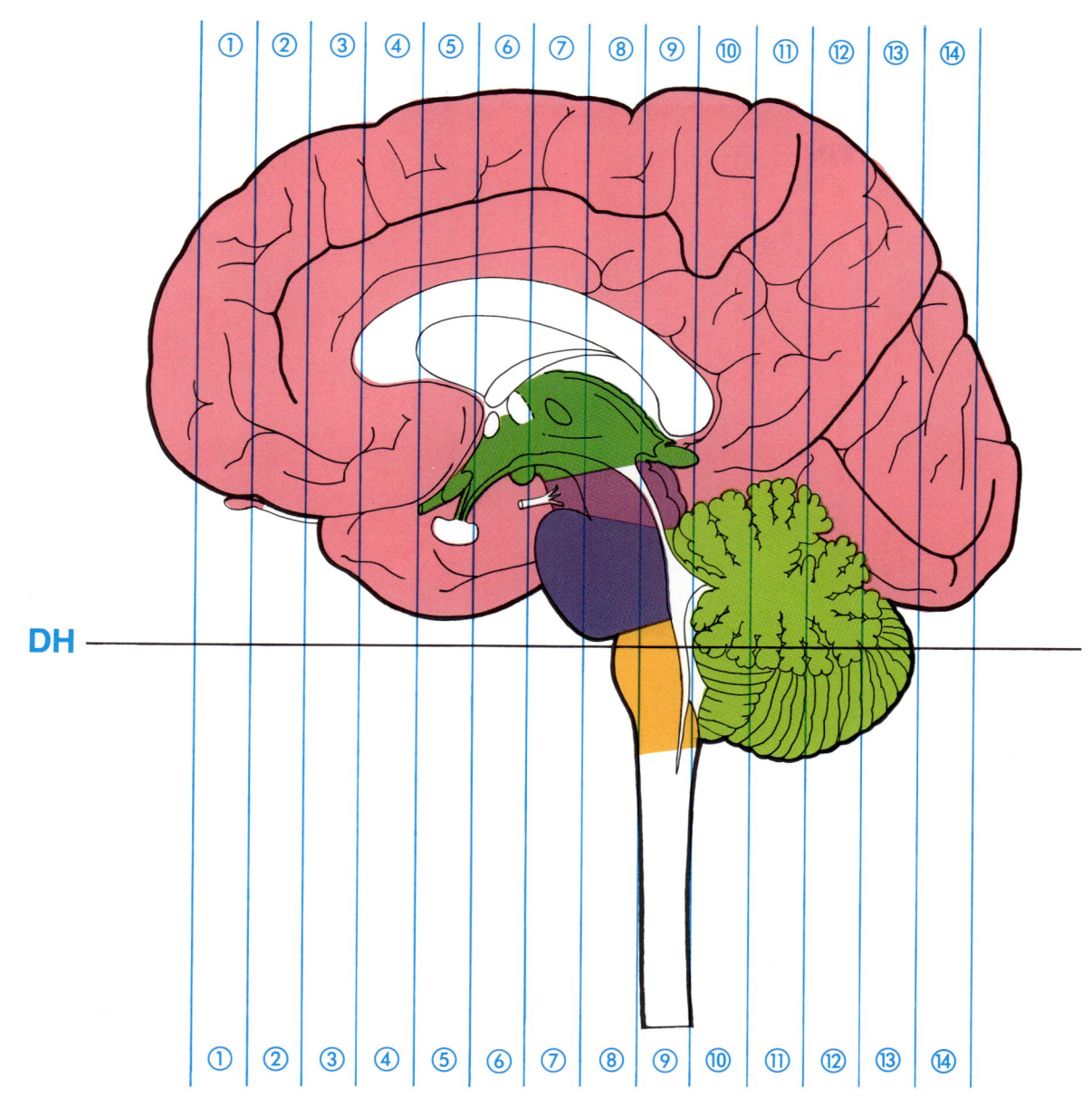

Abb. 98 Hirnabschnitte in der Medianansicht des frontal geschnittenen Gehirns (s. Abb. 2b). Der Balken, die Commissura anterior, Fornix, Tr. olfactorius, Hypophyse und N. oculomotorius sind weiß geblieben (s. 8 Untersuchungsgut).
DH = Deutsche Horizontale.

- Rinde des Telencephalon
- Diencephalon
- Mesencephalon
- Pons
- Cerebellum
- Medulla oblongata

nal (Abb. 32b.43) über. Ein kleiner Querriegel, der Obex (Abb. 32b.40, 67.37, 70b.29), begrenzt kaudal die Rautengrube. In Höhe des Obex kann die Medulla oblongata in einen unteren und einen oberen Abschnitt gegliedert werden: der geschlossene und der offene Teil der Medulla oblongata (274). Die Querschnittsform des geschlossenen Teils der Medulla oblongata erscheint birnenförmig (Abb. 69b). Paramedian von der Fissura mediana ventralis liegen die Pyramiden (Abb. 69b.19). Posterior vom Zentralkanal (Abb. 69b.26) wölben sich die Nuclei gracilis und cuneatus (Abb. 69b.30, 69b.29) vor.

Beim offenen Teil der Medulla oblongata ist posterior der Boden der Rautengrube zu erkennen (Abb. 71a.19, 72b.23). Durch die Vorwölbung der Nuclei olivares caudales (Abb. 71b.14) sind die Seitenwände dieses Medulla oblongata-Abschnittes bikonkav geformt. Zwischen dem geschlossenen und dem offenen Teil der Medulla oblongata gibt es einen Übergang in Höhe des Obex (Abb. 70b).

Der XII. Hirnnerv verläßt die Medulla oblongata mit 12–16 Wurzelfäden zwischen Pyramide und Olive (Abb. 69b.17, 70b.9, 70b.15, 71b.7), während die Branchialnerven IX, X, XI posterior von den Oliven aus der Seitenwand der Medulla oblongata austreten (Abb. 70b.22, 71b.18). Am Übergang zwischen Medulla oblongata und Pons liegen lateral die Austrittsstellen des VIII. und VII. Hirnnerven (Abb.

220 Topographie des Hirnschädels und seiner intrakraniellen Räume und Strukturen

■ Rinde des Telencephalon

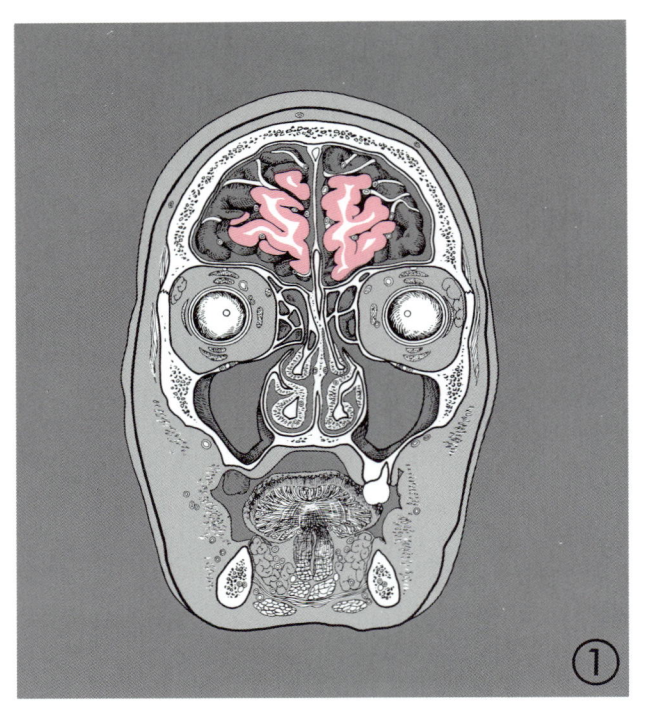

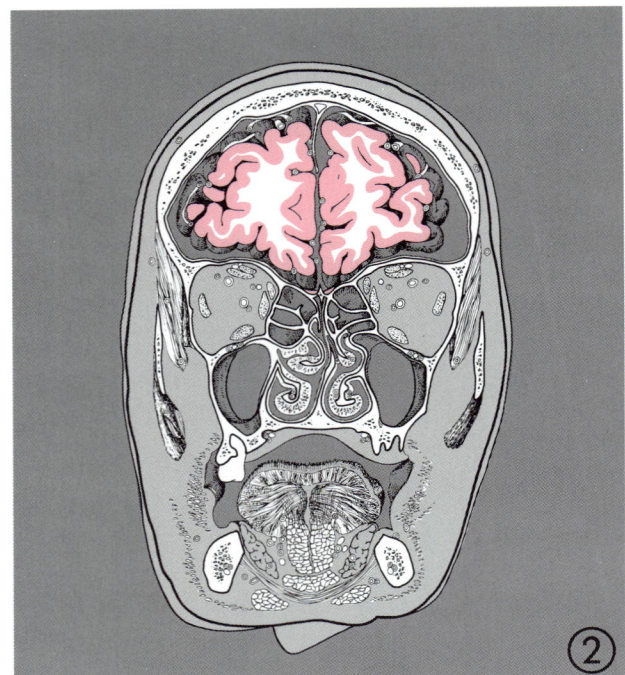

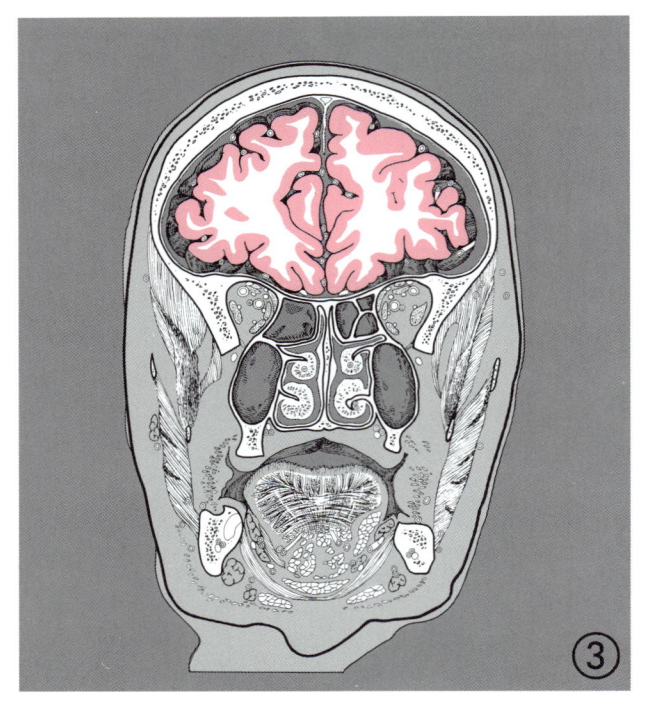

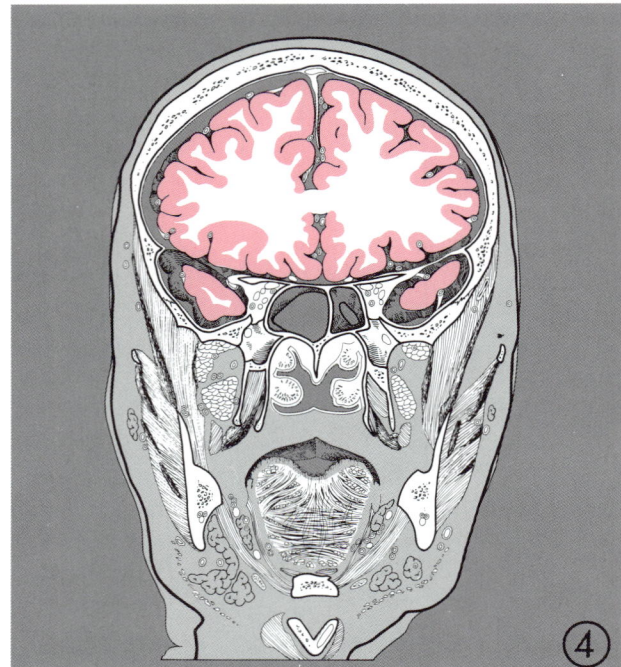

Abb. 99 Frontale Serienbilder der Hirnabschnitte. Die Zahl im Kreis gibt die Nummer der jeweiligen Scheibe an (s. Abb. 1, 2a, 2b, 3).

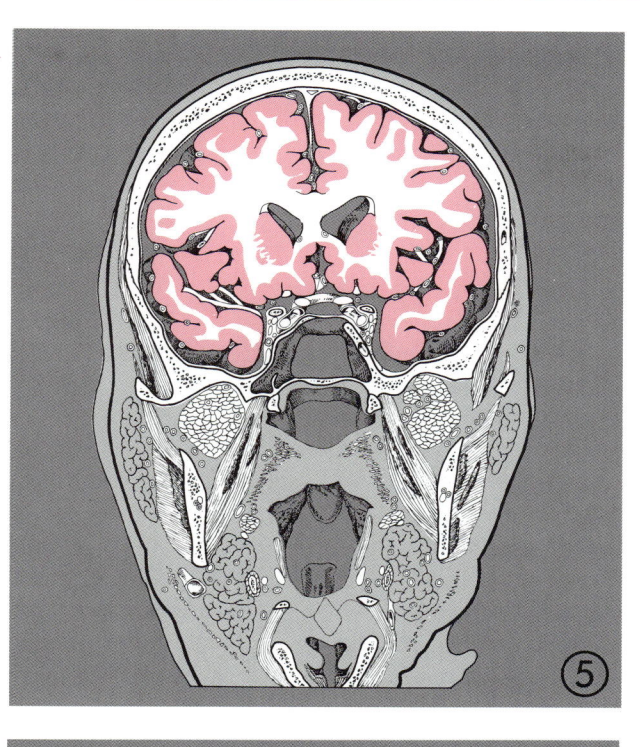

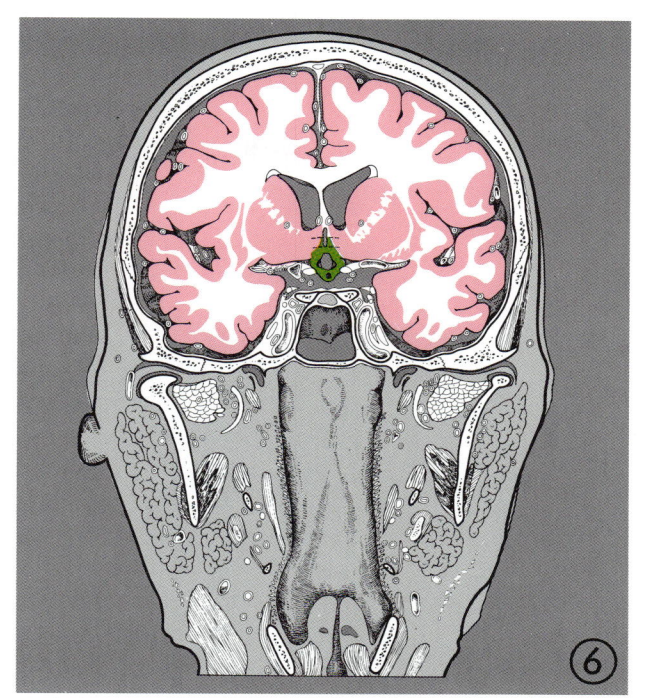

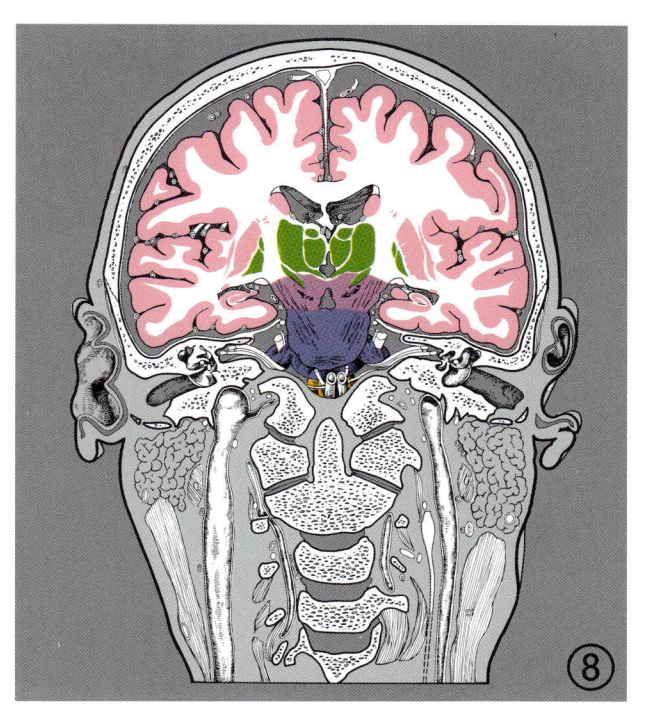

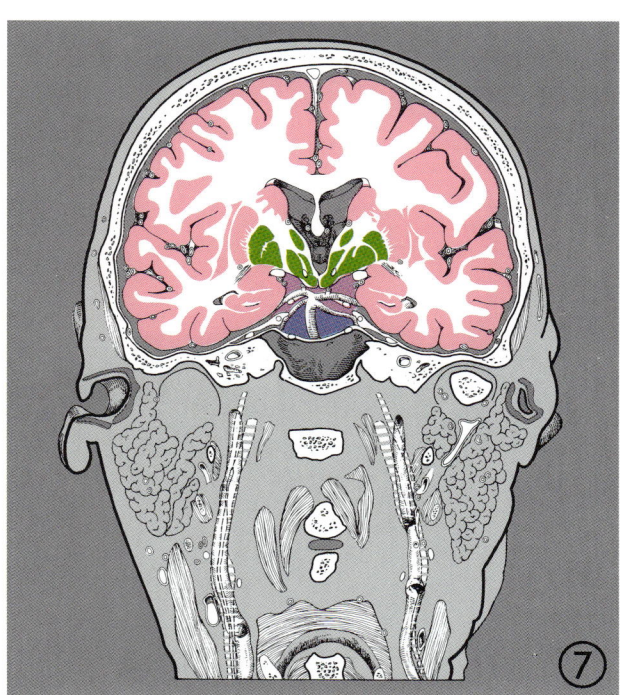

Medulla oblongata und Pons 221

	Rinde und Basalganglien des Telencephalon
	Diencephalon
	Mesencephalon
	Pons
	Medulla oblongata

222 Topographie des Hirnschädels und seiner intrakraniellen Räume und Strukturen

- Rinde und Basalganglien des Telencephalon
- Diencephalon
- Mesencephalon
- Cerebellum
- Pons
- Medulla oblongata

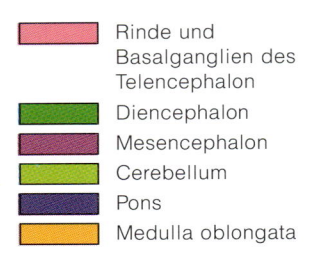

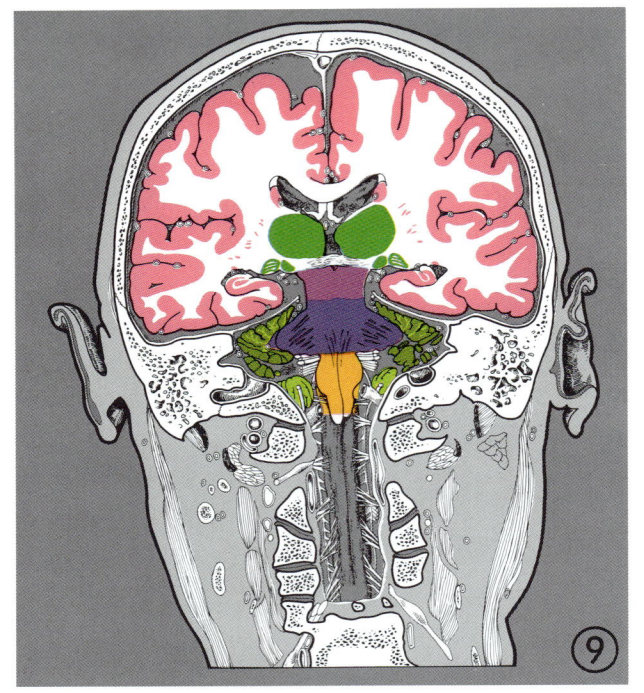

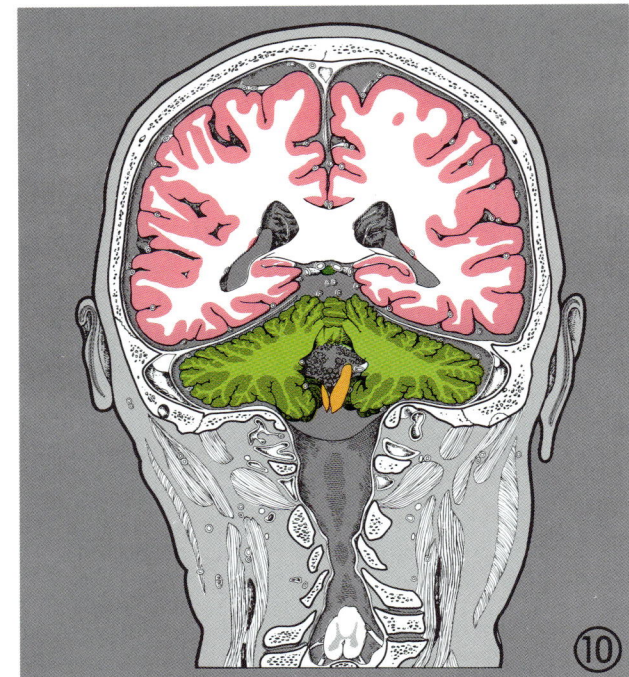

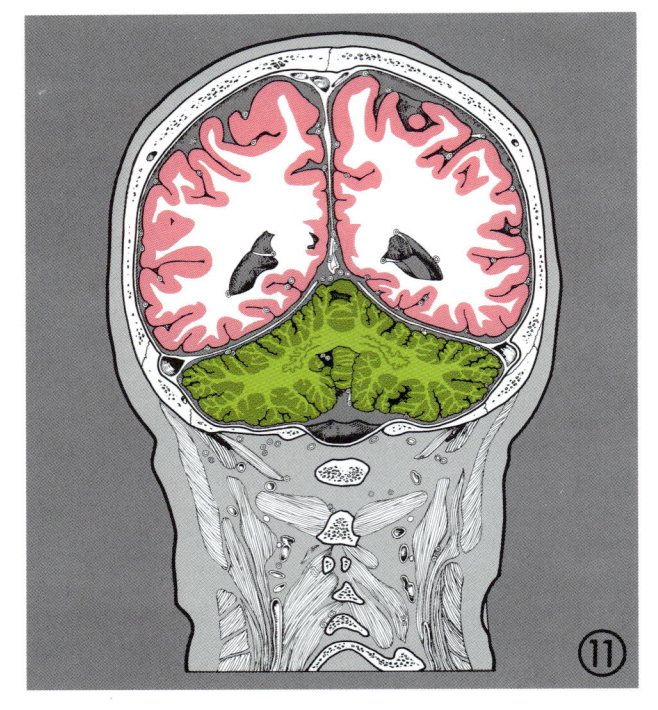

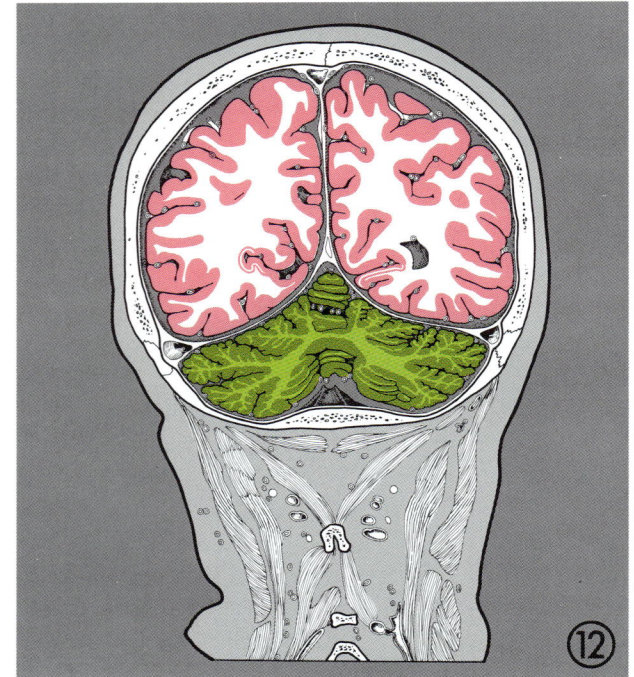

Abb. 99 Frontale Serienbilder der Hirnabschnitte. Die Zahl im Kreis gibt die Nummer der jeweiligen Scheibe an (s. Abb. 1, 2a, 2b, 3).

Medulla oblongata und Pons

Rinde des Telencephalon
Cerebellum

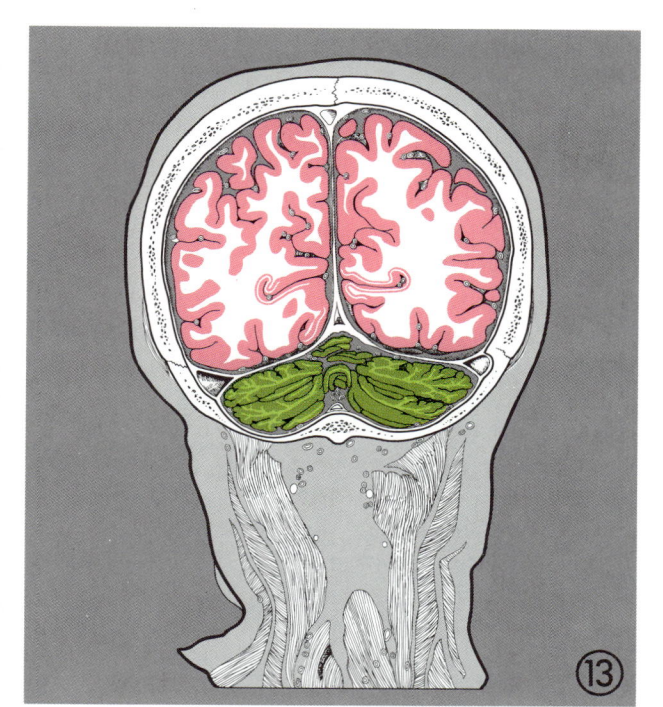

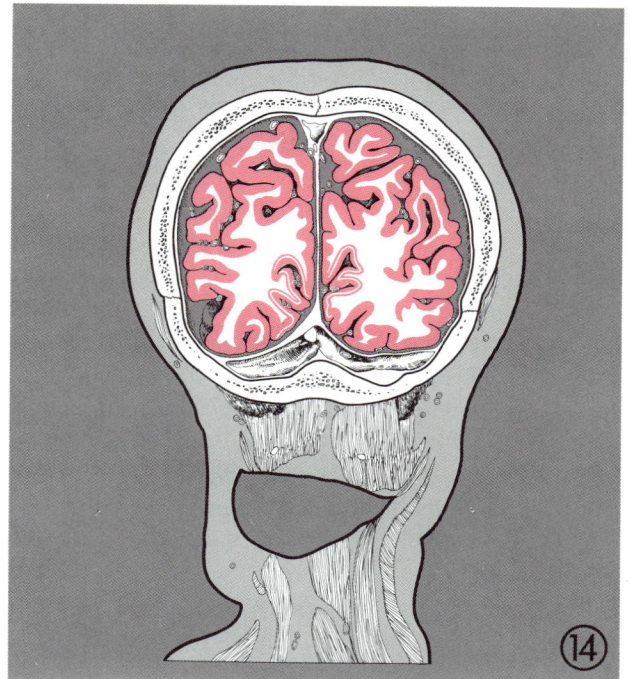

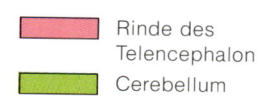

72b.20, 73b.12, mit unterbrochener Linie dargestellt). Der VI. Hirnnerv tritt anterior aus dem Zwickel zwischen Medulla oblongata und Pons aus (Abb. 3.32, 11b.41, 32b.35, 49b.5, 72b.8).

Der **Pons** ist in der anterioren Ansicht fast doppelt so breit wie der kraniale Teil der Medulla oblongata. Nach kranial grenzt der Pons scharf an die Crura cerebri des Mittelhirns. Seitlich des Pons treten die beiden mittleren Kleinhirnstiele hervor (Abb. 144a.14). Am Boden der Rautengrube geht die Medulla oblongata ohne scharfe Grenze in den Pons über. Auch die mediane Furche am Boden der Rautengrube, Sulcus medianus (Abb. 71b.24), läßt sich kontinuierlich von der Medulla oblongata bis zum Pons verfolgen.

Die Querschnitte durch den Pons lassen sich in drei Teile gliedern, einen unteren, mittleren und oberen Abschnitt (274). Der untere Abschnitt des Pons reicht von der Grenzfläche zur Medulla oblongata bis zu einer Höhe, die unterhalb der Eintrittsstelle des N. trigeminus liegt. Der Boden der Rautengrube bildet die posteriore Wand. Sie verengt sich in Richtung zum Aqueductus mesencephali. Der 4. Ventrikel besitzt in dem unteren Ponsabschnitt die paarigen Recessus posteriores (Abb. 73b.31), die den Nodulus vermis (Abb. 73b.30) seitlich umgeben. Lateral vom mittleren Kleinhirnstiel (Abb. 73b.24) liegt in der C. pontocerebellaris der Flocculus (Abb. 73b.23). Infolge seiner elliptischen Form und des dadurch bedingten Teilvolumeneffektes kann der Flocculus mit einem Neoplasma verwechselt werden (274).

Der mittlere Abschnitt des Pons ist durch die Austrittsstelle des in CT- und MR-Bildern darstellbaren N. trigeminus charakterisiert (Abb. 75b.11). Der V. Hirnnerv zieht von der C. pontocerebellaris (Abb. 75b.12) in die in der mittleren Schädelgrube liegende C. trigemini.

Der obere Abschnitt des Pons ist durch die posterior gelegenen, paarigen oberen Kleinhirnstiele (Abb. 76b.21) charakterisiert, die die Kontinuität der benachbarten perimesenzephalen Cisternen unterbrechen. Zwischen den oberen Kleinhirnstielen liegt der schmale kraniale Teil des 4. Ventrikels.

Innere Gliederung

Alle drei vertikal gegliederten Abschnitte des Pons lassen sich in den axialen Ebenen in einen anterioren und posterioren Teil gliedern. Der anteriore Teil, die Brücke im engeren Sinne, enthält Relaiskerne, die Nuclei pontis (Abb. 73b.10, 74b.14, 75b.10, 76b.12), an denen die Fibrae corticopontinae enden. Die von den Nuclei pontis ausgehenden Fasern bilden die typischen pontocerebellären Fasern, die ins Kleinhirn eintreten.

Der posteriore Teil der Brücke ist das Tegmentum pontis, das nach kaudal in das Tegmentum der Medulla oblongata übergeht.

Im Tegmentum der Medulla oblongata und im Pons gibt es eine topographische und funktionelle Ordnung der Hirnnervenkerne XII bis V (Abb. 68). Die afferenten Hirnnervenkerne liegen am Boden der Rautengrube lateral, die efferenten Nervenkerne medial. Die afferenten Endkerne werden durch eine schwach ausgebildete Furche von den efferenten Ursprungskernen getrennt. In Abb. 68 sind die Endkerne und zwei afferente Nerven links sowie die Ursprungskerne mit efferenten Nerven rechts eingezeichnet. Die Endkerne gehören zum Trigeminussystem (s. 6.1.3), vestibulären System (s. 6.4), auditorischen System (s. 6.5) und gustatorischen System (s. 6.2).

Der afferente Kern für die Schmerz- und Temperaturleitung von der ipsilateralen Gesichtshälfte ist die Pars caudalis des spinalen Trigeminuskerns (Abb. 69b.28, 70b.31), die sich etwa vom Obex der Medulla oblongata (Abb. 32b.40) bis zum dritten Zervikalsegment des Rückenmarks erstreckt. Die mechanorezeptiven Signale des Trigeminusnervs werden hauptsächlich dem Nucl. pontinus nervi trigemini im mittleren Abschnitt des Pons zugeführt (Abb. 68.3, 74b.25). Signale vor allem von den Muskelspindeln des Kauapparates erreichen den mesenzephalen Trigeminuskern (Abb. 68.2, 74b.29, 75b.24, 76b.24, 77b.31, 78b.28), der sich vom mittleren Teil des Pons bis in das Mittelhirn ausdehnt. Die vestibulären Kerne erstrecken sich vom oberen Teil der Medulla oblongata bis fast zur Mitte des Pons (Abb. 68.6, 72b.24, 73b.26, 74b.30). Die sensorischen Endkerne für den Hörnerv, die Nuclei cochleares (Abb. 68.7, 72b.26) liegen im oberen Teil der Medulla oblongata in der Nähe der Apertura lateralis des 4. Ventrikels. Die sensorischen Kerne für die Geschmacksfasern, die Nuclei solitarii (Abb. 68.8, 70b.23, 71b.23) reichen vom Übergang des geschlossenen in den offenen Teil der Medulla oblongata fast bis an den kranialen Rand der Medulla oblongata.

In den efferenten Kernen liegen die Motoneurone für den XII., XI., X., IX., VII., VI. und V. Hirnnerven sowie die viszeroefferenten Nervenzellen für den X., IX. und VII. Hirnnerven, im einzelnen:

Nucl. nervi hypoglossi (Abb. 68.19, 70b.24, 71b.25). Er bildet eine 10 mm lange Zellsäule, die sich vom kaudalen Teil der Rautengrube bis in den geschlossenen Teil der Medulla oblongata erstreckt. Seine Neuriten verlassen anterior vom Nucl. olivaris caudalis als Wurzelfasern die Medulla oblongata, bündeln sich zum XII. Hirnnerven und versorgen die Zungenmuskulatur.

Nucl. ambiguus (Abb. 68.17, 70b.20, 71b.16, 72b.17). Dieser Kern ist 16 mm lang und liegt unmittelbar posterior vom Nucl. olivaris caudalis vor allem im oberen Teil der Medulla oblongata. Seine motorischen Fasern ziehen im IX., X. und XI. Hirnnerven und versorgen die Pharynxmuskeln (zum Teil), Kehlkopfmuskeln, Oesophagus sowie Teile des M. sternocleidomastoideus und M. trapezius.

Nucl. nervi facialis (Abb. 68.15, 73b.21, 74b.23). Der 4 mm lange Kern (in Richtung der Meynertschen Achse) liegt im unteren Teil der Brücke ventral vom Nucl. nervi abducentis. Seine Fasern umschlingen den Abducenskern und bilden das innere Fazialisknie (Abb. 68.13, 74b.27). Die Neuriten des Nucl. nervi facialis versorgen die mimischen Muskeln, den M. stapedius und teilweise die oberen Zungenbeinmuskeln.

Nucl. motorius nervi trigemini (Abb. 68.12, 74b.24). Der etwa 4 mm lange Kern liegt im mittleren Teil der Brücke, bildet mit seinen Neuriten die Portio minor des N. trigeminus. Sie versorgt die Kaumuskulatur, Mundbodenmuskeln und den M. tensor tympani.

Zu den viszeroefferenten Kernen gehören:

Nucl. dorsalis nervi vagi (Abb. 68.18, 70b.25, 71b.26). Der Kern liegt vor allem im kaudalen Bereich der Rautengrube. Seine Fasern bilden den parasympathischen Anteil des N. vagus, der Brust und Baucheingeweide parasympathisch versorgt. Der Nucl. dorsalis nervi vagi ist auch Endkern für afferente Fasern aus dem IX. und X. Hirnnerven.

Nucl. salivatorius caudalis (Abb. 68.16, 151.4). Der kleine Kern befindet sich im oberen Teil der Medulla oblongata. Seine Neuriten versorgen parasympathisch die Glandula parotidea.

Nucl. salivatorius cranialis (rostralis) (Abb. 68.16, 151.3). Dieser Kern liegt im unteren Teil der Brücke. Seine parasympathisch-sekretorischen Fasern innervieren die Glandulae lacrimalis, submandibularis, sublingualis und die Drüsen der Nasen- und Mundschleimhaut.

Formatio reticularis

Die Medulla oblongata und Pons enthalten als lockeres Geflecht großer und kleiner Nervenzellen die Formatio reticularis. Sie läßt sich in drei, nicht scharf gegeneinander abgegrenzte Längszonen, unterteilen (171):

- mediane Zone,
- mediale Zone,
- laterale Zone.

Die mediane Zone enthält die Nuclei raphes (B1-B8, von kaudal nach kranial numeriert), in denen sich neben anderen Transmittersubstanzen auch Serotonin nachweisen läßt und die (grob vereinfacht) den serotoninergen Nervenzellen (s. 7.2) zugeordnet werden. Im mittleren Brückenabschnitt liegt das pontine Blickzentrum, die paramediane pontine Formatio reticularis PPRF (Abb. 75b.15, 76b.19). Die mediale Zone verfügt über viele große Nervenzellen, deren Neuriten meist einen langen aufsteigenden und einen langen absteigenden Ast mit vielen Synapsen enthalten.

Die laterale Zone setzt sich vor allem aus kleinen Nervenzellen zusammen mit vermutlich assoziativen Aufgaben. Die Formatio reticularis ist polysynaptisch mit afferenten, efferenten und vegetativen Systemen verknüpft. Die Formatio reticularis liegt im Nebenschluß aller afferenten Systeme. Die Reizung der Formatio reticularis führt im Tierexperiment zu einer Weckreaktion. Weiterhin sind Regulationsare-

Medulla oblongata und Pons

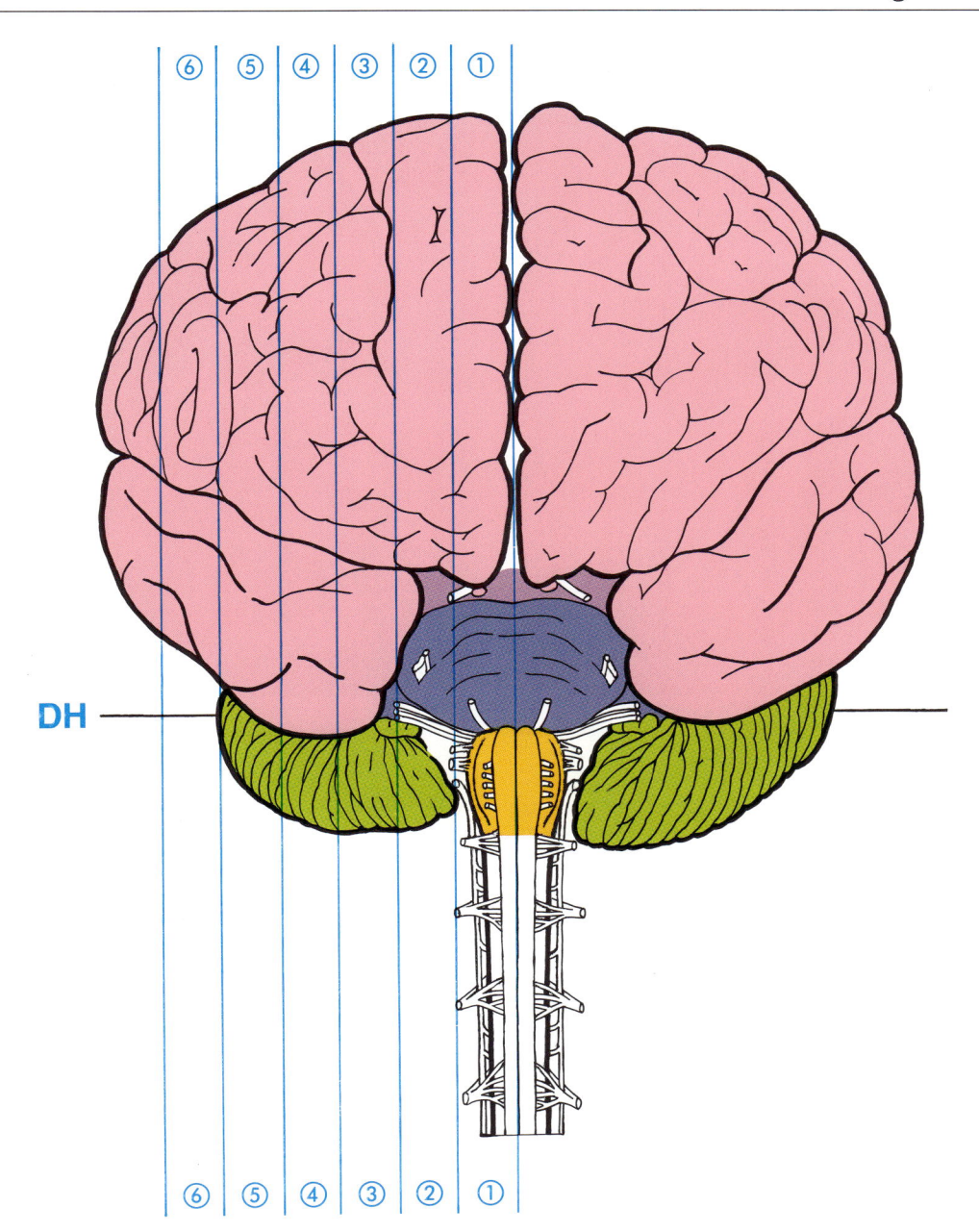

Abb. 100 Frontalansicht der Hirnabschnitte des sagittal geschnittenen Gehirns und Rückenmarks. Die Sagittalscheiben wurden paßgerecht zusammengesetzt und wie in Abb. 30b numeriert (s. 8 Untersuchungsgut).
DH = Deutsche Horizontale.

- Rinde des Telencephalon
- Mesencephalon
- Pons
- Cerebellum
- Medulla oblongata

ale für Kreislauf und Atmung in der Formatio reticularis lokalisiert.

Kaudales Olivensystem

Der Nucl. olivaris caudalis (inferior) (Abb. 12b.38, 70b.16, 71b.14, 72b.14) mit seinen zwei kleinen Nebenoliven ist die auffälligste Kerngruppe im offenen Abschnitt der Medulla oblongata. Der kaudale Olivenkern reicht mit seiner Länge von 15 mm bis in den kranialen Teil des geschlossenen Abschnittes der Medulla oblongata. Der kaudale Olivenkern gleicht einem Sack mit einer stark gefalteten Wand. Seine Öffnung weist nach medial. Die Nuclei olivares caudales sind Relaiskerne für die Verbindung zum Kleinhirn. Sie erhalten Signale vom Rückenmark, Mittelhirn und im Nebenschluß auch aus der motorischen Großhirnrinde und den Basalganglien des Endhirns. Insgesamt ist dieses Olivensystem eine Schaltstation für das Kleinhirn.

Chemisch nachweisbare Neuronensysteme

Durch Anwendung histochemischer Transmitternachweise können vor allem innerhalb der Formatio reticularis, zum Teil auch unabhängig davon in der Medulla oblongata und Pons folgende monoaminerge Kerngruppen und weitere Neuronenpopulationen nachgewiesen werden:

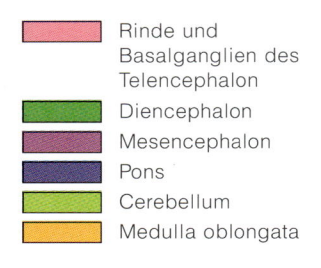

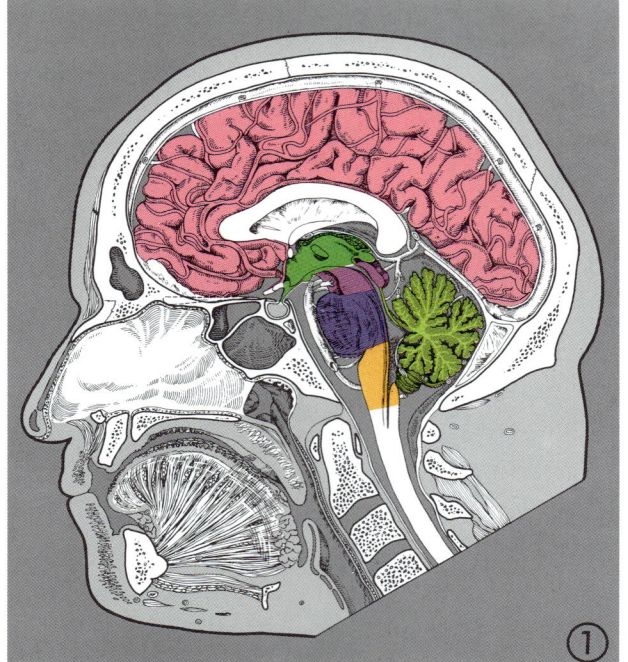

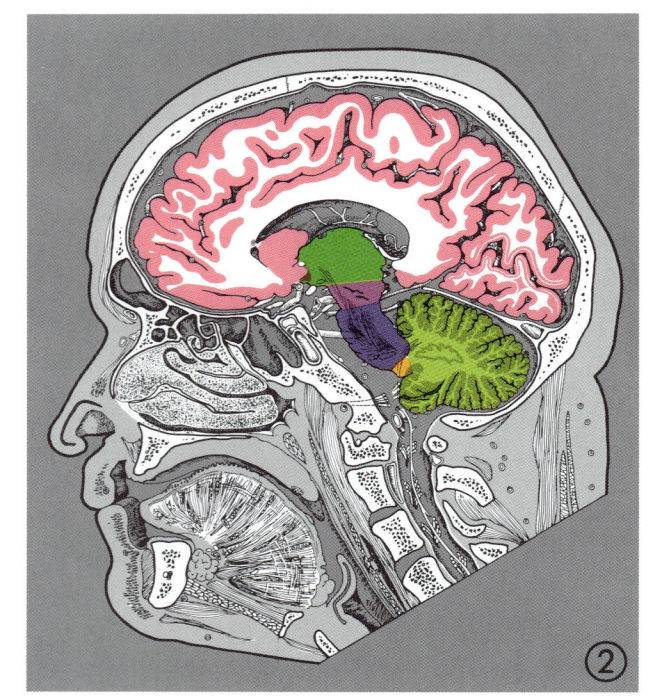

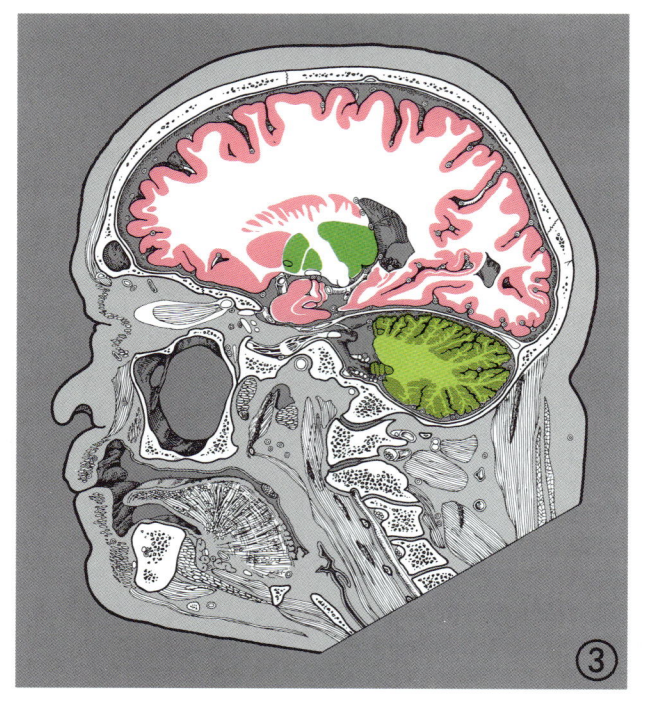

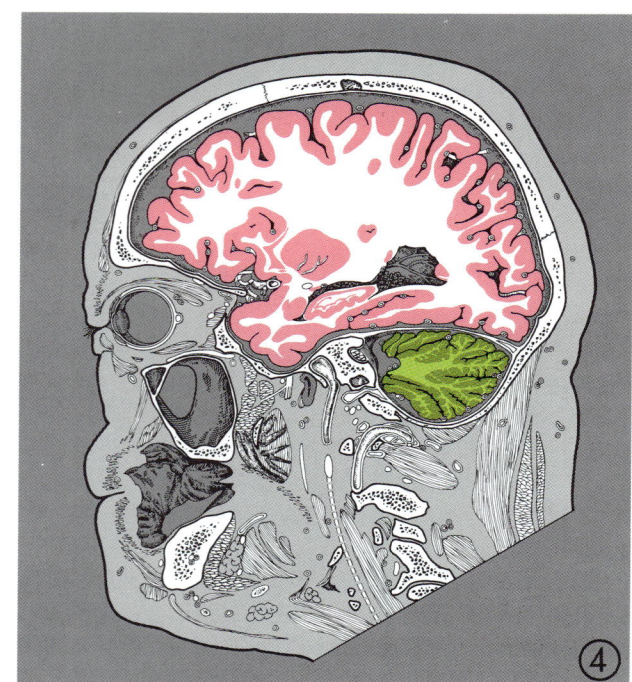

226 Topographie des Hirnschädels und seiner intrakraniellen Räume und Strukturen

- Rinde und Basalganglien des Telencephalon
- Diencephalon
- Mesencephalon
- Pons
- Cerebellum
- Medulla oblongata

Abb. 101 Sagittale Serienbilder der Hirnabschnitte. Der Balken, die Commissura anterior und der Fornix sind weiß dargestellt. Die Zahl im Kreis gibt die Nummer der jeweiligen Scheibe an (s. Abb. 1, 2a, 2b, 3).

Rinde des Telencephalon
Cerebellum

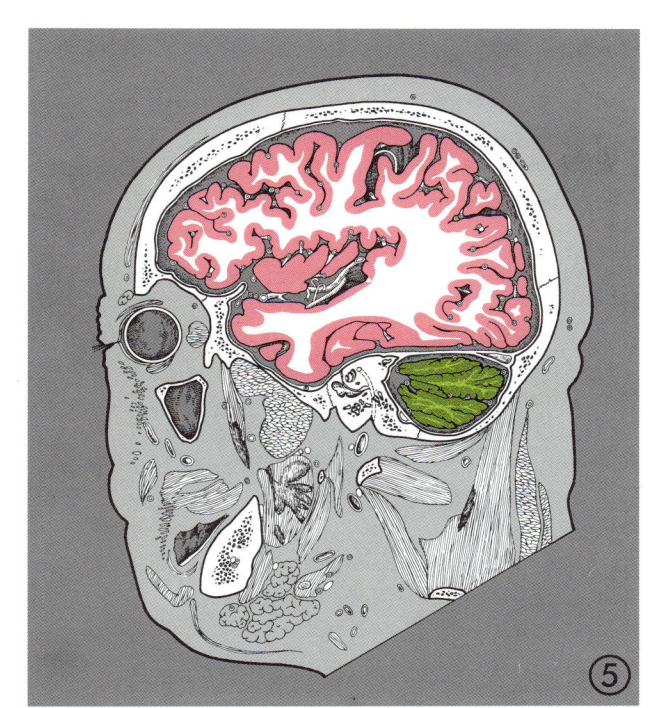

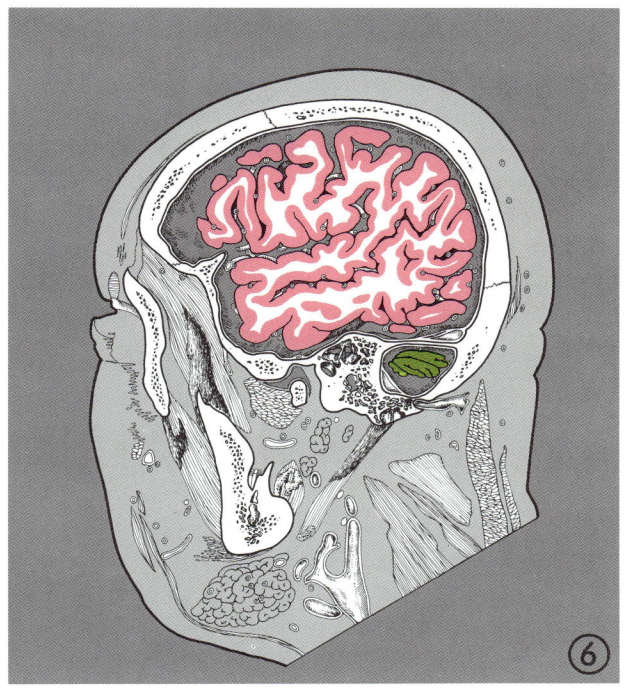

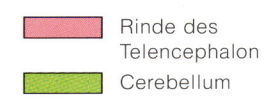

- noradrenerge Zellgruppen (A1-A7). Die durch Melaninpigmente auffälligste Gruppe bildet der Locus coeruleus (Abb. 75b.22, 76b.23),
- adrenerge Zellgruppen, die im oberen Teil der Medulla oblongata liegen,
- serotoninerge Zellgruppen (B1-B8) (s. oben),
- cholinerge Zellgruppen,
- neuropeptidhaltige Zellgruppen.

Bahnen

Durch Medulla oblongata und Pons ziehen aufsteigende Bahnen vom anterolateralen System (s. 6.1.1), medialen Lemniscussystem (s. 6.1.2), Trigeminussystem (s. 6.1.3), gustatorischen System (s. 6.2), vestibulären (s. 6.4) und auditorischen System (s. 6.5) sowie absteigende Bahnen vom motorischen System (s. 6.8) und von den zerebellären Systemen (s. 6.9). In den kanthomeatalen Parallelebenen sind die Medulla oblongata und der Pons so schräg getroffen, daß die Schnittebene im Vergleich mit Transversalschnitten in neuroanatomischen Büchern (23, 52, 64, 70, 193, 225, 299, 342, 371, 402, 448) ventral mehr kranial sowie dorsal mehr kaudal liegt. Dafür ist die Schnittebene der 3. Scheibe typisch (Abb. 49b), die sich im Grenzbereich zwischen Pons und Medulla oblongata befindet. In ihrem ventralen Teil ist der Pons angeschnitten. Dann folgt im Bild nach unten die Medulla oblongata, die im dorsalen Bereich fast am Ende der Rautengrube getroffen wurde. Zwischen Pons und Medulla oblongata liegt das blinde Loch, das Foramen cecum, das im Schnittbild das kraniale Ende der Fissura mediana ventralis an der Medulla oblongata anzeigt. Weiterhin sind die Medulla oblongata in Abb. 48b und der Pons in den Abb. 50b.13, 51b.18 dargestellt.

Klinische Hinweise

Der Nachweis des Sulcus medianus am Boden des 4. Ventrikels ist für die Bilddiagnostik zum Ausschluß eines lokalen Ödems im Bereich der Medulla oblongata und/oder des Pons wichtig (274). Läsionen der Medulla oblongata und des Pons treffen häufig Hirnnervenkerne und deren Verbindungen untereinander als auch die Verbindungen zu Rückenmark, Kleinhirn und Großhirn. Gleichzeitig sind in der Regel die afferenten und die ohne Umschaltung durchziehenden efferenten Leitungsbahnen zwischen Großhirn bzw. Basalganglien und Rückenmark betroffen. Kleinere Herde führen zu ipsilateralen Störungen der kaudalen Hirnnerven und zu kontralateralen Extremitätenparesen und/oder Sensibilitätsstörungen. Die klinische Symptomatik gestattet in den meisten Fällen bereits die Lokalisation der Schädigung und die Zuordnung zu einem der bekannten Hirnstammsyndrome. Sie sind in der Literatur nicht einheitlich angegeben und werden klinisch auch selten in reiner Form gefunden. Eines der häufigsten ist das **Wallenberg-Syndrom**. Akut zeigen sich Drehschwindel, Erbrechen und Heiserkeit. Objektiv finden sich Nystagmus, auf der Seite der Schädigung ein Horner-Syndrom, eine Trigeminusstörung und Gaumensegel- sowie Rachenhinterwandparese und eine Hemiataxie der Extremitäten. Kontralateral besteht eine dissoziierte Sensibilitätsstörung der Extremitäten und des Rumpfes.

Ausgedehnte Läsionen der Medulla oblongata und des Pons verursachen eine Bulbärparalyse mit Tetraplegie. Die häufig kleinen Läsionen des kaudalen Hirnstamms sind computertomographisch wegen der Knochenartefakte nur selten zu erfassen. Für den Nachweis von Ischämiezonen, Multiple-Sklerose-Herden und kleineren Hirnstammtumoren ist die MRT die Methode der Wahl. Lediglich frische Blutungen können übersehen oder fehlgedeutet werden. Hier kann die Computertomographie geeigneter sein.

5.7.2 Mesencephalon
(Abb. 98-103)

Gestalt

Das Mittelhirn ist ein kleiner Hirnabschnitt mit einem Volumen von etwa 10 ml. Posterior ist das Mittelhirn etwa 2 cm, anterior etwa 1,5 cm lang.

Posteriore Oberfläche

Die posteriore Oberfläche des Mittelhirns wird durch die Vierhügelplatte, Lamina tecti, gebildet. Die kranialen Hügel, Colliculi craniales (superiores) (Abb. 2b.21, 32b.18, 78b.31), sind breiter und höher als die kaudalen Hügel (Colliculi caudales (inferiores)) (Abb. 2b.31, 32b.19, 77b.34). Unmittelbar unterhalb der kaudalen Hügel tritt der IV. Hirnnerv als einziger Hirnnerv aus der posterioren Wand des Hirnstamms aus. Er wendet sich nach anterior und zieht durch die Orbita zum M. obliquus superior.

Anteriore Oberfläche

An der anterioren Oberfläche wölben sich die paarigen Hirnschenkel, Crura cerebri (Abb. 77a.14, 78b.9), vor, die die Fossa interpeduncularis (Abb. 77b.14) umfassen. Aus dieser Grube tritt der III. Hirnnerv (Abb. 77b.13) aus. Sein Zielgebiet sind äußere und innere Augenmuskeln.

Innere Gliederung

Das Mittelhirn besteht aus 3 Etagen, die sich in Transversalschnitten um den Aqueductus mesencephali orientieren: Posterior liegt die Vierhügelplatte oder das Dach, Tectum mesencephali (Lamina quadrigemina). In der Mitte befindet sich die Mittelhirnhaube, das Tegmentum mesencephali. Basal liegen die Hirnschenkel, Crura cerebri. Der Aqueductus mesencephali verläuft in einem nach oben konvexen Bogen zwischen 3. und 4. Ventrikel. Transversalschnitte durch das Mittelhirn, die wirklich senkrecht zum Aqueductus mesencephali verlaufen sollen, können deshalb keine Parallelebenen sein. Histologische Schnittserien durch den Gewebeblock Mittelhirn können nach der kranialen oder kaudalen Transversalebene des Aqueductus mesencephali orientiert werden. Deshalb variieren Bilder von Transversalschnitten durch das Mittelhirn erheblich (23, 52, 64, 70, 193, 225, 299, 371, 402, 448). Nach anatomischen und computertomographischen Studien wurde empfohlen, das Mittelhirn in infraorbitomeatal orientierten CT-Schichten zu untersuchen. Diese Bilder sind den üblichen anatomischen Darstellungen des Mittelhirns ähnlicher als in den kanthomeatal orientierten Schichten (29). Außerdem stellten sich in den infraorbitomeatal orientierten Schichten die C. interpeduncularis, die C. ambiens und die C. laminae tecti mit ihren Blutgefäßen und Hirnnerven deutlicher dar. Für die intravitale Beurteilung des Mittelhirns bietet die MRT besondere Vorzüge: artefaktarme Darstellung der Hirnstrukturen und der Zisternen. Die sagittale Schichtung zusätzlich zu den axialen Darstellungen bietet den Gewinn der guten topischen Orientierung.

Das **Tectum mesencephali,** kurz Tectum genannt, ist eine dünne, vierhügelige Platte. Die Colliculi caudales sind Zwischenglieder im auditorischen System. Die Colliculi craniales sind visuelle Reflex- und Schaltzentren. Von ihnen verlaufen kurze (Tr. tectobulbaris) und lange Bahnen (Tr. tectospinalis) zu den Motoneuronen in Hirnstamm und Rückenmark.

Das **Tegmentum mesencephali** enthält die Ursprungskerne des III. und IV. Hirnnervs (Abb. 68.9, 68.10, 68.11, 78b.20, 77b.27). Medial und am weitesten kranial liegt der parasympathische Nucl. oculomotorius accessorius, der Edinger-Westphalsche Kern (Abb. 151.2), für die Innervation des M. sphincter pupillae und des M. ciliaris. Die Wurzelfasern des III. Hirnnervs ziehen nach basal durch den Nucl. ruber und treten an der Fossa interpeduncularis aus. Der Ursprungskern des IV. Hirnnervs liegt kaudal vom Kern des III. Hirnnervs. Die Wurzelfasern des N. trochlearis ziehen nach dorsal, kreuzen und verlassen das Mittelhirn kaudal der Colliculi caudales (Abb. 68, 77b.33). Dorsolateral von diesen Ursprungskernen liegt der Nucl. mesencephalicus nervi trigemini, der beim Trigeminussystem beschrieben wird (s. 6.1.3).

Die Formatio reticularis bildet das Grundgerüst des Tegmentum mesencephali. Bau und Funktion der Formatio reticularis wurden bei Medulla oblongata und Pons beschrieben. Weiterhin sind im Tegmentum mesencephali Nucl. ruber und Substantia nigra eingelagert, die den Basalganglien zugerechnet werden (s. 6.8.2). Der Nucl. ruber hat die Form eines kurzen Ellipsoids, das von einer Kapsel longitudinal verlaufender Fasern umgeben wird (Abb. 78b.16). Nach kaudal grenzt an den Nucl. ruber der Pedunculus cerebellaris cranialis. Nach anterior trennt eine fast 2 mm breite Faserschicht den Nucl. ruber vom Nucl. subthalamicus. Der Hauptteil des Nucl. ruber besteht aus kleinen Zellen (parvozellulär), nur eine kaudale Kappe von etwa 1 mm enthält große Nervenzellen (magnozellulär). Dieser letzte Teil enthält weniger als 300 Zellen. Die Substantia nigra ist eine

Mesencephalon

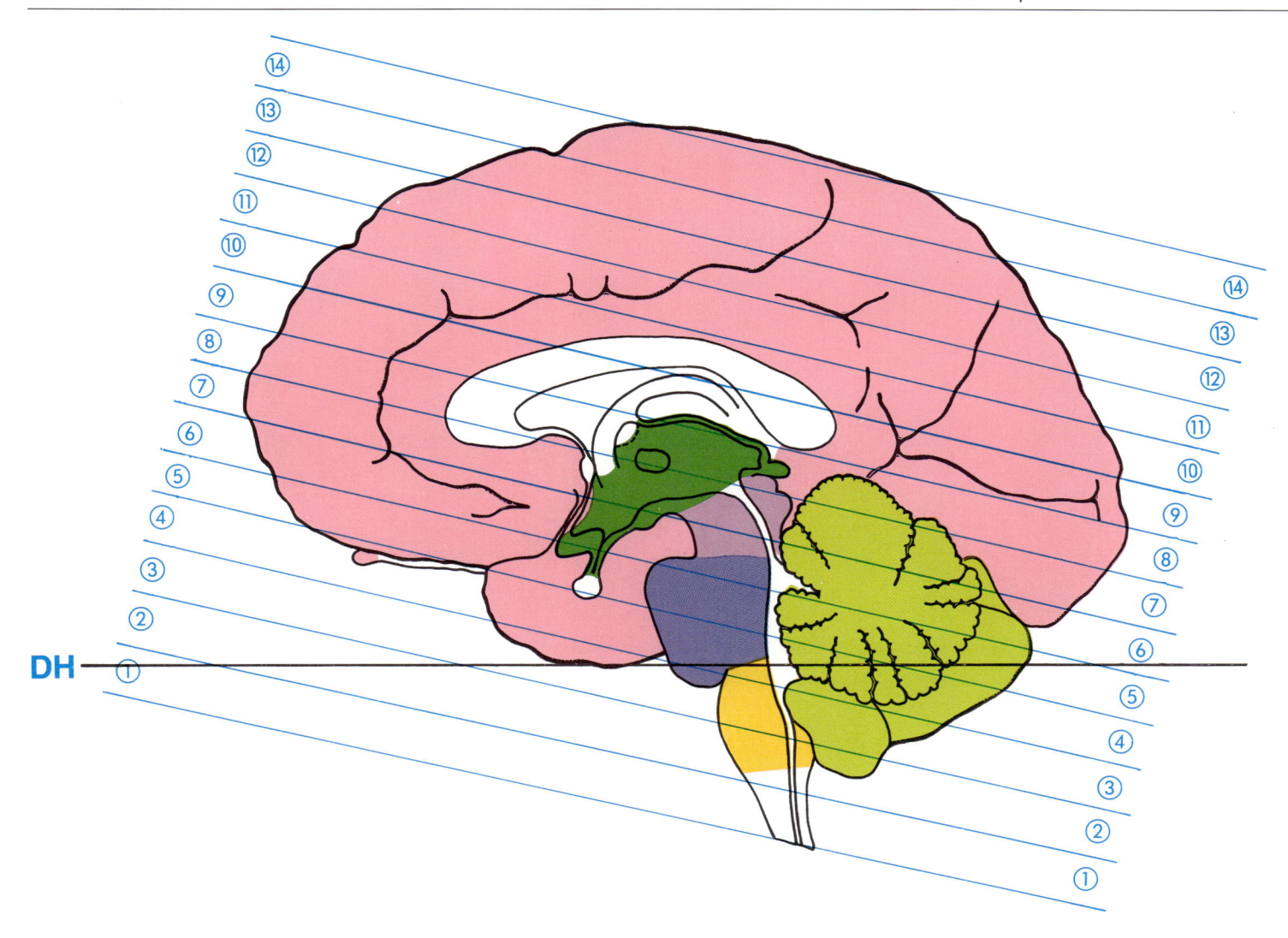

Abb. 102 Medianansicht der Hirnabschnitte des kanthomeatal geschnittenen Gehirns (s. Abb. 45b). Der Balken, die Commissura anterior, Fornix, Tr. olfactorius und Hypophyse sind weiß geblieben (s. 8 Untersuchungsgut).

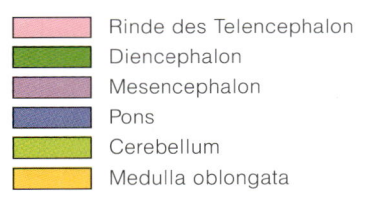

- Rinde des Telencephalon
- Diencephalon
- Mesencephalon
- Pons
- Cerebellum
- Medulla oblongata

230 Topographie des Hirnschädels und seiner intrakraniellen Räume und Strukturen

▢ Medulla oblongata
▢ Pons
▢ Cerebellum
▢ Diencephalon
▢ Rinde und Basalganglien des Telencephalon

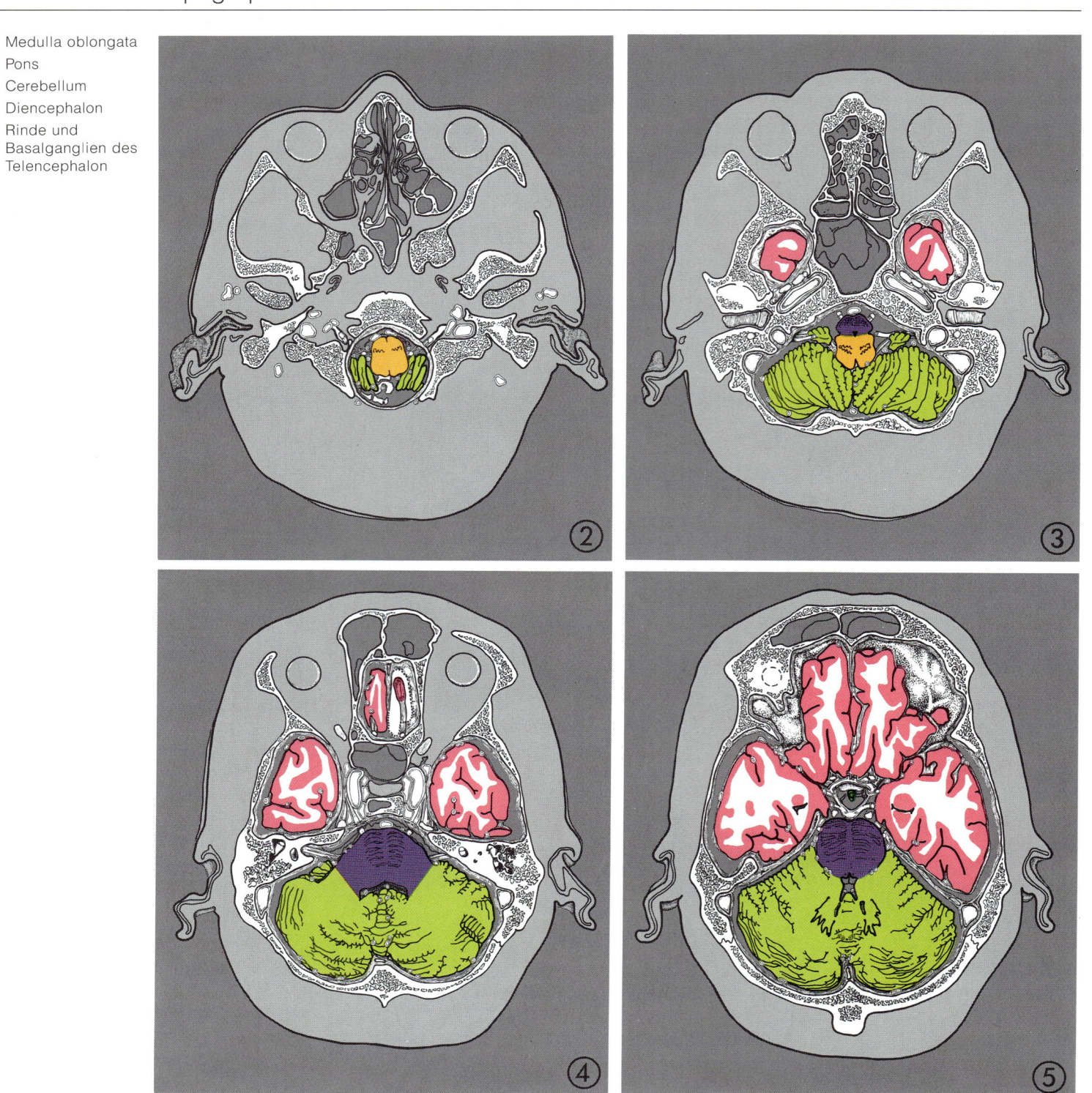

Abb. 103 Kanthomeatal orientierte Serienbilder der Hirnabschnitte. Die Zahl im Kreis gibt die Nummer der Scheiben an (s. Abb. 44, 45a, 45b, 46).

Mesencephalon 231

	Cerebellum
	Mesencephalon
	Diencephalon
	Rinde und Basalganglien des Telencephalon

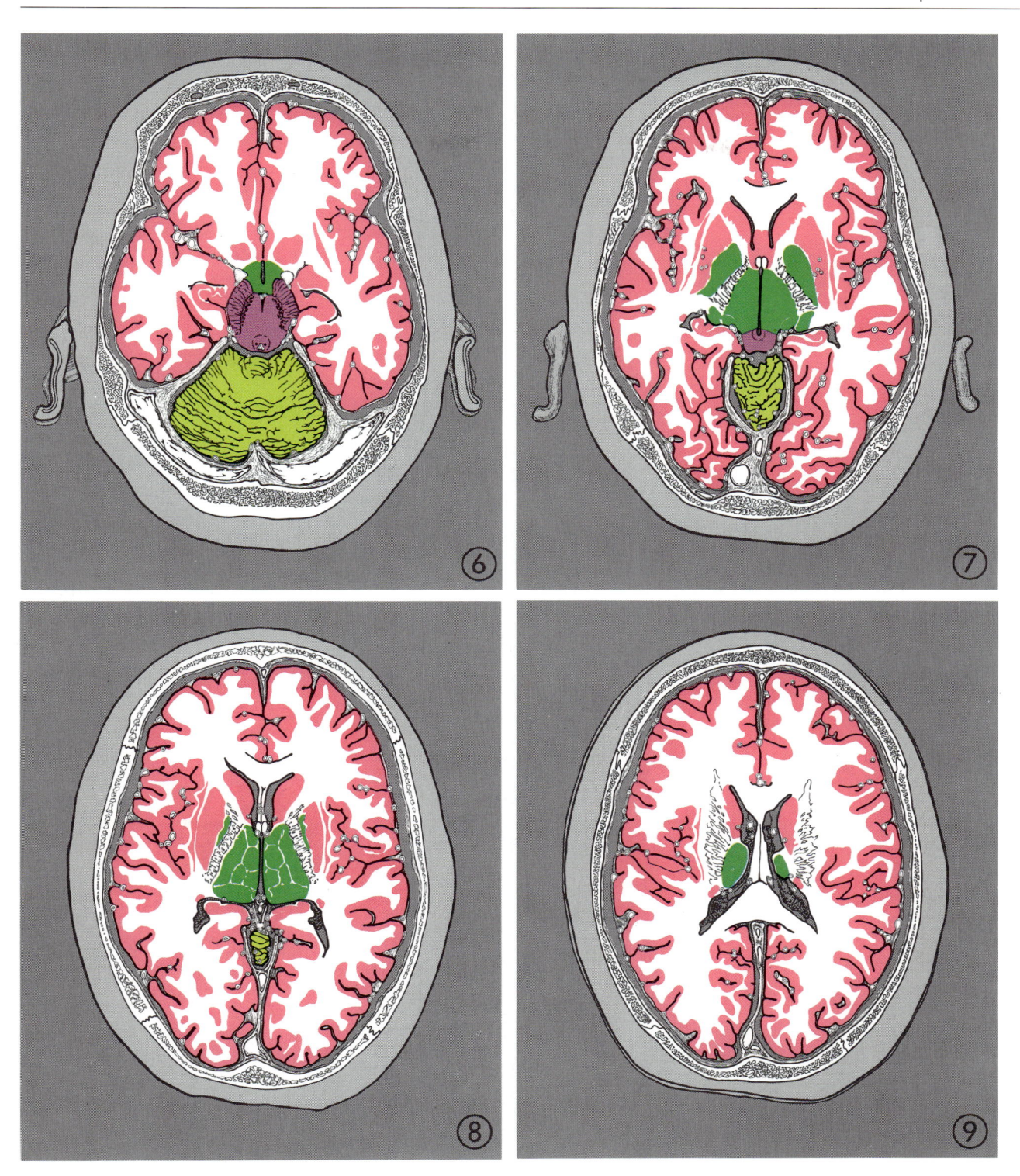

⑥ ⑦ ⑧ ⑨

232   Topographie des Hirnschädels und seiner intrakraniellen Räume und Strukturen

▢ Rinde des Telencephalon

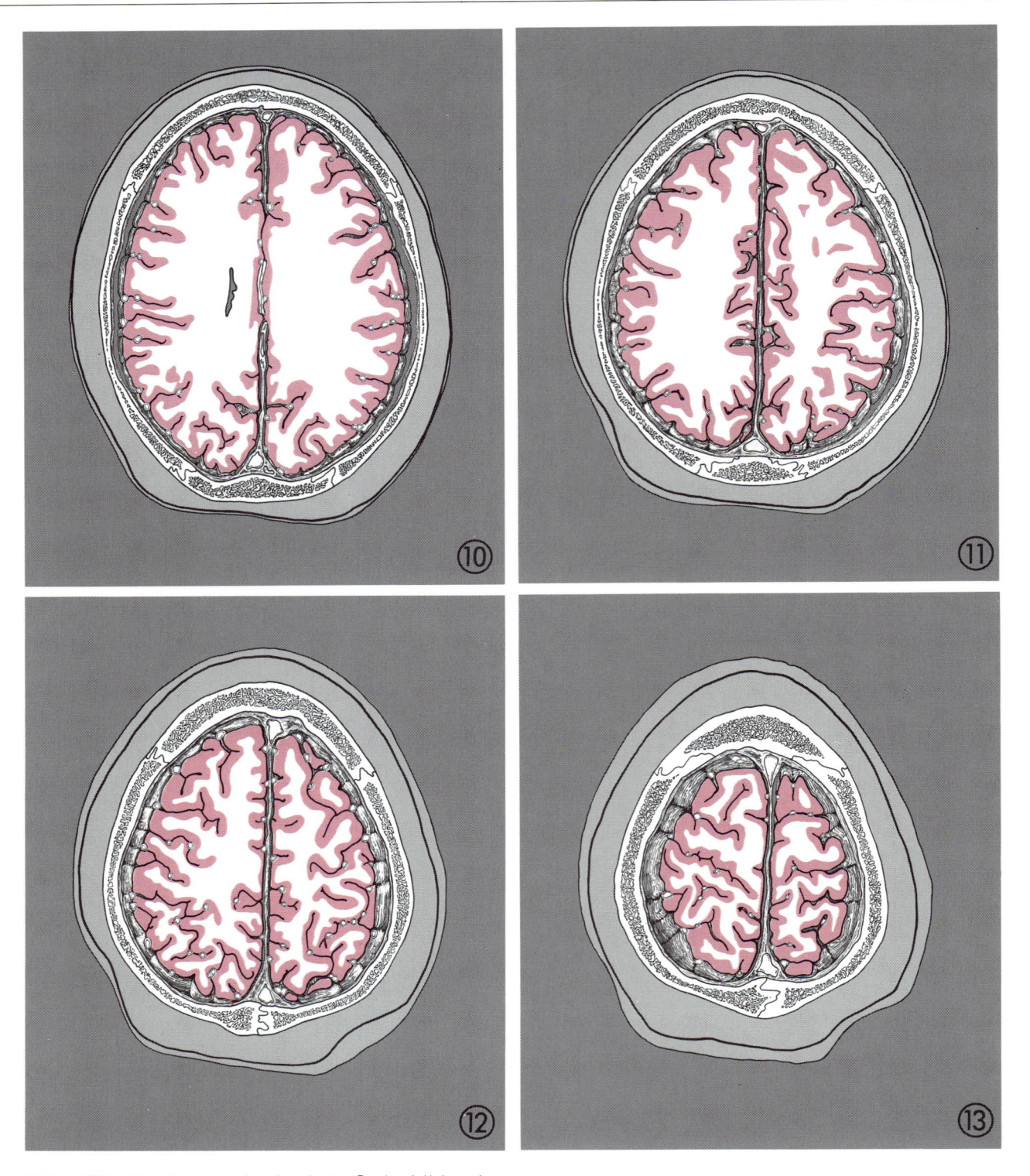

Abb. 103 Kanthomeatal orientierte Serienbilder der Hirnabschnitte. Die Zahl im Kreis gibt die Nummer der Scheiben an (s. Abb. 44, 45a, 45b, 46).

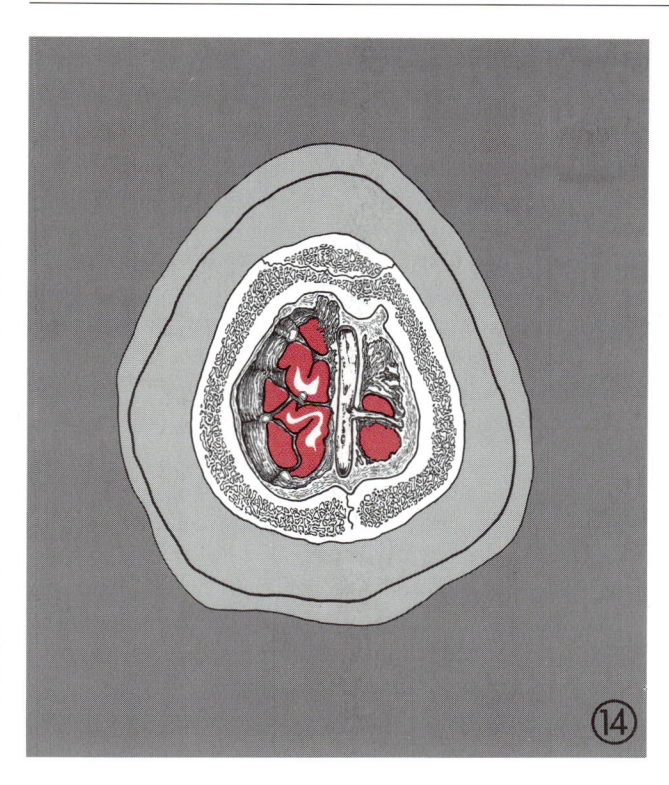

schwarze Kernplatte am basalen Teil des Mittelhirns (Abb. 52b.29, 77b.21, 78b.15). Sie enthält melaninhaltige Pigmentzellen. In der Substantia nigra sind dopaminerge Neurone (A 9) geortet, deren Neuriten zum Striatum ziehen. Die nigrostriatalen Nervenzellen werden bei den dopaminergen Neuronen erläutert (s. 7.1.1).

Die paarigen Hirnschenkel, **Crura cerebri**, liegen an der basalen Seite des Mittelhirns und enthalten nur absteigende Neuhirnbahnen. Es sind dies von medial nach lateral:

- die frontale Hirnbrückenbahn, Tr. frontopontinus (Abb. 77b.15, 78b.10),
- die motorische Hirnnervenbahn, Tr. corticonuclearis (Abb. 77b.16, 78b.11),
- die Pyramidenbahn, Tr. corticospinalis (Abb. 77b.17, 78b.12),
- die okzipitotemporale Hirnbrückenbahn, Tr. occipitotemporopontinus (Abb. 77b.18, 78b.13).

Die Hirnbrückenbahnen gehören zu den zerebellären Systemen (s. 6.9), die Hirnnervenbahnen und die Pyramidenbahn zum pyramidalen System (s. 6.8.1). Die aufsteigenden Bahnen verlaufen durch das Tegmentum mesencephali. Der Lemniscus medialis (Abb. 78b.22) liegt posterolateral vom Nucl. ruber (Abb. 78b.16). Der Lemniscus medialis bildet das nach ihm benannte System (s. 6.1.2) und ist im Mittelhirnbereich unmittelbar den Fasern des anterolateralen Systems und des Trigeminussystems benachbart. Der Lemniscus lateralis (Abb. 77b.30), ein Teil des auditorischen Systems, endet am Colliculus caudalis (Abb. 77b.34) (s. 6.5).

Klinische Hinweise

Mesenzephale Funktionsstörungen sind gekennzeichnet durch Blickparesen, Störungen der Augenmuskeln des III. oder IV. Hirnnervs, durch Ataxie und gelegentlich durch Tremor. Schäden der Formatio reticularis und oberer mesenzephaler Strukturen sowie dienzephaler Übergangsregionen bewirken einen akinetischen Mutismus. Derartige Funktionsstörungen entwickeln sich häufig posttraumatisch.

5.7.3 Cerebellum
(Abb. 98-103, 142, 143)

Gestalt

Das Kleinhirn besteht aus einem Wurm, Vermis, und aus zwei Hemisphären. Die Fissura prima (Abb. 52b.41, 67.20, 74a.17, 75a.18, 76a.20) trennt den Lobus cranialis (anterior) vom Lobus caudalis (posterior) des Cerebellum. Die Lappen des Kleinhirns lassen sich am besten von der Medianebene aus bestimmen, weil die gewölbte Fläche der Fissura prima nur in der Medianebene annähernd senkrecht, jedoch schräg zu den Paramedianebenen verläuft. Außerdem zeigt nur der Wurm (nicht die Hemisphären) das typische Muster eines Blattes des Lebensbaumes mit dem tiefen Einschnitt der Fissura prima zwischen Culmen und Declive (Abb. 142.2). Der Lobus cranialis (Abb. 52b.38, 52b.39, 53b.41) wird zum Paleocerebellum gerechnet. Der Lobus caudalis gehört zum Neocerebellum mit Ausnahme der Pyramis vermis und der Uvula vermis, die dem Paleocerebellum zugeordnet werden. Der Flocculus (Abb. 49b.12, 72a.14, 73b.23, 142.13) und der Nodulus vermis (Abb. 67.29, 73b.30, 74b.32, 142.8) gehören zum Archeocerebellum. An den Kleinhirnstielen ist im wesentlichen die paleoneocerebelläre Ordnung wiederzuerkennen (Abb. 144a). Zum Paleocerebellum ziehen afferente Systeme über die Pedunculi cerebellares cranialis und caudalis (Abb. 144a.6, 144a.13). Der Pedunculus cerebellaris medius verbindet das Neuhirn über Brückenkerne mit dem Neocerebellum (Abb. 144a.14).

Innere Gliederung

Das Kleinhirn hat eine schmale, etwa 1 mm dicke Rinde von grauer Substanz. In der Marksubstanz liegen von lateral nach medial folgende paarige Kleinhirnkerne: Nucl. dentatus, Nucl. emboliformis, Nuclei globosi und Nucl. fastigii. Die afferenten und efferenten Kleinhirnbahnen werden bei den zerebellären Systemen beschrieben (s. 6.9).

Topographie

Das Kleinhirn nimmt den größten Teil des infratentoriellen Raumes ein. Im Mittel hat das Kleinhirn bei Männern ein Volumen von etwa 150 ml und bei Frauen von etwa 135 ml (353, 443). Der große Anteil des Cerebellum am infratentoriellen Raum im Vergleich zu Medulla oblongata und Pons ist in den Abb. 99, 101 und 103 gut zu erkennen.

Die Tonsilla cerebelli reicht am weitesten kaudal in die hintere Schädelgrube (Abb. 48b.9). Dann folgt nach superior der Lobus caudalis. Der Flocculus (Abb. 49b.12, 73b.23) liegt in der C. pontocerebellaris (Abb. 73b.16, 87.6). In der kanthomeatalen Schichtfolge liegt der Lobus cranialis am weitesten kranial (Abb. 52b.38, 52b.39, 53b.41, 54b.41).

Klinische Hinweise

Zerebelläre Läsionen sind durch Dyssynergien, d. h. unzulängliche Steuerung motorischer Abläufe mit Ataxie, durch Haltungsanomalien, durch Minderung des Muskeltonus, durch Gleichgewichtsstörungen, durch Beeinträchtigung der Sprachmotorik charakterisiert. Bei Schäden des Archeocerebellum treten bedingt durch Beeinträchtigung vestibulärer Signalverarbeitung Gleichgewichtsstörungen sowie Rumpf- und Gangataxie auf. Bei Läsion des Neocerebellum entstehen ipsilaterale Bewegungsstörungen der Extremitäten mit Ataxie, Intentionstremor und Dysdiadochokinese. Ein weiteres häufiges Kleinhirnsymptom ist der Nystagmus.

Knochenartefakte können die CT-Bilddiagnostik beeinträchtigen. Hieraus erklärt sich die Überlegenheit der MRT in dieser Region, die durch die Möglichkeit der sagittalen und frontalen Schichtung noch erhöht wird (Arnold-Chiari-Syndrom s. 4.2 kraniozervikaler Übergang).

5.7.4 Diencephalon
(Abb. 98-103)

Gestalt

Das Zwischenhirn umgibt den 3. Ventrikel. Es wird von Mittelhirn und Endhirn begrenzt. Das Zwischenhirn besteht aus Kernmassen, die von Faserbahnen durchquert werden.

Infolge der erwähnten Abknickung der Forelschen Achse während der Evolution des Neuhirns erhielten auch die Kerngebiete des Zwischenhirns neue topographische Positionen. Viele dienzephale Kerngebiete wurden erstmals bei Säugern beschrieben, deren Neuhirn sich nicht so stark entwickelt hat. In der vergleichenden Neuroanatomie behielten diese Kerngebiete ihre Namen. Deshalb werden die Bezeichnungen ventral-dorsal bei den Unterkernen des menschlichen Zwischenhirns auf die Forelsche Achse bezogen und weichen daher von den sonst in der Anatomie verwendeten Richtungsangaben ab. Bei Betrachtung des Vorderhirns in kanthomeatalen Parallelebenen fallen diese Widersprüche besonders auf, weil die Position ventral oder dorsal aus der Bildfolge an der Lage von Stirn und Hinterhaupt eindeutig abgelesen werden kann.

In der kaudal-kranialen Folge der kanthomeatal orientierten Abbildungen sind vom Zwischenhirn zuerst nur Hypothalamus mit seinem Infundibulum (Abb. 51b.9), im nächsten Bild Hypothalamus (Abb. 52b.17) mit der telenzephalen Lamina terminalis (Abb. 52b.16), dann Hypothalamus (Abb. 53b.22), Thalamusteile (Abb. 53b.30), Metathalamus (Abb. 53b.31, 53b.32) und Globus pallidus (Abb. 53b.14, 53b.15) und in der nächsten Schnittebene schließlich Thalamusunterkerne mit Nuclei habenulae (Abb. 54b.23-28) und Globus pallidus (Abb. 54b.18) und endlich am weitesten kranial nur noch Thalamus (Abb. 55b.18) getroffen.

Innere Gliederung

Mit einzelnen Abweichungen gliedert sich das Zwischenhirn von kaudal nach kranial in

- Hypothalamus,
- Subthalamus,
- Metathalamus,
- Thalamus,
- Epithalamus.

Hypothalamus

Der Hypothalamus bildet die Basis des Zwischenhirns (Abb. 52b.17, 53b.22, 67.11, 77b.9, 78b.5). Er umlagert den kaudalen Teil des 3. Ventrikels, der nach kaudal trichterförmig in den Recessus infundibuli übergeht. Das Infundibulum verbindet Hypothalamus mit Hypophyse. Nach rostral grenzt der Hypothalamus an die Lamina terminalis (Abb. 2b.17, 32b.14, 52b.16, 78b.3) und an die Commissura anterior (rostralis). Basal lagert sich dem Hypothalamus das Chiasma opticum an (Abb. 2b.20, 8b.16, 32b.24, 45b.29, 51b.8, 67.14, 77b.3). Dorsal vom Infundibulum befinden sich Tuber cinereum und Corpora mamillaria (Abb. 2b.22, 10b.25, 32b.15, 45b.22, 67.18, 77b.10). An der Ventrikelwand grenzt der Sulcus hypothalamicus den Hypothalamus gegen den Thalamus ab. Nach lateral reicht der Hypothalamus bis zum Nucl. subthalamicus.

Der Hypothalamus ist morphologisch und funktionell eng mit der Hypophyse verbunden. Über das Infundibulum ziehen neurosekretorische Fortsätze aus dem Hypothalamus in die Neurohypophyse und dienen der Neurosekretion von Oxytocin und Vasopressin. Bei Schädigung dieses hypothalamisch-neurohypophysären Systems kommt es zu einem Diabetes insipidus. Die Adenohypophyse ist über ein Pfortadersystem mit dem Hypothalamus verbunden. Das Hypothalamus-Infundibulum-System produziert Substanzen mit der Aufgabe, die Abgabe von Hormonen aus dem Hypophysenvorderlappen zu fördern (Releasing-Faktoren = RF = Liberine) oder zu hemmen (Inhibiting-Faktoren = IF = Statine). Diese Funktionen sollen von dem tuberoinfundibulären dopaminergen System überwacht werden (s. 7.1.1).

Der Hypothalamus kann nach dem Gehalt an markscheidenhaltigen Nervenfasern unterteilt werden in

- markarmen Hypothalamus und
- markreichen Hypothalamus.

Zu den Zellgruppen des markarmen Hypothalamus gehören die Nervenzellen des erwähnten Hypothalamus-Neurohypophysen-Systems, die des Hypothalamus-Infundibulum-Systems sowie nichthypophysäre Nervenzellen. Die nichthypophysären Nervenzellen des Hypothalamus liegen vorwiegend lateral und steuern vegetative Vorgänge wie die Regulation der Körpertemperatur, der Ernährungs- und Wasseraufnahme, des Schlafs und des emotionalen Verhaltens. Zum markreichen Hypothalamus gehört die Kerngruppe des Corpus mamillare. Sie besitzt enge morphologische und funktionelle Beziehungen zum limbischen System (s. 6.11).

Subthalamus

Der Subthalamus liegt im Zwischenhirn lateral und berührt nicht die Wand des 3. Ventrikels. Zum Subthalamus werden der Nucl. subthalamicus, der Globus pallidus und die Zona incerta gerechnet. Er liegt dorsal vom Corpus mamillare und posterior medial vom Crus posterius der Capsula interna in der Tiefe der 7. kanthomeatal orientierten Scheibe (Abb. 138.7). Der Nucl. subthalamicus ist linsenförmig und läßt sich makroskopisch gut abgrenzen (Abb. 11b.22, 33b.15). Dem Nucl. subthalamicus benachbart, aber lateral zur Capsula interna befindet sich der Globus pallidus (Abb. 11b.23, 11b.15, 34b.8, 34b.14, 53b.14, 53b.15). Er wird nach lateral durch eine dünne Faserschicht, die Lamina medullaris lateralis, vom Putamen getrennt. Nach kaudal grenzt der Globus pallidus an die Substantia innominata und an olfaktorische Areale. Der Globus pallidus wird den Basalganglien zugerechnet und erfüllt motorische Aufgaben (s. 6.8.2). Die Zona incerta ist eine Fortsetzung der Formatio reticularis des Mittelhirns. Es handelt sich um eine schmale Zellgruppe, die dem Nucl. subthalamicus aufliegt. Sie grenzt an zwei markhaltige Faserplatten (Forel-Felder H1 und H2).

Metathalamus

Der Metathalamus besteht aus dem Corpus geniculatum mediale (Abb. 12b.18, 34b.15, 53b.31) und dem Corpus geniculatum laterale (Abb. 12b.19, 53b.32), die beide von dorsal dem Thalamus angelagert sind. Der mediale Kniehöcker ist ein Relaiskern für das auditorische System (s. 6.5) und der laterale Kniehöcker für das visuelle System (s. 6.6).

Thalamus

Der Thalamus ist ein etwa eiförmiges Aggregat vieler Kerngruppen. Die Spitze dieses „Eies" weist auf das Foramen interventriculare (Monroi) (Abb. 2b.11, 10b.13, 54b.22, 83b.3). Seine mediale Fläche grenzt an den 3. Ventrikel. Die laterale Fläche des Thalamus wird vom Crus posterius der Capsula interna berührt (Abb. 11b.15, 54b.20). Das Pulvinar des Thalamus (Abb. 54b.28) bildet den dorsalen Bereich des Thalamus. Meistens verbindet eine schmale Brücke aus Gliazellen, die Adhesio interthalamica (Abb. 2b.13, 32b.9, 45b.15), die Thalami beider Seiten. Ein Streifen auf der oberen Seite des Thalamus wird embryonal als Boden in die Pars centralis des Seitenventrikels einbezogen. Dieses Areal wird Lamina affixa genannt. Sie liegt dicht oberhalb des angeschnittenen Thalamus in Abb. 55b.18 (dort nicht näher bezeichnet). Lateral und superior vom Thalamus befindet sich der Nucl. caudatus (Abb. 11b.9, 12b.9, 34b.5, 55b.12, 55b.22). In der Furche zwischen beiden Kerngebieten ziehen die V. thalamostriata superior (Abb. 11a.9, 12a.8, 55a.11) und die Stria terminalis.

Marklamellen unterteilen den Kernkomplex des Thalamus in mehrere Gruppen: Rostral trennen zwei Marklamellen die Nuclei anteriores thalami (Abb. 10b.14, 54b.23). Sie bilden vor allem Relaisstationen für das limbische System (s. 6.11). Medial bildet eine innere Marklamelle eine Grenze für eine medial gelegene Kerngruppe. Dazu gehört der Nucl. medialis thalami (Abb. 11b.13, 54b.24). Er besitzt Verbindungen in kortikopetaler und kortikofugaler Richtung mit dem Stirnlappen des Endhirns.

Aus der Vielzahl der lateralen Kerne des Thalamus sollen die ausgewählt werden, die für die neurofunktionellen Systeme eine besondere Bedeutung besitzen. Im allgemeinen sind sowohl thalamokortikale als auch kortikothalamische Projektionen für die Thalamuskerne vorhanden, wenn auch nur eine Richtung im Sinne der Projektionssysteme erwähnt wird. Einige Relaiskerne sind Ziele für stereotaktische Eingriffe. Die in der Klinik verwendeten Synonyme (154, 366, 367, 368) werden deshalb den internationalen Namen in Klammern beigefügt. Der Nucl. ventralis lateralis (Nucl. ventrooralis, (154)) (Abb. 11b.14, 54b.25) ist mit der Area 4 vor dem Sulcus centralis im Frontallappen verbunden. Sein vorderer Teil erhält Afferenzen vom Pallidum internum, der hintere vom Cerebellum. Der Nucl. ventralis posterolateralis (Nucl. ventrocaudalis externus, (154)) (Abb. 34b.9, 53b.30) ist ein Relaiskern für das anterolaterale System und für das mediale Lemniscussystem. In unmittelbarer Nähe dieses Kernes liegt der Nucl. ventralis posteromedialis (Nucl. ventrocaudalis internus, (154)) (Abb. 114.3, 115.17, 116.9). Er ist für das Trigeminussystem eine ähnliche Umschaltstation mit einer somatotopen Projektion in den G. postcentralis wie sein Nachbarkern (s. 6.1.3). Die Nuclei ventrales posterolateralis und posteromedialis gehören zu den spezifischen Kernen des Thalamus. Sie haben mit der Körperperipherie und bestimmten Arealen der Großhirnrinde eine Punkt-zu-Punkt-Verbindung.

Diesem Verschaltungsmodus werden die unspezifischen Systeme gegenübergestellt, bei denen die Projektion diffus in große Endhirnareale erfolgt. Zu diesen Thalamuskernen gehören die intralaminären Kerne (s. aufsteigendes retikuläres System 6.3). Das Pulvinar thalami leitet auditorische sowie optische Signale und projiziert in sekundäre Rindenfelder des Endhirns.

Epithalamus

Zum Epithalamus werden Strukturen im Bereich des Daches vom 3. Ventrikel zusammengefaßt: Plexus choroideus des 3. Ventrikels, Stria medullaris thalami, Nucl. habenulae (Abb. 54b.27, 147.11) und Epiphyse (Corpus pineale) (Abb. 2b.19, 13b.14, 32b.12, 54a.18). Unmittelbar ventral der Colliculi craniales liegt die hintere Kommissur, die Commissura posterior (epithalamica) (Abb. 2b.18, 12b.17, 32b.11, 45b.18). Sie verbindet Kerngruppen des Mittelhirns. Das Corpus pineale ist ein fast 1 cm langes Organ, das am Zwischenhirndach befestigt ist und auf dem Tectum liegt. Schon bei Schulkindern enthält das Corpus pineale in etwa 10% der Fälle Hirnsand (Acervulus). Nach dem 25. Lebensjahr wird bei mehr als 50% der Untersuchten Epiphysenkalk computertomographisch nachgewiesen (451). Er dient dann als Leitstruktur für das Corpus pineale.

Klinische Hinweise

Dienzephale Läsionen bewirken charakteristische Funktionsstörungen, die in Einzelfällen bereits klinisch eine topische Zuordnung ermöglichen. So weisen eine „zentrale" Dysregulation der Körpertemperatur und/oder des Wasserhaushalts auf eine hypothalamische bzw. auf eine hypothalamisch-neurohypophysäre Funktionsstörung hin. Schwere Beeinträchtigungen der sympathischen/parasympathischen vegetativen Steuerung sind gleichfalls Symptome einer hypothalamischen Funktionsstörung.

Der Subthalamus steht über den Globus pallidus in enger Beziehung zum System der Basalganglien. Eine Läsion dieser Region bewirkt einen kontralateralen Hemiballismus. Häufigste Ursache hierfür sind vaskuläre Störungen.

Funktionsstörungen des Thalamus sind entsprechend seiner anatomisch-funktionellen Stellung vielgestaltig. Er ist nicht nur subkortikale Sammelstelle für exterozeptive und propriozeptive Impulse (86), sondern auch Umschaltstation für Seh- und Hörbahn sowie wichtiges Integrations- und Koordinationsorgan für Afferenzen und deren affektive Tönung. Läsionen bewirken kontralaterale Störungen der Oberflächensensibilität besonders des Temperaturempfindens und Störungen der Tiefensensibilität. Es entstehen Hemiataxie und unwillkürliche Bewegungen bis hin zu choreatisch-athetotischer Bewegungsunruhe. Kontralateral können auch Spontanschmerzen und Hyperpathien auftreten. Thalamische Störungen haben häufig eine vaskuläre Ursache. Tumoren bewirken nur selten ein vollständiges Thalamussyndrom.

Eine einseitige Läsion des Corpus geniculatum mediale bleibt wegen der bilateralen Verschaltung der Hörbahn meist unbemerkt. Hingegen führt eine einseitige Schädigung des Corpus geniculatum laterale zu einer kontralateralen Gesichtsfeldstörung bis zur homonymen Hemianopsie.

Hypophyse

Die Hypophyse, Glandula pituitaria, ist ein endokrines Organ. Sie steht mit dem Hypothalamus anatomisch und funktionell in Verbindung. Die Hypophyse ist durchschnittlich 0.7 g schwer und bohnenförmig. Sie liegt in der Fossa hypophysialis des Keilbeinkörpers, die oben durch ein Durablatt, Diaphragma sellae, gegen die Schädelhöhle abgegrenzt ist. Der Hypophysenstiel tritt durch eine kleine Öffnung hindurch.

Gliederung

Die Hypophyse läßt sich in die

- Adenohypophyse, Lobus anterior (Abb. 75b.2), und in die
- Neurohypophyse, Lobus posterior (Abb. 75b.5),

aufteilen.

Die Adenohypophyse oder der Hypophysenvorderlappen wird in einen distalen, tuberalen und intermediären Teil gegliedert. Der distale Teil ist der größte Abschnitt der Adenohypophyse. Der tuberale Teil umgibt den Hypophysenstiel. Der intermediäre Teil ist der Zwischenlappen an der Grenze zur Neurohypophyse.

Die Adenohypophyse ist den anderen endokrinen Drüsen übergeordnet, deren Tätigkeit sie mit den glandotropen Hormonen steuert. In der Adenohypophyse lassen sich folgende Zellen mit elektronenmikroskopischen und immunhistochemischen Methoden für folgende Hormone (in Klammern) differenzieren:

- somatotrope Zellen (Wachstumshormon = GH = STH)
- thyrotrope Zellen (Thyrotropes Hormon = TSH)
- mammotrope Zellen (Prolaktin = PRL)
- kortikotrope Zellen (Adrenokortikotropes Hormon = ACTH)
- gonadotrope Zellen (Follikelreifungshormon = FSH) (Luteinisierungshormon = LH)

Im Zwischenlappen werden von endokrinen Zellen Melanotropin und Lipotropin gebildet.

Die Neurohypophyse gliedert sich in

- Infundibulum, Hypophysenstiel und
- Lobus nervosus, Hypophysenhinterlappen.

In der Neurohypophyse werden keine Hormone gebildet. Sie ist vielmehr ein Speicher- und Abgabeort von Hormonen, die ihr in den Neuriten von Neuronen des Hypothalamus zugeführt werden.

Die Hypophyse wird von den

- Aa. hypophyseales superiores aus der A. carotis interna und
- Aa. hypophyseales inferiores aus dem Circulus arteriosus cerebri

versorgt. Teile beider Gefäße erreichen die Hypophyse direkt, andere Teile bilden im Hypophysenstiel Kapillarkonvolute. Von hier gelangt das Blut in ein bis zwei Venen (Portalvenen), die zur Adenohypophyse ziehen und sich dort (erneut) kapillarisieren (Pfortaderkreislauf der Hypophyse). Die von den Gefäßen des Infundibulum aufgenommenen hypothalamischen Steuerhormone werden in der Adenohypophyse abgegeben und dort wirksam.

5.7.5 Telencephalon
(Abb. 102-108)

Gestalt

Das Endhirn bildet den größten Abschnitt des Gehirns (mehr als 80% des Gehirngewichtes, im Mittel mit einem Volumen von über 1000 ml) und überdeckt große Teile des Zwischenhirns und des Hirnstamms. Vom Kleinhirn wird das Endhirn durch eine tiefe, querverlaufende Furche, Fissura transversa cerebri, getrennt, in der das Tentorium cerebelli liegt.

Das Endhirn besteht aus zwei Hemisphären. Die Fissura longitudinalis cerebri schneidet zwischen beiden Hemisphären bis auf den Balken ein. Zwischen beiden Hemisphären ist ein Duraseptum ausgespannt, die Falx cerebri (Abb. 4b.3, 10b.3, 17b.4, 52b.3, 55b.3, 57b.14). Die der Medianebene zugewandte Fläche der beiden Hemisphären wird Facies medialis genannt. Sie geht an der Mantelkante der Hemisphären in die Facies lateralis über. Diese laterale Fläche der beiden Hemisphären wird beim menschlichen Gehirn ganz von Neuhirnrinde eingenommen. Sie wurde im Laufe der Evolution durch Windungen und Furchen vergrößert. Jede Hemisphäre gliedert sich in vier Lappen und eine Insel. Unter dem vorderen Lappen, dem Stirnlappen, liegen Bulbus und Tractus olfactorius. Sie gehören zum olfaktorischen System (s. 6.7).

Innere Gliederung

Das Endhirn besteht aus grauer und weißer Substanz. Die graue, nervenzellhaltige Substanz besteht aus den

- Endhirnkernen und der
- Großhirnrinde, Cortex cerebri.

Die weiße Substanz enthält Nervenfasern, die afferente und efferente Signale übermitteln und der Informationsverarbeitung zwischen den Gebieten des Endhirns dienen. Jede Hemisphäre hat einen Seitenventrikel, der über das Foramen interventriculare mit dem 3. Ventrikel kommuniziert.

Frontallappen
Parietallappen
Okzipitallappen
Temporallappen

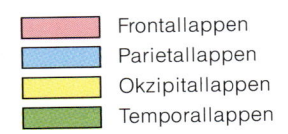

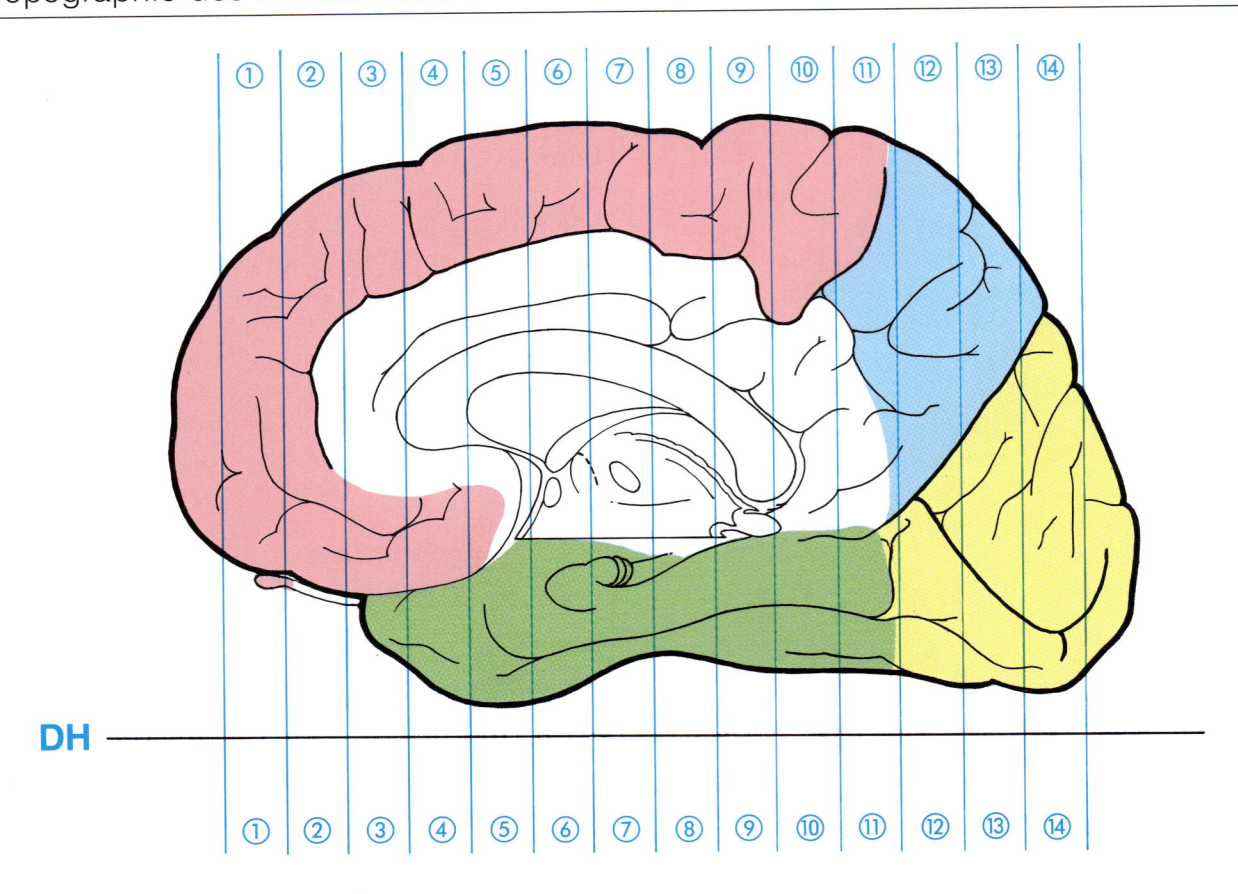

DH

Abb. 104a Medianansicht der Grenzen des Frontal-, Parietal- Okzipital- und Temporallappens des frontal geschnittenen Großhirns. G. cinguli mit G. paraterminalis und Area subcallosa wurden keinem Großhirnlappen zugerechnet (s. 8 Untersuchungsgut).
DH = Deutsche Horizontale.

Endhirnkerne

Die Endhirnkerne sind den Seitenventrikeln benachbart. Auf- und absteigende neenzephale Faserbahnen haben diese Kerne in Gruppen aufgeteilt:

- Nucl. caudatus (Abb. 8b.9, 10b.9, 12b.20, 33b.7, 34b.5, 35b.11, 53b.16, 53b.33, 54b.34, 55b.22),
- Putamen (Abb. 9b.14, 11b.16, 34b.7, 35b.10, 53b.13, 54b.17),
- Claustrum (Abb. 9b.16, 10b.22, 35b.9, 52b.13, 54b.15, 55b.13),
- Corpus amygdaloideum (Abb. 10b.27, 35b.21, 51b.12, 52b.21),
- Septum verum (Abb. 53b.20).

Der Nucl. caudatus nahm während der Evolution des Neuhirns an der Wand des Seitenventrikels eine bogenförmige schweifartige Form an. Der Kopf, Caput nuclei caudati, liegt als mächtiger Wulst an der lateralen Wand des Vorderhorns des Seitenventrikels. Der Nucl. caudatus geht okzipitalwärts in den Schweif, Cauda nuclei caudati, über, der im Dach des Unterhorns nach vorn umbiegt. Neenzephale Faserbahnen trennen den Nucl. caudatus vom Putamen mit Ausnahme im rostrobasalen Bereich (Boden des Striatum Abb. 52b.12). Die Nervenzellen beider Kerngebiete gleichen sich in Form und Funktion. Deshalb werden Nucl. caudatus und Putamen als Striatum zusammengefaßt. Es besitzt wichtige motorische Funktionen (s. 6.8.2).

Das Putamen hat die Form einer Schale, die sich medial von der Capsula externa befindet. In die Konkavität des Putamen ist der Globus pallidus des Zwischenhirns eingebettet. Topographisch bilden Putamen und Globus pallidus den Nucl. lentiformis. Die Nervenzellen beider Kerngebiete unterscheiden sich jedoch wesentlich.

Das Claustrum liegt als schmale Scheibe lateral vom Putamen und wird von Capsula externa und Capsula extrema begrenzt.

Das Corpus amygdaloideum befindet sich medial an der Spitze des Unterhorns des Seitenventrikels. Teilweise gehört das Corpus amygdaloideum zum olfaktorischen System (s. 6.7), teilweise zum limbischen System (s. 6.11).

Das Septum verum (Septum precommissurale), kurz Septum genannt, ist ein Kerngebiet, das sich vor der Commissura anterior (rostralis) und vor der Columna fornicis befindet. Es gehört zum limbischen System (s. 6.11).

Telencephalon 239

	Parietallappen
	Frontallappen
	Okzipitallappen
	Temporallappen

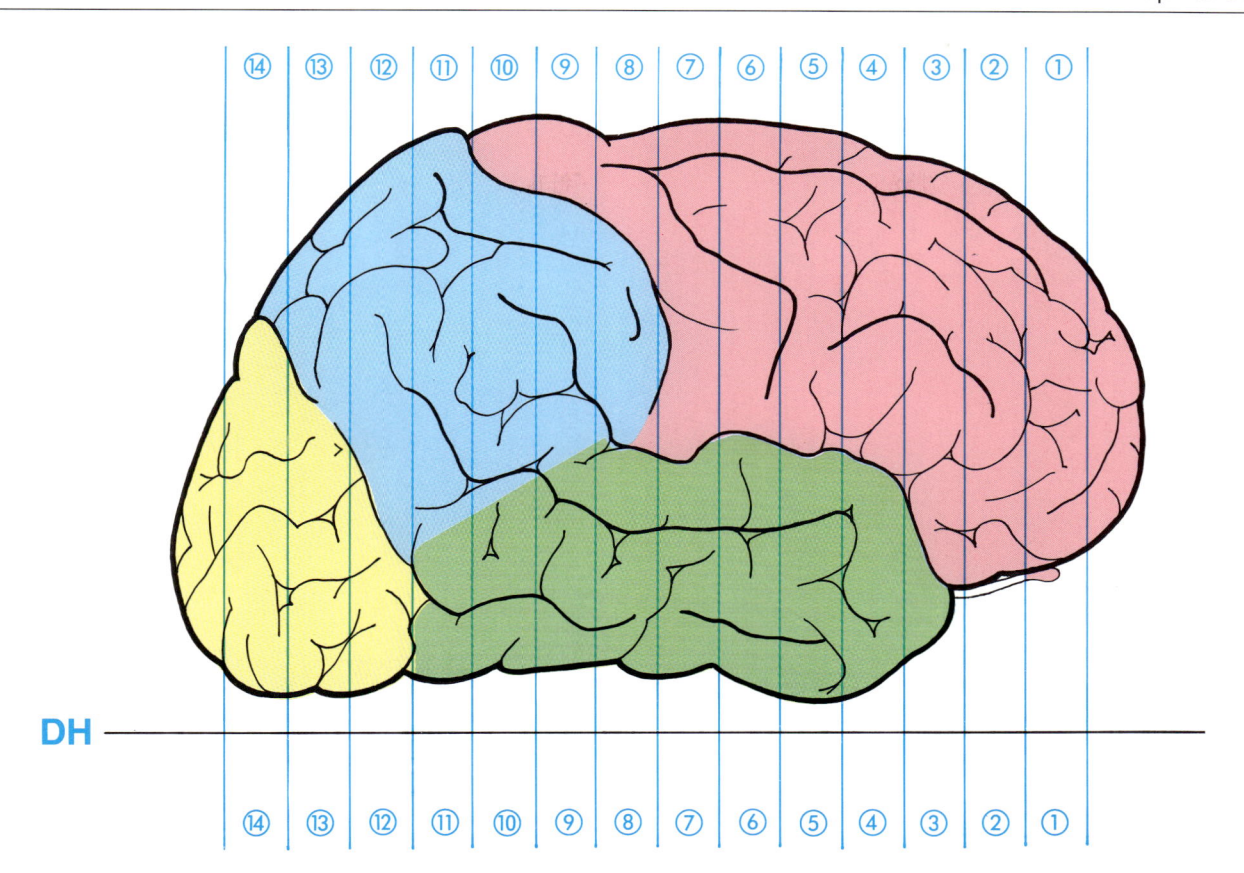

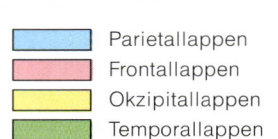

Abb. 104b Lateralansicht der Grenzen des Frontal-, Parietal-, Okzipital- und Temporallappens des frontal geschnittenen Großhirns (s. 8 Untersuchungsgut). DH = Deutsche Horizontale.

Cortex cerebri

Das Endhirn wird von der Großhirnrinde, Cortex cerebri, umgeben. Die Großhirnrinde wird in vier Lappen und eine in die Tiefe verlagerte Insel eingeteilt (Abb. 104-108):

- Stirnlappen, Lobus frontalis,
- Scheitellappen, Lobus parietalis,
- Hinterhauptslappen, Lobus occipitalis,
- Schläfenlappen, Lobus temporalis,
- Insel, Insula.

Die einzelnen Lappen werden nur teilweise durch Furchen getrennt. Der Sulcus centralis (Abb. 3.4, 11b.4, 12b.4, 31.9, 36b.4, 54b.29, 56b.7, 59b.4) bildet auf der lateralen Hemisphärenfläche die Grenze zwischen Stirnlappen und Scheitellappen. Der Sulcus lateralis (Abb. 8b.11, 10b.18, 13b.8, 36b.8, 52b.7, 53b.25, 54b.12) begrenzt den Schläfenlappen nach frontal zum Stirnlappen hin und führt gleichzeitig in die Tiefe zur Insel. Der Sulcus lateralis ist nur auf einer kurzen Strecke die Grenze zwischen Schläfenlappen und Scheitellappen. An der medialen Fläche der Hemisphäre trennt der Sulcus parietooccipitalis (Abb. 2b.6, 15b.6, 17b.3, 32b.2, 33b.6, 55b.25, 57b.12) den Scheitellappen vom Hinterhauptslappen. An der lateralen Hemisphärenfläche gehen Scheitel-, Hinterhaupts- und Schläfenlappen ohne scharfe Grenze ineinander über.

Stirnlappen

Der Stirnlappen zeigt an der lateralen Fläche drei bogenförmig verlaufende Windungen, die durch unvollständige Furchen getrennt werden:

- G. frontalis superior (Abb. 3.1, 4b.2, 8b.1, 11b.1, 30b.4, 33b.3, 52b.1, 55b.1, 59b.1),
- G. frontalis medius (Abb. 3.8, 4b.4, 8b.3, 10b.2, 30b.3, 35b.1, 52b.4, 55b.2, 58b.2),
- G. frontalis inferior (Abb. 3.13, 5b.6, 8b.6, 30b.6, 31.5, 36b.7, 52b.5, 55b.7).

Die untere Stirnwindung wird durch zwei vom Sulcus lateralis abgehende Zweige noch weiter aufgeteilt. Diese Stelle wird auch frontales Operculum genannt. Bei mehr als 95% der Menschen liegt dort in der linken Hemisphäre die motorische Sprachregion (Broca) (s. 6.10). Alle drei Stirnwindungen enden am Sulcus precentralis (Abb. 3.7, 31.8, 36b.2, 37b.5, 56b.5, 58b.3, 59b.2). Zwischen diesem und dem Sulcus centralis befindet sich der G. precentralis (Abb. 3.10, 10b.5, 11b.3, 14b.1, 31.10, 33b.1, 34b.2, 54b.11,

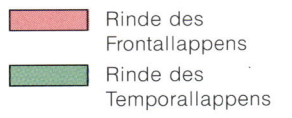

240 Topographie des Hirnschädels und seiner intrakraniellen Räume und Strukturen

■ Rinde des Frontallappens
■ Rinde des Temporallappens

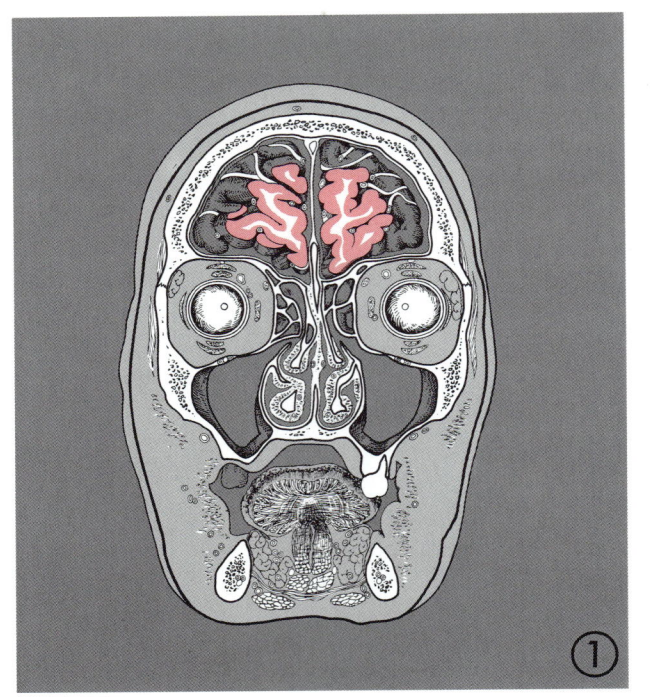

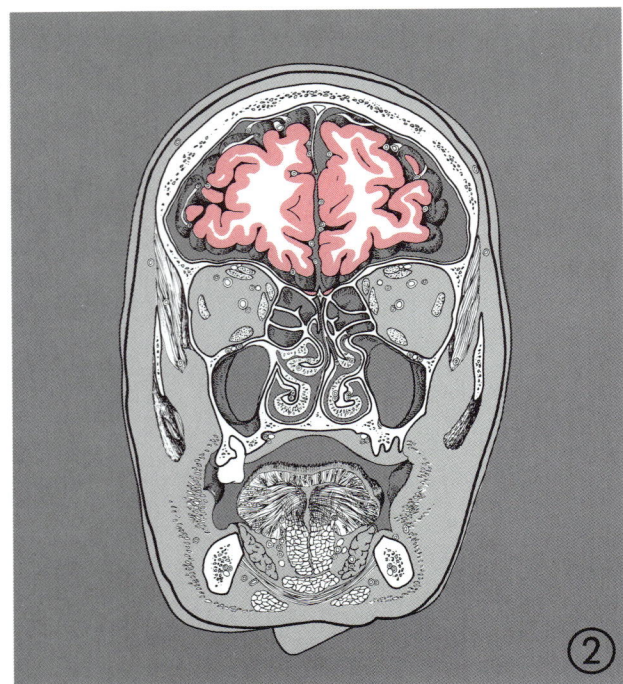

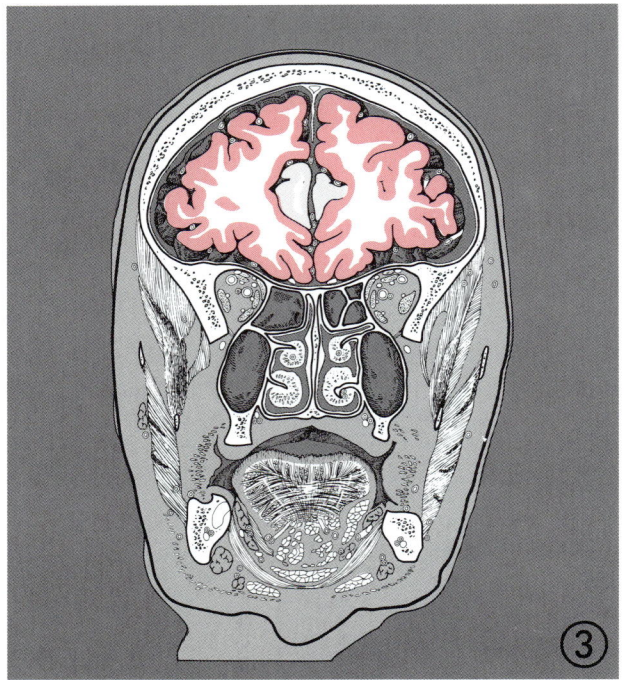

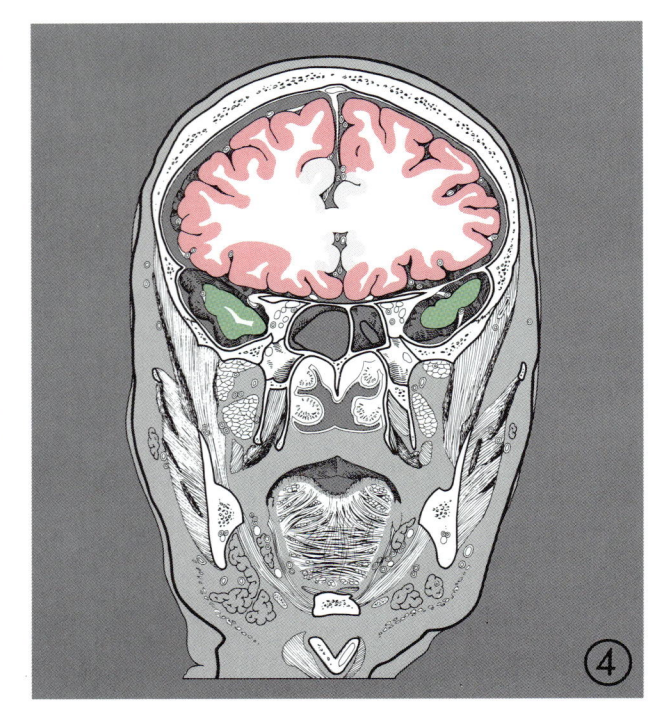

Abb. 105 Frontale Serienbilder der Rinde des Frontal-, Parietal-, Okzipital- und Temporallappens. Die Rinde der Insel, des G. cinguli, der Area subcallosa und des G. paraterminalis wurden keinem Großhirnlappen zugerechnet. Die Zahl im Kreis gibt die Nummer der jeweiligen Scheibe an.

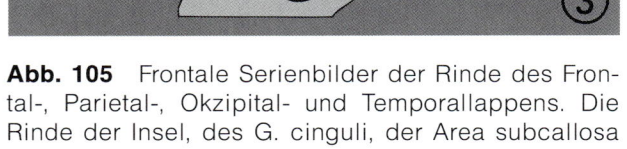

Telencephalon 241

☐ Rinde des Frontallappens
☐ Rinde des Temporallappens
☐ Rinde des Parietallappens

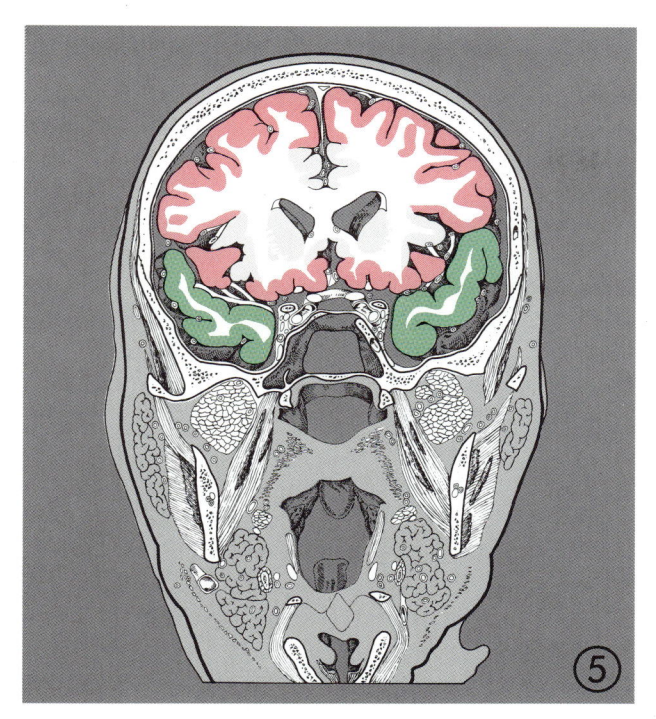

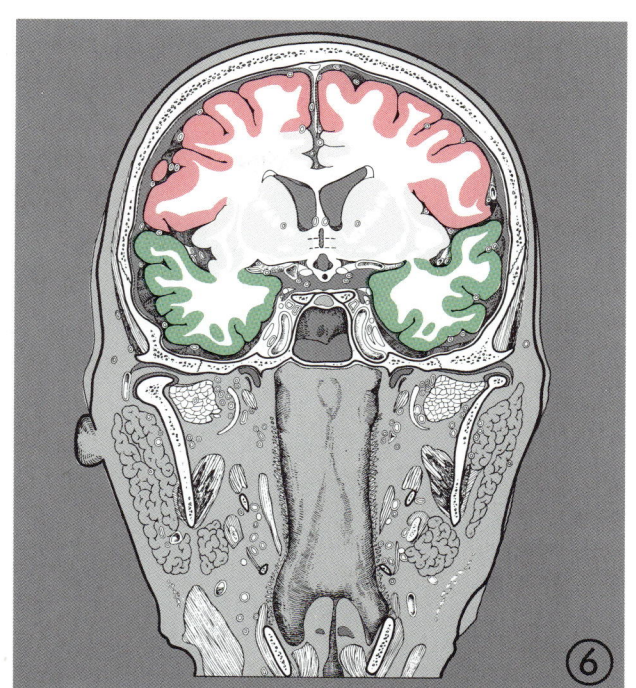

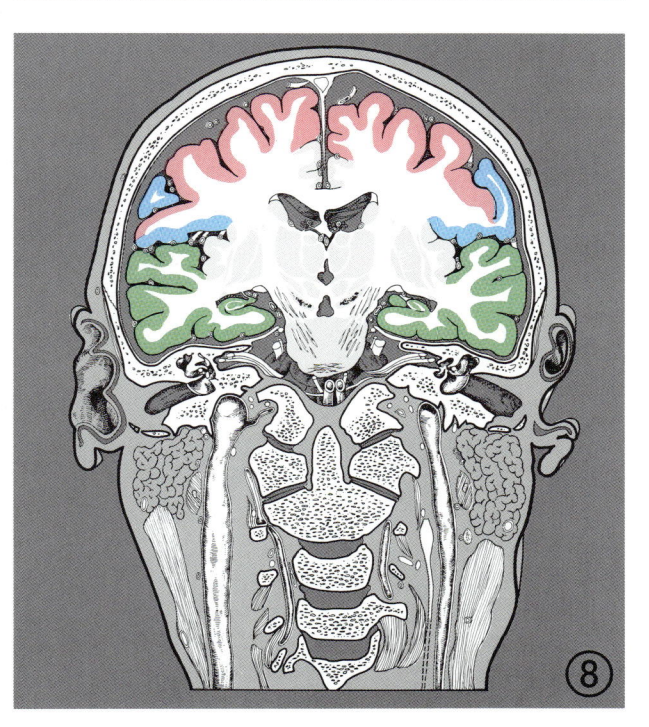

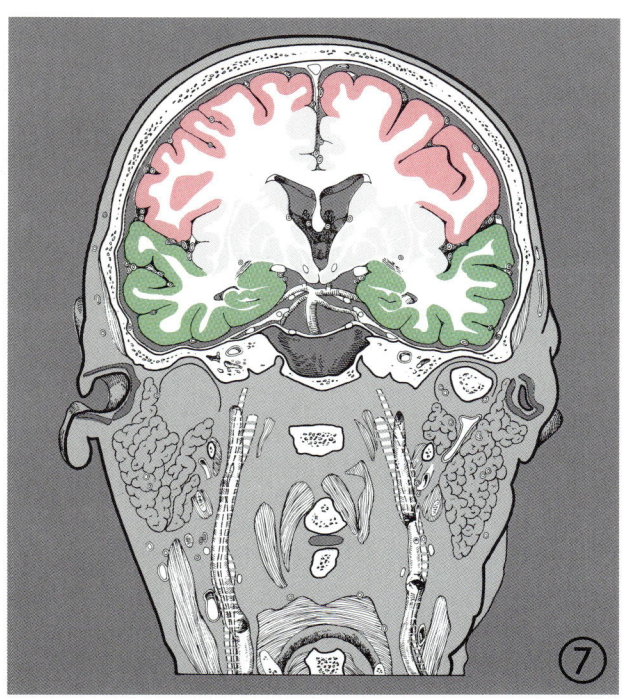

⑤ ⑥ ⑦ ⑧

242 Topographie des Hirnschädels und seiner intrakraniellen Räume und Strukturen

- ■ Rinde des Frontallappens
- ■ Rinde des Parietallappens
- ■ Rinde des Temporallappens
- ■ Rinde des Okzipitallappens

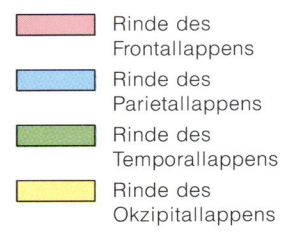

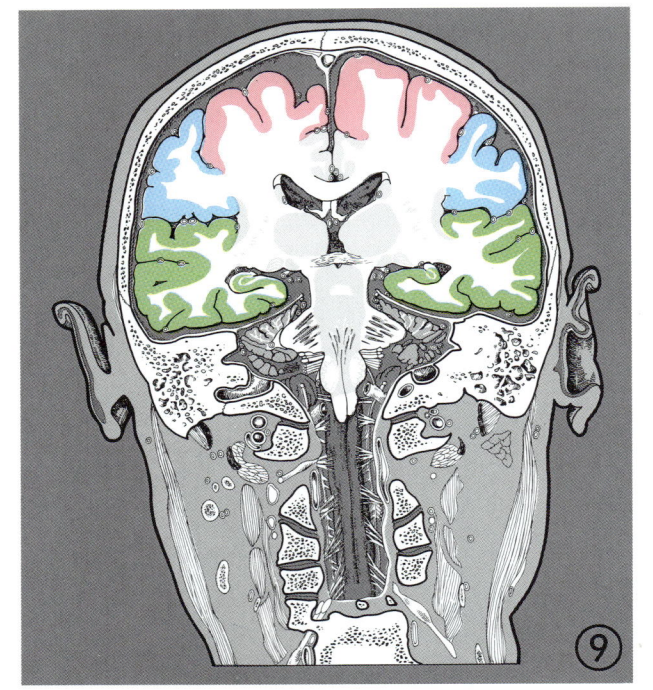

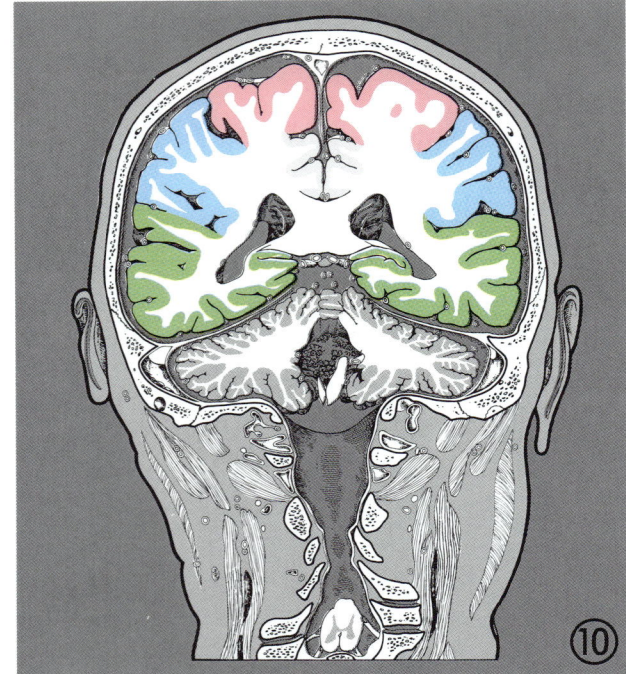

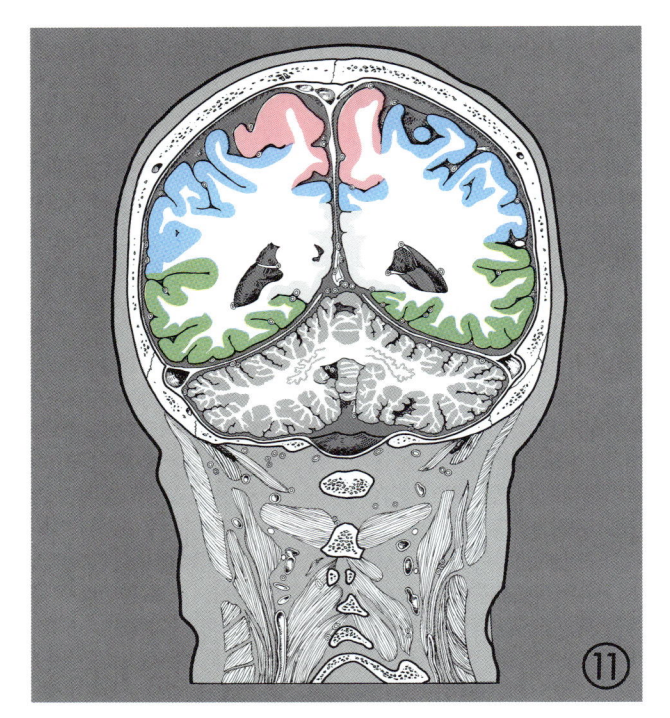

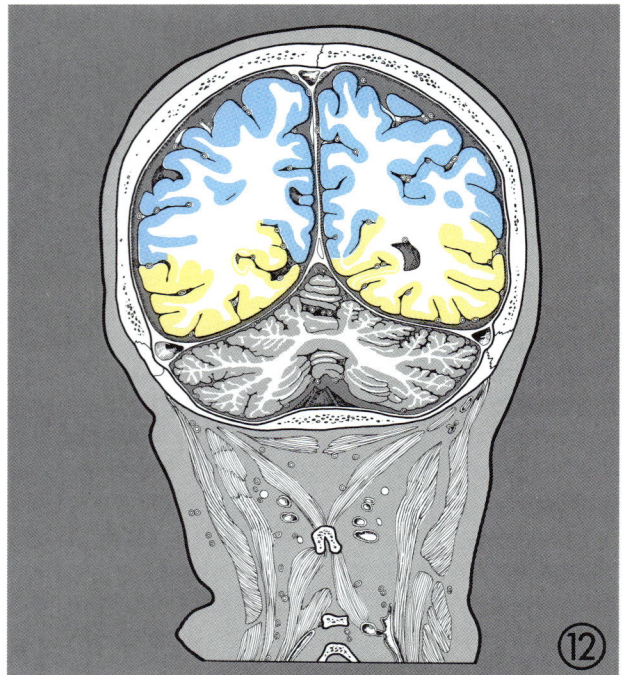

⑨ ⑩ ⑪ ⑫

Abb. 105 Frontale Serienbilder der Rinde des Frontal-, Parietal-, Okzipital- und Temporallappens. Die Rinde der Insel, des G. cinguli, der Area subcallosa und des G. paraterminalis wurden keinem Großhirnlappen zugerechnet. Die Zahl im Kreis gibt die Nummer der jeweiligen Scheibe an.

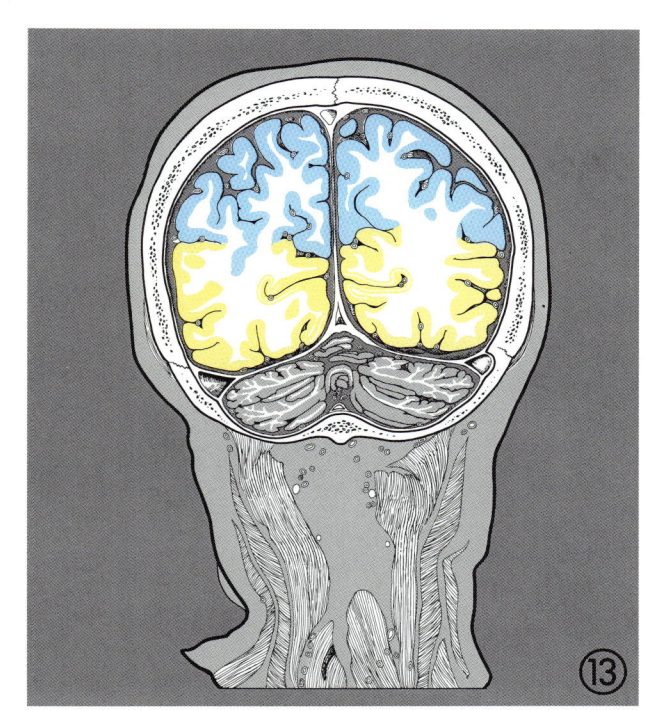

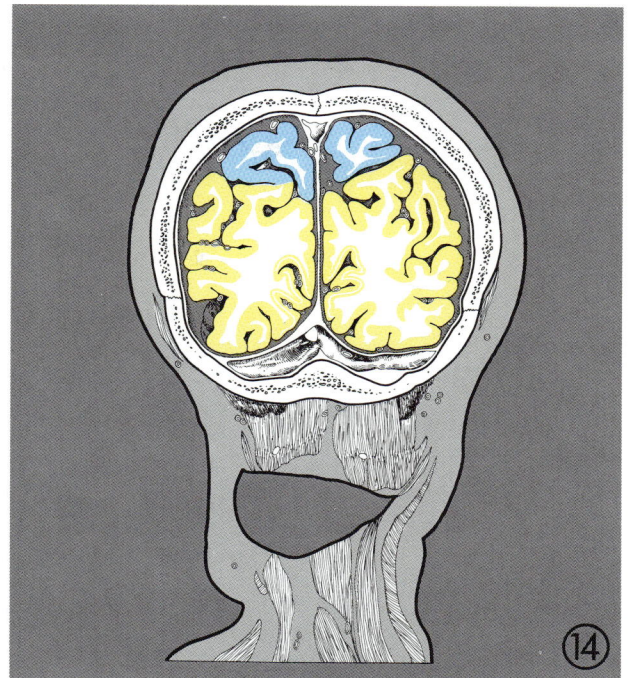

Rinde des Parietallappens
Rinde des Okzipitallappens

59b.3), eine motorische Region. Der G. precentralis verläuft in der Seitenansicht des Großhirns nicht vertikal zur Deutschen Horizontalen, sondern schräg von anteriorinferior nach posteriorsuperior in Richtung zur Mantelkante. Bei einem frontopetalen Typ des Großhirns verläuft der G. precentralis (Abb. 46.3) steiler, bei einem okzipetalen Typ weniger steil zur Deutschen Horizontalen (Abb. 3.10) (113, 237). Bei dem Gehirn der Frontalserie reicht deshalb der G. precentralis im Bereich der Mantelkante relativ weit nach okzipital. Auf der medialen Fläche der Hemisphäre gehört zur motorischen Region der Lobulus paracentralis, der zum Stirnlappen gerechnet werden kann. Über dem Orbitadach in der vorderen Schädelgrube liegen variable Windungen des Stirnlappens, die Gyri orbitales (Abb. 5b.5, 6b.8, 51b.2). Der Sulcus olfactorius begrenzt lateral den G. rectus (Abb. 5b.7, 8b.14, 50b.2, 51b.3).

Scheitellappen

Der Scheitellappen grenzt mit seinem G. postcentralis (Abb. 3.3, 11b.7, 13b.5, 31.12, 33b.2, 34b.3, 37b.4, 55b.15, 59b.5) an den Sulcus centralis. Ein meist unvollständiger Sulcus postcentralis zieht dorsal vom G. postcentralis und trennt dann den Lobulus parietalis superior ab (Abb. 3.6, 15b.1, 31.15, 58b.9, 59b.9). Weiterhin werden zum Scheitellappen der G. supramarginalis (Abb. 3.9, 12b.6, 13b.7, 31.11, 36b.6, 37b.6, 46.9, 56b.13, 57b.9) und G. angularis (Abb. 3.11, 15b.5, 16b.4, 31.14, 35b.4, 36b.9, 46.11, 56b.15, 57b.10) gerechnet. Der G. supramarginalis bildet eine nach basal konkave Windung um den Ramus posterior des Sulcus lateralis. Der G. angularis zieht um das okzipitale Ende des Sulcus temporalis superior. An der medialen Fläche der Hemisphären wird der Precuneus (Abb. 2b.4, 15b.4, 17b.1, 33b.4, 45b.2, 56b.16, 57b.11, 58b.11) zum Scheitellappen gerechnet.

Hinterhauptslappen

Der Hinterhauptslappen hat an der Facies lateralis unregelmäßige Windungen, die Gyri occipitales (Abb. 3.18, 16b.8, 17b.5, 31.17, 33b.12, 35b.7, 36b.17, 53b.45, 56b.19). An der kaudalen Fläche, die dem Tentorium cerebelli zugewandt ist, befinden sich die Gyri occipitotemporales lateralis (Abb. 15b.15, 16b.13, 17b.11, 53b.42) und medialis (Abb. 15b.14, 16b.12, 17b.10, 34b.19, 35b.23, 53b.44). Sie gehören zur einen Hälfte dem Hinterhauptslappen und zur anderen dem Schläfenlappen an. An der medialen Seite des Hinterhauptslappens liegt der Cuneus (Abb. 2b.16, 16b.7, 17b.6, 45b.12, 55b.26, 56b.20, 57b.15) zwischen dem Sulcus parietooccipitalis (Abb. 33b.6) und dem Sulcus calcarinus (Abb. 33b.16). Das Areal auf beiden Seiten des Sulcus calcarinus (Abb. 2b.23, 15b.12, 16b.9, 17b.8, 45b.20, 54b.44, 126.17) gehört zur primären Sehrinde.

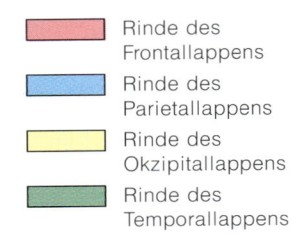

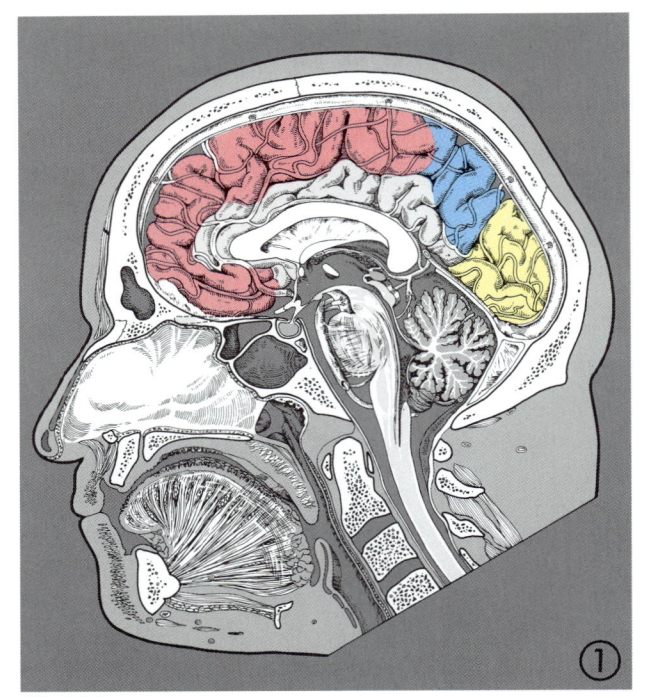

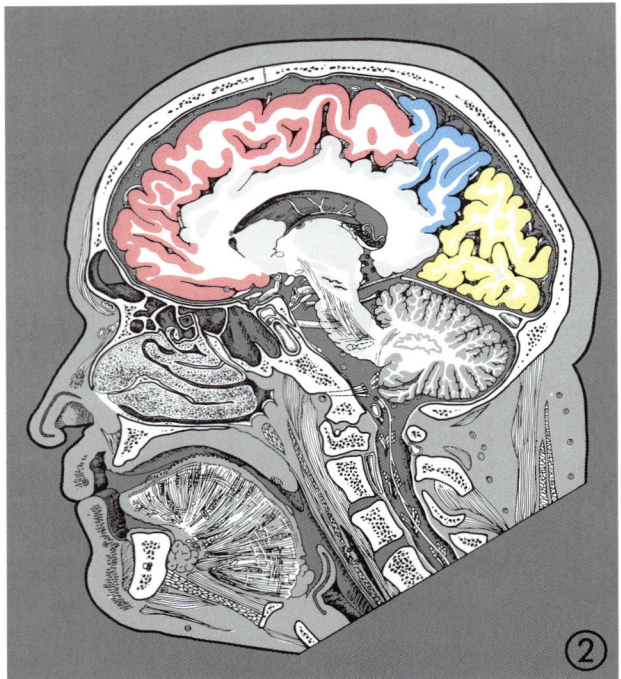

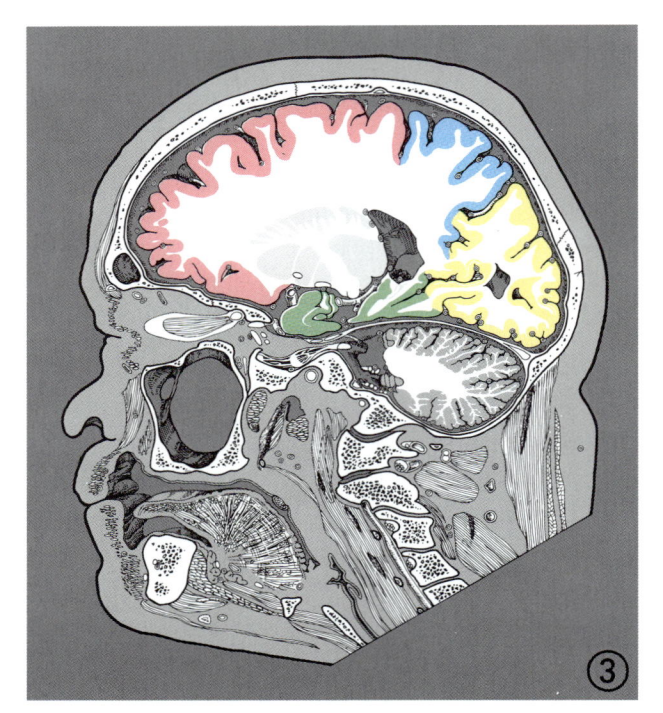

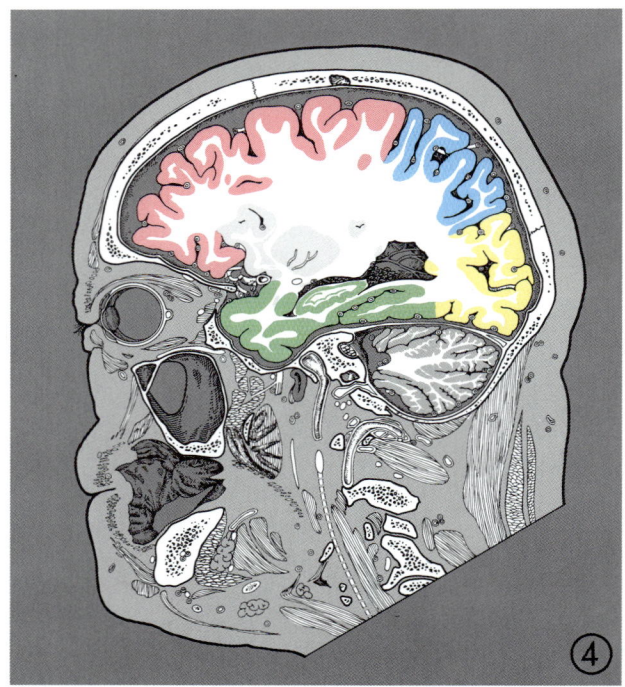

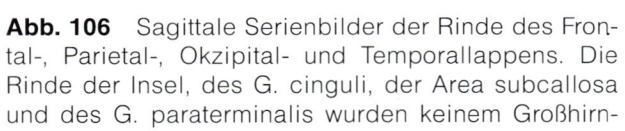

Rinde des Frontallappens
Rinde des Parietallappens
Rinde des Okzipitallappens
Rinde des Temporallappens

Abb. 106 Sagittale Serienbilder der Rinde des Frontal-, Parietal-, Okzipital- und Temporallappens. Die Rinde der Insel, des G. cinguli, der Area subcallosa und des G. paraterminalis wurden keinem Großhirnlappen zugerechnet. Die Zahl im Kreis gibt die Nummer der jeweiligen Scheibe an (s. Abb. 29, 30a, 30b, 31).

Telencephalon | 245

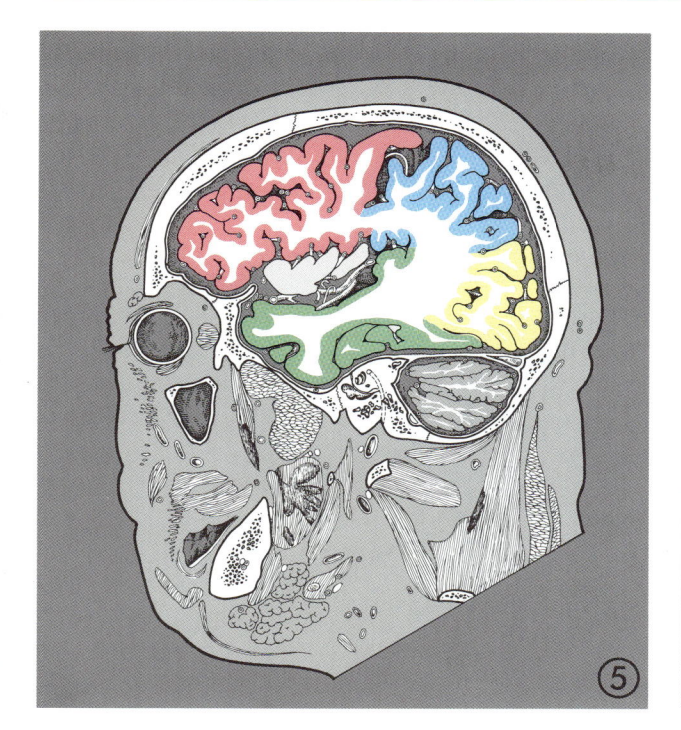

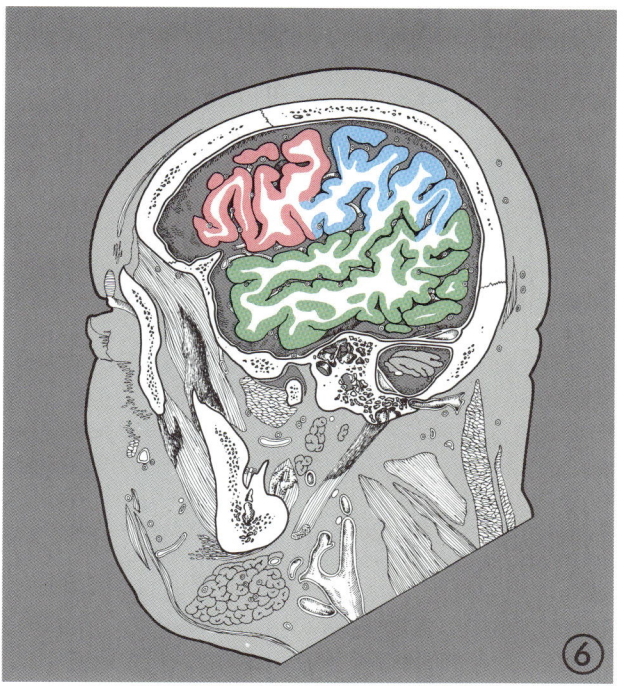

	Rinde des Frontallappens
	Rinde des Parietallappens
	Rinde des Okzipitallappens
	Rinde des Temporallappens

Schläfenlappen

Der Schläfenlappen hat drei schräg zur Deutschen Horizontalen verlaufende Schläfenwindungen (Abb. 46):

- G. temporalis superior (Abb. 3.19, 8b.13, 11b.20, 14b.8, 30b.8, 37b.10, 46.20, 52b.10, 55b.20),
- G. temporalis medius (Abb. 3.23, 8b.20, 11b.27, 14b.9, 30b.10, 37b.15, 46.25, 52b.22, 54b.38),
- G. temporalis inferior (Abb. 3.26, 9b.32, 14b.14, 36b.19, 37b.16, 50b.8, 51b.17, 52b.32).

Sie werden durch die beiden Sulci temporales superior und inferior geteilt. In der Tiefe des Sulcus lateralis zwischen G. temporalis superior und dem unteren Rand der Insel liegen die Gyri temporales transversi, die Heschlschen Querwindungen. In der Regel werden rechts zwei Heschlsche Querwindungen, links eine Querwindung angetroffen (116, 118). Sie verlaufen schräg zur Medianebene in der Richtung von lateral vorn nach medial hinten. Sie sind in den Frontalscheiben (Abb. 11b.18, 12b.10, 12b.11, 12b.14) und in den Sagittalscheiben (Abb. 36b.11, 36b.12, 37b.11, 37b.12) leichter als in den kanthomeatal orientierten Schichten zu erkennen (Abb. 54b.32, 55b.21), weil die begrenzenden Furchen flach sind und sich deshalb in axiale Scheiben infolge des Teilvolumeneffektes nicht deutlich abgrenzen. In der Heschlschen Querwindung oder – wenn zwei vorhanden sind – in der vorderen Heschlschen Querwindung ist die primäre auditorische Region lokalisiert. Nach posterior schließt sich an die Querwindungen das Planum temporale (Abb. 37b.13) an, das auf der linken Seite häufig größer als auf der rechten Seite ist (117, 118). Dieser Befund wird mit der Lateralisation der Sprache in Verbindung gebracht (118).

An der kaudalen Seite des Schläfenlappens sind dem G. temporalis inferior die bereits erwähnten Gyri occipitotemporales lateralis und medialis benachbart. Weiter medial liegt der G. parahippocampalis (Abb. 9b.29, 10b.36, 12b.26, 51b.15, 52b.27, 53b.37) mit dem Uncus hippocampi (Abb. 34b.17, 52b.25). Diese Hirnteile gehören zu phylogenetisch alten Hirnabschnitten. In der Tiefe des Schläfenlappens am Unterhorn des Seitenventrikels schließt sich noch der Hippocampus an (Abb. 10b.30, 11b.31, 13b.15, 35b.22, 52b.24, 53b.36, 54b.37). Er bildet mit rudimentären Rindenstrukturen auf dem Balken und einer kleinen Windung vor dem Balken den inneren Saum des limbischen Systems (s. 6.11). Der äußere Ring von Windungen des limbischen Systems um den Balken besteht aus dem erwähnten G. parahippocampalis, dem balkennahen Anteil des G. cinguli (Abb. 2b.3, 6b.5, 9b.5, 13b.6, 33b.5, 45b.4, 53b.4, 56b.8, 147.1) und der Area subcallosa.

Insel

In der Tiefe des Sulcus lateralis liegt die Insel (Abb. 8b.10, 9b.18, 10b.17, 36b.10, 52b.14, 53b.9, 54b.13, 55b.14). Sie wird von Neuhirnanteilen des Stirn-, Scheitel- und Schläfenlappens überdeckt. Diese Windungen werden daher frontales, parietales und temporales Operculum genannt. Die Insel enthält viszerale Areale.

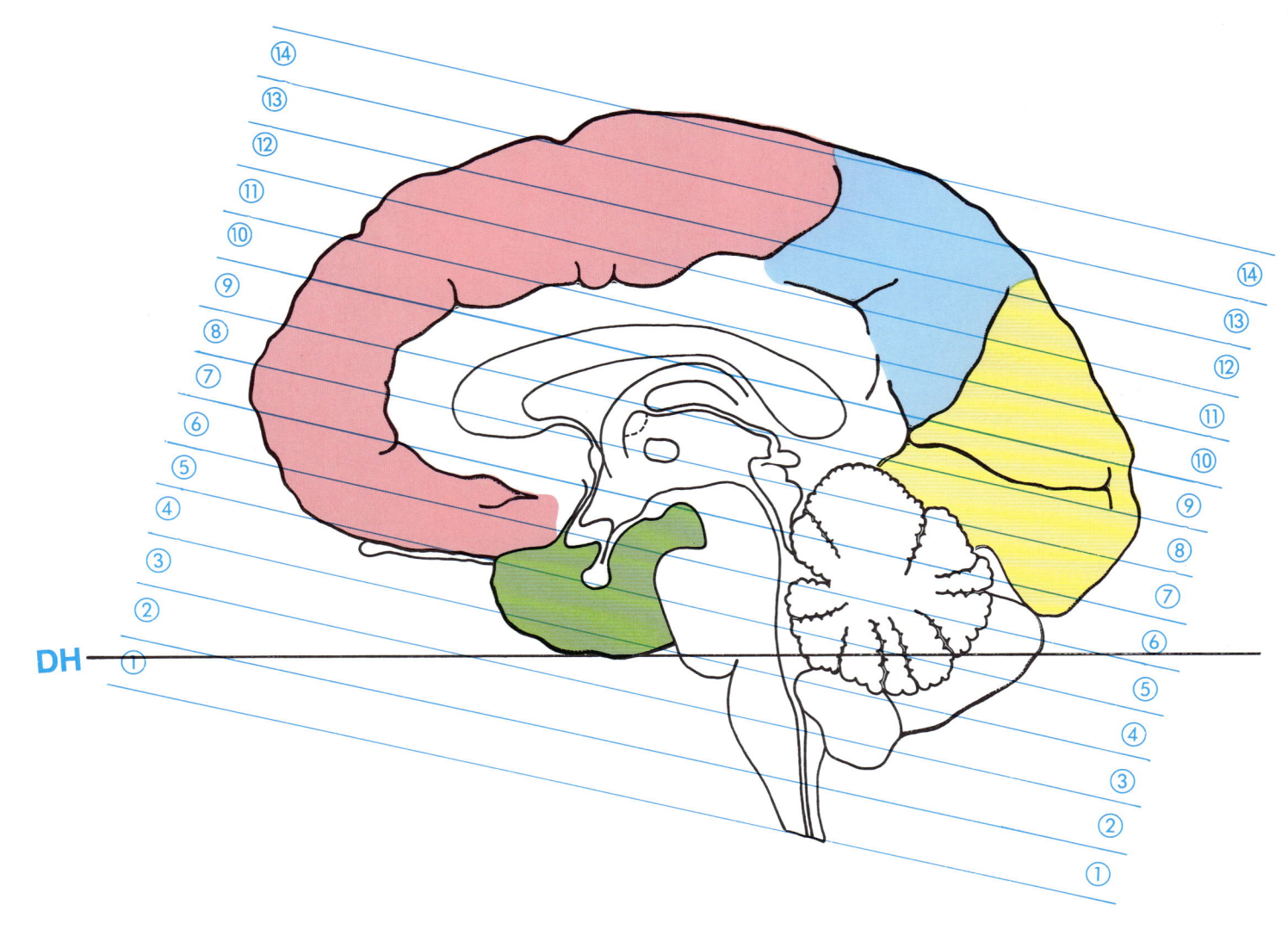

Abb. 107a Medianansicht der Grenzen des Frontal-, Parietal-, Okzipital- und Temporallappens des kanthomeatal geschnittenen Gehirns. G. cinguli mit G. paraterminalis und Area subcallosa wurden keinem Großhirnlappen zugerechnet (s. 8 Untersuchungsgut).

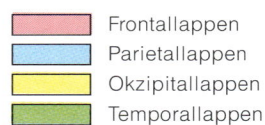

■ Frontallappen
■ Parietallappen
■ Okzipitallappen
■ Temporallappen

An der Medialfläche des Gehirns umgibt ein Saum aus Windungen den Balken. Dieser Saum verläuft ohne Grenze zu den einzelnen Hirnlappen (Abb. 104a, 107a). Area subcallosa und G. cinguli wurden deshalb keinem der vier Lappen zugeordnet.

In den kanthomeatalen Parallelebenen wird in der kaudal-kranialen Reihenfolge zuerst die Basisfläche des Temporallappens in der mittleren Schädelgrube getroffen (Abb. 108, 3. Scheibe). In Scheibe 4 erreicht 1 cm höher die Schnittebene die Vertiefung der vorderen Schädelgrube, die Lamina cribrosa, in der Bulbus olfactorius, Tr. olfactorius und basale Teile des Frontallappens liegen. In der 5. und 6. Scheibe vergrößern sich die Schnittflächen des Frontal- und Temporallappens. In Höhe der Seitenventrikel erscheinen zusätzlich die Schnittflächen des Okzipital- und des Parietallappens. Im Schnittbild können Frontal-, Parietal-, Temporal-, Parietal-, Okzipital-

lappen verzahnt getroffen sein (9. Scheibe). Supraventrikulär ist der Temporallappen nicht mehr vorhanden. Die beiden obersten Scheiben enthalten nur noch Frontal- und Parietallappen.

Die Großhirnrinde ist eine 2-5 mm dicke Schicht grauer Substanz von durchschnittlich 600 ml bei Männern und 540 ml bei Frauen. Der Geschlechtsunterschied ist signifikant.

Bauplan des Cortex cerebri

Aus phylogenetischen und ontogenetischen Studien der Entwicklung des Endhirns ergibt sich die Unterteilung der Großhirnrinde in

- Paleocortex,
- Archeocortex und
- Neocortex.

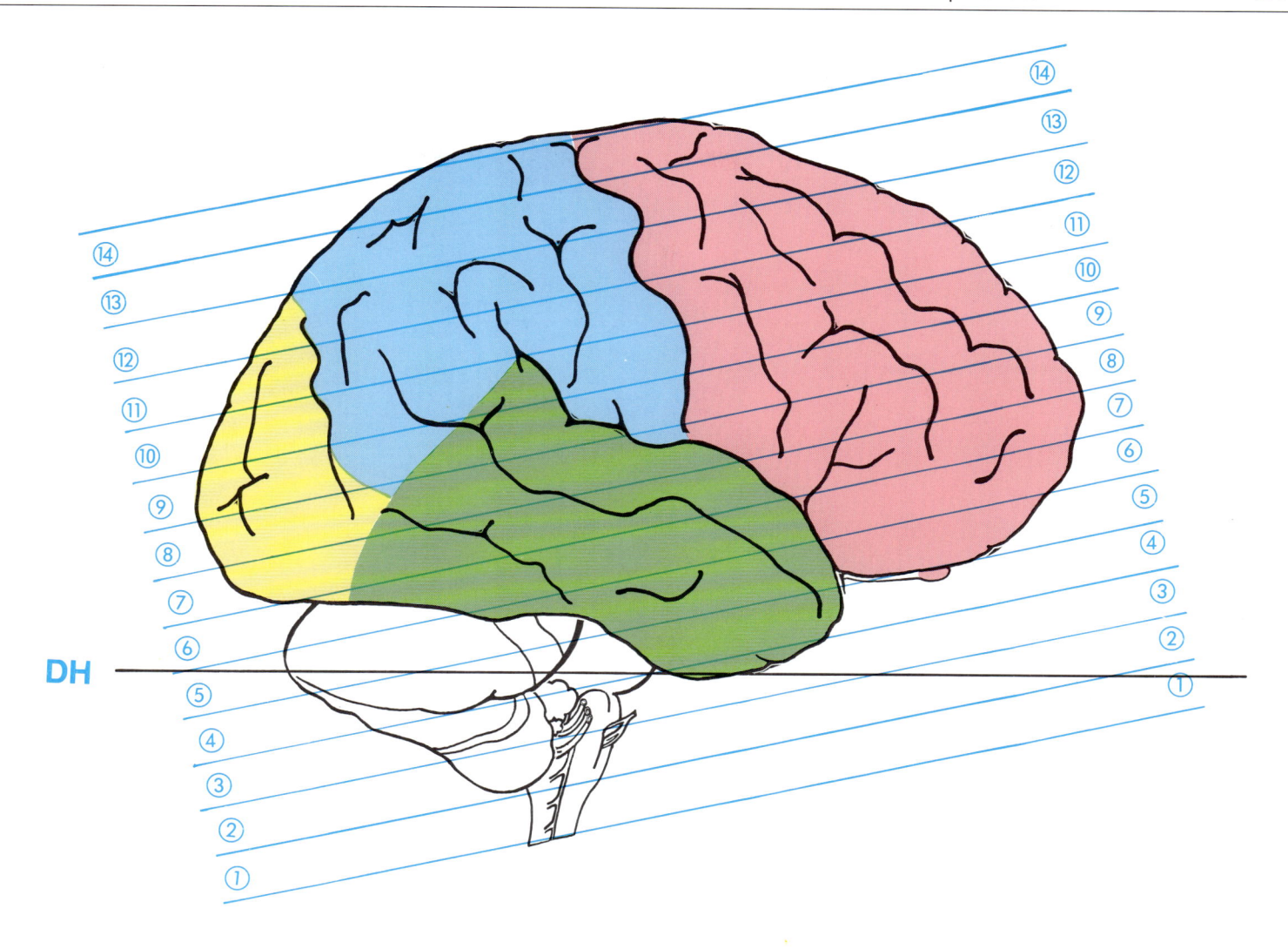

Abb. 107b Lateralansicht der Grenzen des Frontal-, Parietal-, Okzipital- und Temporallappens des kanthomeatal geschnittenen Gehirns (s. 8 Untersuchungsgut).

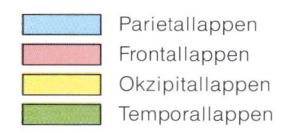

- 🟦 Parietallappen
- 🟥 Frontallappen
- 🟨 Okzipitallappen
- 🟩 Temporallappen

Der Paleocortex ist ein alter Teil der Großhirnrinde, die olfaktorische Rinde. Sie wurde durch die starke Entwicklung des Neocortex an die mediobasale Seite des Schläfenlappens verlagert. Der Paleocortex kann aufgefunden werden, wenn der laterale Strang des Tr. olfactorius (Stria olfactoria lateralis) in Richtung auf die mediale Fläche des Temporallappens verfolgt wird. Dort wölben sich zwei flache, etwa hirsekorngroße Erhebungen vor, die Gyri ambiens und semilunaris. Sie werden von der Area präpiriformis und von der periamygdalären Rinde bedeckt, die zum Paleocortex und zum olfaktorischen System gehören (s. 6.7).

Der Archeocortex besteht aus phylogenetisch alter Großhirnrinde, die primär auf der medialen Hemisphärenfläche lag. Durch die starke Neenzephalisation wurden die größten Anteile des Archeocortex wie G. dentatus, Hippocampus und Subiculum nach innen in den Schläfenlappen gedrängt.

Der Neocortex macht mehr als 90% von der menschlichen Großhirnrinde aus. Er hat sich während der Phylogenese weitgehend über die Oberfläche des Endhirns ausgedehnt und dabei phylogenetisch ältere Neuhirnareale wie die Insel überlagert.

Aufgrund zyto-, myelo-, glia-, angio-, chemo- und pigmentarchitektonischer Untersuchungen kann die Großhirnrinde unterteilt werden in

- Isocortex,
- Allocortex und
- Mesocortex.

Als Isocortex werden die Großhirnrindenareale bezeichnet, die einen prinzipiell gleichartigen Sechsschichtenaufbau zeigen. Der Isocortex entspricht weitgehend dem Neocortex (400).

248 Topographie des Hirnschädels und seiner intrakraniellen Räume und Strukturen

- 🟩 Rinde des Temporallappens
- 🟥 Rinde des Frontallappens
- 🟨 Rinde des Okzipitallappens

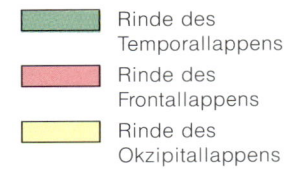

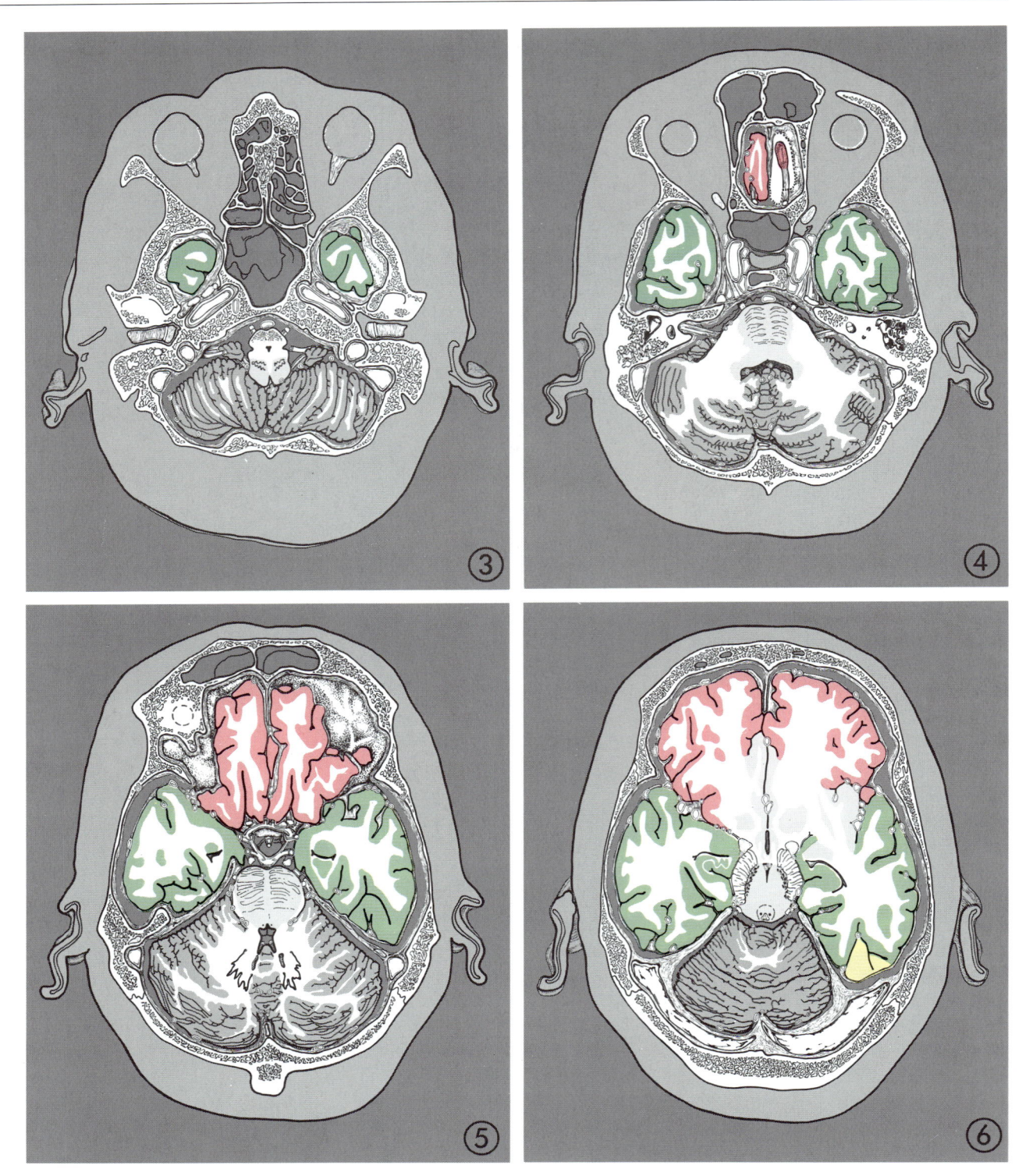

Abb. 108 Kanthomeatal orientierte Serienbilder der Rinde des Frontal-, Parietal-, Okzipital- und Temporallappens. Die Rinde der Insel, des G. cinguli, der Area subcallosa und des G. parterminalis wurden keinem Großhirnlappen zugerechnet. Die Zahl im Kreis gibt die Nummer der jeweiligen Scheibe an (s. Abb. 44, 45a, 45b, 46).

Telencephalon 249

	Rinde des Temporallappens
	Rinde des Frontallappens
	Rinde des Okzipitallappens
	Rinde des Parietallappens

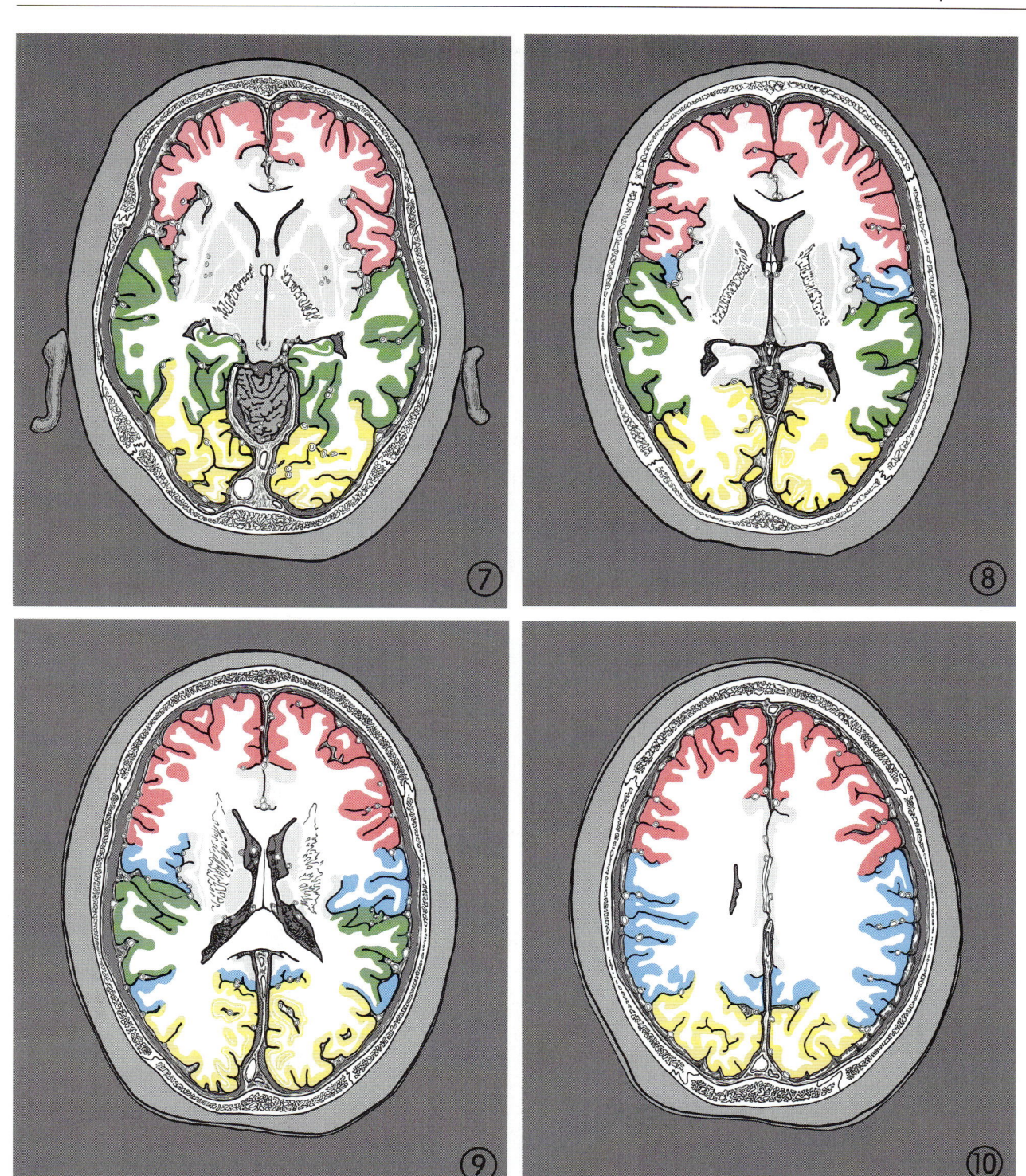

⑦ ⑧ ⑨ ⑩

250 Topographie des Hirnschädels und seiner intrakraniellen Räume und Strukturen

Rinde des Frontallappens

Rinde des Okzipitallappens

Rinde des Parietallappens

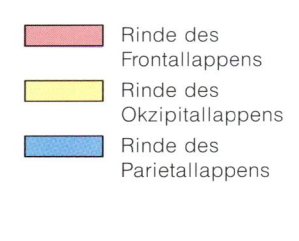

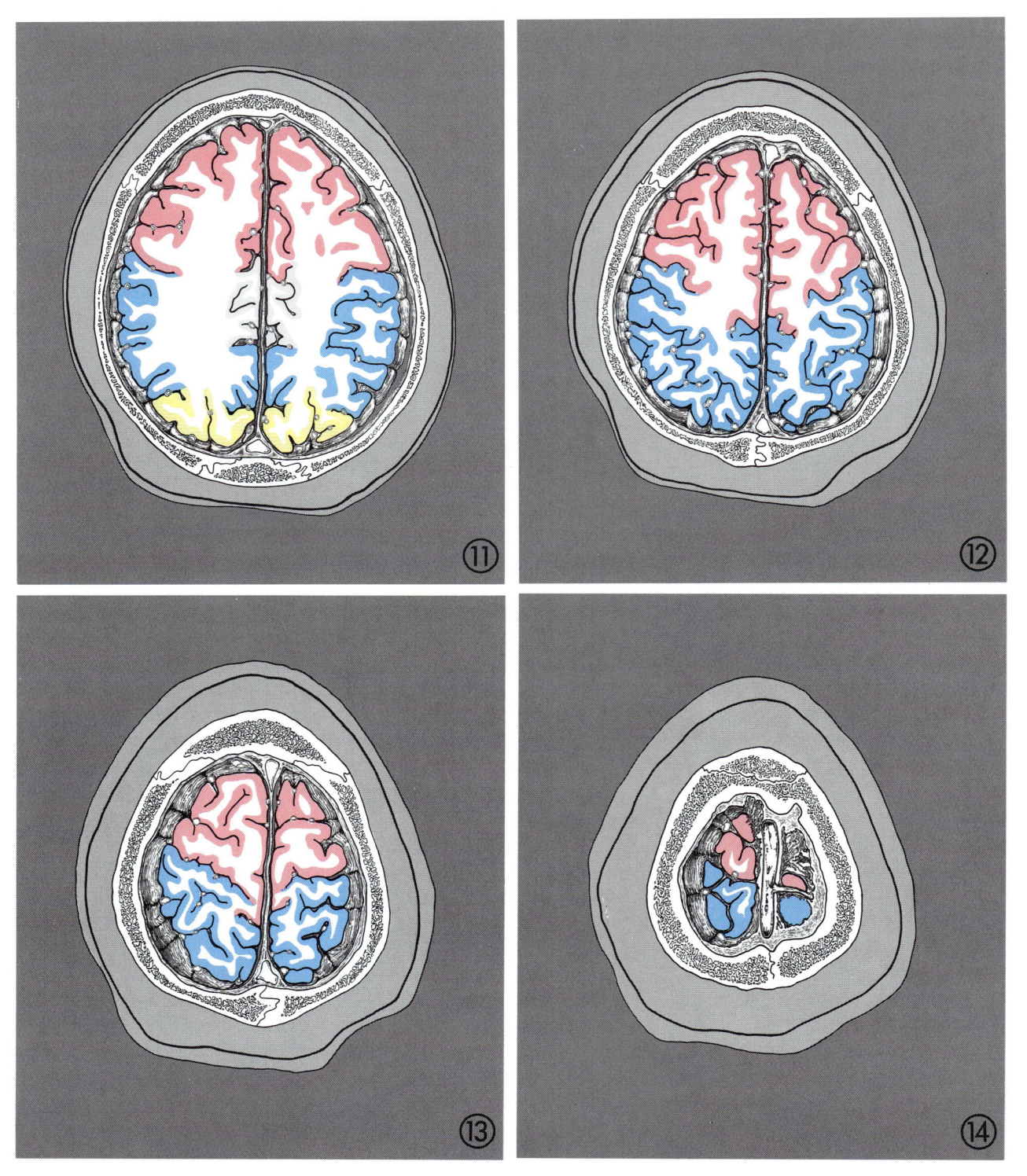

Abb. 108 Kanthomeatal orientierte Serienbilder der Rinde des Frontal-, Parietal-, Okzipital- und Temporallappens. Die Rinde der Insel, des G. cinguli, der Area subcallosa und des G. paraterminalis wurden keinem Großhirnlappen zugerechnet. Die Zahl im Kreis gibt die Nummer der jeweiligen Scheibe an (s. Abb. 44, 45a, 45b, 46).

Der Allocortex ist meist drei- oder vierschichtig. Zu ihm gehört der Paleocortex und Archeocortex.

Der Mesocortex ist eine Übergangsrinde, die sich während der Evolution zwischen dem Isocortex und dem Allocortex entwickelte. Der Mesocortex steht in seinem Schichtenbau zwischen dem typisch sechsschichtigen Isocortex und dem drei- bis vierschichtigen Allocortex.

Zum Mesocortex gehören

- Peripaleocortex und
- Periarcheocortex,

die als Periallocortex zusammengefaßt werden sowie der

- Proisocortex.

Der Peripaleocortex ist beim Menschen sehr klein und umgibt den Paleocortex. Der Periarcheocortex umgibt bogenförmig den Balken und besteht aus folgenden Teilen: G. paraterminalis, balkennaher Teil des G. cinguli, G. fasciolaris und Regio entorhinalis. Diese Regionen gehören zum limbischen System (s. 6.11).

Der Proisocortex liegt am Rande des Isocortex und entstand während der Evolution an der Grenze zwischen Isocortex und Periallocortex.

Im Isocortex werden mit Hilfe morphologischer, physiologischer und klinischer Methoden folgende Areale differenziert:

- primäre Rindenfelder,
- sekundäre Rindenfelder,
- Supplementärfelder.

Die primären Rindenfelder sind afferent oder efferent mit der Peripherie topisch verknüpft. Vereinfacht dargestellt sind sie durch eine Punkt-zu-Punkt-Verbindung zwischen Peripherie und Cortex oder zwischen Cortex und Peripherie charakterisiert. Das anterolaterale System, das mediale Lemniscussystem und das Trigeminussystem projizieren in den G. postcentralis (Abb. 3.3, 11b.7, 13b.5, 31.12, 33b.2, 34b.3, 37b.4, 55b.15, 59b.5) in die Brodmann-Felder 3, 1, 2. Diese zytoarchitektonischen Felder bilden drei Streifen auf dem G. postcentralis in der Reihenfolge 3, 1, 2 (115). Ihre somatotope Ordnung ist bei den sensiblen Systemen dargestellt (s. 6.1). Das gustatorische System hat sein primäres Rindenfeld im parietalen Operculum und ein Areal am Rand der Insel (s. 6.2). Das vestibuläre System besitzt Verbindungen zur Parietalrinde um den Sulcus intraparietalis. Das auditorische System hat ein etwa groschengroßes primäres Rindenfeld. Es liegt in der Tiefe des Sulcus lateralis im Schläfenlappen in der Heschlschen Querwindung, dem Gyrus temporalis transversus primus (Abb. 12b.11, 36b.11, 37b.11). Zytoarchitektonisch entspricht dies dem Brodmann-Feld 41. Das visuelle primäre Rindenfeld beider Hemisphären hat etwa 12 ml Volumen. Es ist schon makroskopisch an den Vicq d'Azyrschen Streifen in der oberen und der unteren Lippe des Sulcus calcarinus (Abb. 54b.44, 126.17, 127.10, 127.9, 128.4, 128.5) im Hinterhauptslappen zu erkennen. Diese Area striata zeigt eine strenge topische Ordnung zu den einzelnen Netzhautarealen, die beim visuellen System näher erläutert wird (s. 6.6).

Die efferenten primären Rindenfelder liegen vor allem im Frontallappen im G. precentralis (Abb. 3.10, 10b.5, 14b.1, 31.10, 33b.1, 34b.2, 54b.11, 59b.3) und seiner näheren Umgebung. Zytoarchitektonisch entspricht dies den Brodmann-Feldern 4 und 6. Außerdem entspringen motorische Neurone aus den sensiblen Brodmann-Feldern 3, 1, 2 und ihren parietalen Nachbararealen (80, 152, 243). Die somatotope Ordnung wird beim pyramidalen System beschrieben (s. 6.8.1).

Die sekundären Rindenfelder bildeten sich besonders bei den Primaten mosaikartig während der Evolution des Neuhirns zwischen den primären Rindenfeldern. Die sekundären Rindenfelder sind topisch durch Neurone weder mit der Körperperipherie noch mit den Sinnesorganen verbunden, sondern haben vornehmlich gnostische Funktionen als „Assoziationsfelder". Zu diesen sekundären Rindenfeldern gehören die motorische Sprachregion im frontalen Operculum und die sensorische Sprachregion zwischen der primären Hörrinde und dem G. angularis (s. 6.10).

Die Supplementärfelder liegen an der Grenze zwischen primären Rindenfeldern und phylogenetisch älteren Hirnregionen:

- Das sensible Supplementärfeld liegt zwischen dem sensiblen primären Rindenfeld und der Insel auf der lateralen Seite der Hemisphären (363).
- Das auditorische Supplementärfeld befindet sich zwischen dem auditorischen primären Rindenfeld und der Insel auf der lateralen Seite der Hemisphären.
- Das visuelle Supplementärfeld liegt zwischen der Area striata und dem Periarcheocortex auf der medialen Hemisphärenfläche (363).
- Das motorische Supplementärfeld ist ein Teil der Area 6 und liegt auf der medialen Hemisphärenfläche (45, 317).

Die topische Ordnung zur Peripherie ist in den Supplementärfeldern schwächer als in den primären Rindenfeldern ausgebildet. Trotzdem können bei Ausfall der primären Rindenfelder die entsprechenden Supplementärfelder die Funktionen partiell kompensieren.

Weiße Substanz

Das Mark des Endhirns ist die weiße Substanz, die unter der Großhirnrinde liegt. Es ist eine Schicht aus vielen Faserbahnen, die die Rindenfelder untereinander oder mit anderen Regionen des Zentralnervensystems verbinden:

- Assoziationsbahnen,
- Kommissurenbahnen,
- Projektionsbahnen.

Die Assoziationsbahnen verbinden die Rindenfelder der gleichen Großhirnhemisphäre untereinander durch kürzere oder längere Bahnen. Die kurzen Fibrae arcuatae verlaufen bogenförmig zwischen benachbarten Windungen und liegen dicht unter der Großhirnrinde. Die langen Assoziationsbahnen verbinden die Windungen der einzelnen Großhirnlappen miteinander. Das Cingulum (Abb. 56b.9, 147.2) befindet sich als Faserbündel im Mark des G. cinguli und zieht vom Stirnlappen bogenförmig um den Balken zum Schläfenlappen. Es ist ein Teil des Papez-Kreises (s. 6.11).

Die Kommissurenbahnen verbinden gleiche Rindenareale beider Hemisphären. Die Commissura anterior (rostralis) verläuft innerhalb der 7. Scheibe der Kanthomeatalserie und ist in Medianansicht des Gehirns abgebildet (Abb. 45b.14). Sie verbindet die Riechrinde beider Seiten, den Paleocortex (s. 6.7). Außerdem enthält die Commissura anterior Fasern, die kleine neokortikale Felder des Stirn- und Schläfenlappens der beiden Hemisphären miteinander verbinden. Der Balken, das Corpus callosum, ist die große Querverbindung des Neuhirns beider Seiten. In der Medianansicht sind die Teile des Balkens von frontal nach okzipital zu erkennen: Genu, Truncus und Splenium corporis callosi (Abb. 32b.3, 32b.6, 45b.8, 45b.5, 45b.11).

In den kanthomeatalen Parallelebenen ist in Aufsicht das Genu (Abb. 53b.6), ein Teil des Truncus (Abb. 55b.8) und das Splenium (Abb. 55b.23) getroffen. Aus dem Balken biegen zangenförmige Faserbahnen als Forceps frontalis (minor) (Abb. 55b.6) in den Stirnlappen und als Forceps occipitalis (major) (Abb. 55b.24) in den Hinterhaupts- und Schläfenlappen ein.

Die Commissura posterior (epithalamica) (Abb. 2b.18, 12b.17, 32b.11, 45b.18) ist keine Kommissurenbahn des Endhirns. Sie verbindet Kerngebiete des Tegmentum des Mittelhirns.

Die Projektionsbahnen verbinden afferent oder efferent die Großhirnrinde mit tiefer gelegenen Zentren des Gehirns oder des Rückenmarks. Zu diesen Projektionsbahnen im Endhirn gehören die Endabschnitte der sensiblen Systeme (s. 6.1), des gustatorischen Systems (s. 6.2), des vestibulären Systems (s. 6.4), des auditorischen Systems (s. 6.5), des visuellen Systems (s. 6.6), des olfaktorischen Systems (s. 6.7) sowie die Anfangsteile der Bahnen des pyramidalen und des okulomotorischen Systems (s. 6.8). Auch das limbische System ist über Projektionsbahnen vor allem mit dem Zwischenhirn in synaptischem Kontakt (s. 6.11).

Die neenzephalen Projektionsbahnen wurden während der Evolution des Neuhirns zu einem Fächer von Faserbahnen gebündelt, der Corona radiata (Abb. 55b.16). In den kanthomeatalen Parallelebenen erscheinen diese Projektionsbahnen nach kaudal als Capsula interna im Bereich Zwischenhirn-Endhirn in Form von zwei Schenkeln, die einen stumpfen Winkel bilden. Die Spitze dieses Winkels ist nach medial gerichtet. Nach lateral grenzt an die Capsula interna der Nucl. lentiformis, der aus dem Globus pallidus und dem Putamen besteht. An der inneren Kapsel, Capsula interna, läßt sich das Crus anterius zwischen Caput nuclei caudati und Nucl. lentiformis, das Knie, Genu, etwa in Höhe des Foramen interventriculare und das Crus posterius zwischen Thalamus und Nucl. lentiformis abgrenzen (Abb. 53b.17, 53b.18, 53b.19, 54b.7, 54b.19, 54b.20). Die efferenten Projektionsbahnen verlaufen im Crus posterius. Die Hör- und Sehstrahlung verlaufen vom Metathalamus hinter der Capsula interna zur Hör- und Sehrinde (s. 6.5 und 6.6). Die Projektionsfasern vom Thalamus zweigen fächerförmig ab und verlaufen in Crus anterius und Crus posterius. Ein kleiner Teil der Projektionsbahnen bildet zwischen Putamen und Claustrum die Capsula externa (Abb. 53b.12, 54b.16). Von hier konvergieren diese Bahnen in das Crus cerebri des Mittelhirns (Abb. 52b.28, 78b.9, 77a.14). Projektionsbahnen des Allocortex verlaufen von der Hippocampusformation über die Fimbria hippocampi und den Fornix vor allem zum Hypothalamus (Abb. 13b.13, 12b.12, 11b.12, 10b.25, 54b.36, 55b.19, 54b.21, 53b.21). Unter Centrum semiovale wird die weiße Substanz des Endhirns oberhalb des Balkens verstanden (Abb. 56b.14, 57b.8, 58b.7), die im axialen Schnittbild eine halbovale Form in jeder Hemisphäre hat. Das Centrum semiovale setzt sich aus Assoziations-, Kommissuren- und Projektionsbahnen zusammen.

Klinische Hinweise

Läsionen im Telencephalon verursachen entsprechend ihrer Lage zu den neurofunktionellen Systemen in den einzelnen Hirnlappen mehr oder weniger charakteristische Symptome, die häufig klinisch eine topische Zuordnung ermöglichen.

Schäden im motorischen Cortex des **Stirnlappens** können als Reizsymptom Jackson-Anfälle mit zumindest initial eng begrenzten motorischen Abläufen zeigen. Eine akute Läsion bewirkt im hinteren Anteil des Stirnlappens eine kontralaterale, schlaffe Parese mit positivem Babinski-Reflex ohne Spastik. Später kann eine Reflexbetonung auftreten. Die Feinmotorik der distalen Extremitätenabschnitte ist auf Dauer behindert. Läsionen des prämotorischen Cortex führen zu einer Verlangsamung der Bewegungsabläufe. Ausgedehnte Schäden verursachen eine Apraxie. Defekte im frontalen Operculum der sprachdominanten Hemisphäre führen zu Dysarthrie und motorischer Aphasie. Aus einer Schädigung am Fuß der mittleren Stirnwindung kann eine Blickwendung zur Herdseite resultieren. Ausgedehnte Läsionen des Stirnlappens führen zu einem organischen Psychosyndrom mit Antriebsarmut, psychomotorischer Hemmung und Veränderung des affektiven Erlebens. Zusätzlich wird häufig eine Dysbasie beobachtet. Die topographische Beziehung des Stirnlappens mit Bulbus und Tr. olfactorius zeigt sich dadurch, daß bei pathologischen Veränderungen im Bereich der vorderen Schädelgrube auch eine Anosmie auftreten kann.

Parietale Läsionen im G. postcentralis führen zu einer kontralateralen Minderung der Oberflächensensibilität und Lagewahrnehmung. Vibrations- und Schmerzempfindung sind kaum beeinträchtigt. Läsionen können zu sensiblen Jackson-Anfällen führen. Charakteristisch für das Parietallappensyndrom ist eine veränderte Körper- und Raumwahrnehmung meist für die Gegenseite, seltener auch bilateral. Dabei vergessen Kranke beispielsweise das Anziehen des Strumpfes der kontralateralen Seite. Bei ausgedehnten Läsionen können sich eine schwere Apraxie und Lagesinnstörung, bei jugendlichen Kranken auch Muskelatrophien und Hemiatrophien entwickeln. Eine Schädigung im unteren Bereich des parietalen Kortex verursacht auf der sprachdominanten Hemisphäre eine amnestische oder auch sensorische Aphasie.

Schäden im **Hinterhauptslappen**, die die Sehbahn und/oder Sehrinde treffen, sind durch eine kontralaterale Gesichtsfeldstörung charakterisiert. Die Sehbahn tangierende Läsionen können Photopsien bewirken. Visuelle Halluzinationen treten bei flüchtigen Ischämien des Okzipitalpols auf und werden häufig bei Migräne beobachtet (315). Ein kompletter bilateraler Ausfall der Area striata führt zur Rindenblindheit.

Pathologische Veränderungen im **Schläfenlappen** können zu vielfältigen Syndromen führen. Bilaterale Läsionen der Gyri temporales transversi (Heschlsche Querwindungen) führen zur kortikalen Taubheit, während ein unilateraler Ausfall klinisch unbemerkt bleiben kann. Ausfälle im Bereich des G.temporalis superior der dominanten Hemisphäre führen zur Wernicke-Aphasie. Bilaterale Läsionen der Hippocampusformation führen zu einer Beeinträchtigung von Merk- und Lernfähigkeit bis zu einem schweren amnestischen Syndrom. Schäden im hinteren Bereich des Temporallappens können zu einer homonymen Hemianopsie oder zu einer oberen Quadrantenanopsie führen. Pathologische Prozesse und narbige Veränderungen werden häufig durch epileptische Anfälle (psychomotorische Epilepsie) angezeigt.

Die **Kommissurenfasern des Balkens** dienen der Informationsübertragung von einer Hemisphäre in die andere. Eine Durchtrennung des Balkens führt zu einem „interhemisphärischen Diskonnektionseffekt". Dieser bewirkt bei Unterbrechung vorderer Balkenanteile eine unilaterale Ataxie. Außerdem können Tumoren dieser Region schwere Antriebsstörungen bis zum Mutismus hervorrufen. Eine Durchtrennung hinterer Balkenanteile bewirkt eine Störung der Verbalisierung von Erkenntnissen, die über die nicht sprachdominante Hemisphäre zur Aufnahme gekommen sind.

6 Neurofunktionelle Systeme

Unter neurofunktionellen Systemen werden Ordnungen von Neuronenpopulationen verstanden, die afferente oder efferente Signale im Sinne der Leistung einer neuronalen Aufgabe verarbeiten und übertragen. Damit sind beispielsweise auditorische, visuelle, olfaktorische oder motorische Funktionen gemeint. In der Beschreibung beschränken wir uns auf solche Systeme, deren Leitsymptome in der klinischen Praxis einfach zu prüfen sind und uns für die Diagnostik bedeutungsvoll erscheinen. Die Lehre der neuronalen Leitungsbahnen, Hodologie, ergibt sich aus einer Synthese von Befunden aus neurohistologischen, neurophysiologischen, ontogenetischen, neuropathologischen, tierexperimentellen, neurologischen und neurochirurgischen Studien. Beispielsweise ist die Somatotopik der Pyramidenbahn im G. precentralis seit 1870 durch die neurochirurgischen Eingriffe von Fritsch und Hitzig (110) bekannt und in der Folgezeit immer wieder bestätigt worden (105, 299, 316). Die Grenze zwischen dem kortikospinalen und kortikonuklearen Rindenfeld, also zwischen der motorischen Rumpfinnervation und der motorischen Kopfinnervation, liegt nach diesen klinischen Angaben ungefähr auf der Grenze zwischen den mantelkanten-nahen Zweidritteln und dem Sulcus-lateralis-nahen Eindrittel des G. precentralis. Dabei wurde ein Überlappen der Gebiete zwischen den Reizeffekten im Rumpf-Extremitäten-Bereich (kortikospinale Neurone) und im Kopfbereich (kortikonukleäre Neurone) beobachtet. Bei wiederholter Reizung an der gleichen Stelle des G. precentralis konnten nicht Kontraktionen durch die gleichen Muskeln, sondern durch andere Muskeln regelmäßig registriert werden (105, 316). Neurohistologisch ist nur eine allmähliche Größenabnahme der Betzschen Riesenzellen von der Mantelkante zum Sulcus lateralis in der Area 4 zu erkennen. Bisher gibt es keine scharfen histologischen Kriterien, um die Punkt-zu-Punkt-Verbindung zwischen den einzelnen kortikalen Nervenzellen und der motorischen Peripherie an menschlichem Untersuchungsgut zu lokalisieren. Deshalb geben unsere Abbildungen nur den heutigen, aus der Synopsis der Teilgebiete gewonnenen Kenntnisstand über die wahrscheinliche Topographie der neurofunktionellen Systeme wieder.

Die neurofunktionellen Systeme sind im pränatalen Lebensalter erst unvollständig ausgebildet. Embryonal besitzen Nervenzellen eine große Plastizität. Je jünger ein menschliches Gehirn ist, desto besser kann es Läsionen der Neurone kompensieren. Wird in der ersten Embryonalzeit aus genetischen oder äußeren Ursachen ein Kleinhirn nicht angelegt, dann können andere Neuronenpopulationen seine Funktionen fast vollständig übernehmen. Es sind Fälle von angeborener Hypoplasie des Cerebellum beschrieben, bei denen während des Lebens keine zerebellären Symptome gefunden wurden. Ähnliche Beobachtungen gibt es bei angeborener Aplasie des Balkens (427). Selbst das Gehirn von Kleinkindern kann neurofunktionelle Ausfälle viel besser ausgleichen als das von Erwachsenen. Dabei sind postnatale Neubildungen von Nervenzellen im menschlichen Gehirn unwahrscheinlich. Die Potenz, im Kleinkindesalter neurofunktionelle Schäden zu kompensieren, liegt wahrscheinlich in dem Bereich der synaptischen Verknüpfungen vorhandener Neurone. Bei Säugern konnte nachgewiesen werden, daß pränatal mehr Nervenzellen angelegt und perinatal ausgebildet werden als später postnatal zur Funktion kommen (50, 460). Vermutlich gibt es auch beim Kleinkind für neurofunktionelle Systeme noch solche Nervenzellreserven, die sich in den ersten beiden Lebensjahren rückbilden. Andererseits können perinatale Läsionen bestimmter neuronaler Strukturen schwere Funktionsstörungen verursachen, z. B. Blindheit bei bilateralen okzipitalen Rindendefekten. Die Lokalisationslehre, die im Zentralnervensystem einzelnen Neuronenpopulationen spezifische Funktionen zuweist, geht vor allem von den neurologischen Befunden an Schulkindern, Jugendlichen und Erwachsenen aus.

Läsionen kortikaler Neurone, wie beispielsweise die der Sprachregionen, können selbst bei Erwachsenen noch teilweise kompensiert werden, weil im Kortex „Nervenzellen der Reserve" infolge der Lateralisation oder als Supplementärfelder (s. 5.7.5) vorhanden sind.

Die Positionen der neurofunktionellen Systeme werden in Serienbildern in den Schichten angegeben, die im Atlasteil in den Abb. 4-17 (Frontalserie), 32-37 (Sagittalserie), 47-60 (Kanthomeatalserie) und 69-78 (Hirnstammserie) beschrieben wurden. Die Größe der Serienbilder orientiert sich an den üblichen MR- und CT-Bildern.

Die Schwierigkeit der Übertragung von neuroanatomischen Befunden an der Leiche auf die In-vivo-Verhältnisse wurde kritisch im Kapitel 1.3 geschildert. Diese Problematik ist bei der Analyse der neurofunktionellen Systeme zusätzlich zu berücksichtigen. Über die individuelle Variabilität der neurofunktionellen Systeme fehlen bis heute viele Grundlagen.

Trotz dieser Einschränkungen werden in der klinischen Praxis täglich Hemianopsien, Ataxien, Aphasien und viele andere Syndrome diagnostiziert und mit den wahrscheinlichen Orten ihrer Defekte korreliert. Dafür soll unsere Darstellung der Hauptbahnen der neurofunktionellen Systeme in den frontal, sagittal und kanthomeatal orientierten Parallelschichten dienen. Wir sind davon überzeugt, daß unsere heutigen hodologischen Kenntnisse durch eine wissenschaftliche Auswertung der Korrelation von klinischen Befunden mit den Ergebnissen der modernen Bild- und Funktionsdiagnostik erweitert werden.

6.1 Sensible Systeme
6.1.1 Anterolaterales System
(Abb. 109, 110)

Das anterolaterale System erhält seine Signale von Schmerz-, Kälte-, Wärme- und Mechanorezeptoren der Beine, des Rumpfes, der Arme und aus dem Halsbereich. Das 1. Neuron liegt mit seinen pseudounipolaren Nervenzellen in den Spinalganglien und endet an Strangzellen der Hinterhörner des Rückenmarks. Von dort zieht das 2. Neuron über die Tr. spinothalamici ventralis (anterior) et lateralis sowie über den Tr. spinoreticularis hirnwärts. Die Tr. spinothalamici kreuzen in der Commissura alba des Rückenmarks und ziehen kontralateral im Vorderseitenstrang aufwärts. Der Tr. spinoreticularis zieht als polysynaptische Kette zur Formatio reticularis medialis des Rautenhirns und dann weiter aufwärts zu intralaminären Kernen des Thalamus. Diese thalamischen Neurone projizieren breitstreuend in die Großhirnrinde.

In der Medulla oblongata und im Pons verläuft ein vereinigter Tr. spinothalamicus seitlich der Formatio reticularis. Im Pons-Mittelhirn-Bereich legt sich der Tr. spinothalamicus dem Lemniscus medialis an. Hier ist eine isolierte Läsion nur einer Bahn unwahrscheinlich. Der Tr. spinothalamicus endet im Nucl. ventralis posterolateralis des Thalamus. Von dort ziehen die Neuriten des 3. Neuron als Tr. thalamocorticalis durch das Crus posterius der inneren Kapsel zum G. postcentralis. Im G. postcentralis befindet sich das sensible Projektionsfeld mit den zytoarchitektonischen Feldern 3, 1, 2 nach Brodmann. In diesem schmalen Rindenfeld sind die somatosensiblen Areale somatotop geordnet: An der Mantelkante sind die Projektionsfelder für das kontralaterale Bein lokalisiert. Dann folgen auf den mantelkantennahen Zweidritteln der konvexen Hirnseite zum Sulcus lateralis hin die Areale für Rumpf, Arm und Hals der Gegenseite. Eine Leitungsunterbrechung im spinothalamischen System zeigt sich in einer Störung der Schmerz-und Temperaturwahrnehmung (190, 200, 449).

256 Neurofunktionelle Systeme

1 G. postcentralis
2 Tr. thalamocorticalis
3 Nuclei intralaminares thalami
4 Nucl. ventralis posterolateralis thalami
5 Formatio reticularis medialis
6 Tr. spinothalamicus ventralis (anterior) und lateralis
7 Tr. spinoreticularis
8 Radix dorsalis nervi spinalis
9 Ganglion spinale
10 Commissura alba des Rückenmarks

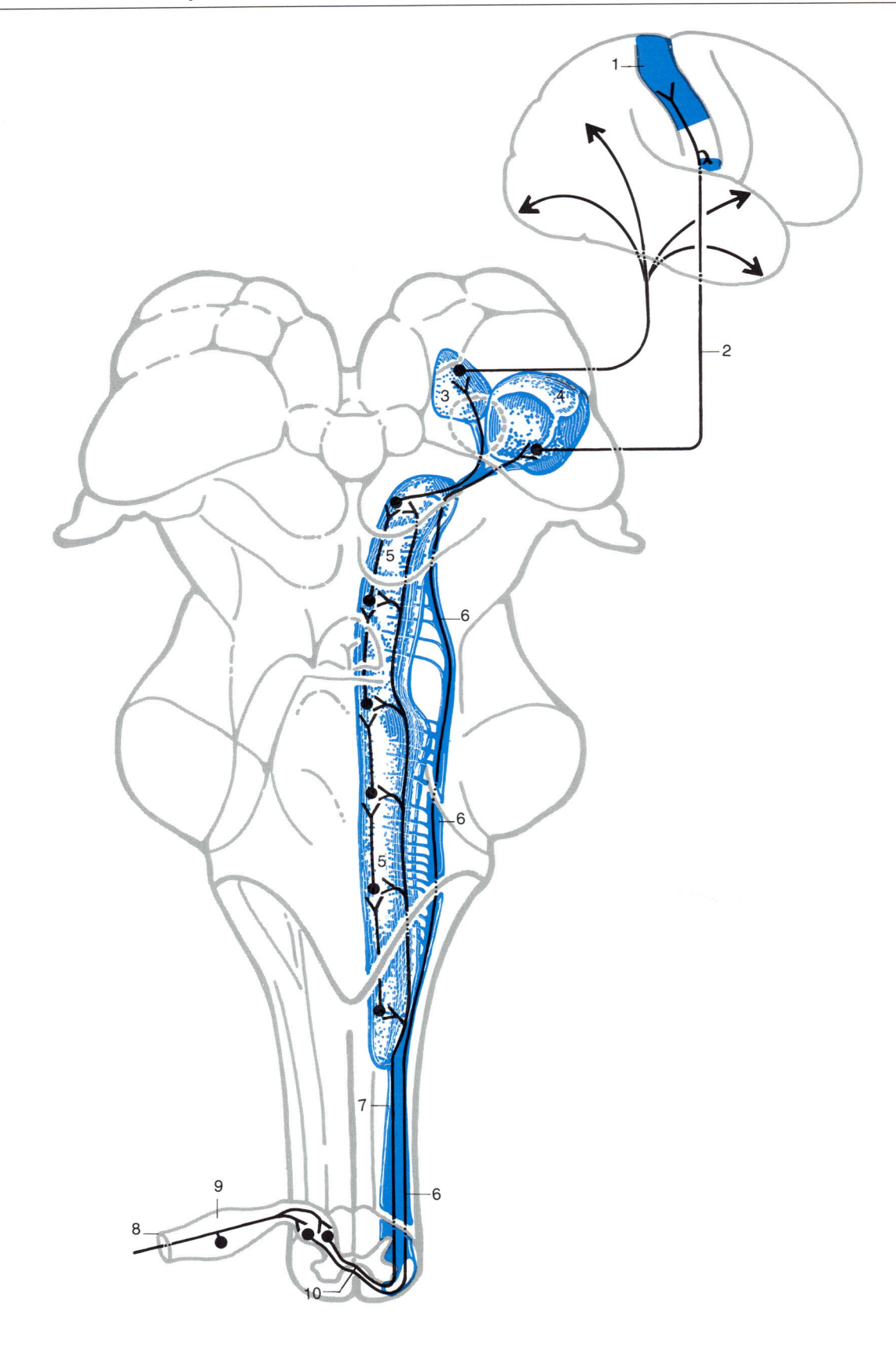

Abb. 109 Anterolaterales System und aufsteigendes retikuläres System in Rückenmark, Medulla oblongata, Pons, Mittelhirn und Zwischenhirn von dorsal und im Großhirn von lateral gesehen. Nach (299).

Anterolaterales System   257

1 Tr. spinothalamicus ventralis (anterior) und lateralis

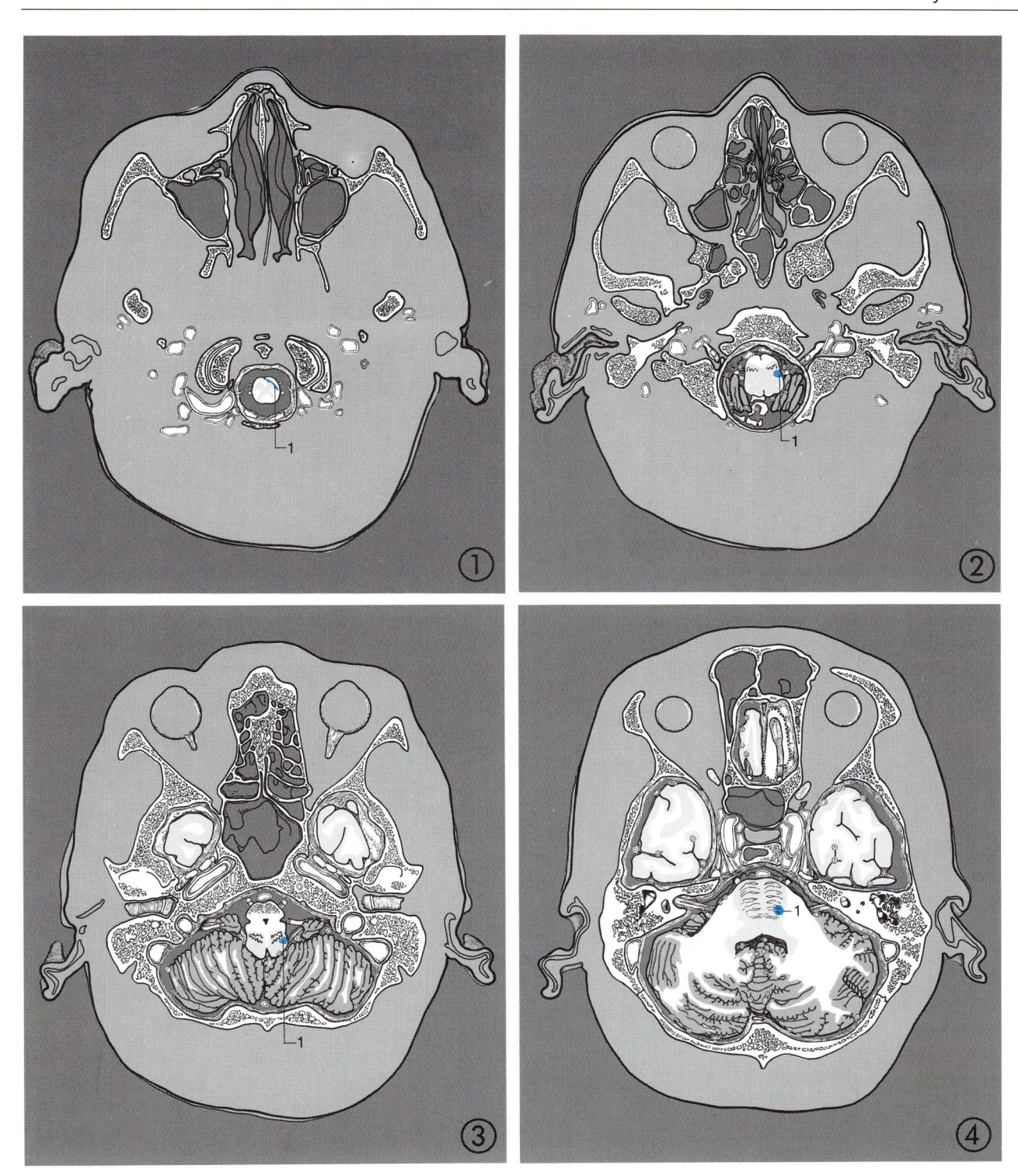

Abb. 110 Kanthomeatal orientierte Serienbilder des anterolateralen Systems. Die Zahl im Kreis gibt die Nummer der jeweiligen Scheibe an (s. Abb. 44, 45a, 45b, 46).

258   Neurofunktionelle Systeme

1 Tr. spinothalamicus ventralis (anterior) und lateralis
2 Nucl. ventralis posterolateralis thalami
3 Tr. thalamocorticalis

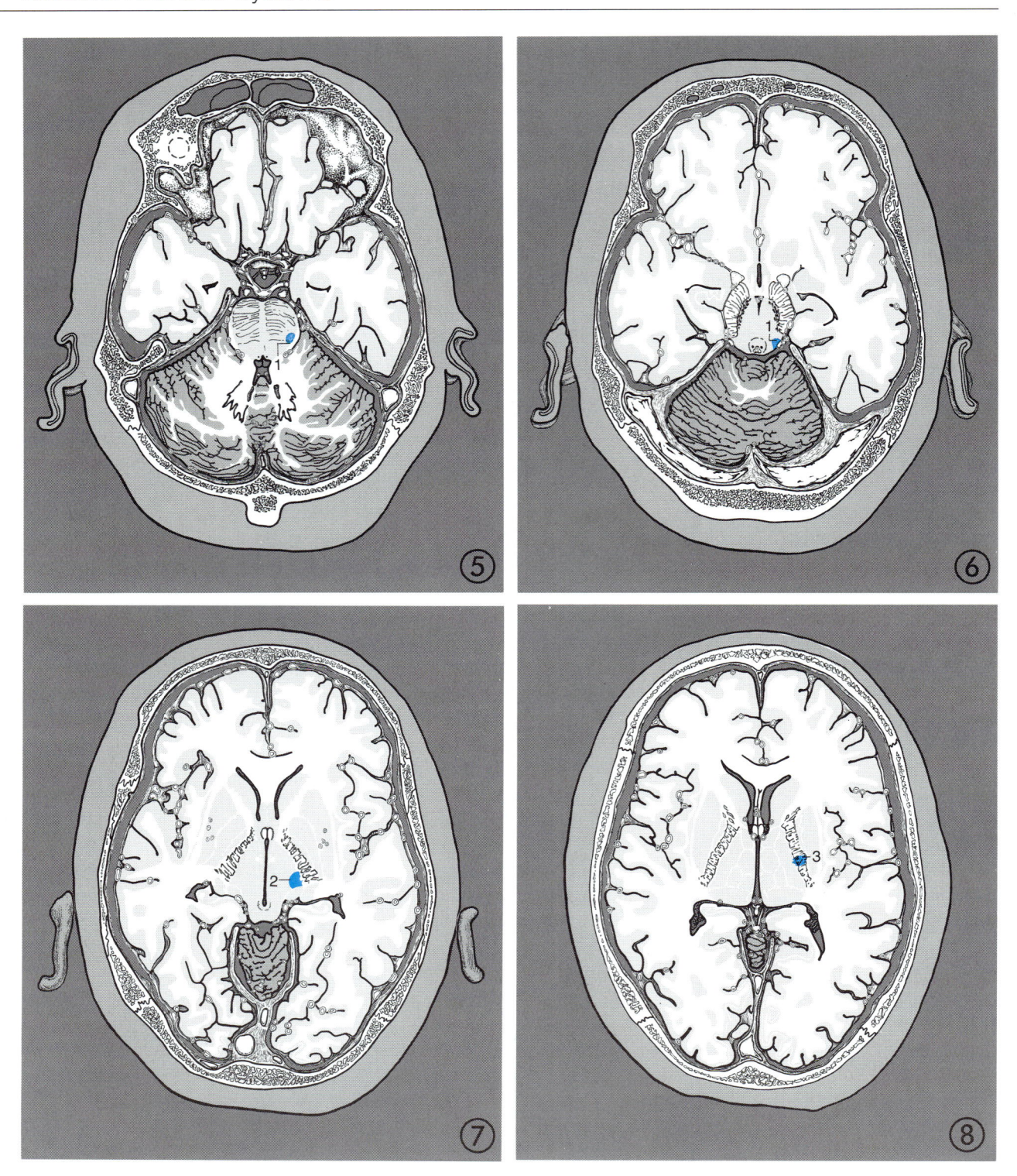

Abb. 110 Kanthomeatal orientierte Serienbilder des anterolateralen Systems. Die Zahl im Kreis gibt die Nummer der jeweiligen Scheibe an (s. Abb. 44, 45a, 45b, 46).

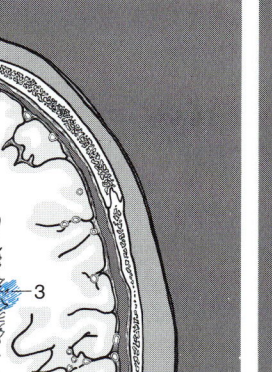

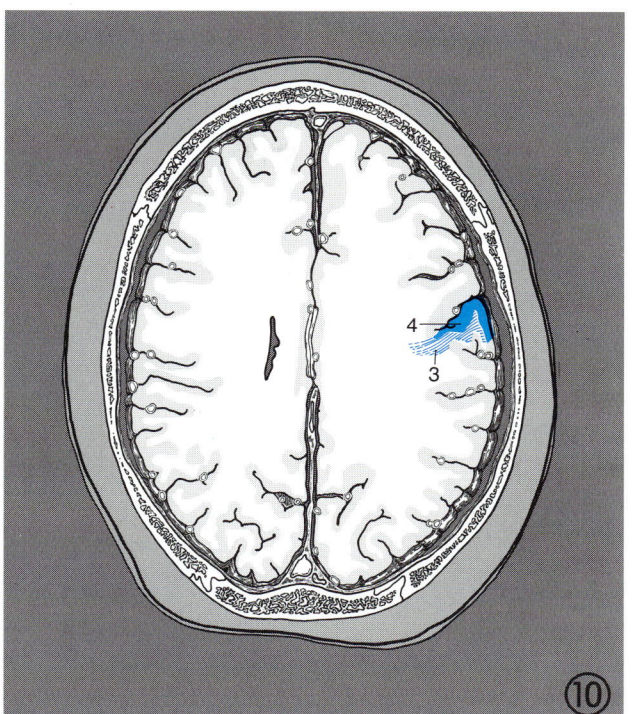

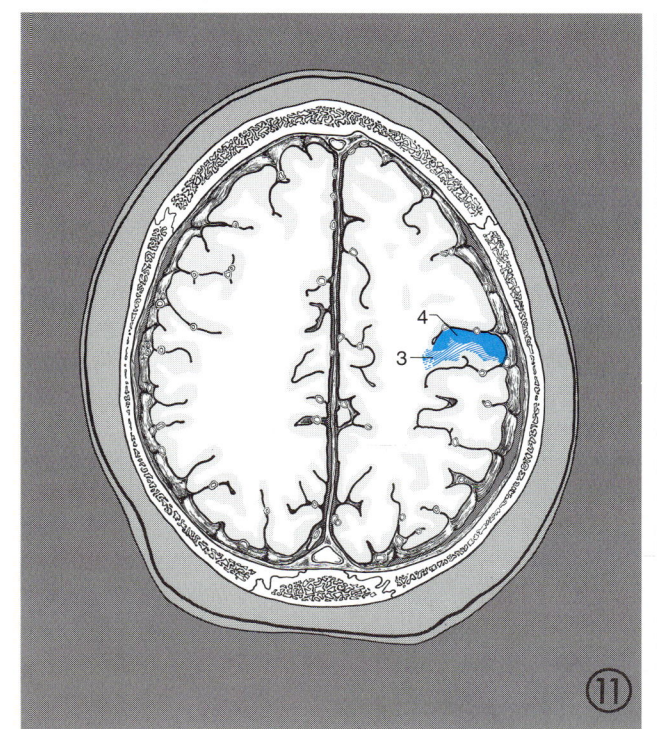

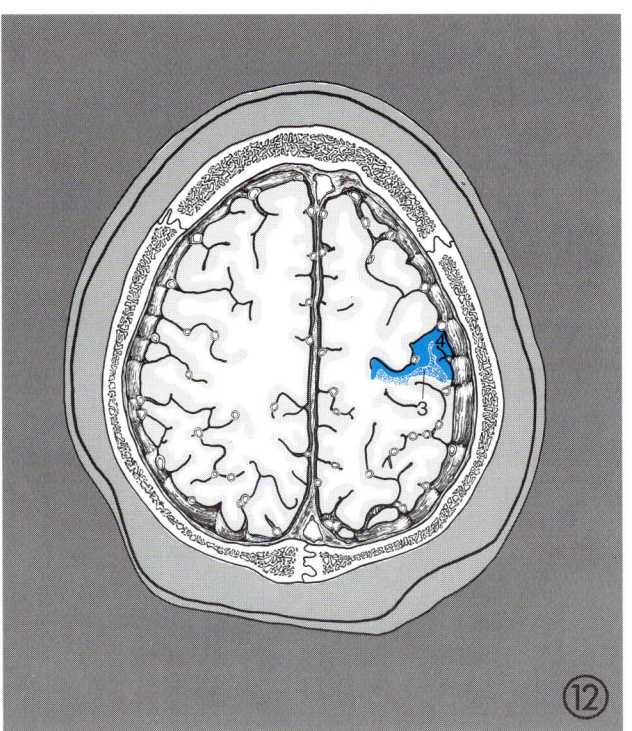

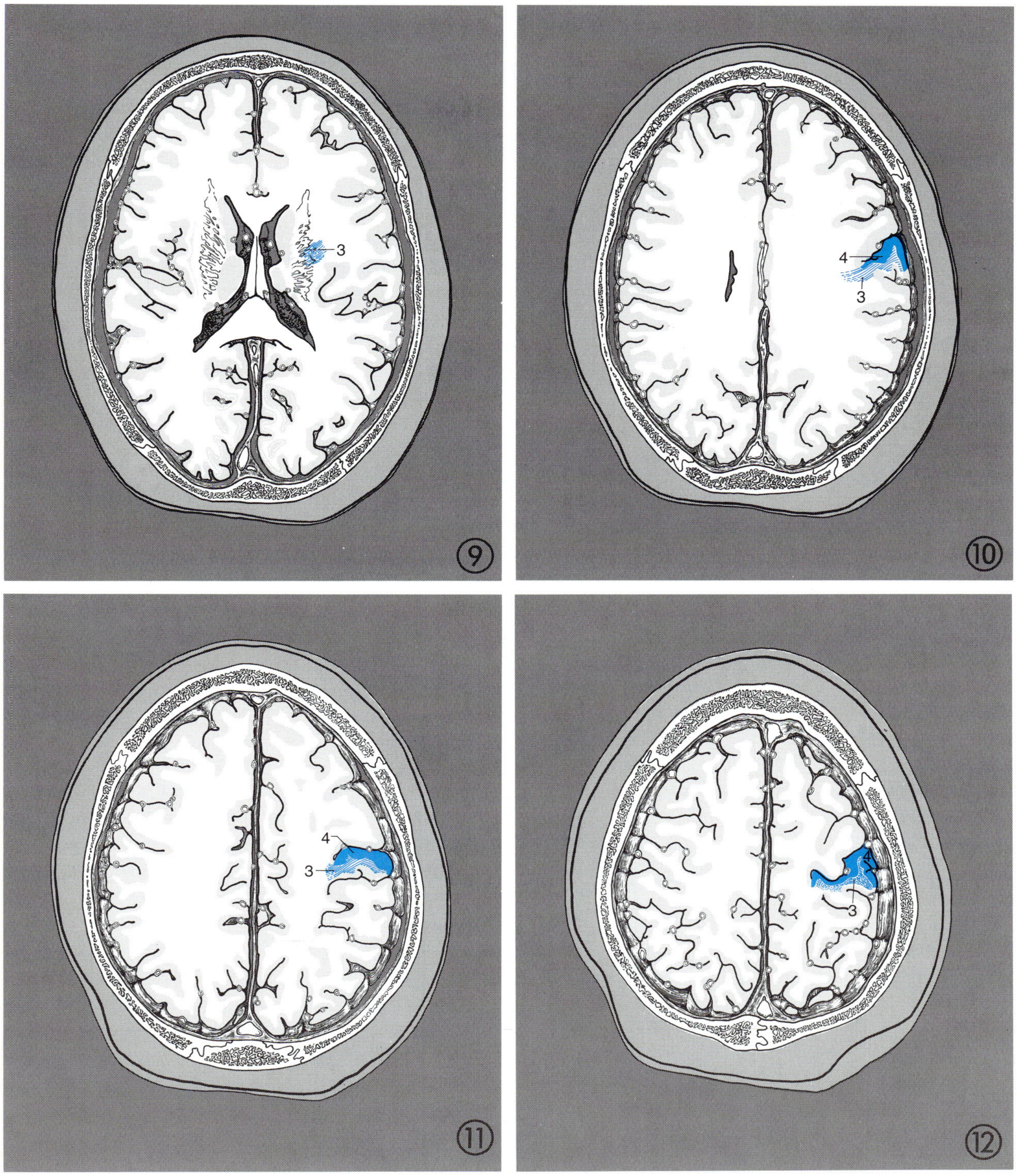

Anterolaterales System 259

3 Tr. thalamocorticalis
4 G. postcentralis

3 Tr. thalamocorticalis
4 G. postcentralis

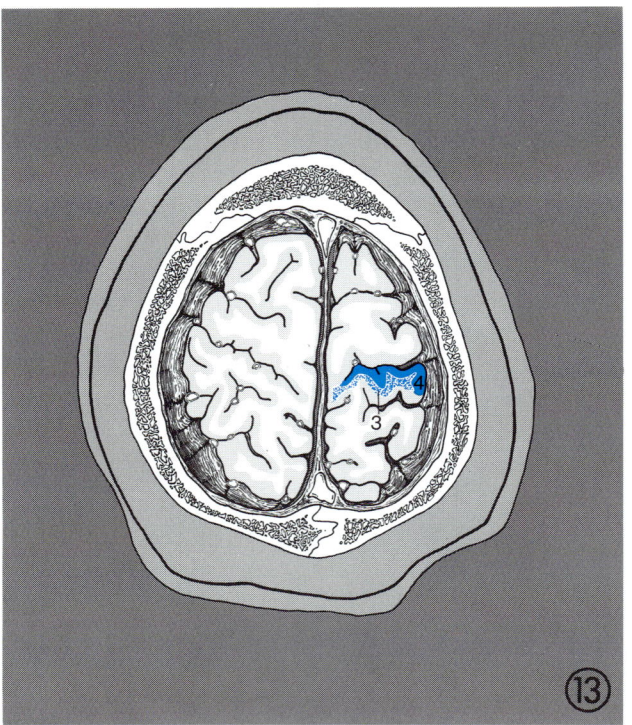

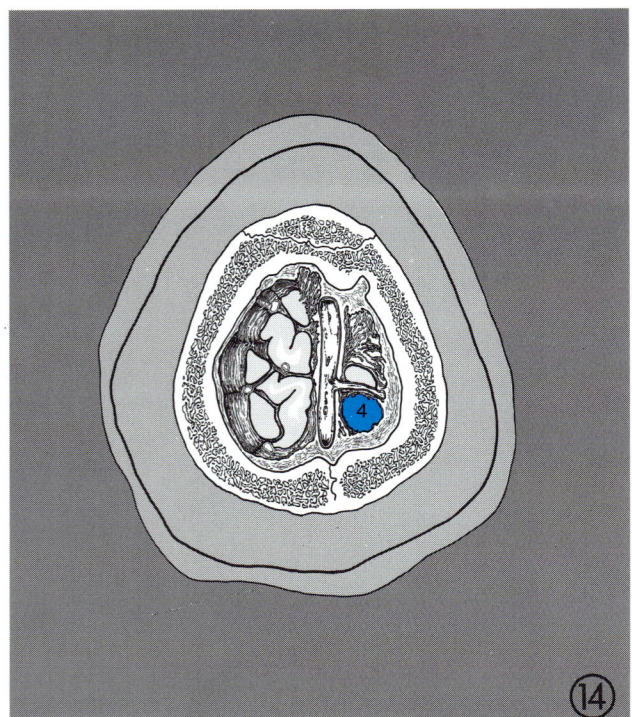

Abb. 110 Kanthomeatal orientierte Serienbilder des anterolateralen Systems. Die Zahl im Kreis gibt die Nummer der jeweiligen Scheibe an (s. Abb. 44, 45a, 45b, 46).

6.1.2 Mediales Lemniscussystem
(Abb. 111-113)

Die Rezeptoren des medialen Lemniscussystems (der Hinterstrangbahnen) sind Mechanorezeptoren der Haut, Muskelspindeln, Sehnenorgane und die übrigen propriozeptiven Reizumwandler der Beine, des Rumpfes, der Arme und des Halses. Die Nervenzellen des 1. Neuron liegen in den Spinalganglien. Die Axone dieser pseudounipolaren Nervenzellen sind in den Hintersträngen des Rückenmarks somatotop geordnet, d. h. die Bahnen aus den einzelnen Dermatomen sind schichtweise orientiert. Aus der kaudalen Körperhälfte gruppieren sich die Axone zum Tr. spinobulbaris medialis, aus der kranialen Körperhälfte zum Tr. spinobulbaris lateralis.

In der Medulla oblongata werden Tr. spinobulbaris medialis im Nucl. gracilis (Goll) und Tr. spinobulbaris lateralis im Nucl. cuneatus (Burdach) umgeschaltet. Von den Nervenzellen dieser Kerne ziehen die Axone bogenförmig auf die Gegenseite und dann nahe der Medianebene der Medulla oblongata als Lemniscus medialis aufwärts. Diese beiden Lemnisci mediales erscheinen im Querschnitt der Medulla oblongata als zwei sich in der Medianebene berührende Bänder. Im Pons verläuft der Lemniscus medialis dorsal der pontozerebellären Bahnen. Im Mittelhirn liegt der Lemniscus medialis im seitlichen Bereich des Tegmentum. Er endet im Nucl. ventralis posterolateralis des Thalamus. Von diesem Kern ziehen die Neuriten des 3. Neuron als Tr. thalamocorticalis im Crus posterius der inneren Kapsel zum G. postcentralis und enden in dem sensiblen Cortex der Rindenfelder 3, 1, 2 nach Brodmann. Die Somatotopik des medialen Lemniscussystems entspricht der des spinothalamischen Systems (s. 6.1.1). Eine Leitungsunterbrechung des medialen Lemniscussystems führt zu einer Beeinträchtigung der Tiefensensibilität (Lagesinn, Vibrationsempfindung) und einiger Qualitäten der Oberflächensensibilität (Störung der Zweipunkte-Diskrimination).

Mediales Lemniscussystem

1 G. postcentralis
2 Tr. thalamocorticalis
3 Nucl. ventralis posterolateralis thalami
4 Lemniscus medialis
5 Fibrae arcuatae internae
6 Nucl. cuneatus (Burdach)
7 Nucl. gracilis (Goll)
8 Tr. spinobulbaris lateralis, Fasciculus cuneatus
9 Tr. spinobulbaris medialis, Fasciculus gracilis
10 Radix dorsalis nervi spinalis
11 Ganglion spinale

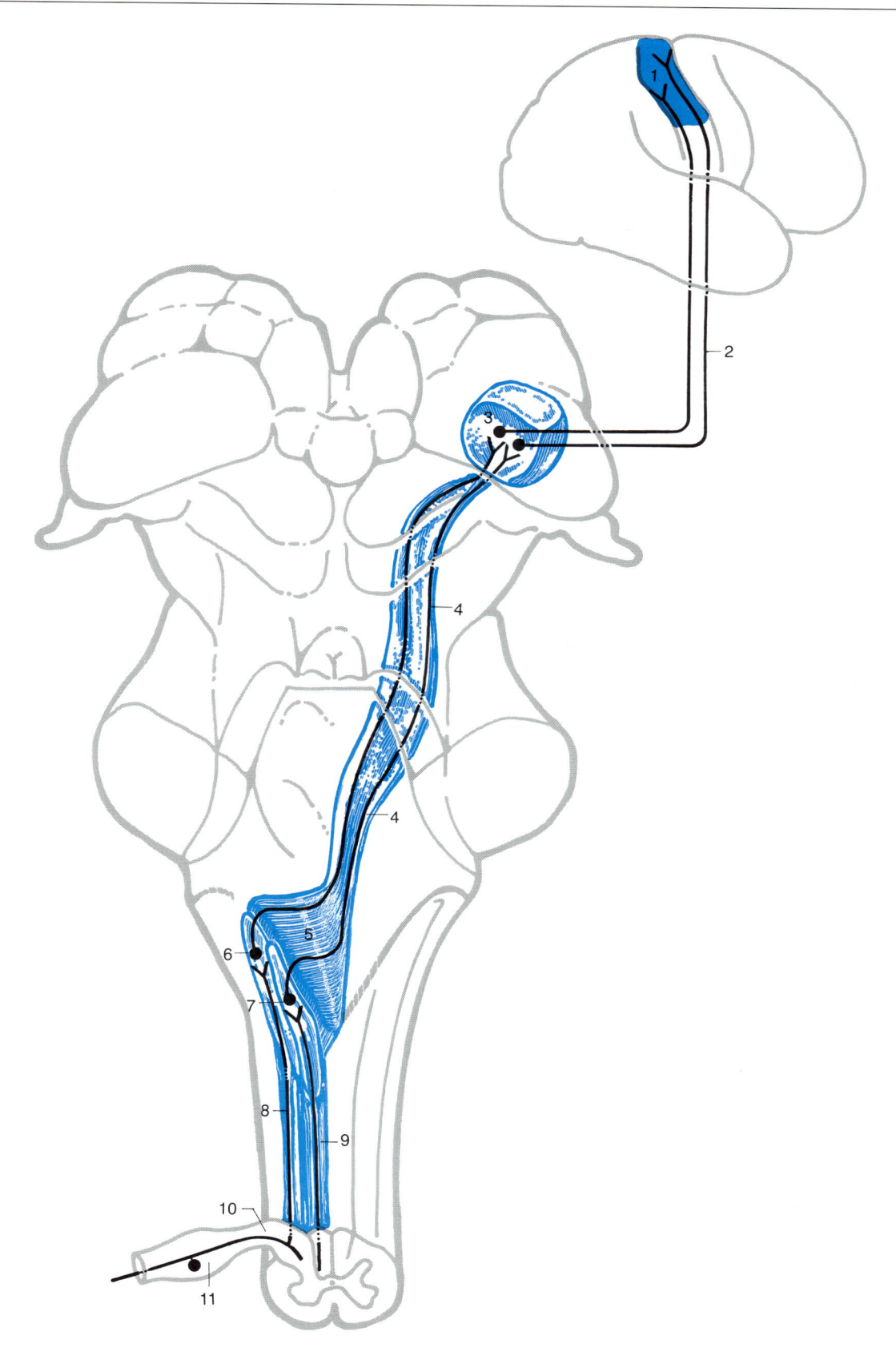

Abb. 111 Mediales Lemniscussystem in Rückenmark, Hirnstamm und Zwischenhirn von dorsal sowie im Großhirn von lateral gesehen. Nach (299).

262   Neurofunktionelle Systeme

1 Tr. thalamocorticalis (im posterioren Teil der Scheibe)
2 Nucl. ventralis posterolateralis thalami (im posterioren Teil der Scheibe)
3 Lemniscus medialis (im posterioren Teil der Scheibe)
4 G. postcentralis
5 Tr. thalamocorticalis
6 Lemniscus medialis
7 Fibrae arcuatae internae
8 Nucl. cuneatus (Burdach) (im posterioren Teil der Scheibe)
9 Nucl. gracilis (Goll) (im posterioren Teil der Scheibe)
10 Tr. spinobulbaris medialis, Fasciculus gracilis (im posterioren Teil der Scheibe)
11 Tr. spinobulbaris lateralis, Fasciculus cuneatus (im posterioren Teil der Scheibe)
12 G. postcentralis (innerhalb der Scheibe)

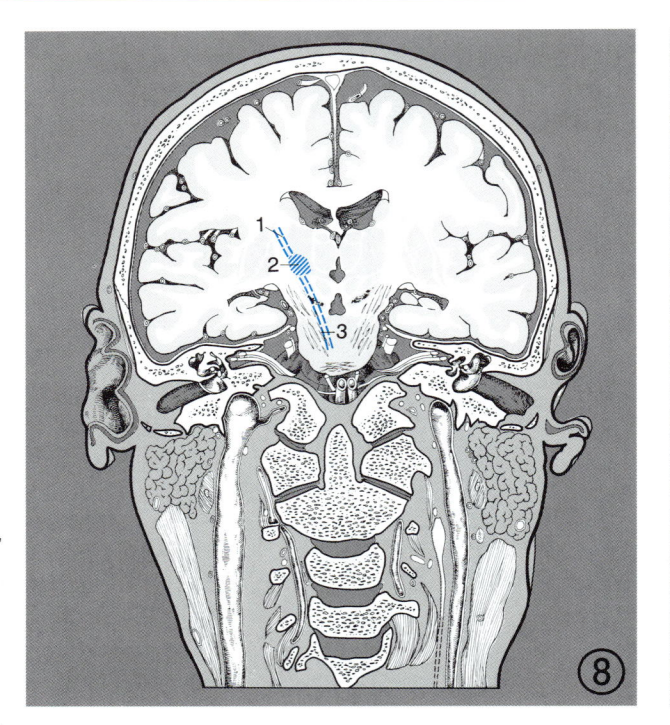

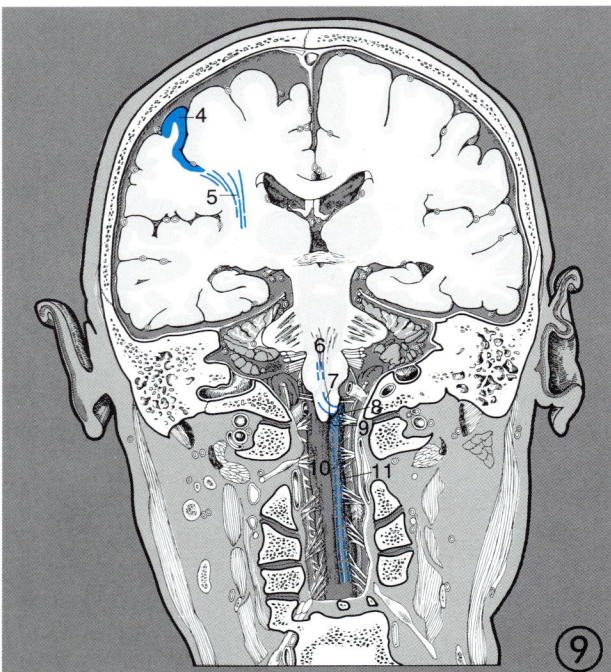

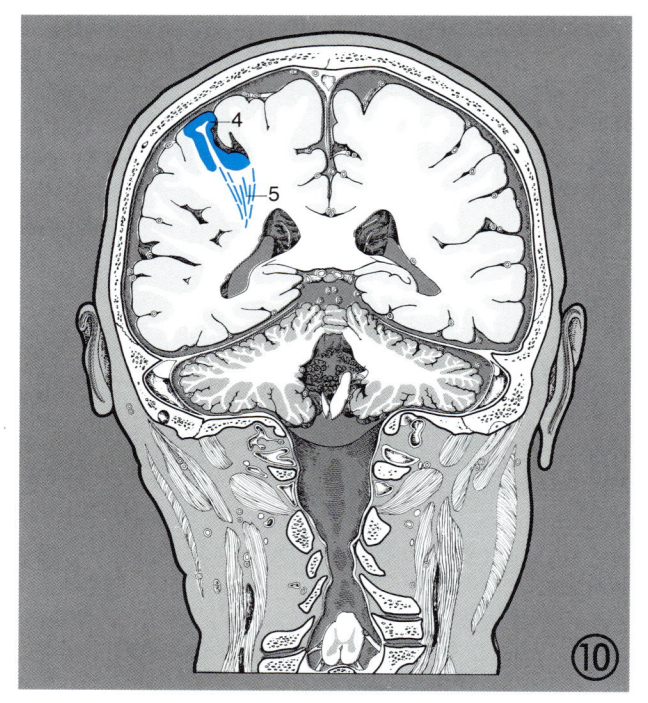

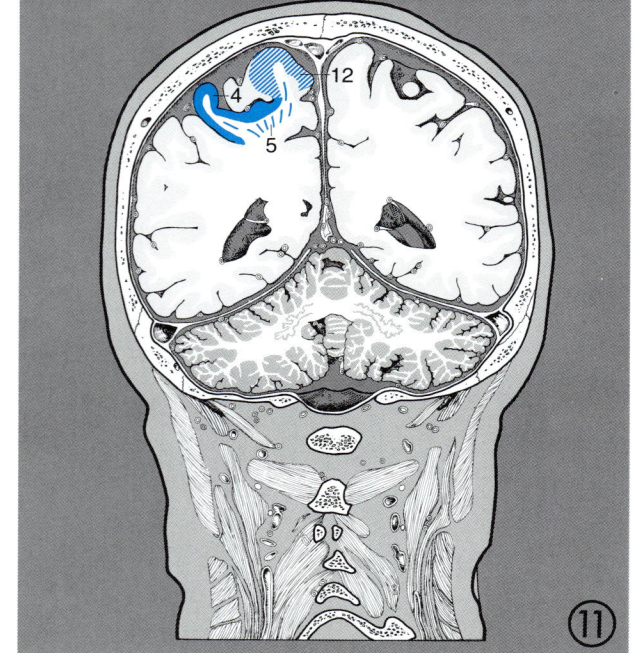

Abb. 112 Frontale Serienbilder des medialen Lemniscussystems. Die Zahl im Kreis gibt die Nummer der jeweiligen Scheibe an (s. Abb. 1, 2a, 2b, 3).

Mediales Lemniscussystem 263

1 Tr. spinobulbaris lateralis, Fasciculus cuneatus
2 Tr. spinobulbaris medialis, Fasciculus gracilis
3 Fibrae arcuatae internae
4 Nucl. cuneatus (Burdach)
5 Nucl. gracilis (Goll)
6 Lemniscus medialis

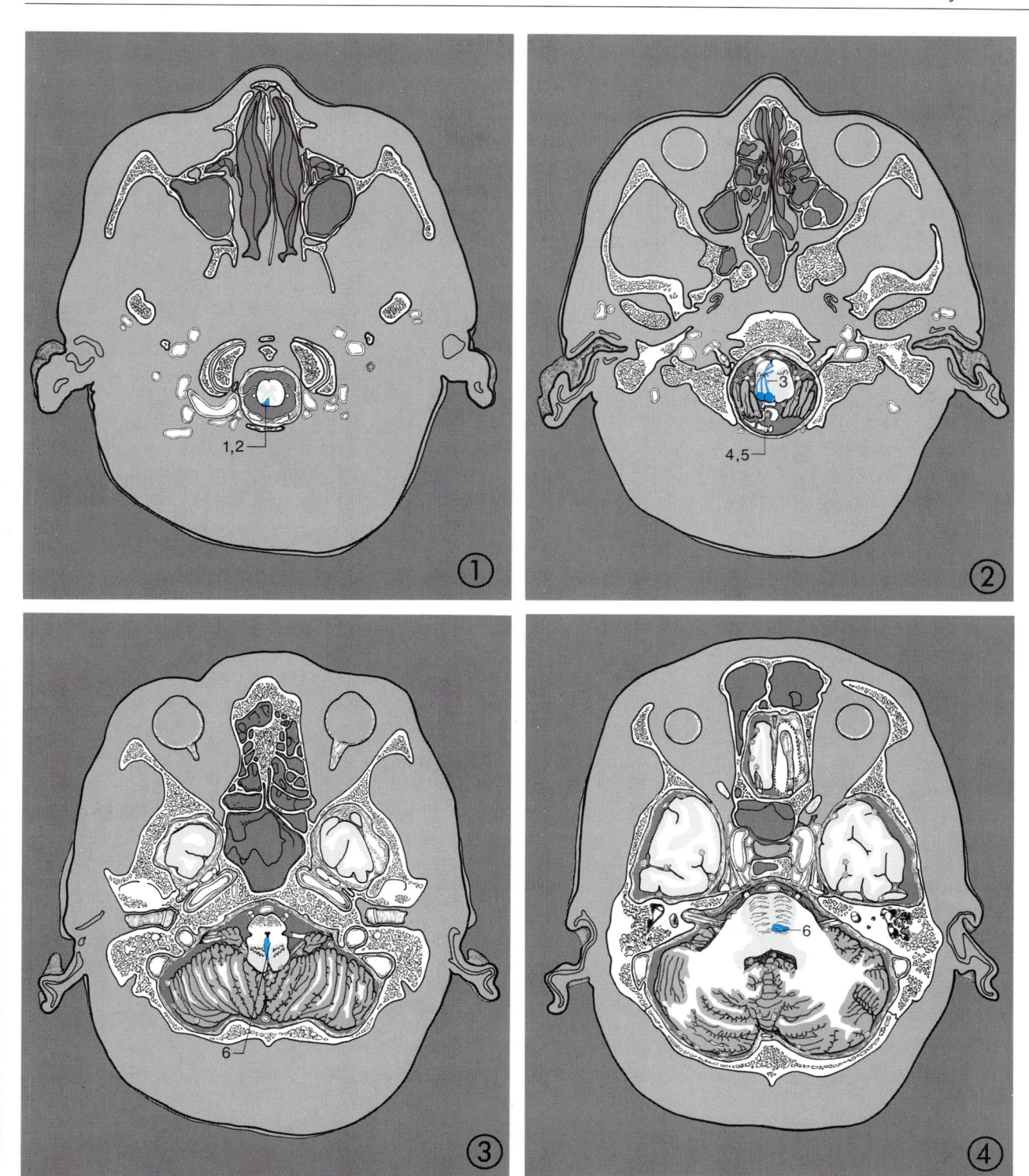

Abb. 113 Kanthomeatal orientierte Serienbilder des medialen Lemniscussystems. Die Zahl im Kreis gibt die Nummer der jeweiligen Scheibe an (s. Abb. 44, 45a, 45b, 46).

264 Neurofunktionelle Systeme

6 Lemniscus medialis
7 Nucl. ventralis posterolateralis thalami
8 Tr. thalamocorticalis

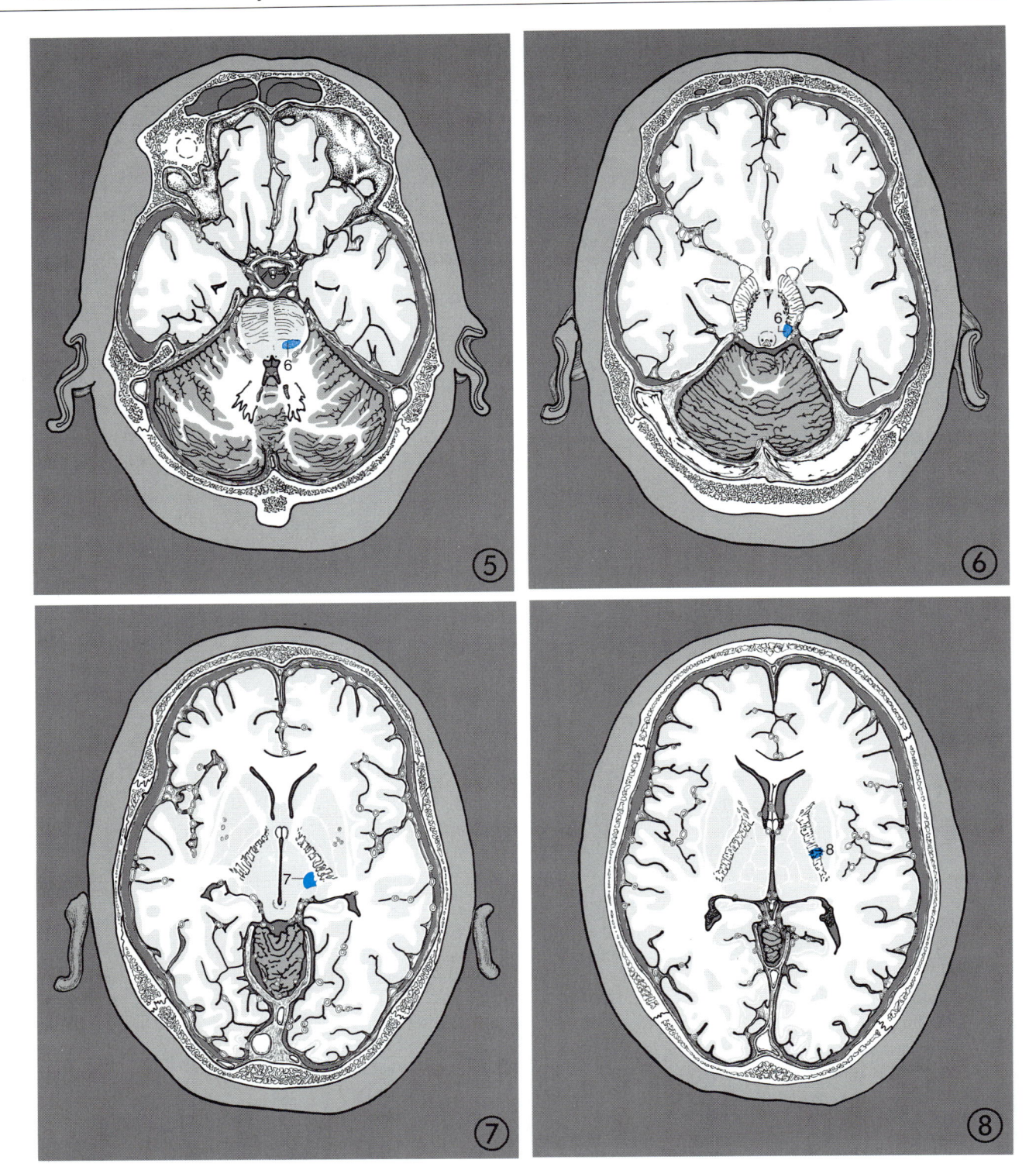

Abb. 113 Kanthomeatal orientierte Serienbilder des medialen Lemniscussystems. Die Zahl im Kreis gibt die Nummer der jeweiligen Scheibe an (s. Abb. 44, 45a, 45b, 46).

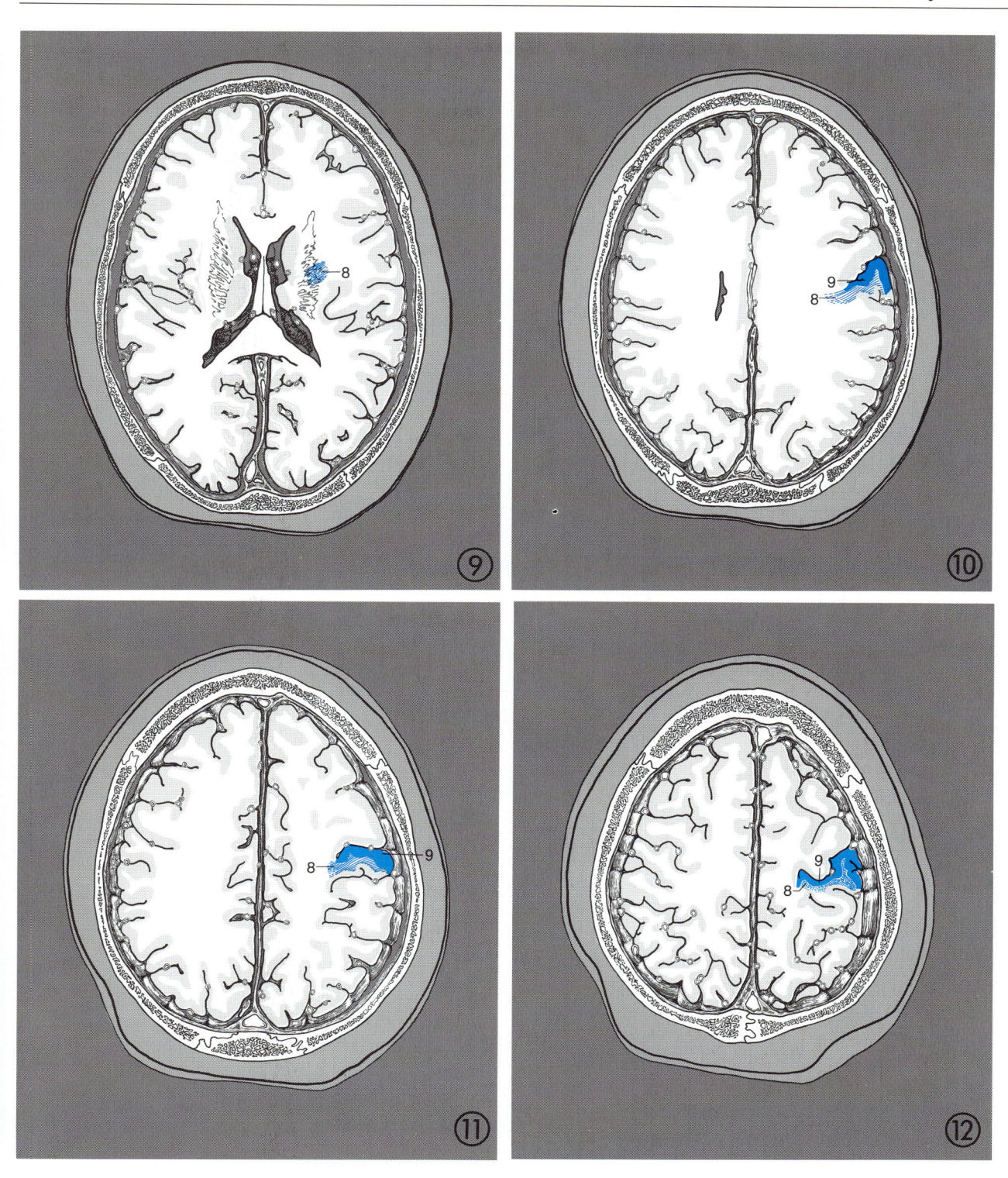

Mediales Lemniscussystem   265

8 Tr. thalamocorticalis
9 G. postcentralis

8 Tr. thalamocorticalis
9 G. postcentralis

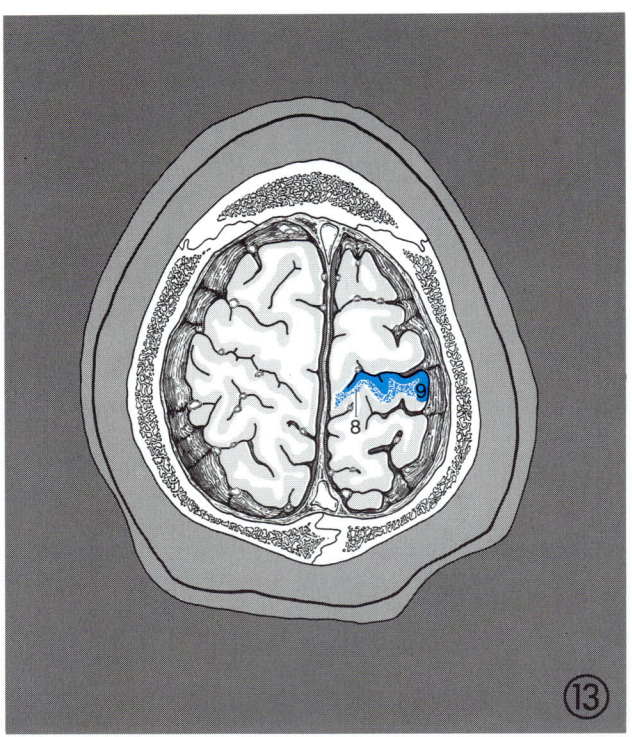

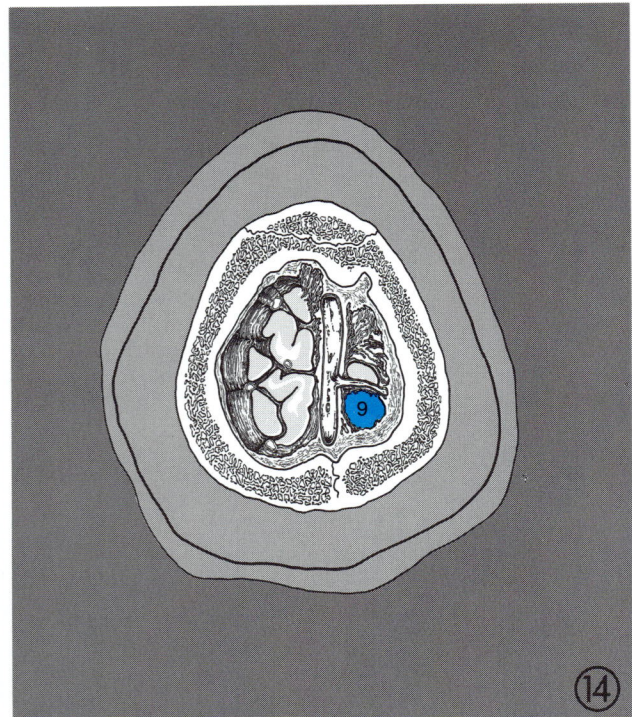

Abb. 113 Kanthomeatal orientierte Serienbilder des medialen Lemniscussystems. Die Zahl im Kreis gibt die Nummer der jeweiligen Scheibe an (s. Abb. 44, 45a, 45b, 46).

6.1.3 Trigeminussystem
(Abb. 114-116)

Die Schmerz-, Kälte- und Wärmerezeptoren der Haut des Gesichtes sowie der Schleimhäute der Nase mit ihren Nasennebenhöhlen, der Mundhöhle und der Zähne leiten ihre Signale über die Äste des N. trigeminus zu den pseudounipolaren Nervenzellen des Ganglion trigeminale (Gasseri). Deren zentrale Fortsätze ziehen über die Portio major des N. trigeminus in das Rautenhirn zur Pars caudalis des Nucl. spinalis nervi trigemini (77). Dieser kaudale Teil des spinalen Trigeminuskerns liegt im seitlichen Bereich der Medulla oblongata und reicht etwa vom Obex bis zum zervikalen Teil des Rückenmarks. Er entspricht den Strangzellen im Hinterhorn des übrigen Rückenmarks, die ebenfalls Schmerz-, Kälte- und Wärmequalitäten leiten. Vom kaudalen Teil des spinalen Trigeminuskerns zieht das folgende Neuron als Tr. trigeminothalamicus lateralis aufwärts, kreuzt in der Medulla oblongata und nimmt mit dem Tr. spinothalamicus den gleichen Verlauf zum Thalamus und anschließend zum G. postcentralis (s. 6.1.1). Das Primärfeld für diese Bahnen liegt am Fuß der postzentralen Windung in Nachbarschaft zum Sulcus lateralis.

Die Mechanorezeptoren der Haut des Gesichtes, des Auges, der Nasen- und Mundhöhle leiten ihre Informationen über die Trigeminusäste zu den pseudounipolaren Nervenzellen des Ganglion trigeminale. Deren zentrale Fortsätze ziehen über die Radix sensoria (Portio major) des N. trigeminus überwiegend zum Nucl. pontinus (sensorius principalis) nervi trigemini. Dieser Kern liegt im Pons. Vom Nucl. pontinus nervi trigemini kreuzt das 2. Neuron zur anderen Seite und verläuft als Lemniscus trigeminalis mit dem Lemniscus medialis in Richtung Thalamus und anschließend als Tr. thalamocorticalis zum G. postcentralis. Beide Bahnen leiten Oberflächen- und Tiefensensibilität mit Ausnahme von Schmerz- und Temperaturqualitäten (77). Ungekreuzte Fasern zum Thalamus wurden bei Primaten beschrieben (396).

Die Afferenzen aus den Muskelspindeln der Kaumuskeln laufen über pseudounipolare Nervenzellen, die nicht im Ganglion trigeminale liegen. Diese Nervenfasern erreichen ihre pseudounipolaren Nervenzellen im Nucl. mesencephalicus nervi trigemini, der vom seitlichen Boden der Rautengrube des Pons bis zum zentralen Höhlengrau des Mittelhirns reicht. Der zentrale Fortsatz der pseudounipolaren Nervenzellen bildet eine Verbindung zum motorischen Kern des N. trigeminus. Auf diesem monosynaptischen Weg kann der Masseterreflex ausgelöst werden.

Trigeminussystem 267

1 G. postcentralis
2 Tr. thalamocorticalis
3 Nucl. ventralis posteromedialis thalami
4 Ganglion trigeminale (semilunare Gasseri)
5 Radix sensoria nervi trigemini
6 Nucl. mesencephalicus nervi trigemini
7 Lemniscus trigeminalis
8 Nucl. pontinus (sensorius principalis) nervi trigemini
9 Nucl. spinalis nervi trigemini
10 Tr. spinalis nervi trigemini
11 Tr. trigeminothalamicus lateralis
12 Substantia gelatinosa

V   N. trigeminus
VII N. facialis
IX N. glossopharyngeus
X   N. vagus

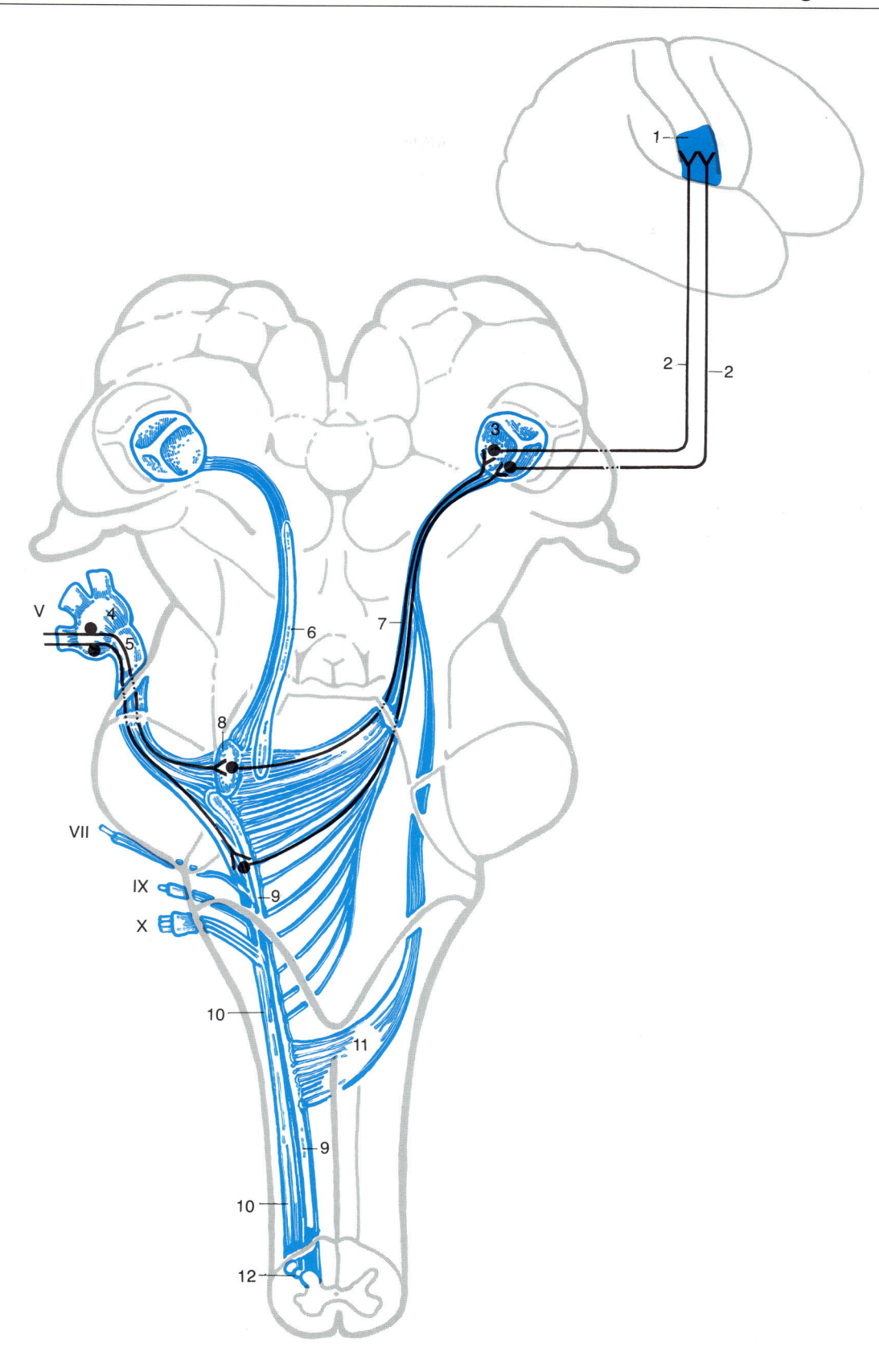

Abb. 114 Trigeminussystem in Rückenmark, Hirnstamm und Zwischenhirn von dorsal sowie im Großhirn von lateral gesehen. Die römischen Zahlen geben die Nummern der Hirnnerven an. Nach (299).

268 Neurofunktionelle Systeme

1 N. supraorbitalis
2 N. infraorbitalis
3 N. alveolaris inferior
4 N. nasociliaris
5 N. palatinus major
6 N. lingualis
7 N. frontalis
8 Nn. palatini
9 N. ophthalmicus
10 N. maxillaris

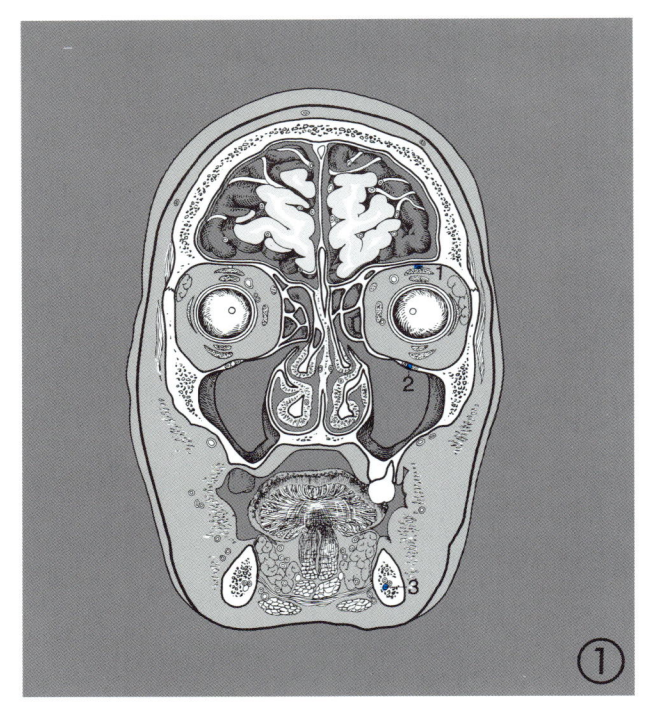

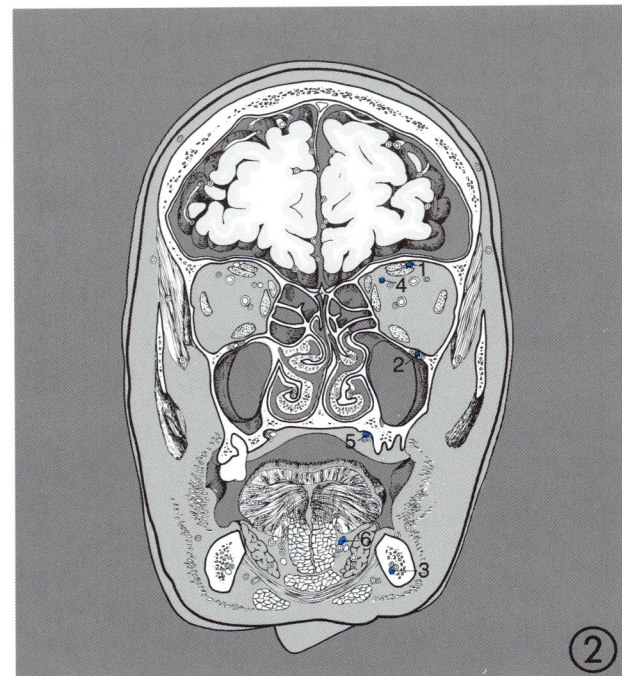

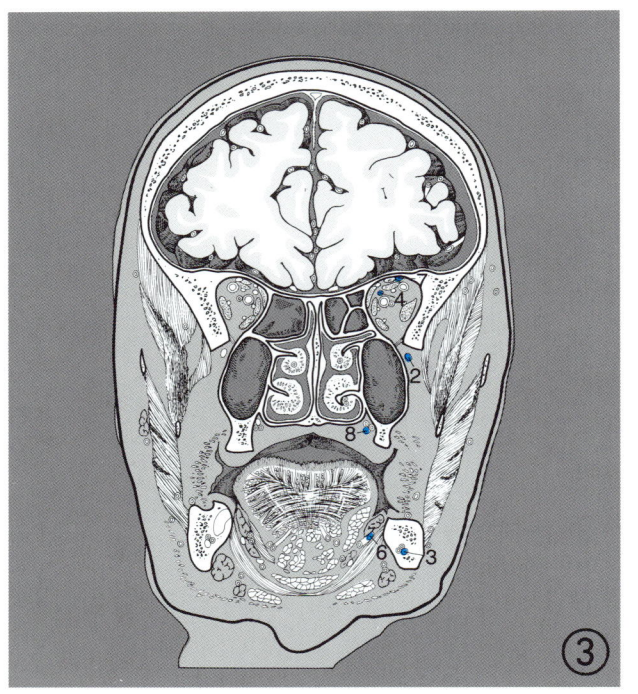

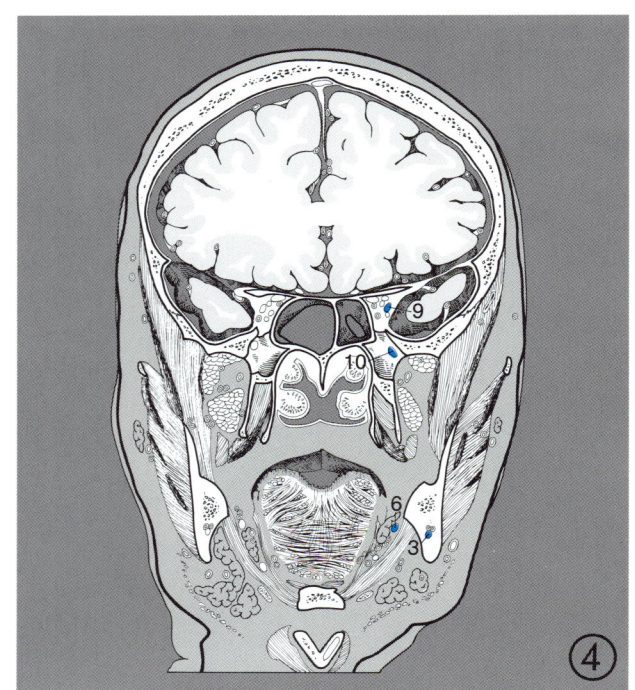

Abb. 115 Frontale Serienbilder des peripheren und zentralen Trigeminussystems. Die Zahl im Kreis gibt die Nummer der jeweiligen Scheibe an (s. Abb. 1, 2a, 2b, 3).

Trigeminussystem 269

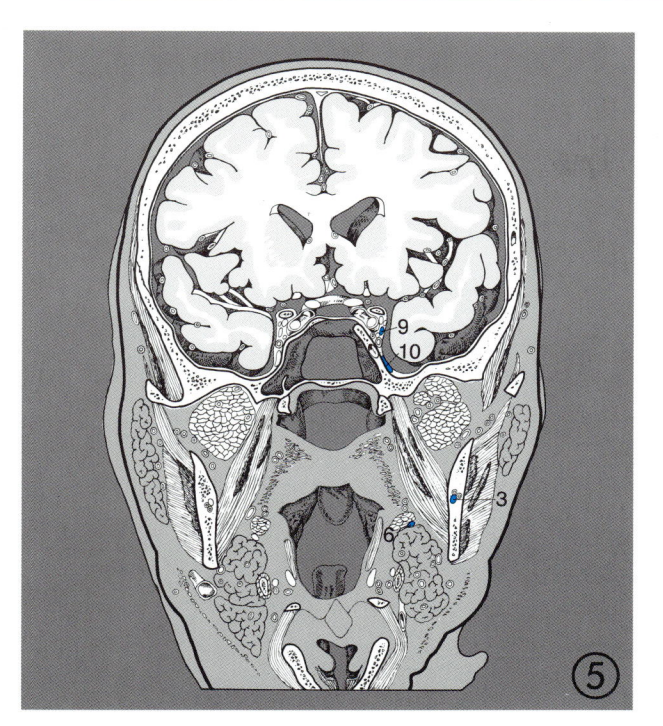

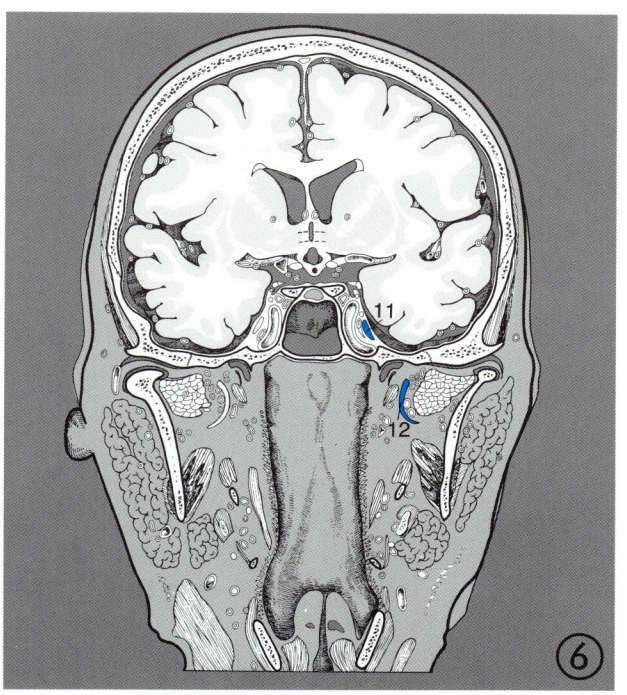

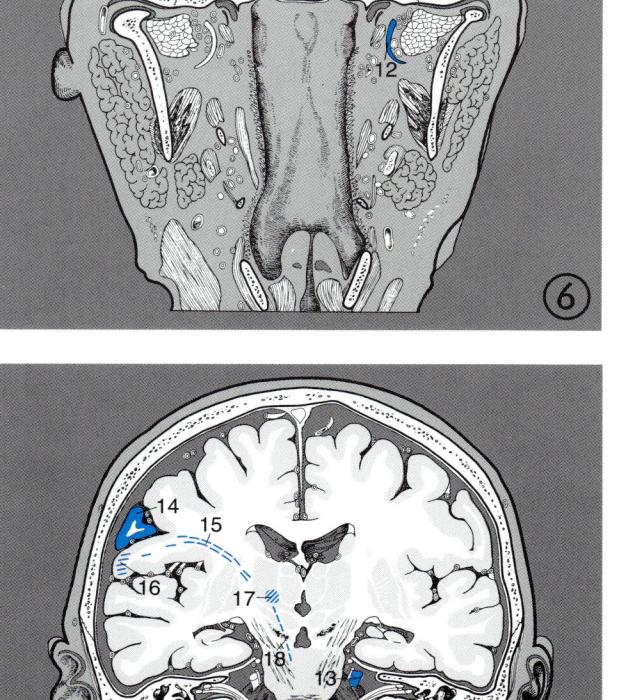

3 N. alveolaris inferior
6 N. lingualis
9 N. ophthalmicus
10 N. maxillaris
11 Ganglion trigeminale (semilunare Gasseri)
12 N. mandibularis
13 N. trigeminus
14 G. postcentralis
15 Tr. thalamocorticalis
16 G. postcentralis (innerhalb der Scheibe)
17 Nucl. ventralis posteromedialis thalami (im posterioren Teil der Scheibe)
18 Lemniscus trigeminalis (innerhalb der Scheibe)

14 G. postcentralis
15 Tr. thalamocorticalis
18 Lemniscus trigeminalis (innerhalb der Scheibe)
19 Nucl. pontinus nervi trigemini (im posterioren Teil der Scheibe)
20 Nucl. spinalis nervi trigemini (innerhalb der Scheibe)
21 Tr. trigeminothalamicus lateralis (innerhalb der Scheibe)

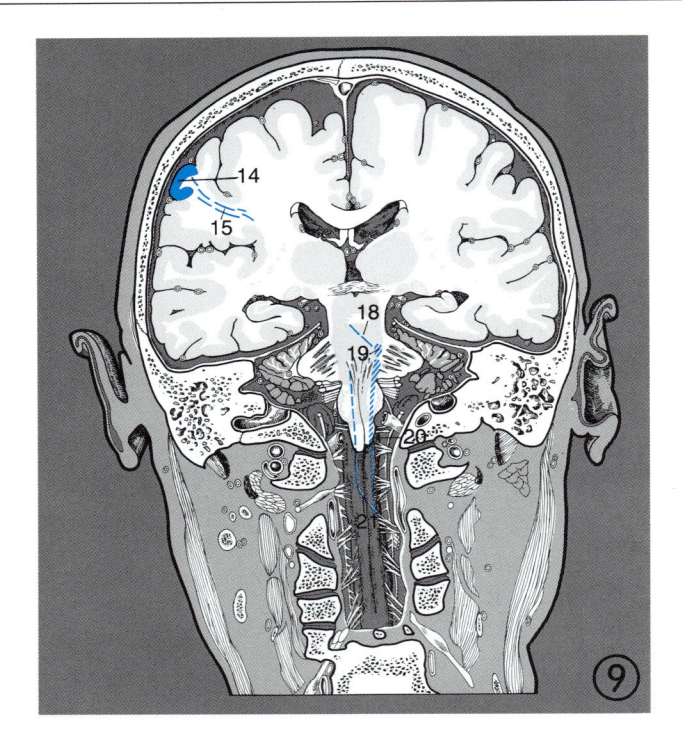

Abb. 115 Frontale Serienbilder des peripheren und zentralen Trigeminussystems. Die Zahl im Kreis gibt die Nummer der jeweiligen Scheibe an (s. Abb. 1, 2a, 2b, 3).

6.1.4 Topik sensibler Symptome

Der in der Medulla oblongata noch getrennte Verlauf des anterolateralen Systems und des medialen Lemniscussystems erklärt, daß eine dissoziierte Sensibilitätsstörung bei isolierter Schädigung des anterolateralen Systems in der Medulla oblongata auftreten kann. Es handelt sich dabei häufig um vaskuläre Schäden, die eine kontralaterale Störung von Schmerz- und Temperaturempfinden verursachen. Wird zusätzlich das 1. sensible Neuron und/oder die Anfangsstrecke des 2. Neuron des Trigeminussystems getroffen, treten ipsilaterale Sensibilitätsstörungen im Gesicht hinzu. Es entsteht das Bild einer gekreuzten Sensibilitätsstörung wie beispielsweise beim Wallenberg-Syndrom, dessen Ursache ein Schaden in der lateralen Medulla oblongata ist. Eine Läsion des medialen Lemniscussystems hat eine Störung der taktilen Diskrimination, d. h. der Berührungs-, Lage- und Vibrationsempfindung, zur Folge. Mittelliniennahe Prozesse in der Medulla oblongata können einseitige oder beidseitige Schäden dieses sensiblen Systems hervorrufen. Oberhalb der Brücke kommt es durch die enge Lage der beiden sensiblen Systeme selten zu dissoziierten Sensibilitätsstörungen. Entsprechendes gilt für das Trigeminussystem. Isolierte Störungen von Schmerz- und Temperaturempfindung treten nur bei Schäden im oberen Halsmark und/oder in der Medulla oblongata auf.

Herde im hinteren Bereich der Capsula interna bewirken Sensibilitätsstörungen meist einer ganzen Körperseite. Das beruht auf der engen Bündelung aller sensiblen Systeme in diesem Bereich. Die zunehmende somatotope Auffächerung der thalamokortikalen Bahnen im Centrum semiovale bis zur sensiblen Rinde führt zu isolierten Sensibilitätsstörungen einzelner (kontralateraler) Körperabschnitte, die dann alle sensiblen Qualitäten umfassen.

Eine meßtechnische Erfassung von Funktionsstörungen der sensiblen Systeme im peripheren wie zentralen Verlauf ist durch die Ableitung der somatosensorischen evozierten Potentiale (SSEP) möglich. Dieses Verfahren erlaubt nach repetitiver Elektrostimulation eines Nerven eine topische Eingrenzung, wenn die typische Folge von SSEP-Komponenten über dem Rückenmark, dem Hirnstamm und über dem kortikalen, somatosensorischen Primärfeld durch Oberflächenelektroden abgeleitet wird (374, 384, 406a).

Topik sensibler Symptome

1 Tr. spinalis nervi trigemini
2 Nucl. spinalis nervi trigemini
3 Tr. trigeminothalamicus lateralis (innerhalb der Scheibe)
4 Tr. trigeminothalamicus lateralis
5 Ganglion trigeminale (semilunare Gasseri)
6 Nucl. pontinus nervi trigemini

V   N. trigeminus
V/2 N. maxillaris
V/3 N. mandibularis

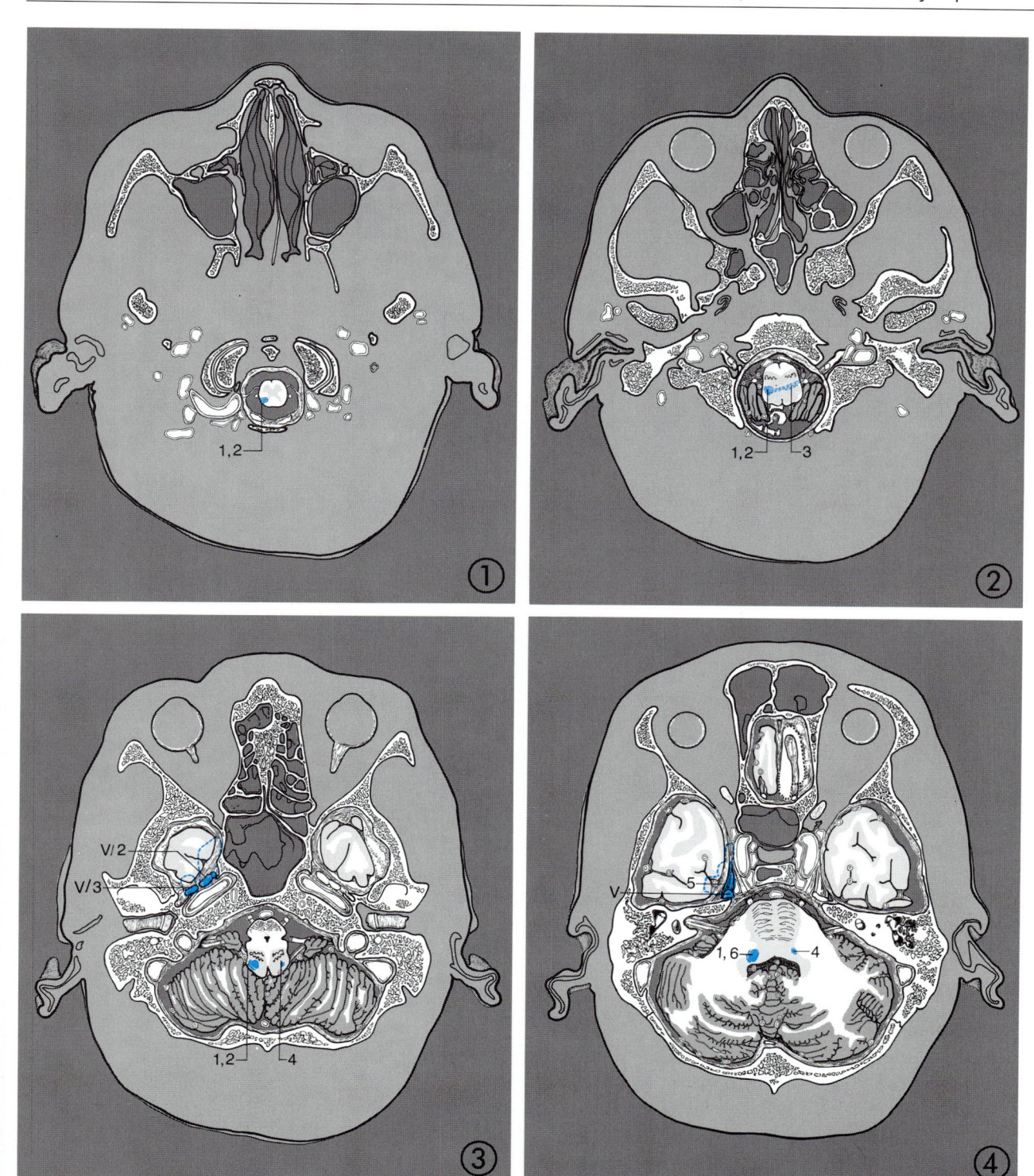

Abb. 116 Kanthomeatal orientierte Serienbilder des Trigeminussystems. Die Zahl im Kreis gibt die Nummer der jeweiligen Scheibe an (s. Abb. 44, 45a, 45b, 46).

272 Neurofunktionelle Systeme

4 Tr. trigeminothalamicus lateralis
7 Lemniscus trigeminalis
8 Nucl. mesencephalicus nervi trigemini
9 Nucl. ventralis posteromedialis thalami
10 Tr. thalamocorticalis
11 G. postcentralis

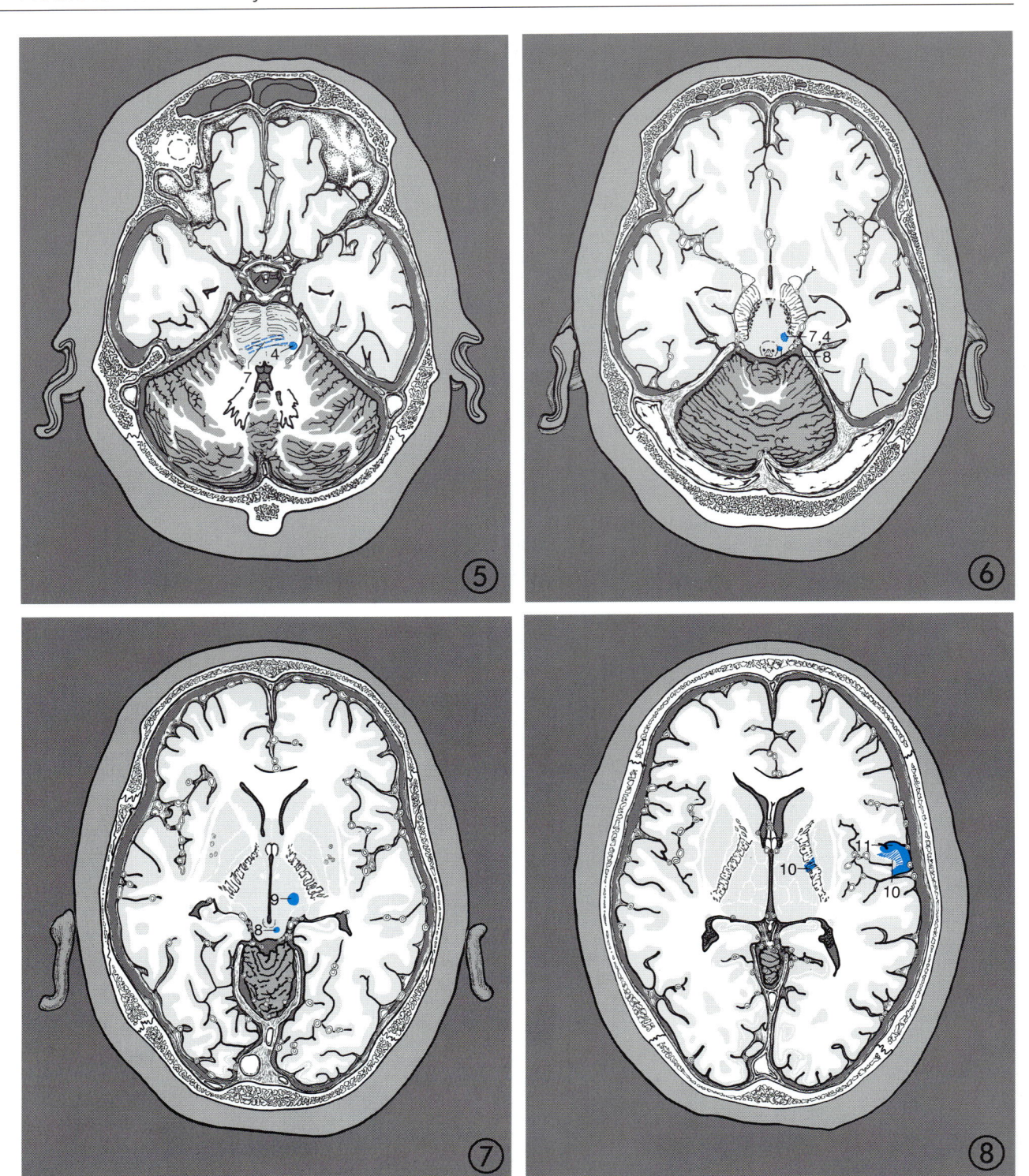

Abb. 116 Kanthomeatal orientierte Serienbilder des Trigeminussystems. Die Zahl im Kreis gibt die Nummer der jeweiligen Scheibe an (s. Abb. 44, 45a, 45b, 46).

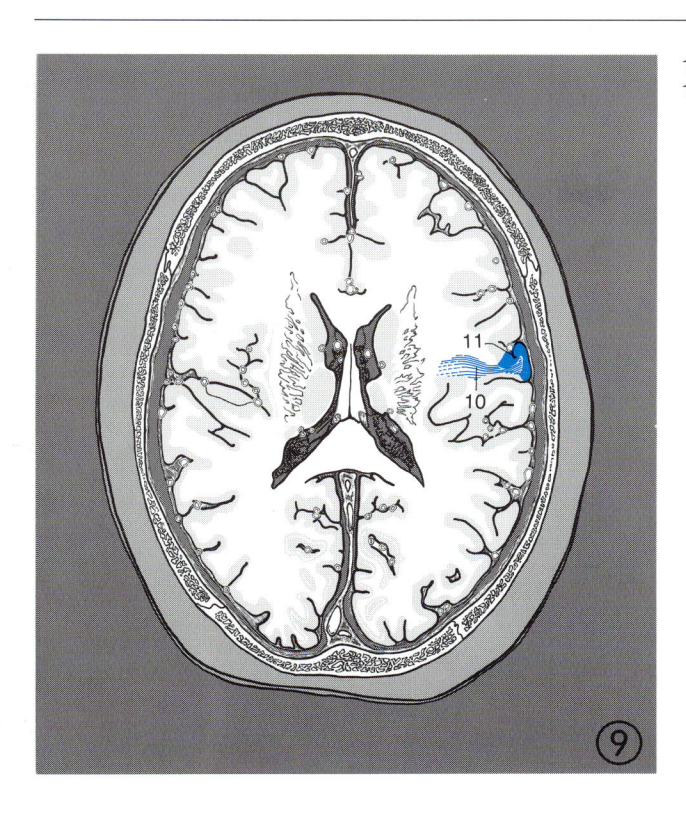

10 Tr. thalamocorticalis
11 G. postcentralis

6.2 Gustatorisches System
(Abb. 117, 118)

Die Nn. facialis, glossopharyngeus und vagus leiten von den Geschmacksknospen und freien Nervenendigungen gustatorische Signale zur Medulla oblongata. Die Perikarya dieses 1. Neurons befinden sich in den den Nerven zugeordneten Ganglien, d.h. im Ganglion geniculi, den Ganglia superius et inferius des IX. und X. Hirnnervs. Der zentrale Fortsatz der pseudounipolaren Nervenzellen endet in der Pars gustatoria des Nucl. solitarius und in der rostralen Verlängerung des Nucl. solitarius, dem Nucl. ovalis. Die weitere aufsteigende Bahn verläuft ähnlich wie das Trigeminussystem in Nähe des Lemniscus medialis zu einem Unterkern des Thalamus. Von dort reicht das 3. Neuron zum parietalen Operculum und zu einem Areal am Rand der Insel (22, 60).

Klinische Hinweise

Störungen des Geschmackssinns beruhen meist auf peripheren Läsionen der Geschmacksknospen oder des VII., IX., X. Hirnnervs und nicht auf Herden in deren Kerngebieten.

274 Neurofunktionelle Systeme

1 parietales Operculum
2 gustatorisches Rindenareal am Rand der Insel
3 Nucl. ventralis posteromedialis thalami
4 aszendierende Geschmacksbahn im Tr. trigeminothalamicus dorsalis
5 Nucl. ovalis
6 Nucl. solitarius, Pars gustatoria

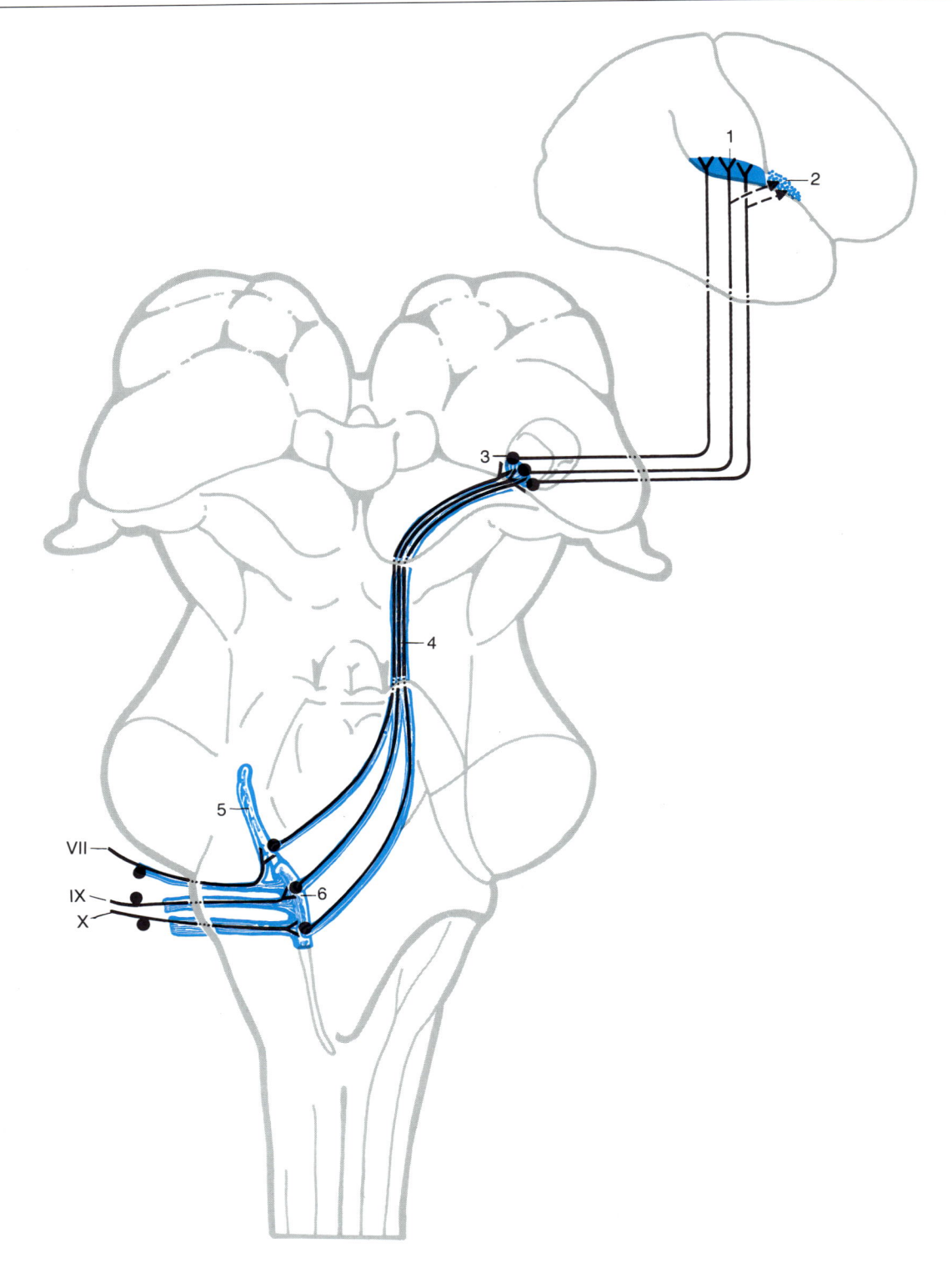

Abb. 117 Gustatorisches System in Hirnstamm und Zwischenhirn von dorsal und im Großhirn von lateral gesehen. Die römischen Zahlen geben die Hirnnerven N. facialis, N. glossopharyngeus und N. vagus an. Nach (299).

Gustatorisches System

1 N. glossopharyngeus, N. vagus
2 N. facialis mit dem Chorda tympani-Anteil
3 Nucl. solitarius (innerhalb der Scheibe)
4 aszendierende Geschmacksbahn im Tr. trigeminothalamicus dorsalis

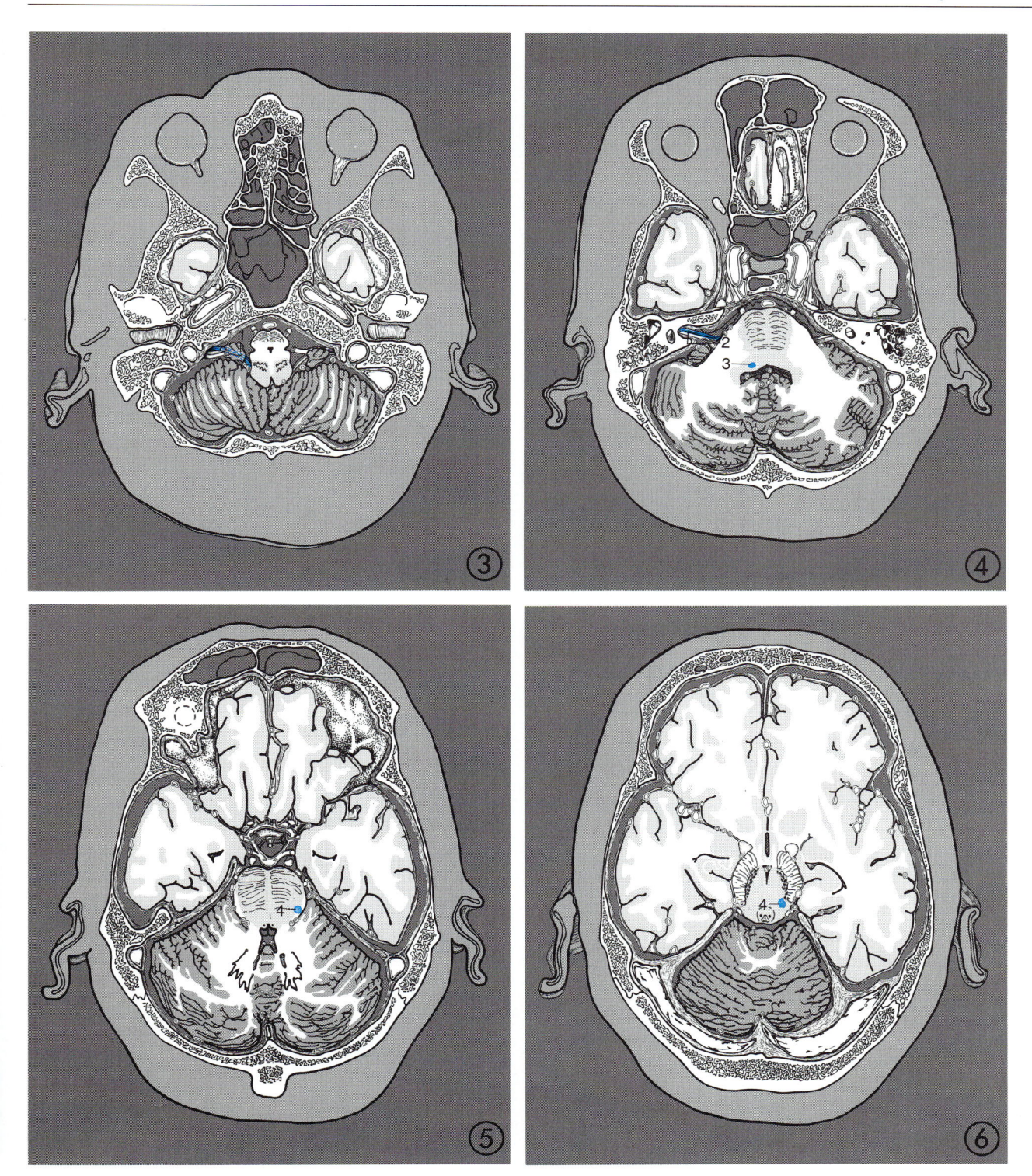

Abb. 118 Kanthomeatal orientierte Serienbilder des gustatorischen Systems. Die Zahl im Kreis gibt die Nummer der jeweiligen Scheibe an (s. Abb. 44, 45a, 45b, 46).

5 Nucl. ventralis posteromedialis thalami
6 parietales Operculum
7 hypothetische Faserbahn zwischen Thalamus und parietalem Operculum

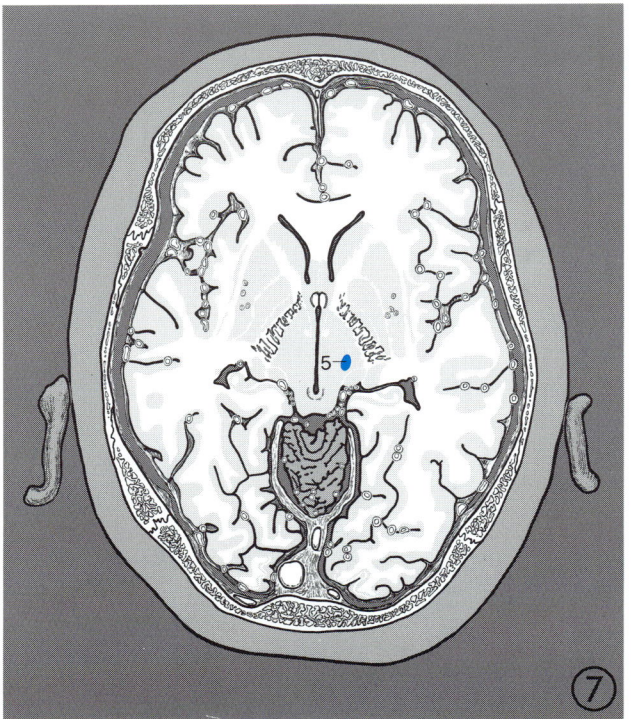

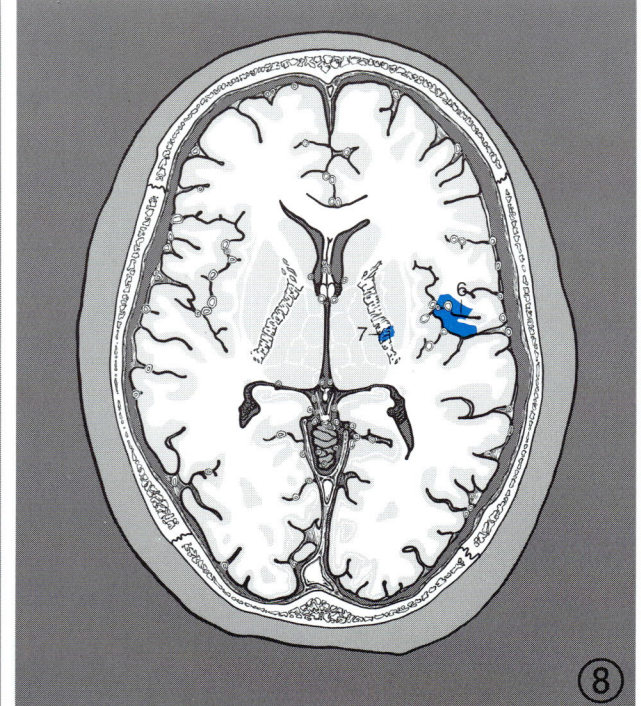

Abb. 118 Kanthomeatal orientierte Serienbilder des gustatorischen Systems. Die Zahl im Kreis gibt die Nummer der jeweiligen Scheibe an (s. Abb. 44, 45a, 45b, 46).

6.3 Aufsteigendes retikuläres System
(Abb. 109)

Die Formatio reticularis besteht aus netzartig angeordneten Nervenzellen in der mittleren Zone des Tegmentum von Medulla oblongata, Pons und Mittelhirn. Die Formatio reticularis wird von den Hirnnervenkernen, einigen Relaiskernen und absteigenden Fasersystemen umgeben. Das mediale Lemniscussystem durchdringt die Formatio reticularis (330). Die Formatio reticularis erhält Afferenzen aus dem Rückenmark und aus allen sensiblen und sensorischen Hirnnerven. Sie verschaltet diese Signale über die intralaminären Kerne des Thalamus durch eine breitstreuende Projektion in die Großhirnrinde. Infolge ihrer polysynaptischen Erregungsausbreitung und starken Vernetzung bildet die Formatio reticularis ein nichtspezifisches System von Neuronenketten zwischen den Rezeptoren und den kortikalen Nervenzellen. Im Gegensatz dazu steht eine spezifische Signalverarbeitung mit einer Punkt-zu-Punkt-Projektion zwischen den signalgebenden Rezeptoren und den Nervenzellen in den Primärregionen des Großhirns. Beispiele hierfür sind das mediale Lemniscussystem und die Sehbahn. Das aufsteigende retikuläre System projiziert außerdem in viele subkortikale Zentren wie Striatum, Regio preoptica, Septum verum und hypothalamische Zentren (44, 299). Das aufsteigende retikuläre System ist eng mit dem absteigenden retikulären System verknüpft (52).

Klinische Hinweise

Die komplizierte Verschaltung der Formatio reticularis mit ihren zahlreichen Verbindungen zu den motorischen Systemen, zum limbischen System und zu zahlreichen weiteren Systemen erklärt die Schwierigkeit der Analyse isolierter Funktionsstörungen dieses komplexen Systems. Vigilanzstörungen, Bewußtseinsstörung und Bewußtlosigkeit können u.a. Folge einer Schädigung des retikulären Systems sein (373).

6.4 Vestibuläres System
(Abb. 119-121)

Die Rezeptoren des vestibulären Systems liegen in den Bogengängen sowie in Sacculus und Utriculus. Die Sinneszellen der Bogengänge registrieren Drehbeschleunigungen des Kopfes. Die Sinneszellen von Sacculus und Utriculus geben Signale über die Wirkung der Schwerkraft mit Hilfe von kleinen Kalkkristallen, die innerhalb einer Gallertschicht auf diesen Sinneszellen liegen. Damit werden Informationen über die Linearbeschleunigung im Schwerefeld der Erde weitergegeben.

Die Signale über die Dreh- und Linearbeschleunigung werden von den Neuronen des vestibulären Systems weitergeleitet. Die Perikarya der ersten vestibulären Neurone liegen im Ganglion vestibulare im Meatus acusticus internus. Der periphere Fortsatz dieser bipolaren Zellen verzweigt sich an den Sinneszellen der Bogengänge sowie an denen in Sacculus und Utriculus. Die zentralen Fortsätze bilden die Pars vestibularis des VIII. Hirnnervs, der am Winkel zwischen Kleinhirn, Brücke und Medulla oblongata in den Hirnstamm eindringt. Die Fasern, die mit den Sinneszellen der Bogengänge in Verbindung stehen, enden vornehmlich am Nucl. vestibularis superior oder ziehen direkt zum Lobus flocculonodularis des Kleinhirns. Die Fasern, die mit den Sinneszellen in Sacculus und Utriculus synaptisch verbunden sind, ziehen zu den Nuclei vestibulares medialis et inferior. Im großzelligen Nucl. vestibularis lateralis (Deiters) enden nur wenige primäre vestibuläre Afferenzen.

Die vestibulären Kerne erhalten afferente Verbindungen aus Rückenmark, Formatio reticularis und Kleinhirn. Die efferenten Verbindungen verlaufen vom Nucl. vestibularis lateralis zum Rückenmark über den Tr. vestibulospinalis lateralis. Die übrigen Vestibulariskerne senden ihre Fasern über den Fasciculus longitudinalis medialis ins Rückenmark und in den Hirnstamm für die Motoneurone der Hals- und Augenmuskeln. Dieses Navigationssystem hat die Aufgabe, Augenstellung und Kopfhaltung gegen Störeinflüsse zu stabilisieren. Bei jeder Kopfbewegung erfolgt eine reflektorische Augenbewegung, so daß der gesehene Gegenstand auf einem Punkt der Netzhaut „festgehalten" wird, um die optische Orientierung im Raum zu gewährleisten.

Das vestibuläre System weist im ganzen zahlreiche Verbindungen zu den Motoneuronen für die Augen-, Hals-, Rumpf- und Extremitätenmuskeln auf (Augenreflexe und Körperstellreflexe).

Die Bahnverbindungen zur Großhirnrinde sind spärlicher. Sie verlaufen wahrscheinlich zum kontralateralen kleinen Nucl. ventralis intermedius (153) des Thalamus und dann in ein Areal der Parietalrinde um den Sulcus intraparietalis (51, 107, 215).

Klinische Hinweise

Bei Läsion des vestibulären Systems treten Gleichgewichtsstörungen auf. Akute vestibuläre Läsionen verursachen initial einen Drehschwindel. Bei einseitigem Ausfall des Vestibularapparates kommt es nach einigen Wochen zur Kompensation, bei doppelseitigem bleibt eine Gangunsicherheit bestehen (86, 284, 285). Unter Nystagmus versteht man eine Sequenz unwillkürlicher oder reflektorisch ausgelöster Bewegungen beider Bulbi mit einer langsamen und einer raschen Komponente. Ein spontaner Nystagmus ist immer krankhaft. Er weist auf eine periphere oder zentrale Schädigung hin. Periphere Beeinträchtigungen treffen die Rezeptoren in den Bogengängen und/oder das 1. vestibuläre Neuron, zentrale Störungen die folgenden Neurone des vestibulären Systems. Blickrichtungsnystagmus wird bei Läsionen des Cerebellum, der Medulla oblongata sowie mes- und dienzephaler, der Blickmotorik dienender Strukturen gefunden (59). Der Fixationsnystagmus tritt beim Fixieren in Form von Pendelbewegungen der Bulbi auf. Er stellt eine angeborene Störung der zentralen Blickmotorik dar. Spontannystagmus im engeren Sinne ist ein nach Ausschaltung der Fixation mittels Leuchtbrille zu beobachtender Nystagmus. Er wird sowohl bei peripheren als auch bei zentralen vestibulären Störungen gefunden. Allein ist der Nystagmus für eine topische Diagnostik unzulänglich, da ähnliche Formen bei unterschiedlicher Lokalisation zustande kommen können. Allerdings weist der dissoziierte Nystagmus auf eine mittelliniennahe Läsion im Bereich der Augenmuskelkerne im Hirnstamm hin. Beim dissoziierten Nystagmus zeigt das jeweils abduzierte Auge die stärkeren Bulbusausschläge. Auch der rotatorische und vertikale Nystagmus deuten auf eine zentrale Läsion.

278 Neurofunktionelle Systeme

1 vestibuläres Rindenareal im Parietallappen
2 Nucl. ventralis intermedius thalami
3 Nucl. nervi oculomotorii
4 Nucl. nervi trochlearis
5 Tr. vestibulothalamicus
6 Cerebellum
7 Fasciculus longitudinalis medialis
8 Nucl. vestibularis superior
9 Nucl. nervi abducentis
10 N. vestibularis
11 Nucl. vestibularis inferior
12 Nucl. vestibularis medialis
13 Nucl. vestibularis lateralis (Deiters)
14 Tr. vestibulospinalis lateralis
15 Tr. vestibulospinalis medialis

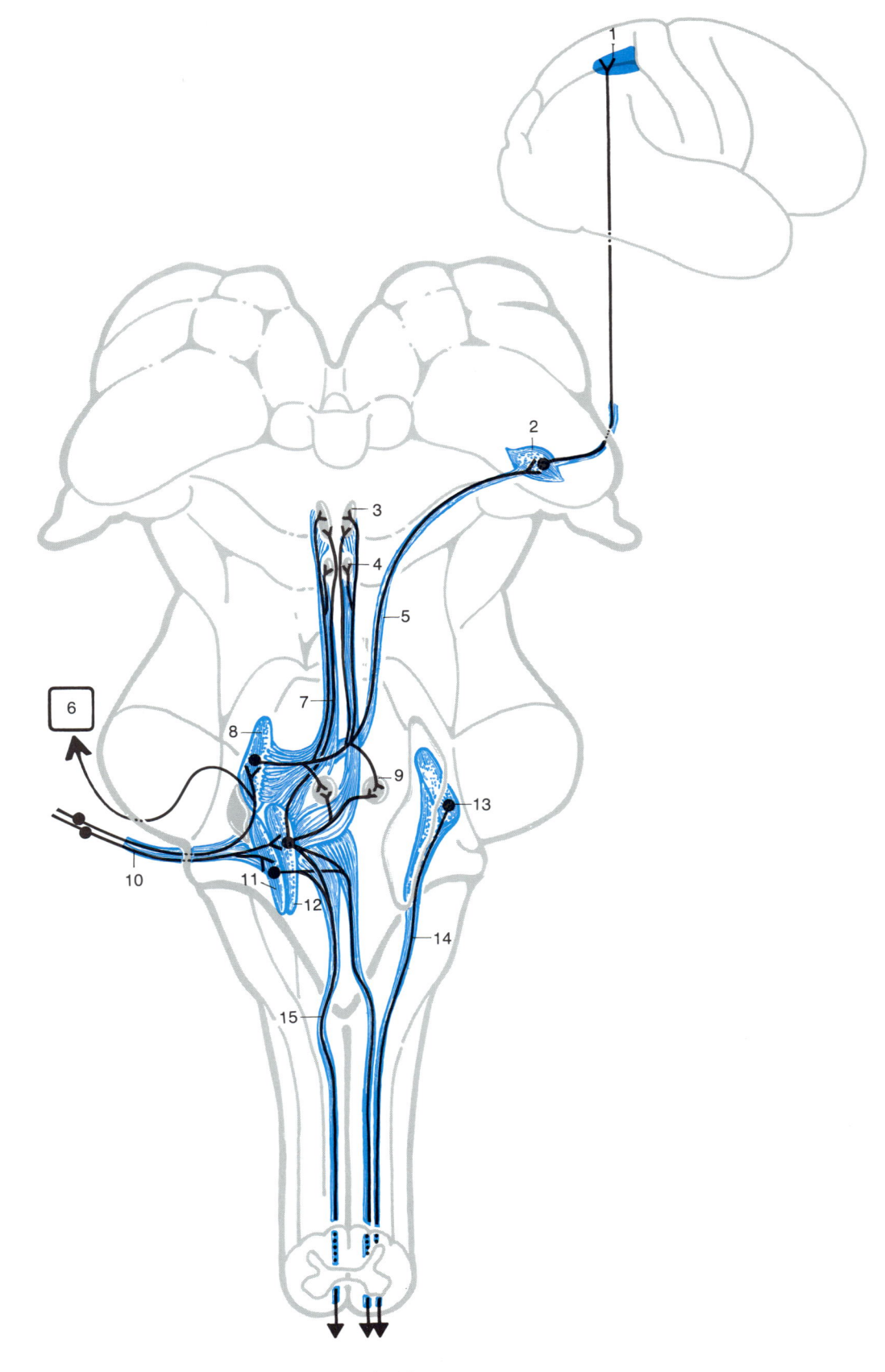

Abb. 119 Vestibuläres System in Rückenmark, Hirnstamm und Zwischenhirn von dorsal und im Großhirn von lateral gesehen. Nach (299).

Vestibuläres System 279

1 Nucl. ventralis intermedius thalami (innerhalb der Scheibe)
2 Tr. vestibulothalamicus (innerhalb der Scheibe)
3 N. vestibularis
4 hypothetische Faserbahn zwischen Thalamus und Parietallappen
5 Tr. vestibulothalamicus
6 Nucl. vestibularis lateralis (Deiters) (innerhalb der Scheibe)
7 Nuclei vestibulares (innerhalb der Scheibe)
8 Tr. vestibulospinalis lateralis (innerhalb der Scheibe)
9 Tr. vestibulospinalis medialis (innerhalb der Scheibe)
10 Tr. vestibulospinales lateralis und medialis (innerhalb der Scheibe)
11 vestibuläres Rindenareal im Parietallappen

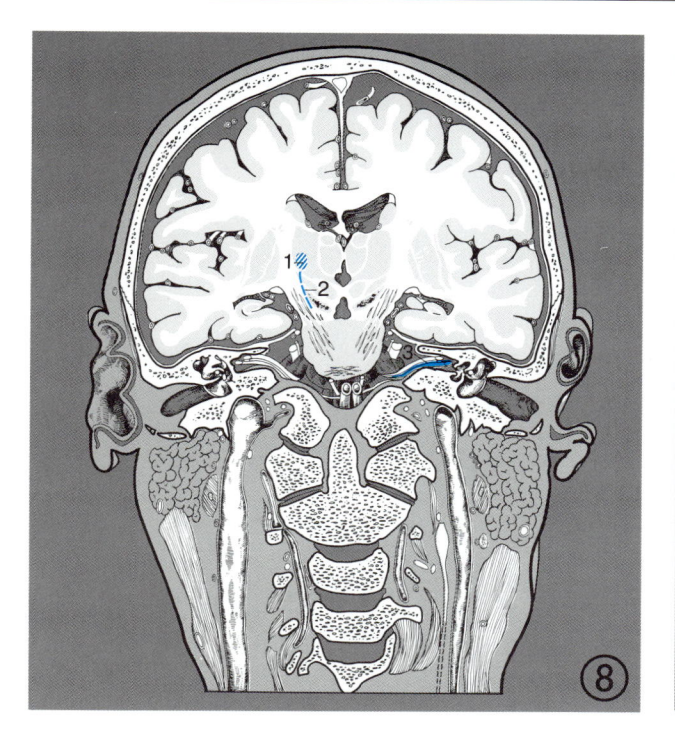

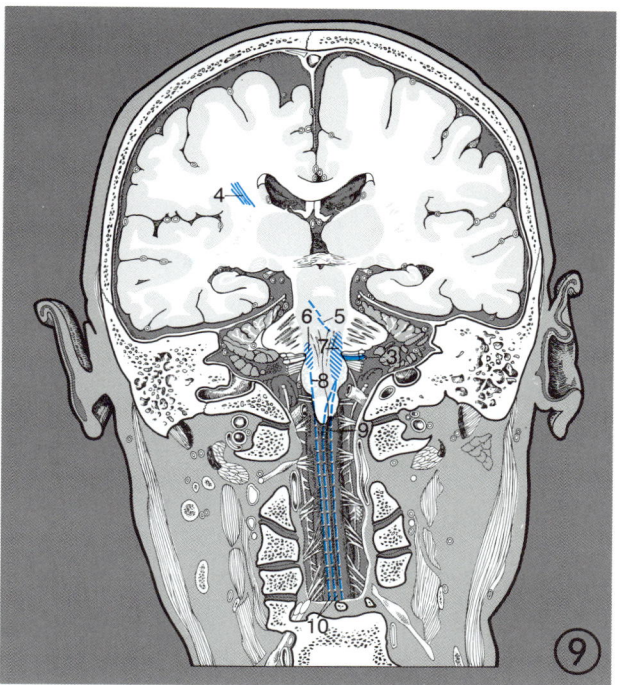

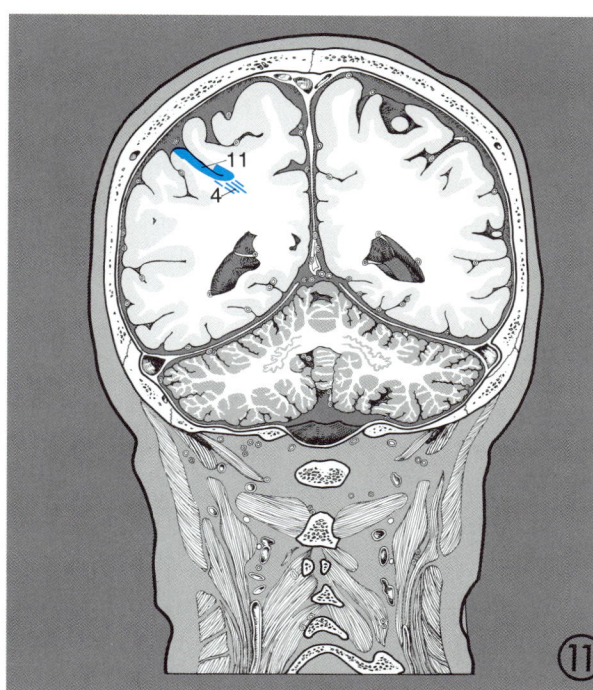

Abb. 120 Frontale Serienbilder des vestibulären Systems. Die Zahl im Kreis gibt die Nummer der jeweiligen Scheibe an (s. Abb. 1, 2a, 2b, 3).

280 Neurofunktionelle Systeme

1 Tr. vestibulospinalis medialis
2 Tr. vestibulospinalis lateralis
3 N. vestibularis
4 Nuclei vestibulares
5 Nucl. vestibularis lateralis (Deiters)

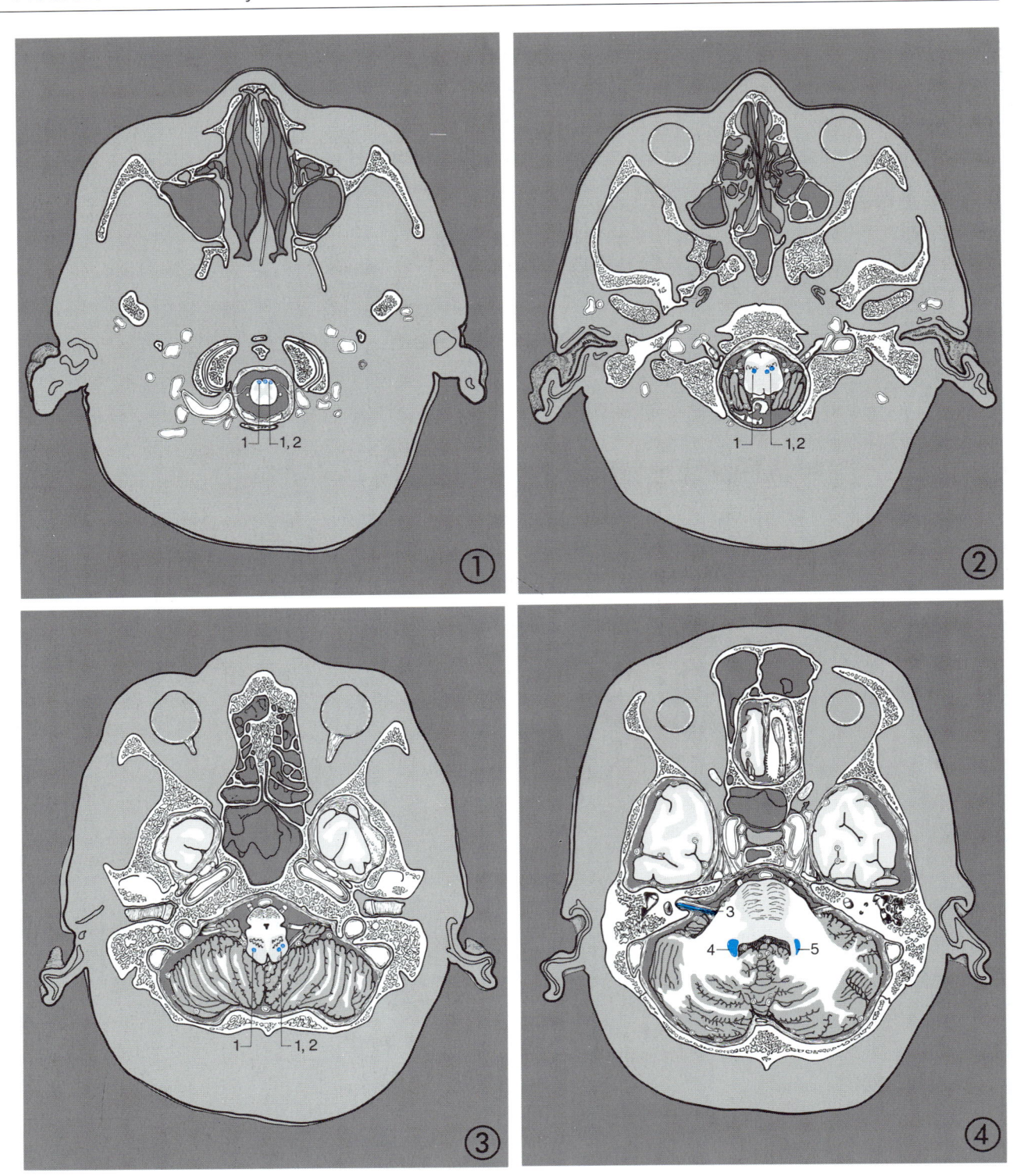

Abb. 121 Kanthomeatal orientierte Serienbilder des vestibulären Systems. Die Zahl im Kreis gibt die Nummer der jeweiligen Scheibe an (s. Abb. 44, 45a, 45b, 46).

Vestibuläres System 281

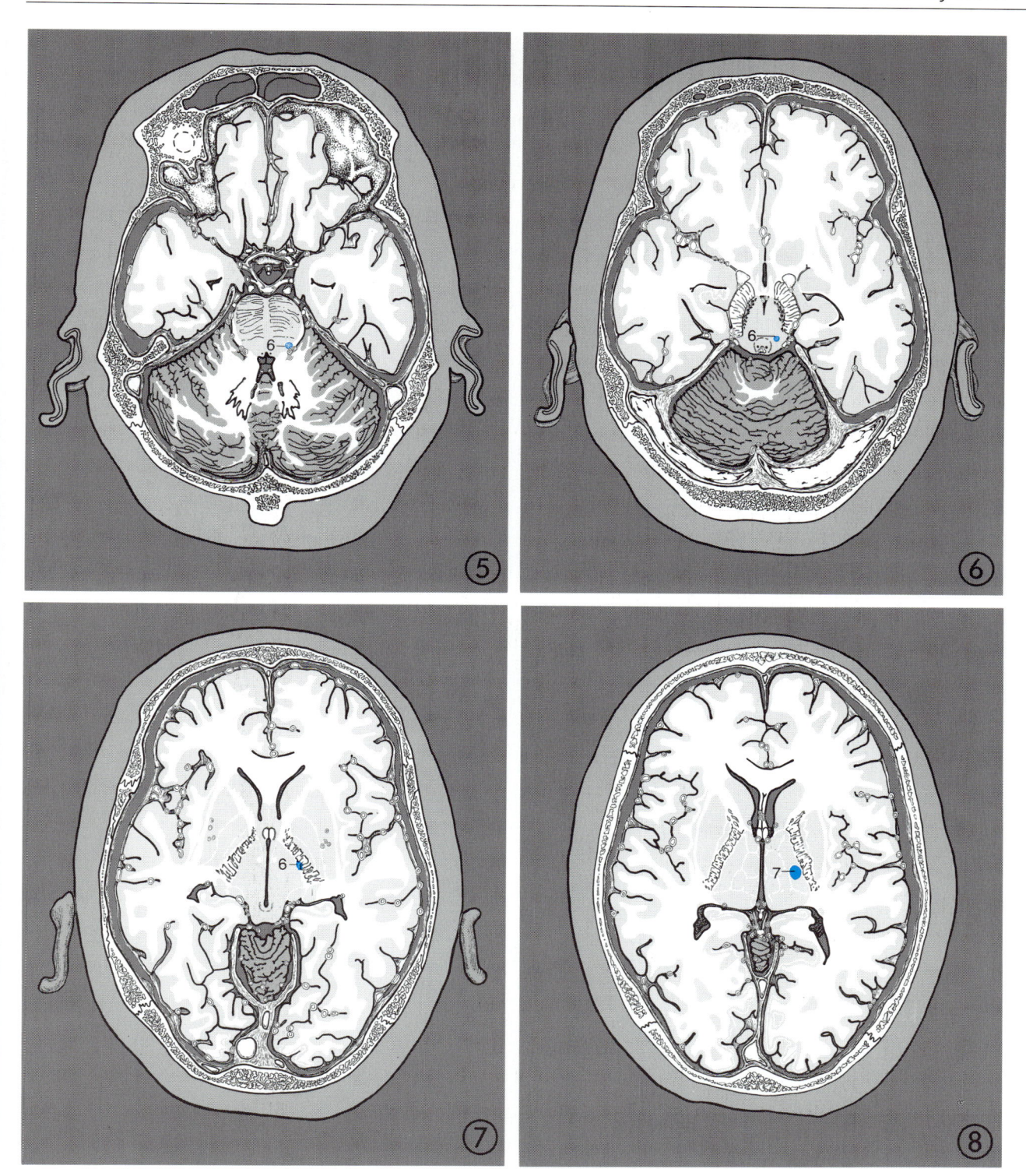

6 Tr. vestibulothalamicus
7 Nucl. ventralis intermedius thalami (innerhalb der Scheibe)

282 Neurofunktionelle Systeme

8 hypothetische Faserbahn zwischen Thalamus und Parietalrinde
9 vestibuläres Rindenareal im Parietallappen

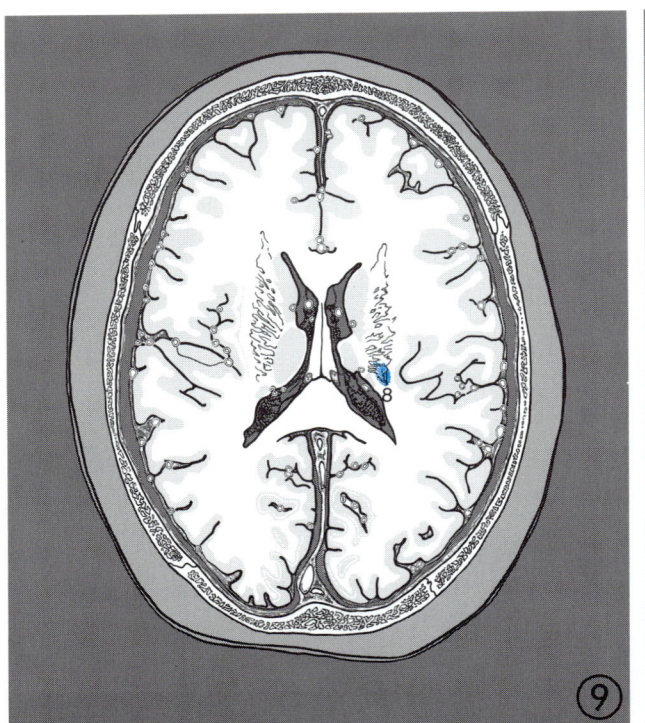

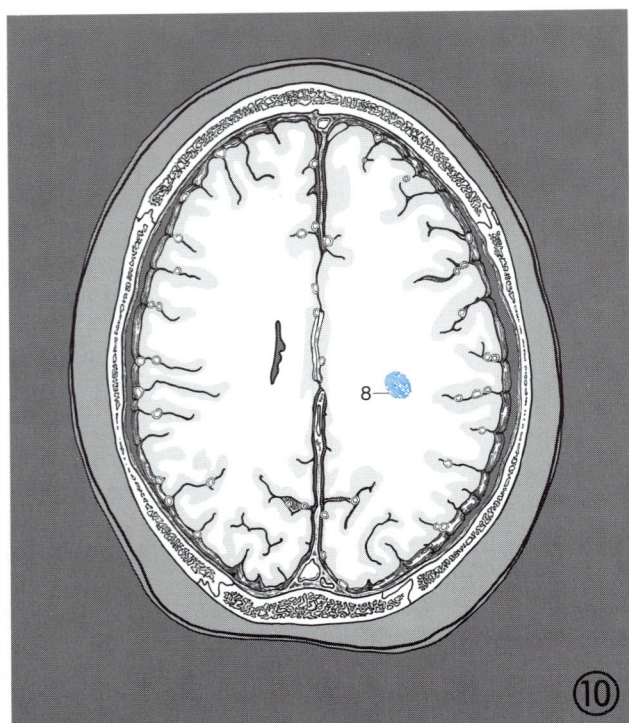

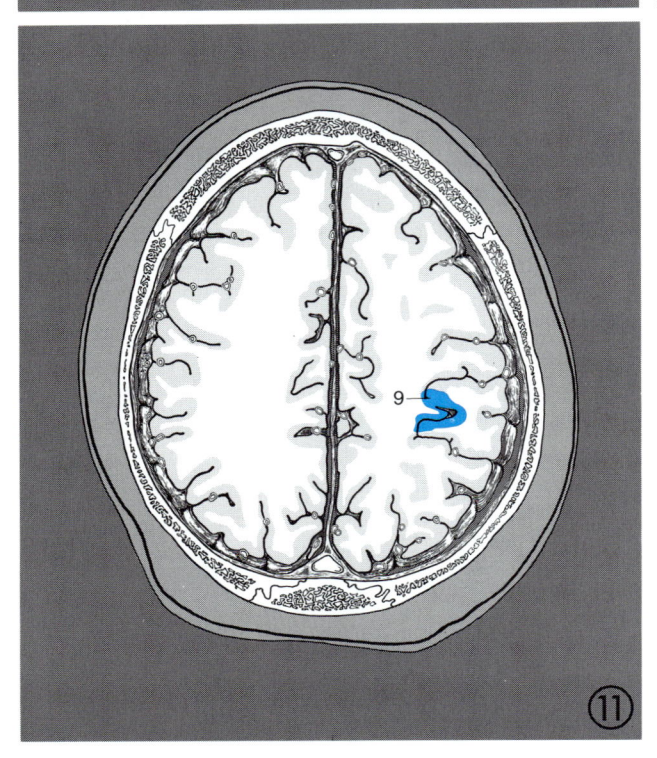

Abb. 121 Kanthomeatal orientierte Serienbilder des vestibulären Systems. Die Zahl im Kreis gibt die Nummer der jeweiligen Scheibe an (s. Abb. 44, 45a, 45b, 46).

6.5 Auditorisches System
(Abb. 122–125)

Die Schallwellen erreichen über den äußeren Gehörgang das Trommelfell. Im Mittelohr verstärken die Gehörknöchelchen die Schwingungen mechanisch und leiten sie zum ovalen Fenster. Die dort ausgelösten Endolymphbewegungen werden im Innenohr von den Haarzellen des Cortischen Organes der Cochlea wahrgenommen und an die Neuronenkette des auditorischen Systems weitergeleitet. Im anatomischen Sinn ist die retrokochleäre Schwerhörigkeit eine Läsion dieser Neuronenkette. Ihr 1. Neuron wird von den bipolaren Nervenzellen des Ganglion spirale in der Schnecke gebildet. Ihr peripherer Fortsatz steht in Kontakt mit der Basis der Haarzellen. Die zentralen Fortsätze der bipolaren Zellen bilden die Pars cochlearis des VIII. Hirnnervs. Er tritt am Porus acusticus internus aus dem Felsenbein aus und am Kleinhirnbrückenwinkel in die Medulla oblongata ein. Danach teilt sich der zentrale Fortsatz in zwei Äste: Der eine zieht zum Nucl. cochlearis dorsalis, der andere zum Nucl. cochlearis ventralis. In diesen Kernen beginnt das 2. Neuron des auditorischen Systems:

- Die Neuriten des Nucl. cochlearis dorsalis verlaufen am Boden der Rautengrube dicht unterhalb der Striae medullares ventriculi quarti. Sie kreuzen auf die Gegenseite, ziehen nach anterior und dann in der lateralen Schleife (Lemniscus lateralis) zum Colliculus caudalis. Auf diesem Wege kann noch ein weiteres Neuron zwischengeschaltet sein. Die Fortsätze der die akustischen Signale leitenden Nervenzellen des Colliculus caudalis reichen über das Brachium colliculi caudalis bis zum Corpus geniculatum mediale. Das letzte Neuron gelangt von diesem medialen Kniehöcker über die Hörstrahlung zu dem auditorischen Feld des Großhirns (Area 41). Es liegt annähernd in der Rinde der ersten Heschlschen Querwindung des Temporallappens am Boden des Sulcus lateralis (147).
- Vom Nucl. cochlearis ventralis verläuft die ventrale Hörbahn im Corpus trapezoideum über die Nuclei olivares craniales (Oliva superior) und über die Kerne des Corpus trapezoideum zur Gegenseite und nimmt dann mit dem Lemniscus lateralis den gleichen Verlauf wie der oben beschriebene dorsale Teil der Hörbahn. Ein anderer Teil der ventralen Hörbahn bleibt auf der gleichen Seite und zieht ipsilateral über die erwähnten subkortikalen Zentren zu dem primären akustischen Rindenfeld des Großhirns (Area 41). Diese bilaterale Aufteilung der Hörbahn wird mit dem Richtungshören in Verbindung gebracht.

Topographisch können die Kerne, Faserbahnen und Rindenfelder des auditorischen Systems an folgenden Leitstrukturen im mesoskopischen Bereich lokalisiert werden:

Die Nuclei cochleares dorsalis und ventralis (Abb. 72b.26) liegen in der Medulla oblongata an der Eintrittsstelle des N. vestibulocochlearis dicht vor dem Übergang der Medulla oblongata in den Pons. Die Cochleariskerne befinden sich zwischen der freien Oberfläche der Medulla oblongata in Höhe der Apertura lateralis und dem Pedunculus cerebellaris caudalis. In Richtung der Meynertschen Achse sind die Cochleariskerne etwa 3 mm lang (308).

Die Faserbahnen des Corpus trapezoideum verlaufen annähernd quer zur Meynertschen Achse an der Grenze der Medulla oblongata zum Pons. Der Kernkomplex des Corpus trapezoideum und der Nuclei olivares craniales liegt im kaudalen Teil des Pons posterior von den Nuclei pontis. In Richtung der Meynertschen Achse ist dieser Kernkomplex 4–5 mm lang (308).

Der Lemniscus lateralis (Abb. 74b.20, 75b.18, 76b.18) beginnt am Nucl. olivaris cranialis und endet am Colliculus caudalis (Abb. 77b.34). Seine Länge liegt bei etwa 25 mm. Er zieht im lateralen Teil des Tegmentum des Pons aufwärts und liegt im Übergang zwischen Pons und Mittelhirn dicht unter der lateroposterioren Oberfläche des Tegmentum pontis. In der Nähe des Colliculus caudalis grenzt er an die laterale Fläche des Pedunculus cerebellaris cranialis. Der Colliculus caudalis ist im ersten Sagittalschnitt posterior vom Aqueductus mesencephali an der kaudalen Wölbung der Vierhügelplatte zu erkennen (Abb. 32b.19).

Das Brachium colliculi caudalis ist eine schmale Faserbahn an der Außenseite des Tegmentum mesencephali. Es zieht mit einer Länge von etwa 5 mm zum Corpus geniculatum mediale. Dieser mediale Kniehöcker bildet eine ovale Wölbung am Zwischenhirn und grenzt mit seiner vorderen Fläche an die Capsula interna (Abb. 34b.15).

Die Hörstrahlung, Radiatio acustica, verbindet den medialen Kniehöcker mit der Hörrinde. Der Verlauf der Hörstrahlung läßt sich durch myelogenetische Studien an Säuglingsgehirnen verfolgen (226). Sie zieht von der anterioren und lateralen Fläche des medialen Kniehöckers durch den retrolentikulären Teil der Capsula interna zuerst mit der Sehstrahlung und biegt dann nach anterolateral in den G. temporalis transversus ein.

Das kortikale auditorische Projektionsfeld liegt annähernd im G. temporalis transversus primus, der ersten Heschlschen Querwindung in der Tiefe des Sulcus lateralis und wird vom parietalen Operculum bedeckt. Die genaue Lokalisation des auditorischen Primärfeldes wird in der Literatur nicht einheitlich angegeben (461). Brodmann 1909 beschrieb das Areal 41 annähernd auf der 1. Heschlschen Querwindung. V. Economo und Koskinas (1925) bezeichneten das entsprechende Feld als Area supratemporalis transversa TC von der Größe eines Groschenstückes. Mit pigmentarchitektonischen Methoden

Neurofunktionelle Systeme

1 G. temporalis transversus (Heschlsche Querwindung)
2 Radiatio acustica
3 Corpus geniculatum mediale
4 Brachium colliculi caudalis
5 Colliculus caudalis (inferior)
6 Commissura colliculi caudalis
7 Lemniscus lateralis
8 Nucl. lemnisci lateralis
9 Nuclei olivares craniales (superiores)
10 N. cochlearis
11 Nucl. cochlearis ventralis
12 Corpus trapezoideum
13 Nuclei corporis trapezoidei
14 Nucl. cochlearis dorsalis
15 Striae acusticae dorsales

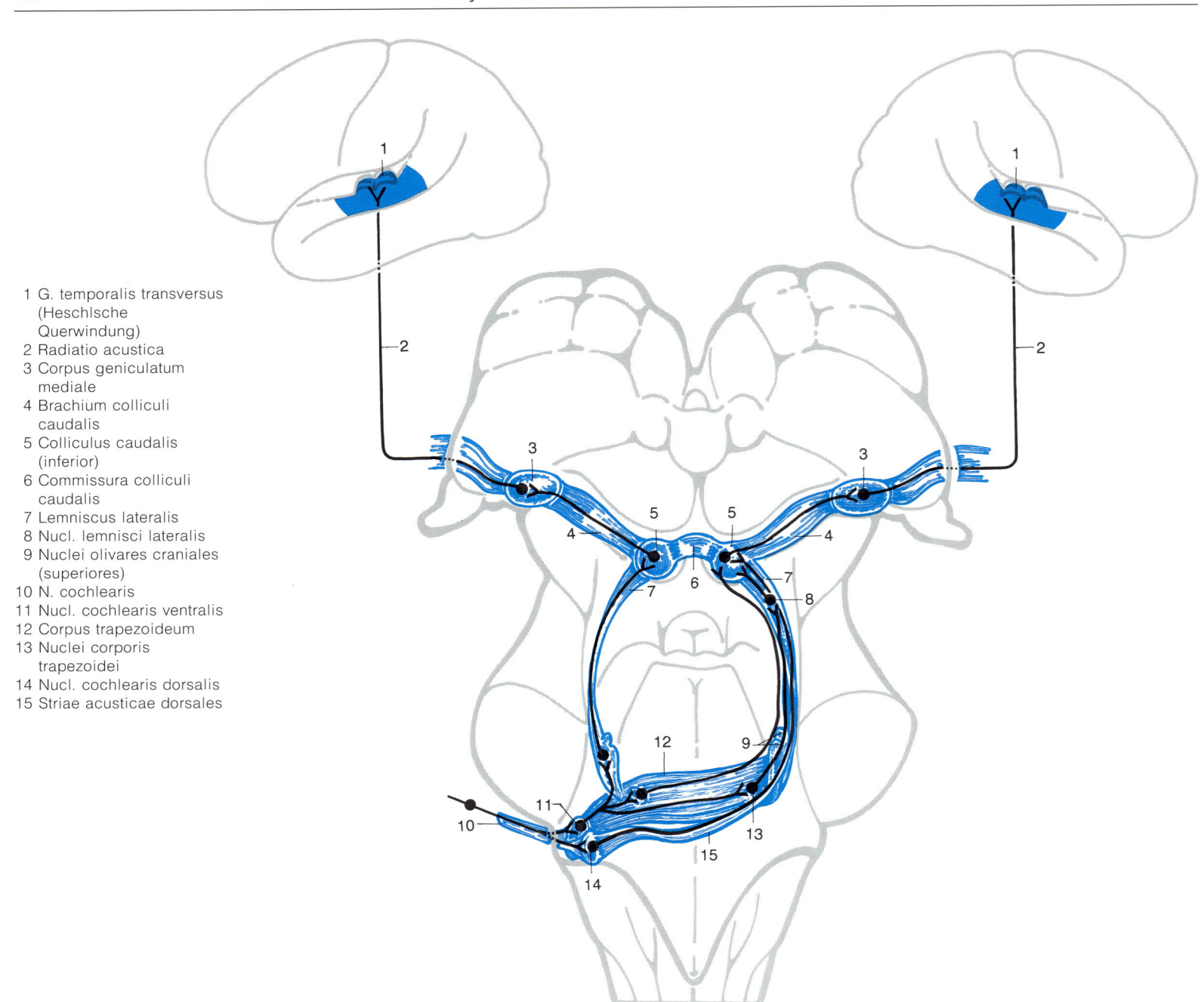

Abb. 122 Auditorisches System in Hirnstamm und Zwischenhirn von dorsal und im Großhirn von lateral gesehen. Nach (299).

wurde ein kleiner Teil der 1. Heschlschen Querwindung als Area temporalis granulosa beschrieben (45). Das Brodmann-Feld 42 umgibt hufeisenförmig das Areal 41. Die Größe dieser Felder wird sehr unterschiedlich angegeben (45, 117).

Einige der erwähnten Kerne im Hirnstamm sind nicht nur Relaiskerne, sondern auch Reflexzentren. Auf diesem Wege werden die Kerne des Corpus trapezoideum mit den Ursprungskernen des VII. Hirnnervs verbunden. Damit ist der Reflexbogen vom Cortischen Organ zum M. stapedius hergestellt. Als Antwort auf Töne mit hoher Intensität kontrahiert sich dieser Muskel reflektorisch und dämpft damit die Schallübertragung vom Trommelfell zum Stapes.

Fällt dieser Reflexbogen aus, tritt Hyperakusis auf. Weitere Reflexbahnen verlaufen von den Colliculi caudales zu den Colliculi craniales. Sie sind Stellglieder für Reflexe der Augen- und Kopfbewegungen auf akustische Reize. Außerdem sind Neurone der Formatio reticularis parallel zu aufsteigenden Abschnitten der Hörbahn geschaltet.

Von einem Unterkern des Corpus trapezoideum (Nucl. periolivaris) verläuft eine efferente Bahn in die Schnecke und endet an den Haarzellen des Cortischen Organs (Tr. olivocochlearis, Rasmussen-Bündel). Diese Bahn enthält cholinerge und enkephalinerge Fasern (s. 7.4, 7.7.4). Im Experiment können Impulse des Hörnervs durch Reizung dieses Tr. olivocochlearis unterdrückt werden.

Auditorisches System

1 G. temporalis transversus primus (1. Heschlsche Querwindung)
2 Radiatio acustica
3 G. temporalis transversus (Heschlsche Querwindung) (im posterioren Teil der Scheibe)
4 Corpus geniculatum mediale (im posterioren Teil der Scheibe)
5 G. temporalis transversus (Heschlsche Querwindung)
6 N. cochlearis
7 Corpus geniculatum mediale
8 Brachium colliculi caudalis
9 Colliculus caudalis (inferior) (im posterioren Teil der Scheibe)
10 Lemniscus lateralis (innerhalb der Scheibe)
11 Nucl. olivaris cranialis (superior)
12 Nuclei cochleares ventralis und dorsalis (innerhalb der Scheibe)

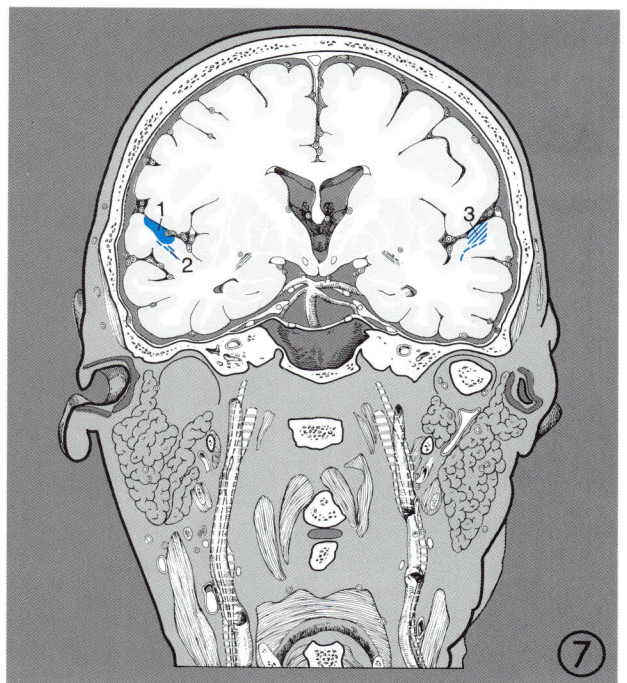

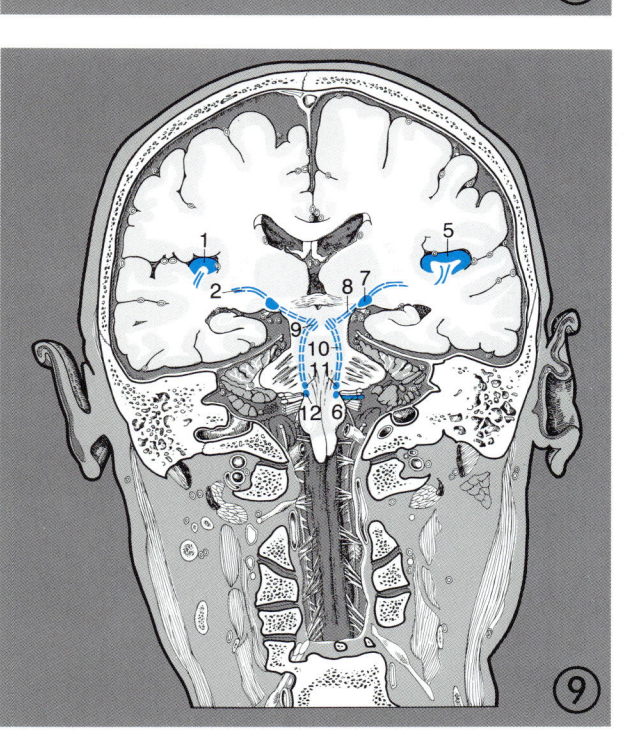

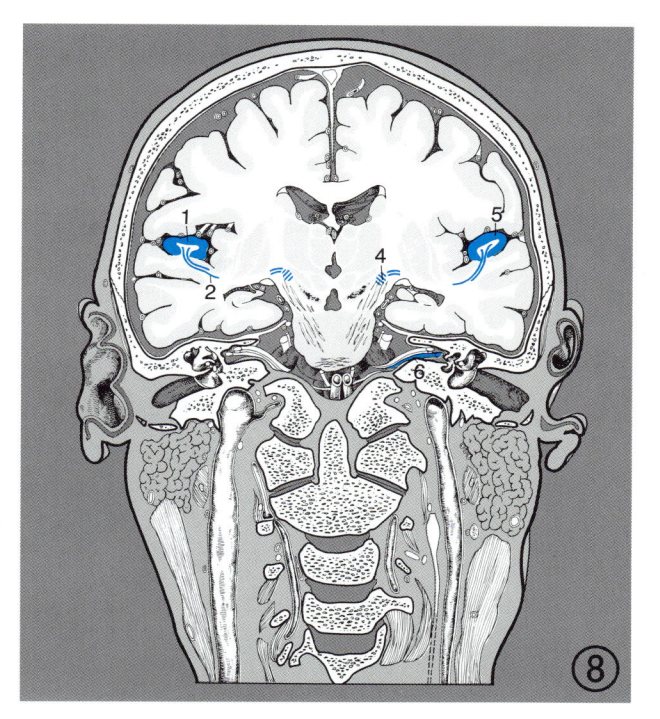

Abb. 123 Frontale Serienbilder des auditorischen Systems. Die Zahl im Kreis gibt die Nummer der jeweiligen Scheibe an (s. Abb. 1, 2a, 2b, 3). Vom linken N. cochlearis ausgehend ist der ipsi- und kontralaterale Teil der ventralen Hörbahn dargestellt. Zwei Heschlsche Querwindungen sind in der rechten Hemisphäre vorhanden.

Klinische Hinweise

Klinisch werden Mittelohr- (Schalleitungs-), kochleäre und retrokochleäre Schwerhörigkeit unterschieden. Für die Abgrenzung der Mittelohrschwerhörigkeit gibt die einfache ärztliche Untersuchung mit Stimmgabelprüfung erste diagnostische Hinweise. Für die Fragestellungen der kochleären oder retrokochleären Schwerhörigkeit werden neben der Audiometrie neurophysiologische Testverfahren eingesetzt, unter denen die Ableitung akustisch evozierter Potentiale (AEP) bzw. die Brainstem Electric Response Audiometry (BERA) zu nennen sind.

Bei international uneinheitlicher Nomenklatur werden so die frühen akustisch evozierten Hirnstammpotentiale bezeichnet (406a). Die Ableitung der AEP durch Oberflächenelektroden nach repetitiver akustischer Reizung ermöglicht eine topische Zuordnung der Funktionsstörung nach peripherer und abschnittsweiser zentraler Störung im Hirnstamm.

Bei Verdacht auf Akustikusneurinom und andere Raumforderungen im Kleinhirnbrückenwinkel, aber auch bei zentralen Hörstörungen haben die Magnetresonanztomographie und die Computertomographie mit dünner Schichtung und intravenöser Kontrastmittelgabe hohen diagnostischen Rang. Die Röntgenuntersuchung der Felsenbeine ist im Vorfeld der Diagnostik allenfalls eine ergänzende Maßnahme.

1 Colliculus caudalis (inferior)
2 Lemniscus lateralis (im lateralen Teil der Scheibe)
3 Corpus trapezoideum
4 Striae acusticae dorsales
5 Brachium colliculi caudalis
6 Lemniscus lateralis
7 Nucl. olivaris cranialis (superior)
8 N. cochlearis (innerhalb der Scheibe)
9 Nuclei cochleares dorsalis und ventralis (innerhalb der Scheibe)
10 Radiatio acustica (im lateralen Teil der Scheibe)
11 Corpus geniculatum mediale
12 N. cochlearis
13 Radiatio acustica (teilweise innerhalb der Scheibe)

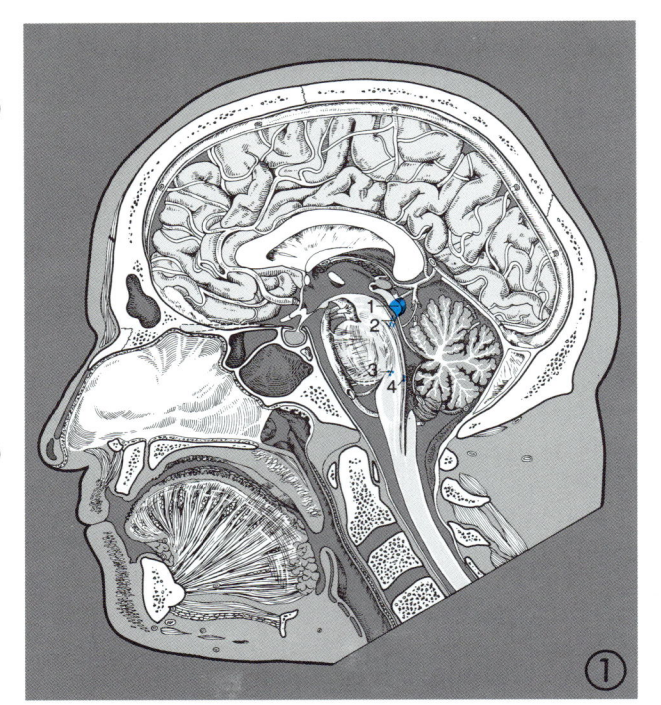

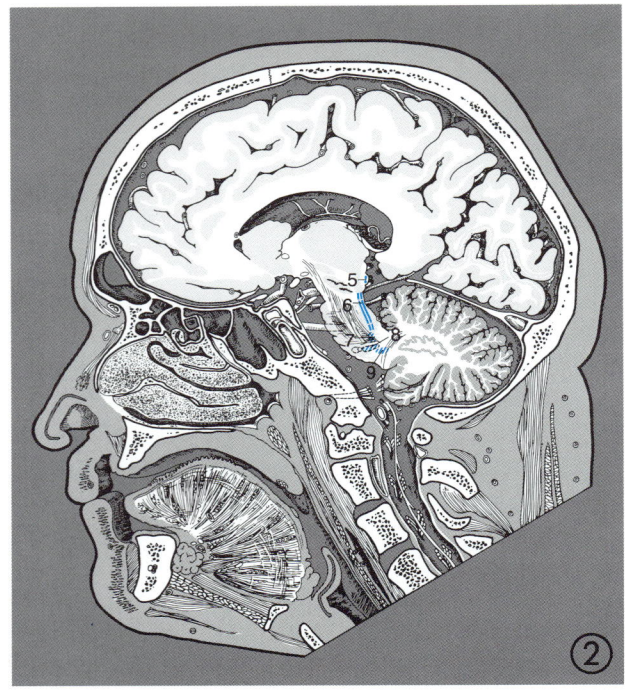

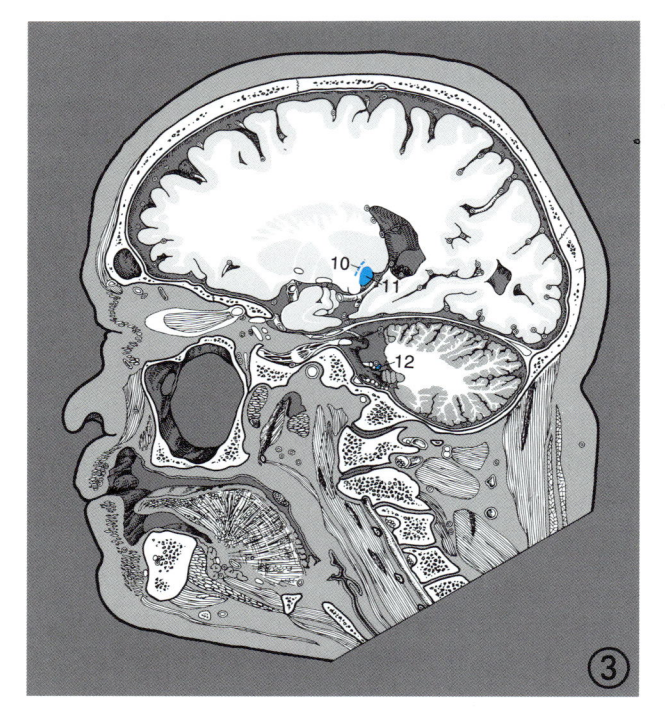

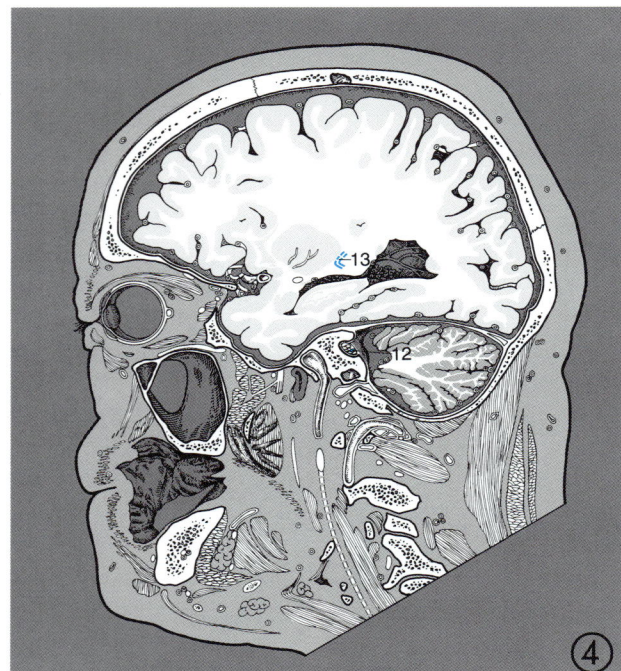

Abb. 124 Sagittale Serienbilder des auditorischen Systems. Die Zahl im Kreis gibt die Nummer der jeweiligen Scheibe an (s. Abb. 29, 30a, 30b, 31).

Auditorisches System 287

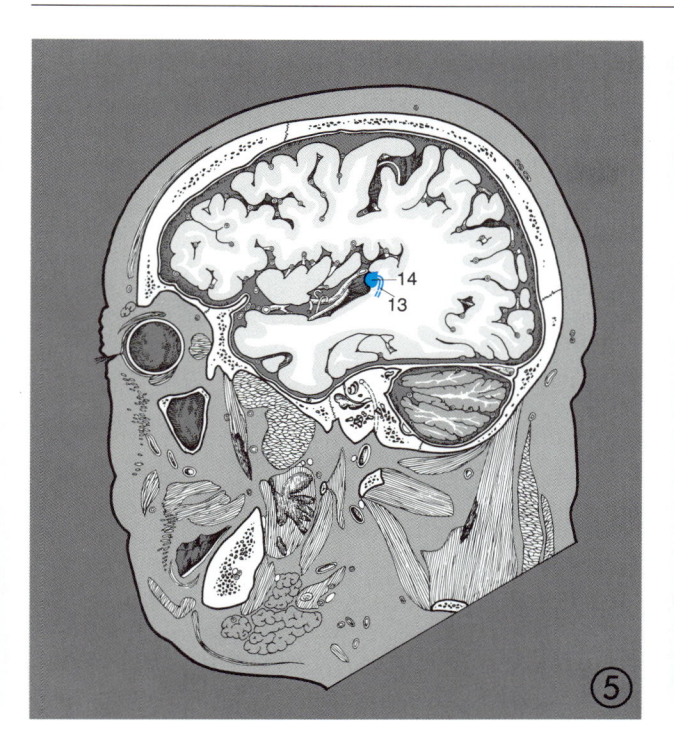

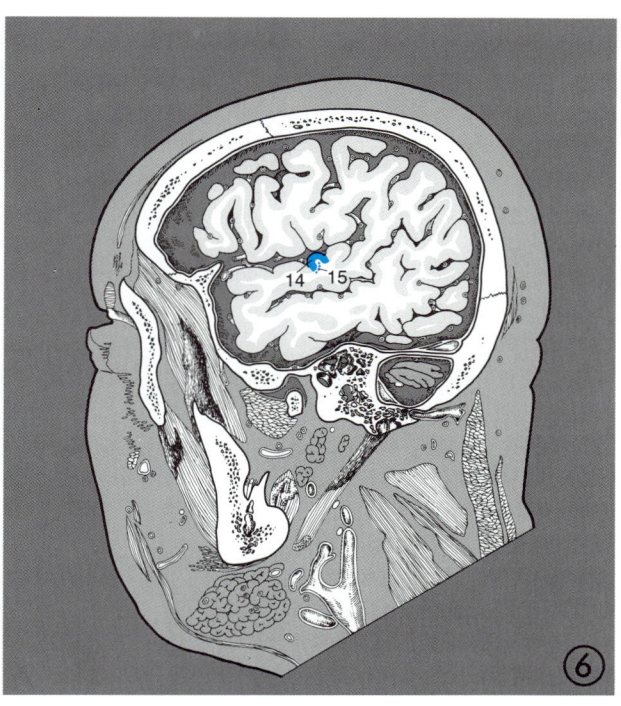

13 Radiatio acustica (teilweise innerhalb der Scheibe)
14 G. temporalis transversus primus (1. Heschlsche Querwindung)
15 Radiatio acustica

288 Neurofunktionelle Systeme

1 N. cochlearis
2 Nuclei cochleares
  (innerhalb der Scheibe)
3 Corpus trapezoideum
  (innerhalb der Scheibe)
4 Lemniscus lateralis
5 Corpus geniculatum
  mediale
6 Brachium colliculi
  caudalis
7 Colliculus caudalis
  (inferior)

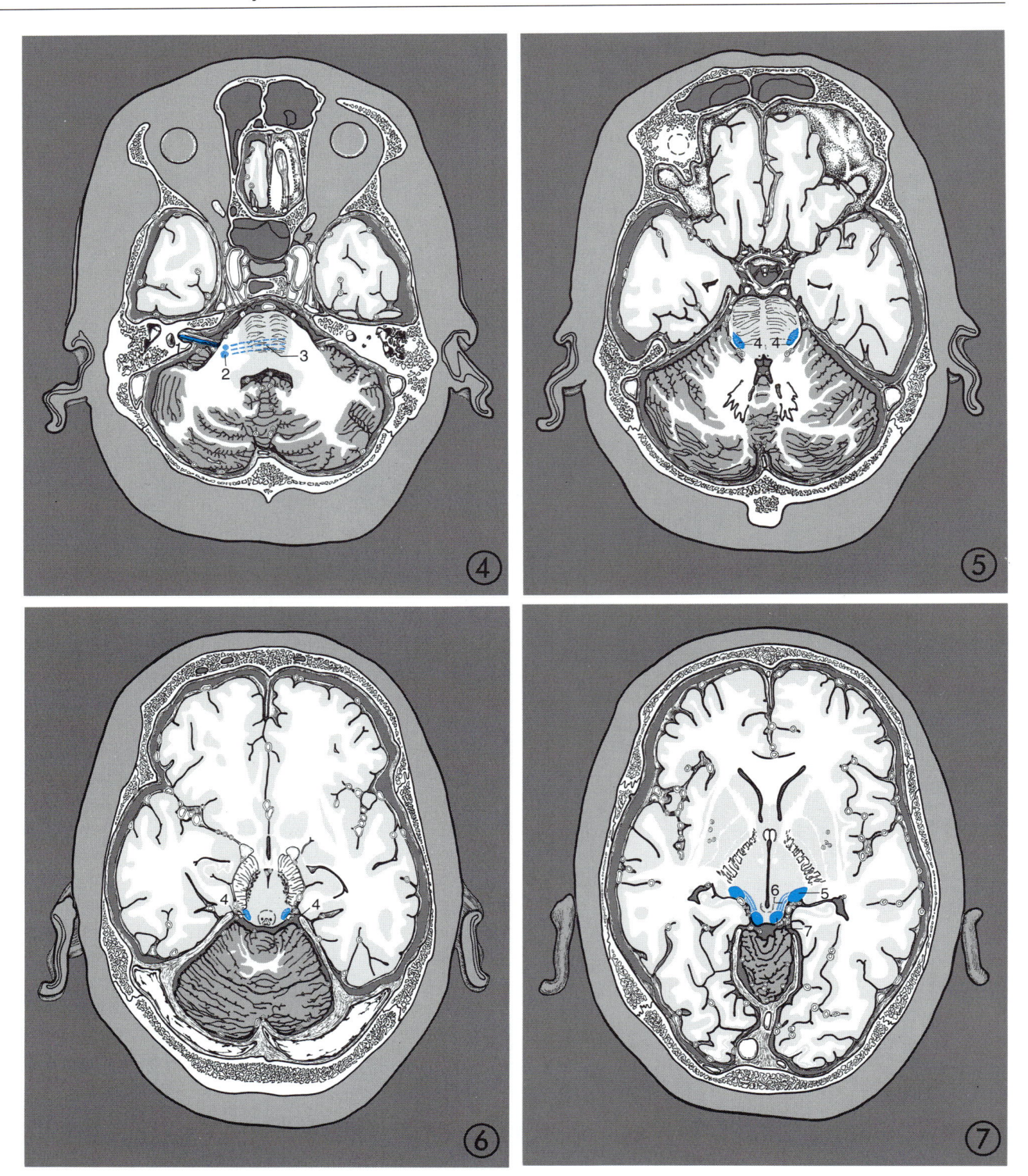

Abb. 125 Kanthomeatal orientierte Serienbilder des auditorischen Systems. Die Zahl im Kreis gibt die Nummer der Scheiben an (s. Abb. 44, 45a, 45b, 46).

Visuelles System 289

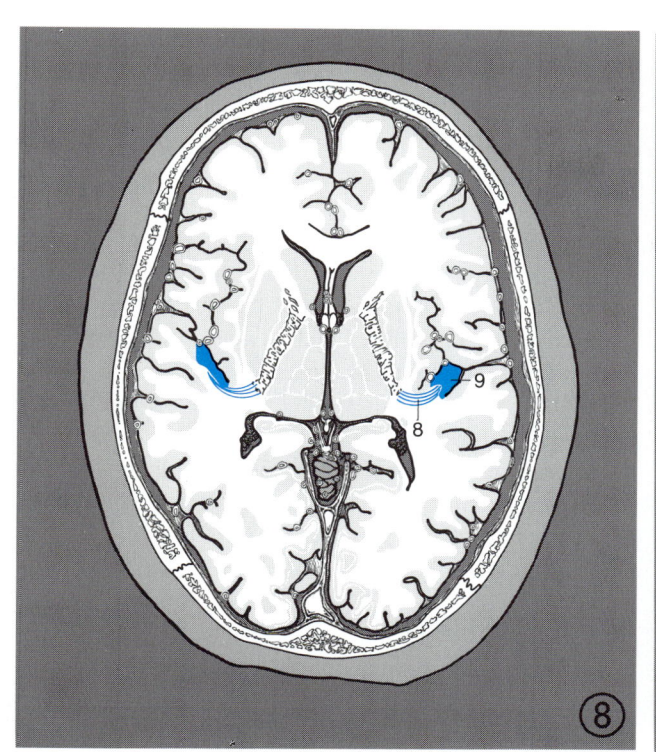

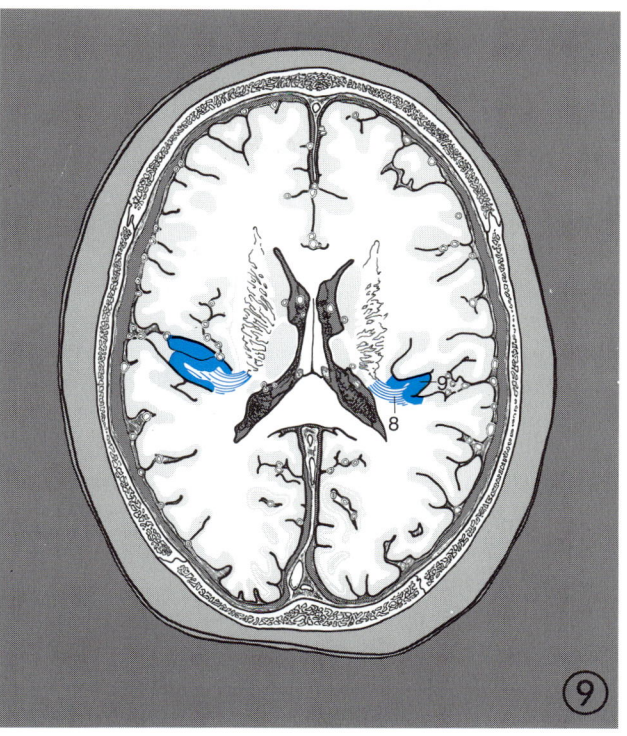

8 Radiatio acustica
9 G. temporalis transversus (Heschlsche Querwindung)

6.6 Visuelles System
(Abb. 126-129)

Die Photorezeptoren des visuellen Systems liegen in der Retina. Von den Zapfen- und Stäbchenzellen werden optische Signale über die bipolaren zu den multipolaren, großen Nervenzellen geleitet. Die Neuriten der multipolaren Nervenzellen verlaufen an der inneren Oberfläche der Retina, konvergieren zur Papille des Sehnervs, ziehen durch die Lamina cribrosa der Sclera und bilden den N. opticus. Innerhalb der Orbita hat der N. opticus eine Länge von etwa 3 cm. Er verläuft mit einer leichten Krümmung, die eine freie Beweglichkeit des Augenbulbus gestattet. Die Hauptrichtung des N. opticus kreuzt in einem spitzen Winkel die Kanthomeatalebene. Er ist deshalb in drei der etwa 1 cm dicken Scheiben getroffen (Abb. 129.2). Der N. opticus zieht durch den Canalis opticus, einen Knochenkanal von etwa 5 mm Länge, zum Chiasma opticum (Abb. 129.3). Bei Bewegungen des Augapfels nach außen verlagert der N. opticus seine Lage in der Orbita nach innen (361). Im Bereich der Orbita umhüllen die weichen und harten Hirnhäute den N. opticus mit einem schmalen Subarachnoidalraum, dagegen sind im Canalis opticus Pia mater, Dura mater und Knochenwand fest miteinander verwachsen.

Kaudal vom Chiasma opticum liegen die Keilbeinhöhle und die Sella turcica mit der Hypophyse, posterior und superior der Hypothalamus und lateral die Aa. carotis internae. Im Chiasma opticum kreuzen nur die Fasern aus der nasalen Hälfte der Retina (temporales Gesichtsfeld), während die aus den temporalen Retinahälften (nasales Gesichtsfeld) auf der gleichen Seite bleiben.

Gekreuzte und ungekreuzte Fasern bilden den etwa 4 cm langen Tr. opticus. Er zieht bogenförmig an der Grenze von Mittelhirn und Zwischenhirn zum Corpus geniculatum laterale, wo die meisten Fasern synaptisch enden (Abb. 127.7, 128.8, 129.5).

Ein kleiner Teil der Fasern des Tr. opticus verläuft zum Colliculus cranialis und zur Area pretectalis, über die die Reflexe der inneren und äußeren Augenmuskeln moduliert werden. Ein dritter Teil Fasern bildet die extragenikuläre Faserprojektion zur Endhirnrinde (s. unten).

Die Sehbahn verläuft vom Corpus geniculatum laterale als Radiatio optica zunächst in einer Schleife über das Cornu temporale des Seitenventrikels, bevor sie sich medial der Sehrinde zuwendet (68, 69, 128). Vorwiegend Nervenzellen der medialen Hälfte des Corpus geniculatum laterale projizieren auf die obere Lippe der Area striata, Nervenzellen der lateralen Hälfte des Corpus geniculatum laterale auf die untere Lippe der Area striata. In MR-Bildern von Säuglingsgehirnen läßt sich die Sehstrahlung nachweisen (268). Die Sehstrahlung liegt im lateralen Bereich des Temporal- und Okzipitalhorns des Seitenventrikels in einer annähernd sagittal verlaufenden Schicht (Abb. 127.8), die in den Frontalscheiben hakenförmig erscheint und deren offener Abschnitt des Hakens nach medial gerichtet ist. Die obere Faserlamelle der Sehstrahlung enthält extramakuläre Fasern, die zum anterioren Teil der oberen Lippe der Sehrinde ziehen. Der mittlere Teil der Sehstrahlung enthält die Fasern, die Signale aus der Macula lutea der Retina zum Okzipitalbereich der Sehrinde leiten. Die untere Faserlamelle der Sehstrahlung durchläuft die Schleife am vorderen Rand des Temporalhorns des Seitenventrikels, unterkreuzt den Seitenventrikel und zieht dann zum anterioren Teil der unteren Lippe der Sehrinde. Fällt nur dieser Teil aus, dann ist Wahrnehmung im peripheren (extramakulären) Teil des oberen Quadranten des Gesichtsfeldes davon betroffen (158).

Klinische Erfahrungen mit temporalen Kortikektomien zeigen keine Ausfälle des Gesichtsfeldes, wenn die Exzisionen weiter frontal als 1 cm vor der vertikofrontalen Ebene der Commissura posterior lagen (419). Diese Ebene verläuft durch die Commissura posterior und steht senkrecht auf der Medianebene und der Bikommissuralebene nach Tailarach. Nach diesen Befunden ist es wahrscheinlich, daß die Radiatio optica unterschiedlich dicht am frontalen Pol des Temporalhorns des Seitenventrikels verläuft und nicht so stark nach frontal auslädt, wie sie als Meyer-Loop teilweise beschrieben wird (128). Auch partielle temporale Lobektomien zeigten keine, kleine und große Gesichtsfeldausfälle (13a, 191a, 267a). Diese Ergebnisse sprechen für eine Variabilität des Meyer-Loop.

In MR-Bildern läßt sich in den paramedianen Scheiben der Sulcus calcarinus (Abb. 33c.7) gut identifizieren, weil er sich anterior mit dem Sulcus parietooccipitalis vereinigt und beide Furchen einen keilförmigen Anteil aus dem Okzipitallappen abgrenzen (Cuneus). In axialen Scheiben lassen sich die obere und untere Lippe der Sehrinde nicht sicher unterscheiden, weil der Sulcus calcarinus wellenförmig und annähernd parallel zur Kanthomeatalebene verläuft. Selbst in anatomischen Horizontalschnitten kann die Zuordnung der Sehrinde zur oberen oder unteren Lippe schwierig sein. Dagegen lassen sich die obere und untere Lippe der Sehrinde in Frontalscheiben gut unterscheiden. Der Sulcus calcarinus schneidet tief den Okzipitallappen ein. Am Calcar avis grenzt die Sehrinde mit ihrer weißen Substanz an das Okzipitalhorn des Seitenventrikels.

Retinotopik

Zwischen den Photorezeptoren der Retina und der Sehrinde, der Area striata, bestehen Punkt-zu-Punkt-Projektionen:

1. Infolge der partiellen Kreuzung der Sehbahn im Chiasma opticum erreichen die optischen Signale der rechten Hälften beider Retinae (und damit die linken Hälften der Gesichtsfelder) die rechte Sehrinde (Area striata).
2. Die unteren homonymen Viertel der Retina (entsprechen den oberen homonymen Gesichtsfeldvierteln) projizieren auf den Teil der Sehrinde, der unterhalb vom Sulcus calcarinus liegt und untere Lippe der Sehrinde genannt wird.
3. Die Macula lutea der Retina, die Stelle des schärfsten Sehens, besitzt das größte Projektionsfeld in der Sehrinde. Es liegt am Okzipitalpol. Ventral davon liegt die Sehrinde für das periphere (extramakuläre) binokulare Gesichtsfeld und dicht am Sulcus parietooccipitalis das periphere monokulare Gesichtsfeld.

Neben diesem Hauptweg der Sehbahn besteht ein kleiner extragenikulärer Nebenweg, der wahrscheinlich bei Ausfällen der Hauptbahn noch gewisse kompensatorische Aufgaben übernehmen kann. Diese extragenikuläre Projektion umgeht das Corpus geniculatum laterale, erreicht die oberen Hügel und das Pulvinar thalami. Von den thalamischen Kerngebieten aus erfolgt die weitere Verschaltung in die primäre und sekundäre Sehrinde (319, 331, 392).

Klinische Hinweise

Obwohl die Retina mit dem Augenspiegel gut zu beurteilen ist, kann ergänzende Bilddiagnostik erforderlich werden. Das gilt für die Prozesse des vorderen, nicht einsehbaren Teiles der Retina, für unklare, intraokulare Raumforderungen, bei Trübung der brechenden Medien sowie vor allem für den retrobulbären Raum der Orbita. Klinisch richtungsweisend für retrobulbäre Prozesse können einäugige Sehstörung und Bewegungsschmerz des Bulbus sowie Protrusio bulbi und Lidschwellung sein. Pathologische Veränderungen und Funktionsstörungen des N. opticus sowie Prozesse im Retrobulbärraum sind wichtige Indikationen für die Sonographie, die Magnetresonanztomographie und die Computertomographie. Letztere wird bevorzugt in Reklination des Kopfes um 10° zur Kanthomeatallinie durchgeführt, was annähernd der Infraorbitomeatallinie entspricht (288, 333). Hierdurch werden N. opticus, Mm. recti und die maximale Bulbuszirkumferenz übersichtlich und konstant reproduzierbar dargestellt. In CT- und MR-Bildern lassen sich Veränderungen des N. opticus und pathologische Strukturen im Retrobulbärraum nachweisen. Für Durchmesserbestimmung des N. opticus ist eine frontale Einstellebene zu wählen (333). Für geringe Funktionsstörungen des N. opticus ist die Bestimmung visuell evozierter Potentiale (VEP), besonders nach Neuritis nervi optici, ein empfindliches diagnostisches Verfahren. Auch mit der Magnetresonanztomographie können beispielsweise Herde einer multiplen Sklerose im Sehnerven lokalisiert werden.

Bei Störungen im Bereich des Chiasma opticum können bitemporale, selten binasale Hemianopsien auftreten. Auf der seitlichen Röntgenaufnahme des Schädels kann sich eine Ausweitung des Sellalumens als Folge einer intrasellären Raumforderung, z. B. bei Hypophysenadenomen, seltener eine Destruktion der Sella turcica zeigen. Computertomographisch lassen sich pathologische Dichtemuster im Bereich des Chiasma opticum nachweisen, gelegentlich

Visuelles System   291

1 homonyme Gesichtsfeldhälften
2 Bulbus oculi
3 N. opticus
4 Chiasma opticum
5 Tr. opticus
6 Radiatio optica, Genu temporale
7 Ventriculus lateralis, Cornu temporale
8 Lobus temporalis des Großhirns
9 Radiatio optica
10 Corpus geniculatum laterale
11 Pulvinar thalami
12 Colliculus cranialis (superior)
13 Ventriculus lateralis, Pars centralis
14 Splenium corporis callosi
15 Ventriculus lateralis, Cornu occipitale
16 Area striata
17 Sulcus calcarinus

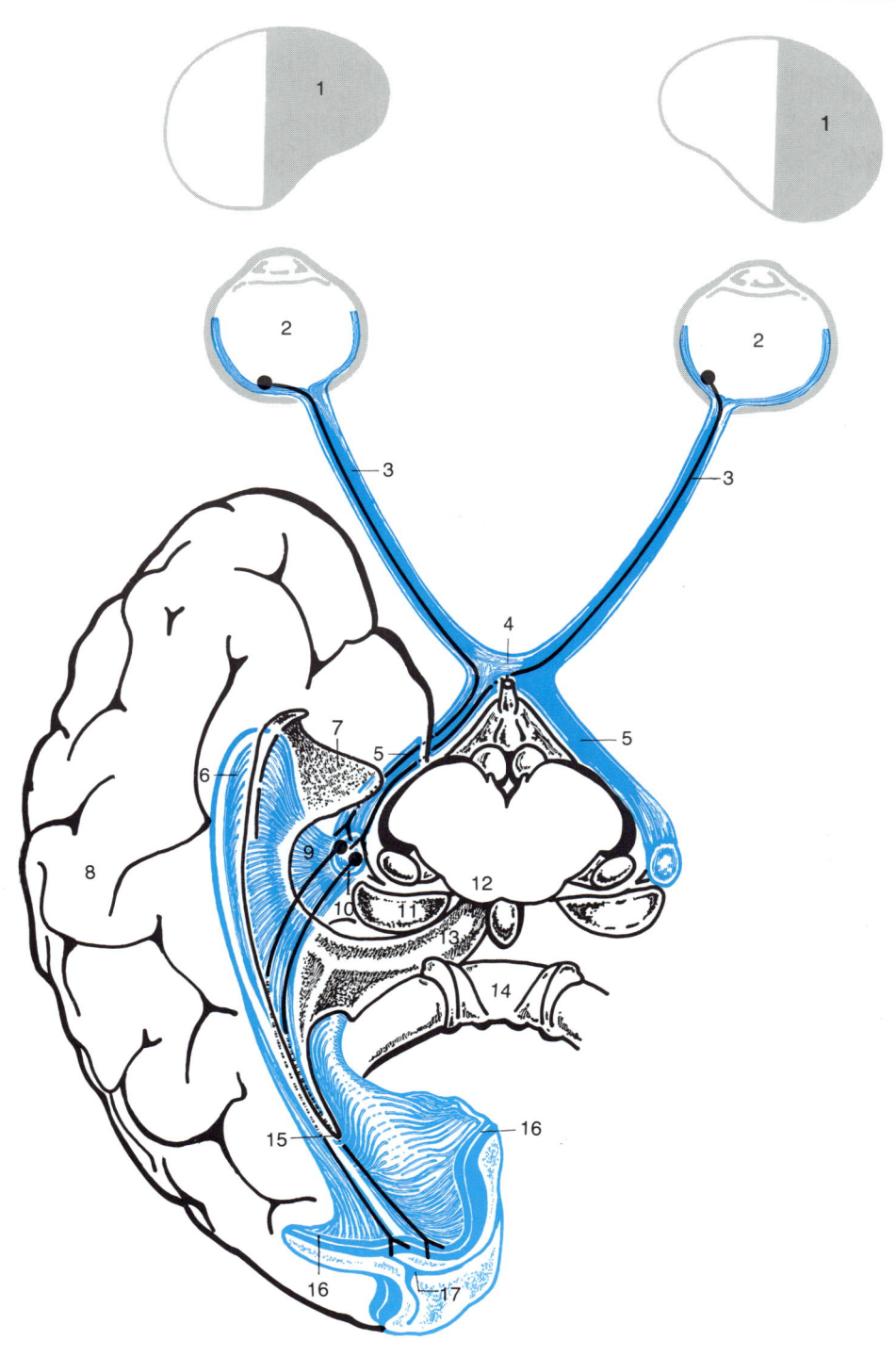

Abb. 126 Visuelles System in der Ansicht von kaudal. Zwischen den beiden Tr. optici liegen basale Teile des Zwischenhirns und das Mittelhirn. Von dem rechten Endhirn wurde nur der Schläfen- und Hinterhauptslappen abgebildet. Zwei homonyme Gesichtsfeldhälften wurden grau gerastert. Das Schaltbild zeigt den Weg von den entsprechenden Retinahälften bis zur Sehrinde. Nach (299).

auch knöcherne Destruktionen der Sellaregion. Bei Läsionen des Tr. opticus und/oder Corpus geniculatum laterale resultiert eine homonyme Hemianopsie der Gegenseite. Die höhere Sensitivität, die multiplanare Schichttechnik und das Fehlen der CT-Aufhärtungsartefakte im Bereich der Schädelbasis erklärt den bevorzugten Einsatz der MRT bei Verdacht auf Läsionen des N. opticus und des Chiasma opticum.

Bei Prozessen im Bereich der Radiatio optica findet sich als klinisches Symptom eine homonyme Quadrantenanopsie oder eine homonyme Hemianopsie. Daneben gibt es Reizsymptome als Photopsien, aber auch eine Amaurosis fugax. Bei vaskulären oder traumatischen Störungen der Sehrinde beider Seiten kann eine Rindenblindheit resultieren.

292 Neurofunktionelle Systeme

1 Discus nervi optici
2 Retina
3 N. opticus

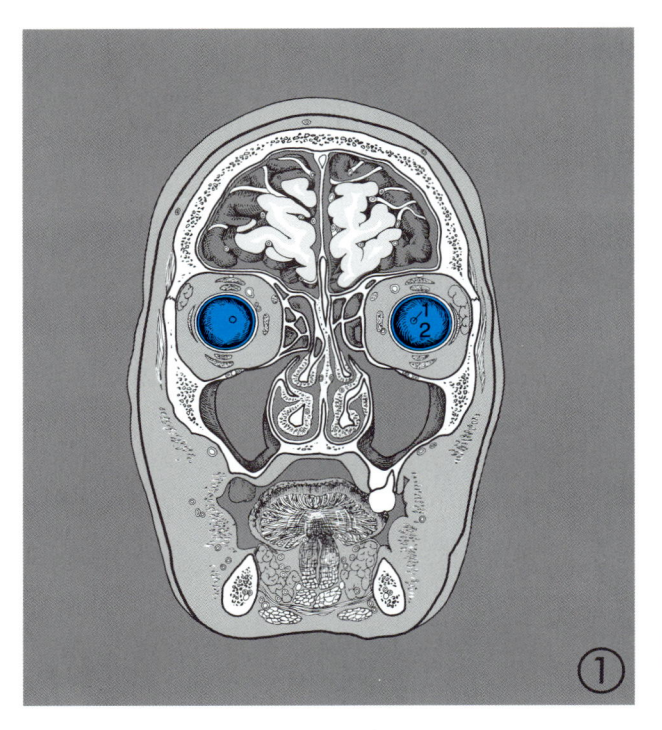

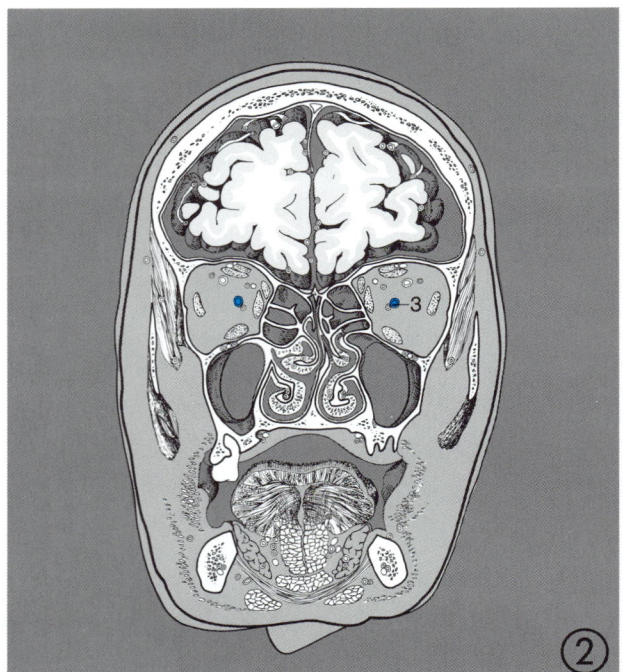

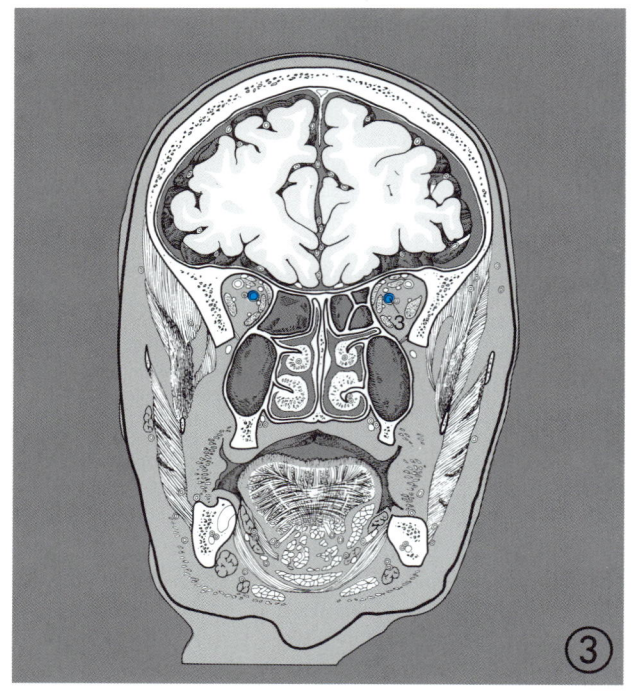

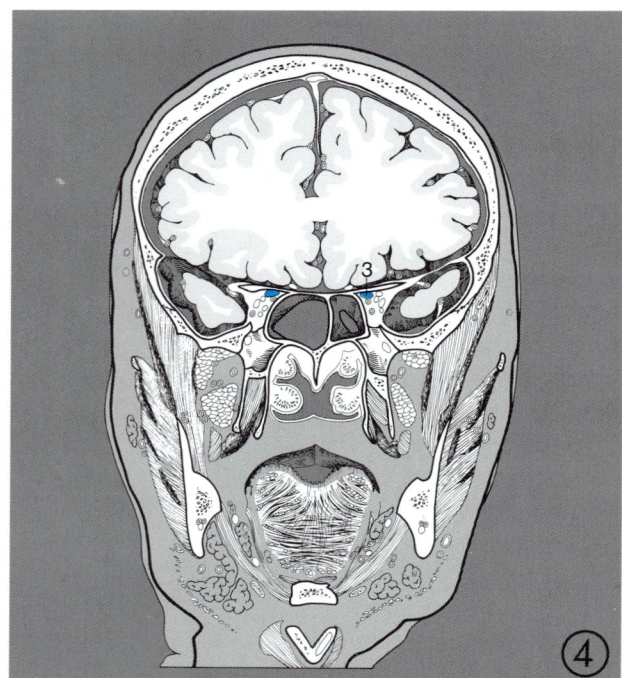

Abb. 127 Frontale Serienbilder des visuellen Systems. Die Radiatio optica ist nach (419) eingetragen. Die Zahl im Kreis gibt die Nummer der jeweiligen Scheibe an (s. Abb. 1, 2a, 2b, 3).

Visuelles System 293

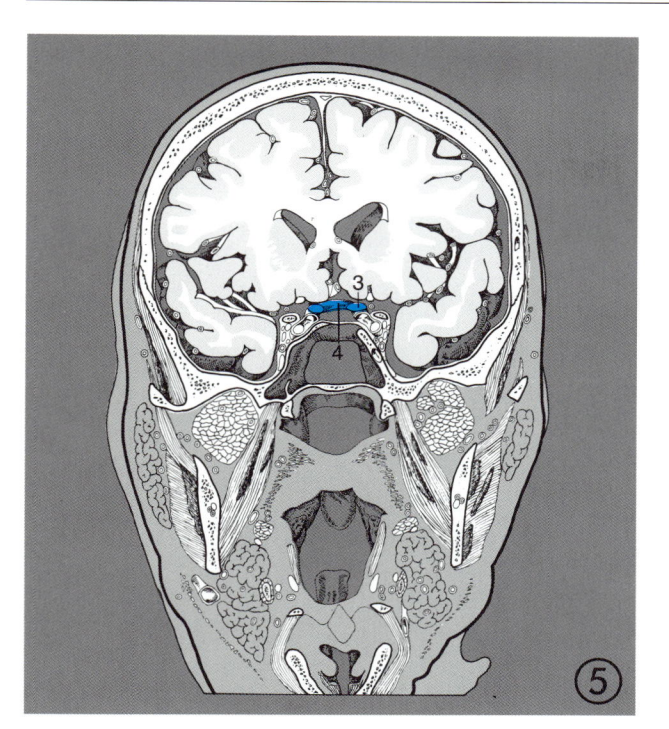

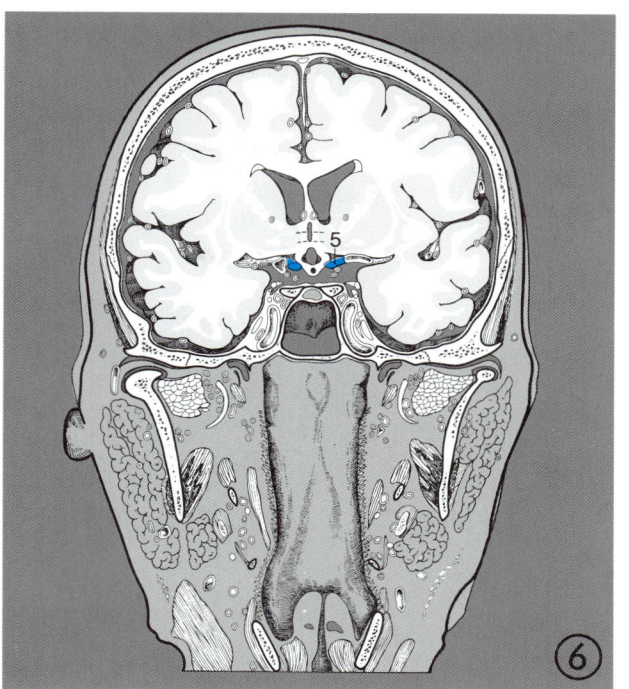

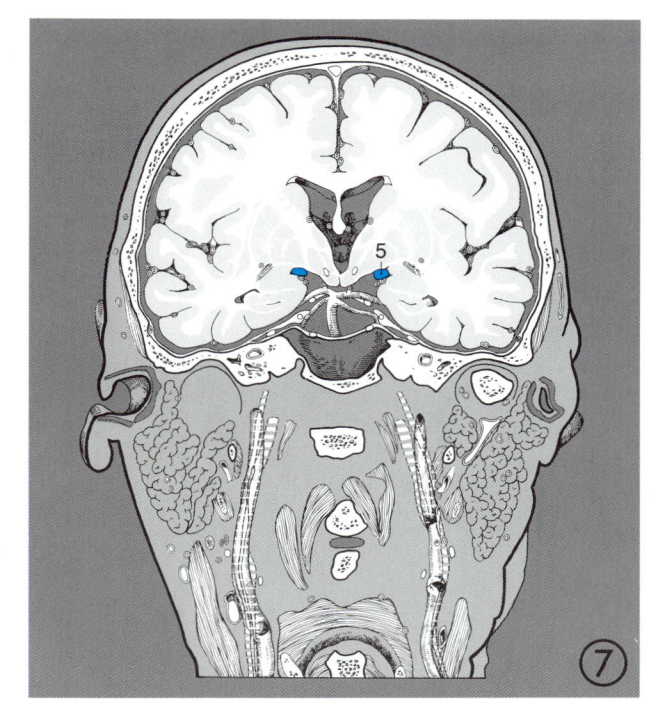

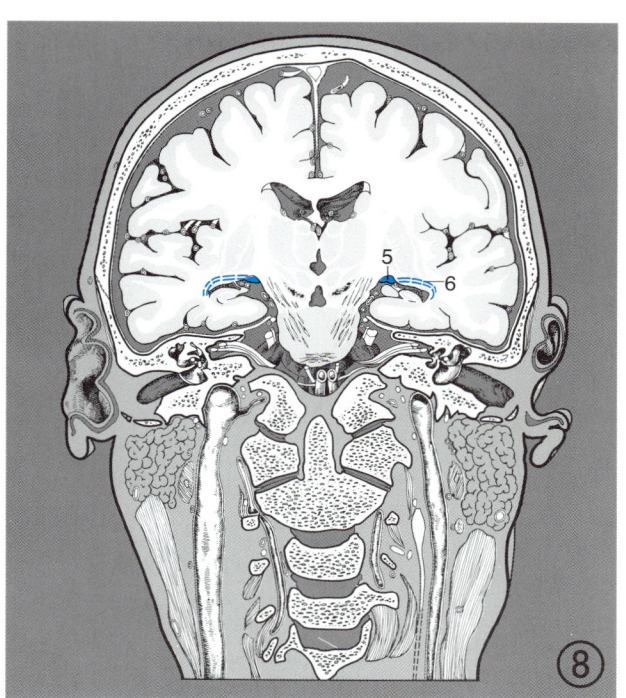

3 N. opticus
4 Chiasma opticum
5 Tr. opticus
6 Radiatio optica, Meyer Loop

294 Neurofunktionelle Systeme

7 Corpus geniculatum laterale
8 Radiatio optica
9 Area striata, untere Lippe

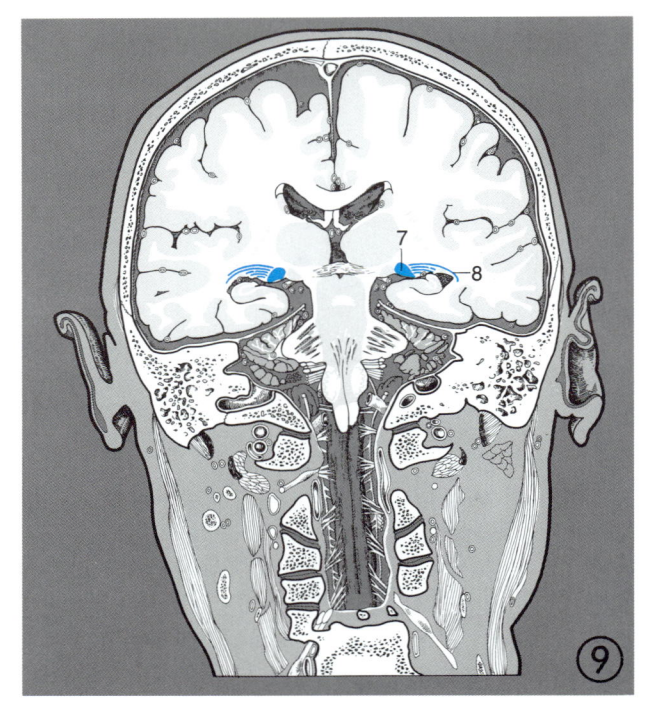

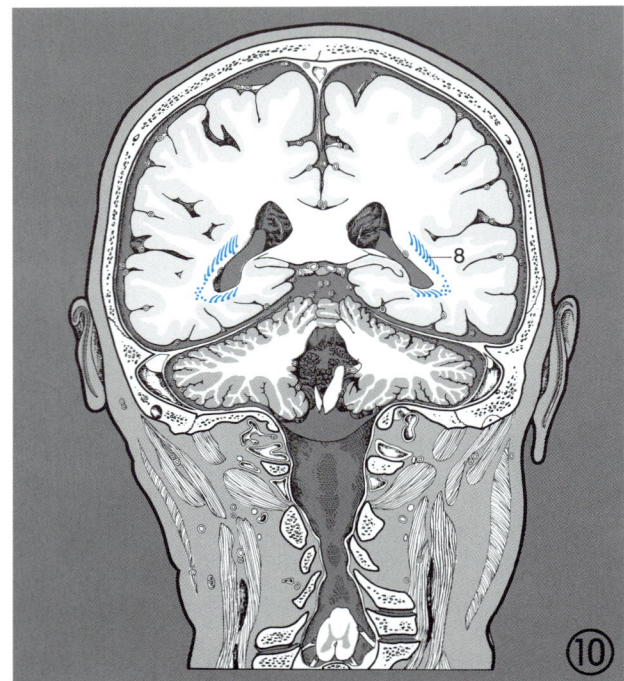

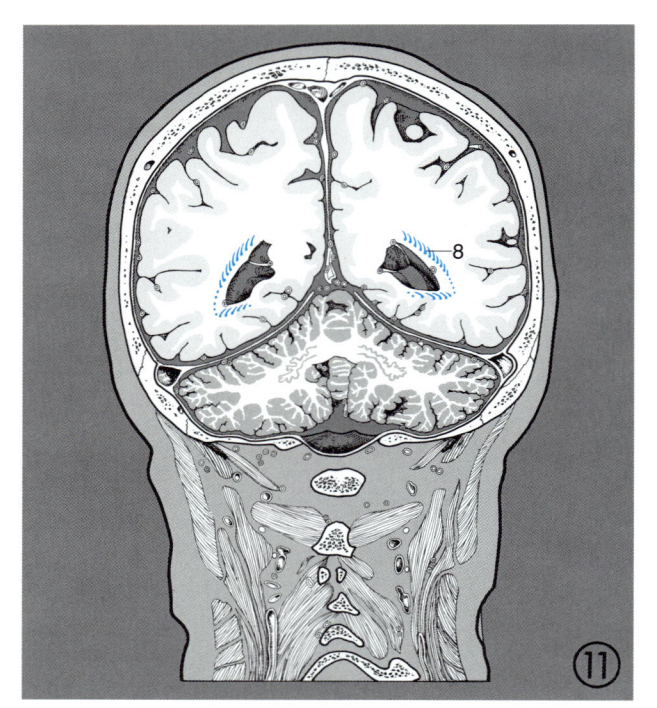

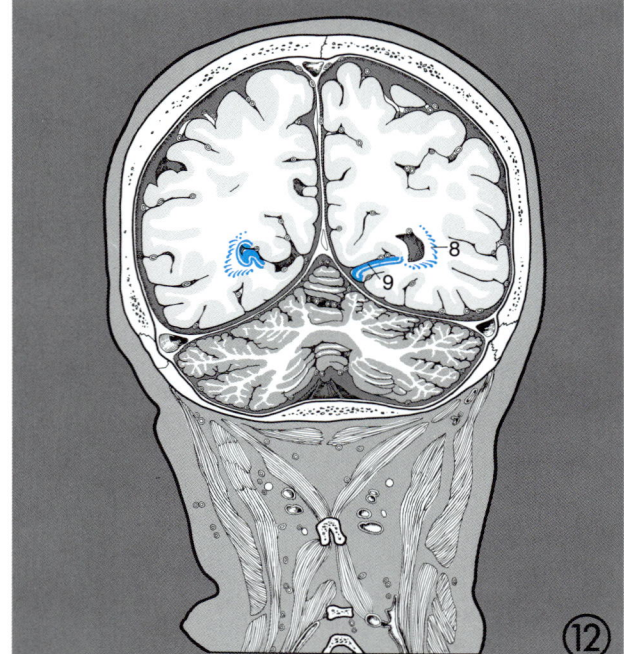

Abb. 127 Frontale Serienbilder des visuellen Systems. Die Radiatio optica ist nach (419) eingetragen. Die Zahl im Kreis gibt die Nummer der jeweiligen Scheibe an (s. Abb. 1, 2a, 2b, 3).

Visuelles System 295

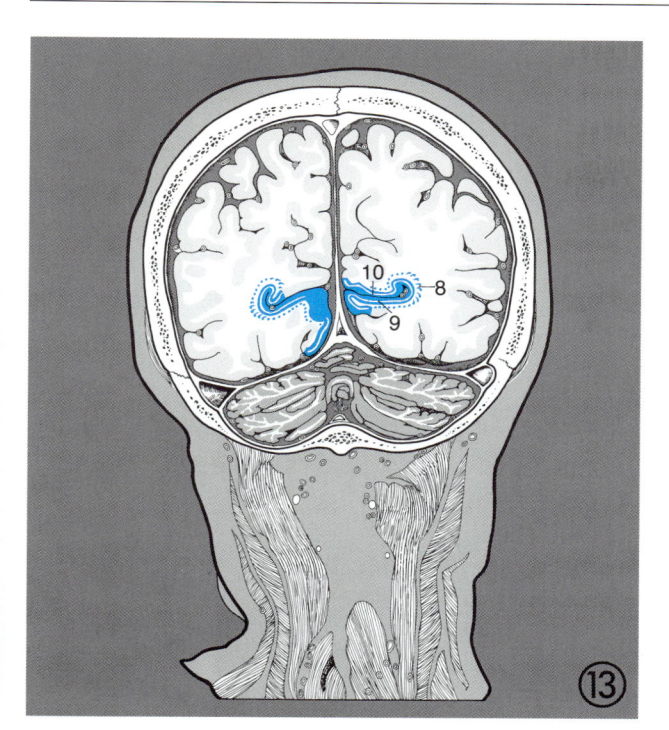

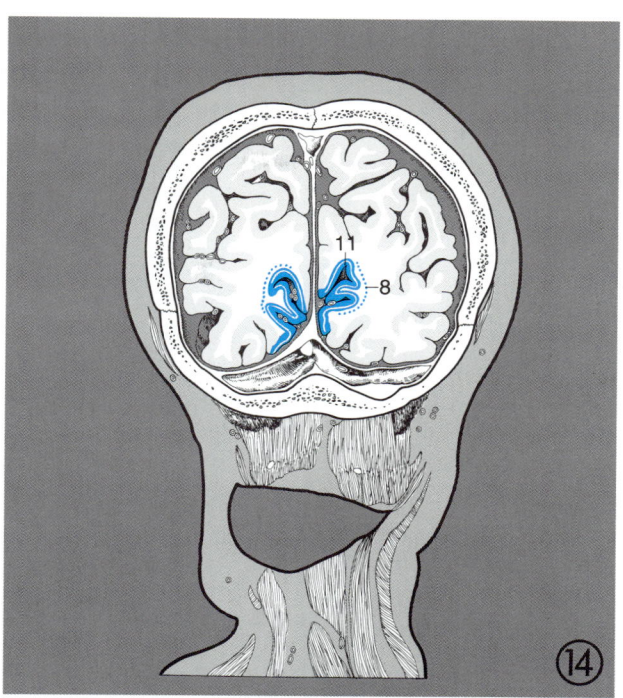

8 Radiatio optica
9 Area striata, untere Lippe
10 Area striata, obere Lippe
11 Area striata

296 Neurofunktionelle Systeme

1 N. opticus
2 Chiasma opticum
3 Tr. opticus (innerhalb der Scheibe)
4 Area striata, obere Lippe
5 Area striata, untere Lippe
6 N. opticus (innerhalb der Scheibe)
7 Tr. opticus
8 Corpus geniculatum laterale (innerhalb der Scheibe)
9 Radiatio optica
10 Area striata
11 Retina
12 Radiatio optica (innerhalb der Scheibe)

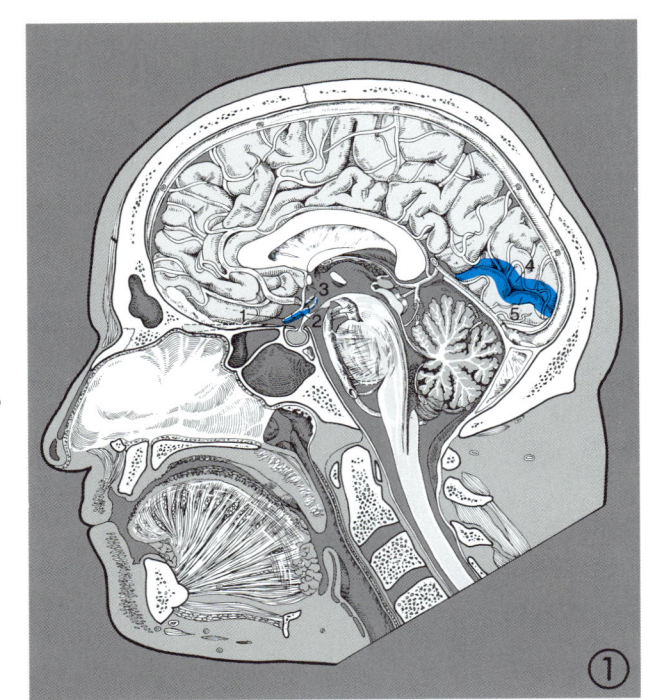

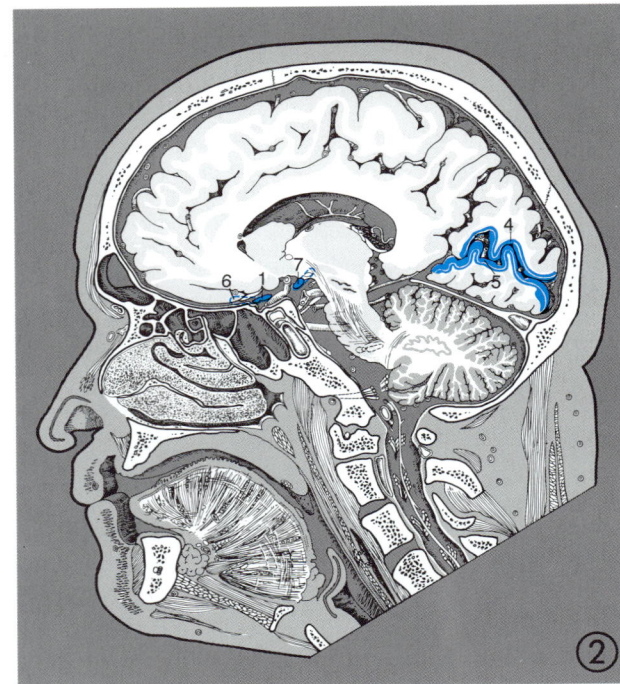

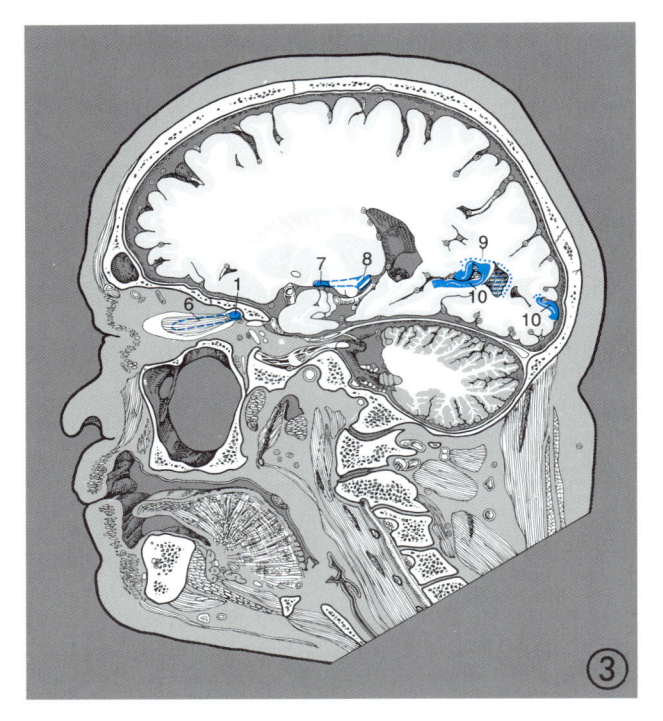

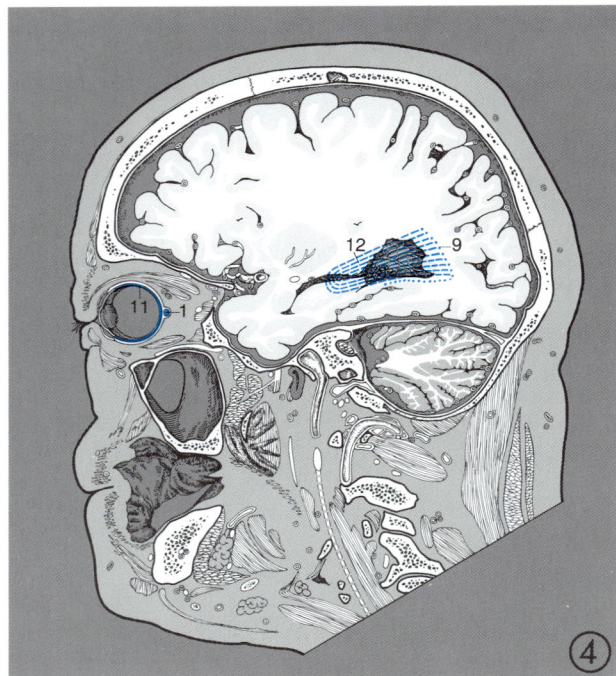

Abb. 128 Sagittale Serienbilder des visuellen Systems. Die Radiatio optica ist nach (419) eingetragen. Die Zahl im Kreis gibt die Nummer der jeweiligen Scheibe an (s. Abb. 29, 30a, 30b, 31).

Visuelles System 297

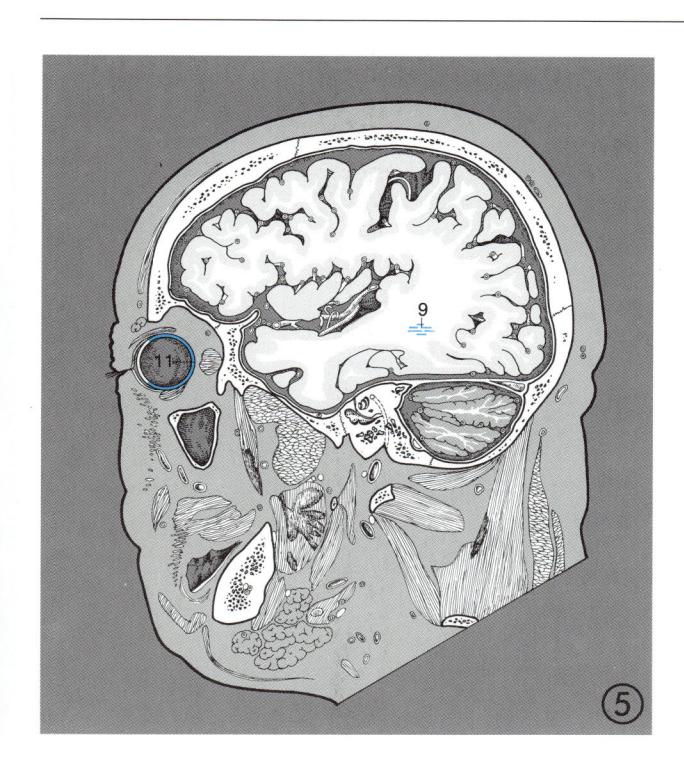

9 Radiatio optica
11 Retina

298 Neurofunktionelle Systeme

1 Retina
2 N. opticus
3 Chiasma opticum

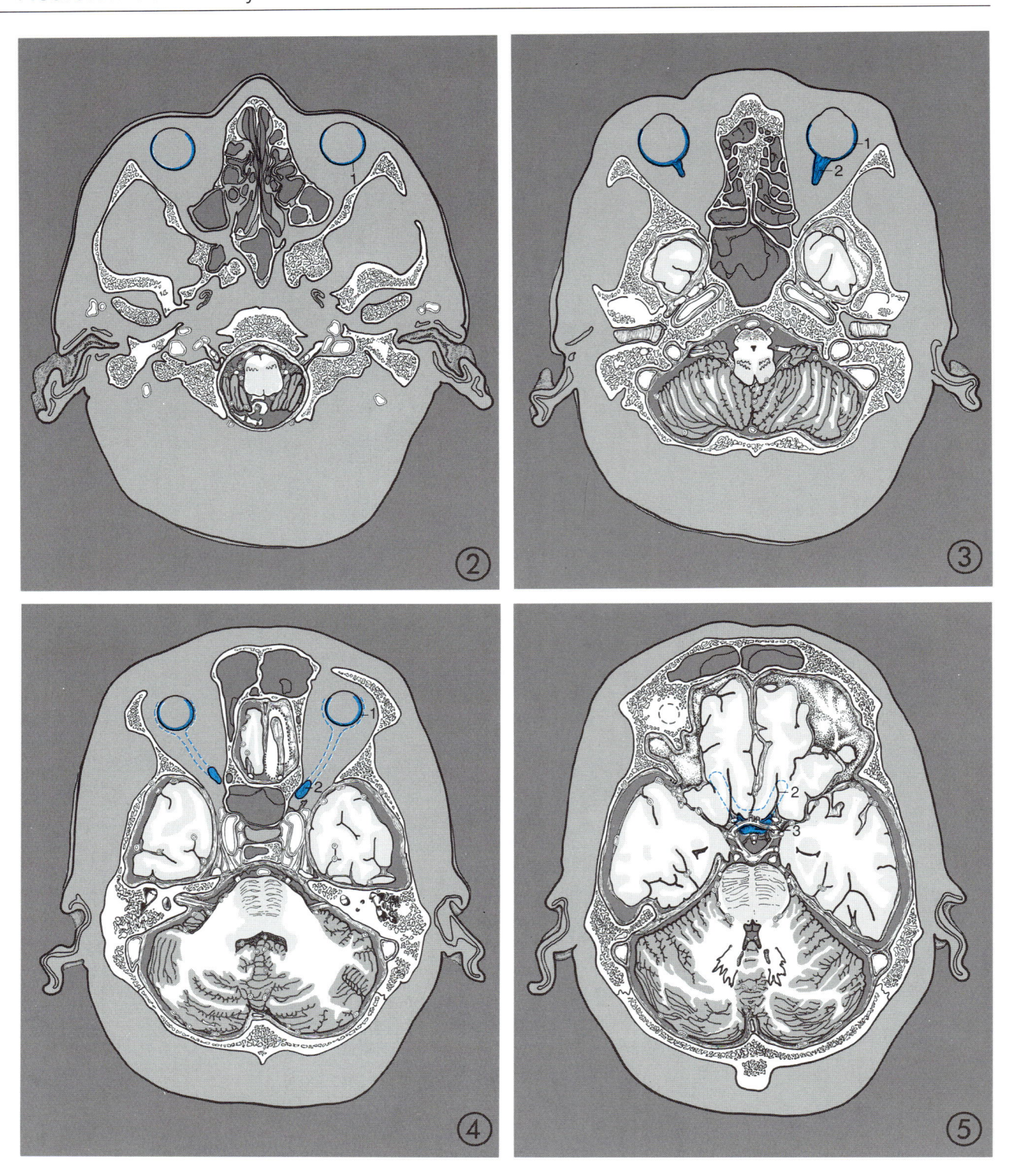

Abb. 129 Kanthomeatal orientierte Serienbilder des visuellen Systems. Die Zahl im Kreis gibt die Nummer der jeweiligen Scheibe an (s. Abb. 44, 45a, 45b, 46).

Visuelles System   299

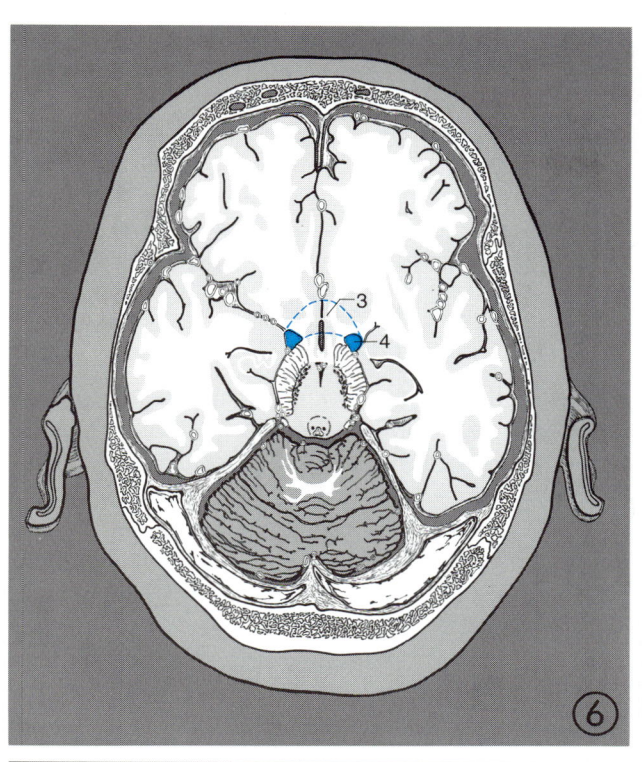

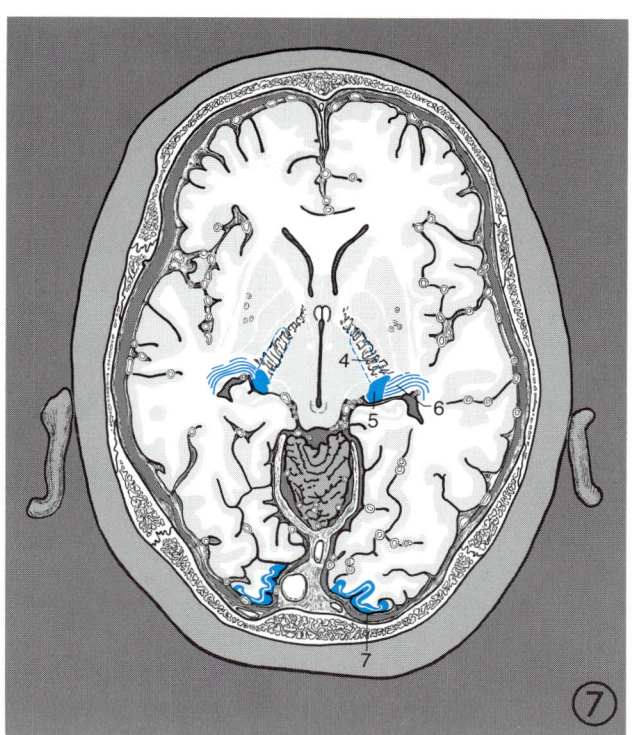

3 Chiasma opticum
4 Tr. opticus
5 Corpus geniculatum laterale
6 Radiatio optica
7 Area striata

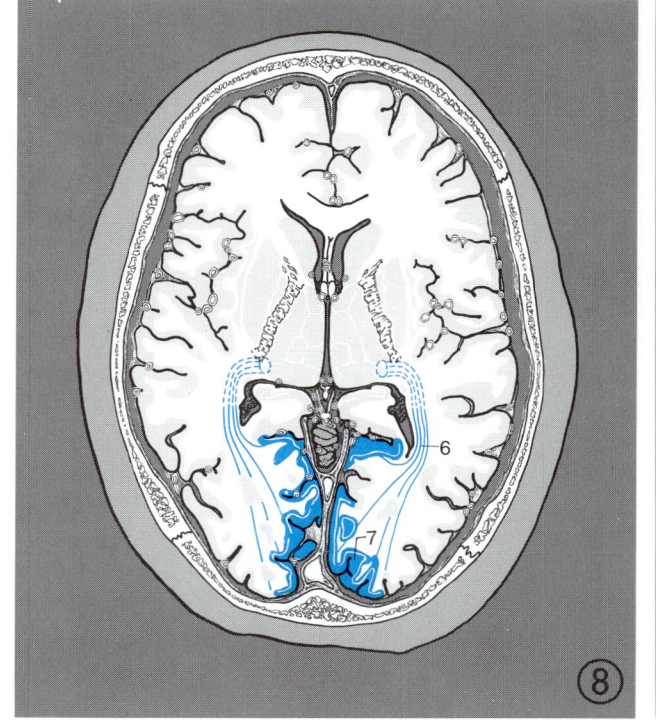

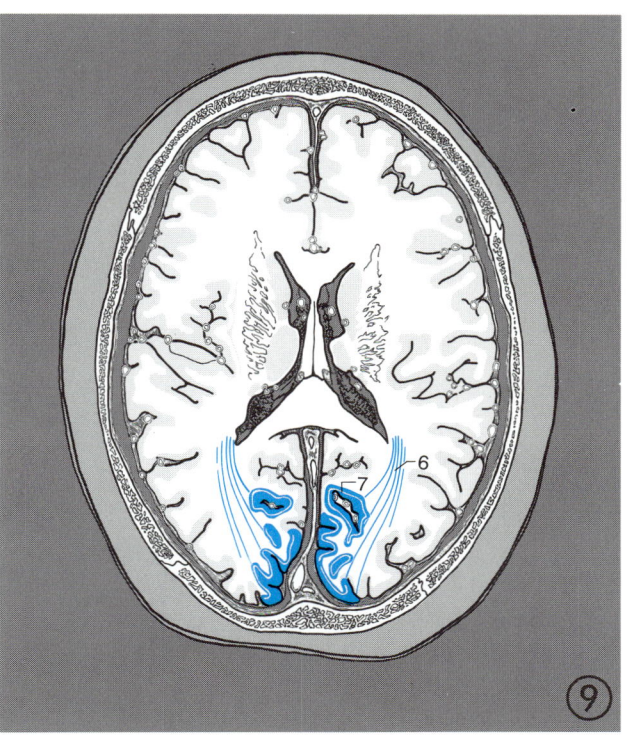

6.7 Olfaktorisches System
(Abb. 147, 130, 131)

Am Zenit der beiden Nasenhöhlen dicht unter der Lamina cribrosa des Siebbeins befindet sich das Riechepithel. Es enthält in einem Areal von 2 cm² die Riechzellen. Etwa 20 zentrale Fortsätze auf jeder Seite durchdringen die Lamina cribrosa als Nn. olfactorii. Im Bulbus olfactorius endet das 1. Neuron an knäuelartig zusammengelagerten Synapsen, den Riechglomeruli. Sie stellen die Kontakte zu den Mitralzellen her. Beim Menschen ist der Bulbus olfactorius klein und reduziert, verglichen mit Affen und Menschenaffen (404). Er ist im Mittel 10 mm lang, 4.5 mm breit und in der Vertikalen abgeplattet (376).

Die Neuriten der Mitralzellen bilden den Tr. olfactorius. Er zieht zu kleinen, am Gehirn basal gelegenen Arealen des Endhirns, die dem Paleocortex zugerechnet werden. Der Tr. olfactorius teilt sich in eine mediale und laterale Stria olfactoria. Die mediale Stria olfactoria läuft auf ein Zentrum unter dem Balkenknie zu: dem Trigonum olfactorium, das dem Tuberculum olfactorium der Makrosmatiker entspricht. Die Stria olfactoria lateralis zieht nach lateral, biegt scharf um den Inselrand herum und strahlt in die präpiriforme und periamygdaläre Rinde des G. semilunaris (Abb. 52b.15) ein (405). Diese kleinen Rindenareale liegen versteckt in dem Winkel zwischen dem Schläfenlappen und dem Rand der benachbarten Insel. Die periamygdaläre Rinde ist ein Teil des Corpus amygdaloideum. Die Riechbahn zieht also ungekreuzt zur ipsilateralen Hirnrinde. Über die Commissura anterior (rostralis) sind die Riechzentren beider Seiten miteinander verbunden.

Klinische Hinweise

Ein Ausfall des Geruchssinnes geht mit einer subjektiven Störung der Geschmacksempfindung einher, weil olfaktorische und gustatorische Signale wahrscheinlich gemeinsam kortikal verarbeitet werden. Eine Minderung des Geruchsvermögens tritt bei Affektionen der Nasenschleimhaut und bei Schädigung der Nn. olfactorii sowie Bulbi olfactorii häufig postkontusionell, aber auch bei Meningeom der Olfaktoriusrinne auf. Ein einseitiger Ausfall wird spontan fast nie bemerkt. Geruchsillusionen können bei Läsionen im Bereich der Riechbahn und als begleitendes Symptom bei Schläfenlappenepilepsie auftreten (sogenannte Uncinatuskrisen).

1 Bulbus olfactorius
2 Tr. olfactorius

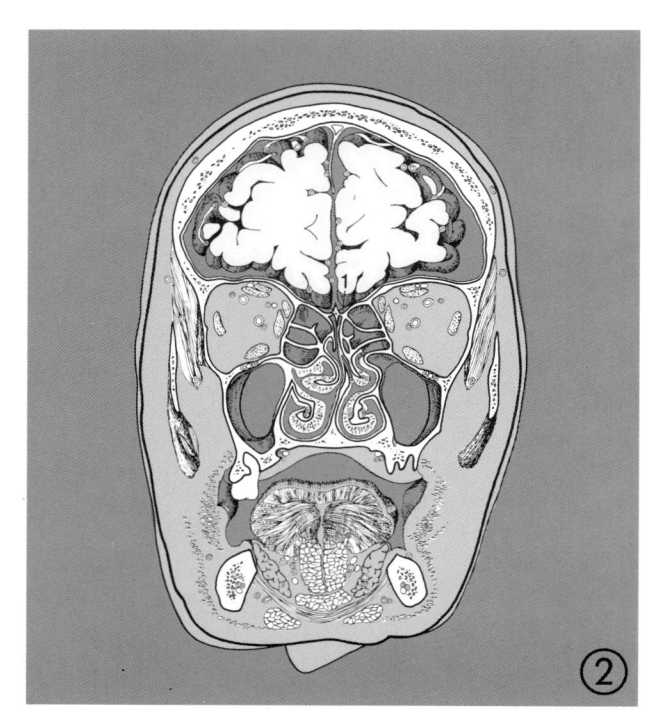

Abb. 130 Frontale Serienbilder des olfaktorischen Systems. Die Zahl im Kreis gibt die Nummer der jeweiligen Scheibe an (s. Abb. 1, 2a, 2b, 3).

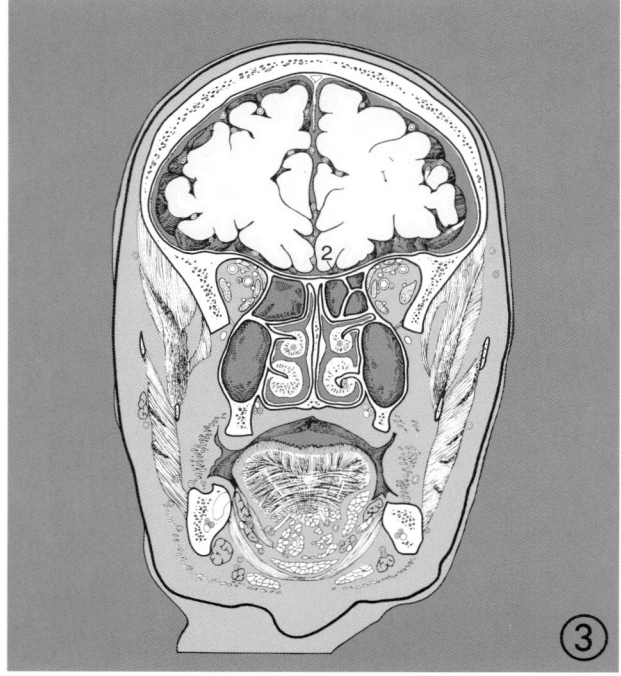

Olfaktorisches System 301

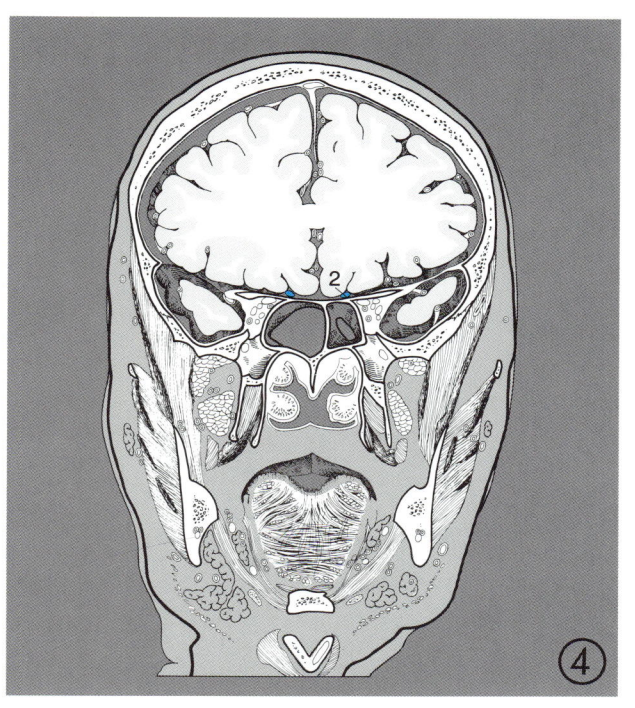

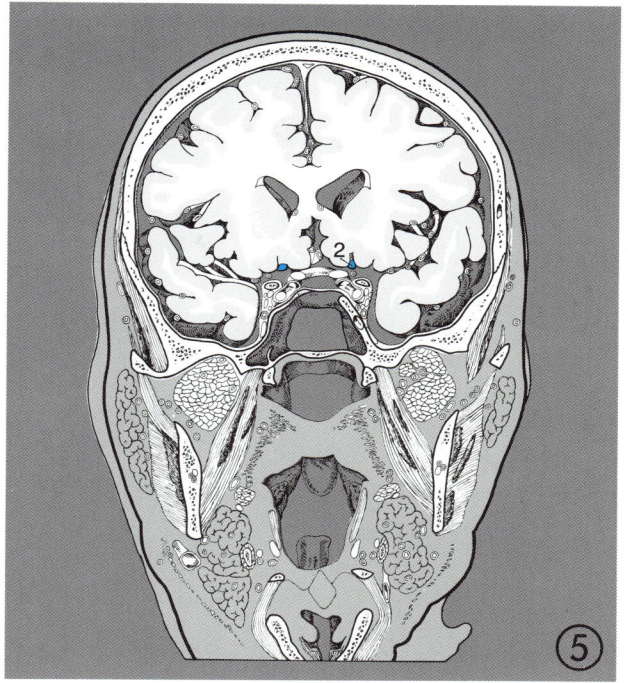

2 Tr. olfactorius
3 Stria olfactoria lateralis
4 präpiriformes und periamygdaläres Rindenareal
5 periamygdaläres Rindenareal

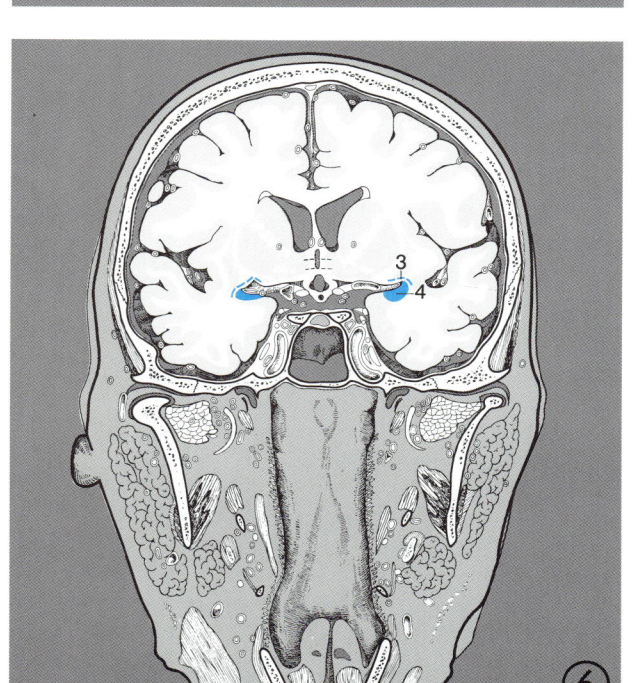

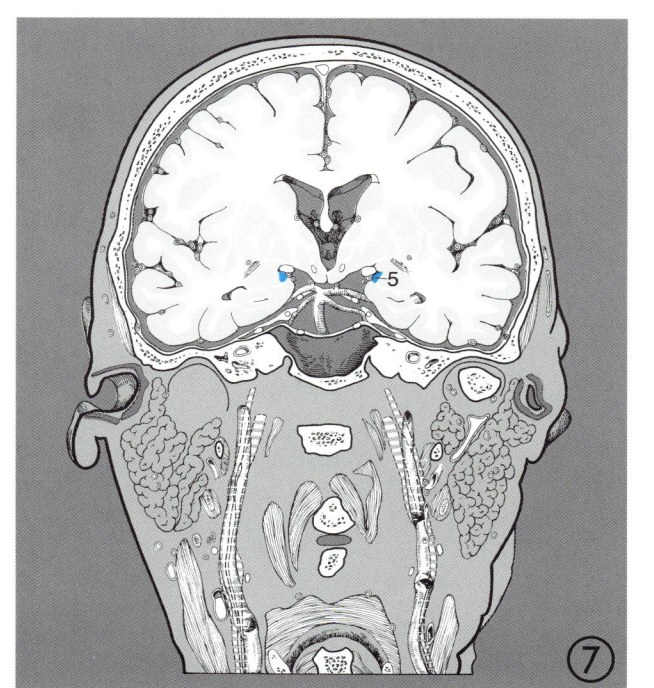

Abb. 130 Frontale Serienbilder des olfaktorischen Systems. Die Zahl im Kreis gibt die Nummer der jeweiligen Scheibe an (s. Abb. 1, 2a, 2b, 3).

302 Neurofunktionelle Systeme

1 Bulbus olfactorius
2 Tr. olfactorius
3 Trigonum olfactorium
  (innerhalb der Scheibe)
4 präpiriformes und
  periamygdaläres
  Rindenareal (teilweise
  innerhalb der Scheibe)

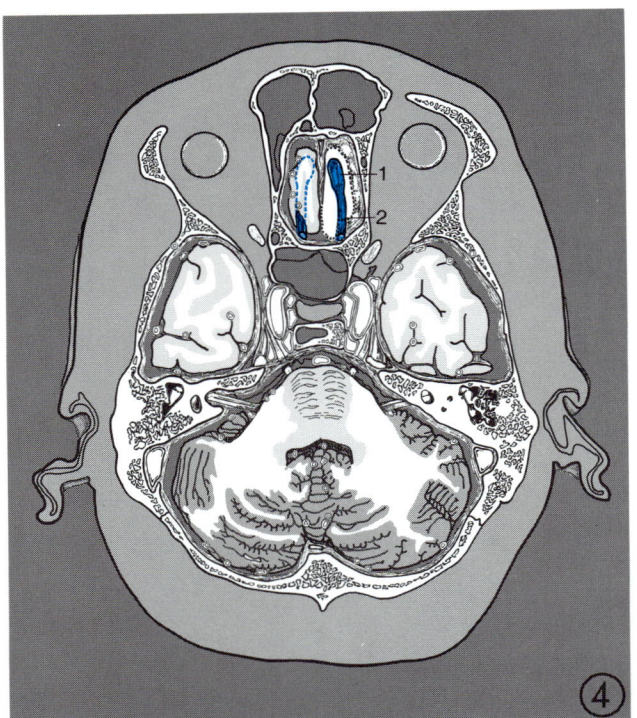

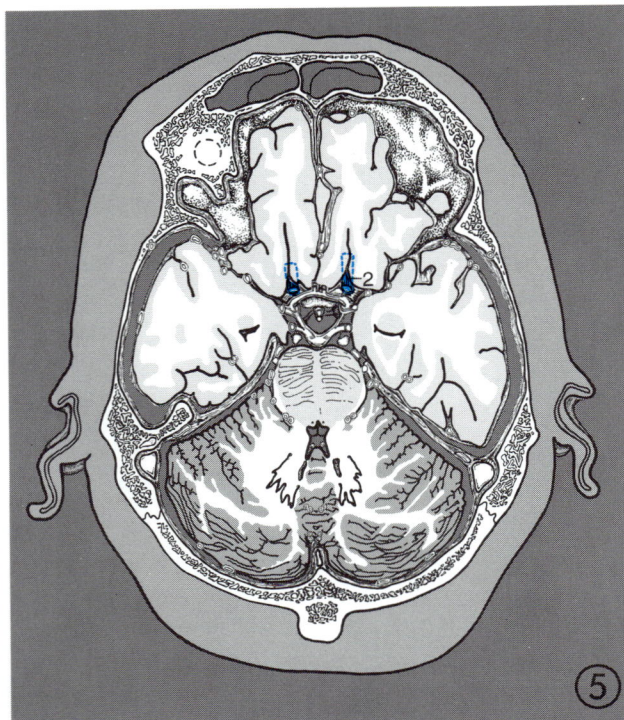

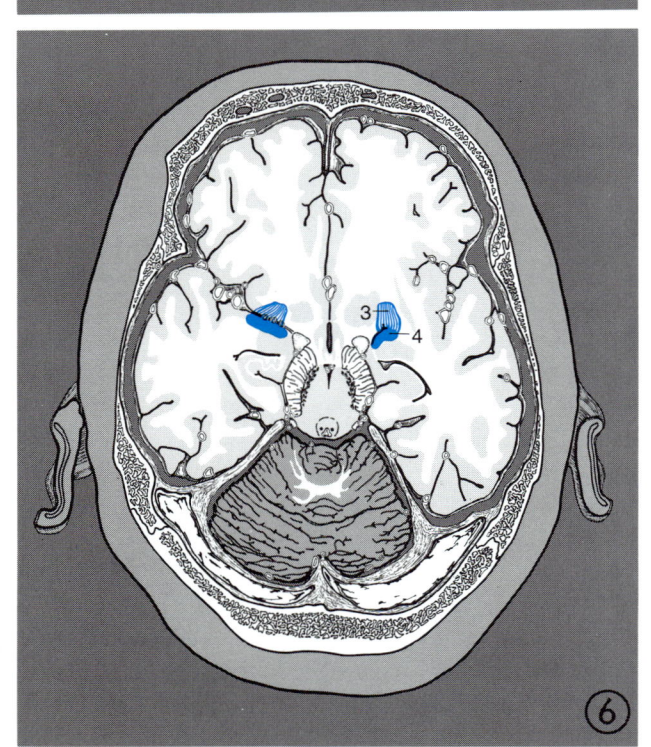

Abb. 131 Kanthomeatal orientierte Serienbilder des olfaktorischen Systems. Die Zahl im Kreis gibt die Nummer der jeweiligen Scheibe an (s. Abb. 44, 45a, 45b, 46).

6.8 Motorische Systeme

Kortikale und subkortikale Neurone sind synaptisch mit den Motoneuronen des Mittelhirns, des Pons, der Medulla oblongata und des Rückenmarks verbunden (231, 232, 233). Die anatomischen und physiologischen Forschungen der letzten Jahrzehnte zeigten enge Verbindungen über Rückkopplungsschleifen zwischen kortikalen und subkortikalen Nervenzellen, so daß das klassische Konzept von zwei getrennten motorischen Systemen − dem pyramidalen (willkürlichen) System und dem extrapyramidalen (unwillkürlichen) System − erweitert werden muß (216). Schon die Alltagserfahrung zeigt, daß willkürliche Bewegungen wie Gehen oder Laufen mit Automatismen (Mitpendeln der Arme) verbunden sind und deshalb in Wirklichkeit meist willkürlich-unwillkürliche Bewegungen sind. Entsprechend ist die Pyramidenbahn für einzelne Systeme der Basalganglien wie für den striatothalamischen Hauptleitungsbogen (s.u.) ein wesentlicher Weg der Ausgangssignale.

In der Neuropathologie und in der Klinik können neurologische Symptome mehr dem pyramidalen System oder bestimmten Systemen der Basalganglien zugeordnet werden (Beispiel: nach Ausfall der Pyramidenbahn → Reflex nach Babinski oder nach Läsion der Substantia nigra → Auftreten einer Akinese). Wir werden deshalb den Begriff pyramidales System beibehalten. Gesondert werden die einzelnen Systeme der Basalganglien behandelt.

Für die klinische Befunderhebung sind Störungen der Motorik erstrangig. Vielfach ist eine ausreichende Prüfung auch bei bewußtseinsgestörten oder nur partiell kooperierenden Patienten möglich. Mitunter sind die motorischen Störungen so augenfällig, daß bereits eine orientierende Prüfung für eine grobe topische Zuordnung ausreichend ist und dringliche spezielle diagnostische oder therapeutische Maßnahmen vorbereitet werden können, bevor die subtile Erhebung des klinischen Gesamtbefundes erfolgt.

Eine zentrale Schädigung des sogenannten 1. motorischen Neurons ist charakterisiert durch eine Parese, durch Erlöschen physiologischer Fremdreflexe (z.B. Bauchhautreflexe) und durch das Auftreten pathologischer Reflexe der Babinski-Gruppe. Außerdem entwickelt sich mehr oder weniger rasch, abhängig von der Lokalisation der Läsion, eine spastische Tonuserhöhung der gelähmten Extremitäten. Schließlich entsteht ein charakteristisches Lähmungsbild mit in der Regel distaler Betonung und häufig eine Prädilektionshaltung (z.B. Wernicke-Mann).

6.8.1 Pyramidales System
(Abb. 132-135)

Das pyramidale System beginnt in den Pyramidenzellen der motorischen Endhirnrinde vor und hinter dem Sulcus centralis in G. precentralis, G. postcentralis und in der näheren Umgebung. Zytoarchitektonisch sind es hauptsächlich die Areale 4 und 6, außerdem die Areale 3, 1, 2 und 5, in denen zwei Regionen, das primäre motorische Rindenfeld und das Supplementärfeld, liegen. Die Areale hinter dem Sulcus centralis sind sensomotorisch (80, 152, 243).

Das primäre motorische Rindenfeld weist eine feine somatotope Ordnung auf. An der Medialfläche der Hemisphäre liegen die Nervenzellen, die die Motoneurone für die Beinmuskeln versorgen. Von der Mantelkante in Richtung auf den Sulcus lateralis folgen Felder mit der Innervation für die Rumpfmuskeln, Armmuskeln, mimischen Muskeln, Kaumuskeln, Zungenmuskeln, Kehlkopfmuskeln. Alle Motoneurone erhalten ihre Zuflüsse von kontralateral. Zusätzliche ipsilaterale Innervationen bekommen die Kerngebiete für die Kaumuskeln und die Kehlkopfmuskeln, bei den mimischen Muskeln nur die Mm. frontales und Mm. orbiculares oculi.

Das motorische Supplementärfeld (45) liegt zwischen der Area 4 und der paralimbischen Übergangsrinde auf der medialen Fläche des G. frontalis superior vor dem Lobus paracentralis. Es zeigt nur eine grobe somatotope Ordnung. Von den motorischen Rindenfeldern verlaufen die Fibrae corticospinales zu den Motoneuronen des Rückenmarks und die Fibrae corticonucleares zu den motorischen Hirnnervenkernen. Bei beiden Bahnen sind teilweise Interneurone zwischengeschaltet, die in Höhe der Motoneurone liegen.

Nach neuen Untersuchungen wird die Position der corticospinalen Bahnen im dorsalen Teil des hinteren Schenkels der Capsula interna angegeben (92, 144, 145, 146, 220, 351, 419). Dabei kreuzen die Bahnen auf die Gegenseite und enden direkt oder indirekt über Interneurone an den Motoneuronen. Die Fibrae corticonucleares ziehen abwärts durch die Capsula interna, verlaufen durch das Crus cerebri und erreichen im Tegmentum des Pons und der Medulla oblongata die motorischen Hirnnervenkerne V, VII, IX, X, XII und teilweise XI. Die motorischen Hirnnervenkerne V, IX, X erhalten von den ipsilateralen motorischen Rindenfeldern eine zusätzliche Versorgung und sind somit bilateral innerviert. Die Ursprungskerne des XI. und XII. Hirnnervs werden nur von der kontralateralen Hirnrinde versorgt. Der Ursprungskern des N. facialis hat zwei verschieden innervierte Gebiete. Die Motoneurone für den M. frontalis und den M. orbicularis oculi werden ipsilateral und kontralateral versorgt, die Motoneurone für die übrige mimische Muskulatur nur kontralateral.

Die Kenntnis der ipsi- und kontralateralen und der nur kontralateralen Versorgung im Ursprungskern des N. facialis ist für die diagnostische Unterscheidung zwischen zentraler und peripherer Fazialislähmung notwendig. Fallen in der Capsula interna auf der einen Seite (apoplektischer Insult) die Fibrae

Neurofunktionelle Systeme

1 G. postcentralis mit sensomotorischem Rindenareal
2 Sulcus centralis
3 G. precentralis
4 motorische Rinde (Area 4)
5 prämotorische Rinde (Area 6)
6 Cauda nuclei caudati
7 Tr. corticospinalis
8 Caput nuclei caudati
9 Putamen
10 Substantia nigra
11 Cerebellum
12 Pons
13 Medulla oblongata
14 Decussatio pyramidum

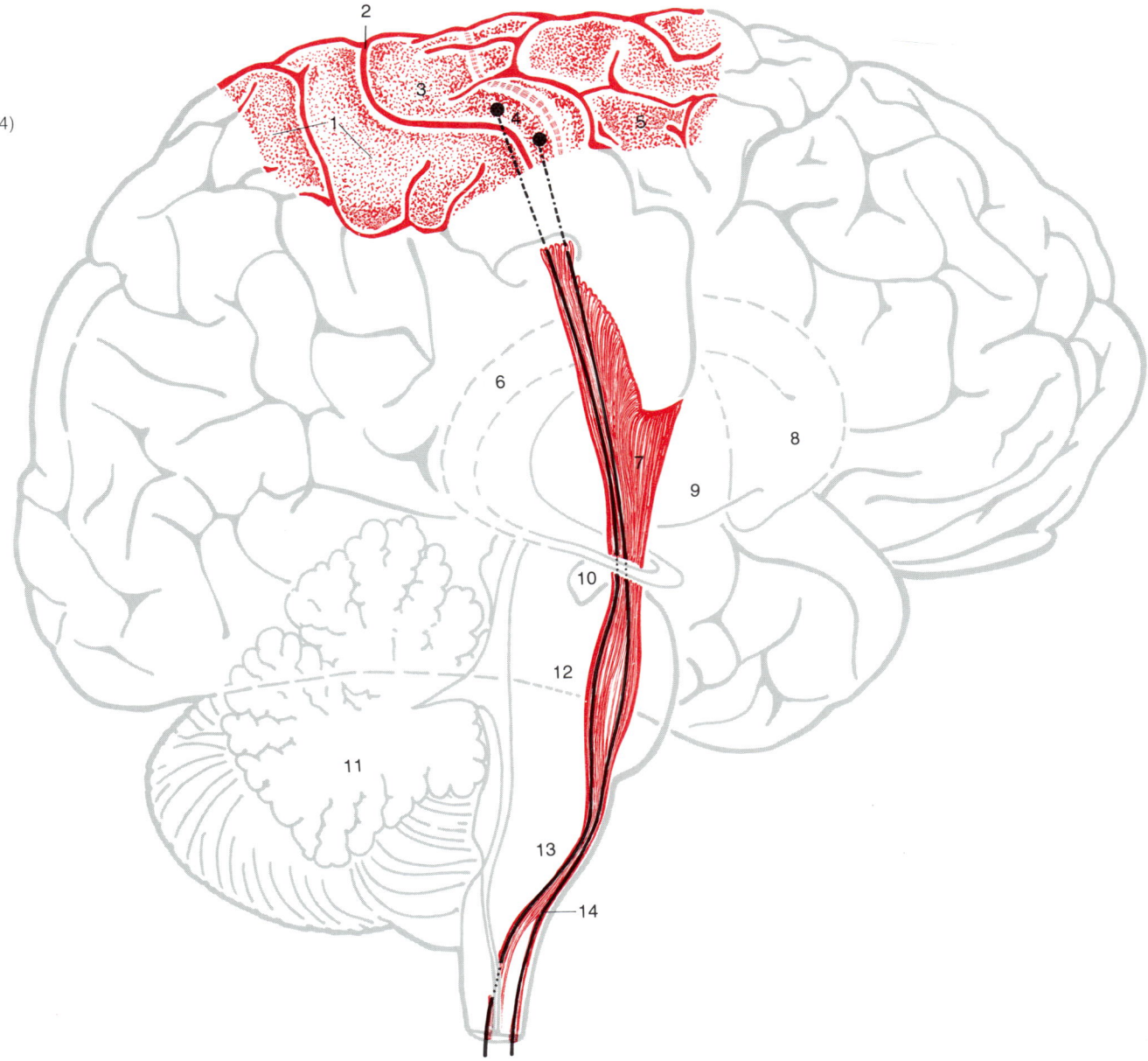

Abb. 132 Pyramidenbahn in Seitenansicht. Der Ursprung der Pyramidenbahn in der Endhirnrinde und das lange kortikofugale System wurden transparent gezeichnet. Der Hirnstamm und das Kleinhirn wurden in der Mittellinie durchschnitten und jeweils die rechte Hälfte mit Ausnahme der Pyramidenbahn und der Substantia nigra entfernt. Nach (299).

corticonucleares aus, dann tritt kontralateral eine Lähmung der mimischen Muskulatur mit Ausnahme des M. frontalis und M. orbicularis oculi auf. Der Patient kann auf der betroffenen Gesichtshälfte die Stirn noch runzeln, während die mimische Muskulatur der Wange und des Mundes gelähmt ist (zentrale Lähmung). Bei Durchtrennung des N. facialis sind alle mimischen Muskeln der gleichen Seite ausgefallen (periphere Lähmung).

Die Fibrae corticospinales (Pyramidenbahn) leiten motorische Impulse zu den kontralateralen spinalen Motoneuronen (446). Von den somatotop orientierten Feldern der Großhirnrinde ziehen die Neuriten der kleinen und großen Pyramidenzellen durch die Capsula interna, das Crus cerebri, den basalen Teil der Brücke und die Medulla oblongata. Hier bildet die Pyramidenbahn beiderseits eine strangförmige Vorwölbung, die Pyramide (daher der Name!). Am Übergang zwischen Medulla oblongata und Rückenmark kreuzen bis zu 90% der Fasern in der Decussatio pyramidum und bilden den Tr. corticospinalis lateralis. Er zieht im Seitenstrang abwärts. Der kleinere, noch ungekreuzte Teil verläuft im Vorderstrang als Tr. corticospinalis ventralis bis in das mittlere Thorakalmark. Er kreuzt in der entsprechenden Segmenthöhe. Die zwischen Pyramidenbahn und spinalen Motoneuronen geschalteten Interneurone verknüpfen meist mehrere Motoneurone oder sind in rückkoppelnde Hemmkreise einbezogen.

Pyramidales System

1 G. frontalis superior
2 G. frontalis medius
3 Tr. corticospinalis
4 Tr. corticospinalis im Crus cerebri (innerhalb der Scheibe)
5 motorisches Supplementärfeld
6 G. precentralis (Armmuskeln)
7 Tr. corticospinalis im Crus posterius (innerhalb der Scheibe)
8 G. precentralis
9 G. postcentralis
10 Tr. corticospinalis in der Pyramide
11 Decussatio pyramidum
12 Tr. corticospinalis ventralis im Vorderstrang (innerhalb der Scheibe)
13 Tr. corticospinalis lateralis im Seitenstrang (innerhalb der Scheibe)

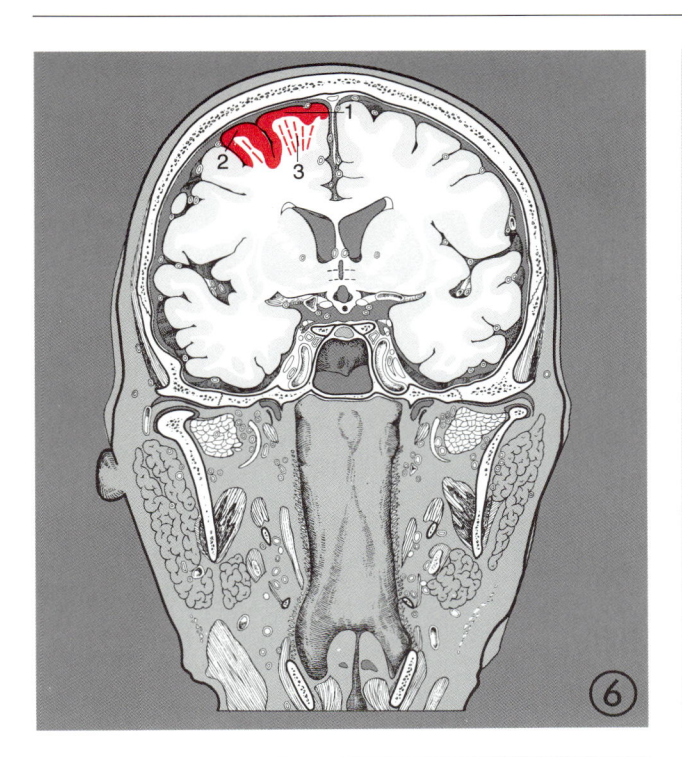

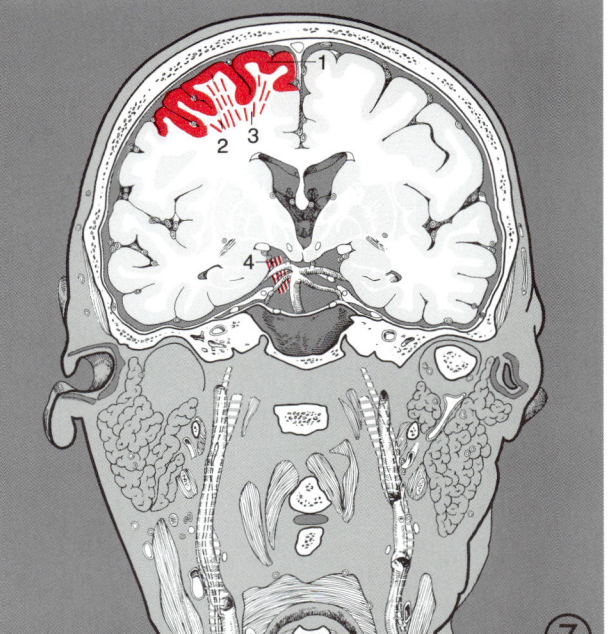

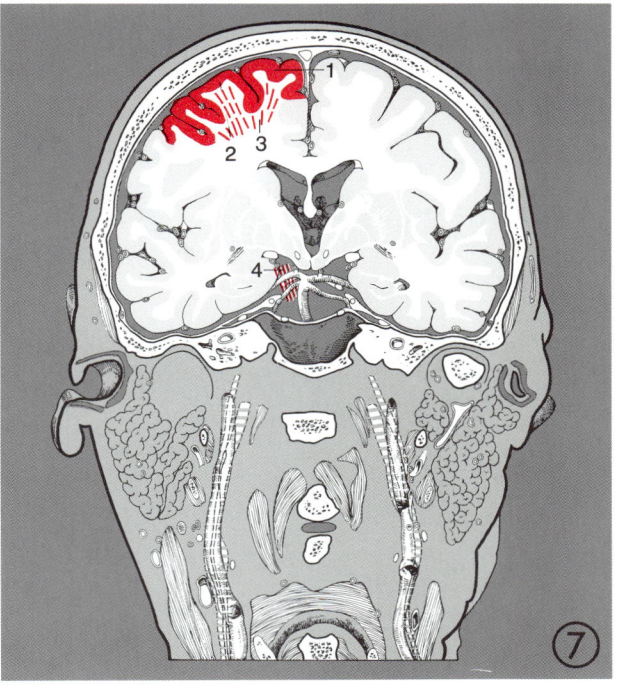

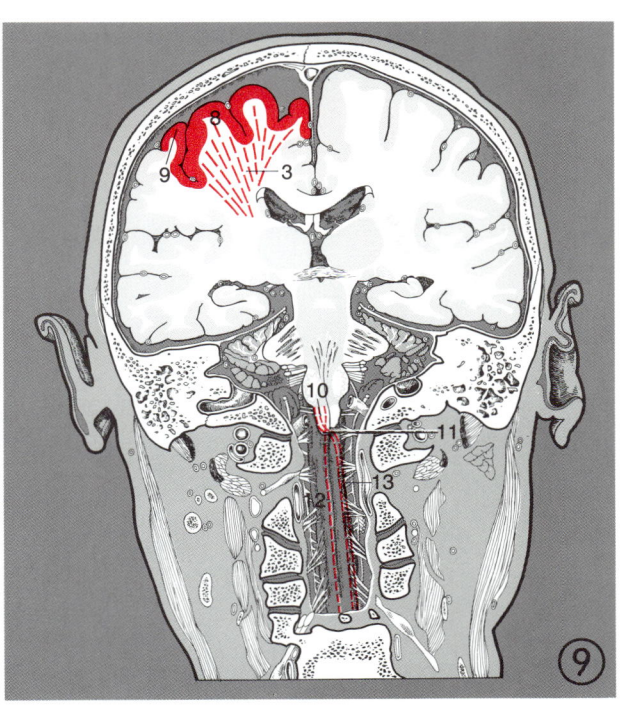

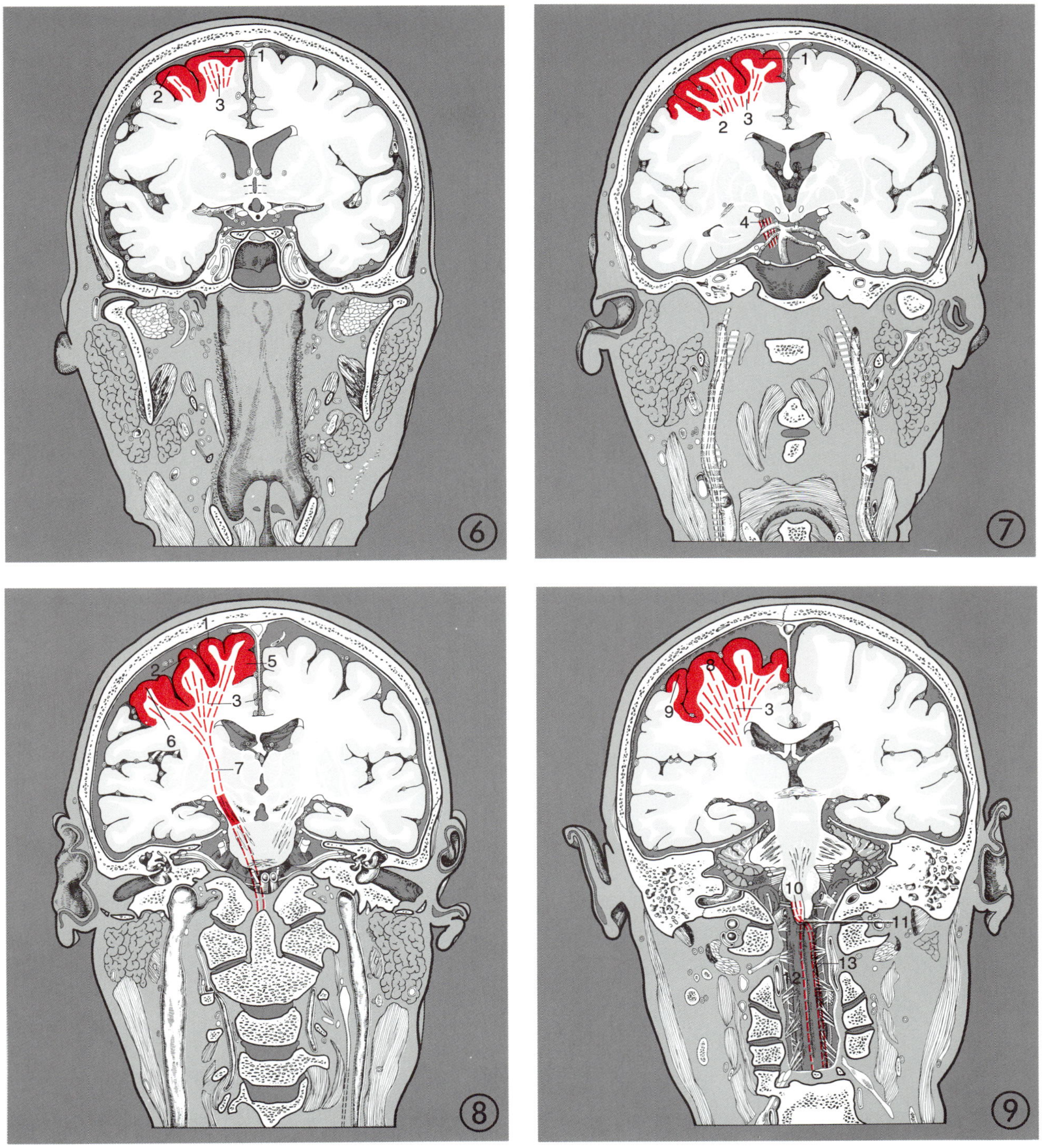

Abb. 133 Frontale Serienbilder der Pyramidenbahn und ihrer Ursprungsareale. Die Zahl im Kreis gibt die Nummer der jeweiligen Scheibe an (s. Abb. 1, 2a, 2b, 3).

Neurofunktionelle Systeme

3 Tr. corticospinalis
9 G. postcentralis
14 G. precentralis (Beinmuskeln)
15 G. precentralis (Fußmuskeln)

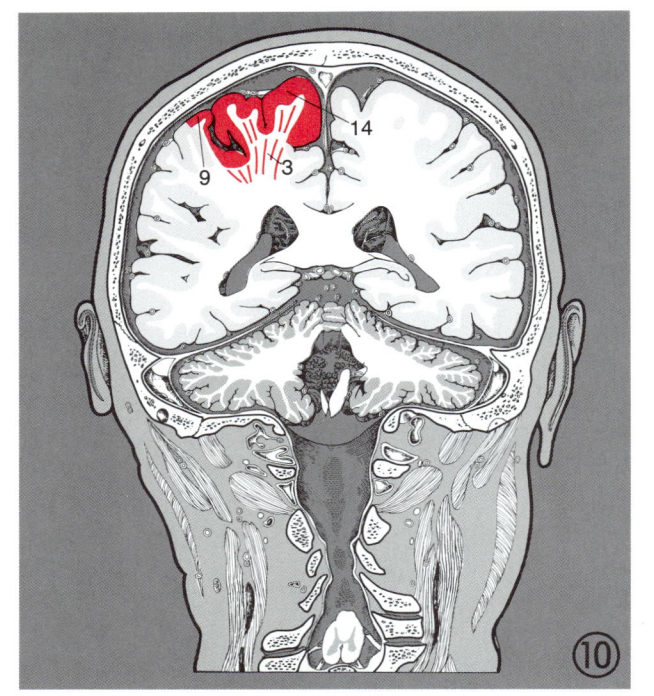

Abb. 133 Frontale Serienbilder der Pyramidenbahn und ihrer Ursprungsareale. Die Zahl im Kreis gibt die Nummer der jeweiligen Scheibe an (s. Abb. 1, 2a, 2b, 3).

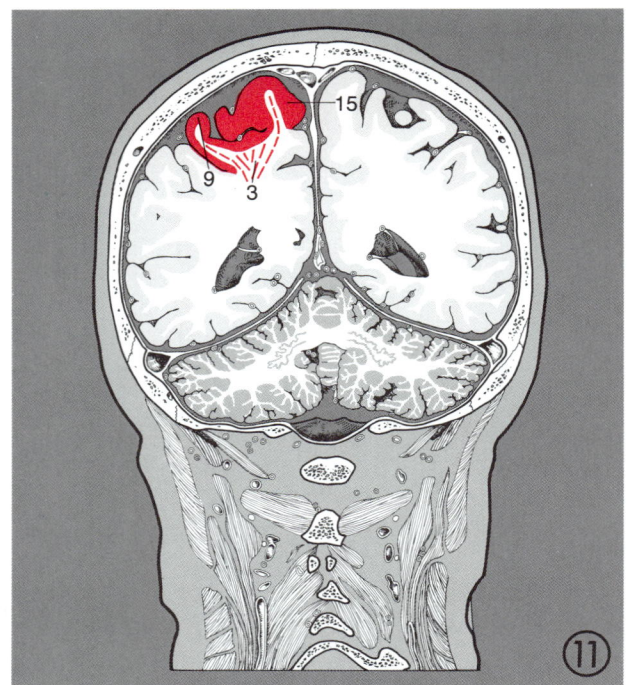

1 motorisches Supplementärfeld
2 Lobulus paracentralis
3 Tr. corticospinalis im Crus cerebri (innerhalb der Scheibe)
4 Tr. corticospinalis im Pons (innerhalb der Scheibe)
5 Tr. corticospinalis in der Pyramide
6 Decussatio pyramidum
7 Tr. corticospinalis ventralis (der Gegenseite)
8 G. precentralis (Beinmuskeln)
9 G. postcentralis
10 Tr. corticospinalis
11 Tr. corticospinalis (innerhalb der Scheibe)
12 Tr. corticospinalis im Pons

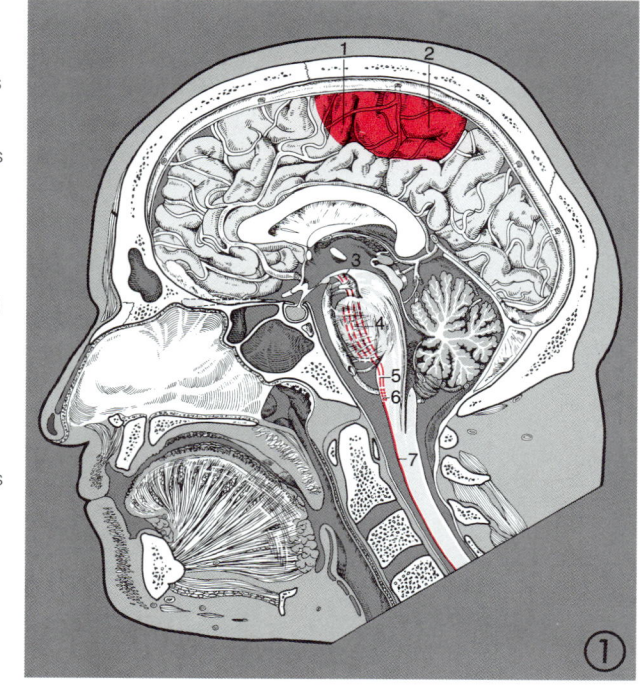

Abb. 134 Sagittale Serienbilder der Pyramidenbahn und ihrer Ursprungsareale. Die Zahl im Kreis gibt die Nummer der jeweiligen Scheibe an (s. Abb. 29, 30a, 30b, 31).

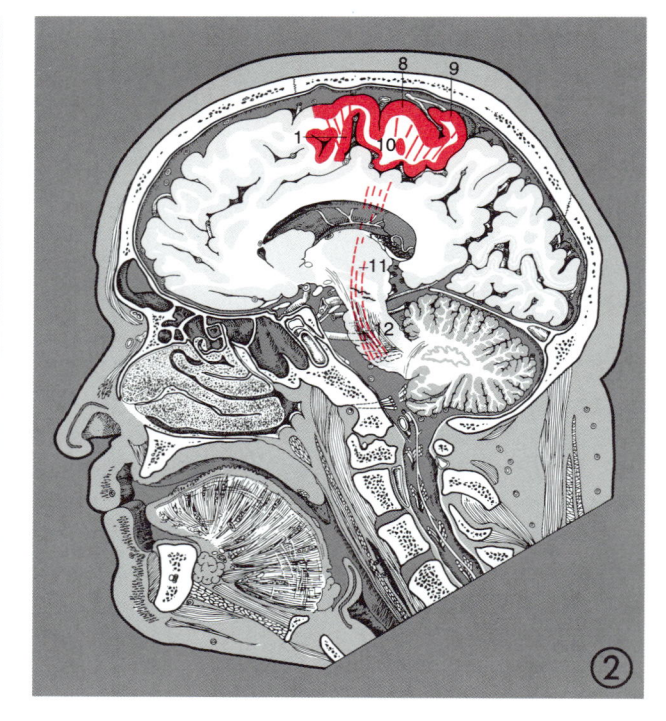

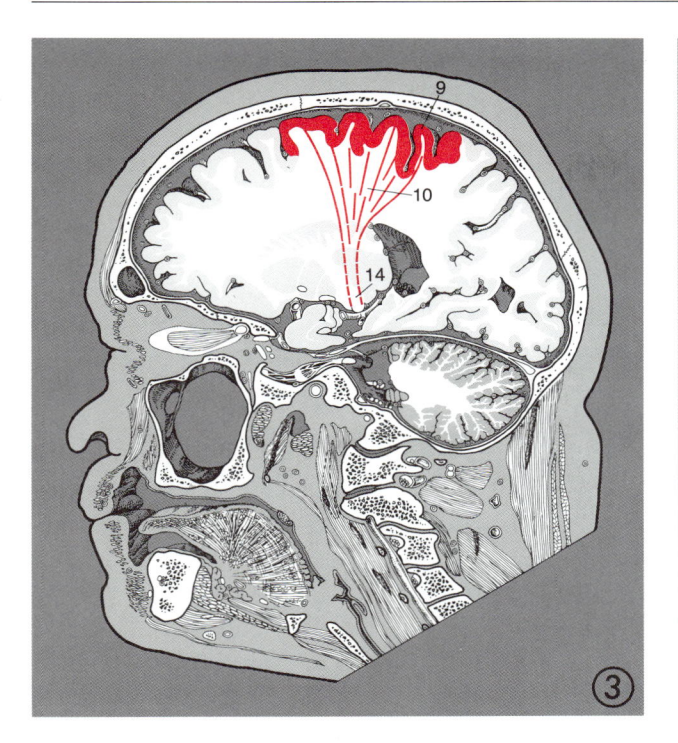

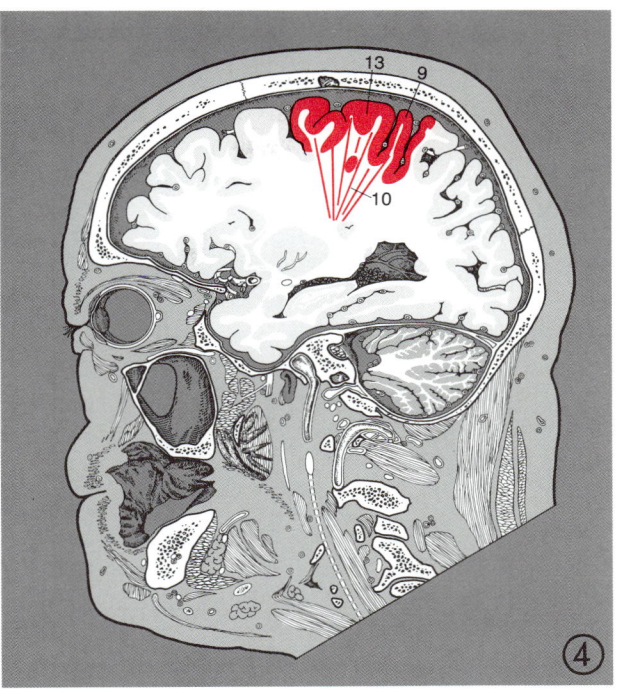

Pyramidales System 307

9 G. postcentralis
10 Tr. corticospinalis
13 G. precentralis (Armmuskeln)
14 Tr. corticospinalis im Crus posterius der Capsula interna

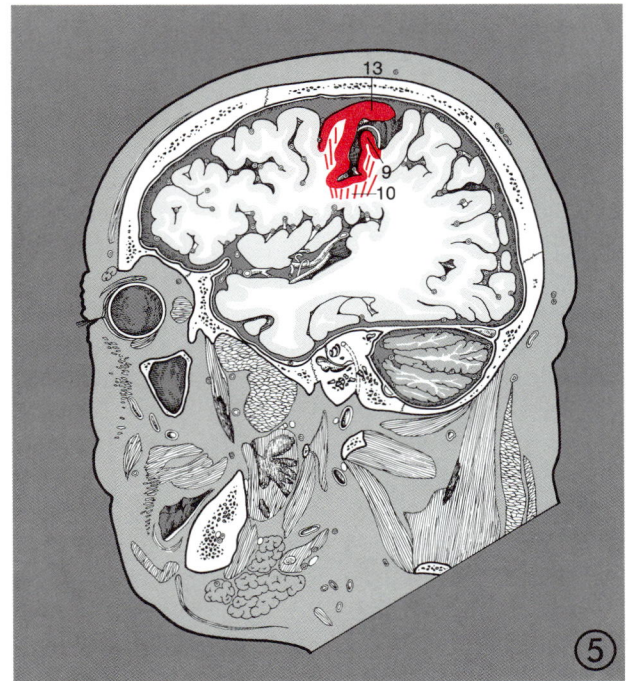

Abb. 134 Sagittale Serienbilder der Pyramidenbahn und ihrer Ursprungsareale. Die Zahl im Kreis gibt die Nummer der jeweiligen Scheibe an (s. Abb. 29, 30a, 30b, 31).

Klinische Hinweise

Die somatotope Gliederung der motorischen Rinde mit relativ breiter Auffächerung der Bahnen (Tr. corticonuclearis und Tr. corticospinalis) erklärt die häufig unvollständigen Lähmungen oder das Auftreten von Monoparesen bei Läsionen des motorischen Cortex oder seiner unmittelbaren Nachbarschaft. Irritative Prozesse der motorischen Rinde können zu fokalen epileptischen Anfällen führen.

Die enge Bündelung aller motorischen Fasern einer Hemisphäre in der Capsula interna hat bei Läsion in diesem Bereich eine schwere kontralaterale Halbseitenlähmung zur Folge. Die enge Topographie der motorischen Bahnen zu der sensiblen Endstrecke im hinteren Teil der inneren Kapsel korreliert bei Lähmungen mit der gleichzeitig bestehenden halbseitigen Sensibilitätsstörung. Bei zusätzlichem Ausfall des hinteren Kapselbereiches kann die Sehbahn mitgeschädigt werden. Es resultiert eine homonyme Hemianopsie der Gegenseite.

Die transkranielle Magnetstimulation ermöglicht die Funktionsbeurteilung der motorischen Bahnen durch die Bestimmung der zentralen Leitungszeit. Diese nichtinvasive Messung erfolgt durch die Erzeugung eines starken Magnetfeldes in einer über dem Vertex angelegten Kupferspule und der Messung der kontralateralen motorischen Reizantwort an der Extremität. Eine Läsion des Tr. corticospinalis führt bei Leitungsunterbrechung zum Ausfall des Antwortpotentials, bei inkompletter Schädigung zur Amplitudenreduktion (69a, 406a).

Eine Hemiparese mit zentraler Fazialislähmung und Augenmuskelstörungen spricht für eine Läsion des Mittelhirns und/oder der Brückenhaube. Schäden in Höhe von Pons und Medulla oblongata verursachen homolaterale Hirnnervenstörungen mit Schluck- und Sprechstörungen (Hirnnerven IX, X und XII) und kontralaterale Hemiparesen.

308 Neurofunktionelle Systeme

1 Tr. corticospinalis lateralis
2 Tr. corticospinalis ventralis
3 Tr. corticospinalis

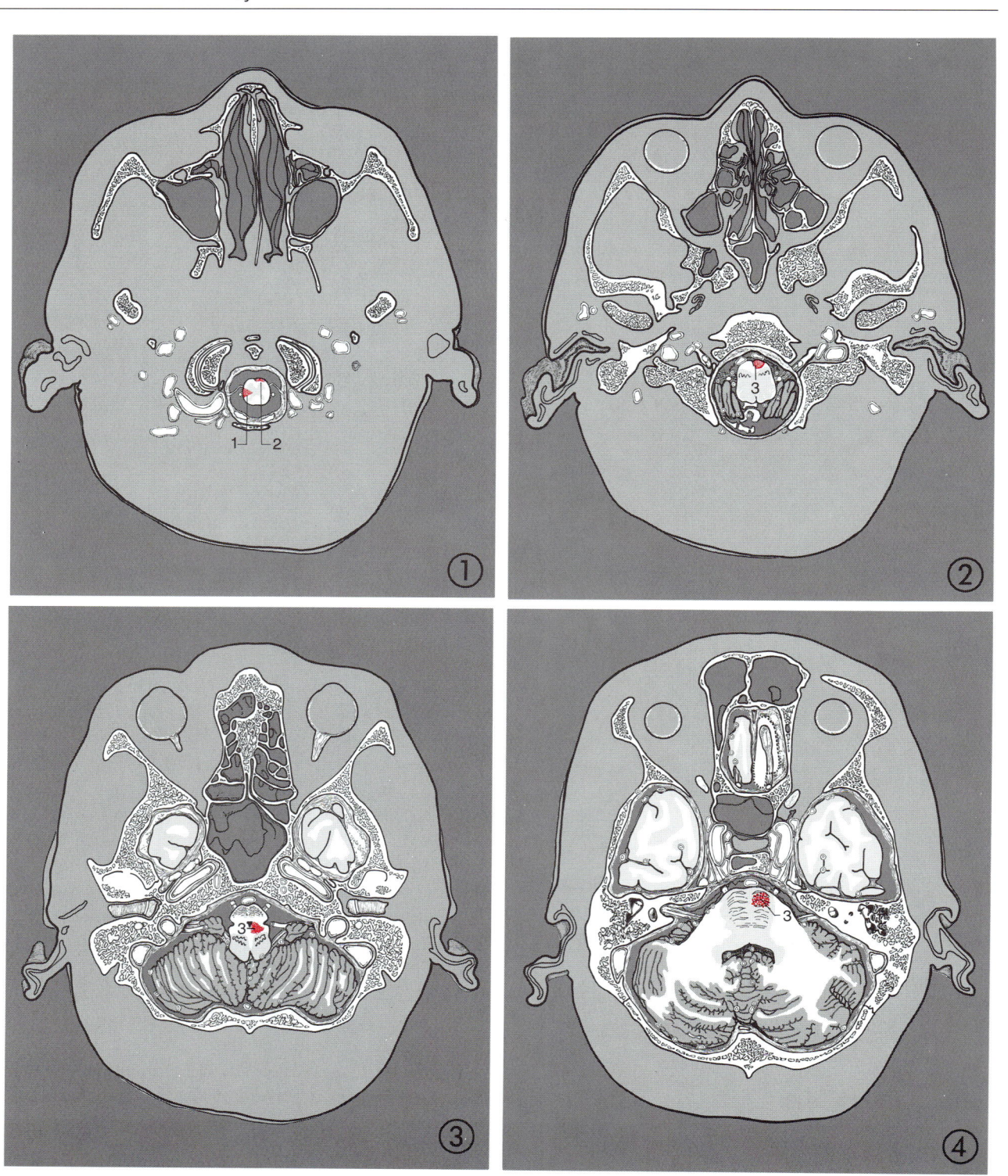

Abb. 135 Kanthomeatal orientierte Serienbilder der Pyramidenbahn und ihrer Ursprungsareale. Die Zahl im Kreis gibt die Nummer der jeweiligen Scheibe an (s. Abb. 44, 45a, 45b, 46).

Pyramidales System

3 Tr. corticospinalis

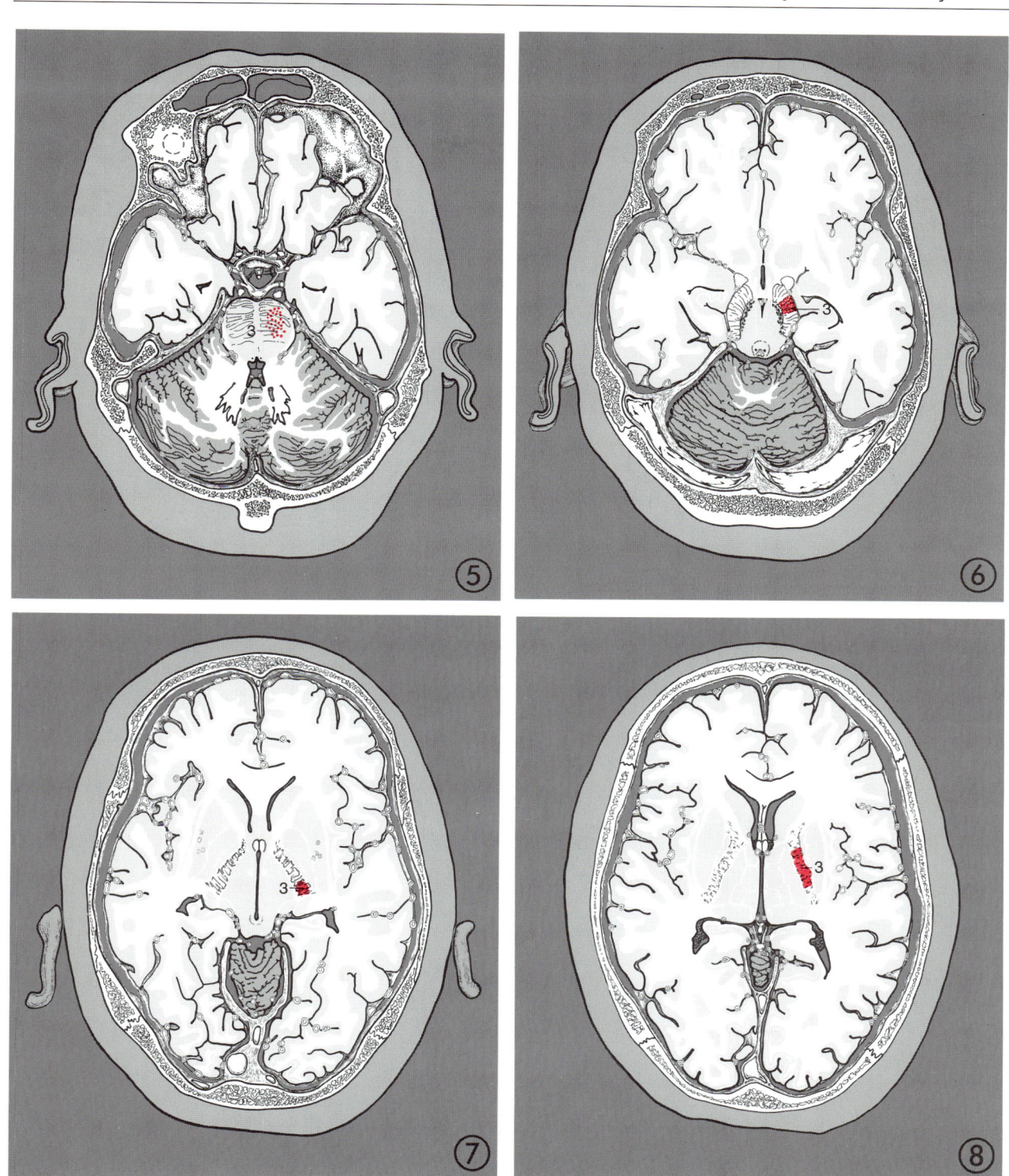

310 Neurofunktionelle Systeme

3 Tr. corticospinalis
4 G. precentralis
5 prämotorische Rinde
6 sensomotorisches Rindenareal
7 Lobulus paracentralis

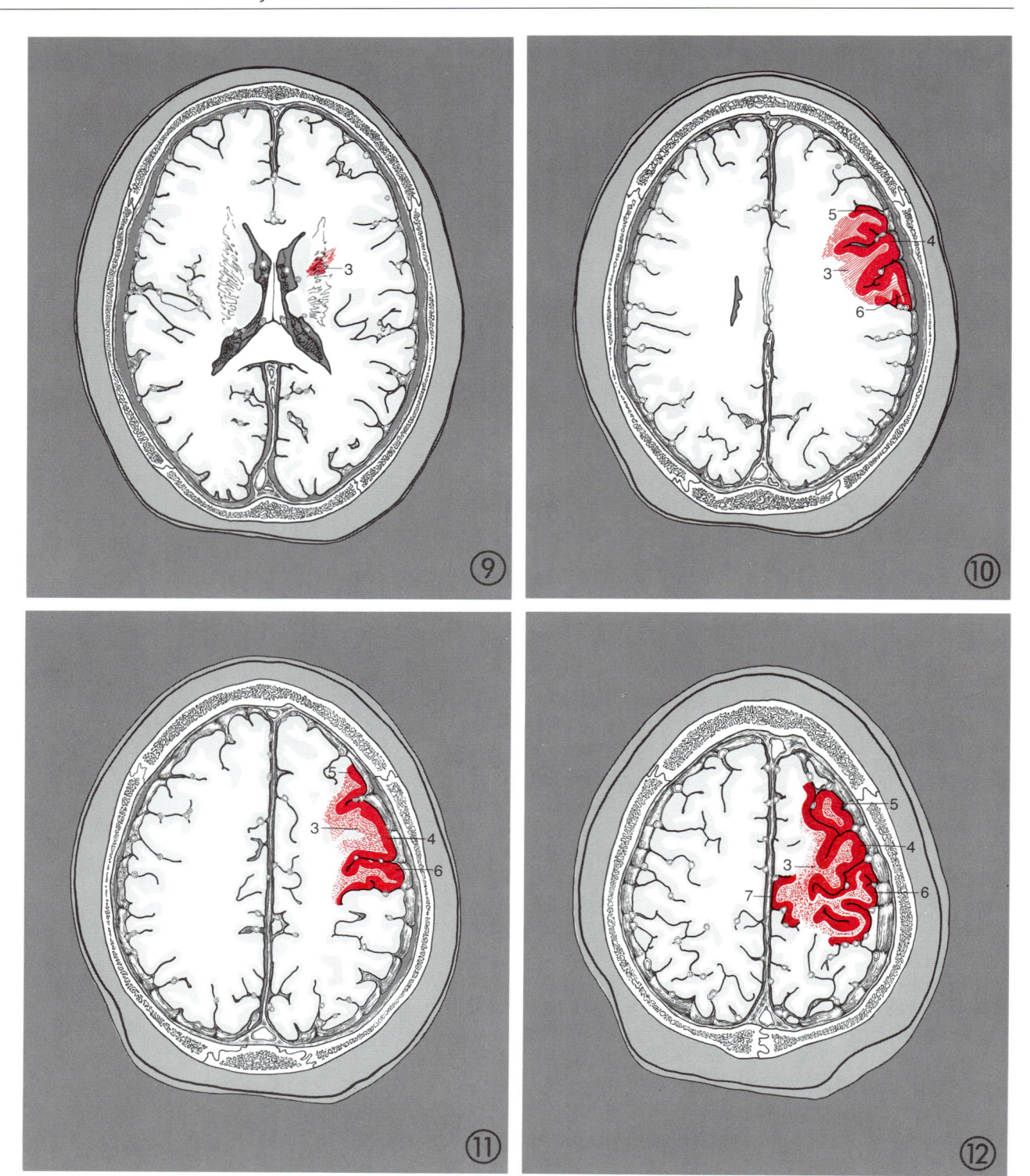

Abb. 135 Kanthomeatal orientierte Serienbilder der Pyramidenbahn und ihrer Ursprungsareale. Die Zahl im Kreis gibt die Nummer der jeweiligen Scheibe an (s. Abb. 44, 45a, 45b, 46).

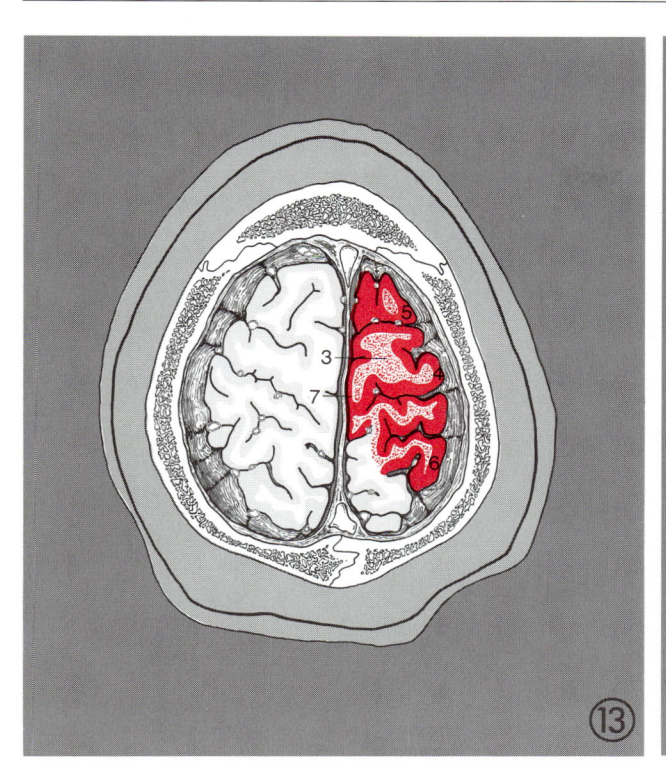

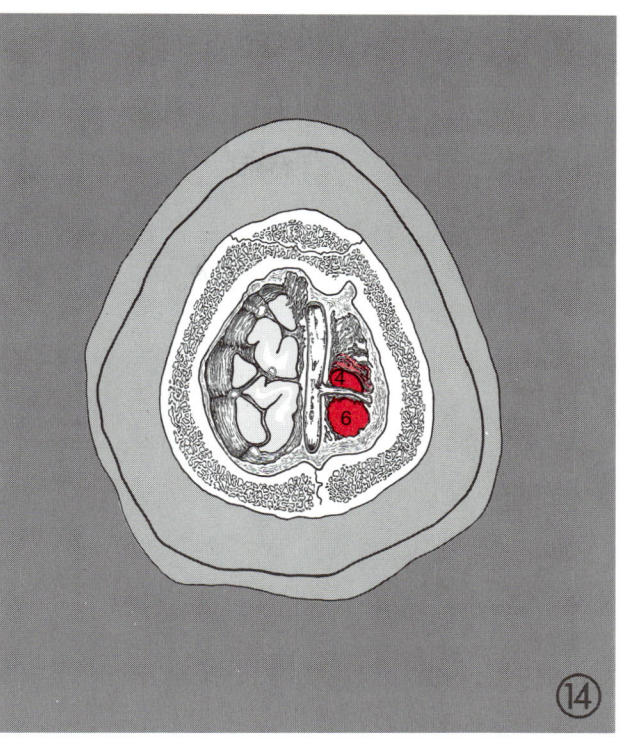

3 Tr. corticospinalis
4 G. precentralis
5 prämotorische Rinde
6 sensomotorisches Rindenareal
7 Lobulus paracentralis

6.8.2 Motorische Systeme der Basalganglien
(Abb. 136–138)

Die motorischen Systeme der Basalganglien bestehen aus subkortikalen Kerngruppen, die zahlreiche Verbindungen mit der motorischen Endhirnrinde haben und untereinander mehrere Leitungsbögen bilden (216). Entsprechend diesen neuronalen Schleifen bilden die Neurone der Basalganglien mehrere Regelkreise. Sie erhalten ihre Eingangssignale (Input) von der Formatio reticularis, von vestibulären, zerebellären und kortikalen Regionen und senden ihre Ausgangssignale (Output) vor allem über die pyramidalen Bahnen und außerdem über absteigende multisynaptische Bahnen wie die retikulospinalen und vestibulospinalen Bahnen.

Zu den Basalganglien gehören Striatum (Putamen und Nucl. caudatus), Globus pallidus, Nucl. subthalamicus, Substantia nigra, Nucl. ruber und Nucl. vestibularis lateralis. Stereotaktische Operationen zeigten, daß Unterkerne des lateralen Thalamuskernes (Nucl. ventralis anterior und Nucl. ventralis lateralis) auf Rigor und Tremor einen großen Einfluß haben können (154). Deshalb können diese Unterkerne dem System der Basalganglien zugerechnet werden.

Wesentliche Eingangssignale für die Basalganglien kommen von der Formatio reticularis über Thalamusunterkerne (z.B. Nucl. intralaminaris) in das Striatum. Vom Kleinhirn (Nucl. dentatus) verlaufen Bahnen über einen Thalamusunterkern (Nucl. ventralis lateralis) ins Pallidum und in die motorische Endhirnrinde. Im Striatum enden die mesostriatalen serotoninergen Neurone, deren Perikarya im Nucl. raphes dorsalis des Mittelhirns liegen.

Der Hauptleitungsbogen der Basalganglien geht vom gesamten Neocortex aus, zieht zum Striatum und verläuft über den Globus pallidus zu Unterkernen des Thalamus (Nucl. ventralis anterior und Nucl. ventralis lateralis). Diese Thalamusunterkerne projizieren in die motorische Endhirnrinde (Area 4 und 6). Anscheinend „sammelt" dieser Leitungsbogen Informationen vom gesamten Neocortex und verarbeitet diese für die motorische Endhirnrinde. Drei weitere Nebenleitungsbogen verbinden die erwähnten Basalganglien. Dabei übernimmt das Striatum eine zentrale Stellung.

Der erste Nebenleitungsbogen zieht vom Striatum zum Globus pallidus, dann zu einem Unterkern des Thalamus (Nucl. centromedianus) und schließlich zurück zum Striatum. Der zweite Nebenleitungsbogen verbindet den Globus pallidus mit dem Nucl. subthalamicus und zieht zum Globus pallidus zurück. Der dritte Nebenleitungsbogen Striatum – Substantia nigra – Striatum enthält zwei unterschiedliche Transmittersubstanzen. Die striatonigralen Fasern sind gabaerg, während die nigrostriatalen Fasern dopaminerg sind.

Wichtige Ausgangsbahnen der Basalganglien sind die Fibrae corticonucleares und corticospinales, die von der motorischen Endhirnrinde entspringen und Signale von dem striatalen Hauptleitungsbogen erhalten. Schwer abzuschätzen bleibt, wieviele moto-

312 Neurofunktionelle Systeme

1 Caput nuclei caudati (im posterioren Teil der Scheibe)
2 Caput nuclei caudati
3 Putamen
4 Claustrum
5 Corpus nuclei caudati
6 Nucl. ventralis lateralis thalami (ventrooralis (153)) (innerhalb der Scheibe)
7 Globus pallidus

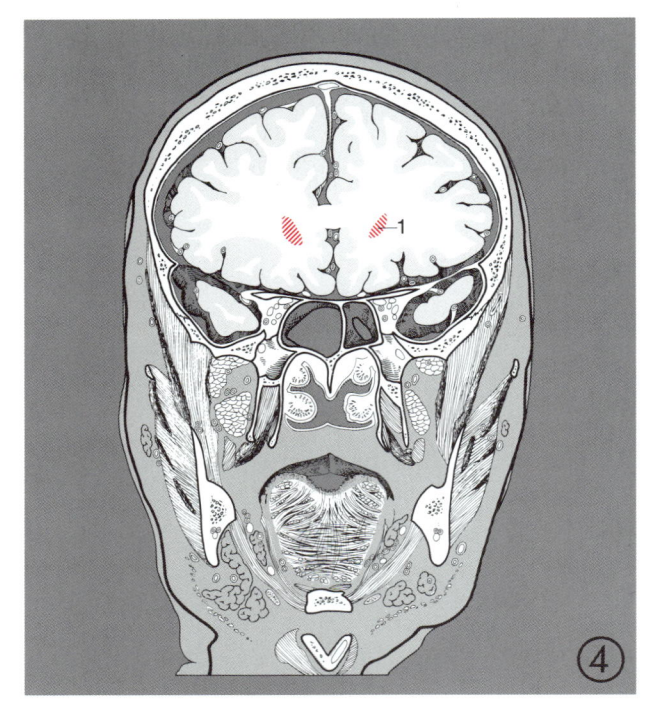

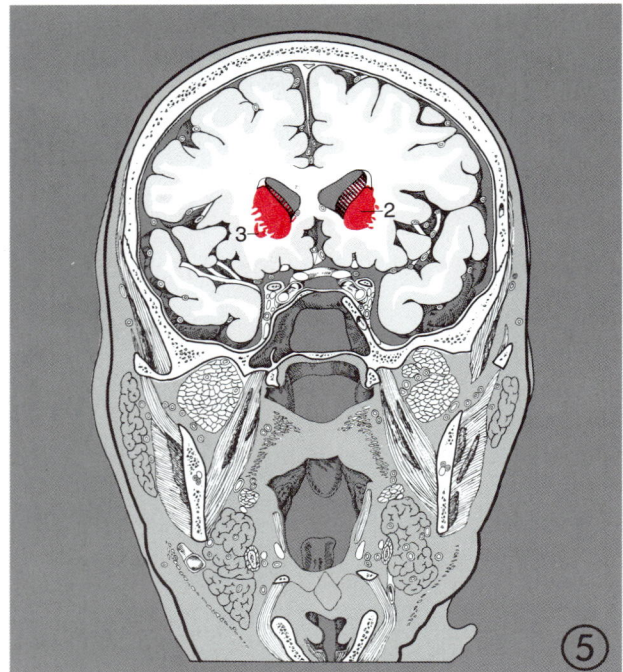

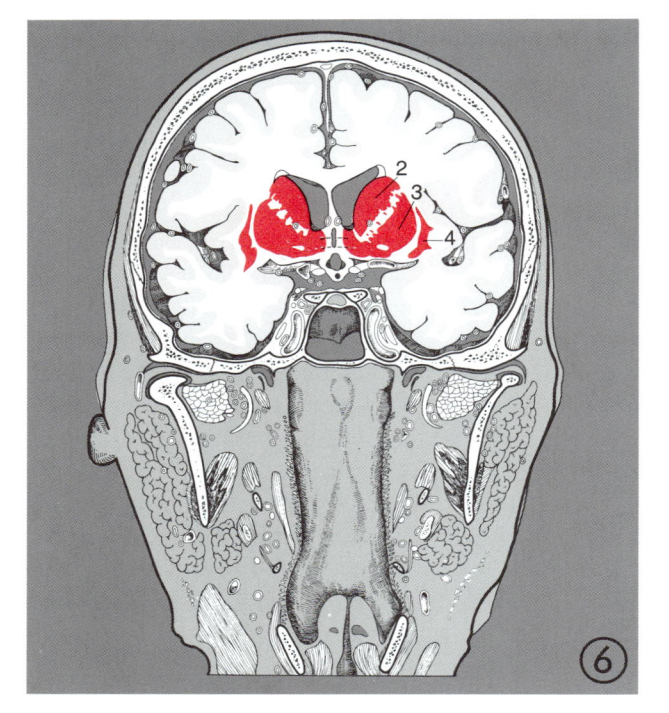

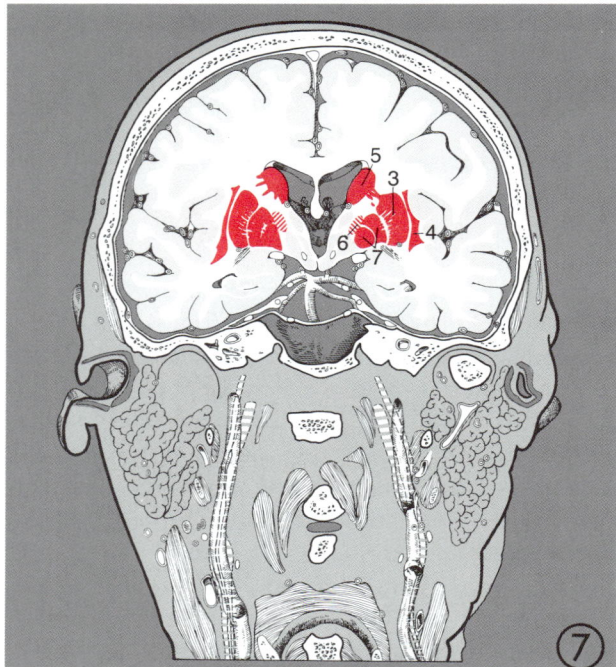

Abb. 136 Frontale Serienbilder der Basalganglien. Die Zahl im Kreis gibt die Nummer der jeweiligen Scheibe an (s. Abb. 1, 2a, 2b, 3).

Motorische Systeme der Basalganglien

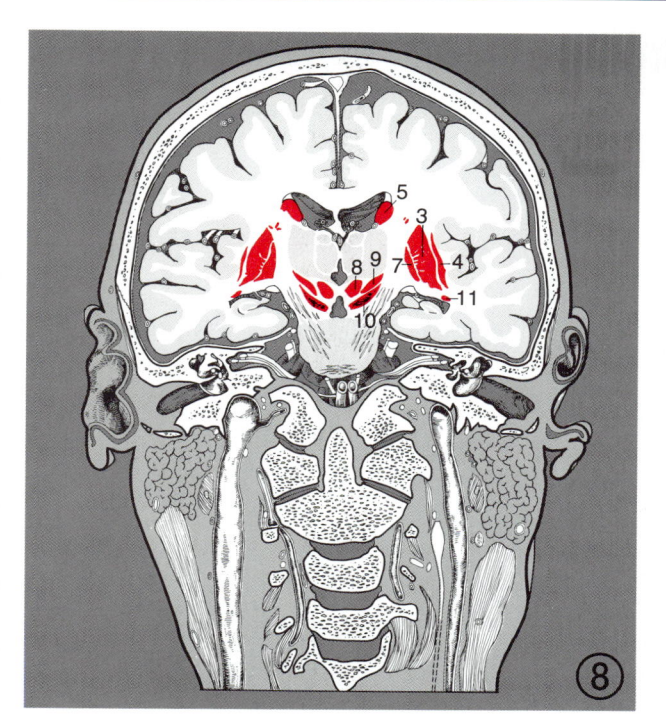

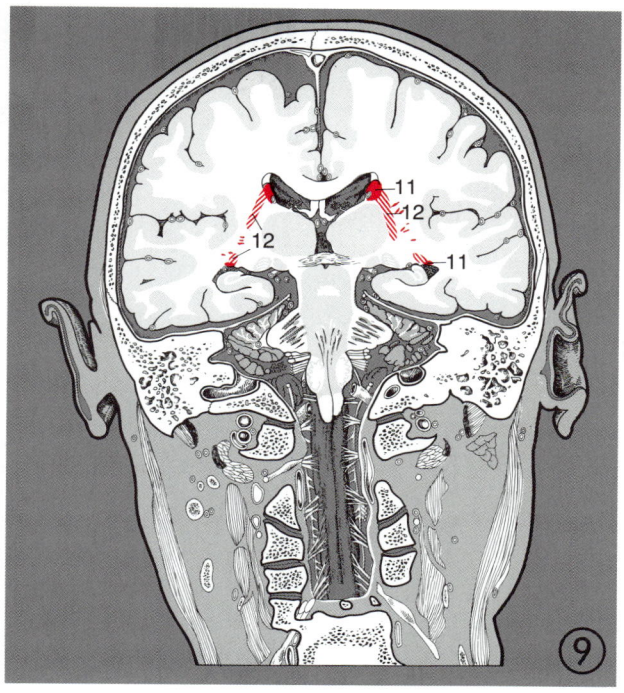

3 Putamen
4 Claustrum
5 Corpus nuclei caudati
7 Globus pallidus
8 Nucl. ruber
9 Nucl. subthalamicus
10 Substantia nigra
11 Cauda nuclei caudati
12 Cauda nuclei caudati
  (innerhalb der Scheibe)

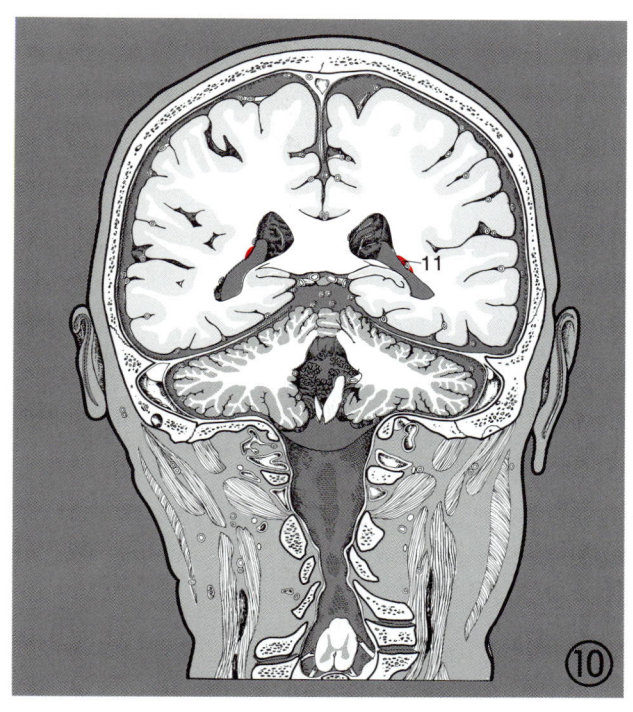

rische Signale auf Parallelwegen neben den pyramidalen Bahnen abwärts geleitet werden. Parallele Projektionen von den Basalganglien verlaufen über die Substantia nigra zum Tectum und zur Formatio reticularis. Von dort ziehen der Tr. tectospinalis und Tr. reticulospinalis absteigend zum Rückenmark. Ebenso sind absteigende Fasern des Nucl. vestibularis lateralis in den Output der Basalganglien eingeschaltet (Tr. vestibulospinalis lateralis).

Von den Basalganglien gehen Faserverbindungen zum limbischen System ab. Die pallidohabenulären Fasern verbinden das mediale Segment des Pallidum mit dem Nucl. habenulae lateralis, der ein Teil des limbischen Systems ist.

Klinische Hinweise

Störungen im Bereich der Stammganglien bewirken charakteristische Veränderungen der Motorik unter Einschluß des Sprechens: Hyperkinesen aus der Ruhe, Tonusveränderungen, speziell Rigor, aber auch Hypokinese und Tremor sowie Haltungsbesonderheiten. Bei der erblichen Chorea Huntington geht die Ausprägung klinischer Symptome (Hyperkinese und Demenz) oft weitgehend parallel mit einer im CT und MRT nachweisbaren Erweiterung der Hirnkammern als Ausdruck diffuser subkortikal betonter Hirnatrophie und einer bevorzugten Atrophie des Nucl. caudatus und des Putamen. Mit PET lassen sich Verminderungen des Stoffwechsels in den Basalganglien schon vor dem Auftreten klinischer Symptome und vor der Manifestation einer Hirnatrophie nachweisen (445). Beim Parkinson-Syndrom finden sich weniger konstant pathologische CT-Befunde. Es kommen neben eher seltenen Normalbefunden relativ häufig Hydrocephalus internus und/oder Hydrocephalus externus vor. Das Parkinson-Syndrom beruht auf einer Störung der dopaminergen Neurone (s.o. und s. 7.1.1).

Dem athetotischen Syndrom liegen anatomisch uneinheitliche Läsionen zugrunde, so daß auch der CT-Befund stark variiert. Der Hemiballismus beruht häufig auf vaskulären Störungen des Nucl. subthalamicus oder seiner Verbindungen.

314 Neurofunktionelle Systeme

1 Nucl. subthalamicus (innerhalb der Scheibe)
2 Nucl. ruber (innerhalb der Scheibe)
3 Substantia nigra (innerhalb der Scheibe)
4 Corpus nuclei caudati (innerhalb der Scheibe)
5 Caput nuclei caudati
6 Nucl. ventralis lateralis thalami (ventrooralis (153))
7 Nucl. subthalamicus
8 Substantia nigra
9 Corpus nuclei caudati
10 Cauda nuclei caudati
11 Putamen
12 Globus pallidus, Pars lateralis
13 Globus pallidus, Pars medialis

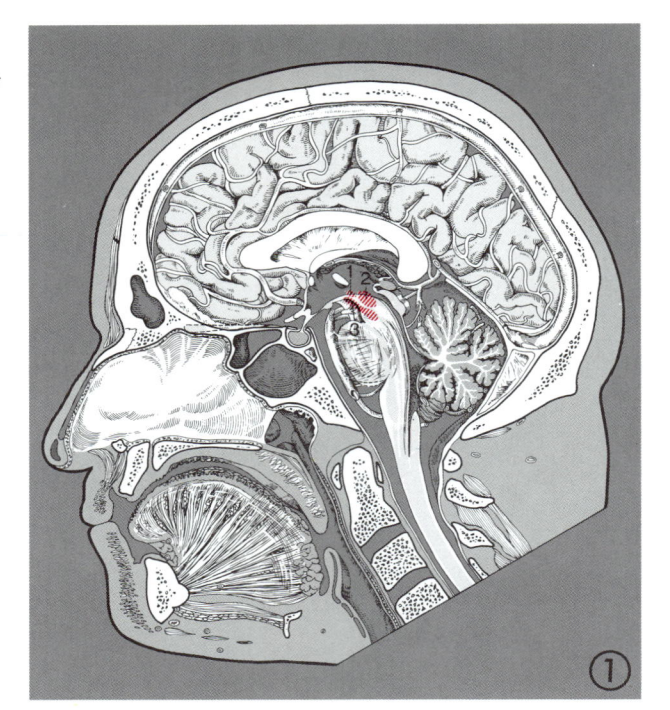

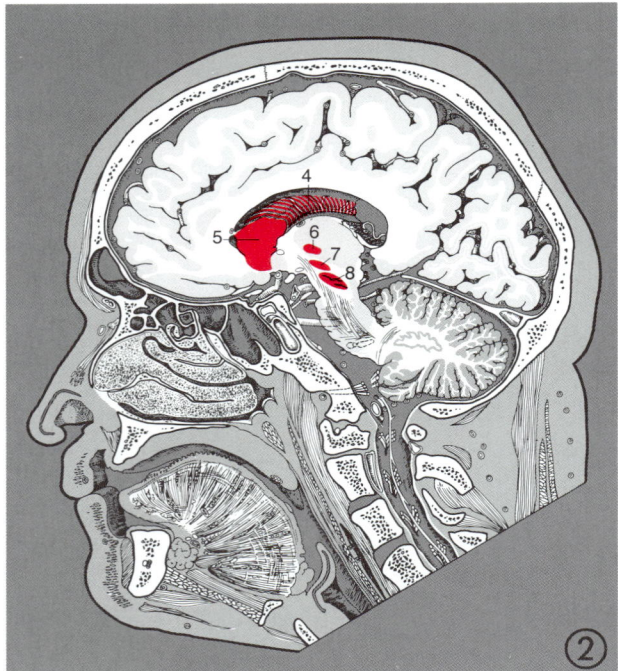

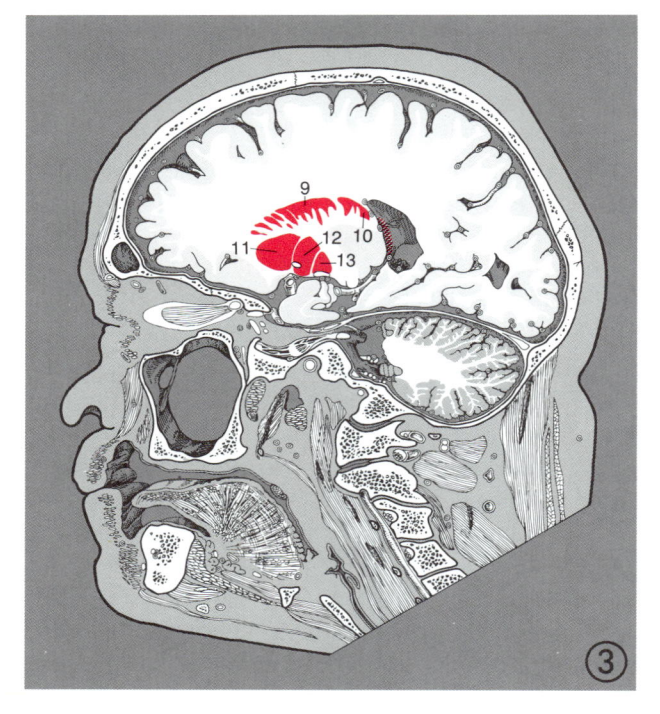

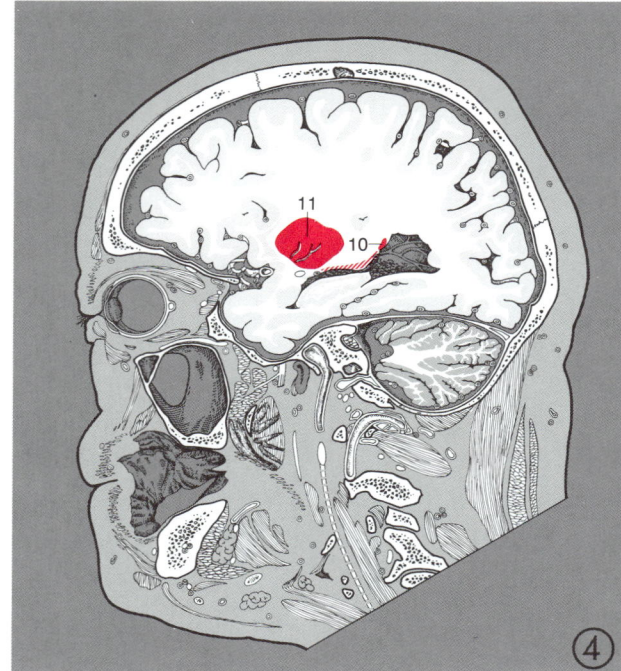

Abb. 137 Sagittale Serienbilder der Basalganglien. Die Zahl im Kreis gibt die Nummer der jeweiligen Scheibe an (s. Abb. 29, 30a, 30b, 31).

Motorische Systeme der Basalganglien

1 Boden des Striatum
2 Substantia nigra
3 Nucl. ruber (teilweise innerhalb der Scheibe)
4 Caput nuclei caudati
5 Globus pallidus
6 Claustrum
7 Nucl. subthalamicus (innerhalb der Scheibe)
8 Cauda nuclei caudati
9 Nucl. ventralis lateralis thalami (ventrooralis (153))
10 Putamen

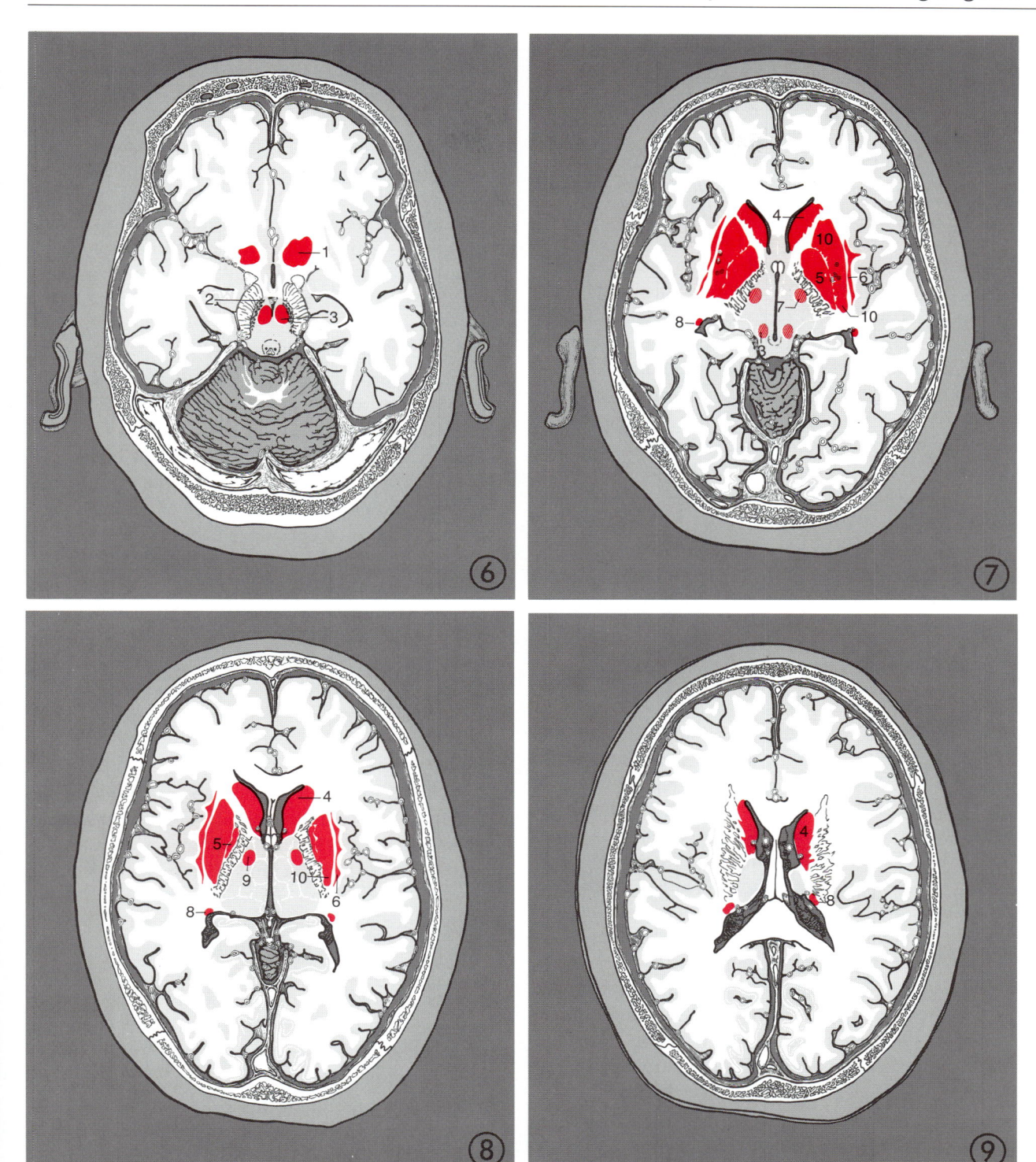

Abb. 138 Kanthomeatal orientierte Serienbilder der Basalganglien. Die Zahl im Kreis gibt die Nummer der jeweiligen Scheibe an (s. Abb. 44, 45a, 45b, 46).

6.8.3 Okulomotorisches System
(Abb. 139-141)

Das okulomotorische System steuert die Bewegungen der äußeren Augenmuskeln über die Hirnnerven III, IV und VI. Störungen der Okulomotorik haben einen wichtigen klinischen Stellenwert. Blicklähmungen, beeinträchtigte Pupillomotorik, Konvergenzlähmungen, Nystagmus und die Lähmungen der Hirnnerven III, IV und VI sind für die klinische Befunderhebung „augenfällige" Symptome. Sie ermöglichen oft eine Lokalisation aufgetretener Schäden bereits durch die neurologische Untersuchung (212).

Bei Augenbewegungen lassen sich mehrere Typen wie Sakkaden, Augenfolgebewegungen, vestibulookuläre Reflexe und Konvergenzbewegungen unterscheiden, die von relativ unabhängigen neuronalen Schaltungen gesteuert werden. Diese neuronalen Netze konvergieren auf der Höhe der Motoneurone des III., IV. und VI. Hirnnerven. In tierexperimentellen Studien besonders an Primaten konnten im letzten Jahrzehnt wesentliche Erkenntnisse über diese okulomotorischen Verschaltungen gewonnen werden (61).

Sakkaden

Die Sakkaden sind schnelle Augenbewegungen, die beide Augen von einem Fixationspunkt zum anderen führen, z.B. zum Erfassen neuer Sehobjekte (47a). Diese sakkadischen Bewegungen können willkürlich gesteuert oder vom vestibulären System (s. 6.4) ausgelöst werden. Das frontale Augenfeld und der Colliculus cranialis sind gemeinsam daran beteiligt. Erst wenn im Tierexperiment diese beiden Regionen ausgeschaltet wurden, waren die sakkadischen Augenbewegungen auf Dauer geschädigt (373a). Das frontale Augenfeld entspricht annähernd der Area 8 von Brodmann und liegt im hinteren Teil des G. frontalis medius. Seine kortikofugalen Bahnen ziehen durch die Capsula interna und erreichen den Colliculus cranialis, die pretektale Region und außerdem die Basalganglien und den Thalamus. Die pretektale Region oder das sogenannte „rostrale Mesencephalon" ist das Grenzgebiet zwischen dem Tectum und dem Thalamus. Schwächere Verbindungen sind zur paramedianen pontinen Formatio reticularis und zum Nucl. prepositus hypoglossi vorhanden. Dem frontalen Augenfeld und dem Colliculus cranialis sind zwei Zentren für die Bildung von vertikalen und horizontalen Sakkaden untergeordnet. In der pretektalen Region liegen der rostrale interstitielle Kern des Fasciculus longitudinalis medialis und der Nucl. interstitialis Cajal. Diese Nervenzellen sind an der Entstehung der vertikalen schnellen Augenbewegungen beteiligt (62). Die horizontalen schnellen Augenbewegungen werden von der paramedianen pontinen Formatio reticularis (PPRF) ausgelöst. Sie projiziert auf den ipsilateralen Kern des Nucl. abducens, der Motoneurone und Interneurone enthält. Seine Interneurone haben starke synaptische Verbindungen mit den Motoneuronen des Kernes für den kontralateralen M. rectus medialis. Dieser Schaltplan ist die Grundlage für die konjugierte Augenbewegung, weil Synergisten der konjugierten Augenbewegung von den Motoneuronen und Interneuronen des gleichen Kerngebietes ihre Befehle erhalten. Die prinzipiell ähnliche Verschaltung über Interneurone ist auch für die vertikale konjugierte Augenbewegung nachgewiesen (61).

Langsame Augenfolgebewegungen

Die langsamen Augenfolgebewegungen führen die beiden Augen so, daß kleine, bewegte Objekte auf der Fovea der Netzhaut kontinuierlich abgebildet werden und dadurch das zentrale Sehen ermöglicht wird. Die Augenfolgebewegungen verlangen Motivation und Aufmerksamkeit. Die visuellen Signale erreichen die Sehrinde über das Corpus geniculatum laterale und werden über die Nachbarareale 18 und 19 (nach Brodmann) sowie nach tierexperimentellen Befunden (61) über den parietotemporalen Assoziationscortex weitergeleitet. Der weitere neuronale Weg zu den Augenmuskelkernen verläuft über dorsale laterale pontine Kerne, den Flocculus und Vermis des Kleinhirns und vestibuläre Kerne.

Vestibulookuläre Reflexe

Die vestibulookulären Reflexe kompensieren die Kopfbewegungen durch Augenbewegungen, um das visuelle Bild auf der Retina zu stabilisieren. Wird der Kopf beispielsweise nach links gedreht, werden beide Augen so kompensatorisch nach rechts geführt, daß die Fovea der Netzhaut beider Augen möglichst das gleiche Bild der Außenwelt erhält. Der vestibulookuläre Reflex ist auch beim bewußtlosen Patienten nachweisbar. Das neuronale Netzwerk dieses Reflexes besteht grundsätzlich aus drei Neuronenpopulationen: Das erste Neuron, dessen Perikaryon im Ganglion vestibulare liegt, erhält seine Signale von den Bogengängen und gibt sie an die Vestibulariskerne (zweites Neuron) weiter (s. 6.4). Die Motoneurone der Augenmuskelkerne bilden das dritte und effektorische Neuron. Dieser Schaltkreis ist beim vestibulären System (Abb. 119) abgebildet.

Konvergenzbewegung

Die Konvergenzbewegung beider Augen dient der binokularen Fixation naher Objekte. Ihre prämotorischen Neurone sind posterior von den Okulomotoriuskernen im Mittelhirn lokalisiert worden (61).

Die Ursprungskerne des III. und IV. Hirnnervs liegen am Boden des Aqueductus mesencephali im Tegmentum des Mittelhirns (Abb. 68.10, 68.11, 78b.20, 77b.27). Der Nucl. nervi abducentis (des VI. Hirnnervs) befindet sich im pontinen Tegmentum (Abb. 68.14, 74b.28).

Okulomotorisches System 317

1 parietotemporaler Assoziationskortex
2 okzipitales Augenfeld
3 frontales Augenfeld
4 kortikofugale Bahnen
5 Regio pretectalis
6 Colliculus cranialis (superior)
7 Nucl. nervi oculomotorii
8 Nucl. nervi trochlearis
9 paramediane pontine Formatio reticularis (PPRF)
10 Nucl. nervi abducentis
11 Nucl. prepositus hypoglossi

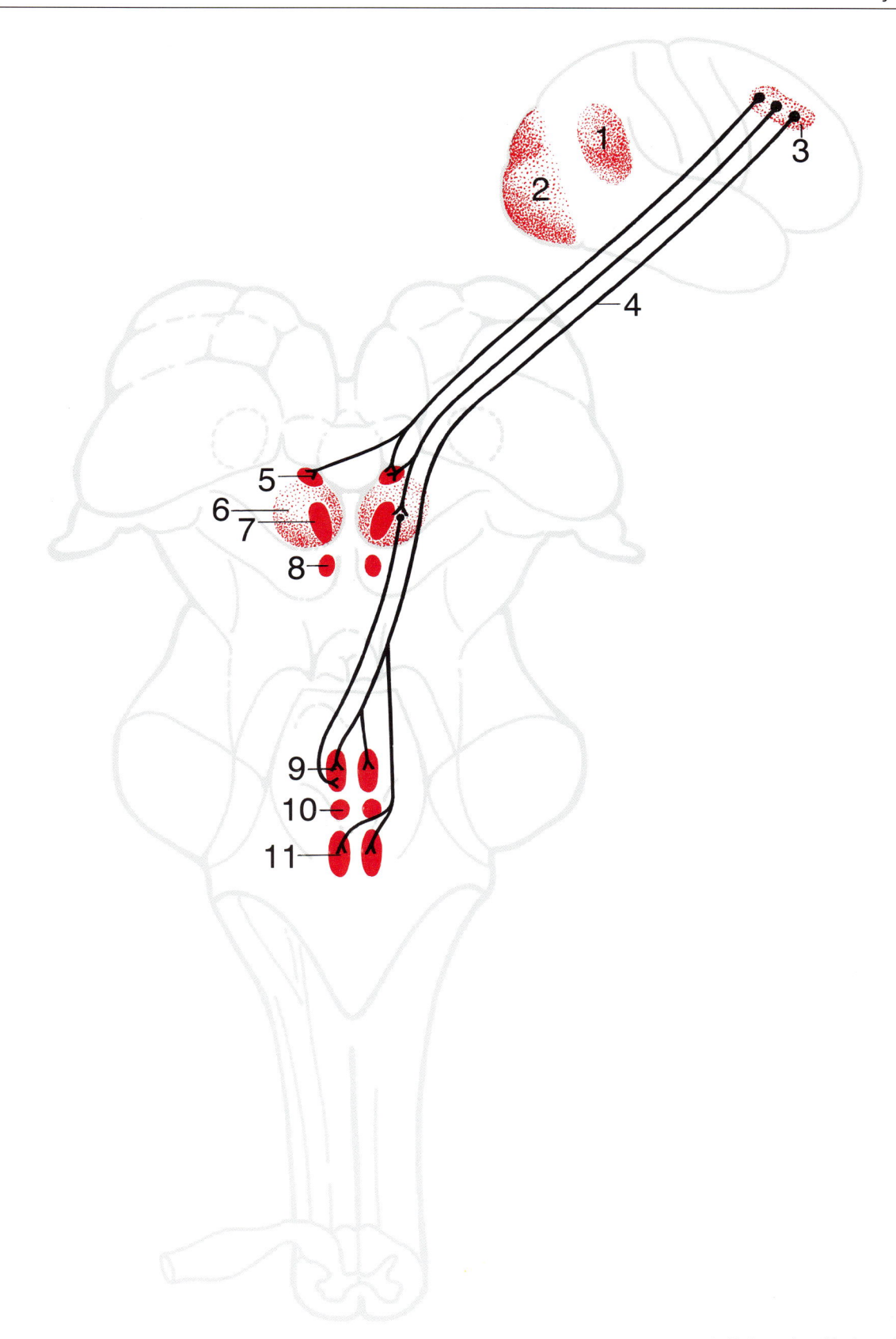

Abb. 139 Kortikale und kortikofugale Teile des okulomotorischen Systems im Großhirn von lateral und in Hirnstamm und Zwischenhirn von dorsal gesehen. Die neuronale Schaltung der sakkadischen Augenbewegungen und die wahrscheinlichen kortikalen Areale der Augenfolgebewegungen sind dargestellt. Nach (61, 300).

318 Neurofunktionelle Systeme

1 frontales Augenfeld
2 kortikofugale Bahnen
3 Regio pretectalis (im posterioren Teil der Scheibe)
4 Colliculus cranialis (superior) (im posterioren Teil der Scheibe)
5 Nucl. nervi oculomotorii (innerhalb der Scheibe)
6 Nucl. nervi trochlearis (innerhalb der Scheibe)
7 paramediane pontine Formatio reticularis (PPRF) (innerhalb der Scheibe)
8 Nucl. nervi abducentis (innerhalb der Scheibe)
9 Nucl. prepositus hypoglossi (innerhalb der Scheibe)

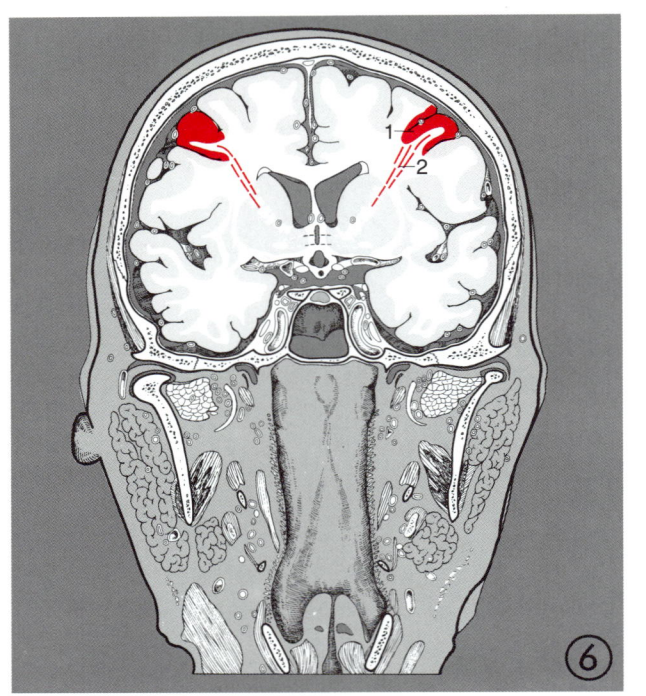

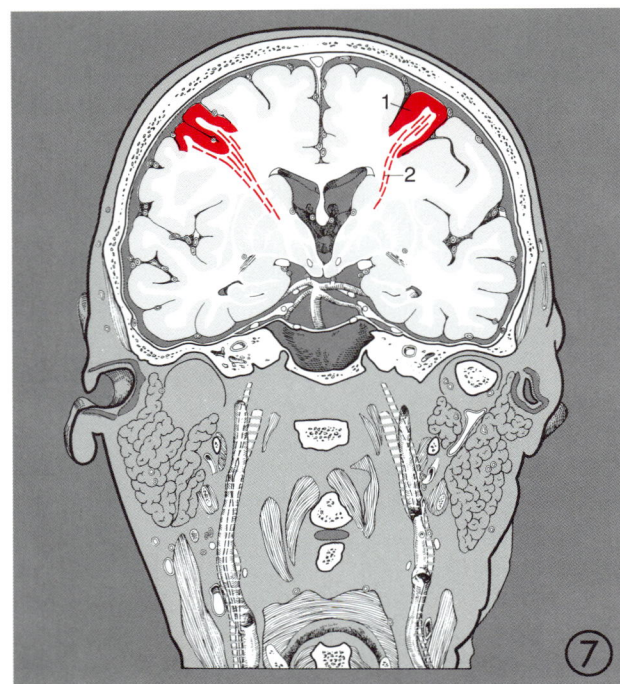

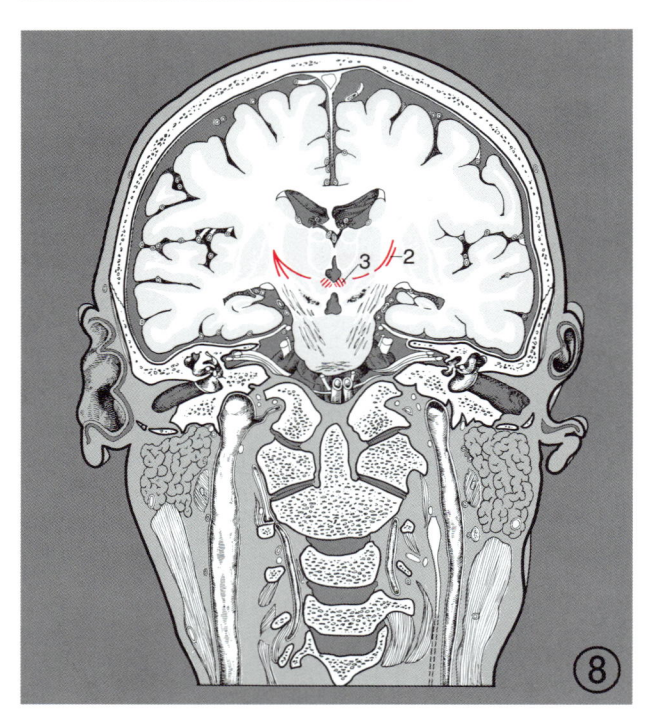

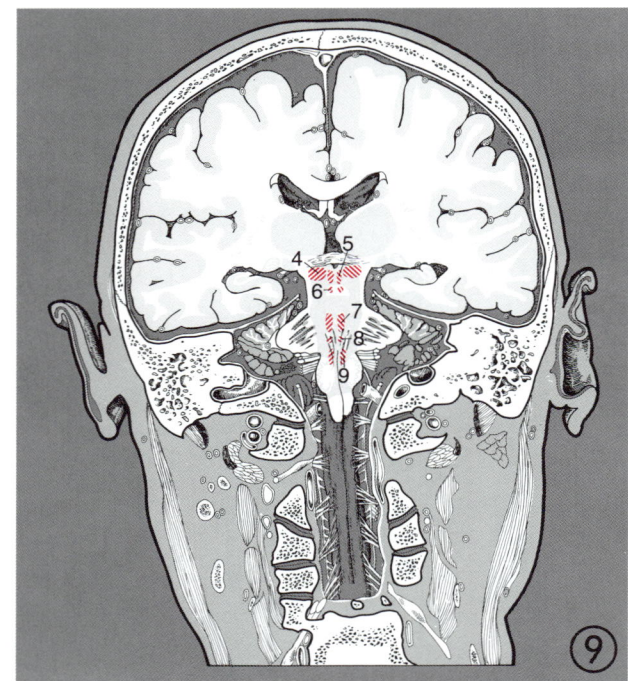

Abb. 140 Frontale Serienbilder des okulomotorischen Systems. Die Zahl im Kreis gibt die Nummer der jeweiligen Scheibe an (s. Abb. 1, 2a, 2b, 3).

Klinische Hinweise

Bei Blicklähmungen sind die konjugierten Bulbusbewegungen in horizontaler oder vertikaler Richtung eingeschränkt oder aufgehoben. Blicklähmungen sind überwiegend supranukleär. Dabei sind die vestibulookulären Reflexe und manchmal die langsamen Augenfolgebewegungen intakt. Es bestehen in der Regel keine Doppelbilder.

Bei einer Läsion des Abduzenskerns fallen außer den Motoneuronen auch die erwähnten Interneurone aus, die den kontralateralen M. rectus medialis versorgen. Hierdurch entsteht eine Blickparese nach ipsilateral (nukleäre Blickparese) (61). Ein isolierter Ausfall des M. rectus lateralis kann also nicht auf einer Abduzenskernläsion beruhen.

Okulomotorisches System 319

10 parietotemporaler Assoziationskortex
11 okzipitales Augenfeld

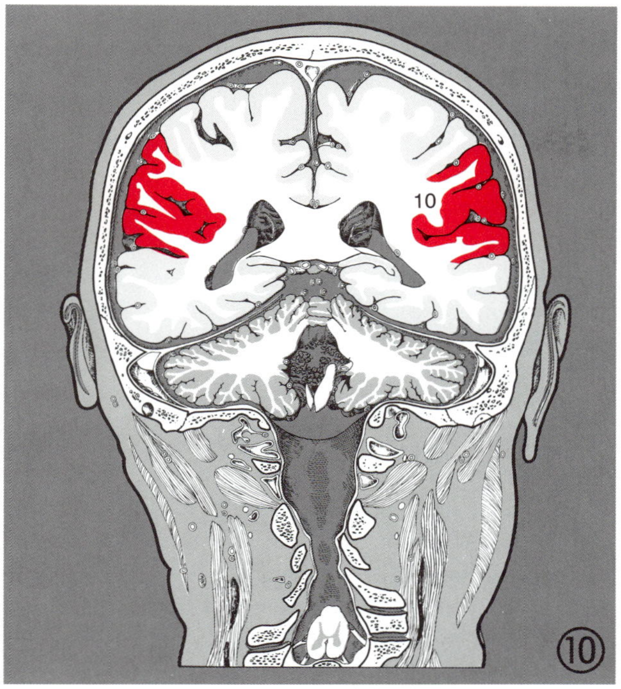

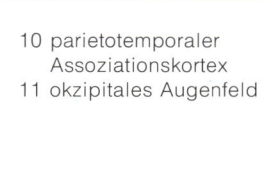

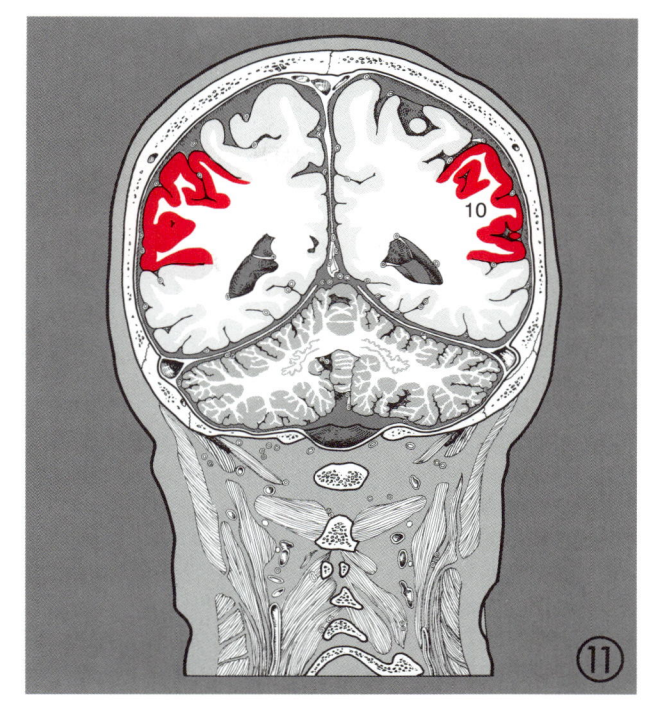

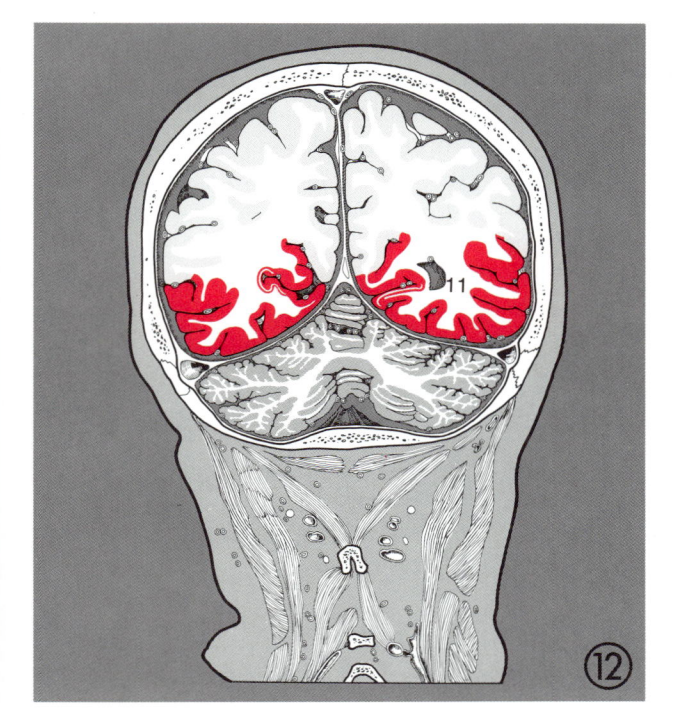

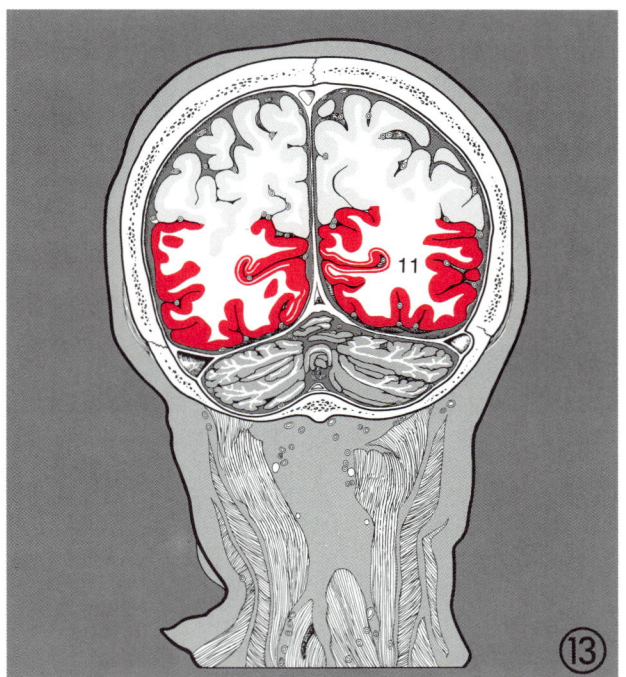

Horizontale Blicklähmungen zur Gegenseite sind bei Großhirnschäden mit einseitiger Unterbrechung der kortikopontinen Blickbahnen meist nur flüchtig. Sie werden von einer ebenfalls vorübergehenden konjugierten Ablenkung beider Augen begleitet, durch die die Blickparese larviert wird. Diese Déviation conjugée ist zum Herd gerichtet und bei Bewußtlosen besonders ausgeprägt. Bei Reizungen (Epilepsie) kommt es zu anfallsartiger Blickabweichung nach kontralateral. Pontine Läsionen können eine Blicklähmung zur Herdseite mit Déviation zur Gegenseite verursachen.

Eine vertikale Blickparese entsteht bei Läsionen in der pretektalen Region, wobei eine Lähmung der Blickhebung wesentlich häufiger ist. Eine Kombination mit Konvergenzlähmung heißt Parinaud-Syndrom.

Nach einer Läsion des Fasciculus longitudinalis medialis mit Unterbrechung der Verbindungen zwischen Abduzenskernen oder Okulomotoriuskernen kommt es zu einer internukleären Ophthalmoplegie. Hierbei besteht eine Beeinträchtigung der Motilität des einen Bulbus oder beider Bulbi zur Seite, außerdem ein Blickrichtungsnystagmus. Beim Geradeaus-

320   Neurofunktionelle Systeme

11 okzipitales Augenfeld

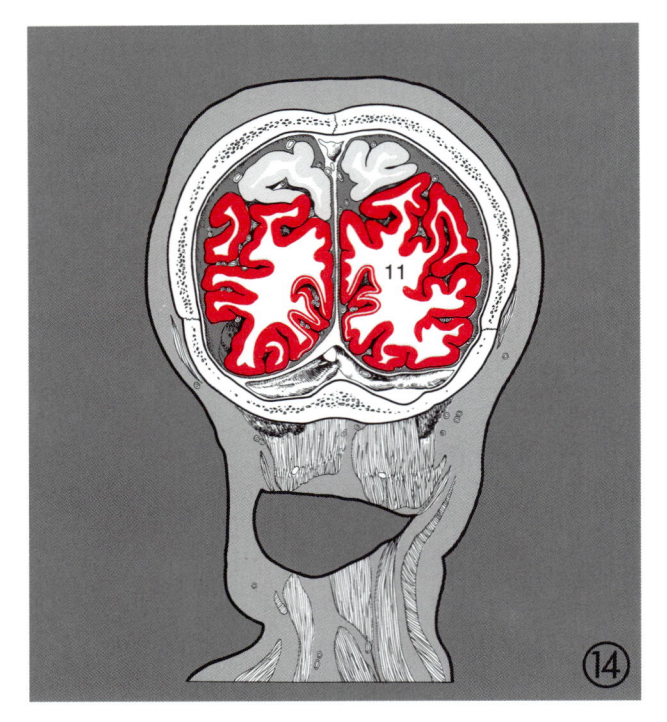

Abb. 140 Frontale Serienbilder des okulomotorischen Systems. Die Zahl im Kreis gibt die Nummer der jeweiligen Scheibe an (s. Abb. 1, 2a, 2b, 3).

1 Regio pretectalis
2 Colliculus cranialis (superior)
3 okzipitales Augenfeld
4 Nucl. nervi oculomotorii
5 Nucl. nervi trochlearis
6 paramediane pontine Formatio reticularis (PPRF)
7 Nucl. nervi abducentis
8 Nucl. prepositus hypoglossi

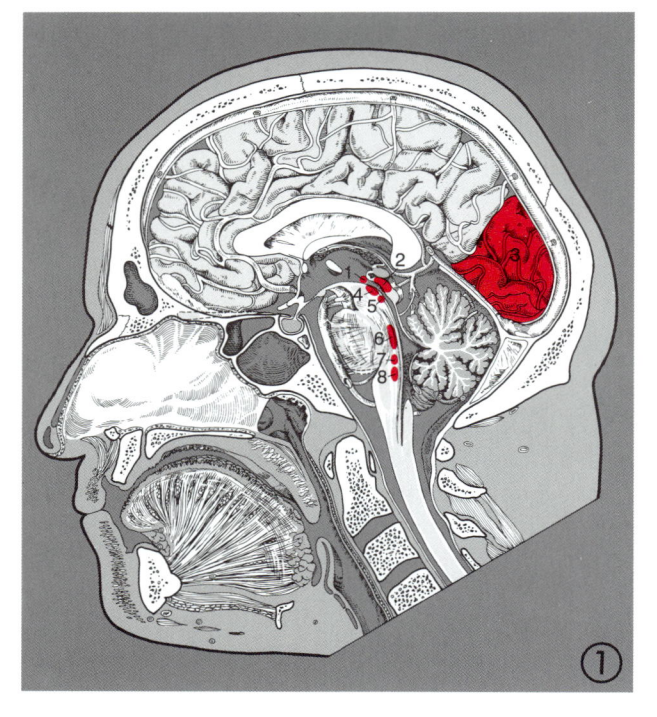

Abb. 141 Sagittale Serienbilder des okulomotorischen Systems. Die Zahl im Kreis gibt die Nummer der jeweiligen Scheibe an (s. Abb. 29, 30a, 30b, 31).

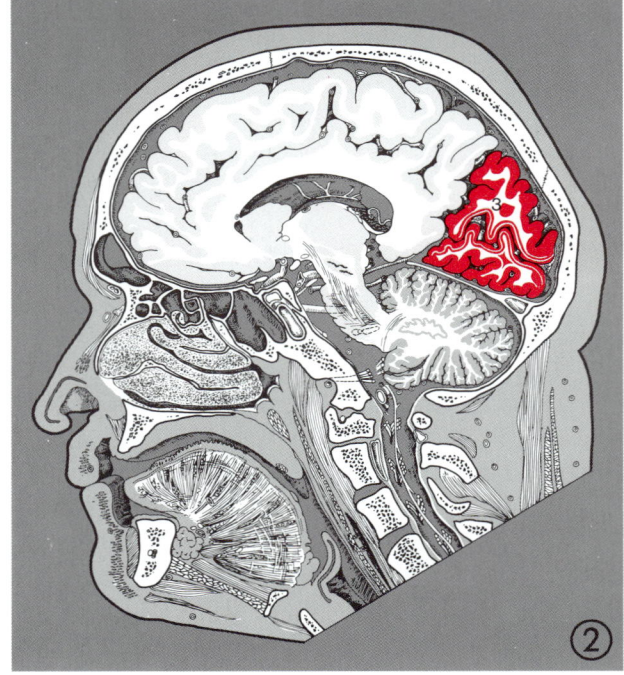

blicken entstehen keine Doppelbilder. Derartige Störungen können bei multipler Sklerose oder bei vaskulären Schäden auftreten (47a, 212, 248, 372).

Bei Störungen der Augenmuskelnerven ist das Leitsymptom das Auftreten von Doppelbildern. Die klinische Differenzierung zwischen myogener und neurogener Parese kann schwierig sein, wenn zusätzliche neurologische Symptome fehlen. Bei neurogener Läsion kommen infranukleäre und nukleäre Schäden in Frage. Für die diagnostische Zuordnung sind Anamnese und Nachbarschaftssymptome entscheidend.

Ebenfalls kommen infranukleäre Augenmuskelparesen und eine Beeinträchtigung des ersten Trigeminusastes als Syndrom der Fissura orbitalis superior vor. Als ein fortgeschrittenes Fissura-orbitalis-superior-Syndrom kann das Orbitaspitzen-Syndrom bezeichnet werden. Hier gesellen sich zu den genannten Ausfällen Beeinträchtigungen des N. opticus, der A. ophthalmica und der Orbitavenen.

Pupillenanomalien haben in der klinischen Diagnostik einen hohen Stellenwert. Seitengleich abnorm weite Pupillen finden sich bei Mittelhirnläsionen, abnorm enge bei Brückenherden. Seitendifferenzen der Pupillen können auf einseitiger Erweiterung (Okulomotoriusparese – oft mit Ptose und beeinträchtigter Bulbusmotilität) oder einseitiger Miosis (Horner-Syndrom = Kombination von Miosis mit gleichseitiger Ptose und Enophthalmus) beruhen. Ursachen abnormer Pupillenreaktionen können ein Optikusschaden (amaurotische Pupillenstarre), eine Okulomotoriusschädigung und häufig auch intraokuläre Funktionsstörungen sein.

Okulomotorisches System   321

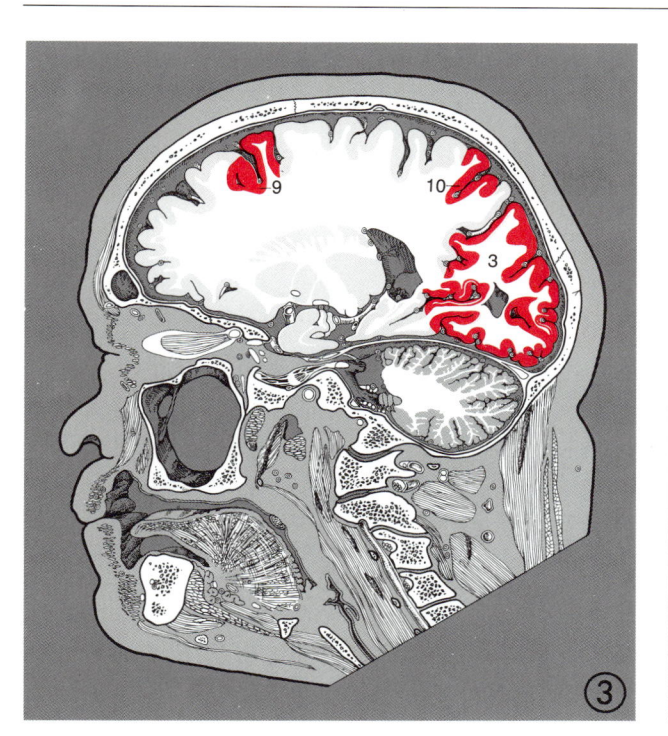

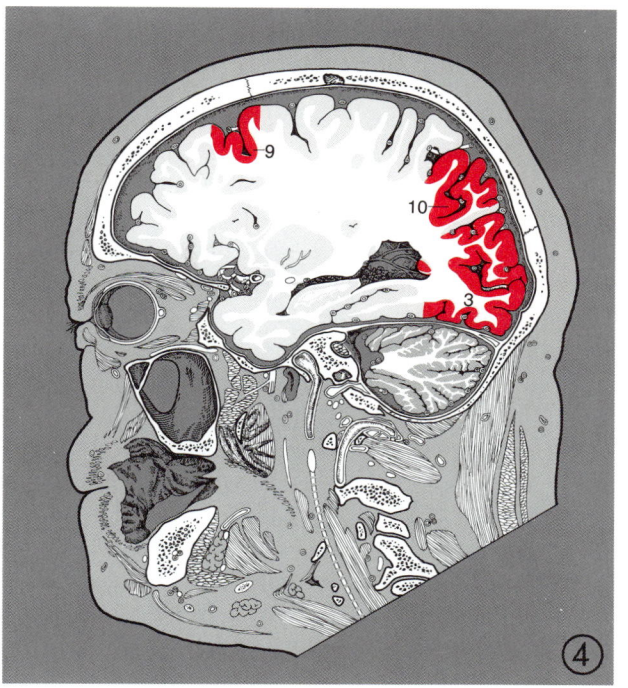

3 okzipitales Augenfeld
9 frontales Augenfeld
10 parietaler Assoziationskortex
11 parietotemporaler Assoziationskortex

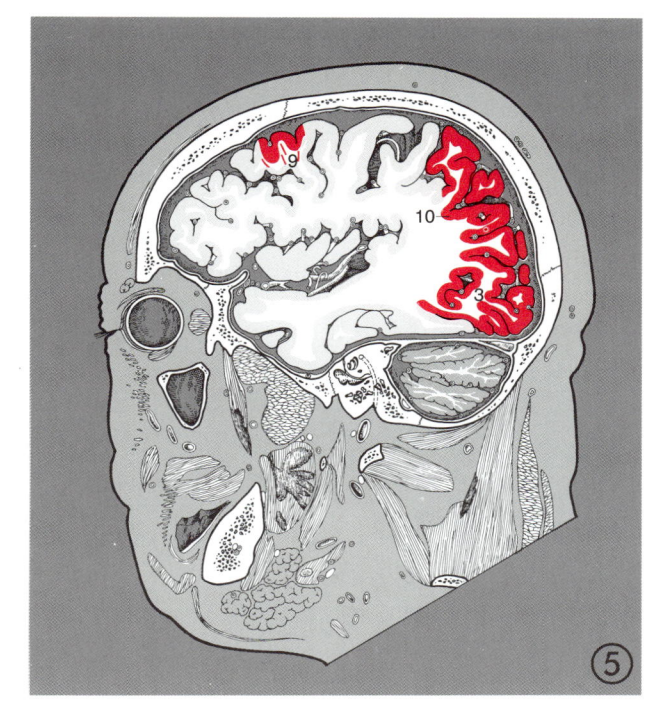

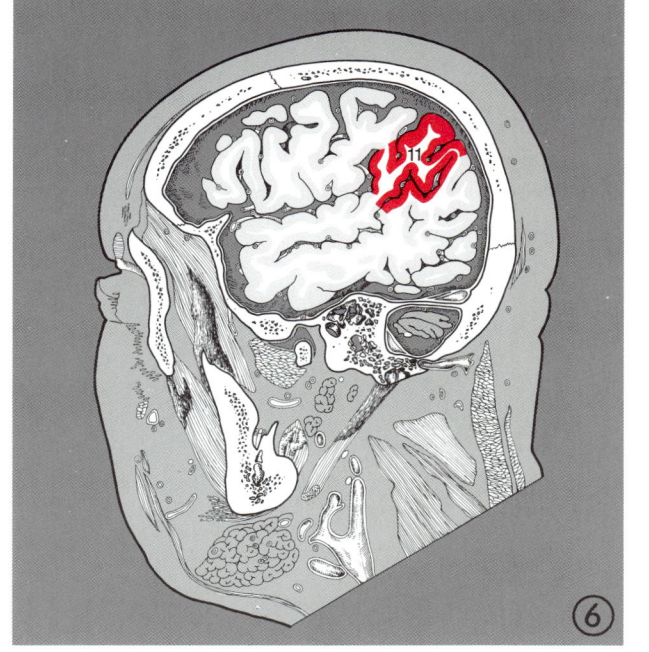

Abb. 141 Sagittale Serienbilder des okulomotorischen Systems. Die Zahl im Kreis gibt die Nummer der jeweiligen Scheibe an (s. Abb. 29, 30a, 30b, 31).

6.9 Zerebelläre Systeme
Abb. 142–144a,b)

Das Kleinhirn erhält afferente Bahnen praktisch von allen, d. h. von den propriozeptiven, exterozeptiven, vestibulären, akustischen, visuellen und anderen Rezeptoren des menschlichen Körpers (52, 88). Von der Großhirnrinde ziehen über die Ponskerne die pontozerebellären Bahnen ins Kleinhirn. Diese für die Kleinhirnrinde afferenten Bahnen verlaufen über den mächtigen mittleren Kleinhirnstiel. Die efferenten Bahnen des Kleinhirns gehen meistens von den Kleinhirnkernen aus und verlassen das Kleinhirn vor allem über den oberen Kleinhirnstiel. Das Verhältnis der Anzahl der afferenten Fasern zu den efferenten Fasern liegt etwa bei 40:1 (161). Dieses Zahlenverhältnis zwischen Input und Output des Kleinhirns spricht für seine große koordinative Leistung bei allen motorischen Funktionen, angefangen vom Stehen und Laufen bis hin zum Sprechen.

Die Kleinhirnbahnen sind mit dem Archeo-, Paleo- oder Neocerebellum verbunden. Zum Archeocerebellum werden der Nodulus vermis und der Flocculus sowie der Nucl. fastigii gerechnet. Die afferente archeozerebelläre Bahn ist der Tr. vestibulocerebellaris. Er setzt sich aus direkten Fasern der Pars vestibularis des VIII. Hirnnervs und Axonen aus den Vestibulariskernen zusammen, die im Lobus flocculonodularis oder im Nucl. fastigii enden. Diese Bahn zieht über den unteren Kleinhirnstiel. Die efferente archeozerebelläre Bahn, der Tr. cerebellovestibularis, zieht über den unteren Kleinhirnstiel zu den Nuclei vestibulares mit Ausnahme des Nucl. vestibularis lateralis (434). Das Archeocerebellum kann deshalb auch als Vestibulocerebellum bezeichnet werden (52).

Klinische Hinweise

Läsionen des Archeocerebellum führen zu Störungen der bilateralen Bewegung und Einschränkung der Gleichgewichtsregulation mit globaler Rumpf-, Stand- und Gangataxie ohne sonstige zerebelläre Symptome (17, 64, 329). Der Gang dieser Patienten erinnert an die schwankenden und torkelnden Bewegungen von Betrunkenen.

Zum Paleocerebellum werden der Lobus cranialis (anterior), die Pyramis vermis und die Uvula vermis gerechnet. In dieser Kleinhirnrinde enden die Tr. spinocerebellares ventralis (anterior) et dorsalis (posterior) sowie eine Bahn aus dem Hinterstrangkern, dem Nucl. cuneatus. Dieser Tr. cuneocerebellaris zieht über den unteren Kleinhirnstiel vornehmlich in den Lobus cranialis (anterior) und weiterhin zu Teilen des Lobus caudalis (posterior). Der Tr. spinocerebellaris dorsalis verläuft über den unteren, der Tr. spinocerebellaris ventralis über den oberen Kleinhirnstiel zum Paleocerebellum. Die neozerebellären Bahnen haben sich als mittlerer Kleinhirnstiel im Laufe der Evolution zwischen die ursprünglich phylogenetisch einheitlichen spinozerebellären Bahnen

1 Culmen, Paleocerebellum
2 Fissura prima
3 Declive, Neocerebellum
4 Folium vermis, Neocerebellum
5 Tuber vermis, Neocerebellum
6 Pyramis vermis, Paleocerebellum
7 Uvula vermis, Paleocerebellum
8 Nodulus vermis, Archeocerebellum
9 Lobus cranialis (anterior) cerebelli, Paleocerebellum
10 Tonsilla cerebelli, Neocerebellum
11 Nucl. dentatus
12 Lobus caudalis (posterior) cerebelli

Paleocerebellum
Archeocerebellum
Neocerebellum

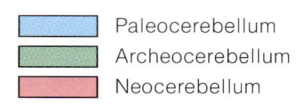

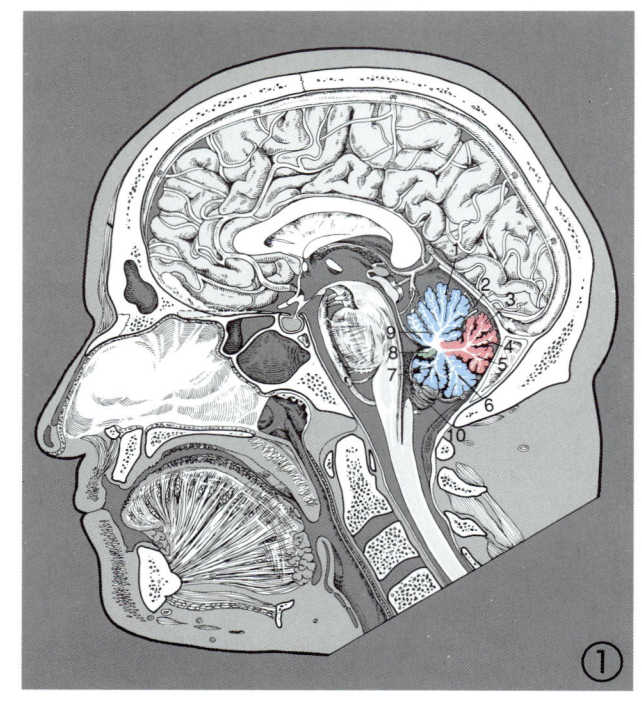

Abb. 142 Sagittale Serienbilder der zerebellären Rindenareale. Die Zahl im Kreis gibt die Nummer der jeweiligen Scheibe an (s. Abb. 29, 30a, 30b, 31).

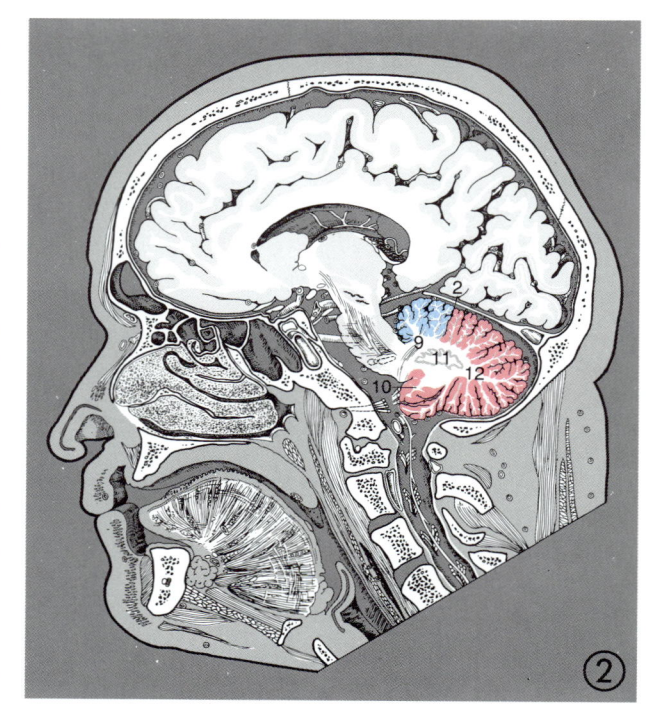

Zerebelläre Systeme   323

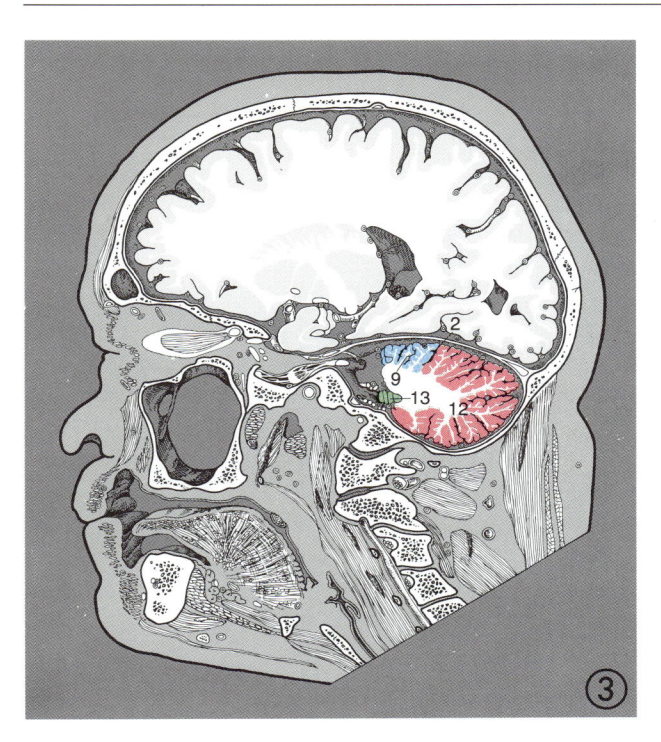

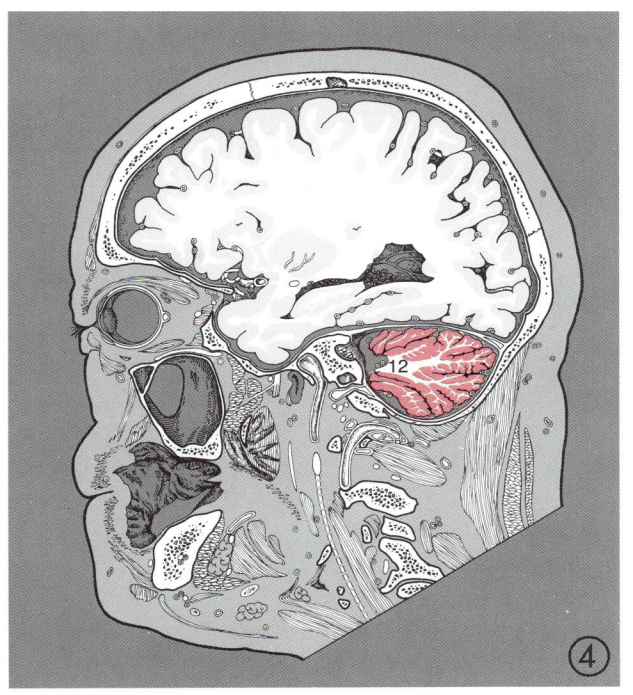

2 Fissura prima
9 Lobus cranialis (anterior) cerebelli, Paleocerebellum
12 Lobus caudalis (posterior) cerebelli
13 Flocculus, Archeocerebellum
14 Lobus caudalis cerebelli (flach tangential angeschnitten)

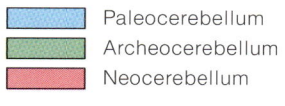

■ Paleocerebellum
■ Archeocerebellum
■ Neocerebellum

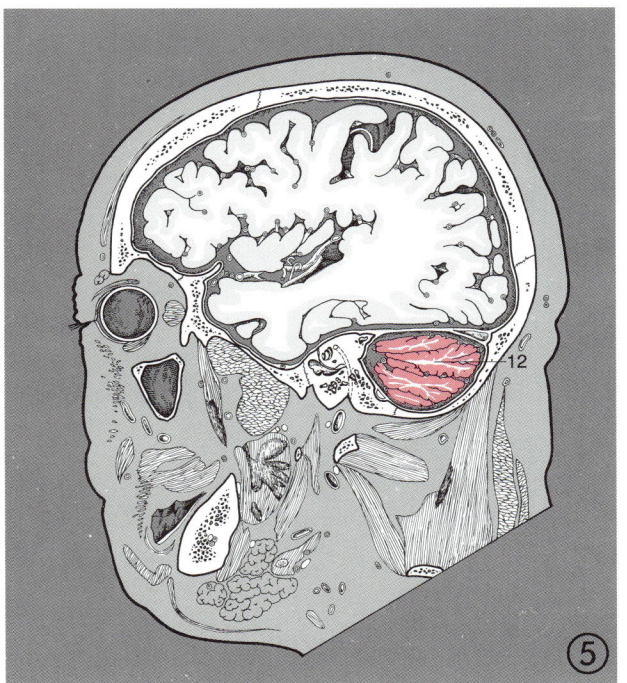

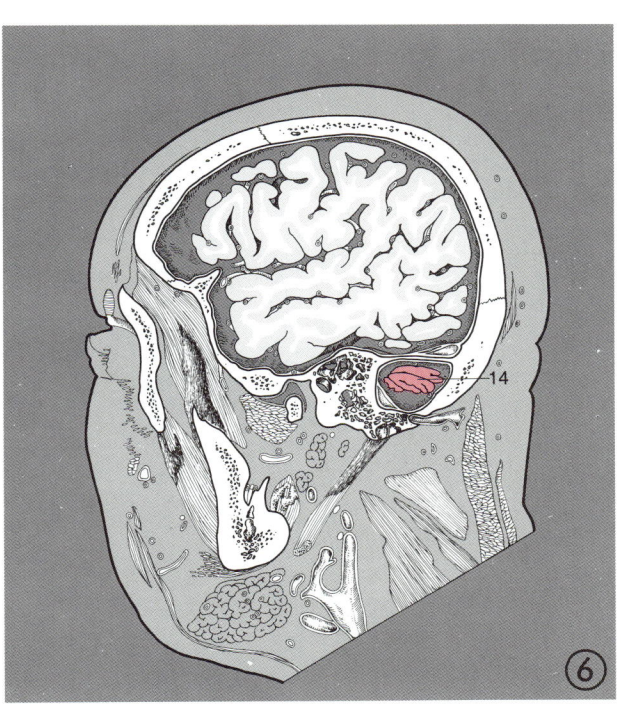

Neurofunktionelle Systeme

1 Tonsilla cerebelli, Neocerebellum
2 Flocculus, Archeocerebellum
3 Lobus caudalis (posterior), Neocerebellum
4 Uvula vermis, Paleocerebellum
5 Pyramis vermis, Paleocerebellum
6 Lobus cranialis (anterior), Paleocerebellum
7 Nodulus vermis, Archeocerebellum

- Neocerebellum
- Paleocerebellum
- Archeocerebellum

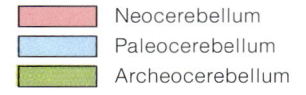

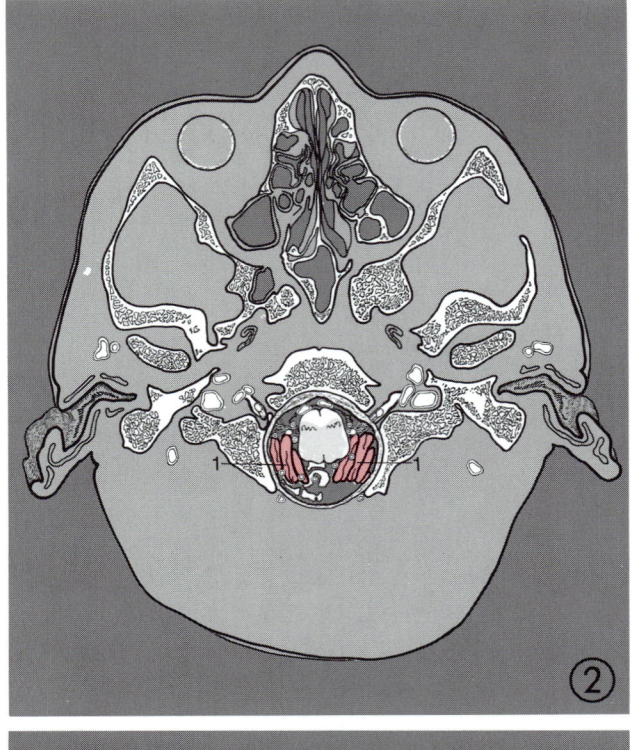

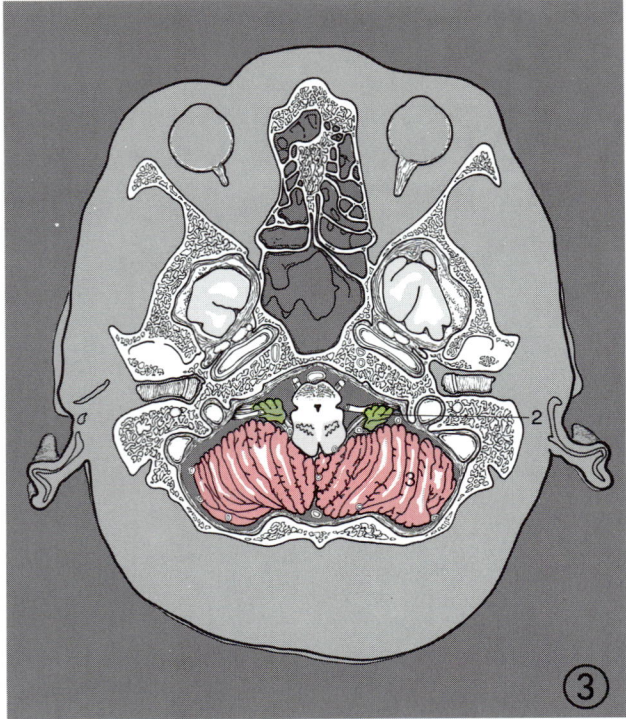

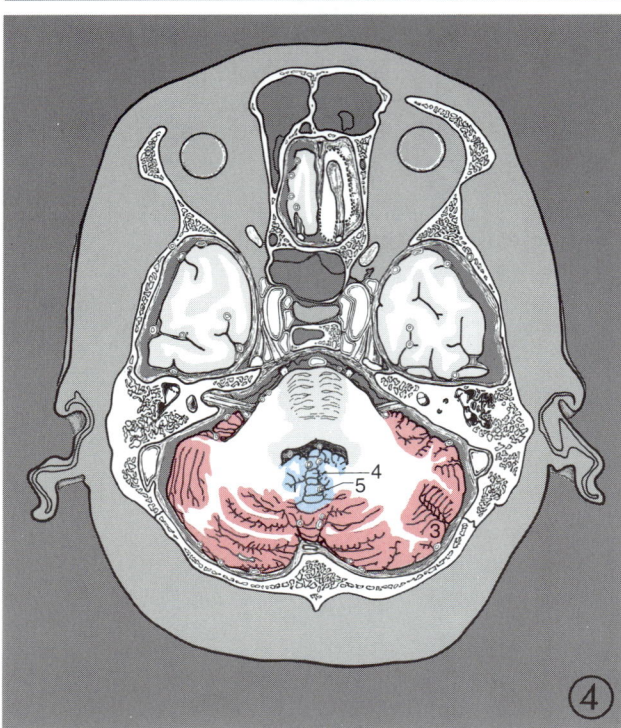

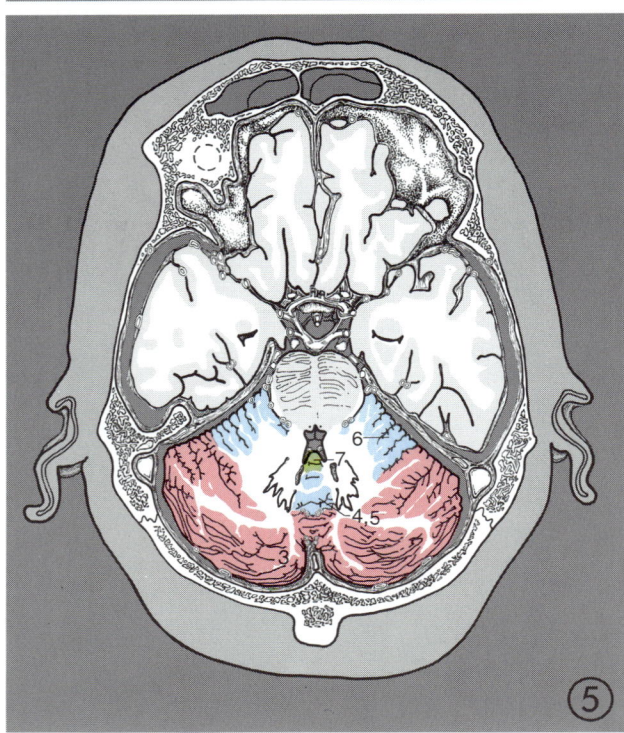

Abb. 143 Kanthomeatal orientierte Serienbilder der zerebellären Rindenareale. Die Zahl im Kreis gibt die Nummer der jeweiligen Scheibe an (s. Abb. 44, 45a, 45b, 46).

gedrängt. Entsprechend den zahlreichen Afferenzen aus dem Rückenmark wird das Paleocerebellum als Spinocerebellum klassifiziert (52). Dabei bleibt unberücksichtigt, daß der Tr. olivocerebellaris in alle Kleinhirnrindenareale projiziert (64).

Das Neocerebellum entwickelt sich zwischen den bereits beschriebenen phylogenetisch älteren Kleinhirnteilen. Neuhirnbahnen vornehmlich aus der frontalen und temporalen, weniger aus der parietalen und okzipitalen Großhirnrinde verlaufen über das Crus cerebri zu den Ponskernen. Hier erfolgt die Umschaltung auf den Tr. pontocerebellaris. Die meisten dieser Fasern kreuzen auf die andere Seite und

Zerebelläre Systeme

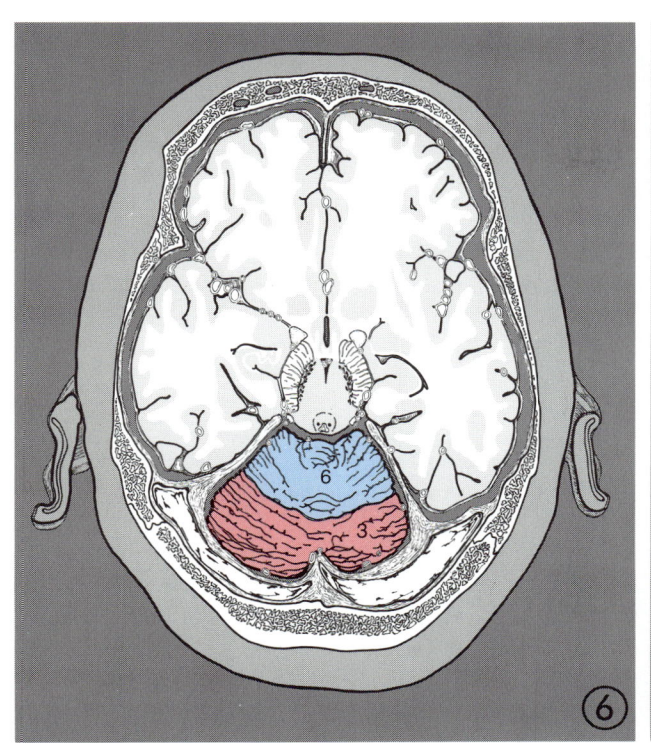

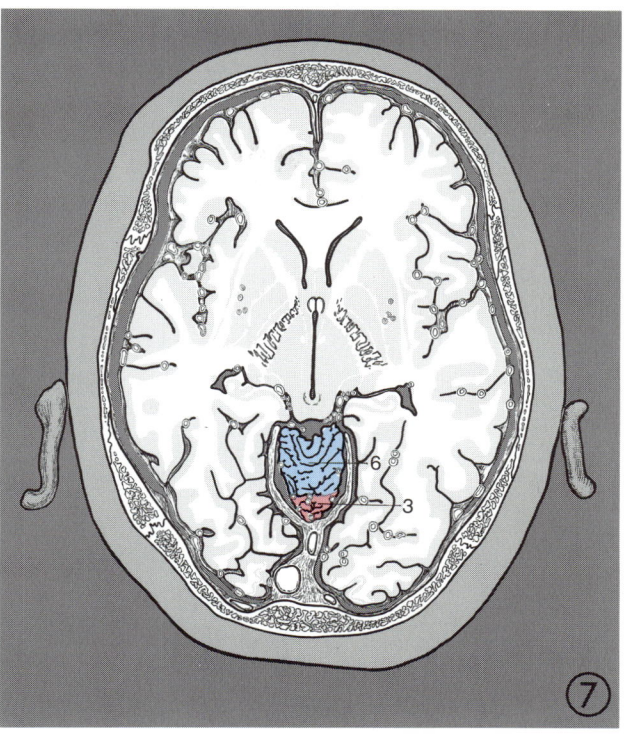

3 Lobus caudalis (posterior), Neocerebellum
6 Lobus cranialis (anterior), Paleocerebellum

■ Neocerebellum
■ Paleocerebellum

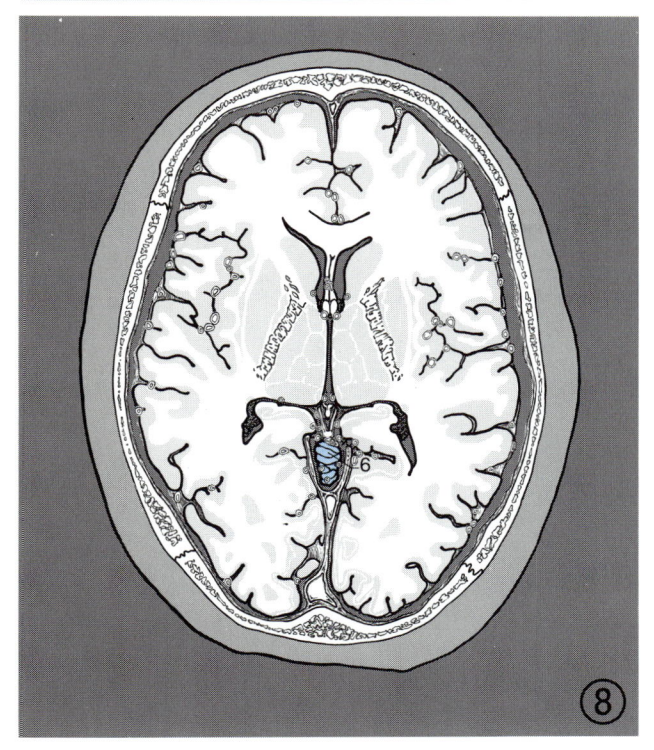

ziehen über den mittleren Kleinhirnstiel ins Neocerebellum oder zu den Kleinhirnkernen. Ein kleiner Teil der pontozerebellären Fasern zweigt ins Paleocerebellum ab (64). Die Existenz des Tr. tectocerebellaris wird neuerdings angezweifelt (52). Die Signale aus dem Tectum erreichen wahrscheinlich über Ponskerne das Cerebellum.

Die efferenten Bahnen aus dem Neocerebellum ziehen vornehmlich zum Nucl. dentatus. Von hier verläuft die nächste Neuronenpopulation mit ihren Axonen über den oberen Kleinhirnstiel, kreuzt im Mittelhirn und zieht zu Nucl. ruber, Formatio reticularis, Nucl. ventralis anterior und Nucl. ventralis lateralis des Thalamus. Die Thalamuskerne projizieren in die motorischen Rindenareale des Frontallappens in Richtung Pyramidenbahn. Durch die Kreuzung der efferenten Kleinhirnbahn im Mittelhirn und infolge der Rückkreuzung zur gleichen Seite des Tr. rubrospinalis im Mittelhirnbereich oder der Pyramidenbahn (Tr. corticospinalis) vom Endhirn ist jede Kleinhirnhemisphäre mit dem ipsilateralen Rückenmark verbunden. Einseitige Kleinhirnläsionen führen deshalb zu ipsilateralen Funktionsausfällen.

Klinische Hinweise

Neozerebelläre Läsionen sind durch eine gestörte Bewegungskoordination charakterisiert: Bei einer zerebellären Ataxie arbeiten die beteiligten Muskeln nicht mehr harmonisch zusammen, selbst wenn die optische Kontrolle vom Patienten eingesetzt wird. Beim Finger-Nase-Versuch tritt auch bei geöffneten Augen ein Intentionstremor auf. Schnell sich wiederholende Bewegungen können nicht mehr ausgeführt werden (Adiadochokinese). Zielbewegungen werden falsch abgeschätzt (Dysmetrie). Der Sprachfluß ist abgehackt (typische Störung: skandierende Sprache). Der Muskeltonus ist herabgesetzt (Hypotonie der Muskulatur). Oft wird ein Nystagmus beobachtet, wenn der Patient seinen Blick zur Seite der lädierten Kleinhirnhemisphäre hinwendet.

326 Neurofunktionelle Systeme

1 Thalamus
2 Tr. corticopontinus
3 Nucl. ruber
4 Tectum mesencephali
5 Decussatio pedunculorum cerebellarium cranialium
6 Pedunculus cerebellaris cranialis
7 Vermis cerebelli des Lobus cranialis (anterior)
8 Tr. spinocerebellaris ventralis
9 Fissura prima
10 Pons
11 N. trigeminus
12 Tr. pontocerebellaris
13 Pedunculus cerebellaris caudalis
14 Pedunculus cerebellaris medius
15 Nucl. olivaris caudalis (inferior)
16 Tr. olivocerebellaris
17 Hemisphäre des Lobus caudalis (posterior)
18 Fibrae arcuatae externae
19 Tr. spinocerebellaris dorsalis

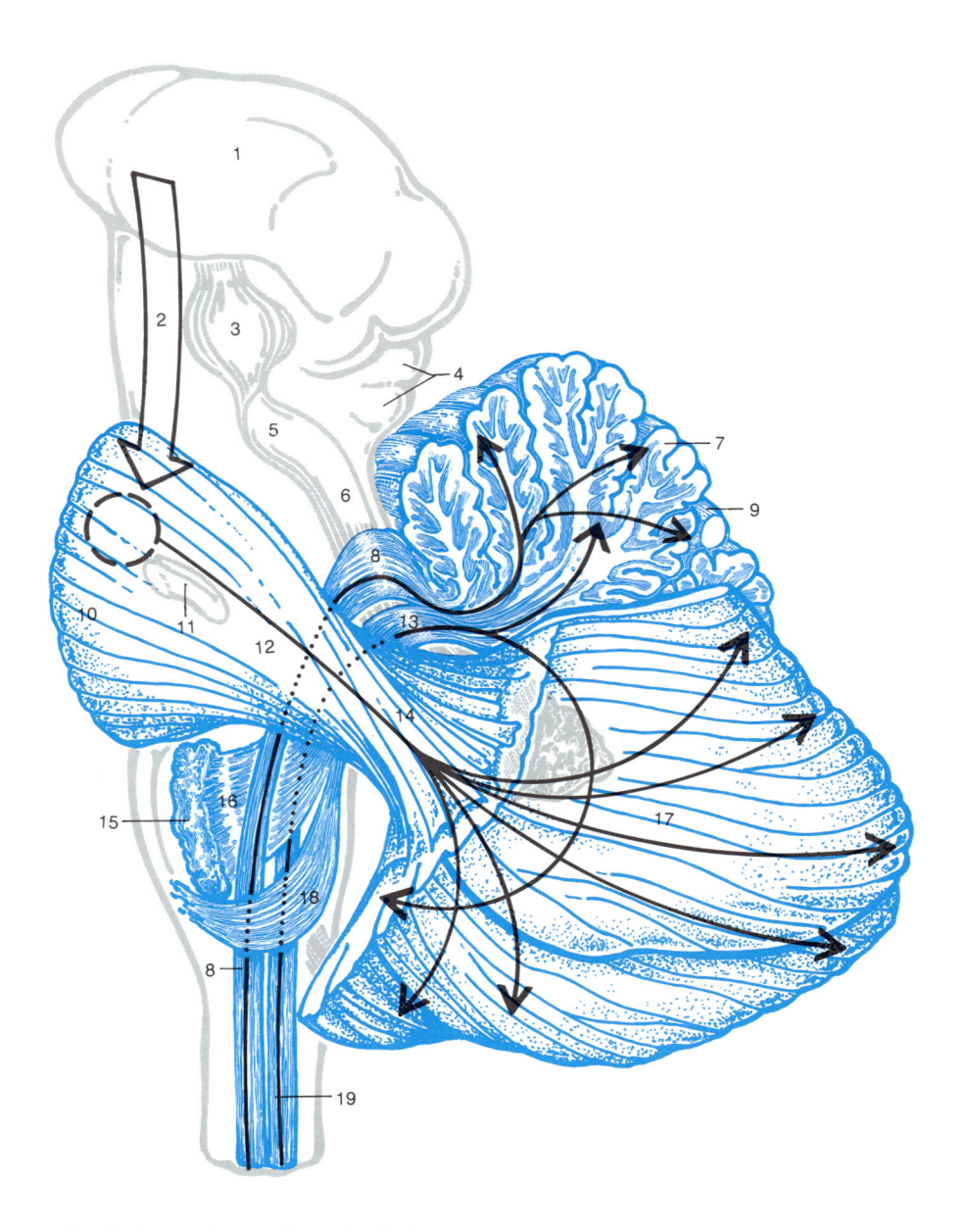

Abb. 144a Für die Kleinhirnrinde afferente Systeme in der Seitenansicht. Vom Lobus cranialis (anterior) des Kleinhirns wurde die linke Hälfte abgeschnitten. Das Archeocerebellum wurde kaudal vom mittleren Kleinhirnstiel abgefasert und entfernt. Nach (299).

Zerebelläre Systeme

1 Motorische und prämotorische Rinde (Area 4 und 6)
2 Tr. pyramidalis
3 Nucl. ventralis lateralis thalami
4 Nucl. ventralis anterior thalami
5 Nucl. ruber
6 Pedunculus cerebellaris cranialis
7 Purkinjezellen
8 Nucl. dentatus
9 Nucl. fastigii
10 Nuclei vestibulares

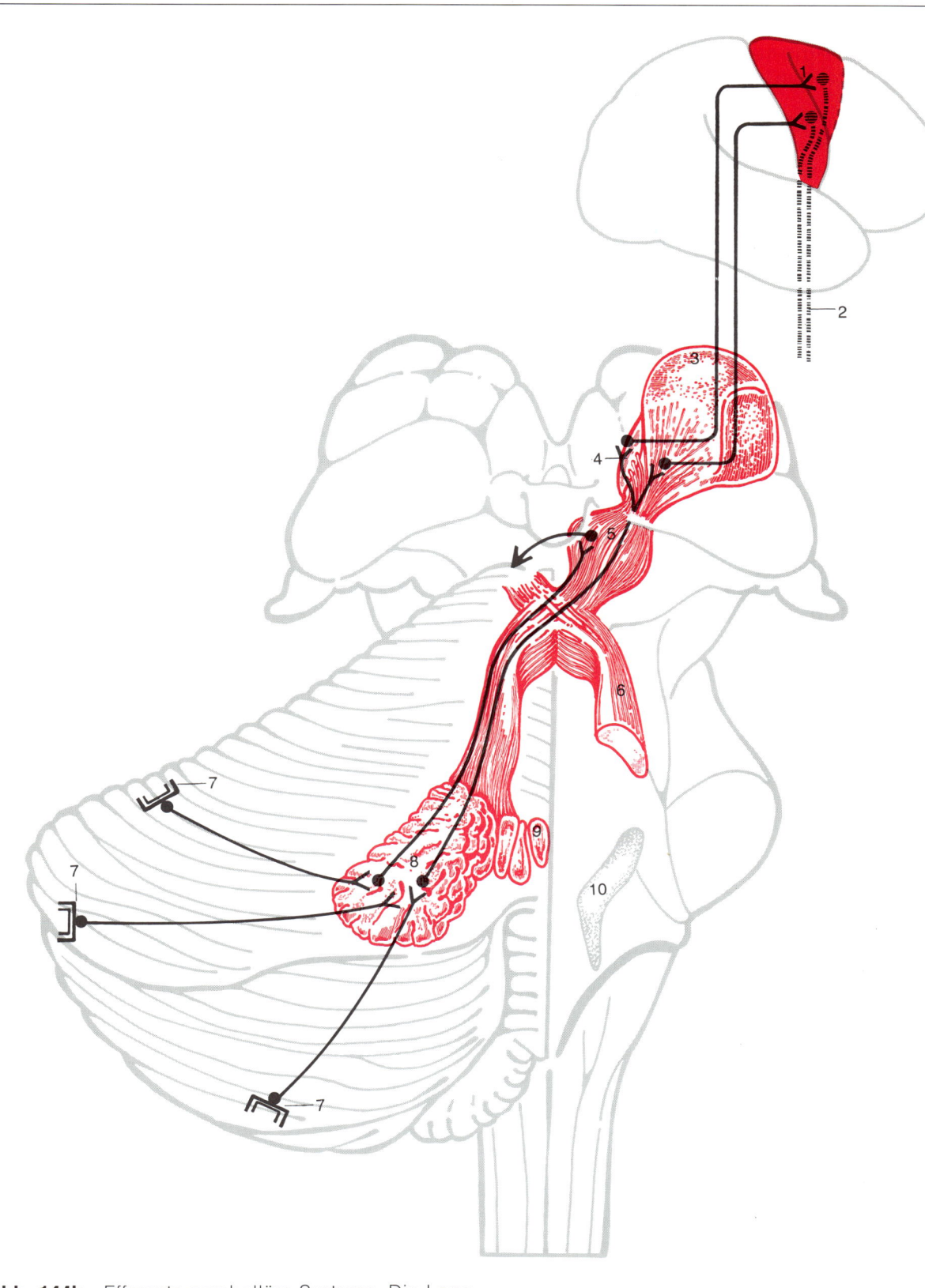

Abb. 144b Efferente zerebelläre Systeme. Die Lage der Bahnen und Kerne von dorsal gesehen. Das Kleinhirn wurde in der Mittellinie durchschnitten und die rechte Hälfte mit Ausnahme des Pedunculus cerebellaris cranialis entfernt. Nach (299).

6.10 Sprachregionen
(Abb. 145, 146)

Die Lokalisation der Sprachregionen war ein Verdienst von Klinikern (1861 Broca, 1874 Wernicke). Die Erforschung der Lokalisation von Aphasien beschäftigte in der Folgezeit vorwiegend Kliniker und in den letzten Jahrzehnten auch Linguisten, denn die Diagnose Aphasie kann nur am Lebenden gestellt werden.

In über 95% der Aphasien ist die linke Hemisphäre betroffen (127). Daraus geht hervor, daß die Sprachregionen lateralisiert sind. Mehr als 99% der Rechtshänder haben eine sprachdominante linke Hemisphäre. Bei Linkshändern wird eine Dominanz der linken Hemisphäre in etwa 60% angenommen. Überwiegend dürfte bei Linkshändern eine bilaterale Sprachrepräsentation vorliegen (24). Die Topographie der Sprachregionen wird also aus klinischen Befunden erschlossen. Meistens werden Sprachstörungen durch Gefäßverschlüsse verursacht (127, 201, 249, 328). Der Ort der pathologischen Läsion kann dann größer als die eigentliche Sprachregion sein, ohne daß mit morphologischen Kriterien die genaue Lokalisation der Sprachregion eingeengt werden kann. Daher sind unterschiedliche Literaturangaben über die Topik der Sprachregionen verständlich. In Abb. 145 und 146 wurden die Grenzen von drei Sprachregionen so eingetragen, daß ihre Größe der Minimalausdehnung nach Literaturangaben entspricht (127, 201, 249, 328). Zukünftig versprechen PET-Untersuchungen mit Bestimmung des Glukosestoffwechsels, des lokalen Sauerstoffverbrauchs und der regionalen Hirndurchblutung weitere Erkenntnisse. Dafür sind Verlaufsuntersuchungen an einer großen Zahl von Aphasikern und umfangreiche Studien an gesunden Probanden erforderlich.

Die **sensorische Sprachregion** (Wernicke) liegt im G. temporalis superior zwischen der primären Hörregion und dem G. angularis. Es ist das Versorgungsgebiet der A. temporalis posterior aus der A. cerebri media (328). Die optische Sprachregion wird in den G. angularis lokalisiert (127). Die Sprachregionen liegen ihren entsprechenden Primärfeldern des Neocortex benachbart. Die motorische Sprachregion liegt im Frontallappen anterior vor dem motorischen Primärfeld. Die sensorische Sprachregion befindet sich zwischen den auditorischen, visuellen und sensiblen Primärfeldern, d.h. zwischen der Heschlschen Querwindung, der Area striata und dem G. postcentralis.

Die **motorische Sprachregion** (Broca) wird durch den Verschluß der A. sulci precentralis (A. praerolandica) getroffen (328). Das Broca-Feld liegt im G. frontalis inferior im frontalen Operculum. Zytoarchitektonisch entspricht dies dem Brodmann-Feld 44 (86). Nach ausgewerteten CT-Bildern ist die benachbarte Inselregion mitbeteiligt (36).

1 Fasciculus longitudinalis superior
2 Brocasche Sprachregion

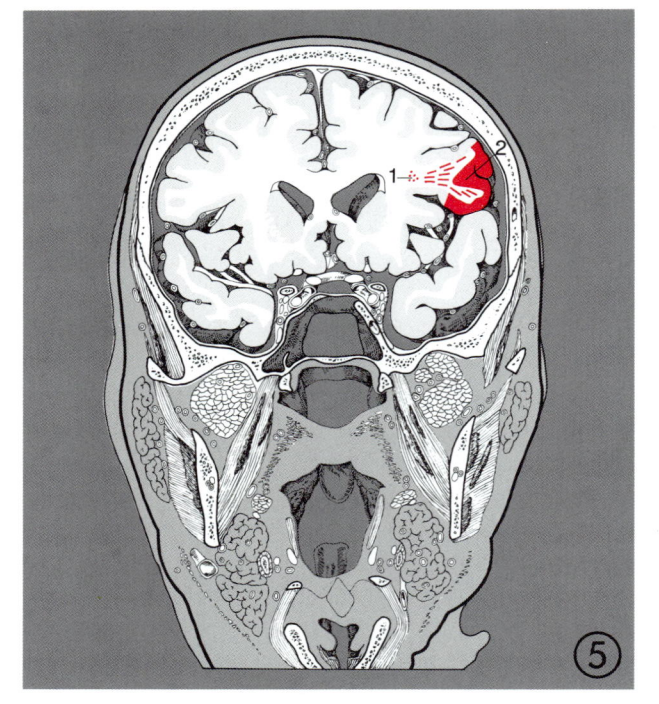

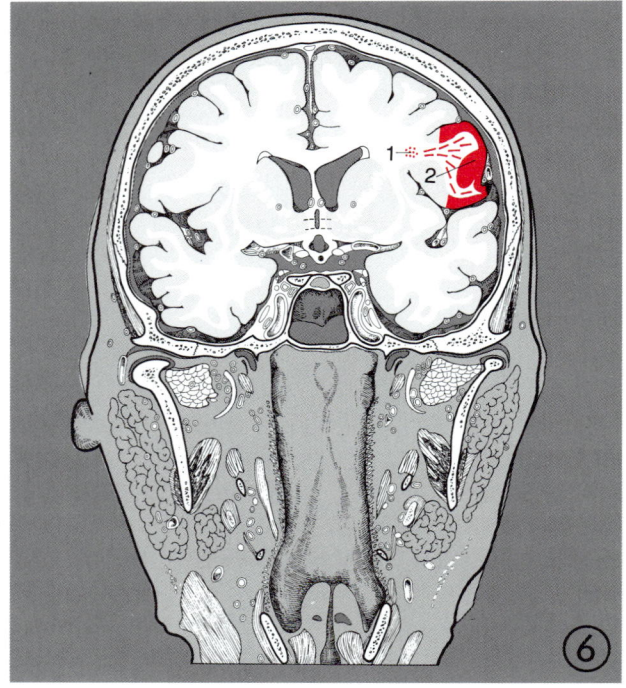

Abb. 145 Frontale Serienbilder der Sprachregionen. Die Zahl im Kreis gibt die Nummer der jeweiligen Scheibe an (s. Abb. 1, 2a, 2b, 3).

Sprachregionen

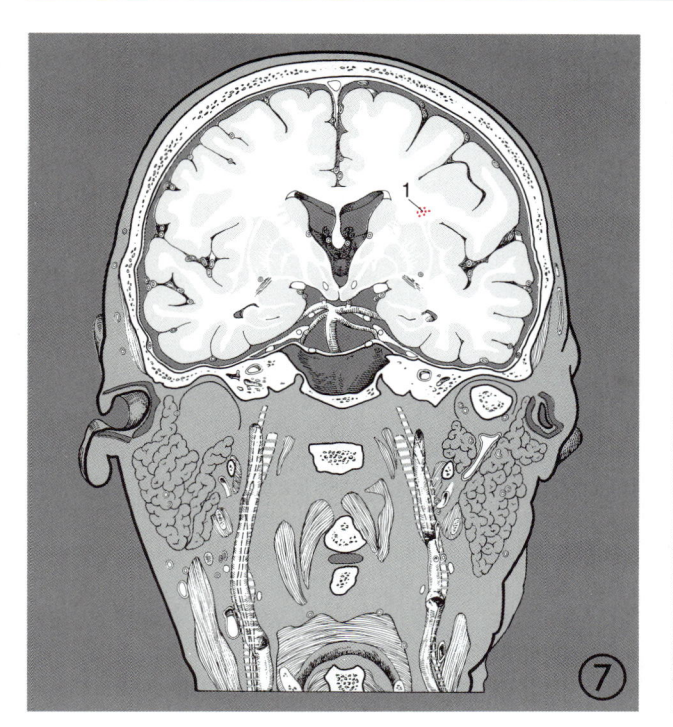

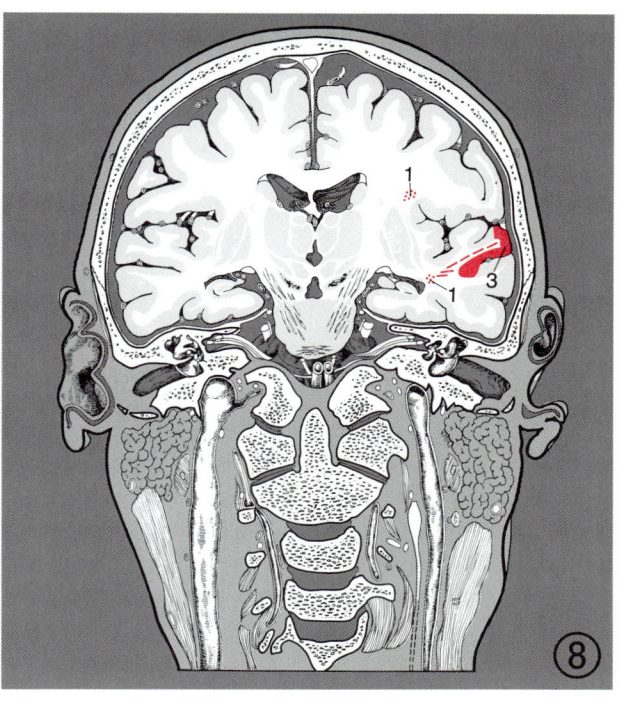

1 Fasciculus longitudinalis superior
3 Wernickesche Sprachregion

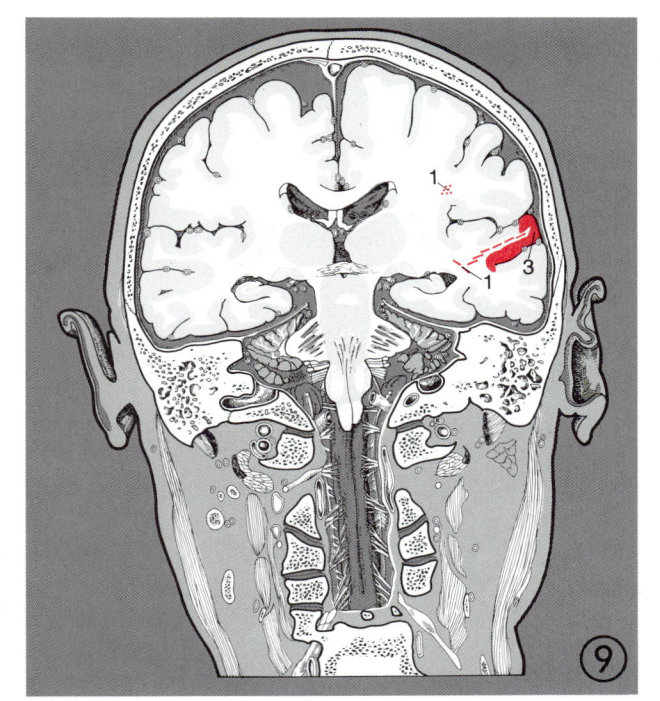

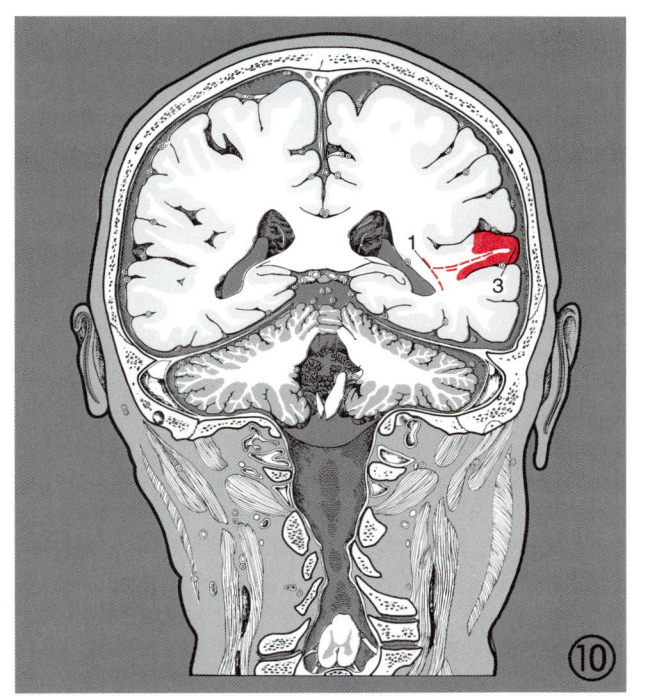

Der Fasciculus longitudinalis superior (Abb. 145.1) liegt am dorsolateralen Rand des Putamen zwischen den Projektionsbahnen der Capsula externa und Capsula interna. Diese Fasern des Fasciculus longitudinalis superior (auch Fasciculus arcuatus) bilden einen Bogen zwischen dem temporalen, parietalen und frontalen Lappen und verbinden das Wernikkesche, optische und Brocasche Sprachzentrum miteinander.

Weitere Sprachregionen wurden im
• motorischen Supplementärfeld und im
• Kopf des Nucl. caudatus
nachgewiesen (73a).

Klinische Hinweise

Bei der sensorischen Aphasie dominiert das verlorene Sprachverständnis. Der Sprachfluß ist erhalten. Es finden sich phonematische und semantische Paraphasien. Synonyma sind Wernicke Aphasie, rezeptive Aphasie, syntaktische Aphasie, akustische Aphasie und pragmatische Aphasie.

Bei der motorischen Aphasie stehen die Ausfälle im efferenten Bereich der Sprache (Agrammatismus) mit eingeschränktem, aber noch vorhandenem Sprachverständnis im Vordergrund. Der Sprachfluß ist verlangsamt. Zusätzlich kann die Artikulation beeinträchtigt sein. Synonyma sind Broca Aphasie, expressive Aphasie und verbale Aphasie.

1 Fasciculus longitudinalis superior
4 G. angularis

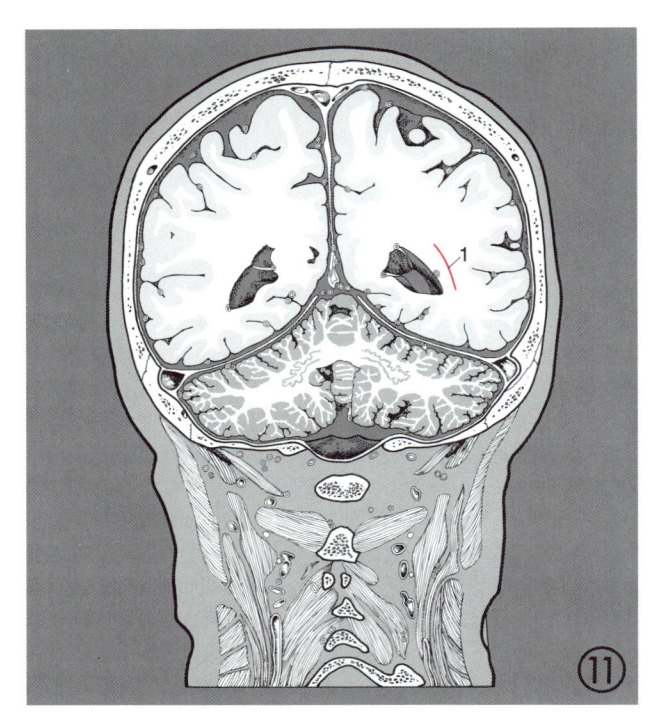

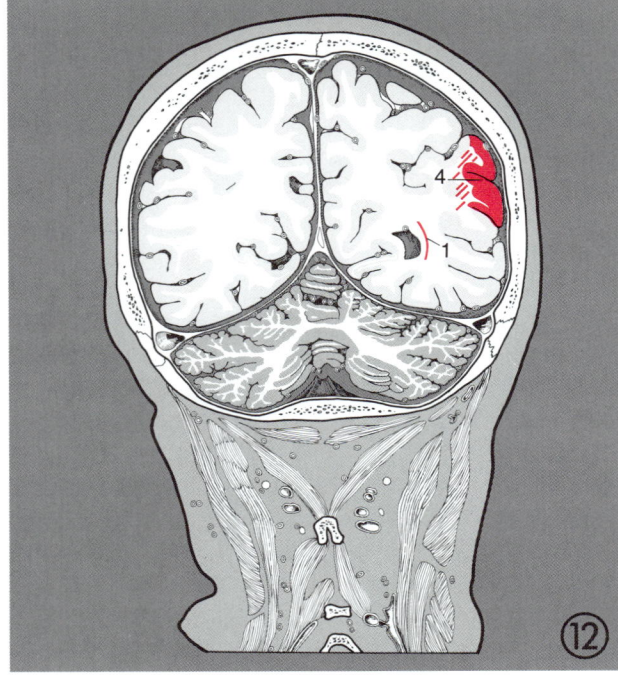

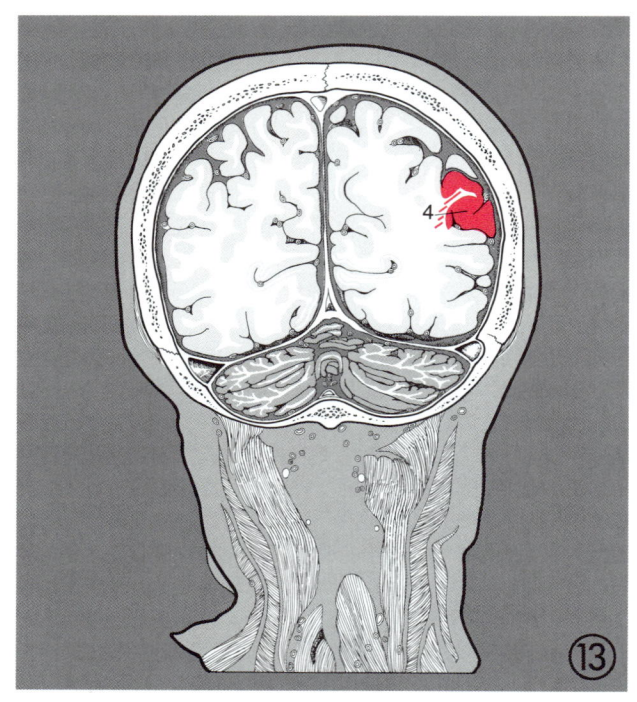

Abb. 145 Frontale Serienbilder der Sprachregionen. Die Zahl im Kreis gibt die Nummer der jeweiligen Scheibe an (s. Abb. 1, 2a, 2b, 3).

Im Schrifttum sind auch Einteilungen in „Fluent" und „Non-Fluent" Aphasien üblich. Der Schadensort liegt für die erste Gruppe hinter, für die zweite Gruppe vor dem Sulcus centralis (24). Neben den kortikalen Läsionen verursachen auch subkortikale Hirnschäden aphasische Störungen. Hierfür wird der Begriff Leitungsaphasie geprägt. Besondere Beachtung fand in jüngerer Zeit die Aphasie bei Läsionen des linken Thalamus (5, 56, 304, 341). Sie unterscheidet sich von der Leitungsaphasie durch das ungestörte Nachsprechen.

Infarkte des motorischen Supplementärfeldes (Abb. 133.5, 134.1) der dominanten Hemisphäre führen anfangs zu mutistischen Sprachstörungen, später zu einer verlangsamten Sprache. Meist haben diese Patienten eine allgemeine Akinese. Läsionen des Caput nuclei caudati (Abb. 9b.10, 33b.7), meist auch des vorderen Putamen und des Crus anterius der Capsula interna der dominanten Hemisphäre verursachen atypische Sprachstörungen. Bei diesen Patienten zeigen sich nur einzelne Symptome der Broca Aphasie und der Wernicke Aphasie. Der Infarkt liegt im vaskulären Territorium der Aa. centrales anterolaterales (lenticulostriatae laterales) (Abb. 93, 94, 96) (73a).

Sprachregionen 331

1 Brocasche Sprachregion
2 Wernickesche Sprachregion
3 G. angularis

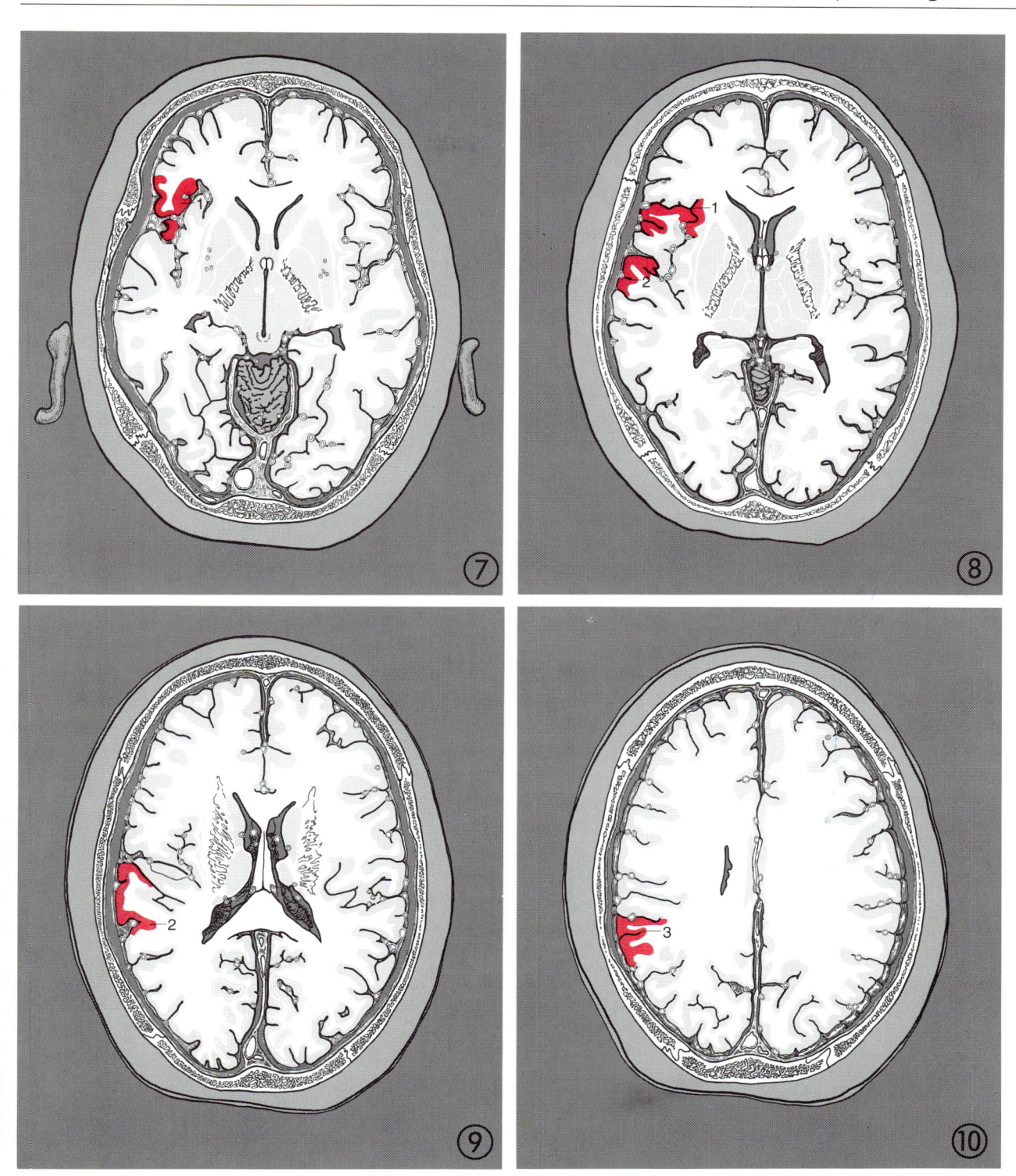

Abb. 146 Kanthomeatal orientierte Serienbilder der Sprachregionen. Die Zahl im Kreis gibt die Nummer der Scheiben an (s. Abb. 44, 45a, 45b, 46).

3 G. angularis

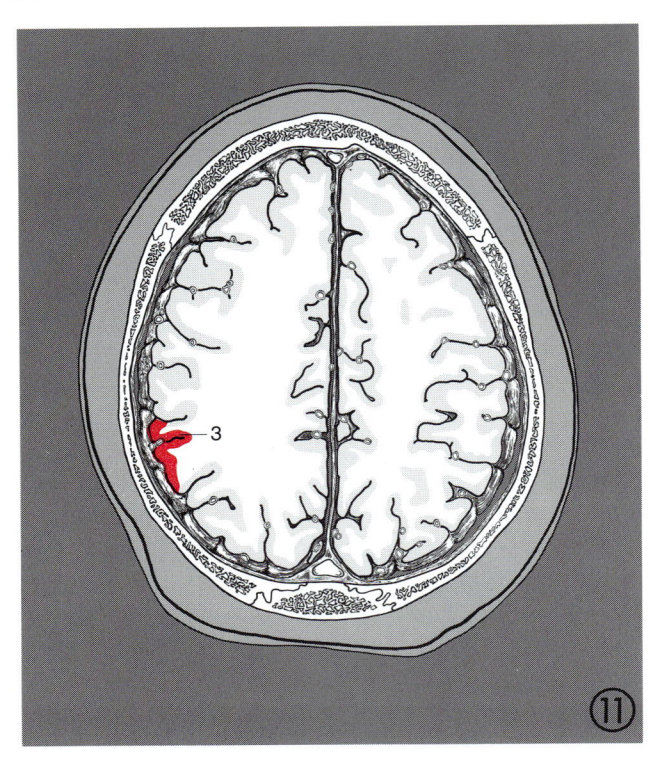

Abb. 146 Kanthomeatal orientierte Serienbilder der Sprachregionen. Die Zahl im Kreis gibt die Nummer der Scheiben an (s. Abb. 44, 45a, 45b, 46).

6.11 Limbisches System
(Abb. 147-150)

Das limbische System besteht aus kortikalen und subkortikalen Regionen. Die kortikalen Anteile entwickeln sich aus einer phylogenetisch alten Hirnrinde, dem Archeocortex und Periarcheocortex, die durch die Neuhirnentwicklung an die mediale Seite und an die Unterseite der beiden Großhirnhemisphären abgedrängt wurden. Diese Teile bilden um den Balken einen Saum, daher der Name limbisches System. Archeocortex und Periarcheocortex liegen vor, auf und hinter dem Balken und werden deshalb in prä-, supra- und retrokommissurale Abschnitte unterteilt. Die archeokortikalen Teile bilden den inneren, die periarcheokortikalen den äußeren Rand des Saumes. Zu den archeokortikalen Teilen gehören präkommissural der innere Teil der Area subcallosa, suprakommissural das Indusium griseum und retrokommissural die Hippocampusformation. Der äußere Ring um den Balken wird durch den äußeren Teil der Area subcallosa, den balkennahen Teil des G. cinguli und den G. parahippocampalis gebildet (404). Elektrophysiologische Reizungen dieser Regionen führen zu emotionalen Reaktionen wie Wut, Angst, Lust und sexueller Aggression mit entsprechenden Wirkungen auf das vegetative Nervensystem. Mac Lean bezeichnete deshalb das limbische System als „visceral brain".

Die kortikalen limbischen Regionen sind afferent und efferent mit bestimmten subkortikalen Strukturen verbunden, die deshalb ebenfalls zum limbischen System gerechnet werden: Septum verum, Area preoptica, Corpus mamillare, weitere Hypothalamusunterkerne, Nucl. anterior des Thalamus und limbische Kerngebiete des Mittelhirns.

Area subcallosa und Indusium griseum sind beim Menschen relativ schwach ausgebildet. Die Hippocampusformation ist dagegen im Vergleich mit Menschenaffen absolut größer (221, 404). Sie liegt im medialen Abschnitt des Schläfenlappens. Während der Ontogenese wird die Hippocampusformation in Richtung auf das Unterhorn des Seitenventrikels eingerollt. Dabei umgibt sie den Sulcus hippocampi mit zwei bogenförmig gekrümmten Lippen in einer C-förmigen Struktur. In ihrem oberen Schenkel liegt der G. dentatus. Er leitet seinen Namen von der gezahnten oder perlschnurartigen Oberfläche ab. Der Bogen des C ragt in den Seitenventrikel als Cornu ammonis (Hippocampus im engeren Sinn) hinein. Der untere Schenkel des C wird vor allem vom Subiculum gebildet.

Die Hippocampusformation ist afferent mit Teilen des G. parahippocampalis, dem Septum verum, Unterkernen des Hypothalamus und mit den dopaminergen und serotoninergen Zentren (s. 7.1.1 und 7.2) verbunden. Die Hauptbahn ist dabei der Fornix. Im Fornix verlaufen auch von der Hippocampusformation wegführende Axone. Er ist ein kompaktes Faserbündel. Seine Fasern bilden zunächst den Alveus, eine dünne weiße Lage an der ventrikulären Oberfläche des Cornu ammonis. Sie setzen sich dann als Fimbria hippocampi fort und ziehen bogenförmig als Crus fornicis unter den Balken. An der Stelle, wo sich das rechte und linke Crus fornicis aneinanderlegen, kreuzt ein Teil der Bahnen in der Commissura fornicis. Die Fortsetzung des Fornix zieht als Corpus fornicis unter dem rostralen Teil des Balkens bis zum Foramen interventriculare (Monroi). Hier teilen sich die Bahnen zu den beiden Fornixsäulen, die das Foramen interventriculare von medial her begrenzen. Sie ziehen dorsal von der Commissura anterior (rostralis) weiter in kaudale Richtung zum Hypothalamus. Unmittelbar oberhalb der Commissura anterior ziehen präkommissurale Fasern zu Septum verum, G. rectus und Cortex frontalis. Etwas unterhalb der Commissura anterior zweigen Faserbündel zum Binnenkern der Stria terminalis und zum Nucl. anterior thalami ab. Das Hauptbündel des Fornix zieht zum Hypothalamus, wo die meisten Fasern im Corpus mamillare enden.

Vom Corpus mamillare zieht ein Bündel als Tr. mamillothalamicus (Vicq d'Azyrsches Bündel) zum Nucl. anterior des Thalamus. Von dort verlaufen Faserbahnen über das Cingulum rückläufig zur Hippocampusformation. Dieser Kreis Hippocampusformation - Corpus mamillare – Nucl. anterior (thalami) –

Limbisches System   333

1 G. cinguli
2 Cingulum
3 Indusium griseum
4 Corpus callosum
5 Nucl. anterior thalami
6 Area subcallosa
7 Commissura anterior (rostralis)
8 Septum verum
9 Nucl. medialis thalami
10 Tr. mamillothalamicus (Vicq d'Azyrsches Bündel)
11 Nuclei habenulae
12 Fornix
13 Corpus mamillare
14 Bulbus olfactorius
15 Tr. olfactorius
16 Cortex prepiriformis
17 Corpus amygdaloideum
18 Hippocampus
19 G. dentatus
20 Subiculum
21 G. parahippocampalis

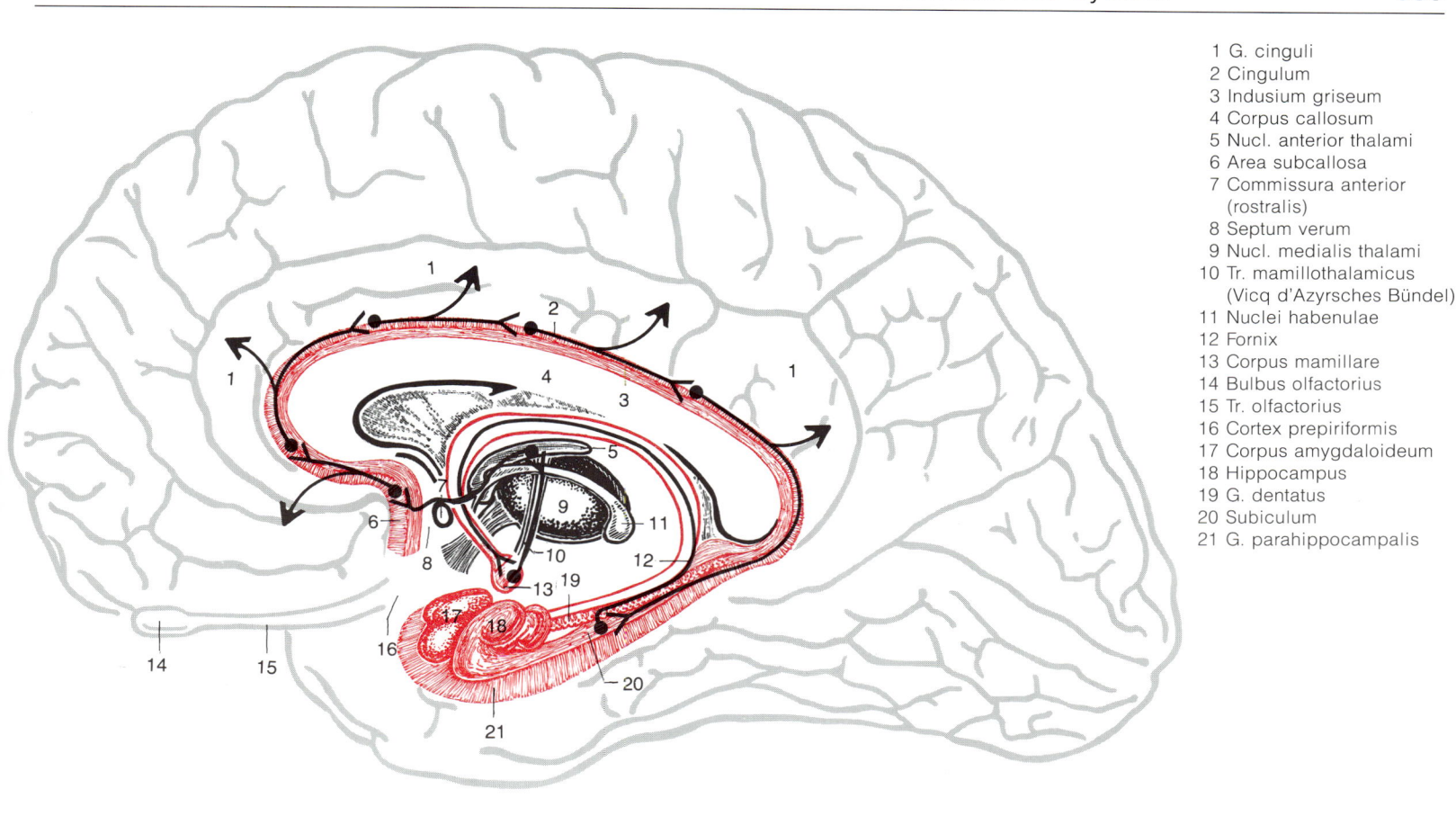

Abb. 147 Limbisches und olfaktorisches System in der Medianansicht nach (299, 404). Die Wand des 3. Ventrikels wurde weggelassen. Dadurch sind die Teile des Papez-Kreislaufes wie Tr. mamillothalamicus und Nucl. anterior thalami sichtbar.

Cingulum — Hippocampusformation wird Papez-Kreis genannt. Von ihm strahlen Verbindungen in den frontalen Cortex, G. cinguli und G. parahippocampalis aus. Diese neuronalen Schaltungen sind wahrscheinlich betroffen, wenn es bei einer beidseitigen Läsion der Hippocampusformationen, der Fornices oder der Corpora mamillaria zu einem dramatischen Verlust des Kurzzeitgedächtnisses kommt (184, 350).

Das Corpus amygdaloideum (Mandelkern) ist ein Komplex aus mehreren Kernen und einem Rindenareal. Das Corpus amygdaloideum liegt medial an der Spitze des Unterhorns des Seitenventrikels. Teilweise gehört es zu Riechzentren (s. 6.7), teilweise zum limbischen System. Das Corpus amygdaloideum ist afferent mit dem Bulbus olfactorius, einzelnen Kernen des Hypothalamus und des Hirnstammes sowie mit Endhirnrindenarealen verbunden. Die Hauptbahnen sind Stria terminalis und ventrale amygdalofugale Bahnen. Die Stria terminalis zieht zwischen Thalamus und Nucl. caudatus bogenförmig zum Septum und zu Kernen des Hypothalamus sowie zur Formatio reticularis und zu einzelnen Endhirngebieten.

Unter den bereits aufgezählten subkortikalen limbischen Kerngebieten nimmt das Septum verum (Nuclei septi, Septum precommissurale) eine zentrale Stellung ein. Das mediale Vorderhirnbündel verbindet dieses Kerngebiet mit wichtigen Zentren im Hypothalamus bis zum Mittelhirn doppelläufig, also septomesenzephal und mesenzephaloseptal. Diese Gebiete sind präoptische Regionen im Hypothalamus, laterale und mediale Kerne des Hypothalamus und limbische Kerngebiete des Mittelhirns. Zu den letzteren zählen ein ventrales Gebiet im Tegmentum mesencephali, Nucl. interpeduncularis sowie Nucl. raphes dorsalis, Nucl. centralis superior (Bechterew) und Nucl. tegmentalis dorsalis (Gudden). Über den Tr. mamillotegmentalis verläuft ebenfalls vom Corpus mamillare eine Verbindung zum Tegmentum des Mittelhirns. Eine weitere Verschaltung zwischen diesen Kerngebieten bis in die Medulla oblongata übernimmt der Fasciculus longitudinalis dorsalis (Schütz). Die Striae medullares thalami bilden einen Umgehungsweg des Hypothalamus von limbischen Gebieten zu den Nuclei habenulae. Von dort verläuft der Tr. habenulointerpeduncularis zum Nucl. interpeduncularis.

334 Neurofunktionelle Systeme

1 Periarcheocortex,
  G. cinguli (balkennaher Anteil) (innerhalb der Scheibe)
2 Periarcheocortex,
  G. cinguli (balkennaher Anteil)
3 Area subcallosa (teilweise innerhalb der Scheibe)
4 Nucl. septi (innerhalb der Scheibe)
5 Fornix (innerhalb der Scheibe)

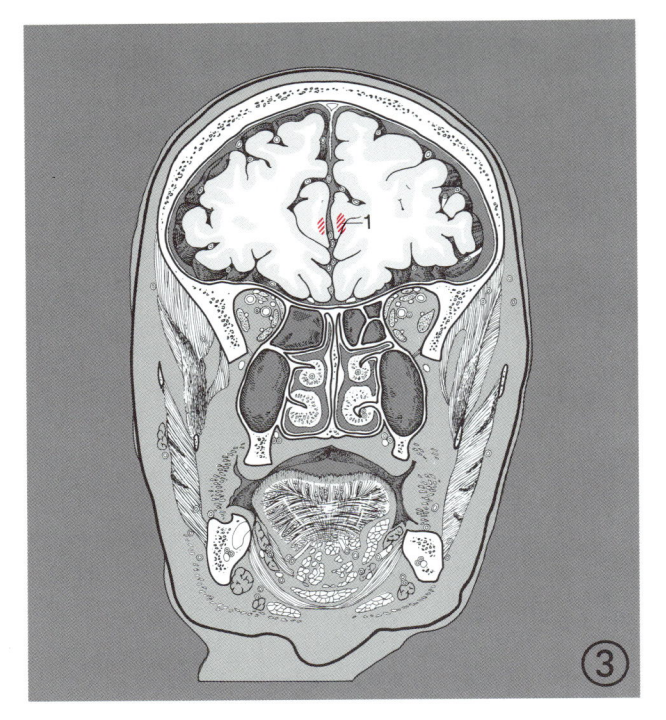

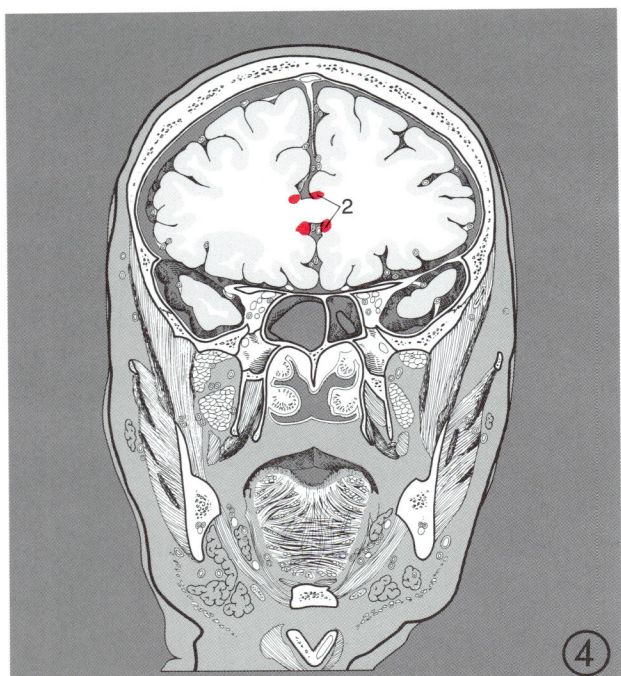

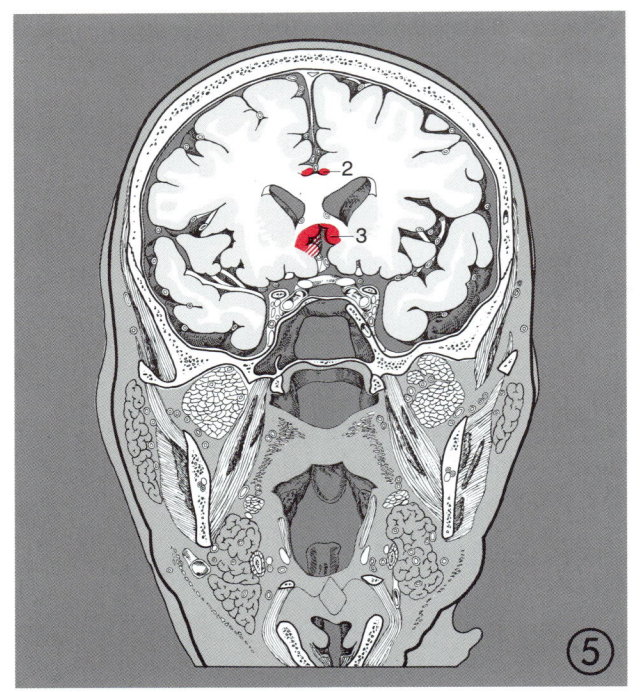

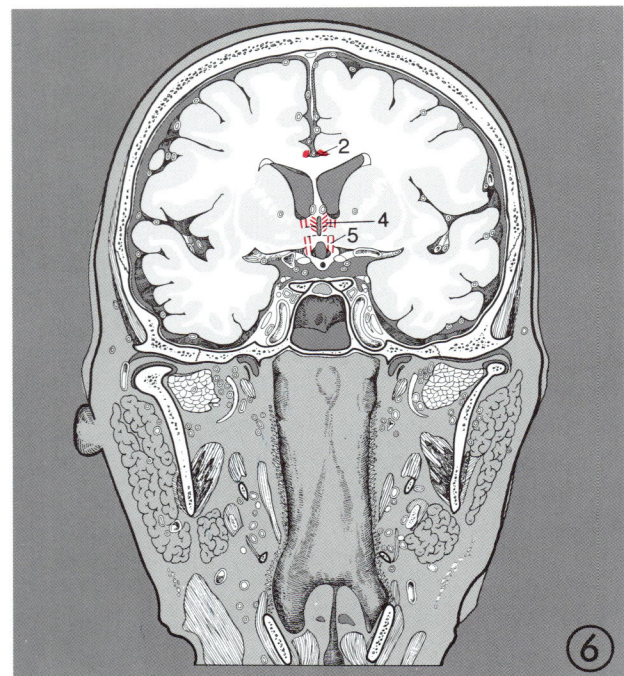

Abb. 148 Frontale Serienbilder der kortikalen Areale und wichtiger Kerngebiete des limbischen Systems mit Fornix und Corpus mamillare. Die Zahl im Kreis gibt die Nummer der jeweiligen Scheibe an (s. Abb. 1, 2a, 2b, 3).

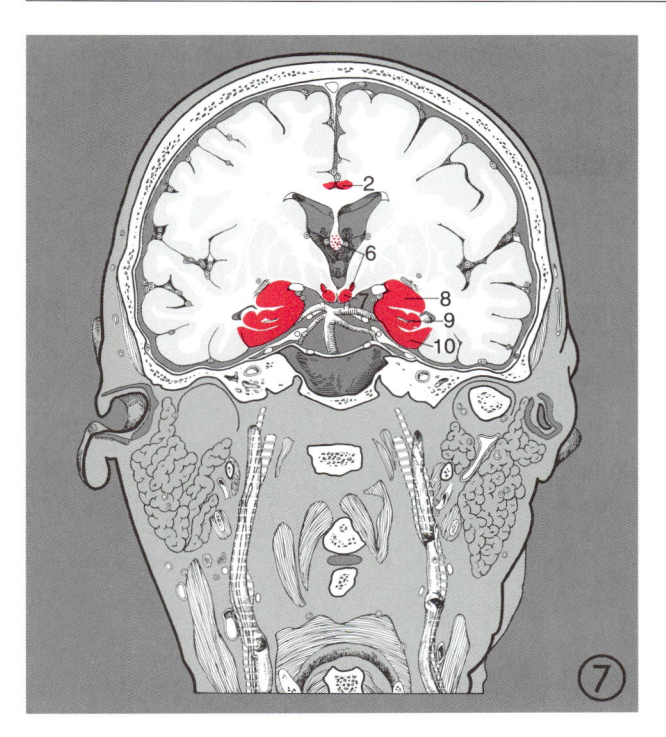

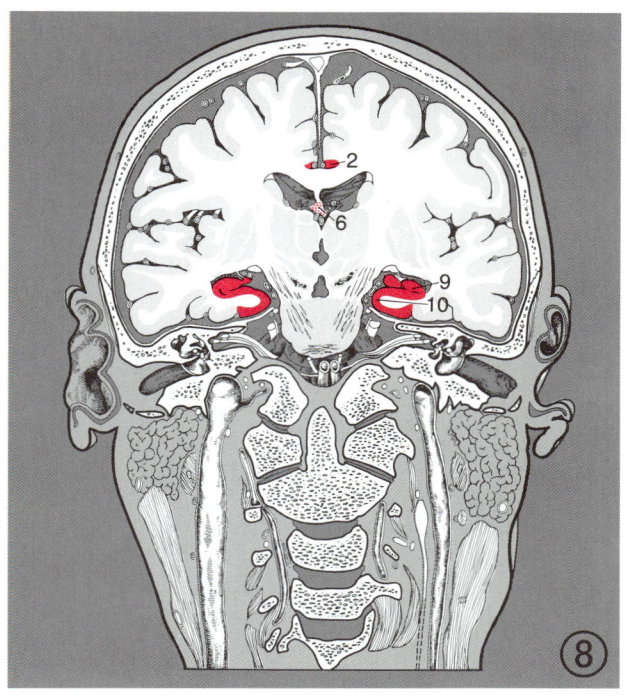

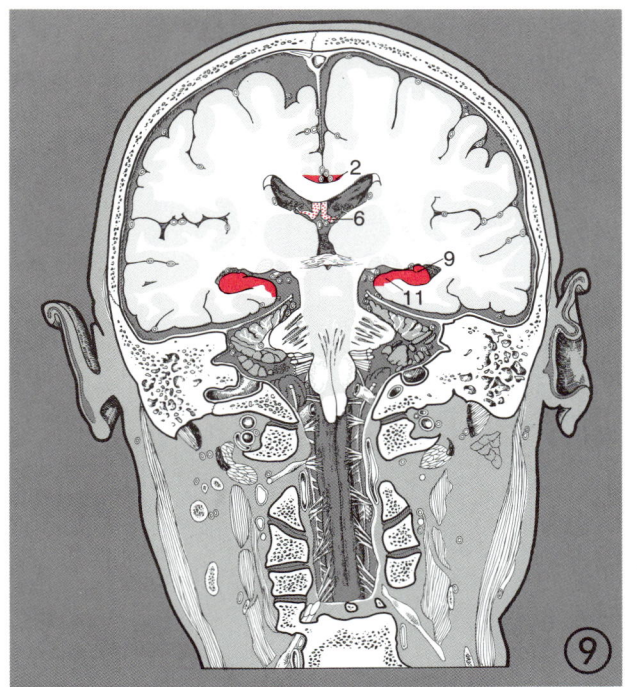

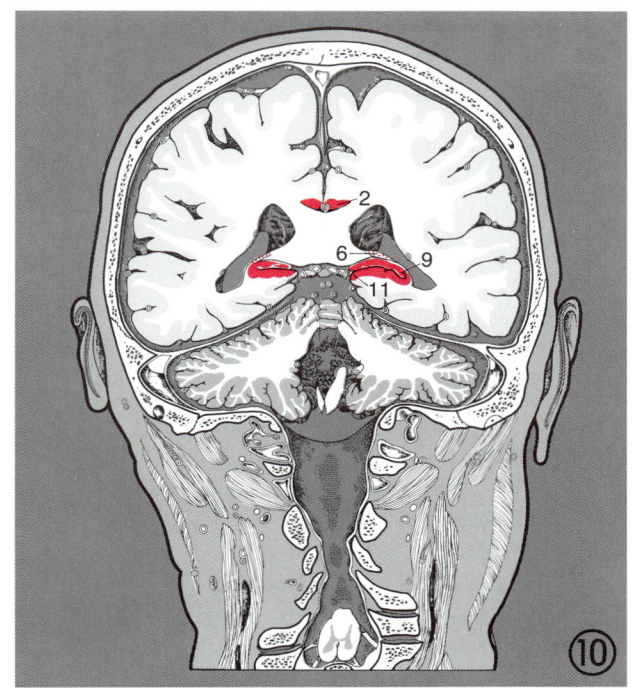

Limbisches System 335

2 Periarcheocortex,
  G. cinguli (balkennaher
  Anteil)
6 Fornix
7 Corpus mamillare
8 Corpus amygdaloideum
  (teilweise limbisch)
9 Hippocampusformation
10 G. parahippocampalis
11 Periarcheocortex

2 Periarcheocortex,
  G. cinguli (balkennaher Anteil)

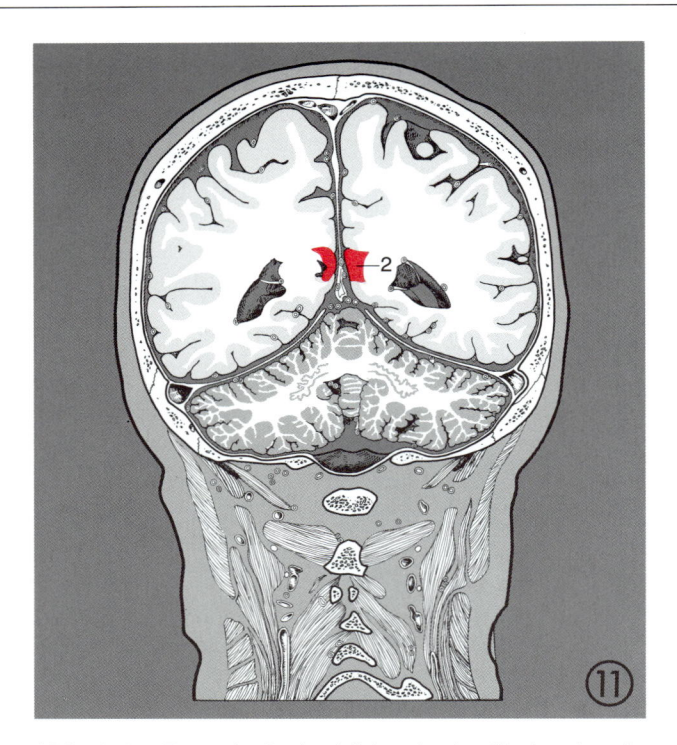

Abb. 148 Frontale Serienbilder der kortikalen Areale und wichtiger Kerngebiete des limbischen Systems mit Fornix und Corpus mamillare. Die Zahl im Kreis gibt die Nummer der jeweiligen Scheibe an (s. Abb. 1, 2a, 2b, 3).

Limbisches System 337

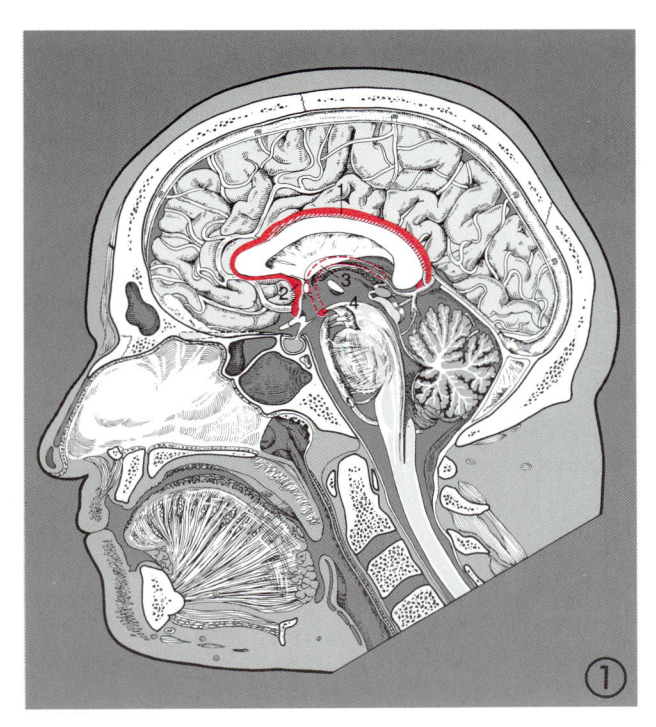

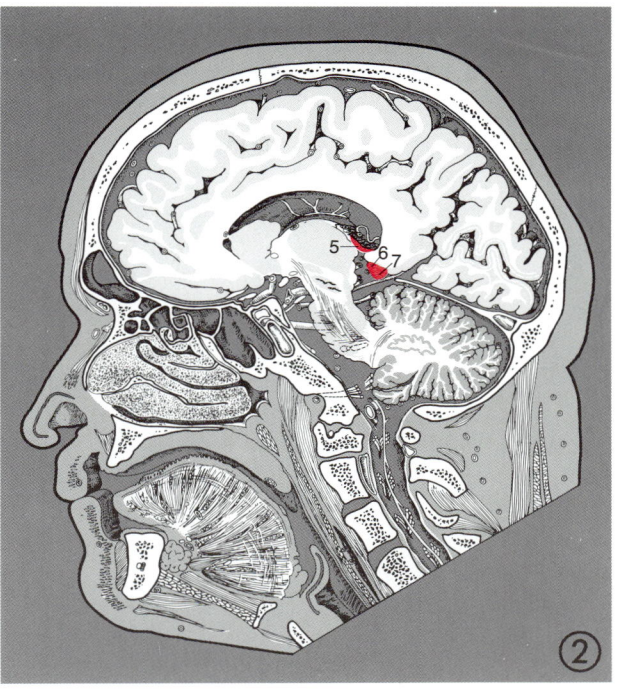

1 Periarcheocortex,
   G. cinguli (balkennaher Anteil) (teilweise innerhalb der Scheibe)
2 Area subcallosa
3 Fornix (innerhalb der Scheibe)
4 Corpus mamillare
5 Fornix
6 G. fasciolaris
7 Isthmus gyri cinguli
8 Corpus amygdaloideum (teilweise limbisch)
9 Uncus hippocampi
10 Hippocampusformation (im lateralen Teil der Scheibe)
11 Hippocampusformation
12 G. parahippocampalis

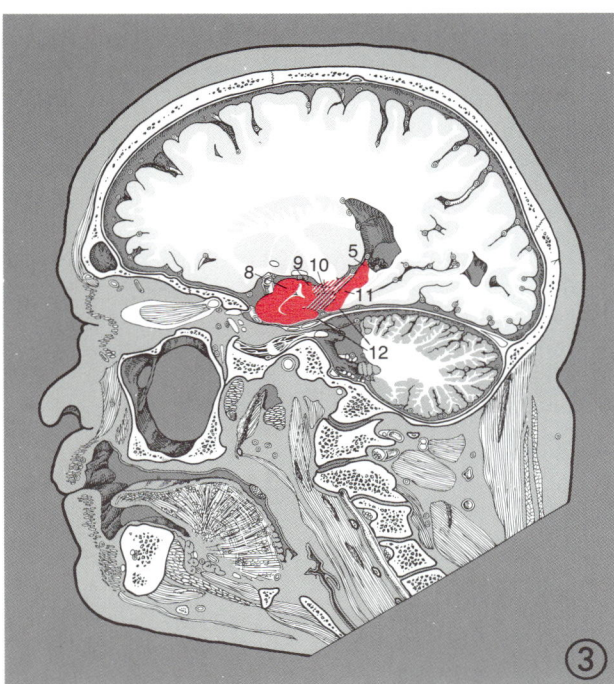

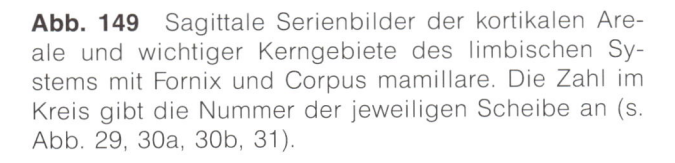

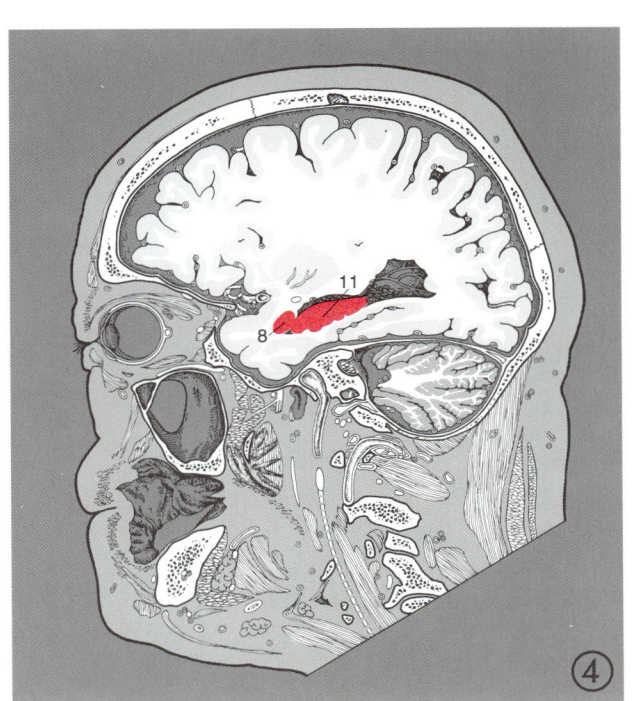

Abb. 149 Sagittale Serienbilder der kortikalen Areale und wichtiger Kerngebiete des limbischen Systems mit Fornix und Corpus mamillare. Die Zahl im Kreis gibt die Nummer der jeweiligen Scheibe an (s. Abb. 29, 30a, 30b, 31).

Neurofunktionelle Systeme

1 Periarcheocortex, retrokommissural
2 Corpus amygdaloideum (nur teilweise limbisch)
3 Hippocampusformation
4 Area subcallosa
5 Corpus mamillare (innerhalb der Scheibe)
6 Uncus hippocampi
7 G. parahippocampalis
8 Periarcheocortex, G. cinguli (balkennaher Anteil)
9 Septum verum
10 Fornix

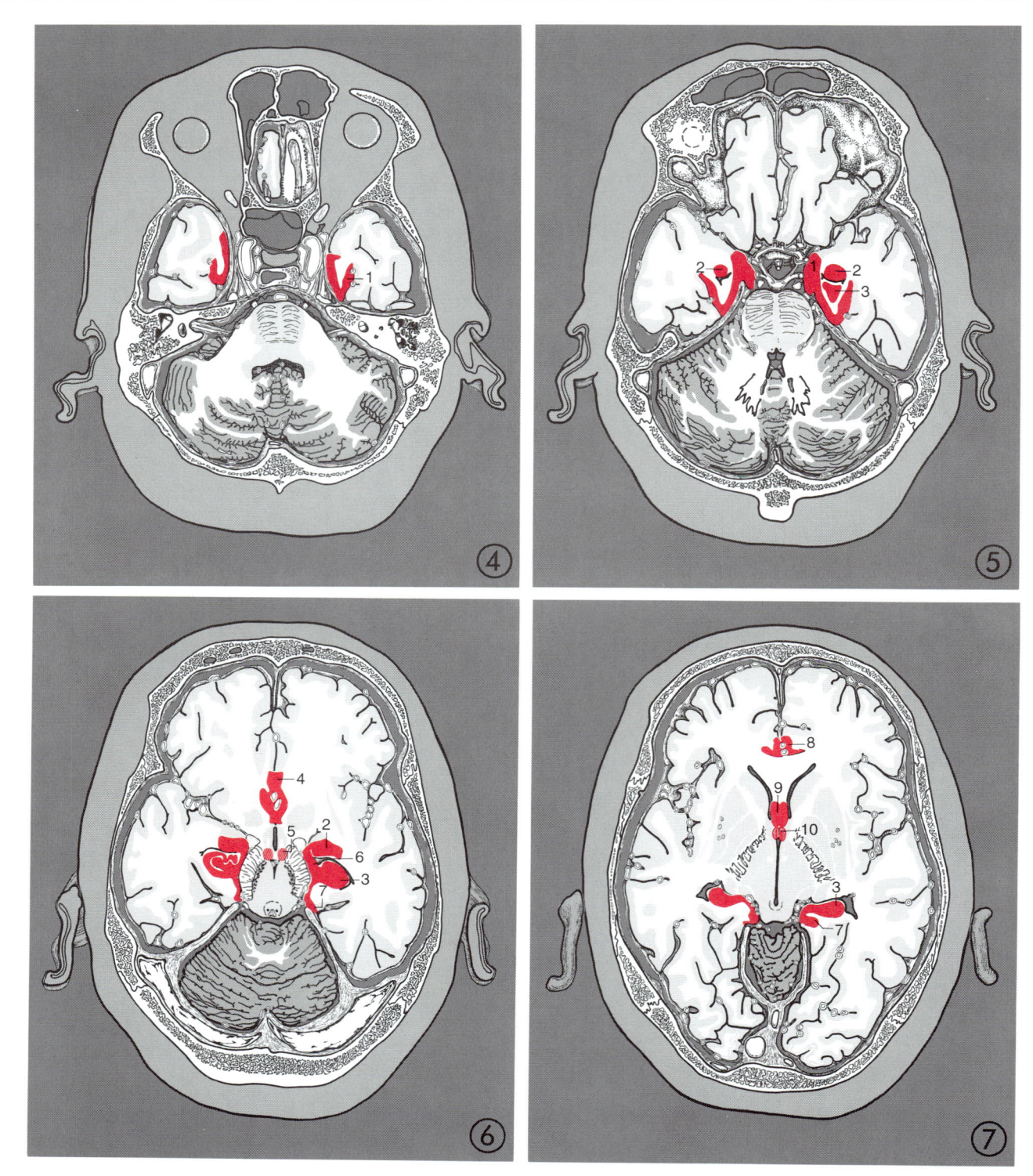

Abb. 150 Kanthomeatal orientierte Serienbilder der kortikalen Areale und wichtiger Kerngebiete des limbischen Systems mit Fornix und Corpus mamillare. Die Zahl im Kreis gibt die Nummer der jeweiligen Scheibe an (s. Abb. 44, 45a, 45b, 46).

Limbisches System 339

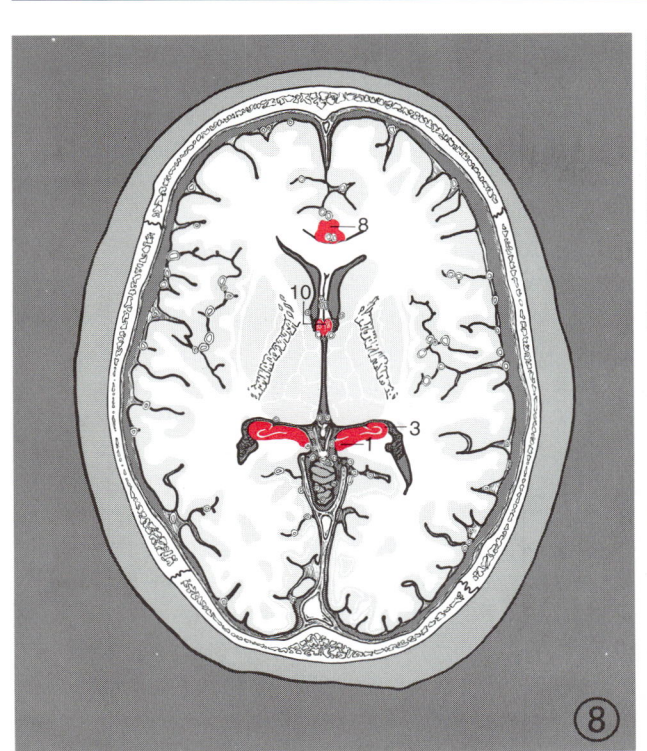

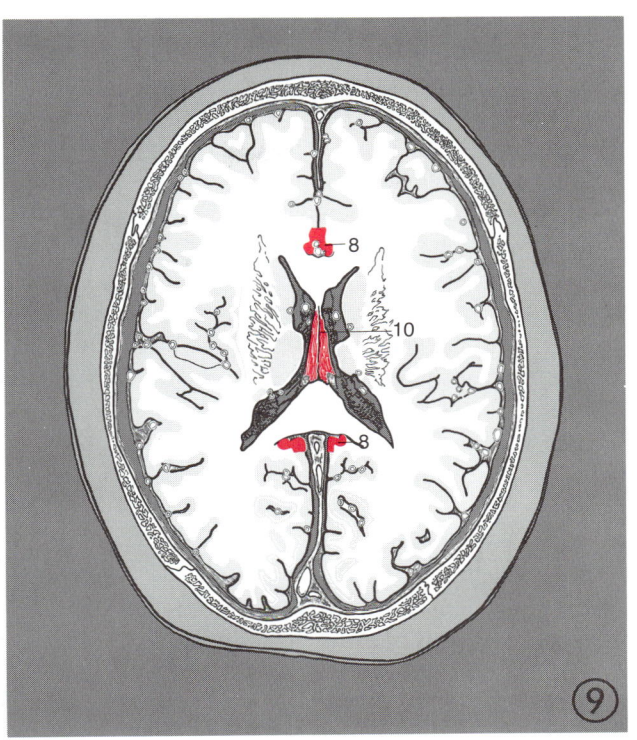

1 Periarcheocortex, retrokommissural
3 Hippocampusformation
8 Periarcheocortex, G. cinguli (balkennaher Anteil)
10 Fornix

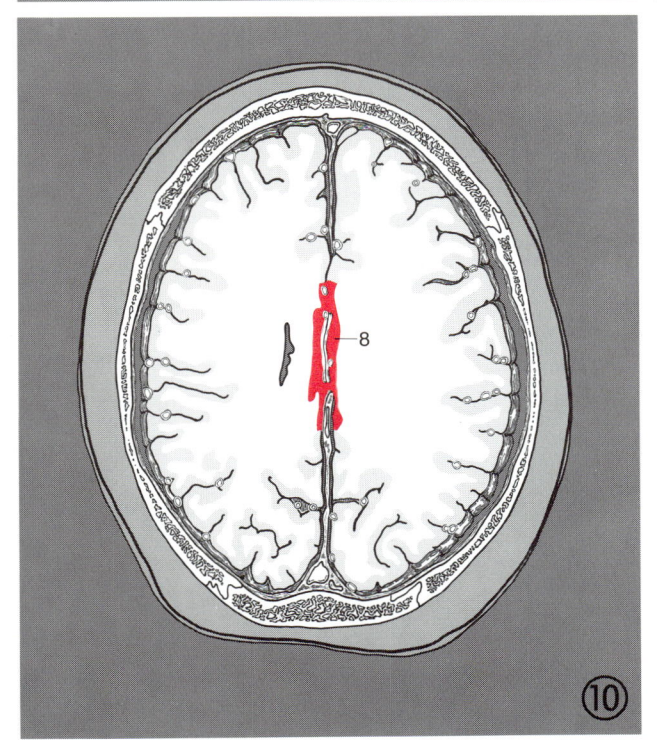

6.12 Vegetative Systeme
(Abb. 151)

Die vegetativen Systeme des Kopfes innervieren die glatten Muskelzellen des Auges und der Orbita, die Tränen- und Speicheldrüsen des Kopfes, die glatten Muskelzellen der Blutgefäße sowie die Schweißdrüsen der Kopfhaut und der glatten Muskelzellen der Kopfhaare. Diese efferente Innervation ist nach der klassischen Theorie bineuronal. Der Zellkörper des ersten Neurons liegt im Zentralnervensystem, das zweite Neuron befindet sich in Ganglien außerhalb des Zentralnervensystems. Die präganglionären Fasern treten aus dem Zentralnervensystem aus und sind synaptisch mit dem zweiten Neuron verschaltet. Die postganglionären Fasern erreichen das Erfolgsorgan. Wie im übrigen Körper, gliedert sich dieses efferente vegetative System in einen parasympathischen Teil mit trophotropen Aufgaben der Verdauung und des Energieaufbaus und einen sympathischen Teil mit den ergotropen Funktionen der körperlichen Aktivität im Sinne des „fight or flight" und der damit verbundenen größeren Energieabgabe. Das klassische Konzept des vegetativen Nervensystems ist durch die Entdeckung der synaptischen Wirkung bestimmter Neuropeptide erweitert worden (s. 7.7) (103, 298). Neuropeptide können die Wirkung der Transmittersubstanzen des Parasympathikus und Sympathikus modulieren.

Parasympathikus des Kopfes

Die Zellkörper des ersten Neurons des Parasympathikus des Kopfes liegen im Mittelhirn, Pons und in der Medulla oblongata. Die präganglionären Fasern verlassen mit dem III., VII. und IX. Hirnnerven das Gehirn. Die parasympathischen Ganglien (Ganglia ciliare, pterygopalatinum, submandibulare und oticum) liegen in der Nähe ihrer Erfolgsorgane. Deshalb ist die postganglionäre Strecke beim Parasympathicus relativ kurz.

Der parasympathische Ursprungskern des Okulomotoriusanteils, Nucl. oculomotorius accessorius (Edinger-Westphal), liegt im Tegmentum des Mittelhirns dicht anterolateral vom Aqueductus mesencephali. Die präganglionären Fasern schließen sich dem N. oculomotorius an und ziehen durch die Fissura orbitalis superior in die Orbita zum Ganglion ciliare (Abb. 151.9). Es liegt etwa 18 mm hinter dem Augapfel seitlich vom Sehnerv. Die postganglionären Fasern der Nervenzellen des Ganglion ciliare erreichen den M. sphincter pupillae (Pupillenverengung) und den M. ciliaris (Akkommodation des Auges). Der bineuronale Weg vom Nucl. oculomotorius accessorius (Edinger-Westphal) zum M. sphincter pupillae ist auch die efferente Strecke des Pupillenreflexes.

Die Zellkörper des ersten parasympathischen Neurons des Fazialisanteils befinden sich im Nucl. salivatorius cranialis (rostralis) dicht am Boden der

1 N. oculomotorius
2 Nucl. oculomotorius accessorius (Westphal-Edinger)
3 Nucl. salivatorius cranialis (rostralis)
4 Nucl. salivatorius caudalis (inferior)
5 sympathische Fasern in der Wand der A. vertebralis
6 sympathische Fasern in der Wand der A. carotis interna
7 N. intermedius des N. facialis
8 N. glossopharyngeus

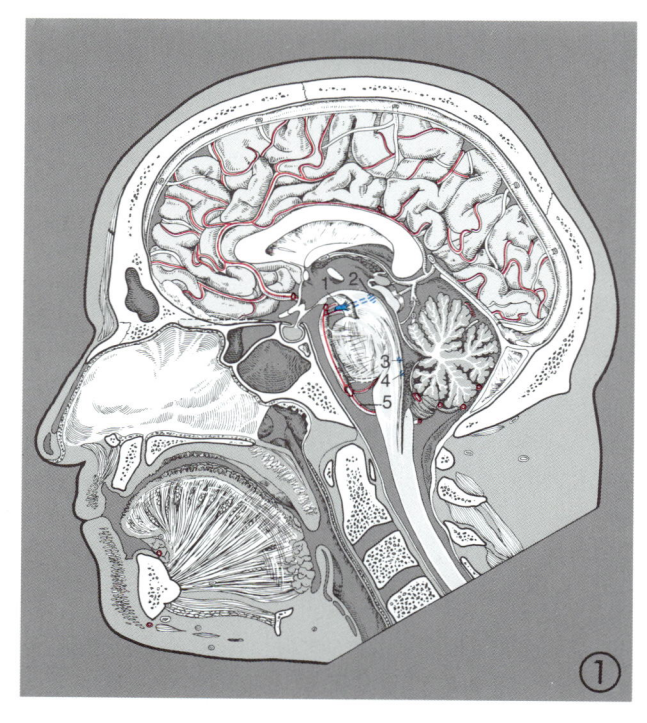

Abb. 151 Sagittale Serienbilder der vegetativen Systeme des Kopfes. Die Zahl im Kreis gibt die Nummer der jeweiligen Scheibe an (s. Abb. 29, 30a, 30b, 31).

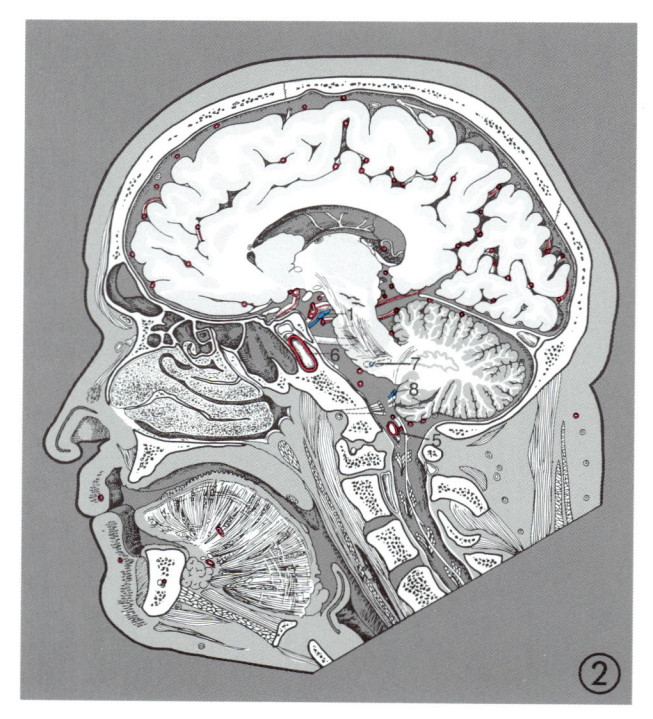

Vegetative Systeme

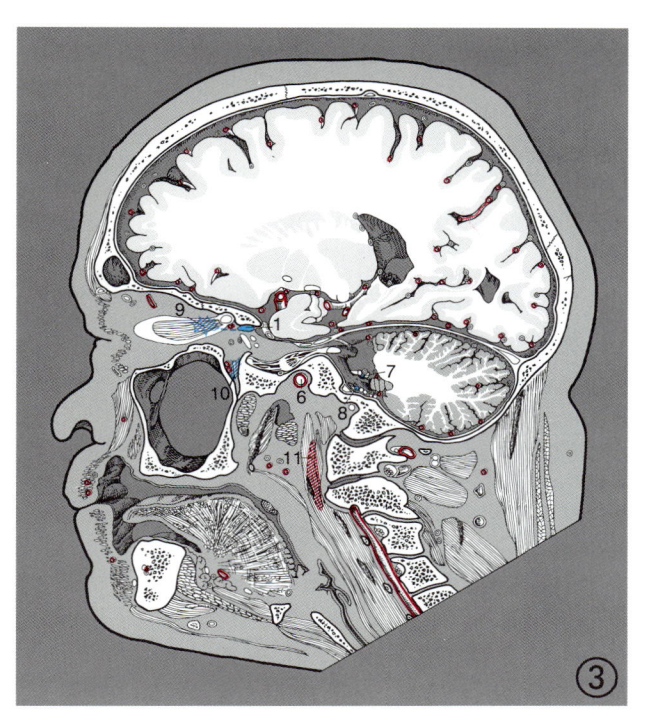

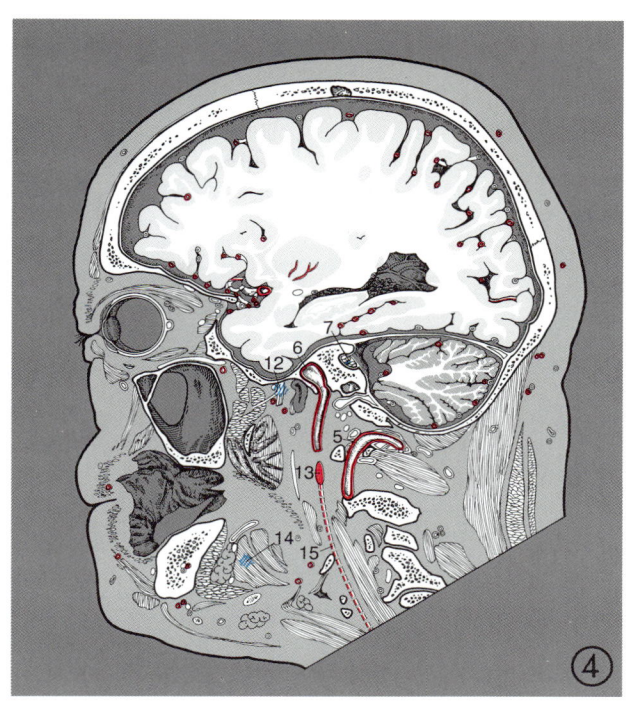

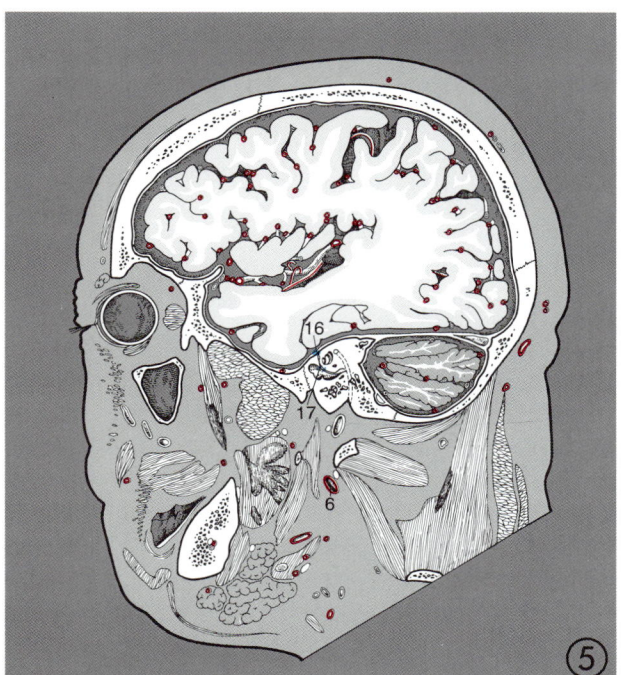

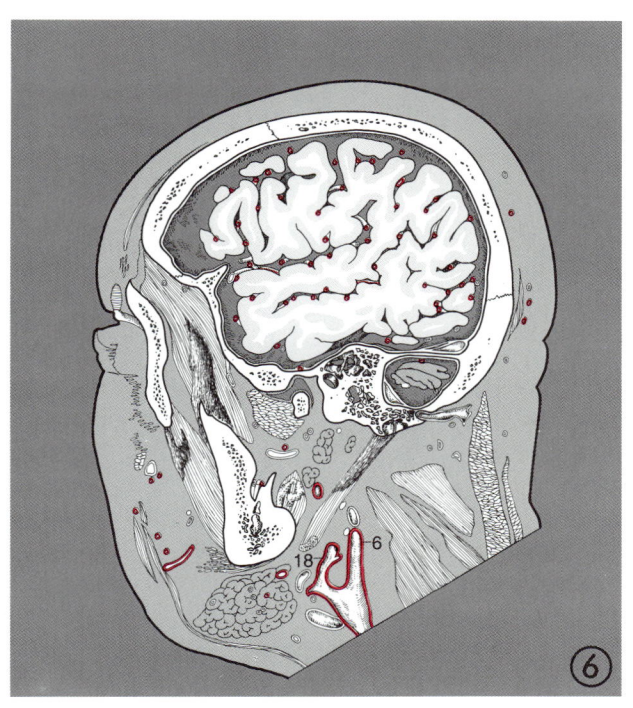

1 N. oculomotorius
5 sympathische Fasern in der Wand der A. vertebralis
6 sympathische Fasern in der Wand der A. carotis interna
7 N. intermedius des N. facialis
8 N. glossopharyngeus
9 Ganglion ciliare (im lateralen Teil der Scheibe)
10 Ganglion pterygopalatinum (innerhalb der Scheibe)
11 Ganglion cervicale superius (im lateralen Teil der Scheibe)
12 Ganglion oticum
13 Ganglion cervicale superius
14 Ganglion submandibulare (im lateralen Teil der Scheibe)
15 Truncus sympathicus
16 N. petrosus major
17 Chorda tympani
18 sympathische Fasern in der Wand der A. carotis externa

Rautengrube im kaudalen Teil des Pons. Die präganglionären Fasern ziehen im N. intermedius des N. facialis zum inneren Gehörgang des Felsenbeins. Am Anfang des Fazialiskanals zweigt vom N. intermedius der N. petrosus major ab. Er verläßt das Felsenbein, verläuft unter der Dura mater der mittleren Schädelgrube und erreicht durch einen kleinen Knochenkanal das Ganglion pterygopalatinum. Dieses Ganglion liegt in der Fossa pterygopalatina (Abb. 151.10). Die postganglionären Fasern erreichen über den N. zygomaticus die Tränendrüse und über die Nn. nasales und die Nn. palatini die Drüsen der Nasenhöhle und des Gaumens. Am Ende des Fazialiskanals dicht vor dem Foramen stylomastoideum, zweigt die Chorda tympani vom N. intermedius des N. facialis ab. Sie verläuft unter der Schleimhaut der Paukenhöhle, zieht durch feine Knochenkanäle und tritt an der Schädelbasis mediodorsal des Kiefergelenks in die Fossa infratemporalis ein (s. 3.6). Dort lagert sich die Chorda tympani dem N. lingualis an. Die präganglionären Fasern erreichen das Ganglion submandibulare im Trigonum submandibulare an der hinteren Begrenzung des M. mylohyoideus (Abb. 151.14). Die postganglionären Fasern ziehen zu der Glandula submandibularis, der Glandula sublingualis und den Zungendrüsen.

Die Perykarya des ersten parasympathischen Neurons des Glossopharyngeusanteils liegen im Nucl. salivatorius caudalis (inferior) dicht am Boden der Rautengrube im kranialen Teil der Medulla oblongata. Ihre präganglionären Fasern verlaufen zuerst im N. glossopharyngeus durch das Foramen jugulare und treten dann in das Felsenbein ein. Aus einem Nervenfasergeflecht entsteht der kleine N. petrosus minor. Er verläßt das Felsenbein, verläuft in der mittleren Schädelgrube unter der Dura mater und erreicht durch einen feinen Kanal das Ganglion oticum (Abb. 151.12). Dieses Ganglion liegt dicht unter dem Foramen ovale an der medialen Seite des N. mandibularis. Die postganglionären Fasern schließen sich dem N. auriculotemporalis an und innervieren die Glandula parotidea.

Der N. vagus verläßt mit seinen parasympathischen Fasern die Medulla oblongata im lateralen Bereich (Abb. 68.X, 71b.18) und verläuft durch das Foramen jugulare (Abb. 70a.15, 70b.5). Im Halsbereich zieht der N. vagus im Gefäß-Nervenstrang zwischen der A. carotis interna und der V. jugularis interna (Abb. 10b.42). Die parasympathische Innervation des N. vagus liegt im Herzen und in der Lunge sowie im Magen-Darmbereich außerhalb des Kopfes. Deshalb wurde der N. vagus nicht in die Abb. 151 eingezeichnet.

Sympathikus des Kopfes

Die Zellkörper des ersten Neurons des Sympathikus des Kopfes liegen in den Seitenhörnern des Rückenmarks in den Segmenten C8, Th1-Th3 (298). Die präganglionären Fasern verlassen mit den entsprechenden Spinalnerven den Wirbelkanal und erreichen über den Halssympathikus aufsteigend vor allem das Ganglion cervicale superius, in dem das zweite Neuron liegt. Das Ganglion cervicale superius (Abb. 10b.41, 34b.36, 35b.34) ist eine spindelförmige Anschwellung, die im Mittel 28 mm lang ist (237). Dieses Ganglion liegt hinter der A. carotis interna in Höhe des ersten und zweiten Halswirbels und wird von der tiefen Halsfaszie umschlossen. Die postganglionären Fasern bilden periarterielle Geflechte um die Kopfarterien und innervieren die glatten Muskelzellen des M. dilatator pupillae (Pupillenerweiterung) und die der Tarsalmuskeln (Erweiterung der Lidspalte), die glatten Muskelzellen der Karotiden, die Schweißdrüsen der Kopfhaut (exzitatorisch) und die Tränen- und Speicheldrüsen des Kopfes (inhibitorisch).

Klinische Hinweise

Bei einseitiger Läsion des Halssympathikus wird der Hornersche Symptomenkomplex ipsilateral beobachtet: die Pupillen sind durch die Lähmung der M. dilatator pupillae verengt (Miosis). Das Lid hängt durch Ausschaltung des M. tarsalis herab (Ptosis). Durch Lähmung des M. orbitalis (Abb. 6a.20, 35a.22) oder durch Minderdurchblutung des retrobulbären Fettes kommt es zu einem Enophthalmus. Außerdem tritt eine vermehrte Gefäßzeichnung der Augenbindehaut auf. Weiterhin ist die Schweißsekretion ipsilateral im Gesicht, an Arm und Thorax reduziert oder versiegt (oberes vegetatives Quadrantensyndrom (373)). Außerdem ist die Tränensekretion einseitig vermindert.

7 Topik der Neurotransmitter und Neuromodulatoren

Neurotransmitter wirken unmittelbar in den Synapsen zwischen Nervenzellen oder zwischen den Nervenzellen und den Effektoren (Muskelzellen, Drüsenzellen) im Sinne der Signalübertragung. Neuromodulatoren beeinflussen präsynaptisch die Menge der freigesetzten Transmittersubstanz oder die Wiederaufnahme der Transmittersubstanz in den Nervenzellen. Weiterhin regulieren die Neuromodulatoren postsynaptisch die Sensitivität des Rezeptors. Die Neuromodulatoren können also den Pegel der Erregbarkeit an der Synapse regulieren und/oder dort die Wirkung der Neurotransmitter verändern. Damit wird die Informationsverarbeitung auf der neuronalen Ebene an den Synapsen durch Regelungs- und Steuerungsvorgänge viel komplexer als früher angenommen. Neurotransmitter und Neuromodulatoren werden als neuroaktive Substanzen zusammengefaßt.

Die Forschung über die neuroaktiven Substanzen entwickelte sich in den vergangenen 30 Jahren expansiv und ist noch längst nicht abgeschlossen. Die Bedeutung der neuroaktiven Substanzen ist jedoch schon heute besonders für die Neuropharmakologie groß (441a). Weiterhin ermöglicht die Positronenemissionstomographie das intravitale Studium der regionalen Verteilung und Konzentration der neuroaktiven Substanzen im makroskopischen Bereich (164, 173, 181b, 185, 445). Deshalb wird eine Übersicht der Topik der Neurotransmitter und Neuromodulatoren gegeben, obwohl die Ergebnisse bislang hauptsächlich an Ratten und an wenigen Primaten gewonnen wurden und eine Übertragung dieser Resultate auf das menschliche Gehirn viele Unsicherheiten enthält.

Zum besseren Verständnis der neuroaktiven Substanzen soll ihre Entdeckungsgeschichte erwähnt werden. Vor 30 Jahren ging die Neuronentheorie von folgenden Voraussetzungen aus: jedes Neuron gibt nur einen und den gleichen Neurotransmitter an seine Synapsen ab. Jedes Neuron besitzt entweder exzitatorische oder inhibitorische Synapsen. Die Fortschritte der Elektronenmikroskopie und der Mikroelektroden ermöglichen eine stürmische Erforschung der Synaptologie. 1960 wurden in Handbüchern meistens nur 6 Neurotransmitter anerkannt: Acetylcholin, Noradrenalin, Dopamin, Adrenalin, Histamin und Serotonin. 1970 waren etwa 10 Neurotransmitter bekannt. In den letzten zwei Jahrzehnten sind mehr als 30 Peptide im Nervensystem nachgewiesen worden, die auf Nervenzellen wirken können. Dabei wurden die Neuromodulatoren entdeckt.

Das Konzept der Neuronentheorie muß weiterhin erweitert werden: in vielen Neuronen ist mehr als eine neuroaktive Substanz enthalten (172a, 261a). Nervenzellen, die mehr als einen Neurotransmitter enthalten, geben auf einen Reiz nur einen Transmitter ab. Ein Neurotransmitter, beispielsweise Acetylcholin, kann exzitatorisch oder inhibitorisch wirken. Dies hängt von den Rezeptoren des postsynaptischen Neurons ab. Bei dem Dopamin wurde nachgewiesen, daß es als Neurotransmitter und Neuromodulator wirken kann (298). Diese unterschiedlichen Wirkungen der Übertragersubstanzen weisen auf ihre vielfältigen Funktionen im Zentralnervensystem hin. An den Leistungen eines neurofunktionellen Systems sind meistens mehrere neuroaktive Substanzen beteiligt. Eine neuroaktive Substanz beeinflußt in der Regel mehrere neurofunktionelle Systeme. Am Beispiel der differenten Wirkungsorte der dopaminergen Neuronengruppen soll dies erläutert werden. Die nigrostriatalen Neurone sind auf die motorischen Systeme der Basalganglien (s. 6.8.2), die mesolimbischen Neurone auf das limbische System (s. 6.11), die tuberoinfundibulären Neurone auf die hypothalamohypophysären Systeme und eine kleine Gruppe (A 15) auf das olfaktorische System ausgerichtet. Diese Neuronengruppen sind nur Teile der einzelnen neurofunktionellen Systeme. Für die Interpretation von pharmakologischen Wirkungen und Nebenwirkungen sind diese Kenntnisse wertvoll.

Nieuwenhuys (298) gibt eine lesenswerte Darstellung unserer heutigen Kenntnisse der Chemoarchitektur des Gehirns, die die Grundlage der folgenden Übersicht ist. Er konzipierte drei neue Begriffe, die die topische Ordnung einiger, in den folgenden Kapiteln erwähnten Nervenzellgruppen beschreiben:

- „Core",
- „medianer Paracore" und
- „lateraler Paracore".

Der „Core" ist eine periventrikuläre Zone im Hirnstamm und Vorderhirn, deren Nervenzellen reich an Neuromodulatoren sind. Diese Nervenzellen geben ihren Wirkstoff meistens parakrin über den Interzellularraum an ihre Nachbarzellen ab (also nicht über Synapsen). Wahrscheinlich besteht eine funktionelle Verbindung zu den zirkumventrikulären Organen, die keine Bluthirnschranke besitzen und deshalb für die endokrin-neuronale Regulation besonders geeignet erscheinen. Zum „Core" gehören: Nucl. dorsalis nervi vagi (Abb. 68.18, 70b.25), die oberflächliche Zone des spinalen Trigeminuskerns (Abb. 68.5, 69b.28, 70b.31), parabrachiale Kerne, zentrales Höhlengrau des Mittelhirns (Abb. 12b.24), kleine periventrikuläre Kerne des Thalamus, Septumkerne (Abb. 148.4) sowie Teile des limbischen Systems (s. 6.11).

Der „mediane Paracore" liegt dem „Core" im medianen Bereich des Tegmentum des Hirnstamms an und besteht aus einer Serie von Raphekernen, die unter anderen die serotoninergen Nervenzellen enthalten (s. 7.2).

Der „laterale Paracore" schließt sich dem „Core" im anterolateralen Bereich des Tegmentum des Hirnstamms an. Der „laterale Paracore" enthält catecholaminerge Neurone und einige cholinerge Nervenzellen (s. 7.1, 7.4).

7.1 Catecholaminerge Neurone

Die catecholaminergen Neurone enthalten in ihren Perikarya und Zellfortsätzen die Transmittersubstanzen Dopamin, Noradrenalin und Adrenalin. Diese Moleküle leiten sich von der Aminosäure Tyrosin ab. Als Grundgerüst entsteht in der Biosynthese dieser Transmitter Dihydroxybenzol, das mit einer Seitenkette und einer Aminogruppe zu den Verbindungen der Catecholamine gehört. Dopamin, Noradrenalin und Adrenalin sind relativ kleine Moleküle. Sie diffundieren deshalb postmortal leicht aus den Nervenzellen und deren Fortsätzen, so daß auf den Ort ihrer Entstehung und ihrer Deponierung in der lebenden Zelle mit konventionellen histologischen Techniken nicht geschlossen werden kann.

Die Entdeckung der dopaminergen, noradrenergen und adrenergen Neurone vor fast 30 Jahren war an die technische Möglichkeit gebunden, lebende Nervenzellen in vivo einzufrieren, zu trocknen und fluoreszenzmikroskopisch aufzuarbeiten. 1962 gelang der histochemische Nachweis einer grünen Fluoreszenz von Dopamin und Noradrenalin (95). Immunhistochemische Methoden erlauben heute noch empfindlichere Nachweise der catecholaminergen Neurone. Die noradrenergen und dopaminergen Nervenzellen erhielten die Bezeichnung A1-A15 und die adrenergen C1-C3. Die Reihenfolge der Nummern ist im Hirnstamm in aufsteigender Ordnung gewählt worden, d.h. von kaudal nach kranial.

Bis heute ist die Topik der catecholaminergen Neurone noch Gegenstand weiterer Untersuchungen. Ergebnisse, die bislang an Ratten- und wenigen Primatengehirnen gewonnen wurden, müssen auf das menschliche Gehirn übertragen werden. Die dopaminergen, noradrenergen und adrenergen Nervenzellgruppen korrespondieren jedoch im erwachsenen menschlichen Gehirn gut mit den neuromelaninhaltigen Nervenzellen (39a, 363a), die damit eine erste Information über diese catecholaminhaltigen Zellpopulationen in neuropathologischen Präparaten geben. Bedeutung hat die dopaminerge nigrostriatale Nervenzellgruppe für die Parkinsonsche Erkrankung und deren Therapie. Wahrscheinlich sind einige catecholaminergen Neurone und Rezeptoren die Wirkorte für Antidepressiva und Neuroleptika (270).

7.1.1 Dopaminerge Neurone

Nervenzellen, die Dopamin bilden, liegen in Mittelhirn, Zwischenhirn und Endhirn. Die größte und auffälligste Gruppe von dopaminergen Nervenzellen ist die Pars compacta der Substantia nigra (A9) (Abb. 11b.28, 33b.20, 52b.29, 77b.21, 78b.15, 132.10, 138.2). Ihre Nervenzellfortsätze bilden eine aufsteigende Bahn, die durch den lateralen Teil des Hypothalamus verläuft und die Capsula interna durchquert. Die Fasern ziehen dann zum Striatum (Nucl. caudatus Abb. 8b.9, 10b.9, 12b.20, 33b.7, 34b.5, 35b.11, 53b.16, 54b.34 und Putamen Abb. 9b.14, 11b.16, 34b.7, 35b.10, 53b.13, 54b.17). Zusammen mit einer kleinen Nervenzellgruppe A8 aus der mesenzephalen Formatio reticularis bildet die Nervenzellgruppe A9 die nigrostriatalen Neurone. Nach der synaptischen Verschaltung gehört die Substantia nigra zu den Basalganglien (s. 6.8.2).

Eine zweite dopaminerge Nervenzellgruppe zieht von der Nervenzellgruppe A10 im Mesencephalon zu Teilen des limbischen Systems. Es wird deshalb mesolimbisch genannt. Pharmaka sollen durch Wirkung auf dieses System psychische Effekte hervorrufen (270). Die Nervenzellgruppe A10 liegt als ventrale Kappe auf dem Nucl. interpeduncularis im mesenzephalen Tegmentum. Die Nervenzellfortsätze ziehen im medialen Vorderhirnbündel zu folgenden Strukturen des limbischen Systems (Abb. 147): Binnenkern der Stria terminalis, Tuberculum olfactorium, Nucl. accumbens, Nucl. septi lateralis und einige Teile des frontalen, zingulären und entorhinalen Cortex.

Eine dritte dopaminerge Nervenzellgruppe liegt im Zwischenhirn und wird tuberoinfundibulär genannt. Die Nervenzellen A12 liegen im Tuber cinereum und ziehen zum Infundibulum (Abb. 2b.28, 32b.25, 45b.30, 51b.9, 67.19, 76b.4). Die Funktion dieser Nervenzellen wird als neuroendokrin beschrieben. Auch die weiteren dienzephalen Zellgruppen A11, A13 und A14 befinden sich einschließlich ihrer Projektionsorte innerhalb des Hypothalamus.

Eine kleine Gruppe A15 liegt verstreut im Bulbus olfactorius (Abb. 2b.24, 5b.10, 45b.27, 50b.3, 76a.6) und ist die einzige telenzephale dopaminerge Neuronengruppe.

Die klinische Bedeutung des Dopamindefizits speziell in der Substantia nigra ergibt sich aus der heute therapeutisch möglichen Substitution beim

Parkinson-Syndrom (s. 6.8.2). Dopamin und der Dopaminagonist Bromocriptin wirken als adenohypophysiotroper Prolaktin-Inhibiting-Faktor. Hieraus erklärt sich der klinische Einsatz von Bromocriptin zur konservativen Behandlung von Prolaktinomen neben seiner Anwendung als Parkinsontherapeutikum.

7.1.2 Noradrenerge Neurone

Die noradrenergen Nervenzellen liegen nur im Tegmentum der Medulla oblongata und des Pons in einer schmalen ventrolateralen Zone. Die Nervenzellgruppen A1-A7 wurden vornehmlich bei Ratten beschrieben (71, 72), jedoch meistens in ähnlicher Anordnung bei Primaten gefunden (98, 123, 178, 179, 270, 302). Die von diesen Nervenzellgruppen ausgehenden Fasern verlaufen in mesenzephaler Richtung aufsteigend oder in spinaler Richtung absteigend. Weiterhin sind noradrenerge Nervenzellen mit dem Kleinhirn verbunden. Die noradrenergen Fasern verzweigen sich stärker als die dopaminergen Fasern. Dabei ist die Nachbarschaft der noradrenergen Fasern zu Hirnarteriolen und Kapillaren auffallend. Deshalb wurde den noradrenergen Fasern eine Funktion bei der Regulation des zerebralen Blutstromes zugeschrieben (148, 334).

Die größte noradrenerge Zellgruppe A6 liegt im Locus coeruleus. Sie enthält fast die Hälfte aller noradrenergen Zellen (411). Bei Erwachsenen enthält der Locus coeruleus melaninhaltige Nervenzellen, die im pontinen Bereich am Boden des 4. Ventrikels einen etwa 1 cm langen blauschwarzen Streifen bilden (Abb. 51b.20, 52b.34, 75b.22, 76b.23, 77b.28). Er reicht bis unter die Colliculi caudales (Abb. 77b.34). Von dieser Nervenzellgruppe A6 geht das dorsale noradrenerge Bündel aus. Es zieht durch das Tegmentum des Mittelhirns in ventrolateraler Lage zum zentralen Höhlengrau, tritt in den Hypothalamus ein, zieht zur Septumregion und verläuft dann im Cingulum. Auf diesem Weg gehen noradrenerge Fasern ab:

- mesenzephal zu den dorsalen Raphekernen und zu den Colliculi cranialis und caudalis (Abb. 2b.21, 2b.31, 32b.18, 32b.19, 78b.31, 77b.34),
- dienzephal zum Nucl. anterior des Thalamus und zu den Corpora geniculata mediale und laterale (Abb. 12b.18, 12b.19, 34b.15, 53b.31, 53b.32),
- telenzephal zum Corpus amygdaloideum (Abb. 10b.27, 35b.21, 51b.12, 52b.21), zur Hippocampusformation (Abb. 10b.30, 11b.31, 13b.15, 52b.24, 53b.36, 54b.37), zur zingulären, retrosplenialen, entorhinalen Rinde sowie zum ganzen Neocortex.

Andere Efferenzen der Zellgruppe A6 ziehen zum Kleinhirn über den Pedunculus cerebellaris cranialis (Abb. 51b.22, 75b.25, 76b.21, 144b.6). Absteigende Fasern aus dem Locus coeruleus werden durch Fasern aus einer benachbarten Zellgruppe A7 ergänzt. Sie versorgen den Nucl. dorsalis nervi vagi (Abb. 68.18, 70b.25, 71b.26), die untere Olive (Abb. 12b.38, 70b.16, 71b.14, 72b.14) und das Rückenmark. Die ventrolaterale coeruleospinale Bahn gibt noradrenerge Fasern an Vorderhorn und Hinterhorn im Rückenmark ab (303). Im ganzen gesehen haben die wenigen noradrenergen Zellen des Locus coeruleus ein riesiges Projektionsfeld von einzelnen Regionen im Hirnstamm, Vorderhirn, Kleinhirn und Rückenmark.

Die Zellgruppen A1 und A2 liegen in der Medulla oblongata. Zusammen mit den pontinen Zellgruppen A5 und A7 bilden sie die ventralen noradrenergen aufsteigenden Neurone. Sie projizieren mesenzephal in die Substantia grisea centralis (Abb. 12b.24) und in die Formatio reticularis, dienzephal in den gesamten Hypothalamus (Abb. 52b.17, 53b.22, 67.11, 77b.9, 78b.5) und telenzephal in den Bulbus olfactorius. Von diesen Zellgruppen (A1, A2, A5, A7) gehen auch bulbospinale Fasern ins Rückenmark ab.

7.1.3 Adrenerge Neurone

Die adrenalinbildenden Nervenzellen liegen nur in der Medulla oblongata in einem schmalen ventrolateralen Bezirk (lateraler Paracore (298)). Die größte Zellgruppe C1 liegt dorsal vom Nucl. olivaris caudalis (Abb. 12b.38, 70b.16, 71b.14, 72b.14), die mittlere Zellgruppe C2 in der Nachbarschaft des Nucl. solitarius (Abb. 68.8, 70b.23, 71b.23) und die Zellgruppe C3 dicht unter dem periventrikulären Grau. Die C1-C3-Efferenzen ziehen zum Nucl. dorsalis nervi vagi, Nucl. solitarius, Locus coeruleus, zum periventrikulären Grau des Pons, zum zentralen Höhlengrau des Mittelhirns, Hypothalamus und Nucl. paraventricularis. Physiologische Experimente (74, 131a) zeigten, daß das C1-Areal ein hochsensitives vasopressorisches Zentrum ist.

7.2 Serotoninerge Neurone

Die serotoninergen Nervenzellen wurden vor 30 Jahren gleichzeitig mit den catecholaminergen Nervenzellen fluoreszenzmikroskopisch entdeckt. Die serotoninergen Nervenzellen zeigen eine gelbe Fluoreszenz (95). Das Serotonin leitet sich von der Aminosäure Tryptophan ab.

Die serotoninergen Nervenzellen B1-B9 liegen in der Medulla oblongata, im Pons und im Mittelhirn (Nomenklatur nach 71, 72). Die meisten dieser Zellgruppen liegen in der Mittelzone des Hirnstammes („Nahtzone" = "Raphe") und wurden deshalb Raphekerne genannt. Die Raphekerne B1 (Nucl. raphes pallidus) und B2 (Nucl. raphes obscurus) liegen in der Medulla oblongata, B3 (Nucl. raphes magnus) im Grenzgebiet Medulla oblongata - Pons, B5 (Nucl. raphes pontis) im Pons und B7 (Nucl. raphes dorsalis) im Mittelhirn. Die Zellgruppen B6 und B8 (Nucl. centralis superior Bechterew) befinden sich im Tegmentum pontis et mesencephali. In den Raphekernen gibt es auch Nervenzellen, die andere Neurotransmitter wie Dopamin, Noradrenalin, GABA, Enkephaline und Substanz P enthalten. In serotoninergen Nervenzellen konnte auch die Substanz P nachgewiesen werden (298). Deshalb wurden die Raphekerne auch multiple Transmitterkomplexe genannt.

Die Projektionen der serotoninergen Nervenzellgruppen sind ebenso wie bei den noradrenergen Neuronenzellgruppen aufsteigend und absteigend. Die serotoninerge Hauptprojektion ist auf das limbische System gerichtet, weiterhin in die Formatio reticularis und ins Rückenmark. Eine enge Verbindung besteht zum Locus coeruleus, dem größten Zentrum der noradrenergen Nervenzellen.

Die große ventrale aufsteigende Bahn kommt von den Nervenzellgruppen B6, B8 und B7. Sie zieht ventral durch das Tegmentum des Mittelhirns und lateral durch den Hypothalamus und teilt sich dann in die Faserbahnen des Fornix und des Cingulum auf. Auf diesem Weg werden die Zellgruppen B6, B8 und B7 synaptisch verbunden:

- mesenzephal mit Nucl. interpeduncularis und Substantia nigra, (Abb. 11b.28, 33b.20, 52b.29, 77b.21, 78b.15)
- dienzephal mit Nuclei habenulae (Abb. 54b.27, 147.11), Thalamusunterkernen und Hypothalamuskernen,
- telenzephal mit Septumkernen (Abb. 148.4) und Bulbus olfactorius (Abb. 2b.24, 5b.10, 45b.27, 50b.3, 76a.6).

Reichliche Projektionen bestehen zu weiteren limbischen Gebieten wie Hippocampus (Abb. 10b.30, 11b.31, 13b.15, 52b.24, 53b.36, 54b.37) Subiculum, zingulärer und entorhinaler Rinde. Außerdem bestehen Verbindungen zu Striatum und frontalem Neocortex. Die kürzere, dorsale aufsteigende Bahn verbindet die Zellgruppen B3, B5 und B7 über den Fasciculus longitudinalis dorsalis (Schütz) mit dem mesenzephalen zentralen Grau und der Area posterior des Hypothalamus. Außerdem bestehen serotoninerge Projektionen ins Cerebellum (von B6 und B7) und ins Rückenmark (von B1-B3). Reichliche Faserverbindungen bestehen zur Formatio reticularis.

Aufsteigende serotoninerge Fasern sollen bei der Regulation des Schlafes mitwirken. Eine inhibitorische Wirkung der absteigenden serotoninergen Fasern auf das erste sympathische Neuron im Rückenmark wurde physiologisch nachgewiesen. Außerdem sollen die Raphekerne der Medulla oblongata die Schmerzleitung des anterolateralen Systems kontrollieren (298).

7.3 Histaminerge Neurone

Die histaminergen Nervenzellen liegen im kaudalen Teil des Hypothalamus in der Nachbarschaft des Infundibulum. Sie bilden mit Hilfe der Histidindekarboxylase aus der Aminosäure Histidin das Histamin. Neurochemische, neurophysiologische und neuropharmakologische Befunde weisen das Histamin als Neurotransmitter aus. Immunzytochemisch werden die histaminergen Nervenzellen mit Hilfe von Antikörpern gegen die Histidindekarboxylase lokalisiert.

Von den histaminergen Nervenzellen im kaudalen Teil des Hypothalamus gehen kurz- und weitverzweigte Fasern ab:

- dienzephal in den posterioren, lateralen und anterioren Teil des Hypothalamus. Das Corpus mamillare (Abb. 2b.22, 10b.25, 32b.15, 45b.22, 67.18, 77b.10) ist reich an histaminergen Fasern. Im Thalamus verzweigen sich histaminerge Fasern in den periventrikulären Kernen und im Corpus geniculatum laterale,
- telenzephal in das diagonale Band von Broca, Nucl. accumbens, Corpus amygdaloideum (Abb. 10b.27, 35b.21, 51b.12, 52b.21) und in die Großhirnrinde,
- in den Hirnstamm innerhalb der dorsalen und periventrikulären Zone. Histaminerge Fasern erreichen das mesenzephale Höhlengrau, Nucl. raphes dorsalis, die medialen Vestibulariskerne, Nucl. solitarius (Abb. 68.8, 70b.23, 71b.23), Nucl. dorsalis nervi vagi (Abb. 68.18, 70b.25, 71b.26), Nucl. nervi facialis (Abb. 68.15, 73b.21, 74b.23), die ventralen und dorsalen Cochleariskerne (Abb. 68.7, 72b.26), Lemniscus lateralis (Abb. 74b.20, 75b.18, 76b.18, 77b.30) und Colliculus caudalis (Abb. 2b.31, 32b.19, 77b.34). Diese Nachweise erfolgten an der Ratte (440a).

7.4 Cholinerge Neurone

Seit 1914 ist das Acetylcholin als Neurotransmitter bekannt. Die ersten Nachweise von cholinergen Perikarya gelangen mit Hilfe der Acetylcholinesterase, jedoch waren die Ergebnisse unzuverlässig. Erst in den letzten 5 Jahren ließen sich die cholinergen Nervenzellen mit der Immunhistochemie unter Verwendung der Antikörper gegen die Cholinacetyltransferase sicher identifizieren.

Die α- und γ-Motoneurone des III., IV., V., VI., VII., IX., X., XI. und XII. Hirnnerven (Abb. 68) und der Spinalnerven sind cholinerg. Ihre Neuriten bilden die gemeinsame Endstrecke der motorischen Systeme (s. 6.8). Die präganglionären Neurone des vegetativen Systems sind cholinerg (s. 6.12). Weitere cholinerge Nervenzellen erhielten eine alphanumerische Bezeichnung in superior-inferiorer Richtung (im Gegensatz zu den catecholaminergen und serotoninergen Zellgruppen). Die cholinerge Zellgruppe Ch1 bildet etwa 10% der Zellen des medialen Septumkerns, die Zellgruppe Ch2 70% der Zellen des vertikalen Schenkels des diagnonalen Bandes nach Broca und Ch3 1% der Zellen des horizontalen Schenkels des diagonalen Bandes nach Broca. Alle drei Zellgruppen projizieren absteigend in den medialen Nucl. habenulae und in den Nucl. interpeduncularis. Die Zellgruppe Ch1 ist aufsteigend über dem Fornix mit dem Hippocampus verbunden (limbisches System (s. 6.11)). Die Zellgruppe Ch 3 ist synaptisch mit dem Bulbus olfactorius (Abb. 2b.24, 5b.10, 45b.27, 50b.3, 76a.6) verbunden.

Die Zellgruppe Ch 4 ist im menschlichen Gehirn relativ groß und entspricht dem Nucl. basalis Meynert (Abb. 10b.23). Sie liegt inferior vom Globus pallidus (Abb. 10b.15) in der Substantia innominata. 90% der Zellen des Nucl. basalis Meynert sind cholinerg. Der Nucl. basalis Meynert erhält den afferenten Input aus subkortikalen dienzephalen-telenzephalen Regionen und aus der limbisch-paralimbischen Großhirnrinde. Die vorderen Zellen des Nucl. basalis Meynert projizieren ihre efferenten Signale in den frontalen und parietalen Neocortex und die hinteren Zellen in den okzipitalen und temporalen Neocortex. Der Nucl. basalis Meynert ist also eine Relaisstation zwischen limbisch-paralimbischen Gebieten und der Neuhirnrinde. Daher sind die Befunde besonders bewertet worden, daß bei der senilen Demenz vom Alzheimer Typ im Nucl. basalis die Cholinacetyltransferase reduziert und die Nervenzellen erhebliche Degenerationen zeigen (443a, 443b). Es ist aber noch nicht geklärt, ob dies eine primäre oder eine sekundäre Degeneration nach Ausfall der neokortikalen Nervenzellen ist (277a). Außerdem zeigt sich bei Alzheimer-Erkrankungen von jungen Patienten im Locus coeruleus (A6) ein noch größerer Zellverlust als im Nucl. basalis Meynert (267a).

Zwei kleine cholinerge Zellgruppen Ch 5 und Ch 6 liegen im Pons und werden als Teil des aufsteigenden retikulären Systems betrachtet (298).

Eine kleine Zellgruppe (Nucl. periolivaris), die teilweise aus cholinergen Nervenzellen besteht, befindet sich am Rande des Corpus trapezoideum im unteren Ponsabschnitt. Ihre efferenten Fasern ziehen zu den Rezeptoren des auditorischen Systems (s. 6.5). Dieses cholinerge Subsystem beeinflußt die auditorische Signalübertragung.

7.5 GABAerge Neurone

Die GABAergen Neurone enthalten als Neurotransmitter die Aminosäure γ-Aminobuttersäure (GABA). Sie entsteht biochemisch aus der Glutaminsäure durch das Enzym Glutaminsäuredecarboxylase. GABA läßt sich mit Antikörpern gegen dieses Enzym immunhistochemisch nachweisen. Im Zentralnervensystem ist GABA der wichtigste inhibitorische Neurotransmitter.

GABA kommt im Rückenmark in Interneuronen vor, die präsynaptisch und postsynaptisch afferente Systeme hemmen. Einzelne hypothalamokortikale Verbindungen sind GABAerg. GABAerge Nervenzellen, die lokal verschaltet sind, kommen im olfaktorischen System und im limbischen System (Korbzellen des Hippocampus) vor. Im motorischen System der Basalganglien enthalten folgende Efferenzen γ-Aminobuttersäure:

- striatonigrale Bahnen,
- pallidonigrale Bahnen und
- subthalamopallidale Bahnen.

In den zerebellären Systemen enthalten die Purkinjezellen (Abb. 144b.7) GABA, deren Efferenzen an den Kleinhirnkernen und am Nucl. vestibularis lateralis enden. In der Kleinhirnrinde sind die Golgi-, Stern- und Korbzellen intrakortikale GABAerge Nervenzellen.

7.6 Glutamaterge und aspartaterge Neurone

Die beiden ähnlichen Aminosäuren Glutamat (GLU) und Aspartat (ASP) sind elektrophysiologisch als exzitatorische Neurotransmitter klassifiziert worden. Immunhistochemisch und autoradiographisch werden sie meistens gemeinsam nachgewiesen. Deshalb werden sie in diesem Überblick auch zusammengefaßt. Neurone mit GLU- und/oder ASP-Transmitter sind im auditorischen System nachgewiesen. Aus diesen Nervenzellen besteht wahrscheinlich das 1. Neuron des auditorischen Systems (Abb. 122). Im olfaktorischen System sind Neurone mit GLU-ASP-Transmittern die Nervenzellen, die den Bulbus olfactorius mit der präpiriformen Rinde verbinden. Im limbischen System ziehen die Axone der GLU/ASP-haltigen Pyramidenzellen des Hippocampus zu den Septumkernen. Im Neocortex enthalten die Pyramidenzellen Glutamat. In folgenden Bahnen, die von den Pyramidenzellen entspringen, wurde Glutamat nachgewiesen: Tr. corticostriatalis, corticothalamicus, corticotectalis, corticopontinus und corticospinalis (298).

7.7 Peptiderge Neurone

Zu den peptidergen Neuronen gehören

- hypothalamoneurohypophysäre Nervenzellen mit den Peptiden Oxytocin und Adiuretin (s. 5.7.4),
- Nervenzellen mit den hypophysiotropen Peptiden wie Somatostatin, Corticoliberin, Thyroliberin, Luliberin (s. 5.7.4),
- Nervenzellen mit den „Gut-brain" Peptiden, wie Substanz P, VIP und Cholecystokinin,
- Nervenzellen, deren Peptide vom Proopiomelanocortin abstammen, wie Corticotropin und ß-Endorphin und
- enkephalinerge Nervenzellen.

Bei vielen Peptiden ist ihre Wirkung als Neurotransmitter und/oder Neuromodulator noch umstritten (298). In diesem Rahmen sollen deshalb nur einige Substanzen exemplarisch erwähnt werden.

7.7.1 Substanz P

Vor etwa 15 Jahren wurde die chemische Struktur der Substanz P (SP) als ein 11-Aminosäure-Peptid aufgeklärt. Schon kurz nach der Synthese dieses Peptids konnte seine sich langsam entwickelnde, aber dann lang anhaltende exzitatorische Wirkung auf Nervenzellen nachgewiesen werden.

Etwa 1/5 der Nervenzellen der Spinalganglien und des Ganglion trigeminale (Abb. 9b.31, 34b.28, 73b.3, 114.4) enthalten SP-haltige Nervenzellen. Diese Nervenzellen sind klein und haben keine oder nur sehr dünne Markscheiden. Wahrscheinlich leiten sie Schmerzsignale. Im olfaktorischen System wurden im Bulbus olfactorius die Büschelzellen als SP-haltig nachgewiesen. Im Hirnstamm kommen besonders im periventrikulären Grau viele SP-haltige Nervenzellen vor. Von 3 Zentren verlaufen efferente Verbindungen ins Rückenmark: Vom Nucl. raphes magnus, vom mesenzephalen Höhlengrau (Abb. 12b.24) und vom Nucl. oculomotorius accessorius (Edinger-Westphal) (Abb. 68.9, 151.2).

Vom Zwischenhirn ziehen SP-haltige Neurone der Nuclei habenulae zum Nucl. interpeduncularis. Das Striatum besitzt SP-haltige nigrostriatale Fasern, die dem motorischen System der Basalganglien zugerechnet werden können. Weiterhin ist die Substanz P in einzelnen Teilen des Neocortex vom Pavian in kleinen Zellen vorwiegend in der Schicht V und VI bestimmt worden.

7.7.2 VIP

Das vasoaktive intestinale Polypeptid (VIP) ist ein 28-Aminosäure-Peptid. Im Gastrointestinaltrakt erweitert es stark die Gefäße und stimuliert die Umwandlung von Glykogen in Glukose. Im Nervensystem soll das vasoaktive intestinale Polypeptid ein exzitatorischer Neurotransmitter und/oder Neuromodulator sein (298). Im Hirnstamm liegen VIP-haltige Neurone im Nucl. solitarius (Abb. 68.8, 70b.23, 71b.23), die lokal in diesem Kerngebiet verschaltet sind. Das mesenzephale Höhlengrau (Abb. 12b.24) enthält VIP-haltige Neurone, die aufsteigend mit dem Hypothalamus, Nucl. interstitialis der Stria terminalis und dem Corpus amygdaloideum (Abb. 10b.27, 35b.21, 51b.12, 52b.21) und dadurch mit dem limbischen System verbunden sind. Im Nucl. suprachiasmaticus finden sich viele VIP-haltige Nervenzellen, die mit Kerngebieten des Hypothalamus verschaltet sind. Wahrscheinlich sind sie an den zirkadianen Regulationen beteiligt. Die höchste Konzentration des VIP findet sich im Neocortex, meistens in bipolaren Zellen, die intrakortikal verschaltet sind. Vielleicht reguliert VIP den Energiestoffwechsel des Neocortex.

7.7.3 ß-Endorphin

Das ß-Endorphin ist ein 31-Aminosäuren-Peptid. Es wirkt inhibitorisch als Neuromodulator im Gehirn. Endorphinerge Perikarya kommen im mediobasalen Hypothalamus und im kaudalen Teil des Nucl. solitarius der Medulla oblongata (Abb. 68.8, 70b.23) vor. Aufsteigende Efferenzen der hypothalamischen, endorphinergen Nervenzellen ziehen zum Nucl. paraventricularis, zur Area preoptica, zu den Septumkernen (Abb. 148.4) und zu Teilen des Corpus amygdaloideum (Abb. 10b.27, 35b.21, 51b.12, 76b.5), absteigende Efferenzen zum zentralen Höhlengrau des Mittelhirns (Abb. 12b.24), zum Locus coeruleus (Abb. 51b.20, 75b.22, 76b.23) und zur Formatio reticularis des Pons und der Medulla oblongata. Intraventrikuläre Gaben von ß-Endorphin oder Injektionen dieser Substanz in das zentrale Höhlengrau des Mittelhirns führen zur Analgesie. Den endorphinergen Nervenzellen wird eine Rolle in der zentralen Regulation der durch Streß induzierten Analgesie zugeschrieben. Außerdem ist eine Wirkung der endorphinen Nervenzellen als Stimulator für die Wachstumshormone, für Prolactin und Vasopressin nachgewiesen worden.

7.7.4 Enkephalinerge Neurone

Das Enkephalin ist ein 5-Aminosäuren-Peptid. Elektrophysiologisch ist es als ein inhibitorischer Neurotransmitter identifiziert. Enkephalin wird in Interneuronen mit kurzen Fortsätzen und in Neuronen mit langen Projektionsfasern immunhistochemisch nachgewiesen. Das Enkephalin wirkt als endogener Ligand für Opiatrezeptoren.

Die oberflächliche dorsale Schicht der Hinterhörner des Rückenmarks und des spinalen Trigeminuskerns enthält einen dichten Plexus von enkephalinergen Fasern und ist reich an Opiat-Rezeptoren. Außerdem kommen in dieser Schicht zahlreiche kleine enkephalinerge Neurone vor. Sie inhibieren wahrscheinlich präsynaptisch die Freisetzung der Substanz P aus den synaptischen Endigungen des 1. Neurons der schmerzleitenden Systeme. Enkephalinhaltige Nervenzellen kommen auch im Nucl. periolivaris (auditorisches System) und im Bulbus olfactorius (Abb. 2b.24, 5b.10, 45b.27, 50b.3, 76a.6) (olfaktorisches System) vor. Weiterhin finden sich reichlich enkephalinhaltige Nervenzellen in den Raphekernen, besonders in den Nuclei raphes magnus und dorsalis. Das mesenzephale Höhlengrau (Abb. 12b.24) zeigt die höchste Konzentration von Opiat-Rezeptoren. Von hier aus kann durch eine elektrische Stimulation oder eine Opiatmikroinjektion eine Analgesie ausgelöst werden. Enkephalinerge Nervenzellen wirken auf die hypothalamohypophysäre Regulation von Oxytocin und Vasopressin, wie auch auf die von verschiedenen Liberinen und Statinen. Die Substantia innominata ist die enkephalinreichste Struktur des ganzen Gehirns. Das Striatum besitzt enkephalinhaltige Nervenzellen, die striopallidal projizieren. Im Neocortex und im Allocortex kommen enkephalinhaltige Nervenzellen vor, die intrakortikal verschaltet sind.

8 Untersuchungsgut und Arbeitstechnik

An dem Untersuchungsgut der Neuroanatomischen Sammlung der Medizinischen Hochschule Hannover haben die Autoren dieses Buches Erfahrungen mit der Schichtanatomie des Kopfes und der Variabilität neuroanatomischer Strukturen gewinnen können. Diese Sammlung umfaßt 35 intrakraniell fixierte Gehirne von Verstorbenen, die sich der Forschung und Lehre des Zentrums Anatomie der Medizinischen Hochschule Hannover durch Vermächtnis zur Verfügung gestellt hatten. Außerdem enthält diese Sammlung neurohistologische Schnittserien von 34 extrakraniell fixierten Gehirnen.

Die Atlasbilder dieses Buches wurden mit Hilfe von Originalpräparaten erstellt. Dieses Untersuchungsgut stammt von vier Verstorbenen, deren Lebensalter, Geschlecht, Körperlänge, Maße des Kopfes und die Todesursache in Tab. 1 angegeben sind. Die größte Breite des Kopfes wurde oberhalb des Porus acusticus externus, die größte Länge zwischen Glabella und Opisthion, die Gesichtshöhe zwischen Nasion und Gnathion und die Jochbogenbreite an dem lateralen Punkt des rechten und linken Jochbogens bestimmt.

Die anatomische Untersuchung der vier Köpfe zeigte einige Besonderheiten. Beim Kopf der Frontalserie S 63/86 ist die Sutura sagittalis im anterioren Bereich partiell verknöchert, ebenfalls die Sutura squamosa. Das Gehirn entspricht einem okzipitopetalen Typ (s. 1.2). Die Halsmuskulatur ist schwach entwickelt.

Beim Kopf der Sagittalserie S 58/86 sind die Processus alveolares des zahnlosen Ober- und Unterkiefers reduziert. Die Glandula submandibularis ist sehr groß. Es liegt eine geringe Protrusio bulbi vor. Die S. frontales sind asymmetrisch (Abb. 30a.3). Die Arterien sind partiell sklerotisch, streckenweise elongiert mit vermehrten Schlängelungen.

Beim Kopf der Kanthomeatalserie H 22/77 sind die Nasennebenhöhlen stark pneumatisiert, was an der Größe der Keilbeinhöhle (Abb. 49a.7, 50a.8) besonders deutlich wird. Die Epiphyse ist ungewöhnlich klein (Abb. 54a.18). Die Venen sind infolge der Strangulation erweitert. Das begleitende Hirnödem ist schwach ausgebildet, immerhin sind die Ventrikelräume sehr schmal. Das Gehirn entspricht einem frontopetalen Typ (s. 1.2).

Beim Kopf der Hirnstammserie S 66/87 sind auf der linken Seite die V. jugularis interna und der S. sigmoideus einschließlich dem Foramen jugulare hypoplastisch. Weiterhin liegt eine Deviation des Septum nasi vor. Diese morphologischen Kennzeichen sind gut in den Abbildungen zu erkennen.

Bei den Leichen wurde Liquor cerebrospinalis durch Subokzipital- und Lumbalpunktion abgelassen und die gleiche Menge 37%iges Formalin Merck in den Subarachnoidalraum injiziert. Die Perfusion wurde mit einem Fixationsgemisch aus 86 Volumenteilen 96%igem Alkohol, 8 Volumenteilen 37%igem Formalin, 3 Volumenteilen Glyzerin DAB 7 und 3 Volumenteilen gesättigter Phenollösung DAB 8 über die A. femoralis ausgeführt. Der Kopf wurde im seitlichen und posterior-anterioren Strahlengang im Fernröntgenbild dargestellt.

Von den Köpfen der Frontalserie, der Sagittalserie und der Hirnstammserie wurden postmortale CT- und MR-Bilder erstellt, vom Kopf der Kanthomeatalserie nur CT-Bilder. Die CT-Untersuchungen erfolgten mit einem Computertomographen CT 9800 der Firma General Electric, Milwaukee, Wisconsin/

	Protokollnummer	Alter in Jahren	Geschlecht	Körperlänge in cm	Kopfbreite in cm	Kopflänge in cm	Breiten-Längenindex in %	Gesichtshöhe in cm	Jochbogenbreite in cm	Gesichts-Index in %	Todesursache
Frontalserie	S 63/86	65	♀	163	15,5	18,9	82	11,0	13,7	80	Magenkarzinom
Sagittalserie	S 58/86	70	♂	175	17,0	20,2	84	12,6	16,6	76	Koronarinfarkt
Kanthomeatalserie	H 22/77	43	♂	176	17,1	23,4	73	12,5	16,6	75	Suizid durch Erhängen
Hirnstammserie	S 66/87	62	♂	170	16,0	19,8	81	13,4	15,0	89	Magenkarzinom

Tab. 1: Untersuchungsgut

USA, die MR-Untersuchungen mit einem Magnetresonanztomographen Magnetom 1.0 der Firma Siemens, Erlangen. Die Schnittebenen wurden nach stereotaktischen Prinzipien festgelegt. Die dafür verwendeten Koordinatenebenen sind im Kapitel 1.2 für das frontale, sagittale und kanthomeatal orientierte Koordinatensystem beschrieben. Ebenfalls findet sich dort die Beschreibung der Meynertschen Ebene, die für das Koordinatensystem der Hirnstammserie verwendet wurde.

Die entsprechenden Koordinatenebenen müssen an den einzelnen Kopfscheiben sichtbar sein, damit die Kopfscheiben im Koordinatensystem räumlich orientiert werden können. Deshalb wurden die entsprechenden Koordinatenebenen wie Medianebene, Deutsche Horizontalebene, Meatovertikale Ebene, Kanthomeatalebene und Meynertsche Ebene durch tiefe Hautschnitte zirkular am Kopf markiert. Diese Hautschnitte dienten später bei den einzelnen Kopfscheiben zur Orientierung, um die Kopfscheibe innerhalb des Koordinatenrahmens räumlich korrekt ausrichten zu können.

Anschließend wurden die Köpfe bei -26°C 6 Tage lang tiefgefroren und mit einer Bandsäge KS 400 (Fa. Reich, Nürtingen) durchschnitten. Dann wurden mit einer speziellen Führung Scheiben im Abstand von 10 mm abgetrennt, bei der Hirnstammserie S 66/87 Scheiben im Abstand von 5 mm. Der Verschnitt beim Sägen reduzierte die Dicke jeder Scheibe um 1 mm.

Die Schnittflächen der Scheiben wurden photographiert und Photoabzüge im Maßstab 1:1 ausgeführt. Die Zeichnungen wurden mit Azetatfolien und anlösender Tusche direkt von den Photographien unter ständigem Vergleich mit den Originalpräparaten erstellt. Die Identifizierung einzelner Strukturen unterstützte ein Stereomikroskop Zeiss in Verbindung mit einer Volpi Kaltlichtquelle Intralux 150 H (4). Der Vicq d'Azyrsche Streifen in der Area striata, die Corona radiata und der Alveus des Hippocampus lassen sich mit diesen optischen Hilfsmitteln an den mit Alkohol-Formalin fixierten Hirnschnitten gut erkennen. Kleine Blutgefäße wurden zur Unterscheidung zwischen Arterien und Venen histologisch kontrolliert. Zum neurohistologischen Vergleich standen Schnittserien der Sammlung der Abteilung Neuroanatomie der Medizinischen Hochschule Hannover zur Verfügung. Außerdem konnte der eine Autor (K.) mit der finanziellen Hilfe eines Vorhabens der Deutschen Forschungsgemeinschaft (Kr 289/15) die Gehirne der Yakovlev-Sammlung am Walter Reed Hospital in Washington D.C. zum Vergleich verwenden.

Die einzelnen Windungen und Furchen des Großhirns konnten erst sicher benannt werden, nachdem 1:1-Gehirnmodelle oder Rekonstruktionen mit Plexiglasplatten erstellt und mit makroskopischen Schnittserien von anderen Gehirnen und Köpfen verglichen wurden.

Gegen Ende unserer Untersuchungen setzten wir die Scheiben der Köpfe für die genaue Lokalisation der Schnittebenen im Röntgenbild zusammen. Zum Ausgleich des Sägeverlustes (bei 14 Scheiben etwa 14 mm) wurden Streifen im Röntgenbild, die den Scheiben entsprachen, ausgeschnitten und je mit 1 mm Zwischenraum neu montiert. Von diesen Vorlagen wurden die Abb. 2a, 30a, 45a erstellt. Für die Median- und Lateralansicht des Gehirns (Abb. 2b, 3, 30b, 31, 45b, 46) wurden die Schnitte der Hirnhälften nach einem Medianschnitt aus den Scheiben des Kopfes herauspräpariert und zu einer Hirnhälfte, bzw. zu einem Gehirn zusammengesetzt. Diese wurden photographiert, und die fehlenden 1 mm-Zwischenräume wurden entsprechend ausgeglichen. Die Lateralansicht des Ventrikelsystems (Abb. 83b, 86b) wurde auf einem Rechner (Programm Dr. B. Sauer) aus den Schnittebenen graphisch rekonstruiert und in die Umrisse des Röntgenbildes des Kopfes (Abb. 2a, 45a) topographiegerecht eingezeichnet.

Die kleinen Hirnarterien bilden zwischen den Furchen des Großhirns oft vielfach gewundene Schlingen und Verzweigungen. An den 1 cm dicken Scheiben war an einzelnen Stellen der Verlauf der feinen Arterien nicht sicher zu rekonstruieren. Bei diesen Ästen der A. cerebri anterior sprechen wir deshalb nur allgemein von der A. precunealis (Abb. 57a.13, 58a.8, 59a.8) und differenzieren nicht zwischen Aa. precunealis superior und inferior. Ebenfalls werden die parietalen und temporalen Äste der A. cerebri media nicht weiter unterteilt (Abb. 55a.17, 56a.11, 57a.12, 51a.8, 52a.8, 53a.10). Kleine Arterien, die im gesamten Verlauf parallel zu einer Schnittebene sowie innerhalb der Scheibe verlaufen und deshalb nicht angeschnitten sind, werden in den Zeichnungen nicht dargestellt.

Für den Druck wurden die Zeichnungen der Atlasbilder der Frontalserie (Abb. 4-17) auf 82%, die der Sagittalserie (Abb. 32-37) auf 71%, die der Kanthomeatalserie (Abb. 47-60) auf 78% und die Übersichtsbilder der Hirnstammserie (Abb. 69a-78a) auf 79% verkleinert. Der Maßstab in cm kann an dem entsprechenden Koordinatenrahmen der Atlasbilder der Frontalserie, der Sagittalserie und der Hirnstammserie abgelesen werden.

Die Zeichentechnik der Kanthomeatalserie war in der ersten Auflage dieses Buches für die Computertomographie der Gehirns konzipiert. Deshalb wurden die Weichteile des Gesichtsschädels und des kraniozervikalen Übergangs nicht abgebildet und nicht beschrieben. Die Zeichnungen in dieser 2. Auflage sollten den Fortschritten der kraniellen Bilddiagnostik gerecht werden. Für die drei neuen Serien wurden die extrakraniellen Weichteilstrukturen wie Muskulatur, Drüsengewebe, periphere Nerven und Blutgefäße detailgetreu gezeichnet.

9 Literatur

1 Aaslid, R. (Ed.): Transcranial doppler sonography. Wien, New York: Springer 1986
2 Adams, R.D., Victor, M.: Principles of neurology. New York: McGraw Hill 1989
2a Afshar, F., Watkins, E.S., Yap, J.C.: Stereotaxic atlas of the human brainstem and cerebellar nuclei. A variability study. New York: Raven Press 1978
3 Aichner, F., Gerstenbrand, F., Grćević, N.: Neuroimaging II. Stuttgart, New York: Fischer 1989
4 Alexander, J., Kalender, W., Linke, G.: Computertomographie. Berlin, München: Siemens AG 1985
5 Alexander, M.P., LoVerme, S.R.: Aphasia after left hemispheric intracerebral hemorrhage. Neurology 30 (1980) 1193-1202
6 Alpers, B.J., Berry, R.G.: Circle of Willis in cerebral vascular disorders. Arch. Neurol. 8 (1963) 398–402
7 Ambrose, J.: Computerized transverse axial scanning (tomography). Part 2: Clinical application. Brit. J. Radiol. 46 (1973) 1023–1047
8 Andres, K.H., Düring, M. von: General methods for characterization of brain regions. In: Heym, C., Forssmann, W.-G. (Eds.): Techniques in neuroanatomical research. Berlin, Heidelberg, New York: Springer 1981, 100–108
9 Andrew, J., Watkins, E.S. A stereotaxic atlas of the human thalamus and adjacent structures. Baltimore: Williams and Wilkins 1969
10 Angevine, J.B. (Jr.), Mancall, E.L., Yakovlev, P.I.: The human cerebellum. An atlas of cross topography in serial sections. Boston: Little and Brown 1961
11 Aquilonius, S.M., Eckernäs, S.Å.: A colour atlas of the human brain. Stockholm: Esselte Studium 1980
12 Armond, S.J. de, Fusco, M.M., Dewey, M.M.: Structure of the human brain. A photographic atlas. New York: Oxford University Press 1989
13 Assheuer, J., Jenissen, H.J., Mai, J.K., Leunig, A.: Kernspinresonanztomographie und ihr anatomisch-pathologisches Korrelat, Radiologe 25 (1985) 217–220
13a Babb, T.L., Wilson, C.L., Crandall, P.H.: Asymmetry and ventral course of the human geniculostriate pathway as determined by hippocampal visual evoked potentials and subsequent visual field defects after temporal lobectomy. Exp. Brain Res. 47 (1982) 317–328
14 Baloh, R.W., Furman, J.M., Yee, R.D.: Dorsal midbrain syndrome: Clinical and oculographic findings. Neurology 35 (1985) 54–60
15 Bancaud, J., Talairach, J.: Organisation fonctionelle de l'aire motrice supplémentaire (einseignements apportés par la S.E.E.G.). Neurochirurgie 3 (1967) 343–356
16 Bauer, R., Lauer, O., Mörike, K., Bauer, U.: NMR-Tomographie des Kopfes, Stuttgart, New York: Fischer 1984
17 Baumgartner, G.: Funktion und Symptomatik einzelner Hirnregionen. In: Hopf, H.C., Poeck, K., Schliack, H. II. (Hrsg.): Neurologie in Praxis und Klinik. Band 1. Stuttgart: Thieme 1983 1.77–1.112
18 Becker, H.: Dreidimensionale kraniale und spinale Computertomographie. Radiologe 28 (1988) 239-242
18a Becker, H.: Cranial computed tomography and magnetic resonance tomography in cerebrovascular occlusive disease. Thorac. cardiovasc. Surgeon 37 (1989) 238-242
18b Becker, H., Haubitz, B., Gaab, M., Holl, K., Nemati, M.-N., Dietz, H.: Optimized demonstration of cerebral blood flow with colour coded xenon CT. 509-512. In: Nadjmi, M. (Hrsg.) XVth Congress of the European Society of Neuroradiology, Würzburg 13.-17.09.1988. Berlin, Heidelberg: Springer 1989
19 Becker, H., Schwarzrock, R., Friedrich, H., Hundeshagen, H.: MR-und CT-Untersuchungen bei Hirninfarkten im Akut- und Spätstadium. Fortschr. Röntgenstr. 143 (1985) 381-387
20 Becker, H., Vonofakos, D.: Diagnostische Bedeutung von Hirntumorverkalkungen im Computertomogramm. Radiologe 23 (1983) 459-462
21 Beevor, C.E.: On the distribution of the different arteries supplying the human brain. Phil. Trans. B 200 (1909) 1-55
22 Benjamin, R.M., Burton, H.: Projection of taste nerve afferents to anterior opercular-insular cortex in squirrel monkey (Saimiri sciureus). Brain Res.7 (1968) 221-231
23 Benninghoff, A.: Makroskopische und mikroskopische Anatomie des Menschen. Band 3. Zenker, W. (Hrsg.) Nervensystem, Haut und Sinnesorgane. München, Wien, Baltimore: Urban und Schwarzenberg 1985
24 Benson, D.F.: Neurological correlates of aphasia and apraxia. 163-175. In: Matthews, W.B., Glaser, G.H. (Eds.): Recent advances in clinical neurology. Edinburgh, London, New York: Churchill Livingstone 1981
25 Bergstrand, G., Bergström, M., Nordell, B., Stählberg, F., Ericsson, A., Hemmingsson, A., Sperber, G. Thuomas, K.-A., Jung, B.: Cardiac gated MR imaging of cerebrospinal fluid flow. J. Comput. assist. Tomogr. 9 (1985) 1003-1006
26 Bergvall, U., Rumeau, C., Bunnen, Y. van, Corbaz, J.M., Morel, M.: External references of the bicomissural plane. 2-10. In: Gouaze, A., Salamon, G. (Eds.): Brain anatomy and magnetic resonance imaging. Berlin, Heidelberg, New York, London, Paris, Tokyo: Springer 1988
27 Berman, S.A., Hayman, L.A., Hinck, V.C.: Correlation of CT cerebral vascular territories with function: 1. Anterior cerebral artery. Amer. J. Roentgenol. 135 (1980) 253-257
28 Berman, S.A., Hayman, L.A., Hinck, V.C.: Correlation of CT cerebral vascular territories with function: 3. Middle cerebral artery. Amer. J. Roentgenol. 142 (1984) 1035-1040
29 Berns, T.F., Daniels, D.L., Williams, A.L., Haughton, V.M.: Mesencephalic anatomy: Demonstration by computed tomography. Amer. J. Neuroradiol. 2 (1981) 65-67
30 Bierny, J.-P., Komar, N.N.: The sylvian cistern on computed tomography scanning. J. Comput. assist. Tomogr. 1 (1977) 227-230
31 Biersack, H.J., Penin, H., Hartmann, A., Reichmann, K., Winkler, C.: Zerebrale Emissions-Computertomographie (SPECT) mit 123J-markierten Amphetaminen. Dtsch. med. Wschr. 109 (1984) 1155-1159
32 Bignami, A., Bloom, F.E., Bolis, C.L., Adeloye, A. (Eds.): Central nervous system, plasticity and repair. New York: Raven 1985
33 Birg, W., Mundinger, F.: Direct target point determination for stereotactic brain operations from CT data and the calculation of setting parameters for polar-coordinate stereotactic devices. Appl. Neurophysiol. 45 (1982) 387-395
34 Bliesener, J.A.: Intrakranielle Veränderungen im Säuglings- und frühen Kindesalter. Mschr. Kinderheilk. 129 (1981) 200–215
35 Bliesener, J.A., Sperlich, D.: Der Stellenwert der Ultraschalluntersuchung des Schädels im frühen Kindesalter. Radiologe 21 (1981) 527-537
36 Blunk, R., Bleser, R. de, Willmes, K., Zeumèr, H.: A refined method to relate morphological and functional aspects of aphasia. Europ. Neurol. 20 (1981) 69-79
37 Bo, W.J., Meschan, I., Krueger, W.A.: Basic atlas of cross-sectional anatomy. Philadelphia, London, Toronto: Saunders 1980
38 Bode, H.: Pediatric applications of transcranial doppler sonography. Wien, New York: Springer 1988
39 Bodechtel, G.: Differentialdiagnose neurologischer Krankheitsbilder. Stuttgart: Thieme 1984

39a Bogerts, B.: A brainstem atlas of catecholaminergic neurons in man, using melanin as a natural marker. J. comp. Neurol. 197 (1981) 63-80
40 Bonneville, J.-F., Cattin, F., Dietemann, J.-L.: Computed tomography of the pituitary gland. Berlin, Heidelberg, New York: Springer 1986
41 Bories, J. (Ed.): Cerebral ischaemia. Berlin, Heidelberg, New York: Springer 1985
42 Bories, J., Derhy, S., Chiras, J.: CT in hemispheric ischaemic attacks. Neuroradiology 27 (1985) 468-483
43 Bosch, D.A.: Stereotactic techniques in clinical neurosurgery. Wien, New York: Springer 1986
44 Bowsher, D.: Diencephalic projections from the midbrain reticular formation. Brain Res. 95 (1975) 211-220
45 Braak, H.: Architectonics of the human telencephalic cortex. Berlin, Heidelberg, New York: Springer 1980
46 Braak, H.: Über die Kerngebiete des menschlichen Hirnstammes. I. Oliva inferior, Nucleus conterminalis und Nucleus vermiformis corporis restiformis. Z. Zellforsch. 105 (1970) 442-456
47 Braak, H.: Über die Kerngebiete des menschlichen Hirnstammes. II. Die Raphekerne. Z. Zellforsch. 107 (1970) 123-141
47a Brandt, T., Büchele, W.: Augenbewegungsstörungen. Stuttgart, New York: Fischer 1983
48 Brant-Zawadzki, M., Norman, D. (Eds.): Magnetic resonance imaging of the central nervous system. New York: Raven 1987
49 Brassow, F., Baumann, K.: Volume of brain ventricles in man determined by computer tomography. Neuroradiology 16 (1978) 187-189
50 Brietze, K.-H., Krysewski, M.: Qualitative und quantitative Untersuchung des Nucl. motorius n. trigemini an ontogenetischen Reihen männlicher SPF-Katzen und Tupaia belangeri. J. Hirnforsch. 20 (1979) 507-527
51 Brodal, A.: Anatomy of the vestibular nuclei and their connections. In: Autrum, H., Jung, R., Loewenstein, W.R., Mackay, D.M., Teuber, H. (Eds.): Handbook of sensory physiology. Vol. 6: Vestibular system, part 1. Berlin, Heidelberg, New York: Springer 1974 239-352
52 Brodal, A.: Neurological anatomy in relation to clinical medicine. New York, Oxford: Oxford University Press 1981
53 Broser, F.: Topische und klinische Diagnostik neurologischer Krankheiten. München, Wien, Baltimore: Urban und Schwarzenberg 1981
54 Brown, B.S.J., Tissington Tatlow, W.F.: Radiographic studies of the vertebral arteries in cadavers, effects of position and traction on the head. Radiology 81 (1963) 80-88
55 Brust, J.C.M.: Stroke. Diagnostic, anatomical, and physiological considerations. In: Kandel, E.R., Schwartz, J.H. (Eds.): Principles of neural science. New York: Elsevier Science Publishing 1985 853-861
56 Bruyn, R.P.M.: Thalamic aphasia. A conceptional critique. J. Neurol. 236 (1989) 21-25
57 Bucher, O., Wartenberg, H.: Cytologie, Histologie und mikroskopische Anatomie des Menschen. Bern, Stuttgart, Toronto: Huber 1989
58 Buren, J.M. van, Borke, R.C.: Variations and connections of the human thalamus. 2 vols. Berlin, Heidelberg, New York: Springer 1972
59 Burian, K., Fanta, H., Reisner, H.: Neurootologie. Stuttgart, New York: Thieme 1980
60 Burton, H., Benjamin, R.M.: Central projections of the gustatory system. In: Autrum, H., Jung, R., Loewenstein, W.R., Mackay, D.M., Teuber, H.L. (Eds.): Handbook of sensory physiology. Vol. 4: Chemical senses, part 2. Berlin, Heidelberg, New York: Springer 1971 148-164
60a Butler, P. (Ed.): Imaging of the nervous system. Berlin, Heidelberg, New York: Springer 1990
61 Büttner-Ennever, J.A. (Ed.): Neuroanatomy of the oculomotor system. In: Robinson, D.A., Collewijn, H. (Eds.): Reviews of oculomotor research. Vol. 2. Amsterdam, New York, Oxford: Elsevier 1988
62 Büttner-Ennever, J.A., Büttner, U., Cohen, B., Baumgartner, G.: Vertical gaze paralysis and the rostral interstitial nucleus of the medial longitudinal fasciculus. Brain 105 (1982) 125-149
63 Carpenter, M.B.: Anatomy and physiology of the basal ganglia. In: Schaltenbrand, G., Walker, A.E. (Eds.): Stereotaxy of the human brain. 2nd ed. Stuttgart, New York: Thieme 1982 233-268
64 Carpenter, M.B., Sutin, J.: Human neuroanatomy. Baltimore: Williams and Wilkins 1983
65 Carpenter, M.B.: Core text of neuroanatomy. Baltimore, London, Sydney: Williams and Wilkins 1985
66 Christoforidis, A.J.: Atlas of axial, sagittal, and coronal anatomy with CT and MRI. Philadelphia, London, Toronto: Saunders 1988
67 Chynn, K.-Y., Finby, N.: Manual of cranial computerized tomography. Basel: Karger 1982
68 Citrin, C.M., Alper, M.G.: Computed tomography of the visual pathways. Comput. Tomogr. 3 (1979) 305-331
69 Citrin, C.M., Alper, M.G.: Computed tomography of the visual pathways. Int. Ophthalmol. Clin. 22 (1982) 155-180
69a Claus, D.: Die transkranielle motorische Stimulation. Stuttgart, New York: Fischer 1989
69b Claussen, C., Felix, R. (Hrsg.): Quo vadis CT? Berlin, Heidelberg, New York: Springer 1988
70 Crosby, E.C., Humphrey, T., Lauer, E.W.: Correlative anatomy of the nervous system. New York: Macmillan 1962
71 Dahlström, A., Fuxe, K.: Evidence for the existence of monoamine-containing neurons in the central nervous system. I. Demonstration of monoamines in the cell bodies of brainstem neurons. Acta physiol. scand. 62, Suppl. 232 (1964) 1-55
72 Dahlström, A., Fuxe, K.: Evidence for the existence of monoamine neurons in the central nervous system. II. Experimentally induced changes in the intraneuronal amine levels of bulbospinal neuron systems. Acta physiol. scand. 64, Suppl. 247 (1965) 1-36
73 Damasio, H.: A computed tomographic guide to the identification of cerebral vascular territories. Arch. Neurol. 40 (1983) 138-142
73a Damasio, H.: Neuroimaging contributions to the understanding of aphasia. In: Boller, F., Grafman, J. (Eds.) Handbook of neuropsychology, vol. 2. Amsterdam: Elsevier Science Publ. 1989
74 Dampney, R.A.L., Moon, E.A.: Role of ventrolateral medulla in vasomotor response to cerebral ischemia. Amer. J. Physiol. 239 (1980) H349-H358
75 Daniels, D.L., Haughton, V.M., Naidich, T.P.: Cranial and spinal magnetic resonance imaging. An atlas and guide. New York: Raven 1987
76 Daniels, D.L., Williams, A.L., Haughton, V.M.: Computed tomography of the medulla. Radiology 145 (1982) 63-69
77 Darian-Smith, I.: The trigeminal system. In: Autrum, H., Jung, R., Loewenstein, W.R., Mackay, D.M., Teuber, H.L. (Eds.): Handbook of sensory physiology. Vol. 2: Somatosensory system. Berlin, Heidelberg, New York: Springer 1973 271-314
78 Dejerine, J.: Anatomie des centres nerveux. Tome 1,2. Paris: Masson 1980
79 Dekaban, A.S.: Tables of cranial and orbital measurements, cranial volume, and derived indexes in males and females. From 7 days to 20 years of age. Ann. Neurol. 2 (1977) 485-491
80 Denny-Brown, D.: Relations and functions of the pyramidal tract. In: Schaltenbrand, G., Walker, A.E. (Eds.): Stereotaxy of the human brain, 2nd ed. Stuttgart, New York: Thieme 1982 131-139
81 Dewulf, A.: Anatomy of the normal human thalamus. Amsterdam: Elsevier 1971
82 Diepen, R.: Der Hypothalamus. In: Möllendorff, W. von, Bargmann, W., Oksche, A., Vollrath, L. (Hrsg.): Handbuch der mikroskopischen Anatomie des Menschen. Band 4: Nervensystem, Teil 7. Berlin, Heidelberg, New York: Springer 1962
83 Dihlmann, W., Stender, H.-S. (Hrsg.): Schädel — Gehirn. Band 5, Teil 1. Stuttgart, New York: Thieme 1986
84 Dihlmann, W., Stender, H.-S. (Hrsg.): Wirbelsäule - Rückenmark. Band 5, Teil 2. Stuttgart, New York: Thieme 1986
84a Dussik, K.T.: Über die Möglichkeit, hochfrequente mechanische Schwingungen als diagnostisches Hilfsmittel zu verwerten. Z. ges. Neurol.Psychiat. 174 (1942) 153-168

85   Duvernoy, H.M.: Human brainstem vessels. Berlin, Heidelberg, New York: Springer 1978
85a Duvernoy, H.M.: The human hippocampus. Munich: Bergmann 1988
86   Duus, P.: Neurologisch-topische Diagnostik. Anatomie, Physiologie, Klinik. Stuttgart, New York: Thieme 1990
87   Ebeling, U., Huber, P., Reulen, H.J.: Localization of the precentral gyrus in the computed tomogram and its clinical application. J. Neurol. 233 (1986) 73-76
88   Eccles, J.C., Ito, M., Szentagothai, J.: The cerebellum as a neuronal machine. Berlin, Heidelberg, New York: Springer 1967
89   Economo, C. von, Koskinas, G.N.: Die Cytoarchitektonik der Hirnrinde des erwachsenen Menschen. Textband und Atlas. Wien, Berlin: Springer 1925
90   Einsiedel, H. Gräfin von: Fortschritte der Kernspintomographie in der Diagnostik zentralnervöser Erkrankungen. 59-67. In: Elger, C.,E., Dengler, R. (Hrsg.): Jahrbuch der Neurologie 1987, Münster: Regensberg und Biermann 1987
91   Ell, P.J., Deacon, J.M., Jarritt, H.: Atlas of computerized emission tomography. Edinburgh, London, New York: Churchill Livingstone 1980
92   Englander, R.N., Netsky, M.G., Adelman, L.S.: Location of human pyramidal tract in the internal capsule: Anatomic evidence. Neurology 25 (1975) 823-826
93   Everett, N.B.: Functional neuroanatomy. Philadelphia: Lea and Febiger 1971
94   Faerber, E.N.: Cranial computed tomography in infants and children. Clinics in development medicine no. 93. Spastics international medical publications (SIMP). Oxford: Blackwell Scientific 1986
95   Falck, B., Hillarp, N.-A., Thieme,G., Torp,A.: Fluorescence of catecholamines and related compounds condensed with formaldehyde. J. Histochem. Cytochem. 10 (1962) 348-354
96   Farruggia, S., Babcock, D.S.: The cavum septi pellucidi: Its appearance and incidence with cranial ultrasonography in infancy. Radiology 139 (1981) 147-150
97   Felix, R., Ramm, B.: Das Röntgenbild, 2. Auflage. Stuttgart: Thieme 1982
98   Felten, D.L., Laties, A.M., Carpenter, M.B.: Monoamine-containing cell bodies in the squirrel monkey brain. Amer. J. Anat. 139 (1974) 153-166
99   Feneis, H.: Anatomisches Bildwörterbuch der internationalen Nomenklatur. Stuttgart, New York: Thieme 1988
100 Fenzl, G., Heywang, S.H., Vogl, T., Obermüller, J., Einhäupl, K., Clados, D., Steinhoff, H.: Die Kernspintomographie der Wirbelsäule und des Rückenmarks im Vergleich zu Computertomographie und Myelographie. Fortschr. Röntgenstr. 144 (1986) 636-643
101 Ferner, H., Kautzky, R.: Angewandte Anatomie des Gehirns und seiner Hüllen. In: Krenkel, W., Olivecrona, H., Tönnis, W. (Hrsg.): Handbuch der Neurochirurgie. Band 1: Grundlagen, Teil 1: Angewandte Anatomie, Physiologie und Pathophysiologie. Berlin, Göttingen, Heidelberg: Springer 1959
101a Fischer, M.: Doppler-Sonographie und Doppler-Frequenzspektrumanalyse extrakranieller Hirngefäße. München, Wien, Baltimore: Urban und Schwarzenberg 1990
102 Fischer, T., Schietzel, M.: Bildgebende Verfahren. Medizintechnik 104 (1984) 99-102
103 FitzGerald, M.J.T.: Neuroanatomy basic and applied. London, Philadelphia, Toronto: Baillière Tindall 1985
104 Fix, J.D., Punte, C.S.: Atlas of the human brain stem and spinal cord. Rockville/MD: Aspen 1987
105 Foerster, O.: Motorische Felder und Bahnen. Sensible corticale Felder. In: Bumke, O., Foerster, O. (Hrsg.): Handbuch der Neurologie. Band 6. Berlin: Springer 1936 1-488
106 Forssmann, W.G., Heym, C.: Neuroanatomie. Berlin, Heidelberg, New York: Springer 1985
107 Fredrickson, J.M., Kornhuber, H.H., Schwarz, D.W.F.: Cortical projections of the vestibular nerve. In: Autrum, H., Jung, R., Loewenstein, W.R., Mackay, D.W., Teuber, H.L. (Eds.): Handbook of sensory physiology. Vol. 6: Vestibular system, part 1: Basic mechanisms. Berlin, Heidelberg, New York: Springer 1974 565-582
108 Frey, K.W., Mees, K., Vogl, T.: Bildgebende Verfahren in der HNO-Heilkunde. Stuttgart: Enke 1989
109 Frick, H., Leonhardt, H., Starck, D.: Taschenlehrbuch der gesamten Anatomie. Allgemeine Anatomie, Spezielle Anatomie, Extremitäten, Rumpfwand, Kopf, Hals. Band 1. Stuttgart, New York: Thieme 1987
110 Fritsch, R., Hitzig, E.: Über die elektrische Erregbarkeit des Großhirns. Arch. Anat. Physiol. u. wissenschaftl. Med. 37 (1870) 300-332
111 Fritz, P., Lenarz, T., Haels, J., Fehrentz, D.: Feinstrukturanalyse des Felsenbeines mittels hochauflösender Dünnschicht-Computertomographie. Teil 1: Sensitivität der Strukturdarstellung bei einer standardisierten Untersuchungstechnik. Fortschr. Röntgenstr. 147 (1987) 266-271
112 Frommhold, W., Gerhardt, P.: Die klinische Wertigkeit neuer bildgebender Verfahren. Stuttgart, New York: Thieme 1985
113 Froriep, A.: Die Lagebeziehungen zwischen Großhirn und Schädeldach. Leipzig: Veit 1897
114 Gademann, G.: NMR-Tomography of the normal brain. Berlin, Heidelberg, New York: Springer 1984
115 Gado, M., Hanaway, J., Frank, R.: Functional anatomy of the cerebral cortex by computed tomography. J. Comput. assist. Tomogr. 3 (1979) 1-19
116 Galaburda, A.M., LeMay, M., Kemper, T.L., Geschwind, N.: Right-left asymmetries in the brain. Science 199 (1978) 852-856
117 Galaburda, A., Sanides, F.: Cytoarchitectonic organisation of the human auditory cortex. J. comp. Neurol. 190 (1980) 597-610
118 Galaburda, A.M., Sanides, F., Geschwind, N.: Human brain. Cytoarchitectonic left-right asymmetries in the temporal speech region. Arch. Neurol. 35 (1978) 812-817
119 Galanski, M., Dickob, M., Wittkowski, W.: CT-Zisternographie der basalen Zisternen. Fortschr. Röntgenstr. 145 (1986) 149-157
120 Gänshirt, H.: Zerebrale Zirkulationsstörungen. In: Hopf, H.C., Poeck, K., Schliack, H. (Hrsg.): Neurologie in Praxis und Klinik. Band 1. Stuttgart, New York: Thieme 1983 2.1-2.83
121 Ganssen, A., Loeffler, W., Oppelt, A., Schmidt, F.: Kernspin-Tomographie. Computertomographie 1 (1981) 10-18
122 Garnett, E.S., Nahmias, C., Firnau, G.: Central dopaminergic pathways in hemiparkinsonism examined by positron emission tomography. Can. J. Neurol. Sci. 11 (1984) 174-179
123 Garver, D.L., Sladek, J.R. (Jr.): Monoamine distribution in primate brain. 1. Catecholamine-containing perikarya in the brain stem of Macaca speciosa. J. comp. Neurol. 159 (1975) 289-304
123a Gelmers, H.J., Krämer, G., Hacke, W., Hennerici, M.: Zerebrale Ischämien. Berlin, Heidelberg, New York, London, Paris, Tokyo: Springer 1989
124 George, B., Laurian, C.: The vertebral artery. Wien, New York: Springer 1987
125 Gerhardt, P., Frommhold, W.: Atlas of anatomy in correlation with computerized tomography and magnetic resonance imaging. Stuttgart, New York: Thieme 1988
126 Gerke, M.: Computerunterstützte dreidimensionale Rekonstruktion des limbischen Systems als Referenz für die bildgebenden Verfahren (Computertomographie, Magnetische Resonanztomographie und Positronen-Emissionstomographie). Med. Dissertation, Medizinische Hochschule Hannover 1987
127 Geschwind, N.: Die Großhirnrinde. In: Gehirn und Nervensystem. Spektrum der Wissenschaft (1979) 127-136
128 Glaser, J.S.: Neuro-ophthalmology. Hagerstown/MD: Harper and Row 1978
129 Gluhbegovic, N., Williams, T.H.: The human brain: A photographic guide. Hagerstown/MD: Harper and Row 1980
130 Goldammer, E. von: Physikalische Grundlagen der magnetischen Kernspintomographie. Medizintechnik 104 (1984) 84-98
131 Gonzales, C.F., Grossman, C.B., Masdeu, J.C.: Head and spine imaging. New York, Chichester, Brisbane: Wiley 1985
131a Goodchild, A.K., Moon, E.A., Dampney, R.A.L., Howe, P.R.C.: Evidence that adrenaline neurons in the rostral ventrolateral medulla have a vasopressor function. Neurosci. Lett. 45 (1984) 267-272
132 Gouaze, A., Salamon, G. (Eds.): Brain anatomy and ma-

gnetic resonance imaging. Berlin, Heidelberg, New York, London, Paris, Tokyo: Springer 1988
133 Graham, M.D., Kemink, J.L. (Eds.): The vestibular system: Neurophysiologic and clinical research. New York: Raven 1987
134 Grant, E.G. (Ed.): Neurosonography of the pre-term neonate. Berlin, Heidelberg, New York: Springer 1986
135 Groot, J. de: Correlative neuroanatomy of computed tomography and magnetic resonance imaging. Philadelphia: Lea and Febiger 1984
136 Gudden, F.: Bildgebende Systeme heute und morgen. Electromedica 2 (1981) 64-67
137 Haaga, J.R., Alfidi, R.J. (Eds.): Computed tomography of the brain, head and neck. St. Louis, Toronto, Princeton: Mosby 1985
138 Habermehl, A., Graul, E.H.: Kernspinresonanz-Tomographie. Physikalisch-technische Grundlagen, klinische Anwendungen und Perspektiven. Dtsch. Ärztebl. 79 (1982) 17-29
139 Hacker, H., Artmann, H.: The calculation of CSF spaces in CT. Neuroradiology 16 (1978) 190-192
140 Hacker, H., Kühner, G.: Die Brückenvenen. Radiologe 12 (1972) 45-48
140a Hagens, G. von, Whalley, A., Machke, R., Kriz, W.: Schnittanatomie des menschlichen Gehirns. Darmstadt: Steinkopff 1990
141 Hamilton, W.J., Mossman, H.W.: Human embryology. 4th ed. Baltimore: Williams and Wilkins 1972
142 Hammock, M.K., Milhorat, T.H.: Cranial computed tomography in infancy and childhood. Baltimore: Williams and Wilkins 1981
143 Hanaway, J., Scott, W.R., Strother, C.M.: Atlas of the human brain and the orbit for computed tomography. St. Louis: Green 1980
144 Hanaway, J., Young, R.R.: Localization of the pyramidal tract in the internal capsule of man. J. Neurol. Sci. 34 (1977) 63-70
145 Hanaway, J., Young, R., Netsky, M., Adelman, L.: Localization of the pyramidal tract in the internal capsule. Neurology 31 (1981) 365-367
146 Hardy, T.L., Bertrand, G., Thompson, C.J.: The position and organization of motor fibers in the internal capsule found during stereotactic surgery. Appl. Neurophysiol. 42 (1979) 160-170
147 Harrison, J.M., Howe, M.E.: Anatomy of the afferent auditory nervous system of mammals. In: Autrum, H., Jung, R., Loewenstein, W.R., Mackay, D.W., Teuber, H.L. (Eds.): Handbook of sensory physiology. Vol. 5: Auditory system, part 1. Berlin, Heidelberg, New York: Springer 1974 283-336
148 Hartman, B.K.: The innervation of cerebral blood vessels by central noradrenergic neurons. In: Usdin, E., Snyder, S.H. (Eds.): Frontiers in catecholamine research. Oxford: Pergamon Press 1973 91-96
149 Hartmann, A., Wassmann, H. (Hrsg.): Hirninfarkt. München, Wien, Baltimore: Urban und Schwarzenberg 1987
150 Hartwig, H.G., Wahren, W.: Anatomy of the hypothalamus. In: Schaltenbrand, G., Walker, A.E. (Eds.): Stereotaxy of the human brain, 2nd ed. Stuttgart, New York: Thieme 1982 87-106
151 Hassler, R.: Anatomy of the thalamus. In: Schaltenbrand, G., Bailey, P. (Eds.): Introduction to stereotaxis, with an atlas of the human brain. Vol. 1. New York: Grune and Stratton 1959 230-290
152 Hassler, R.: Neuronale Grundlagen der spastischen Tonussteigerung. In: Bauer, H.J., Koella, W.P., Struppler, A. (Hrsg.): Therapie der Spastik. München: Verlag für angewandte Wissenschaften 1981
153 Hassler, R.: Architectonic organization of the thalamic nuclei. In: Schaltenbrand, G., Walker, A.E. (Eds.): Stereotaxy of the human brain, 2nd ed. Stuttgart, New York: Thieme 1982 140-180
154 Hassler, R., Mundinger, F., Riechert, T.: Stereotaxis in Parkinson Syndrome. Berlin, Heidelberg, New York: Springer 1979
155 Haug, H.: The significance of quantitative stereologic experimental procedures in pathology. Path. Res. Pract. 166 (1980) 144-164
156 Haverling, M.: The tortuous basilar artery. Acta radiol. Diagn. 15 (1974) 241-249
157 Hawkes, R.C., Holland, G.N., Moore, W.S., Worthington, B.S.: Nuclear magnetic resonance (NMR) tomography of the brain: A preliminary clinical assessment with demonstration of pathology. J. Comput. assist. Tomography 4 (1980) 577-586
158 Hayman, L.A., Berman, S.A., Hinck, V.C.: Correlation of CT cerebral vascular territories with function. II. Posterior cerebral artery. Amer. J. Radiol. 137 (1981) 13-19
159 Hebel, N., Cramon, D.Y. von: Der Posteriorinfarkt. Fortschr. Neurol. Psychiat. 55 (1987) 37-53
160 Hécaen, H.: Cortical localization of function. In: Schaltenbrand, G., Walker, A.E. (Eds.): Stereotaxy of the human brain, 2nd ed. Stuttgart, New York: Thieme 1982 293-305
161 Heidary, A., Tomasch, J.: Neuron numbers and perikaryon areas in the human cerebellar nuclei. Acta anat. (Basel) 74 (1969) 290-296
162 Heimer, L.: The human brain and spinal cord. Functional neuroanatomy and dissection guide. New York, Berlin, Heidelberg, Tokyo: Springer 1983
163 Heimer, L., Robards, M.J. (Eds.): Neuroanatomical tract-tracing methods. New York: Plenum 1981
164 Heiss, W.-D., Beil, C., Herholz, K., Pawlik, G., Wagner, R., Wienhard, K.: Atlas der Positronen-Emissions-Tomographie des Gehirns. Berlin, Heidelberg, New York: Springer 1985
165 Heller, M., Jend, H.-H., Grabbe, E., Hambüchen, K.: Seriencomputertomographie. Electromedica 49 (1981) 68-73
166 Hennerici, M., Neuerburg-Heusler, D.: Gefäßdiagnostik mit Ultraschall. Stuttgart, New York: Thieme 1988
167 Henry, J.M.: Anatomy of the brainstem. In: Schaltenbrand, G., Walker, A.E. (Eds.): Stereotaxy of the human brain, 2nd ed. Stuttgart, New York: Thieme 1982 37-59
168 Heym, C. (Ed.): Histochemistry and cell biology of autonomic neurons and paraganglia. Berlin, Heidelberg, New York, Tokyo: Springer 1987
169 Heym, C., Forssmann, W.-G. (Eds.): Techniques in neuroanatomical research. Berlin, Heidelberg, New York: Springer 1981
169a Higer, H.P., Just, M.: MR-Atlas der Hirntumoren. Stuttgart, New York: Thieme 1989
170 Hirayama, K., Tsubaki, T., Toyokura, Y., Okinaka, S.: The representation of the pyramidal tract in the internal capsula and basis pedunculi. Neurology 12 (1962) 337-342
171 Hobson, J.A., Brazier, M.A.B. (Eds.): The reticular formation revisited. Specifying function for a nonspecific system. New York: Raven 1980
172 Hökfelt, T., Fuxe, K., Goldstein, M., Johansson, O.: Immunohistochemical evidence for the existence of adrenaline neurons in the rat brain. Brain Res. 66 (1974) 235-251
172a Hökfelt, T., Johansson, O., Ljungdahl, A., Lundberg, J.M., Schultzberg, M.:Peptidergic neurones. Nature 284 (1980) 515-521
173 Holman, B.L., Hill, T.C., Magistretti, P.L.: Brain imaging with emission computed tomography and radiolabeled amines. Invest. Radiol. 17 (1982) 206-215
174 Honda, H., Watanabe, K., Kusumoto, S., Hoshi, H., Nishikawa, K., Kakitsubata, Y., Jinnouchi, S., Kodama, T., Nakayama, S., Ono, S.: Optimal positioning for CT examinations of the skull base. Europ. J. Radiol. 7 (1987) 225-228
175 Hopf, H.C., Poeck, K., Schliack, H. (Hrsg.): Neurologie in Praxis und Klinik. 3 Bände. Stuttgart: Thieme. Band 1: Zerebrale und spinale Lokalisationslehre, zerebrale und spinale Zirkulationsstörungen, traumatische Schädigung des zentralen Nervensystems, Kopf- und Gesichtsschmerzen, Koma, extrapyramidale Krankheiten, Mißbildungen und frühkindliche Schäden des Nervensystems einschließlich Hydrozephalus. 1983 Band 2: Muskelkrankheiten, Polyneuropathien, Intoxikationen, entzündliche Erkrankungen des ZNS, multiple Sklerose, Epilepsie, nichtepileptische Anfälle. 1981 Band 3: Peripheres Nervensystem, heredodegenerative Krankheiten, stoffwechselbedingte und dystrophische Krankheitsprozesse, Phakomatosen, neurokutane Syndrome, raumfordernde Prozesse, Gefäßtumoren, Skelettsystem, psychogene Symptomatik. 1986
176 Hounsfield, G.N.: Computerized transverse axial scanning (tomography). Part 1: Description of system. Brit. J. Radiol. 46 (1973) 1016-1022

177 Howe, P.R.C., Costa, M., Furness, J.B., Chalmers, J.P.: Simultaneous demonstration of phenylethanolamine N-methyltransferase immunofluorescent and catecholamine fluorescent nerve cell bodies in the rat medulla oblongata. Neuroscience 5 (1980) 2229-2238

178 Hubbard, J.E., Carlo, V.di: Fluorescence histochemistry of monoamine-containing cell bodies in the brain stem of the squirrel monkey (Saimiri sciureus). II: Catecholamine- containing groups. J. comp. Neurol. 153 (1974) 369-384

179 Hubbard, J.E., Carlo, V. di: Fluorescence histochemistry of monoamine-containing cell bodies in the brain stem of the squirrel monkey (Saimiri sciureus). III: Serotonin- containing groups. J. comp. Neurol. 153 (1974) 385-398

180 Huber, P., Krayenbühl, H., Yasargil, M.G.: Zerebrale Angiographie für Klinik und Praxis. Stuttgart, New York: Thieme 1979

181 Hübner, K.F., Purvis, J.T., Mahaley, S.M. (Jr.), Robertson, J.T., Rogers, S., Gibbs, W.D., King, P., Partain, C.L.: Brain tumor imaging by positron emission computed tomography using C-labeled amino acids. J. Comput. assist. Tomogr. 6 (1982) 544-550

181a Huk, W.J., Gademann, G., Friedmann, G.: Magnetic resonance imaging of central nervous system diseases. Berlin, Heidelberg, New York, London, Paris, Tokyo, Hong Kong: Springer 1989

181b Hundeshagen, H. (Hrsg.): Handbuch der medizinischen Radiologie. Band 15, Teil 1 B. Fitschen, J., Helus, F., Jordan, K., Junker, D., Meyer, G.-J., Schober, O., Stöcklin, G.: Emissions-Computertomographie mit kurzlebigen zyklotron-produzierten Radiopharmaka. Berlin, Heidelberg, New York, London, Paris, Tokyo, Hong Kong: Springer 1988

182 International Anatomical Nomenclature Committee Nomina Anatomica, 5th ed. Approved by the eleventh international congress of anatomists at Mexico City 1980. Baltimore: Williams and Wilkins 1983

183 Isaacson, R.L.: The limbic system. 2nd ed. New York, London: Plenum 1982

184 Iversen, S.D.: Do hippocampal lesions produce amnesia in animals? Int. Rev. Neurobiol. 19 (1976) 1-49

185 Jamieson, D., Alavi, A., Jolles, P., Chawluk, J., Reivich, M.: Positron emission tomography in the investigation of central nervous system disorders. Radiologic Clinics of North America 26 (1988) 1075-1088

186 Jannetta, P.J.: Observations on the etiology of trigeminal neuralgia, hemifacial spasm, acoustic nerve dysfunction and glossopharyngeal neuralgia. Definitive microsurgical treatment and results in 117 patients. Neurochirurgia 20 (1977) 145-154

187 Jannetta, P.J.: Hemifacial spasm. In: Samii, M., Jannetta, P.J. (Eds.): The cranial nerves. Berlin, Heidelberg, New York: Springer 1981 484-493

188 Jannetta, P.J., Bennett, M.H.: The pathophysiology of trigeminal neuralgia. In: Samii, M., Jannetta, P.J. (Eds.): The cranial nerves. Berlin, Heidelberg, New York: Springer 1981 312-315

189 Jansen, J., Brodal, A.: Das Kleinhirn. In: Möllendorff, W. von, Bargmann, W., Oksche, A., Vollrath, L. (Hrsg.): Handbuch der mikroskopischen Anatomie des Menschen. Band 4: Nervensystem, Teil 8. Berlin, Heidelberg, New York: Springer 1958

190 Janzen, R. (Hrsg.): Schmerzanalyse als Wegweiser zur Diagnose. Stuttgart: Thieme 1981

191 Jelgersma, G.: Atlas anatomicum cerebri humani. Amsterdam: Scheltema and Holkema N.V. 1931

191a Jensen, I., Seedorff, H.H.: Temporal lobe epilepsy and neuro-ophthalmology. Acta Ophthalmologica 54 (1976) 827-841

191b Jinkins, J.R.: Encephalopathic cerebrovascular steal: Dynamic CT of arteriovenous malformations. Neuroradiology 30 (1988) 201-210

191c Jones, E.G.: The thalamus. New York: Plenum 1985

192 Jones, E.G., Peters, A. (Eds.): Cerebral cortex. Vol. 2. Functional properties of cortical cells. New York, London: Plenum 1984

193 Kahle, W., Leonhardt, H., Platzer, W.: Taschenatlas der Anatomie. Band 3: Nervensystem und Sinnesorgane. Stuttgart: Thieme 1986

194 Kandel, E.R., Schwartz, J.H. (Eds.): Principles of neural science. New York: Elsevier Science Publishing 1985

195 Kappert, A.: Neue nichtinvasive Untersuchungsmethoden bei zerebrovaskulärer Insuffizienz. Triangel 21 (1982) 1-11

196 Katada, K., Kanno, T., Sano, H., Shibata, T., Toda, T., Koga, S.: CT in evaluation of the circle of Willis. Neuroradiologie 16 (1978) 337-339

197 Kautzky, R., Zülch, K.J.: Neurologisch-neurochirurgische Röntgendiagnostik und andere Methoden zur Erkennung intrakranialer Erkrankungen. Berlin, Göttingen, Heidelberg: Springer 1955

198 Kautzky, R., Zülch, K.J., Wende, S., Tänzer, A.: Neuroradiologie auf neuropathologischer Grundlage. Berlin, Heidelberg, New York: Springer 1976

199 Kazner, E., Wende, S., Grumme, T., Stochdorph, O., Felix, R., Claussen, C.: Computer- und Kernspin-Tomographie intrakranieller Tumoren aus klinischer Sicht. Berlin, Heidelberg, New York, London, Paris, Tokyo: Springer 1988

199a Kelter, S.: Aphasien. Hirnorganisch bedingte Sprachstörungen und kognitive Wissenschaft. Psychiatrie, Neurologie, Klinische Psychologie. Grundlagen – Methoden – Ergebnisse. In: Baumgartner, G., Cohen, R., Grüsser, O.-J., Helmchen, H., Schmidt, L.R. (Hrsg.) Stuttgart, Berlin, Köln: Kohlhammer 1990

200 Kerr, F.W.L.: Neuroanatomical substrates of nociception in the spinal cord. Pain 1 (1975) 325-356

201 Kertész, A.: Aphasia and associated disorders; taxonomy, localization, and recovery. New York, London, Toronto: Grune and Stratton 1979

201a Kesselring, J., Ormerod, I.E.C., Miller, D.H., Boulay, E.P.G.H. du, McDonald, W.I.: Magnetic resonance imaging in multiple sclerosis. Stuttgart, New York: Thieme 1989

202 Keyserlingk, D. Graf von, Lange, S.: Lagevariation von Hirnstrukturen im Bezugsystem der Computertomographie. Anat. Anz. 146 (1979) 245-255

203 Keyserlingk, D. Graf von, Niemann, K., Wasel, J.: A quantitative approach to spatial variation of human cerebral sulci. Acta anat. 131 (1988) 127-131

204 Keyserlingk, D. Graf von, Niemann, K., Wasel, J., Reinold, J., Poeck, K.: A new method in computer-assisted imaging in neuroanatomy. Acta anat. 123 (1985) 240-246

205 Kido, D.K., LeMay, M., Levinson, A.W., Benson, W.E.: Computed tomographic localization of the precentral gyrus. Radiology 135 (1980) 373-377

206 Kieffer, S.A., Heitzman, E.R. (Eds.): An atlas of cross sectional anatomy. New York: Harper and Row 1979

207 Kirsch, C.-M.: Emissions-Computer-Tomographie (ECT). 1. Teil: Grundlagen und Single-Photon-ECT. Röntgenpraxis 40 (1987) 265-272

208 Kirsch, C.-M.: Emissions-Computer-Tomographie (ECT). 2. Teil: Positronen-ECT. Röntgenpraxis 40 (1987) 301-306

209 Klingler, J.: Die makroskopische Anatomie der Ammonsformation. Denkschriften der Schweizerischen Naturforschenden Gesellschaft. Band 78, Teil 1. Zürich: Fretz 1948

210 Knudsen, P.A.: Ventriklernes storrelseforhold i anatomisk normale hjerner fra voksne mennesker. Odense: Andelsbogtrykkeriet 1958

211 Kohmura, E., Gurtner, P., Holl, K., Nematí, N., Stopper, G., Lerch, K.D., Samii, M.: Erfahrungen mit der Inhalation eines 33%igen Xenon (stable) Sauerstoffgemisches im Zusammenhang mit einer neuen Methode zur lokalen Hirndurchblutungsmessung. Fortschr. Röntgenstr. 144 (1986) 531-536

212 Kömpf, D.: Supranukleäre und internukleäre Augenbewegungsstörungen. Fortschr. Neurol. Psychiat. 50 (1982) 143-164

213 Konitzer, M.: Pathologie und Klinik des posterioren Thalamus. Nervenarzt 58 (1987) 413-423

214 Koritké, J.G., Sick, H.: Atlas anatomischer Schnittbilder des Menschen. Frontal-, Sagittal- und Horizontalschnitte. Band 1: Kopf, Hals, Brust. München: Urban und Schwarzenberg 1982

215 Kornhuber, H.H.: The vestibular system and the general motor system. In: Autrum, H., Jung, R., Loewenstein, W.R., Teuber, H.L. (Eds.): Handbook of sensory physiology. Vol. 6: Vestibular system, part 2. Berlin, Heidelberg, New York: Springer 1974 581-620

216 Kornhuber, H.H.: Physiologie und Pathophysiologie der corticalen und subcorticalen Bewegungssteuerung. In: Mer-

tens, H.G., Przuntek, H. (Hrsg.): Verhandlungen der Deutschen Gesellschaft für Neurologie. Band 1: Pathologische Erregbarkeit des Nervensystems und ihre Behandlung. Berlin, Heidelberg, New York: Springer 1980 17-32
217 Köster, O.: Computertomographie des Felsenbeines. Stuttgart, New York: Thieme 1988
218 Krauland, W.: Über die Quellen des akuten und chronischen subduralen Hämatoms. In: Bargmann, W., Doerr, W. (Hrsg.): Zwanglose Abhandlungen aus dem Gebiet der normalen und pathologischen Anatomie, Heft 10. Stuttgart: Thieme 1961
219 Krayenbühl, H., Yasargil, M.G.: Die vaskulären Erkrankungen im Gebiet der Arteria vertebralis und Arteria basialis. Stuttgart: Thieme 1957
220 Kretschmann, H.-J.: Localization of the corticospinal fibres in the internal capsule in man. J. Anat. 160 (1988) 219-225
221 Kretschmann, H.-J., Kammradt, G., Krauthausen, I., Sauer, B., Wingert, F.: Growth of the hippocampal formation in man. Bibliotheca anatomica. Basel: Karger Band 28 (1986) 27-52
222 Kretschmann, H.-J., Schleicher, A., Grottschreiber, J.-F., Kullmann, W.: The Yakovlev Collection. A pilot study of its suitability for the morphometric documentation of the human brain. J. neurol. Sci. 43 (1979) 111-126
223 Kretschmann, H.-J., Tafesse, U., Herrmann, A.: Different volume changes of cerebral cortex and white matter during histological preparation. Microscopica Acta 86 (1982) 13-24
224 Kretschmer, H.: Neurotraumatologie. Stuttgart: Thieme 1978
225 Krieg, W.J.S.: Functional neuroanatomy. Bloomington/Ill.: Pantagraph Printing 1966
226 Krieg, W.J.S.: Architectonics of human cerebral fiber systems. Evanston/Ill.: Brain Books 1973
226a Kriessmann, A., Bollinger, A., Keller, H.M. (Hrsg.) Praxis der Doppler-Sonographie. Stuttgart, New York: Thieme 1990
227 Krönauer, A.: Computerunterstützte dreidimensionale Rekonstruktion der Basalganglien als Referenz für die bildgebenden Verfahren (Computertomographie, Magnetische Resonanztomographie und Positronen-Emissionstomographie). Med. Dissertation, Medizinische Hochschule Hannover 1987
228 Kuhl, D.E.: Imaging local brain function with emission computed tomography. Radiology 150 (1984) 625-631
229 Kunze, K., Zangemeister, W.H., Arlt, A. (Eds.): Clinical problems of brainstem disorders. Stuttgart, New York: Thieme 1986
230 Künzle, H., Akert, K.: Efferent connections of cortical area 8 (frontal eye field) in Macaca fascicularis. A reinvestigation using the autoradiographic technique. J. comp. Neurol. 173 (1977) 147-164
231 Kuypers, H.G.J.M.: Corticobulbar connexions to the pons and lower brain-stem in man. Brain 81 (1958) 364-388
232 Kuypers, H.G.J.M.: Central cortical projections to motor and somatosensory cell groups. Brain 83 (1960) 161-184
233 Kuypers, H.G.J.M.: Anatomy of the descending pathways. In: Brooks, V.B. (Ed.): Handbook of physiology. Sec. 1: The nervous system, vol. 2: Motor Control, part 2. (American physiological society. ser.) Baltimore: Williams and Wilkins 1981 597-666
234 Lang, J.: Kopf Gehirn- und Augenschädel. In: Lanz, T. von, Wachsmuth, W. (Hrsg.): Praktische Anatomie, Band 1, Teil 1B. Berlin, Heidelberg, New York: Springer 1979
235 Lang, J.: Klinische Anatomie des Kopfes. Neurokranium, Orbita, kraniozervikaler Übergang. Berlin, Heidelberg, New York: Springer 1981
236 Lang, J.: Klinische Anatomie der Nase, Nasenhöhle und Nebenhöhlen. Stuttgart, New York: Thieme 1988
237 Lang, J., Jensen, H.-P., Schröder, F.: Praktische Anatomie. In: Lanz, T. von, Wachsmuth W. (Hrsg.) Band 1, Teil 1 Kopf, Teil A Übergeordnete Systeme. Berlin, Heidelberg, New York, Tokyo: Springer 1985
238 Lang, J., Reiter, U.: Über die intrazisternale Länge der Hirnnerven VII-XII. Neurochirurgia 28 (1985) 153-157
239 Lang, J., Stefanec, P., Breitenbach, W.: Über Form und Maße des Ventriculus tertius, von Sehbahnteilen und des N. oculomotorius. Neurochirurgia 26 (1983) 1-5
240 Lange, S., Grumme, T., Kluge, W., Meese, W., Ringel, K.: Zerebrale und spinale Computer-Tomographie. Basel: Karger 1988
241 Langman, J.: Medizinische Embryologie. Stuttgart, New York: Thieme 1985
242 Lanz, T. von, Wachsmuth, W: Praktische Anatomie. Band 1, Teil 2: Hals. Berlin, Göttingen, Heidelberg: Springer 1955
242a Lasjaunias, P., Berenstein, A.: Surgial neuroangiography. Vol. 1 Functional anatomy of craniofacial arteries. 1987 Vol. 2 Endovascular treatment of craniofacial lesions. 1987 Vol. 3 Functional vascular anatomy of brain, spinal cord and spine. 1990. Berlin, Heidelberg, New York, London, Paris, Tokyo, Hong Kong: Springer
243 Lassek, A.M.: The pyramidal tract. Springfield/Ill.: Thomas 1954
244 Last, R.J., Tompsett, D.H.: Casts of the cerebral ventricles. Brit. J. Surg. 40 (1953) 525-543
245 Laubenberger, T.: Technik der medizinischen Radiologie. Köln: Deutscher Ärzte-Verlag 1986
246 Leblanc, A.: Imagerie anatomique des nerfs crâniens. Berlin, Heidelberg, New York, London, Paris, Tokyo: Springer 1988
247 Lee, S.H., Rao, K.C.V.G.: Cranial computed tomography and MRI. New York: Mc Graw Hill 1987
248 Leigh, R.J., Zee, D.S.: The neurology of eye movements. Philadelphia: Davis 1983
249 Leischner, A.: Aphasien und Sprachentwicklungsstörungen. Klinik und Behandlung. Stuttgart: Thieme 1987
250 LeMay, M.: Asymmetries of the skull and handedness. J. neurol. Sci. 32 (1977) 243-253
251 LeMay, M., New, P.F.J.: Radiological diagnosis of occult normal-pressure hydrocephalus. Radiology 96 (1970) 347-358
252 LeMay, M., Rubens, A.B.: The neuroanatomical changes associated with dilated corpus callosal and distended ambiens cisterns. Brit. J. Radiol. 44 (1971) 14-20
253 Lemburg, P., Bretschneider, A., Storm, W.: Ultraschall zur Diagnostik morphologischer Hirnveränderungen bei Neugeborenen. Mschr. Kinderheilk. 129 (1981) 190-199
254 Leonhardt, H.: Ependym und circumventriculäre Organe. In: Möllendorff, W. von, Bargmann, W., Oksche, A., Vollrath, L. (Hrsg.): Handbuch der mikroskopischen Anatomie des Menschen. Band 4: Nervensystem, Teil 10. Berlin, Heidelberg, New York: Springer 1980 177-666
255 Leonhardt, H., Tillmann, B., Töndury, G., Zilles, K. (Hrsg.): Rauber/Kopsch Anatomie des Menschen. Lehrbuch und Atlas. Stuttgart, New York: Thieme 1987
256 Levin, D.N., Pelizzari, C.A., Chen, G.T.Y., Chen, C.-T., Cooper, M.D.: Retrospective geometric correlation of MR, CT, and PET images. Radiology 169 (1988) 817-823
257 Lindenberg, R.: Die Gefäßversorgung und ihre Bedeutung für Art und Ort von kreislaufbedingten Gewebsschäden und Gefäßprozessen. In: Lubarsch, O., Henke, F., Rössle, R., Uehlinger, E. (Hrsg.): Handbuch der speziellen pathologischen Anatomie und Histologie. Band 13: Nervensystem, Teil 1/B. Berlin, Heidelberg, New York: Springer 1957 1071-1164
257a Lippert, H.: Lehrbuch Anatomie. München, Wien, Baltimore: Urban und Schwarzenberg 1990
258 Lissner, J., Seiderer, M. (Hrsg.): Klinische Kernspintomographie. Stuttgart: Enke 1987
259 Lloyd, G.A.S.: Diagnostik imaging of the nose and paranasal sinuses. London, Berlin, Heidelberg, New York, Paris, Tokyo: Springer 1988
260 Ludwig, E., Klingler, J.: Atlas cerebri humani. Basel: Karger 1956
261 Lukes, S.A., Crooks, L.E., Aminoff, M.J., Kaufman, L., Panitch, H.S., Mills, C., Norman, D.: Nuclear magnetic resonance imaging in multiple sclerosis. Ann. Neurol. 13 (1983) 592-601
261a Lundberg, J.M., Hökfelt, T.: Coexistence of peptides and classical neurotransmitters. Trends Neuro. Sci. 6 (1983) 325-333
262 Maat, G.J.R., Vielvoye, G.J., Tinkelenberg, J.: An anatomical aid for the evaluation of computed tomography scans. Beetsterzwaag: Mefar 1981
262a Mafee, M.F., Kumar, A., Tahmoressi, C.N., Levin, B.C.,

James, C.F., Kriz, R., Capek, V.: Direct sagittal CT in the evaluation of temporal bone disease. Amer. J. Neuroradiol. 150 (1988) 1403-1410
263 Mai, J.K., Stephens, P.H., Hopf, A., Cuello, A.C.: Substance P in the human brain. Neuroscience 17 (1986) 709-739
264 Mai, J.K., Triepel, J., Metz, J.: Neurotensin in the human brain. Neuroscience 22 (1987) 499-524
265 Maillot, C.: Gehirn und Rückenmark. München: Bergmann 1986
266 Majewski, A., Holl, K., Nemati, M.N., Gaab, M.R., Dietz, H., Becker, H.: Xenon-CT: Stand der Entwicklung und klinische Einsatzmöglichkeiten. In: Claussen, C., Felix, R. (Hrsg.): Quo Vadis CT? Berlin, Heidelberg, New York, London, Paris, Tokyo: Springer 1988
267 Mancuso, A.A., Hanafee, W.N.: Computed tomography and magnetic resonance imaging of the head and neck. Baltimore, London, Los Angeles, Sydney: Williams and Wilkins 1985
267a Mann, D.M.A., Yates, P.O., Marcyniuk, B.: A comparison of changes in the nucleus basalis and locus caeruleus in Alzheimers disease. J. Neurol. Neurosurg. Psychiatry 47 (1984) 201-203
267b Mann, W.J.: Ultraschall im Kopf-Hals-Bereich. Berlin, Heidelberg, New York: Springer 1984
267c Marino, R., Rasmussen, T.: Visual field changes after temporal lobectomy in man. Neurology 18 (1968) 825-835
267d Marshall, M.: Praktische Doppler-Sonographie. Berlin, Heidelberg, New York: Springer 1988
268 Martin, E., Kikinis, R., Zuerrer, M., Boesch, C., Briner, J., Kewitz, G., Kaelin, P.: Developmental stages of human brain: An MR study. J. Comput. assist. Tomography 12 (1988) 917-922
268a Martin, J.H.: Neuroanatomy. Text and atlas. New York, Amsterdam, London: Elsevier 1989
269 Martin, W.R.W., Beckman, J.H., Calne, D.B., Adam, M.J., Harrop, R., Rogers, J.G., Ruth, T.J., Sayre, C.I., Pate, B.D.: Cerebral glucose metabolism in Parkinson's disease. Can. J. Neurol. Sci. 11 (1984) 169-173
269a Marx, P. (Hrsg.): Augenbewegungsstörungen in Neurologie und Ophthalmologie. Berlin, Heidelberg, New York, Tokyo: Springer 1984
270 McGeer, P.L., Eccles, J.C., McGeer, E.G.: Molecular neurobiology of the mammalian brain. New York, London: Plenum 1978
271 McGrath, P., Mills, P.: Atlas of sectional anatomy. Head, neck, and trunk. Basel: Karger 1984
272 Matsui, T., Hirano, A.: An atlas of the human brain for computerized tomography. Stuttgart, New York: Fischer 1978
273 Matsui, T., Kawamoto, K., Iwata, M., Kurent, J.E., Imai, T., Ohsugi, T., Hirano, A.: Anatomical and pathological study of the brain by CT scanner. 1: Anatomical study of normal brain. Comput. Tomogr. 1 (1977) 3-43
273a Maurer, K., Lowitzsch, K., Stöhr, M.: Evozierte Potentiale. AEP - VEP - SEP. Stuttgart: Enke 1990
274 Mawad, M.E., Silver, A.J., Hilal, S.K., Ganti, S.R.: Computed tomography of the brain stem with intrathecal metrizamide. Part I: The normal brain stem. Amer. J. Roentgenol. 140 (1983) 553-563
275 Meese, W., Kluge, W., Grumme, T., Hopfenmüller, W.: CT evaluation of the CSF spaces of healthy persons. Neuroradiology 19 (1980) 131-136
276 Mégret, M.: Computertomographie des Kopfskeletts (Gesicht und Schädel). Berlin, Heidelberg, New York, Tokyo: Springer 1986
277 Meschan, I.: Synopsis of radiologic anatomy with computed tomography. Philadelphia, London, Toronto: Saunders 1980
277a Mesulam, M.-M., Mufson, E.J., Levey, A.L., Wainer, B.H.: Cholinergic innervation of cortex by the basal forebrain: Cytochemistry and cortical connections of the septal area, diagonal band nuclei, nucleus basalis (substantia innominata), and hypothalamus in the rhesus monkey. J. comp. Neurol. 214 (1983) 170-197
278 Mills, C.M., Groot, J. de, Posin, J.P.: Magnetic resonance imaging: Atlas of the head, neck, and spine. Philadelphia: Lea and Febiger 1988
279 Moore, R.Y., Bloom, F.E.: Central catecholamine neuron systems: Anatomy and physiology of the dopamine systems. Ann. Rev. Neurosci. 1 (1978) 129-169
280 Moore, R.Y., Bloom, F.E.: Central catecholamine neuron systems: Anatomy and physiology of the norepinephrine and epinephrine systems. Ann. Rev. Neurosci. 2 (1979) 113-168
281 Morgane, P.J., Panksepp, J. (Eds.): Handbook of the hypothalamus. Vol. 1: Anatomy of the hypothalamus. New York: Dekker 1979
282 Mori, K.: Anomalies of the central nervous system. In: Nadjmi, M., Harwood-Nash, D.E. (Eds.). Stuttgart, New York: Thieme 1985
283 Moseley, I.: Magnetic resonance imaging in diseases of the nervous system. Oxford: Blackwell 1988
284 Mumenthaler, M.: Neurologie. Stuttgart, New York: Thieme 1990
285 Mumenthaler, M.: Neurologische Differentialdiagnostik. Stuttgart: Thieme 1988
286 Mundinger, F., Birg, W.: Stereotactic brain surgery with the aid of computed tomography (CT-stereotaxy). Advanc. Neurosurg. 10 (1982) 17-24
287 Muramoto, O., Kuru, Y., Sugishita, M., Toyokura, Y.: Pure memory loss with hippocampal lesions. A pneumoencephalographic study. Arch. Neurol. 36 (1979) 54-56
288 Nadjmi, M., Piepgras, U., Vogelsang, H.: Kranielle Computertomographie. Stuttgart, New York: Thieme 1981
289 Nadjmi, M., Ratzka, M., Wodarz, R., Glötzner, F.L.: Bedeutung der Computertomographie für die Neuroradiologie. Röntgen-Berichte 6 (1977) 258-293
290 Naidich, T.P., Daniels, D.L., Haughton, V.M., Williams, A., Pojunas, K., Palacios, E.: Hippocampal formation and related structures of the limbic lobe: Anatomic-MR correlation. Part 1. Surface features and coronal sections. Radiology 162 (1987) 747-754
291 Naidich, T.P., Daniels, D.L., Haughton, V.M., Pech, P., Williams, A., Pojunas, K., Palacios, E.: Hippocampal formation and related structures of the limbic lobe: Anatomic-MR correlation. Part 2. Sagittal sections. Radiology 162 (1987) 755-761
292 Naidich, T.P., Daniels, D.L., Pech, P., Haughton, V.M., Williams, A., Pojunas, K.: Anterior commissure: Anatomic-MR correlation and use as a landmark in three orthogonal planes. Radiology 158 (1986) 421-429
293 Naidich, T.P., Leeds, N.E., Kricheff, I.I., Pudlowski, R.M., Naidich, J.B., Zimmerman, R.D.: The tentorium in axial section. Radiology 123 (1977) 631-648
294 Naidich, T.P., Pudlowski, R.M., Leeds, N.E., Naidich, J.B., Chisolm, A.J., Rifkin, M.D.: The normal contrast-enhanced computed axial tomogram of the brain. J. Comput. assist. Tomogr. 1 (1977) 16-29
295 Naidich, T.P., Quencer, R.M. (Eds.): Clinical neurosonography. Neuroradiology 28 (1986) 379
296 Nauta, W.J.H., Haymaker, W.: Hypothalamic nuclei and fiber connections. In: Haymaker, W., Anderson, E., Nauta, W.J.H. (Eds.): The hypothalamus. Springfield/Ill.: Thomas 1969 136-209
297 Newton, T.H., Hasso, A.N., Dillon, W.P. (Eds.): Computed tomography of the head and neck. Vol. 3. Modern neuroradiology. New York: Raven 1988
298 Nieuwenhuys, R.: Chemoarchitecture of the brain. Berlin, Heidelberg, New York: Springer 1985
299 Nieuwenhuys, R., Voogd, J., Huijzen, C. van: Das Zentralnervensystem des Menschen. Ein Atlas mit Begleittext. Berlin, Heidelberg, New York: Springer 1980
300 Nieuwenhuys, R., Voogd, J., Huijzen, C. van: The human central nervous system. Berlin, Heidelberg, New York, London, Paris, Tokyo: Springer 1988
301 Noback, C. R., Demarest, R.J.: The nervous system. 3rd ed. New York: McGraw-Hill 1986
302 Nobin, A., Björklund, A.: Topography of the monoamine neuron systems in the human brain as revealed in fetuses. Acta physiol. scand., Suppl. 388 (1973) 1-40
302a Norer, B.: B-Scan-Sonographie des Mundbodens, der Wange und des oberen Halses. Stuttgart, New York: Thieme 1990
303 Nygrèn, L.-G., Olson, L.: A new major projection from locus coeruleus: The main source of noradrenergic nerve terminals in the ventral and dorsal columns of the spinal cord. Brain Res. 132 (1977) 85-93

304 Ojemann, G.A.: The intrahemispheric organization of human language, derived with electrical stimulation techniques. Trends in Neuroscience 6 (1983) 184-189
305 Olbrich, H.M.: Ereigniskorrelierte Hirnpotentiale und Psychopathologie. Nervenarzt 58 (1987) 471-480
306 Oldendorf, W.H.: Isolated flying spot detection of radiodensity discontinuities-displaying the internal structural pattern of a complex object. IRE Trans. biomed. electr. (N.Y.) 8 (1961) 68-72
307 Olszewski, J.: The thalamus of the macaca mulatta. An atlas for use with stereotaxic instruments. Basel, New York: Karger 1952
308 Olszewski, J., Baxter, D.: Cytoarchitecture of the human brain stem. Basel, New York: Karger 1982
308a Ono, M., Kubik, S., Abernathey, C.D.: Atlas of the cerebral sulci. Stuttgart: Thieme 1990
309 Osborn, A.G.: The medial tentorium and incisura: normal and pathological anatomy. Neuroradiology 13 (1977) 109-113
310 Palacios, E., Fine, M., Haughton, V.M.: Multiplanar anatomy of the head and neck for computed tomography. New York: Wiley 1980
311 Palay, S.L., Chan-Palay, V.: Cerebellar cortex. Cytology and organization. Berlin, Heidelberg, New York: Springer 1974
312 Panofsky, W., Staemmler, M.: Untersuchungen über Hirngewicht und Schädelkapazität nach der Reichardtschen Methode. Frankfurt. Z. Path. 26 (1922) 519-549
313 Papeschi, R.: Dopamine, extrapyramidal system, and psychomotor function. Psychiat. Neurol. Neurochir. (Amst.) 75 (1972) 13-48
314 Partain, C.L., James, A.E., Rollo, F.D., Price, R.R. (Eds.): Nuclear magnetic resonance (NMR) imaging. Philadelphia: Saunders 1983
315 Patten, J.P.: Neurologische Differentialdiagnose. Berlin, Heidelberg, New York: Springer 1982
316 Penfield, W., Rasmussen, T.: The cerebral cortex of man. A clinical study of localization of function. New York: Hafner 1968
317 Penfield, W., Welch, K.: The supplementary motor area of the cerebral cortex. A clinical and experimental study. Arch. Neurol. Psychiat. (Chic.) 66 (1951) 289-317
318 Percheron, G., Yelnik, J., Francois, C.: Systems of coordinates for stereotactic surgery and cerebral cartography: Advantages of ventricular systems in monkeys. J. Neurosc. Methods 17 (1986) 69-88
319 Perenin, M.T., Jeannerod, M.: Subcortical vision in man. Trends in Neuroscience 2 (1979) 204-207
320 Pernkopf, E.: Atlas der topographischen und angewandten Anatomie des Menschen. Platzer, W. (Hrsg.) Band 1: Kopf und Hals. München, Berlin: Urban und Schwarzenberg 1987
321 Peters, A., Jones, E.G. (Eds.): Cerebral cortex. Vol. 1. Cellular components of the cerebral cortex, 1984. Vol. 3. Visual cortex, 1985. Vol. 4. Association and auditory cortices, 1985. New York, London: Plenum
322 Peters, A., Palay, S.L., Webster, H.F. de: The fine structure of the nervous system: The neurons and supporting cells. Philadelphia, London, Toronto: Saunders 1976
323 Petersilka, E., Pfeiler, M.: Zur Technik der Computertomographie. Röntgen-Berichte 6 (1977) 233-257
323a Phelps, M.E., Hoffman, E.J., Mullani, N.A., Ter-Pogossian, M.M.: Application of annihilation coincidence detection to transaxial reconstruction tomography. J. Nucl. Med. 16 (1975) 210-224
324 Piepgras, U.: Neuroradiologie. Stuttgart, New York: Thieme 1977
325 Pigadas, A., Thompson, J.R., Grube, G.L.: Normal infant brain anatomy: Correlated real-time sonograms and brain specimens. Amer. J. Roentgenol. 137 (1981) 815-820
326 Platzer, W.: Atlas der topographischen Anatomie. Stuttgart: Thieme 1982
327 Plum, F., Posner, J.B.: The diagnosis of stupor and coma. 3rd ed. Contemporary Neurology Series. Philadelphia: Davis 1980
328 Poeck, K. (Hrsg.): Klinische Neuropsychologie. Stuttgart, New York: Thieme 1989
329 Poeck, K.: Neurologie. Berlin, Heidelberg, New York: Springer 1987
330 Pompeiano, O.: Reticular formation. In: Autrum, H., Jung, R., Loewenstein, W.R., Teuber, H. (Eds.): Handbook of sensory physiology. Vol. 2: Somatosensory system. Berlin, Heidelberg, New York: Springer 1973 381-488
331 Pöppel, E., Held, R., Dowling, J.E.: Neuronal mechanisms in visual perception. Neurosci. Res. Program Bull. 15 (1977) 313-319, 323-353
332 Quaknine, G.E.: Microsurgical anatomy of the arterial loops in the ponto-cerebellar angle and the internal acoustic meatus. In: Samii, M., Jannetta, P.J. (Eds.): The cranial nerves. Berlin, Heidelberg, New York: Springer 1981 378-390
333 Radü, E.W., Kendall, B.E., Moseley, I.F.: Computertomographie des Kopfes. Stuttgart, New York: Thieme 1987
334 Raichle, M.E., Hartman, B.K., Eichling, J.O., Sharpe, L.G.: Central noradrenergic regulation of cerebral blood flow and vascular permeability. Proc. nat. Acad. Sci. (Wash.) 72 (1975) 3726-3730
335 Ramm, B., Semmler, W., Laniado, M.: Einführung in die MR-Tomographie. Stuttgart: Enke 1986
336 Ramsey, R.G.: Neuroradiology. Eastburn: Saunders 1987
337 Rath, M., Lissner, J.: Computertomographie: Indikationen und derzeitige Wertigkeit. Med. Klin. 77 (1982) 538-545
337a Raval, B., Yeakley, J.W., Harris, J.H. (Jr.): Normal anatomy for multiplanar imaging. Head, neck and spine. Baltimore, London, Los Angeles, Sydney: Williams and Wilkins 1987
338 Reisner, K., Gosepath, J., Hülse, R.: Schädeltomographie. Leitfaden und Atlas. Stuttgart: Thieme 1973
339 Reisner, T., Zeiler, K., Strobl, G.: Quantitative Erfassung der Seitenventrikelbreite im CT – Vergleichswerte einer Normalpopulation. Fortschr. Neurol. Psychiat. 48 (1980) 168-174
340 Retzius, G.: Das Menschenhirn. Studien in der makroskopischen Morphologie. Band 1. Stockholm: Norstedt 1896
340a Reutern, G.-M. von, Büdingen, H.J.: Ultraschalldiagnostik der hirnversorgenden Arterien. Stuttgart, New York: Thieme 1989
341 Reynolds, A.F., Harris, A.B., Ojemann, G.A., Turner, P.T.: Aphasia and left thalamic hemorrhage. J. Neurosurg. 48 (1978) 570-574
341a Richter, E., Lierse, W.: Radiologische Anatomie des Neugeborenen. München, Wien, Baltimore: Urban und Schwarzenberg 1990
342 Riley, H.A.: An atlas of the basal ganglia, brain stem, and spinal cord. New York: Hafner 1960
343 Rinck, P.A., Petersen, S.B., Muller, R.N. (Hrsg.): Magnetresonanz-Imaging und -Spektroskopie in der Medizin. Stuttgart, New York: Thieme 1986
344 Ring, A., Waddington, M.M.: Roentgenographic anatomy of the pericallosal arteries. Amer. J. Roentgenol. 104 (1968) 109-118
345 Roberts, M., Hanaway, J., Morest, D.K.: Atlas of the human brain in section. Philadelphia: Lea and Febiger 1987
346 Robertson, L.T., Dow, R.S.: Anatomy of the cerebellum. In: Schaltenbrand, G., Walker, A.E. (Eds.): Stereotaxy of the human brain, 2nd ed. Stuttgart, New York: Thieme 1982 60-70
347 Rohen, J.W., Yokochi, C.: Anatomie des Menschen. Photographischer Atlas der systematischen und topographischen Anatomie. Stuttgart, New York: Schattauer 1988
348 Roland, P.E.: Metabolic measurement of the working frontal cortex in man. Trends in neurosciences 7 (1984) 430-435
349 Roland, P.E.: Cortical organization of voluntary behavior in man. Human Neurobiol. 4 (1985) 155-167
350 Rosene, D.L., Hoesen, G.W. van: Hippocampal efferents reach widespread areas of cerebral cortex and amygdala in the rhesus monkey. Science 198 (1977) 315-317
351 Ross, E.D.: Localization of the pyramidal tract in the internal capsule by whole brain dissection. Neurology 30 (1980) 59-64
352 Roth, K.: NMR-Tomographie und -Spektroskopie in der Medizin. Berlin, Heidelberg, New York: Springer 1984
353 Röthig, W.: Korrelationen zwischen Gesamthirn- und Kleinhirngewicht des Menschen im Laufe der Ontogenese. J. Hirnforsch. 15 (1974) 203-209
354 Rowland, L.P.: Clinical syndromes of the brain stem. In: Kandel, E.R., Schwartz, J.H. (Eds.): Principles of neural science. New York: Elsevier Science Publishing 1985 419-430

355 Rumack, C.M., Johnson, M.L.: Perinatal and infant brain imaging: Role of ultrasound and computed tomography. Chicago: Year Book Medical Publ. 1985

356 Sabattini, L.: Evaluation and measurement of the normal ventricular and subarachnoid spaces by CT. Neuroradiology 23 (1982) 1-5

357 Sachsenweger, R.: Neuroophthalmologie, Stuttgart: Thieme 1982

358 Salamon, G., Huang, Y.P.: Radiologic anatomy of the brain. Berlin, Heidelberg, New York: Springer 1976

359 Salamon, G., Huang, Y.P.: Computed tomography of the brain. Berlin, Heidelberg, New York: Springer 1980

360 Salamon, G., Lecaque, G., Hall, K., Corbaz, J.M.: C.A.T. scanning: correlations with vascular and topographical anatomy. In: Boulay, G.H.du, Moseley, I.F. (Eds.): Computerised axial tomography in clinical practice. Berlin, Heidelberg, New York: Springer 1977 17-23

361 Salvolini, U., Cabanis, E.A., Rodallec, A., Menichelli, F., Pasquini, U., Iba-Zizen, M.T.: Computed tomography of the optic nerve. Part 1: Normal results. J. Comput. assist. Tomogr. 2 (1978) 141-149

361a Samii, M., Draf, W.: Surgery of the skull base. Berlin, Heidelberg, New York, London, Paris, Tokyo: Springer 1989

362 Samii, M., Jannetta, P.J. (Eds.): The cranial nerves. Berlin, Heidelberg, New York: Springer 1981

362a Samii, M., Kohmura, E., Holl, K., Nemati, N.: Follow-up xenon enhanced CT-CBF measurements in patients treated with STA-MCA bypass. 177-181. In: Suzuki, J. (Ed.) Advances in Surgery for Cerebral Stroke. Tokyo: Springer 1988

363 Sanides, F.: Representation in the cerebral cortex and its areal lamination patterns. In: Bourne, G.H. (Ed.): The structure and function of nervous tissue. New York, London: Academic Press 1972 329-453

363a Saper, C.B., Petito, C.K.: Correspondence of melanin-pigmented neurons in human brain with A1-A14 catecholamine cell groups. Brain 105 (1982) 87-101

364 Sarkisoff, S.A., Filimonoff, I.N.: Atlas du cerveau de l'homme et des animaux. Moscou: Institut du Cerveau de C.C.E. de–LURSS 1937

365 Sartor, K.: Radiologische Diagnostik. In: Schliack, H., Hopf, H.C. (Hrsg.): Diagnostik in der Neurologie. Stuttgart, New York: Thieme 1988

366 Schaltenbrand, G., Bailey, P.: Einführung in die stereotaktischen Operationen mit einem Atlas des menschlichen Gehirns. Stuttgart: Thieme 1959

367 Schaltenbrand, G., Wahren, W.: Atlas for stereotaxy of the human brain, 2nd ed. Stuttgart, New York: Thieme 1977

368 Schaltenbrand, G., Walker, A.E. (Eds.): Stereotaxy of the human brain. Anatomical, physiological and clinical applications, 2nd ed. Stuttgart: Thieme 1982

369 Scheid, W.: Lehrbuch der Neurologie. Stuttgart: Thieme 1983

370 Scheuerlein, H.: Single-Photon-Emissionstomographie. Röntgenstrahlen 48 (1982) 24-27

371 Schiebler, T.H., Schmidt, W. (Hrsg.): Lehrbuch der gesamten Anatomie des Menschen. Berlin, Heidelberg, New York: Springer 1987

372 Schiffter, R.: Die klinische Phänomenologie der supra- und internukleären Augenmuskellähmungen. Akt. Neurol. 1 (1974) 61-67

373 Schiffter, R.: Neurologie des vegetativen Systems. Berlin, Heidelberg, New York, Tokyo: Springer 1985

373a Schiller, P.H., Sandell, J.H.: Interactions between visually and electrically elicited saccades before and after superior colliculus and frontal eye field ablations in the rhesus monkey. Exp. Brain Res. 49 (1983) 381-392

374 Schliack, H., Hopf, H.C. (Hrsg.): Diagnostik in der Neurologie. Stuttgart, New York: Thieme 1988

375 Schmidt, D., Malin, J.-P. (Hrsg.): Erkrankungen der Hirnnerven. Stuttgart, New York: Thieme 1986

376 Schmidt, H.-M.: Über Größe, Form und Lage von Bulbus und Tractus olfactorius des Menschen. Gegenbaurs morph. Jb. (Lpzg.) 119 (1973) 227-237

377 Schneider, G., Tölly, E.: Radiologische Diagnostik des Gesichtsschädels. Stuttgart, New York: Thieme 1984

378 Schneider, J.S, Lidsky, T.L. (Eds.): Basal ganglia and behavior: Sensory aspects of motor functioning. Toronto, Lewiston, New York, Stuttgart: Huber 1987

379 Schnitzlein, H.N., Murtagh, F.R.: Imaging anatomy of the head and spine. Baltimore, Munich: Urban und Schwarzenberg 1990

380 Schnitzlein, H.N., Murtagh, F.R., Clarke, L.P., Jones, J.D., Arrington, J.A., Silbiger, M.L., Modic, M.T.: Imaging anatomy of the ventricles and cisterns with magnetic resonance. Baltimore, Munich: Urban und Schwarzenberg 1985

381 Schnyder, H., Reisine, H., Hepp, K., Henn, V.: Frontal eye field projection to the paramedian pontine reticular formation traced with wheat germ agglutinin in the monkey. Brain Res. 329 (1985) 151-160

382 Schörner, W.: Kontrastmittel in der Kernspintomographie. Berlin: Schering 1988

383 Schörner, W., Treisch, J., Felix, R., Kazner, E.: Indikationen der magnetischen Resonanztomographie in der Diagnostik zerebraler Erkrankungen. Fortschr. Röntgenstr. 144 (1986) 210-220

384 Schramm, J. (Hrsg.): Evozierte Potentiale in der Praxis. Berlin, Heidelberg, New York, Tokyo: Springer 1985

385 Schroth, G., Kretzschmar, K., Gawehn, J., Voigt, K.: Advantage of magnetic resonance imaging in the diagnosis of cerebral infections. Neuroradiology 29 (1987) 120-126

386 Schultz, E.: Computertomographie-Verfahren. In: Frommhold, W., Thurn, P., Thieme G. (Hrsg.): Fortschritte auf dem Gebiete der Röntgenstrahlen und der Nuklearmedizin. Ergänzungsband 122. Stuttgart, New York: Thieme 1985

387 Schultze, W.H.: Über Messungen und Untersuchungen des Liquor cerebrospinalis an der Leiche. In: Schmidt, M.B., Berblinger, W. (Hrsg.): Centralblatt für allgemeine Pathologie und pathologische Anatomie. Ergänzungsheft zum Band 33. Jena: Fischer 1923 291-296

388 Schütz, H.: Spontane intrazerebrale Hämatome. Berlin, Heidelberg, New York, London, Paris, Tokyo: Springer 1988

389 Seeger, W.: Atlas of topographical anatomy of the brain and surrounding structures for neurosurgeons, neuroradiologists, and neuropathologists. Wien, New York: Springer 1985

390 Sidman, R.L., Rakic, P.: Development of the human central nervous system. In: Haymaker, W., Adams, R.D. (Eds.): Vol. 1. Histology and histopathology of the nervous system. Springfield/Ill.: Thomas 1982 3-145

391 Singer, M., Yakovlev, P.I.: The human brain in sagittal section. Springfield/Ill.: Thomas 1964

392 Singer, W.: Control of thalamic transmission by corticofugal and ascending reticular pathways in the visual system. Physiol. Rev. 57 (1977) 386-420

393 Sjöqvist, O.: Eine neue Operationsmethode bei Trigeminusneuralgie: Durchschneidung des Tractus spinalis trigemini. Zentralbl. Neurochir. 2 (1938) 274-281

393a Slegte, R.G.M. de, Valk, J., Lohman, A.H.M., Zonneveld, F.W.: Cisternographic anatomy of the posterior cranial fossa. Assen/Maastricht, Wolfeboro, New Hampshire: Van Gorcum 1986

394 Smith, C.G., Richardson, W.F.G.: The course and distribution of the arteries supplying the visual (striate) cortex. Amer. J. Ophthal. 61 (1966) 1391-1396

395 Smith, J. L.: Neuro-ophthalmology now! Berlin, Heidelberg, New York, London, Paris, Tokyo: Springer 1986

396 Smith, R.L.: Axonal projections and connections of the principal sensory trigeminal nucleus in the monkey. J. comp. Neurol. 163 (1975) 347-376

397 Spatz, H.: Anatomie des Mittelhirns. In: Bumke, O., Foerster, O. (Hrsg.): Handbuch der Neurologie. Band 1: Allgemeine Neurologie. Berlin: Springer 1935 474-540

398 Starck, D.: Die Evolution des Säugetier-Gehirns. Wiesbaden: Steiner 1962

399 Starck, D.: Embryologie, Stuttgart: Thieme 1975

400 Starck, D.: Vergleichende Anatomie der Wirbeltiere. Band 3. Berlin, Heidelberg, New York: Springer 1982

401 Stark, D.D., Bradley, W.G. Jr.: Magnetic resonance imaging. St. Louis, Washington, Toronto: Mosby 1988

402 Staubesand, J. (Hrsg.): Sobotta: Atlas der Anatomie des Menschen. Band 1: Kopf, Hals, obere Extremität, Haut. München, Wien, Baltimore: Urban und Schwarzenberg 1988

403 Staudt, F., Henne, K., Heinzerling, J.: Zweidimensionale Echoenzephalographie bei Neugeborenen und Säuglingen

mit dem Sonodiagnost R 2000. Röntgenstrahlen 48 (1982) 18-23
403a Steiner, G., Fiegler, W.: Leitfaden der praktischen Kernspintomographie. Landsberg, München, Zürich: Ecomed 1989
404 Stephan, H.: Allocortex. In: Möllendorff, W. von, Bargmann, W., Oksche, A., Vollrath, L. (Hrsg.): Handbuch der mikroskopischen Anatomie des Menschen. Band 4: Nervensystem, Teil 9. Berlin, Heidelberg, New York: Springer 1975
405 Stephan, H., Andy, O.J.: Anatomy of the limbic system. In: Schaltenbrand, G., Walker, A.E. (Eds.): Stereotaxy of the human brain. Stuttgart, New York: Thieme 1982 269-292
406 Stevens, J.M., Kendall, B.E.: Aspects of the anatomy of the cerebellum on computed tomography. Neuroradiology 27 (1985) 390-398
406a Stöhr, M., Dichgans, J., Diener, H.C., Buettner, U.W.: Evozierte Potentiale SEP – VEP – AEP – EKP – MEP. Berlin, Heidelberg, New York, London, Paris, Tokyo, Hong Kong: Springer 1989
407 Stokely, E.M., Sveinsdottir, E., Lassen, N.A., Rommer, P.: A single photon dynamic computer assisted tomograph (DCAT) for imaging brain function in multiple cross sections. J. Comput. assist. Tomogr. 4 (1980) 230-240
408 Strassburg, H.-M., Weber, S., Sauer, M.: Diagnosing hydrocephalus in infants by ultrasound sector scanning through the open fontanelles. A study comparing ultrasound-sonography and cat-scan. Neuropediatrics 12 (1981) 254-266
409 Strother, C.M., Salamon, G.: Topographic anatomy of the brain. In: Newton, T.H., Potts, D.G. (Eds.): Radiology of the skull and brain: Anatomy and pathology. St. Louis: Mosby 1977
410 Svendsen, P., Duru, O.: Visibility of the temporal horns on computed tomography. Neuroradiology 21 (1981) 139-144
411 Swanson, L.W.: The locus coeruleus: a cytoarchitectonic, Golgi, and immunohistochemical study in the albino rat. Brain Res. 110 (1976) 39-56
412 Swartz, J.D.: Imaging of the temporal bone. Stuttgart, New York: Thieme 1986
413 Swobodnik, W., Herrmann, M., Altwein, J.E., Basting, R.F. (Hrsg.): Atlas der Ultraschallanatomie. Stuttgart, New York: Thieme 1988
414 Székely, G.: Order and plasticity in the nervous system. Trends in Neuroscience 2 (1979) 245-248
415 Szikla, G., Bouvier, G., Hori, T., Petrov, V.: Angiography of the human brain cortex. Berlin, Heidelberg, New York: Springer 1977
416 Takahashi, S. (Ed.): Illustrated computer tomography. Berlin, Heidelberg, New York: Springer 1983
417 Takase, M., Tokunaga, A., Otani, K., Horie, T.: Atlas of the human brain for computed tomography based on the glabella-inion-line. Neuroradiology 14 (1977) 73-79
418 Talairach, J., Szikla, G., Tournoux, P., Prossalentis, A., Bordas-Ferrer, M., Covello, L., Jacob, M., Mempel, E., with Buser, P., Bancaud, J.: Atlas d'anatomie stéréotaxique du télencéphale. Paris: Masson 1967
419 Talairach, J., Tournoux, P.: Co-planar stereotaxic atlas of the human brain. Stuttgart, New York: Thieme 1988
420 Taveras, J.M. (Ed.): Radiology. Vol. 3. Philadelphia: Lippincott 1986
420a Ter-Pogossian, M.M., Phelps, M.E., Hoffman, E.J., Mullani, N.A.: A positron-emission transaxial tomograph for nuclear imaging (PETT). Radiology 114 (1975) 89-98
421 Thompson, J.R., Hasso, A.N.: Correlative sectional anatomy of the head and neck. St. Louis, Toronto, London: Mosby 1980
422 Thron, A. K.: Vascular anatomy of the spinal cord. Wien, New York: Springer 1988
423 Tokunaga, A., Takase, M., Otani, K.: The glabella-inion line as a baseline for CT scanning of the brain. Neuroradiology 14 (1977) 67-71
424 Töndury, G.: Angewandte und topographische Anatomie, 5. Auflage. Stuttgart: Thieme 1981
425 Toole, J.F., Patel, A.N.: Zerebro-vaskuläre Störungen. Berlin, Heidelberg, New York: Springer 1980
425a Uhlenbrock, D.: Kernspintomographie des Kopfes. In: Frommhold, W. (Hrsg.) Radiologische Diagnostik. Bd 10. Stuttgart, New York: Thieme 1990
426 Unsöld, R., Ostertag, C.B., Groot, J. de, Newton, T.H.: Computer reformations of the brain and skull base. Berlin, Heidelberg, New York: Springer 1982
427 Unterharnscheidt, F., Jachnik, D., Gött, H.: Der Balkenmangel. Berlin, Heidelberg, New York: Springer 1968
428 Valavanis, A., Schubiger, O., Naidich, T.P.: Clinical imaging of the cerebello-pontine angle. Berlin, Heidelberg, New York: Springer 1987
429 Valk, J.: Computed tomography and cerebral infarctions. New York: Raven 1980
430 Valvassori, G.E., Buckingham, R.A., Carter, B.L., Hanafee, W.N., Mafee, M.F.: Head and neck imaging. Stuttgart, New York: Thieme 1988
431 Vanier, M., Lecours, A.R., Ethier, R., Habib, M., Poncet, M., Milette, P.C., Salamon, G.: Proportional localization system for anatomical interpretation of cerebral computed tomograms. J. Comp. assist. Tomogr. 9 (1985) 715-724
431a Vogel, H.: Maße in der Sonographie und Computertomographie. Landsberg/Lech: Ecomed 1986
432 Vogt, C., Vogt, O.: Sitz und Wesen der Krankheiten im Lichte der topistischen Hirnforschung und des Variierens der Tiere. J. Psychol. Neurol. (Lpzg.) 47 (1937) 237-457
433 Vogt, U.: Zur Bedeutung obturierender Prozesse in zuführenden Hirngefäßen. Stuttgart: Thieme 1973
434 Voogd, J.: The cerebellum of the cat. Assen: Van Gorcum 1964
435 Wackenheim, A., Jeanmart, L., Baert, A.L.: Craniocerebral computer tomography. Vol. 1. Berlin, Heidelberg, New York: Springer 1980
436 Waddington, M.M.: Atlas of cerebral angiography with anatomic correlations. Boston: Little and Brown 1974
437 Walker, A.E.: The primate thalamus. Chicago: University Press 1966
438 Walker, A.E.: Normal and pathological physiology of the thalamus. In: Schaltenbrand, G., Walker, A.E. (Eds.): Stereotaxy of the human brain, 2nd ed. Stuttgart, New York: Thieme 1982 181-217
439 Walton, Sir John N.: Brain's diseases of the nervous system. Oxford: Oxford University Press 1985
440 Warabi, T., Miyasaka, K., Inoue, K., Nakamura, N.: Computed tomographic studies of the basis pedunculi in chronic hemiplegic patients: Topographic correlation between cerebral lesion and midbrain shrinkage. Neuroradiology 29 (1987) 409-415
440a Watanabe, T., Taguchi, Y., Shiosaka, S., Tanaka, J., Kubota, H., Terano, Y., Tohyama, M., Wada, H.: Distribution of the histaminergic neuron system in the central nervous system of rats: A fluorescent immunohistochemical analysis with histidine decarboxylase as a marker. Brain Res. 295 (1984) 13-25
441 Weinstein, M.A., Modic, M.T., Risius, B., Duchesneau, P.M., Berlin, A.J.: Visualization of the arteries, veins, and nerves of the orbit by sector computed tomography. Radiology 138 (1981) 83-87
441a Wellhöner, H.-H.: Allgemeine und systematische Pharmakologie und Toxikologie. Berlin, Heidelberg, New York: Springer 1988
442 Wende, S., Thelen, M.: Kernspintomographie in der Medizin. Berlin, Heidelberg, New York: Springer 1983
443 Wessely, W.: Biometrische Analyse der Frischvolumina des Rhombencephalon, des Cerebellum und der Ventrikel von 31 adulten menschlichen Gehirnen. J. Hirnforsch. 12 (1970) 11-28
443a Whitehouse, P.J., Price, D.L., Clark, A.W., Coyle, J.T., DeLong, M.R.: Alzheimer disease: Evidence for selective loss of cholinergic neurons in the nucleus basalis. Ann. Neurol. 10 (1981) 122-126
443b Whitehouse, P.J., Price, D.L., Struble, R.G., Clark, A.W., Coyle, J.T., DeLong, M.R.: Alzheimer's disease and senile dementia: Loss of neurons in the basal forebrain. Science 215 (1982) 1237-1239
444 Widder, B. (Hrsg.): Transkranielle Doppler-Sonographie bei zerebrovaskulären Erkrankungen. Berlin, Heidelberg, New York, London, Paris, Tokyo: Springer 1987
445 Wienhard, K., Wagner, R., Heiss, W.-D.: PET Grundlagen und Anwendungen der Positronen-Emissions-Tomographie. Berlin, Heidelberg, New York, London, Paris, Tokyo: Springer 1989

446 Wiesendanger, M.: The pyramidal tract recent investigations on its morphology and function. Ergebn. Physiol. 61 (1969) 72-136

447 Williams, A.L., Haughton, V.M.: Cranial computed tomography in infants and children. St. Louis, Toronto, Princeton: Mosby 1986

448 Williams, P.L., Warwick, R.: Gray's anatomy. Edingburgh: Churchill Livingstone 1989

449 Willis, W.D. (Jr.): The pain system. Basel: Karger 1985

450 Willis, W.D., Grossman, R.G.: Medical neurobiology. Neuroanatomical and neurophysiological principles basic to clinical neuroscience. St. Louis: Mosby 1981

451 Wolf, G.: Epiphysen- und Plexusverkalkungen in der Computertomographie. Med. Dissertation Medizinische Hochschule Hannover 1980

452 Wood, J.H.: Neurobiology of cerebrospinal fluid. New York: Plenum 1980

453 Yamamoto, Y., Satoh, T., Asari, S., Sadamoto, K.: Normal anatomy of cerebral vessels by computed angiotomography in the axial transverse plane. J. Comput. assist. Tomogr. 6 (1982) 865-873

454 Yamamoto, Y., Satoh, T., Asari, S., Sadamoto, K.: Normal anatomy of cerebral vessels by computed angiotomography in the coronal, Towne, and semisagittal planes. J. Comput. assist. Tomogr. 6 (1982) 1049-1057

455 Yamamoto, Y., Satoh, T., Sakurai, M., Asari, S., Sadamoto, K.: Minimum dose contrast bolus in computed angiotomography of the brain. J. Comput. assist. Tomogr. 6 (1982) 575-585

456 Yasargil, M.G.. Smith, R.D., Young, P.H., Teddy, P.J.: Microneurosurgery. Vol. 1. Stuttgart, New York: Thieme-Stratton 1984

457 Young, I.R., Bailes, D.R., Burl, M., Collins, A.G., Smith, D.T., McDonnell, M.J., Orr, J.S., Banks, L.M., Bydder, G.M., Greenspan, R.H., Steiner, R.E.: Initial clinical evaluation of a whole body nuclear magnetic resonance (NMR) tomograph. J. Comput. assist. Tomogr. 6 (1982) 1-18

458 Zeumèr, H., Hacke, W., Hartwich, P.: A quantitative approach to measuring the cerebrospinal fluid space with CT. Neuroradiology 22 (1982) 193-197

459 Zihl, J., Cramon, D. von: Zerebrale Sehstörungen. Baumgartner, G., Cohen, R. Grüsser, O.-J., Helmchen, H., Schmidt, L.R. (Hrsg.): Psychiatrie, Neurologie, Klinische Psychologie. Grundlagen-Methoden-Ergebnisse. Stuttgart, Berlin, Köln, Mainz: Kohlhammer 1986

460 Zilles, K.: Determination und Plastizität in der prä- und postnatalen Entwicklung des Gehirns. Z. mikr.-anat. Forsch. 93 (1979) 763-779

461 Zilles, K.: The cortex. In: Paxinos, G. (Ed.): The human nervous system. San Diego Academic Press 1990

462 Zinreich, S.J., Kennedy, D.W., Kumar, A.J., Rosenbaum, A.E., Arrington, J.A., Johns, M.E.: MR imaging of normal nasal cycle: Comparison with sinus pathology. J. Comput. assist. Tomography 12 (1988) 1014-1019

463 Zonneveld, F.W.: Computer Tomographie. Eindhoven/Netherlands: Philips Medical Systems 1981

464 Zülch, K.-J.: The cerebral infarct. Pathology, pathogenesis and computed tomography. Berlin, Heidelberg, New York, Tokyo: Springer 1985

465 Zülch, K.J., Creutzfeldt, O.D., Galbraith, G.C. (Eds.): Cerebral localization. New York, Heidelberg, Berlin: Springer 1975

466 Zuleger, S., Staubesand, J.: Schnittbilder des Zentralnervensystems. München, Wien, Baltimore: Urban und Schwarzenberg 1976

10 Sachregister für Text und Abbildungen

Rein numerische Angaben verweisen auf Seiten. Alphanumerische Angaben, die mit dem Buchstaben A beginnen, geben die Abbildungsnummer an. Auf der Innenseite des vorderen Buchdeckels findet der Leser eine Liste mit den Seitenangaben der einzelnen Abbildungsnummern.

Beispiel: Der Angulus venosus A 97a.8 ist auf der Seite 214 in Abb. 97a unter Punkt 8 abgebildet.

A. 13
A1 345
A2 345
A5 345
A6 345
A7 345
A8 344
A9 344
A10 344
A12 344
A15 344
Aa. 13
A-Bildverfahren 18
Abkürzungen 13
Acervulus 236
ACTH 237
Adenohypophyse 235, 237, A 75b.2
Aderhaut 163
Adhesio interthalamica 180, 235, A 2b.13, A 32b.9, A 45b.15, A 67.4
Adiadochokinese 325
Adiuretin 348
Adrenalin 344
Adrenerge Neurone 227, 345
Adrenokortikotropes Hormon 237
AEP 285
Agrammatismus 329
AICA A 88.5
Akinese 303
Akkommodation des Auges 340
Akustikusneurinom 285
Akustisch evozierte Potentiale 285
Akustisches Fenster 2, 18
Ala major 174 s. Os sphenoidale
– minor 173 s. Os sphenoidale
Alexia 208
Allocortex 251
Alveus 332, A 52b.23, A 53b.35
Amaurosis fugax 291
Amaurotische Pupillenstarre 320
Amboß 174
Analgesie 348
Anastomosen 200
Anfälle, epileptische 307
Angio-Computertomographie 2, 16, 191
Angio-CT 191
Angiogramm venöse Phase 213
Angiographie 191
Angiom 191
Angio-MRT 191
Angulus mandibulae A 2a.35
– venosus 213, A 97a.8
Anosmie 218, 253
Anterolaterales System 255, A 109, A 110
Anulus tendineus communis 161
– tympanicus 175
Apertura lateralis ventriculi quarti (Luschkae) 180, A 72a.15, A 72b.21
– mediana ventriculi quarti (Magendii) 180
– piriformis A 30a.14
Aphasie 328
– akustische 329

– amnestische 253
– atypische 330
– (Broca) 207
– expressive 329
– fluent 330
– globale 207
– motorische 253
– non-fluent 330
– pragmatische 329
– rezeptive 329
– sensorische 253
– syntaktische 329
– verbale 329
– (Wernicke) 207
Aplasie des Balkens 254
Apoplektischer Insult 303
Apraxie 253
Aqueductus mesencephali (cerebri Sylvii) 180, 228, A 2b.30, A 12b.23, A 32c.9, A 45b.24, A 52b.33, A 53a.17, A 53b.34, A 67.16, A 77a.17, A 77b.32, A 78a.10, A 78b.27, A 78c.6, A 83b.11, A 84.22, A 85.15, A 86b.11, A 87.16, A 87.18
Äquidistante Scheiben 2
Arachnoidea encephali 176
Arbeitstechnik 350
Archeocerebellum 234, 322, A 142, A 143
Archeocortex 247, 332
Arcus anterior atlantis 169, A 2a.28, A 10a.26, A 23.15, A 24.12, A 32a.35, A 38.29, A 45a.27, A 47a.14, A 47c.9, A 61.10
– axis A 12a.29, A 13a.28, A 26.12, A 27.10
– des 3. Halswirbels A 12a.30, A 13a.29, A 26.14, A 27.11
– – 4. Halswirbels A 12a.31, A 13a.30, A 26.15, A 27.12
– – 5. Halswirbels A 13a.31, A 14a.25, A 26.16, A 27.13, A 28.8
– – 6. Halswirbels A 14a.26, A 28.9
– palatoglossus 164
– palatopharyngeus 164
– posterior atlantis 169, A 2a.32, A 13a.24, A 14a.17, A 27.9, A 28.4, A 32a.38, A 38.30, A 45a.29, A 47a.20, A 47c.13, A 61.17
– zygomaticus 175, A 2a.15, A 6a.21, A 7a.14, A 8a.20, A 20.9, A 21.14, A 48a.7, A 48c.5, A 62.7, A 72a.7
Area 1 303
– 2 303
– 3 303
– 4 303, 311, A 132.4, A 144b.1
– 5 303
– 6 303, 311, A 132.5, A 144b.1
– 8 316
– 17 316
– 18 316
– 19 316
– 41 283
– 44 328

– preoptica 332
– pretectalis 289
– striata 251, 289, A 15b.8, A 15c.3, A 16b.10, A 16c.5, A 17b.7, A 33b.11, A 34b.18, A 54b.43, A 55b.28, A 77a.23, A 78a.15, A 126.16, A 127.11, A 128.10, A 129.7
– – obere Lippe A 127.10, A 128.4
– – untere Lippe A 127.9, A 128.5
– subcallosa 245, 332, A 52b.11, A 147.6, A 148.3, A 149.2, A 150.4
Arnold-Chiari-Syndrom 171
Arteria alveolaris inferior A 4a.35, A 5a.34, A 6a.31, A 7a.28, A 8a.27, A 36a.43, A 37a.31
– basilaris 192, A 10a.17, A 32a.25, A 49a.11, A 50a.12, A 51a.14, A 51c.6, A 72b.5, A 72c.6, A 73b.6, A 73c.5, A 74b.10, A 75b.8, A 76b.9, A 88.4, A 89.3
– calcarina 194, A 15a.11, A 16a.8, A 17a.5, A 32a.15, A 33a.12, A 34a.11, A 54a.22, A 55a.23, A 89.11
– callosomarginalis 197, A 54a.5, A 55a.6, A 56a.7, A 57a.7, A 90a,b.5
– carotis communis 171, A 10a.38, A 37a.44
– – externa 171, A 10a.27, A 10a.33, A 37a.33
– – interna 171, 194, A 8a.13, A 9a.17, A 10a.23, A 33a.17, A 33c.12, A 34a.23, A 35a.35, A 36a.38, A 37a.41, A 47a.11, A 48a.12, A 49a.9, A 50a.10, A 69a.14, A 69b.16, A 70b.3, A 71b.5, A 71c.4, A 72b.4, A 72c.5, A 73b.2, A 73c.4, A 74b.3, A 74c.4, A 75b.3, A 76b.2, A 76c.5, A 88.9, A 89.15, A 90a,b.1, A 91a,b.1
– – – Abschnitt C1-C5 194
– – – juxtaselläres Segment 194
– centralis longa 196, 205
– – retinae 162
– cerebelli inferior anterior 192, A 32a.29, A 34a.24, A 49a.15, A 50a.18, A 73b.28, A 88.5, A 89.4
– – – posterior 191, A 11a.21, A 12a.20, A 13a.17, A 14a.12, A 15a.16, A 16a.14, A 32a.33, A 33a.25, A 34a.28, A 35a.38, A 36a.31, A 48a.18, A 70b.13, A 88.2, A 88.3, A 89.2
– – – – Tiefstand 192
– – superior 192, A 10a.18, A 11a.17, A 12a.16, A 13a.13, A 14a.8, A 15a.12, A 32a.22, A 33a.20, A 34a.18, A 35a.24, A 36a.21, A 51a.16, A 76b.10, A 88.6, A 89.5
– cerebri anterior 196, A 7a.5, A 8a.10, A 32a.20, A 33a.13, A 51a.10, A 52a.6, A 53a.5, A 54a.7, A 77b.1, A 78b.1, A 90a,b.3, A 91a,b.3
– – – Pars postcommunicalis 196
– – – – precommunicalis 196

Arteria cerebri anterior,
  Segment A1, A2 196
– – – terminale Äste 207, A 92a, A 92b,
    A 93, A 94, A 95a, A 95b, A 96
– – – zentrale (penetrierende) Äste 205,
    A 93, A 94, A 96
– – media 198, A 9a.9, A 34a.13,
  A 35a.14, A 51a.11, A 77b.7,
  A 90a,b.2, A 91a,b.2
– – – Abschnitt M1–M5 198
– – – Pars opercularis 198
– – – – sphenoidalis 198
– – – temporaler Ast A 8a.14, A 9a.16,
    A 10a.16, A 11a.12, A 12a.11,
    A 13a.9, A 36a.16, A 37a.11
– – – terminale Äste 207, A 92a, A 92b,
    A 93, A 94, A 95a, A 95b, A 96
– – – zentrale (penetrierende) Äste 205,
    A 93, A 94, A 96
– – posterior 192, A 10a.13, A 11a.15,
  A 32a.21, A 33a.19, A 34a.14,
  A 51a.13, A 77b.11, A 78b.23,
  A 88.7, A 89.6
– – – fetaler Typ 192
– – – Pars postcommunicalis 194
– – – – precommunicalis 192
– – – temporaler Ast A 11a.16,
    A 35a.19
– – – terminale Äste 208, A 92a, A 92b,
    A 93, A 94, A 95a, A 95b, A 96
– – – zentrale (penetrierende) Äste 205,
    A 93, A 94, A 96
– cervicalis profunda 170
– choroidea anterior 194, A 9a.10,
  A 10a.10, A 33a.15, A 92a, A 93,
  A 94, A 95a, A 96
– – posterior A 11a.13, A 12a.12
– – – lateralis 194, A 52a.14, A 53a.16,
    A 54a.16, A 55a.15, A 78b.33,
    A 89.8
– – – medialis 194, A 52a.14, A 53a.16,
    A 54a.17, A 89.8
– cingulomarginalis A 90a,b.5
– communicans anterior 197, A 32a.18,
  A 51a.9
– – posterior 194, A 10a.11, A 51a.12,
  A 76b.3, A 88.8, A 89.14
– – – penetrierende Äste A 93, A 94,
    A 96
– ethmoidalis anterior 154, 162
– facialis 172, A 6a.30, A 8a.33,
  A 9a.36, A 36a.44, A 37a.40
– frontalis anteromedialis A 4a.3,
  A 5a.2, A 6a.5, A 32a.11, A 33a.7,
  A 34a.5, A 53a.4, A 54a.4, A 90a,b.7
– – interna anterior A 90a,b.7
– – – media A 90a,b.8
– – – posterior A 90a,b.10
– – mediomedialis A 4a.2, A 5a.4,
  A 6a.3, A 7a.2, A 8a.5, A 32a.8,
  A 33a.9, A 34a.4, A 55a.4,
  A 56a.4, A 57a.4, A 90a,b.8
– – posteromedialis A 8a.3, A 9a.2,
  A 10a.2, A 32a.5, A 33a.2,
  A 34a.3, A 58a.3, A 59a.4,
  A 90a,b.10
– frontobasalis lateralis 198, A 6a.6,
  A 7a.6, A 35a.10, A 36a.10, A 91a,b.4
– – medialis 196, A 4a.8, A 5a.7,
  A 6a.8, A 32a.19, A 33a.13,
  A 51a.5, A 90a,b.4
– frontopolaris 197, A 4a.5, A 5a.5,
  A 6a.7, A 32a.17, A 33a.11, A 34a.9,
  A 52a.3, A 90a,b.6
– gyri angularis 199, A 12a.9, A 13a.7,
  A 14a.9, A 15a.8, A 16a.7, A 17a.4,
  A 35a.8, A 36a.8, A 37a.8, A 55a.19,
  A 56a.15, A 57a.14, A 91a,b.11
– infraorbitalis A 4a.23, A 5a.19
– labyrinthi 192
– lingualis 164, A 8a.36, A 9a.41,
  A 36a.45
– maxillaris 166, 172, A 7a.16, A 8a.21,
  A 9a.28, A 35c.10, A 36a.24,
  A 37a.26, A 69b.6
– meningea media A 10a.19, A 36a.26,
  A 50a.7, A 51a.7, A 52a.4, A 71b.3,
  A 72a.10, A 72b.3, A 73a.12,
  A 74a.11, A 76a.15
– – – frontaler Ast A 49a.6
– – occipitalis 170, 172, A 10a.28,
  A 11a.35, A 12a.25, A 13a.25,
  A 14a.18, A 15a.18, A 16a.16,
  A 17a.11
– – interna 194, A 89.9
– – lateralis 194, A 12a.15, A 13a.14,
  A 14a.10, A 15a.13, A 16a.12,
  A 17a.7, A 34a.15, A 52a.13,
  A 53a.18, A 53a.22, A 89.12
– – medialis 194, A 12a.13, A 13a.12,
  A 14a.9, A 33a.16, A 34a.10,
  A 52a.12, A 53a.15, A 54a.21,
  A 89
– occipitotemporalis 194, A 89.12,
  A 91a,b.12
– ophthalmica 162, A 5a.12, A 6a.16,
  A 7a.9, A 76a.8
– palatina descendens A 6a.24
– – major A 5a.26
– paracentralis A 8a.7, A 9a.4, A 10a.3,
  A 11a.3, A 12a.2, A 13a.2, A 32a.6,
  A 33a.3, A 34a.2, A 57a.10, A 58a.7,
  A 59a.7, A 90a,b.11
– parietalis A 35a.7, A 36a.7, A 37a.6,
  A 55a.17, A 56a.11, A 57a.12
– – anterior 199, A 12a.5, A 13a.6,
  A 14a.3, A 15a.2, A 91a,b.9
– – interna inferior A 90a,b.13
– – – superior A 90a,b.12
– – posterior 199, A 14a.5, A 15a.5,
  A 16a.3, A 91a,b.10
– parietooccipitalis 194, A 15a.7,
  A 16a.6, A 17a.2, A 32a.14, A 33a.10,
  A 34a.6, A 55a.21, A 56a.16,
  A 57a.15, A 89.10
– pericallosa 197, A 7a.4, A 8a.8,
  A 9a.5, A 10a.6, A 11a.8, A 12a.7,
  A 32a.9, A 55a.8, A 56a.10, A 90a,b.9
– pharyngea ascendens 164, 168, 172
– praerolandica 198, 328, A 91a,b.7
– precunealis A 11a.6, A 12a.4, A 13a.5,
  A 14a.2, A 15a.4, A 16a.2, A 32a.7,
  A 33a.6, A 57a.13, A 58a.8, A 59a.8
– – inferior A 90a,b.13
– – superior A 90a,b.12
– prefrontalis 198, A 6a.4, A 7a.3,
  A 8a.6, A 35a.4, A 36a.6, A 37a.7,
  A 55a.5, A 56a.5, A 57a.5, A 91a,b.6
– rolandica 199, A 91a,b.8
– sphenopalatina 154
– spinalis anterior 191
– sublingualis A 4a.31, A 5a.33, A 6a.34,
  A 7a.29
– submentalis 164, A 4a.36, A 5a.35,
  A 6a.35, A 7a.31
– sulci centralis 199, A 10a.7, A 11a.7,
  A 12a.3, A 13a.3, A 35a.6, A 36a.4,
  A 37a.4, A 55a.14, A 56a.9, A 57a.9,
  A 91a,b.8
– – precentralis 198, 328, A 9a.6,
  A 10a.5, A 11a.4, A 35a.2,
  A 36a.3, A 37a.5, A 54a.8,
  A 55a.9, A 56a.8, A 57a.8,
  A 91a,b.7
– temporalis A 51a.8, A 52a.8, A 53a.10,
  A 89.13
– – anterior A 91a,b.15
– – intermedia A 91a,b.14
– – media A 91a,b.14
– – posterior 328, A 91a,b.13
– – superficialis 166, 172, A 6a.13,
  A 7a.12, A 8a.17, A 9a.20
– temporooccipitalis 194, 199, A 15a.10,
  A 16a.9, A 17a.6, A 35a.15, A 36a.14,
  A 37a.9, A 54a.15, A 89.12,
  A 91a,b.12
– temporopolaris A 7a.7, A 91a,b.16
– thyroidea superior 172, A 9a.44
– vertebralis 170, 191, A 11a.25,
  A 12a.21, A 13a.21, A 32a.31,
  A 33a.26, A 34a.36, A 35a.37,
  A 47a.19, A 48a.15, A 69b.18,
  A 69c.6, A 70b.8, A 70c.6, A 71b.6,
  A 71c.5, A 72b.6, A 88.1, A 89.1
– – V3-Teil 191
– – V4-Teil 191
Arteriae centrales anterolaterales 205,
  A 52a.10, A 52a.9, A 53a.12, A 77b.5
– – anteromediales 205, A 52a.10,
    A 77b.4
– – breves 196
– – posterolaterales 205
– – posteromediales 205, A 77b.12
– – posteromedialis und posterolateralis
    A 89.7
– hypophyseales inferiores 237
– – superiores 237
– insulares 198, A 8a.9, A 9a.8, A 10a.9,
  A 11a.11, A 35a.9, A 36a.9, A 52a.7,
  A 53a.6, A 54a.9, A 55a.10, A 78a.6,
  A 78b.2, A 91a,b.5
– lenticulostriatae laterales A 52a.9
– pontis 192
– thalamoperforantes anteriores und
  posteriores A 89.7
Arterien, penetrierende 205
Articulatio atlantoaxialis lateralis 169,
  A 11a.34, A 24.15, A 25.19, A 34a.40,
  A 40.27
– – mediana 169, A 38.28
– atlantooccipitalis 169, A 11a.29,
  A 12a.24, A 25.15, A 26.10, A 34a.30,
  A 39.18, A 40.23
– temporomandibularis 165
ASP 347
Aspartat 347
Aspartaterge Neurone 347
Assoziationsbahnen 252
Assoziationsfelder 251
Assoziationskortex, parietaler A 141.10
– parietotemporaler A 139.1, A 140.10,
  A 141.11
Ataxie 234
Atlantoaxialgelenk 169 s. Articulatio atlantoaxialis
Atlantookzipitalgelenk 169 s. Articulatio atlantooccipitalis
Atlas 169, A 30a.20, A 33a.31, A 67.42
Atlasassimilationen 171
Auditorisches System 283, A 122, A 123,
  A 124, A 125
Aufhärtungsartefakte 174
Aufsteigendes retikuläres System 276,
  A 109
Augapfel 160, 163 s. Bulbus oculi
Augenfeld, frontales 316, A 139.3,
  A 140.1, A 141.9
– okzipitales A 139.2, A 140.11, A 141.3
Augenfolgebewegungen, langsame 316
Augenhöhle 160, A 79, A 80
– Gefäße 162
– Nerven 162
– Öffnungen 160
Augenlider 160
Augenmuskelkerne 316
Augenmuskeln, äußere 161
Augenmuskelparesen, infranukleäre 320
Augenmuskelstörungen 307
Augenreflexe 277
Augenspiegel 290
Axiale Ebenen 4
Axis 169, 176, A 2a.34, A 10a.31,
  A 11a.33, A 24.16, A 25.20, A 33a.37,
  A 34a.41, A 35a.43, A 39.25, A 40.28,
  A 41.20
– Corpus A 23.18

B 13
B1 345
B2-B8 346
Babinski-Reflex 303
Balken 252 s. Corpus callosum
Bandscheibe A 11a.36, A 32a.40
Basale Impressionen 171
Basalganglien A 99, A 101, A 103, A 136, A 137, A 138
Basalzisterne A 83a.12, A 83a.9, A 84.2, A 84.23, A 85.20, A 85.26, A 86a.9, A 86a.12, A 87.1, A 87.3
– hintere 177
– vordere 177
Basion A 45a.23, A 62.11
Bauchhautreflexe 303
B-Bildverfahren 18
β-Endorphin 348
Benutzerhinweise 13
BERA 285
Bewegungsunruhe, choreatisch-athetotische 236
Bifurkation 198
Bikommissuralebene 11, A 38
Bikommissurallinie 5, 6
Bilddiagnostik 19, 22
– Wertigkeit 22
Bildelement 15
Bildhinweise 13
Bindehaut 160
Blicklähmungen 233, 316, 318
– horizontale 319
Blickparese, vertikale 319
Blickparesen 233, 316, 318
Blickrichtungsnystagmus 319
Blow out fracture 160
Blutungen, intrakranielle 191
Bochdaleksches Blumenkörbchen 177
Bogengänge 276
Brachium colliculi caudalis 283, A 122.4, A 123.8, A 124.5, A 125.6
Brainstem Electric Response Audiometry 285
Bregma A 38.1, A 45a.1, A 60a.2
Brocasche Sprachregion 239, 328, A 145.2, A 146.1
Bromocriptin 345
Brückenvene 213, A 8a.4, A 11a.2, A 53a.3
Bulbus oculi 160, 163, A 4b.11, A 4c.6, A 35b.17, A 35c.5, A 36b.14, A 36c.5, A 48b.1, A 49b.1, A 49c.1, A 50b.1, A 74a.4, A 75a.4, A 76a.3, A 76c.2, A 77c.2, A 126.2
– olfactorius 176, 237, 300, 346, A 2b.24, A 3.22, A 5b.10, A 30b.11, A 32b.22, A 45b.27, A 46.27, A 50b.3, A 76a.6, A 130.1, A 131.1, A 147.14
Bulla ethmoidalis A 4b.10, A 74a.6

C. 13
C1 345
C2 345
C3 345
Calcar avis 180
Canalis caroticus 174, 194, A 23.10, A 39.11, A 40.16, A 41.14, A 63.14
– centralis A 32b.43, A 69b.26, A 70b.30, A 85.21
– facialis 174, A 25.7, A 36a.9, A 36b.22, A 42.11, A 49a.18, A 63.17
– hypoglossalis 173, 176, 216, A 33b.36, A 39.15, A 48a.16, A 62.13, A 69a.16, A 69b.16
– incisivus 163, A 32a.34, A 38.32
– infraorbitalis 160, A 18.10, A 19.10, A 47a.6, A 61.4
– mandibulae 147, A 7a.28, A 18.21, A 19.19, A 20.18, A 21.20, A 22.10, A 39.28, A 40.31, A 41.23, A 42.17
– nasolacrimalis 160

– opticus 160, 176, 217, 289, A 21.3, A 65.6, A 76a.13
– palatinus major A 39.16
– pterygoideus 174, A 21.12
– semicircularis anterior A 50a.17, A 65.12, A 74a.14, A 74b.13
– – posterior A 65.13, A 73a.17
– vertebralis A 26.13, A 38.26, A 61.15
Cannon-Böhmscher Punkt 216
Capsula externa 238, 252, A 9b.15, A 10b.20, A 35b.8, A 53b.12, A 54b.16
– extrema A 9b.17, A 10b.21, A 35b.5, A 53b.10, A 54b.14
– interna 303
– – Crus anterius 252, A 9b.12, A 9c.6, A 53b.17, A 54b.7, A 54c.5
– – – posterius 235, 252, A 11b.15, A 34b.14, A 53b.19, A 54b.20, A 54c.9
– – Genu 252, A 10b.12, A 53b.18, A 54b.19
Caput mandibulae 147, A 2a.20, A 9a.23, A 10a.24, A 23.12, A 30a.13, A 37a.19, A 45a.19, A 63.13, A 67.36, A 69a.13, A 70a.12, A 70c.4
– nuclei caudati 238, A 8b.9, A 8c.5, A 9b.10, A 9c.4, A 33c.6, A 53b.16, A 53c.5, A 54b.10, A 54c.4, A 55b.12, A 55c.5, A 132.8, A 136.1, A 136.2, A 137.5, A 138.4
Cartilago cricoidea A 10a.37, A 23.21
– thyroidea A 7a.36, A 8a.41, A 9a.46, A 10a.39, A 22.13, A 23.20, A 40.33
– tubae auditivae A 48a.9
Catecholaminerge Neurone 344
Cauda nuclei caudati 238, A 11b.29, A 12b.20, A 13b.11, A 35b.11, A 53b.33, A 54b.34, A 55b.22, A 132.6, A 136.11, A 136.12, A 137.10, A 138.8
Cavitas nasi 153
– oris 163 s. Mundhöhle
– – propria 163
– subarachnoidealis 176
Cavum septi pellucidi A 54b.9
– trigeminale (Meckeli) 217
– tympani 166, A 11a.22, A 36a.27, A 42.8, A 49a.12, A 50a.16
Cella media 180, A 83b.2, A 84.19, A 86b.2
Cellulae ethmoidales 146, A 2a.9, A 4b.7, A 4c.5, A 5b.12, A 6b.14, A 18.7, A 19.6, A 20.6, A 30a.9, A 33b.22, A 33c.10, A 39.9, A 45a.11, A 48a.4, A 49a.1, A 49c.2, A 50a.3, A 62.3, A 63.1, A 64.5, A 67.21, A 74a.7, A 74c.1, A 75a.6, A 75c.2, A 76c.3
– mastoideae A 25.10, A 43.13, A 49a.20, A 49c.10, A 69a.18
Centrum semiovale 252, A 56b.14, A 56c.9, A 57b.8, A 57c.6, A 58b.7, A 58c.8
Cerebellum 234, A 3.35, A 12c.12, A 45b.33, A 46.29, A 98, A 99, A 100, A 101, A 102, A 103, A 119.6, A 132.11
Ch 1-Ch 6 347
Chemoarchitektur des Gehirns 343
Chiasma opticum 235, 289, A 2b.20, A 8b.16, A 9c.11, A 32b.24, A 32c.8, A 45b.29, A 51b.8, A 67.14, A 77b.3, A 77c.5, A 126.4, A 127.4, A 128.2, A 129.3
Choanen 153
Cholinerge Neurone 227, 346
Chorda tympani 342, A 151.17
Chorea Huntington 313
Choroidea 163
Ciliarkörper 163

Cingulum 252, 345, A 56b.9, A 56c.7, A 147.2
Circulus arteriosus (Willisi) 199
Cisterna ambiens 175, 177, 228, A 77a.16, A 77c.9, A 78b.30, A 78c.7, A 83a.6, A 84.13, A 85.27, A 86a.8, A 87.15
– basalis s. Basalzisterne
– cerebelli superior 177, A 83a.8, A 84.30, A 85.16, A 86a.6, A 87.20
– cerebellomedullaris 177, A 13b.27, A 14b.19, A 15b.21, A 15c.6, A 16c.8, A 32c.15, A 48c.11, A 67.41, A 69a.24, A 69b.34, A 69c.9, A 70a.25, A 70c.9, A 83a.13, A 84.28, A 85.22, A 86a.13, A 87.2
– chiasmatis 177, A 83a.10, A 84.7, A 85.13, A 86a.10
– fissurae transversae 177, A 83a.2, A 84.20, A 85.5, A 86a.2
– fossae lateralis cerebri (Sylvii) 177, A 84.5, A 85.36, A 87.13
– intercruralis 177
– interhemispherica 175, 177, A 84.1, A 85.1, A 87.11
– interpeduncularis 177, 228, A 11b.30, A 11c.10, A 77a.13, A 77c.6, A 83a.5, A 84.17, A 85.14, A 86a.7
– laminae tecti (quadrigeminae) 177, 228, A 53c.10, A 83a.7, A 84.26, A 85.7, A 86a.5, A 87.19
– – terminalis 177, A 83a.3, A 84.6, A 85.9, A 86a.4, A 87.12
– magna 177, A 13b.27, A 14b.19, A 15b.21, A 15c.6, A 16c.8, A 32c.15, A 48c.11, A 67.41, A 69a.24, A 69b.34, A 69c.9, A 70a.25, A 70c.9, A 83a.13, A 84.28, A 85.22, A 86a.13, A 87.2
– pericallosa 175, 177, A 83a.1, A 84.3, A 85.2, A 86a.1, A 87.17
– pontis 177, A 74c.5, A 75c.5, A 83a.11, A 84.15, A 85.17, A 86a.11, A 87.4
– pontocerebellaris 177, A 73b.16, A 73c.7, A 74b.12, A 75b.12, A 84.18, A 85.33, A 87.6
– trigemini 177, A 74b.7, A 84.11, A 85.32, A 87.5
– valleculae cerebri 177, A 78c.3, A 84.10, A 85.30, A 87.8
– venae cerebri magnae (Galeni) 177, A 14c.4, A 54c.13, A 78c.8, A 83a.4, A 85.8, A 86a.3, A 87.21
Claustrum 238, A 9b.16, A 10b.22, A 35b.9, A 52b.13, A 53b.11, A 54b.15, A 55b.13, A 136.4, A 138.6
Clivus A 2a.13, A 32a.28, A 33c.13, A 38.18, A 45a.17, A 49a.10, A 49c.7, A 63.12, A 67.27, A 70a.13, A 70c.5, A 71b.4, A 71c.2, A 72a.11, A 72c.4, A 73c.3
Cochlea 283, A 24.6, A 36a.19, A 64.11, A 73b.5
Colliculus caudalis (inferior) 228, 283, 345, 346, A 2b.31, A 32b.19, A 45b.25, A 53b.39, A 67.17, A 77b.34, A 77c.8, A 122.5, A 123.9, A 124.1, A 125.7
– cranialis (superior) 228, 289, 316, 345, A 2b.21, A 32b.18, A 45b.19, A 67.12, A 78b.31, A 126.12, A 139.6, A 140.4, A 141.2
Collum mandibulae 147, A 2a.22, A 23.14
Columna fornicis 238, A 53b.21
Commissura alba 255, A 109.10
– anterior 6, 180, 235, 252, 300, A 2b.14, A 9b.20, A 9b.21, A 32b.8, A 32c.6, A 33b.14, A 34b.12, A 35b.13, A 45b.14, A 67.5, A 147.7

Commissura colliculi caudalis A 122.6
- epithalamica 236, 252, A 2b.18, A 12b.17, A 32b.11, A 32c.7, A 45b.18, A 67.8
- fornicis 332
- habenularum 180
- posterior 6, 180, 236, 252, A 2b.18, A 12b.17, A 32b.11, A 32c.7, A 45b.18, A 67.8
- rostralis 235, 252, 300, A 2b.14, A 9b.20, A 9b.21, A 32b.8, A 32c.6, A 33b.14, A 34b.12, A 35b.13, A 45b.14, A 67.5, A 147.7
Computertomographie 1, 15, 16, 19
- dynamische 16, 191
- Nachteile 23
- Ortsauflösung 15
- Vorteile 22
Concha nasalis inferior 146, A 4b.20, A 4c.11, A 5b.20, A 5c.14, A 6b.23, A 6c.11, A 7b.24, A 18.15, A 19.14, A 20.13, A 33b.35, A 69a.2, A 69c.3, A 70a.2
- - media 146, A 4b.14, A 4c.9, A 5b.16, A 6b.18, A 6c.10, A 7b.22, A 18.12, A 19.9, A 20.8, A 33b.32, A 72a.6, A 72c.3, A 73a.3
- - superior 146
Condylus occipitalis 169, A 11a.26, A 25.13, A 30a.16, A 34a.27, A 39.17, A 40.22, A 47a.16
Confluens sinuum 215, A 17a.8, A 32a.26, A 53a.25, A 74a.26, A 97a.14, A 97b.14
Cord sign 216
Core 343
Cornea 163
Cornu ammonis 332
- frontale (anterius) 180, A 7c.3, A 8b.8, A 8c.4, A 9b.9, A 9c.3, A 10b.8, A 10c.4, A 33c.5, A 34c.6, A 53a.11, A 53b.7, A 53c.3, A 54a.10, A 54b.8, A 54c.2, A 55b.10, A 55c.4, A 83b.1, A 84.4, A 85.25, A 86b.1
- occipitale (posterius) 180, A 14b.6, A 14c.3, A 15b.10, A 78a.12, A 83b.8, A 84.29, A 85.31, A 86b.7, A 126.15
- temporale (inferius) 180, A 10b.29, A 10c.11, A 11b.24, A 12b.21, A 35b.14, A 35c.7, A 51b.13, A 52b.31, A 76b.8, A 76c.7, A 77b.20, A 78b.26, A 78c.9, A 83b.10, A 84.14, A 85.35, A 86b.10, A 126.7
Corona radiata 252, A 55b.16, A 55c.6
Corpus amygdaloideum 238, 300, 333, 345, 346, A 10b.27, A 10c.12, A 35b.21, A 51b.12, A 52b.21, A 76b.5, A 147.17, A 148.8, A 149.8, A 150.2
- callosum 252, A 8c.3, A 54b.6, A 55c.3, A 67.1, A 147.4
- - Genu 252, A 2b.9, A 7b.6, A 7c.4, A 8b.7, A 32b.3, A 32c.1, A 45b.8, A 53b.6
- - Splenium 252, A 2b.12, A 13b.10, A 32b.6, A 32c.5, A 45b.11, A 55b.23, A 55c.9
- - Truncus 252, A 2b.5, A 9b.7, A 10b.6, A 10c.3, A 11b.6, A 12b.8, A 33c.3, A 45b.5, A 55b.8
- ciliare 163
- geniculatum laterale 235, 289, 345, 346, A 12b.19, A 53b.32, A 78b.17, A 126.10, A 127.7, A 128.8, A 129.5
- - mediale 235, 283, 345, A 12b.18, A 34b.15, A 53b.31, A 78b.18, A 122.3, A 123.4, A 123.7, A 124.11, A 125.5
- mamillare 235, 332, 346, A 2b.22, A 10b.25, A 32b.15, A 45b.22, A 67.18, A 77a.12, A 77b.10, A 147.13, A 148.7, A 149.4, A 150.5
- mandibulae 147, A 2a.37, A 4a.33, A 5a.31, A 6a.29, A 18.20, A 19.18, A 30a.25, A 32a.44, A 33a.39, A 34a.44, A 38.37, A 39.27, A 40.30
- nuclei caudati A 10b.9, A 10c.5, A 34b. 5, A 136.5, A 137.4, A 137.9
- pineale 236, A 2b.19, A 13b.14, A 32b.12, A 45b.17, A 54c.11, A 67.7
- trapezoideum 283, A 122.12, A 124.3, A 125.3
Cortex cerebri 239, 246
- frontalis 332
- prepiriformis A 147.16
Corticoliberin 348
Cortisches Organ 283
Crista galli 146, A 4a.7, A 18.2, A 30a.4, A 32a.16, A 38.7, A 50a.3, A 51c.2, A 64.3, A 77a.4, A 78a.2
Crus cerebri 228, 233, 252, 303, A 52b.28, A 77a.14, A 77c.7, A 78b.9, A 78c.4
- fornicis 332
CT 13
Culmen 234, A 2b.32, A 32b.20, A 67.13, A 142.1
Cuneus 243, A 2b.16, A 15b.9, A 16b.7, A 17b.6, A 45b.12, A 55b.26, A 56b.20, A 57b.15

Declive 234, A 2b.35, A 32b.29, A 67.26, A 142.3
Decussatio pedunculorum cerebellarium cranialium A 144a.5
- pyramidum 304, A 132.14, A 133.11, A 134.6
Deltazeichen 216
Demenz 313
Dens axis 169, A 2a.29, A 11a.30, A 24.13, A 25.16, A 30a.18, A 32a.36, A 38.31, A 45a.28, A 47a.15, A 47c.10, A 61.12
Deutsche Horizontale 4, 176, A 1, A 2a, A 2b, A 3, A 4a, A 29, A 30a, A 30b, A 32a, A 44, A 45a, A 45b, A 46, A 98
DH 4, 13
Diabetes insipidus 235
Diagonales Band (Broca) 346, 347
Diaphragma sellae 237
Diencephalon 234, A 98, A 99, A 101, A 102, A 103
Discus articularis 165, A 9a.22, A 37a.18, A 70a.11, A 71a.11
- nervi optici A 4b.8, A 127.1
Diskonnektionseffekt, interhemisphärischer 253
Dopamin 344
Dopaminerg 311
Dopaminerge Neurone 344
Doppelbilder 320
Doppler-Sonographie 18, 22, 162, 172
Dorsale Raphekerne 345
Dorsum sellae 176, A 38.11, A 45a.9, A 50a.11, A 50c.7, A 51c.4, A 65.11, A 75b.6, A 76b.6
Drehschwindel 277
Druckkonus 175
Ductus nasolacrimalis A 71a.2, A 72a.2, A 72c.2 s. Tränennasengang
- parotideus 165, A 6a.26, A 7a.24
- submandibularis A 4a.28, A 5a.30, A 6a.32
Duplex-Scan 19
Dura mater encephali A 4b.5, A 5b.4, A 6b.6, A 7b.8, A 7b.9, A 15b.7, A 16b.11, A 17b.9, A 36b.1, A 37b.1, A 48b.10, A 49b.19, A 50b.21, A 51b.27, A 52b.43, A 53b.46, A 56b.18, A 57b.13, A 58b.13, A 59b.8, A 60b.4, A 69b.13

- - spinalis A 47b.6
Dynamische Computertomographie 2
- CT 16
Dysdiadochokinese 234
Dysmetrie 325
Dysregulation der Körpertemperatur 236
- vegetative 236
Dyssynergien 234

Echozeit 17
Edinger-Westphalscher Kern 228
Einseitige Kleinhirnläsionen 325
Einwärtsschielen 217
Eminentia arcuata 174, A 25.3, A 42.6, A 74a.18
Emissionscomputertomographie 15, 17
- Nachteile 23
- Vorteile 23
Emissionstomographie 19
Emmissarien 213
Endhirn 237 s. Telencephalon
Endhirnkerne 238 s. Basalganglien
Enkephalinerge Neurone 348
Enophthalmus 320, 342
Entorhinale Rinde 346
Entorhinaler Cortex 344, 345
Epiglottis A 8a.34, A 32a.42, A 33a.41
Epileptische Anfälle 253, 307
Epipharynx 167
Epiphyse 236, A 2b.19, A 13b.14, A 32b.12, A 45b.17, A 54a.18, A 54c.11
Epiphysenkalk 236
Epithalamus 236
Ergotrop 340
Extrapyramidales System 303
Extremitätenparesen 227

Facies medialis 237
Falx cerebelli 177, A 51b.26
- cerebri 175, 237, A 4b.3, A 5b.2, A 6b.1, A 7b.1, A 8b.2, A 9b.2, A 10b.3, A 11b.2, A 13b.2, A 14b.4, A 15a.6, A 15b.3, A 16a.5, A 16b.5, A 17b.4, A 51b.1, A 52b.3, A 53b.3, A 53c.2, A 54b.3, A 54c.1, A 55b.3, A 55c.2, A 56b.3, A 56c.2, A 57b.14, A 57c.2, A 58b.10, A 58c.3, A 59b.7, A 59c.2, A 76a.25, A 77a.24, A 78a.17
Fasciculus arcuatus 329
- cuneatus A 111.8, A 112.11, A 113.1
- gracilis A 111.9, A 112.10, A 113.2
- longitudinalis dorsalis (Schütz) 333, 346
- - medialis 277, A 69b.22, A 70b.19, A 71b.20, A 72b.16, A 73b.25, A 74b.26, A 75b.21, A 76b.20, A 77b.26, A 78b.21, A 119.7
- - superior 329, A 145.1
- mamillothalamicus A 53b.23 s. Tractus mamillothalamicus
Fastigium A 67.28
Fastigium-Ebene 6
Fazialisknie 174
Fazialislähmung, zentrale 307
Felsenbein 174 s. Os temporale Pars petrosa
Felsenbeinoberkante 174, A 2a.10, A 24.3, A 30a.10, A 45a.14
Fenstermitte 16
Fensterweite 16
Fibrae arcuatae 252
- - externae A 144a.18
- - internae A 111.5, A 112.7, A 113.3
- corticonucleares 303
- corticospinales 304
Fimbria hippocampi 252, 332, A 54b.36
Finger-Nase-Versuch 325
FISP 17
Fissura longitudinalis cerebri 237, A 4b.1, A 4c.2, A 7b.9, A 7c.5, A 13c.3, A 14c.2, A 15b.2, A 15c.1, A 16b.2,

A 17b.2, A 17c.2, A 30b.1, A 31.2,
   A 76c.10, A 77a.22, A 77c.11,
   A 78a.4, A 78c.1
– mediana ventralis A 12b.46, A 47b.1,
   A 48b.2, A 69b.20, A 70b.11, A 71b.9
– orbitalis inferior 160, A 7a.11
– – superior 160, 173, 176, 217, A 20.4,
   A 21.5, A 30a.7, A 34a.17,
   A 50a.6, A 64.7, A 75a.11
Fissura-orbitalis-superior-Syndrom 320
Fissura prima 234, A 2b.33, A 12b.33,
   A 13b.22, A 14b.15, A 15b.18,
   A 32b.26, A 33c.11, A 52b.41,
   A 67.20, A 74a.17, A 74b.16,
   A 75a.18, A 75b.20, A 76a.20,
   A 142.2, A 144a.9
– transversa cerebri 237, A 14c.7,
   A 52c.9
Fixation, extrakraniell 11
– intrakraniell 11
Fixationsnystagmus 277
FLASH 17
Flocculus 234, 322, A 3.31, A 12b.37,
   A 12c.13, A 30b.21, A 46.32,
   A 49b.12, A 72a.14, A 72b.12,
   A 73b.23, A 142.13, A 143.2
Fluent Aphasie 330
Flügelfortsatz 174 s. Processus pterygoideus
Fluoreszenzmikroskopie 344
Folium vermis A 2b.40, A 16b.15,
   A 32b.30, A 67.30, A 142.4
Follikelreifungshormon 237
Foramen cecum 45b.38, A 49b.7
– ethmoidale anterius 160
– – posterius 160
– interventriculare (Monroi) 180, 235,
   A 2b.11, A 10b.13, A 10c.8, A 45b.13,
   A 54b.22, A 83b.3, A 84.12, A 85.3,
   A 86b.3
– jugulare 176, 216, A 25.6, A 35a.30,
   A 49a.16, A 62.12, A 63.16, A 69a.17,
   A 70a.15
– lacerum A 63.10
– magnum 173, 175, A 2a.26, A 14a.13,
   A 25.11, A 26.9, A 27.8, A 38.23,
   A 48a.20, A 62.15, A 67.39
– mandibulae 147, A 37a.31, A 43.15
– ovale 176, 217, A 41.12, A 63.8,
   A 97b.6
– processus transversi A 61.13
– rotundum 176, 217, A 21.10, A 40.12,
   A 63.5
– spinosum 176, A 62.8, A 63.11
– stylomastoideum 175, A 11a.28,
   A 42.13
– transversarium A 61.13
Forceps frontalis (minor) 252, A 55b.6
– occipitalis (major) 252, A 55b.24
Forel-Felder 235
Forelsche Achse 2, 218
Formatio reticularis 224, 228, 311, 325,
   333, 346, A 69b.25, A 70b.18,
   A 71b.19, A 72b.15, A 73b.20,
   A 74b.22, A 75b.14, A 76b.15,
   A 77b.25, A 78b.19
– – medialis A 109.5
Fornix 252, 332, A 2b.10, A 10b.10,
   A 10b.25, A 10c.6, A 11b.12, A 11c.6,
   A 12b.12, A 13b.13, A 13c.8, A 32b.5,
   A 32c.3, A 34b.16, A 45b.10,
   A 52b.19, A 54b.21, A 55b.19,
   A 55c.8, A 67.2, A 78b.7, A 147.12,
   A 148.5, A 148.6, A 149.3, A 149.5,
   A 150.10
Fossa cranii anterior A 2a.4, A 18.3,
   A 19.3, A 20.2, A 38.8, A 39.7,
   A 40.6, A 41.4, A 45a.6, A 51a.4,
   A 65.4
– – media A 2a.14, A 21.7, A 22.5,
   A 23.4, A 40.13, A 41.8, A 42.7,

A 45a.16, A 49c.4, A 63.7, A 64.9,
   A 65.9, A 72a.9
– – posterior A 2a.25, A 25.5, A 26.3,
   A 27.4, A 28.2, A 38.20, A 39.14,
   A 40.19, A 41.15, A 42.9,
   A 45a.21, A 63.19, A 64.15,
   A 65.15
– hypophysialis 237, A 2a.7, A 22.3,
   A 38.13
– infratemporalis 166
– interpeduncularis 228, A 30b.12,
   A 77b.14
– mandibularis 165, A 9a.21, A 23.8,
   A 37a.17, A 43.7
– pterygoidea 174, A 21.16
– pterygopalatina 154, 174, 342, A 7a.13,
   A 20.7, A 21.13, A 34a.21, A 40.15
– rhomboidea 218
Fovea centralis retinae A 4b.9
Frankfurter Horizontale 4
Fremdreflexe 303
Frontale Ebenen 5
– Hirnbrückenbahn 233
Frontaler Cortex 344
Frontales Augenfeld 316
Frontallappen 239, A 51c.3, A 104a,
   A 104b, A 105, A 106, A 107a,
   A 107b, A 108
Frontalscheiben A 1-A 17b
Frontalserie 5
Frontopetaler Großhirntyp 6, 243
FSH 237
Funiculus dorsalis A 47b.5
Funktion, ergotrope 340
– trophotrope 340

G. 13
GABA 347
Gabaerg 311
GABAerge Neurone 347
Gadolinium-DTPA 17
Gangataxie 234, 322
Ganglion cervicale superius 342,
   A 10b.41, A 34b.36, A 35b.34,
   A 151.11, A 151.13
– ciliare 340, A 151.9
– geniculi 273
– oticum 166, 342, A 35b.29, A 151.12
– pterygopalatinum 342, A 151.10
– semilunare (Gasseri) 177, 217,
   A 9b.31, A 34b.28, A 73b.3, A 114.4,
   A 115.11, A 116.5
– spinale A 109.9, A 111.11
– spirale 283
– submandibulare 342, A 151.14
– trigeminale (Gasseri) 174, 177, 217,
   266, 348, A 9b.31, A 34b.28, A 73b.3,
   A 114.4, A 115.11, A 116.5
– vestibulare 276, 316
Ganzkörper-Computertomographie 13
Garcin-Syndrom 217
Gaumen, harter 163 s. Palatum durum
– weicher 163 s. Palatum molle
Gaumenbein 147
Gaumenmandel 164
Gehörgang, äußerer 165
Genu nervi facialis A 68.13, A 74b.27
Geruchsvermögen Minderung 300
Gesichtsfeld, binokulares 290
– monokulares 290
Gesichtsfeldhälften, homonyme 290,
   A 126.1
Gesichtsfeldstörung, kontralaterale 253
Gesichtsfeldviertel 290
Gesichtsgegend, oberflächliche seitliche
   165
– seitliche 165
– – Gefäße 166
– – Nerven 166
– tiefe seitliche 166
Gesichtsschädel 146

GH 237
Glandula lacrimalis 161, A 4a.14,
   A 36a.12, A 76a.4
– – Innervation 161
– parotidea 165, 342, A 8a.24, A 9a.34,
   A 10a.30, A 37a.28
– pituitaria 237
– sublingualis 342, A 4a.32, A 5a.29,
   A 33a.40
– submandibularis 342, A 6a.36,
   A 7a.32, A 8a.32, A 36a.47, A 37a.43
Gleichgewichtsstörungen 234, 277
Globus pallidus 235, 311, A 10b.15,
   A 11b.23, A 34b. 8, A 54b.18,
   A 136.7, A 138.5
– – Pars lateralis A 53b.14, A 137.12
– – – medialis A 53b.15, A 137.13
GLU 347
Glutamat 347
Glutamaterge Neurone 347
Golgi-Zellen 347
Gradenigo-Syndrom 218
Gradienten-Echosequenzen 17
Grenzzoneninfarkt 208
Großhirnrinde 239, 246, 346
Großhirntyp, frontopetaler 243
– okzipitopetaler 243
Gustatorisches System 273, A 117, A 118
Gut-brain Peptide 348
Gyri occipitales 243, A 3.18, A 16b.8,
   A 17b.5, A 31.17, A 33b.12, A 34b. 6,
   A 35b.7, A 36b.17, A 46.17, A 53b.45,
   A 54b.42, A 55b.27, A 56b.19
– orbitales 243, A 5b.5, A 6b.8, A 7b.11,
   A 7c.7, A 46.24, A 51b.2
Gyrus ambiens 247
– angularis 243, 328, A 3.11, A 15b.5,
   A 16b.4, A 31.14, A 35b.4, A 36b.9,
   A 37b.8, A 46.11, A 56b.15, A 57b.10,
   A 145.4, A 146.3
– cinguli 245, 251, 332, A 2b.3, A 6b.5,
   A 6c.3, A 7b.5, A 8b.5, A 9b.5,
   A 10b.4, A 10c.1, A 11b.5, A 12b.5,
   A 12c.4, A 13b.6, A 13c.4, A 33b.5,
   A 33c.2, A 45b.4, A 52b.6, A 53b.4,
   A 54b.5, A 55b.5, A 56b.8, A 57b.6,
   A 147.1, A 148.1, A 149.1, A 150.8
– dentatus 247, 332, A 78b.24, A 147.19
– fasciolaris 251, A 149.6
– frontalis inferior 239, 328, A 3.13,
   A 5b.6, A 5c.3, A 6b.7, A 6c.4,
   A 7b.7, A 8b.6, A 9b.8, A 9c.5,
   A 30b.6, A 31.5, A 36b.7, A 37b.7,
   A 37c.3, A 46.13, A 52b.5, A 53b.5,
   A 54b.4, A 55b.7
– – medius 239, A 3.8, A 4b.4, A 4c.3,
   A 5b.3, A 5c.2, A 6b.3, A 6c.2,
   A 7b.4, A 7c.2, A 8b.3, A 8c.2,
   A 9b.3, A 9c.2, A 10b.2, A 11c.2,
   A 30b.3, A 31.4, A 35b.1, A 35c.1,
   A 36c.1, A 46.10, A 52b.4,
   A 53b.2, A 54b.2, A 55b.2,
   A 56b.2, A 57b.2, A 58b.2, A 133.2
– – superior 239, A 3.1, A 4b.2, A 4c.1,
   A 5b.1, A 5c.1, A 6b.2, A 6c.1,
   A 7b.2, A 8b.1, A 8c.1, A 9b.1,
   A 9c.1, A 10b.1, A 11b.1, A 11c.1,
   A 12b.1, A 12c.1, A 30b.4, A 31.3,
   A 33b.3, A 34b.1, A 34c.1, A 46.6,
   A 52b.1, A 53b.1, A 54b.1,
   A 55b.1, A 56b.1, A 57b.1,
   A 58b.1, A 59b.1, A 133.1
– occipitotemporalis lateralis 243,
   A 9b.35, A 10b.38, A 11b.34,
   A 12b.27, A 13b.19, A 14b.13,
   A 15b.15, A 16b.13, A 17b.11,
   A 36b.18, A 52b.37, A 53b.42
– – medialis 243, A 13b.18, A 14b.11,
   A 15b.14, A 16b.12, A 17b.10,
   A 34b.19, A 35b.23, A 53b.44
– parahippocampalis 245, 332, A 9b.29,

A 9c.14, A 10b.36, A 11b.32,
A 12b.26, A 51b.15, A 52b.27,
A 53b.37, A 147.21, A 148.10,
A 149.12, A 150.7
Gyrus paraterminalis 251, A 32b.7
- postcentralis 243, 251, 255, 260, 266,
303, A 3.3, A 11b.7, A 11c.4, A 12b.3,
A 12c.3, A 13b.5, A 13c.2, A 14b.2,
A 31.12, A 33b.2, A 34b.3, A 34c.3,
A 35b.3, A 35c.3, A 36b.5, A 37b.4,
A 37c.2, A 46.7, A 54b.30, A 55b.15,
A 56b.10, A 56c.6, A 57b.7, A 57c.5,
A 58b.6, A 58c.6, A 59b.5, A 59c.5,
A 60b.3, A 109.1, A 110.4, A 111.1,
A 112.4, A 112.12, A 113.9, A 114.1,
A 115.14, A 115.16, A 116.11,
A 132.1, A 133.9, A 134.9
- precentralis 239, 251, 303, A 3.10,
A 10b.5, A 10c.2, A 11b.3, A 11c.3,
A 12b.2, A 12c.2, A 13b.1, A 13c.1,
A 14b.1, A 31.10, A 33b.1, A 34b.2,
A 34c.2, A 35b.2, A 35c.2, A 36b.3,
A 37b.2, A 37c.1, A 46.3, A 54b.11,
A 55b.9, A 56b.6, A 56c.4, A 57b.3,
A 57c.3, A 58b.4, A 58c.5, A 59b.3,
A 59c.3, A 60b.1, A 132.3, A 133.6,
A 133.8, A 133.14, A 133.15, A 134.8,
A 134.13, A 135.4
- rectus 243, 332, A 5b.7, A 5c.4,
A 6b.9, A 6c.5, A 7b.10, A 7c.6,
A 8b.14, A 50b.2, A 51b.3, A 77a.9,
A 77c.4
- semilunaris 247, 300, A 52b.15
- supramarginalis 243, A 3.9, A 12b.6,
A 13b.7, A 14b.5, A 31.11, A 36b.6,
A 37b.6, A 46.9, A 57b.9
- temporalis inferior 245, A 3.26,
A 9b.32, A 10b.39, A 11b.35,
A 12b.28, A 13b.20, A 13c.11,
A 14b.14, A 15b.16, A 35b.26,
A 36b.19, A 37b.16, A 46.26, A 50b.8,
A 51b.17, A 52b.32
- - medius 245, A 3.23, A 8b.20,
A 8c.11, A 9b.25, A 9c.12,
A 10b.28, A 11b.27, A 11c.12,
A 12b.22, A 12c.9, A 13b.16,
A 13c.9, A 14b.9, A 15b.11,
A 30b.10, A 35b.20, A 36b.16,
A 37b.15, A 37c.6, A 46.25,
A 51b.6, A 52b.22, A 53b.38,
A 54b.38
- - superior 245, 328, A 3.19, A 8b.13,
A 8c.9, A 9b.19, A 9c.10,
A 10b.19, A 10c.9, A 11b.20,
A 12b.15, A 12c.7, A 13b.12,
A 13c.7, A 14b.8, A 30b.8,
A 36b.13, A 37b.10, A 37c.5,
A 46.20, A 51b.4, A 52b.10,
A 53b.27, A 54b.31, A 55b.20
- - transversus 245, 283, A 11b.18,
A 11c.9, A 12b.14, A 54b.32,
A 55b.21, A 122.1, A 123.3,
A 123.5, A 125.9
- - - primus 251, 283, A 12b.11,
A 36b.11, A 37b.11, A 123.1,
A 124.14
- - - secundus A 12b.10, A 36b.12,
A 37b.12

h1-Feld 194
H1-Feld 235
H2-Feld 235
Halbseitenlähmung, kontralaterale 307
Halswirbel 3. A 10a.34, A 24.17,
A 25.21, A 30a.24, A 32a.43, A 38.36,
A 39.26, A 40.29, A 41.22
- 4. A 11a.40, A 24.18, A 25.22,
A 38.38, A 39.29, A 40.32, A 41.24
- 5. A 11a.41, A 12a.33, A 25.23
Halswirbelkörper 3. A 2a.38, A 11a.38
- 4. A 2a.40

Hämatom, subdurales 213
Hammer 174 s. Malleus
Hamulus pterygoideus 174, A 7a.25,
A 20.16, A 34a.34, A 39.22, A 40.25
Hauptleitungsbogen der Basalganglien
311
HE 13, 19
Hemianopsie 290
- homonyme 194, 208, 236, 253, 307
Hemiataxie 236
Hemiballismus 236, 313
Hemiparese 307
Heschlsche Querwindung 1. A 12b.11,
A 36b.11, A 37b.11, A 123.1, A 124.14
- - 2. A 12b.10, A 36b.12, A 37b.12
- Querwindungen 245, 283, A 54b.32,
A 122.1, A 123.3, A 123.5, A 125.9
Heubnersche Arterie 196
Hiatus semilunaris 146, 153, A 4b.12,
A 5b.13, A 33b.28, A 73a.2, A 74a.3
High resolution 16
Hinterhauptsbein 168, 173 s. Os
occipitale
Hinterhauptshöcker, äußerer 173 s.
Protuberantia occipitalis externa
- innerer 173 s. Protuberantia occipitalis
interna
Hinterhauptslappen 239, 243 s. Okzipital-
lappen
Hinterhorn 180
Hinterhörner Rückenmark 348
Hippocampus 245, 247, 346, A 10b.30,
A 10c.13, A 11b.31, A 11c.11,
A 13b.15, A 35b.22, A 35c.8,
A 52b.24, A 53b.36, A 54b.37,
A 76b.11, A 77b.19, A 78b.25,
A 147.18
Hippocampusformation 332, 345,
A 51b.14, A 148.9, A 149.10,
A 149.11, A 150.3
Hirnabschnitte 218
Hirnarterien 191
Hirnbrückenbahn, frontale 233
- okzipitotemporale 233
Hirninfarkt 191, 200
Hirnnerven 216
- Lähmungen 316
Hirnnervenbahn, motorische 233
Hirnnervenkerne V bis XII 223
Hirnnerven-Syndrome 217
Hirnödem 175
Hirnschädel 173
Hirnstamm 218
- lateraler Versorgungsbezirk 200
- medialer Versorgungsbezirk 200
- paramedianer Versorgungsbezirk 200
Hirnstammserie 3, 5, 6, A 67-A 79b
Hirnstammsyndrome 227
Hirnstammtumoren 228
Hirnvenen 213, A 97a
- oberflächliche 213
- tiefe 213
Hirnvolumen 11
Histaminerge Neurone 346
Hodologie 254
Homonyme Hemianopsie 307
- Quadrantenanopsie 291
Horizontale Blicklähmungen 319
- schnelle Augenbewegungen 316
Horner-Syndrom 227, 320, 342
Hounsfield-Einheiten 16, 19
Hydrocephalus externus 313
- internus 313
Hyperakusis 284
Hyperkinese 313
Hyperpathien 236
Hypokinese 313
Hypopharynx 167
Hypophyse 237, 289, A 2b.27, A 9a.14,
A 9c.13, A 32b.27, A 32c.11,
A 45b.30, A 50b.7, A 67.22, A 75a.13,
A 75c.4

Hypophysenhinterlappen 237
Hypophysenstiel 237
Hypophysiotrope Peptide 348
Hypoplasie des Cerebellum 254
Hypothalamohypophysäre Regulation 349
Hypothalamoneurohypophysäre Nerven-
zellen 348
Hypothalamus 234, 235, 332, 346, 348,
A 52b.17, A 53b.22, A 67.11, A 77b.9,
A 78a.7, A 78b.5
- markarmer 235
- markreicher 235
Hypothalamuskerne 346
Hypotonie der Muskulatur 325

IF 235
Immunfluoreszenzmikroskopie 344
Impressio trigeminalis 174, A 74b.4
Incisura preoccipitalis A 3.27
- tentorii 175
Incus A 50a.14
Indusium griseum 332, A 147.3
Infranukleäre Augenmuskelparesen 320
Infraorbitomeatalebene 4
Infratentorieller Raum 6
Infundibulum 234, 237, A 2b.28,
A 32b.25, A 45b.30, A 51b.9, A 67.19,
A 76b.4, A 76c.6
Inhibiting-Faktoren 235
Inion A 32a.30, A 38.19, A 45a.20,
A 51a.26, A 65.19
Insel 239, 245, A 8b.10, A 8c.7, A 9b.18,
A 9c.8, A 10b.17, A 10c.7, A 11b.17,
A 36c.3, A 52b.14, A 53b.9, A 54b.13,
A 55b.14
Inselrinde A 35b.6, A 36b.10
Inselzisterne 177
Intentionstremor 234, 325
Interhemisphärenspalt A 4b.1, A 4c.2,
A 7b.9, A 7c.5, A 13c.3, A 14c.2,
A 15b.2, A 15c.1, A 16b.2, A 17b.2,
A 17c.2, A 30b.1, A 31.2, A 76c.10,
A 77a.22, A 77c.11, A 78a.4, A 78c.1
s. Fissura longitudinalis cerebri
Interneurone 347
Internukleäre Ophthalmoplegie 319
Intravitale Neuroanatomie 11
Intrazerebrale Koordinaten 5
Ipsilaterale Versorgung 303
Iris 163
Ischämien, zerebrale 191
Isocortex 247, 251
Isthmus faucium 164, A 8b.30
- gyri cinguli A 149.7

Jackson-Anfälle 252
Jochbein 147

Kanthomeatale Basisebene 2
Kanthomeatalebene 4, 176
Kanthomeatalserie 5, A 44-A 60b
Kauapparat 165
Kaumuskeln 165, 217
Keilbein 173
Keilbeinflügel, großer 174
- kleiner 173
Keilbeinflügel-Syndrom 218
Keilbeinhöhle 154, 289
Kerne, intralaminäre 236, 255
- spezifische 236
Kernspintomographie 15, 16
Kiefergelenk 165, A 9a.22, A 23.9,
A 71a.10, A 71c.3
Kieferhöhle 147
Kieferskelett 147
Kleinhirn 234, 322, A 144a, A 144b
Kleinhirnbrückenwinkel-Syndrom 218
Kleinhirnhemisphäre A 15c.5, A 16c.7,
A 17c.5, A 36c.7, A 37c.7, A 51c.10,
A 69c.10, A 71c.10, A 72c.10
Kleinhirnkerne 234

Kleinhirnläsionen, einseitige 325
Kleinhirnstiele 322
Kniehöcker, lateraler 235
– medialer 235
Kommissurenbahnen 252
Kontralaterale Halbseitenlähmung 307
– Versorgung 303
Kontrastmittel 16, 17
Konvergenzbewegung 316
Konvergenzlähmungen 316
Koordinatenebenen 351
Koordinatenkreuze 6
Koordinatenrahmen 6
Koordinatensysteme 4
Kopfgelenke 169
Kopf-Hals-Bereich 167
– Arterien 171
– Venen 172
Kopfhaut A 58a.11, A 60a.9
Kopfschwarte A 58a.10, A 60a.8
Korbzellen 347
Körperstellreflexe 277
Kortikektomien 290
Kortikofugale Bahnen A 139.4, A 140.2
Kraniozervikaler Übergang 168, A 79, A 80
– – Arterien 170
– – Knochen 168
– – Muskeln 169
– – Nerven 170
– – Venen 170
Kurzzeitgedächtnis 333

Labyrinthorgan 174
Lagesinnstörung 253
Lähmung, gekreuzte 200
– periphere 304
– zentrale 304
Lähmungen der Hirnnerven 316
Lamina affixa 180, 236
– cribrosa 146, 176, 217, 300, A 5a.13, A 19.4, A 38.12
– – sclerae 163, 289
– orbitalis 146, A 4a.16, A 5a.17, A 18.6, A 19.5, A 75a.3
– papyracea 146, A 4a.16, A 5a.17, A 18.6, A 19.5, A 75a.3
– perpendicularis 146
– tecti (quadrigemina) 228
– terminalis 234, A 2b.17, A 32b.14, A 45b.21, A 52b.16, A 67.9, A 78b.3
Längsachse Hirnstamm 2, 218
– Vorderhirn 2, 218
Langsame Augenfolgebewegungen 316
Lateraler Paracore 344
Lateralisation 254, 328
Leitstrukturen 15, 19
– Blutgefäße 21
– Durastrukturen 22
– Gesichtsschädel 20
– Hirnschädel 21
– Kopf-Hals-Bereich 20
– Ventrikelsystem 21
– Zisternen 21
Leitungsaphasie 330
Lemniscus lateralis 233, 283, A 74b.20, A 75b.18, A 76b.18, A 77b.30, A 122.7, A 123.10, A 124.2, A 124.6, A 125.4
– medialis 233, 260, A 70b.14, A 71b.13, A 72b.11, A 73b.17, A 74b.18, A 75b.16, A 76b.16, A 77b.23, A 78b.22, A 111.4, A 112.3, A 112.6, A 113.6
– trigeminalis 266, A 114.7, A 115.18, A 116.7
LH 237
Liberine 235
Lidheber 160
Lidschwellung 290
Lidspalte 342

Ligamentum nuchae A 16a.19, A 17a.14
– stylohyoideum A 8a.35, A 9a.38, A 10a.29, A 22.11, A 23.17, A 24.14
– transversum atlantis A 32a.37
Limbisches System 332, A 147, A 148, A 149, A 150
Limbus corneae 161
Lingua 164 s. Zunge
Linse 163, A 35a.16, A 35b.16, A 75a.2, A 76a.2, A 76c.1, A 77c.1
Lipotropin 237
Liquor cerebrospinalis 11, 176
Liquorräume, intrakranielle 176
Literatur 11
– Anatomie Kopf 12
– Cerebellum 12
– Diencephalon 12
– Gesamtgebiet Neuroanatomie 12
– Hirnstamm 12
– Neuroanatomische Technik 12
– Neuroembryologie 12
– Neurohistologie 12
– Neurologie 12
– Neurophysiologische Diagnostik 12
– Neuroradiologie 12
– – Computertomographie 12
– – Magnetresonanztomographie 12
– – Positronenemissionstomographie 12
– – Sonographie 12
– Telencephalon 12
– Vergleichende Neuroanatomie 12
Lobulus paracentralis 243, A 2b.14, A 13b.4, A 14b.3, A 14c.1, A 33c.1, A 45b.1, A 58b.8, A 59b.6, A 134.2, A 135.7
– parietalis superior 243, A 3.6, A 15b.1, A 16b.1, A 16c.1, A 31.15, A 46.5, A 58b.9, A 59b.9
Lobus caudalis (posterior) cerebelli 234, A 13b.25, A 13c.13, A 14b.18, A 14c.9, A 15b.19, A 16b.16, A 36b.23, A 37b.17, A 49b.18, A 49c.11, A 50b.20, A 50c.11, A 52b.42, A 69a.25, A 70a.24, A 70c.10, A 71a.24, A 72a.20, A 73a.24, A 74a.23, A 75a.21, A 76a.21, A 142.12, A 142.14, A 143.3, A 144a.17
– cranialis (anterior) cerebelli 234, 322, A 12b.31, A 13b.21, A 13c.10, A 14b.10, A 14c.6, A 15b.13, A 52b.39, A 52c.7, A 52c.8, A 74a.16, A 75a.17, A 75c.9, A 76a.19, A 76c.9, A 77a.18, A 77c.10, A 78a.11, A 142.9, A 143.6
– flocculonodularis 277, 322
– frontalis 239 s. Frontallappen
– nervosus 237
– occipitalis 239 s. Okzipitallappen
– parietalis 239 s. Parietallappen
– temporalis 239, A 126.8 s. Temporallappen
Locus coeruleus 227, 345, A 51b.20, A 52b.34, A 75b.22, A 76b.23, A 77b.28
Luliberin 348
Luteinisierungshormon 237

M. 13
MA 13
Magnetresonanztomographie 1, 15, 16, 19
– Kontraindikationen 23
– Nachteile 23
– Vorteile 23
Makrophotographien 3
Malleus A 50a.13, A 73a.14
Mandelkern 333 s. Corpus amygdaloideum
Mandibula 147, A 36a.42, A 41.21, A 45a.30, A 47a.10, A 47c.7, A 48a.10, A 48c.6, A 61.9, A 62.9

Mantelkante 237
Massa lateralis atlantis 169, A 11a.31, A 12a.28, A 25.17, A 26.11, A 34a.35, A 39.23, A 40.26, A 47a.17, A 61.14
Massaterreflex 266
Maxilla 147, A 4a.24, A 6a.22, A 18.17, A 19.16, A 20.12, A 33a.27, A 34a.33, A 35a.40, A 36a.22, A 39.21, A 40.24, A 41.17, A 42.10, A 47a.3, A 61.2, A 69a.1, A 70a.1, A 71a.1
– Processus alveolaris A 5a.23
ME 13
Meatovertikale Ebene 6, A 38
Meatus acusticus externus 165, A 10a.22, A 11a.24, A 24.8, A 37a.20, A 43.8, A 48a.14, A 48c.8, A 49a.14, A 49c.8, A 63.15, A 70a.14, A 71a.12, A 71c.6
– – internus 174, 216, A 11a.20, A 25.4, A 35a.23, A 41.9, A 64.12, A 73a.15, A 73b.9
– nasi inferior 153, A 4b.18, A 5b.21, A 6b.25
– – medius 146, 153, A 4b.13, A 5b.15, A 6b.19
– – superior 153
Mediales Lemniscussystem 260, A 111, A 112, A 113
Medianebene 4, A 4a
Medianer Paracore 344
Medulla oblongata 218, A 2b.44, A 12c.14, A 32b.36, A 32c.14, A 45b.39, A 46.35, A 48c.9, A 49b.14, A 67.35, A 69a.19, A 69c.7, A 70a.18, A 70c.8, A 71a.16, A 72a.13, A 98, A 99, A 100, A 101, A 102, A 103, A 132.13
– – geschlossener Teil 219
– – offener Teil 219
– spinalis A 2b.46, A 3.41, A 12b.43, A 13b.31, A 30b.30, A 32b.45, A 45b.41, A 46.37, A 47b.3, A 47c.11, A 67.43
Melanotropin 237
Membrana tympani 165 s. Trommelfell
Mesencephalon 228, A 12c.8, A 45b.23, A 52c.6, A 53c.9, A 98, A 99, A 100, A 101, A 102, A 103
Mesenzephales Höhlengrau 346, 348, 349
Mesocortex 251
Mesolimbische Neurone 344
Mesopharynx 167
Mesoskopischer Bereich 3
Metathalamus 235
Meyer-Loop 290
Meynertsche Achse 2, 6, 218, A 67, A 69a
– Ebene 6, A 69a
Miosis 320, 342
Mitralzellen 300
Mittelhirn 228 s. Mesencephalon
Mittelhirnhaube 228 s. Tegmentum mesencephali
Mittelhirnsyndrom 175
Mittelohrschwerhörigkeit 285
Mittelteil 180
Mm. 13
Molar 1. A 4a.27, A 18.19
– 2. A 4a.26, A 5a.27, A 18.18, A 19.17
Monoparesen 307
Motoneurone 346
– spinale 304
Motorische Systeme 303
MR 13
MR-Angiographie 17
MR-Spektroskopie 17
MRT 13, 16
Multiplanare Darstellung 3
Multiple Sklerose 320
Mundbodenmuskulatur 217
Mundhöhle 163, A 4b.21, A 5b.23, A 6b.27, A 7b.25, A 32b.44, A 33b.41, A 34b.35, A 35b.35, A 79, A 80

Mundhöhle, Boden 164
- Dach 163
- Gefäße 164
- Nerven 164
Mundhöhlenvorhof 163 s. Vestibulum oris
Musculi bulbi 161
Musculus buccinator A 4a.29, A 5a.28, A 6a.28
- constrictor pharyngis 167, A 9a.33, A 10a.36, A 33a.35
- digastricus 164, A 7a.34, A 8a.37, A 35a.47
- - Venter anterior A 4a.38, A 5a.39, A 6a.37, A 33a.44, A 34a.45
- - - posterior A 9a.39, A 10a.32, A 11a.32, A 12a.26, A 36a.46, A 37a.37
- dilatator pupillae 163, 342
- erector spinae 169
- frontalis 303
- genioglossus 164, A 4a.30, A 5a.32, A 6a.33, A 32a.41
- geniohyoideus 164, A 4a.34, A 5a.37, A 6a.38, A 32a.45, A 33a.42, A 34a.47
- hyoglossus 164
- levator palpebrae superioris 160, A 4a.10, A 5a.8, A 6a.10, A 35a.13, A 36a.13, A 76a.11, A 77a.7
- - scapulae A 37a.39
- - veli palatini 163, 167, A 9a.26, A 33a.29, A 34a.29
- longissimus capitis 169, A 37a.34
- longus capitis 170, A 33a.30, A 69b.8
- masseter 165, A 5a.25, A 6a.27, A 6c.12, A 7a.26, A 8a.28, A 9a.37, A 37a.29, A 37c.8, A 69a.9
- mylohyoideus 164, A 4a.37, A 5a.38, A 6a.39, A 7a.30, A 32a.46, A 33a.43, A 34a.46, A 35a.46
- obliquus capitis inferior 170, A 13a.26, A 14a.20, A 34a.42, A 35a.41, A 36a.35
- - - superior 170, A 13a.22, A 14a.16
- - inferior 161, A 4a.21, A 4c.8, A 35a.20, A 36a.18, A 73a.4
- - superior 161, A 4a.12, A 5a.9, A 5c.5, A 6a.12, A 6c.7, A 76a.5, A 77a.5
- occipitofrontalis, Venter frontalis A 34a.8
- orbicularis oculi 160, 303, A 4a.19
- - oris A 33a.34, A 34a.32
- orbitalis A 6a.20, A 35a.22
- palatoglossus A 33a.36, A 34a.43
- palatopharyngeus 167
- pterygoideus lateralis 165, A 7a.18, A 7c.10, A 8a.22, A 9a.27, A 35a.32, A 36a.25, A 37a.23, A 69a.11, A 69c.5, A 70a.10, A 71a.8
- - medialis 165, A 7a.19, A 7c.11, A 8a.26, A 9a.31, A 35a.34, A 36a.36, A 37a.32
- rectus capitis anterior 170, A 69b.9
- - - posterior major 170, A 15a.20
- - - - minor 170, A 14a.15, A 15a.19
- - inferior 161, A 4a.20, A 4c.8, A 5a.18, A 5c.10, A 6a.19, A 6c.9, A 35a.21, A 73a.7, A 74a.9, A 74c.3
- - lateralis 161, A 4a.18, A 5a.15, A 5c.9, A 6a.17, A 35a.18, A 36a.15, A 75a.10, A 76a.9
- - medialis 161, A 4a.15, A 4c.4, A 5a.14, A 5c.7, A 6a.15, A 6c.7, A 34a.16, A 75a.8, A 76a.7
- - superior 161, A 4a.13, A 5a.10, A 6a.11, A 35a.17, A 76a.10, A 77a.6
- semispinalis capitis 169, A 16a.17, A 17a.12, A 33a.32, A 34a.37, A 35a.39, A 36a.39

- sphincter pupillae 163, 340
- splenius capitis 169, A 14a.19, A 15a.21, A 16a.18, A 17a.13, A 33a.38, A 34a.38, A 35a.44, A 36a.40, A 37a.35
- stapedius-Reflex 284
- sternocleidomastoideus A 9a.45, A 10a.35, A 11a.39, A 12a.32, A 13a.27
- styloglossus 164, A 8a.30, A 9a.32, A 35a.42
- stylohyoideus A 8a.37, A 36a.37
- stylopharyngeus 167, A 9a.40
- tarsalis inferior 160
- - superior 160
- temporalis 165, A 4a.6, A 5a.16, A 5c.11, A 6a.18, A 6c.8, A 7a.15, A 8a.18, A 9a.15, A 10a.15, A 36a.23, A 36c.6, A 37a.10, A 69a.8, A 70a.7, A 71a.7, A 72a.8, A 73a.9, A 74a.13, A 75a.14, A 75c.7, A 76a.16, A 77a.10, A 78a.5
- tensor tympani 217
- - veli palatini 163, A 7a.22, A 34a.31
- trapezius 169, A 16a.20, A 17a.15, A 33a.33, A 34a.39, A 35a.45, A 36a.41, A 37a.36
Mutismus 253
- akinetischer 233
MV 6, 13
Myelographie 1

N. 13
Nackenmuskeln 169
Nasenbein 147
Nasengang, mittlerer 146, 153 s. Meatus nasi medius
- oberer 153
- unterer 153
Nasenhöhle 153, A 4b.16, A 5b.18, A 6b.24, A 7b.23, A 69a.5, A 70a.6, A 71a.5, A 72a.1, A 73a.1, A 79, A 80
- Gefäße 154
- Nerven 154
Nasenmuschel, mittlere 146
- untere 146
Nasennebenhöhlen 153, A 79, A 80
Nasenscheidewand 153
Nasenseptum 147
Nasenskelett 146
Nasenvorhof 153
Nasopharynx 167
Nebenleitungsbogen der Basalganglien 311
Neocerebellum 234, 324, A 142, A 143
Neocortex 345, 348
Neozerebelläre Läsionen 325
Nervenzellen, pseudounipolare 255
Nervi olfactorii 217, 300
- palatini A 6b.26, A 34b.26, A 115.8
Nervus abducens 162, 217, A 3.32, A 6b.15, A 7b.18, A 8b.22, A 9b.30, A 10b.34, A 11b.41, A 30b.18, A 32b.35, A 33b.31, A 34b.24, A 35b.19, A 49b.5, A 50b.9, A 50b.11, A 72b.8, A 72b.10, A 73b.7, A 73b.13, A 74b.6, A 74b.9, A 74b.17, A 81, A 82
- accessorius 170, 216, A 3.37, A 11b.45, A 12b.39, A 30b.26, A 34b.31, A 35b.32, A 36b.25, A 37b.20, A 46.34, A 49b.10, A 69b.31, A 70b.22, A 81, A 82
- - Porus duralis A 70a.17
- - Radix spinalis A 33b.38
- alveolaris inferior 166, A 4b.24, A 5b.27, A 6b.30, A 7b.28, A 8b.27, A 33b.46, A 34b.39, A 35b.37, A 36b.24, A 37b.19, A 115.3
- buccalis 166
- cochlearis 283, A 122.10, A 123.6, A 124.8, A 124.12, A 125.1

- facialis 166, 174, 216, 273, A 3.28, A 11b.39, A 11b.44, A 12b.34, A 30b.17, A 33b.29, A 34b.29, A 35b.27, A 36b.22, A 37b.18, A 49b.13, A 50b.14, A 69a.15, A 70a.20, A 71a.15, A 73b.12, A 73b.14, A 81, A 82, A 114, A 118.2, A 151.7
- - parasympathischer Anteil 340
- frontalis 162, A 6b.12, A 35b.12, A 115.7
- glossopharyngeus 164, 216, 273, A 3.33, A 9b.37, A 11b.42, A 12b.36, A 30b.22, A 33b.34, A 34b.31, A 35b.31, A 46.34, A 49b.9, A 69b.10, A 70b.4, A 71b.11, A 81, A 82, A 114, A 118.1, A 151.8
- - parasympathischer Anteil 342
- hypoglossus 164, 216, A 3.34, A 4b.23, A 5b.26, A 6b.31, A 7b.29, A 8b.31, A 9b.38, A 10b.44, A 11b.43, A 12b.40, A 30b.27, A 33b.36, A 33b.47, A 34b.33, A 35b.33, A 36b.29, A 46.33, A 48b.5, A 69b.17, A 70b.15, A 70b.9, A 71a.14, A 71b.7, A 71b.15, A 81, A 82
- infraorbitalis 163, A 4b.15, A 5b.14, A 6b.20, A 35b.25, A 115.2
- intermedius 216, 342, A 3.28, A 11b.39, A 12b.34, A 30b.17, A 33b.29, A 34b.29, A 35b.27, A 50b.14, A 73b.12, A 151.7
- lacrimalis 162
- laryngeus superior A 10b.45
- lingualis 164, 166, A 5b.25, A 6b.29, A 7b.27, A 8b.29, A 33b.44, A 34b.40, A 35b.38, A 36b.26, A 115.6
- mandibularis 166, 217, A 9b.36, A 35b.29, A 49b.4, A 71a.9, A 71b.1, A 72b.2, A 115.12, A 116
- maxillaris 217, A 7b.20, A 8b.24, A 34b.27, A 49b.4, A 73b.10, A 115.10, A 116
- nasociliaris 154, 162, A 5b.9, A 6b.13, A 115.4
- occipitalis major A 13b.29, A 14b.20, A 15b.22, A 16b.17, A 17b.12
- - tertius A 13b.30, A 14b.21, A 15b.23, A 16b.18
- oculomotorius 162, 217, A 2b.29, A 6b.17, A 7b.15, A 8b.18, A 9b.27, A 10a.14, A 10b.31, A 30b.13, A 32b.16, A 33b.23, A 34b.21, A 51b.11, A 76b.7, A 77b.13, A 78b.14, A 81, A 82, A 151.1
- ophthalmicus 162, 217, A 7b.17, A 8b.21, A 34b.23, A 115.9
- opticus 163, 217, 289, A 2b.26, A 5b.11, A 5c.8, A 6b.16, A 6c.6, A 7b.13, A 8b.17, A 8c.8, A 32b.23, A 33b.18, A 33c.9, A 34b.20, A 35b.18, A 49b.2, A 50b.5, A 75a.9, A 76a.14, A 76b.1, A 76c.4, A 77b.2, A 126.3, A 127. 3, A 128.1, A 128.6, A 129.2
- palatinus major A 5b.22, A 115.5
- petrosus major 342, A 73b.8, A 151.16
- - minor 342
- suboccipitalis A 13b.28
- supraorbitalis 162, A 4b.6, A 5b.8, A 115.1
- trigeminus 217, 266, A 10b.37, A 11b.38, A 30b.16, A 33b.26, A 34b.25, A 50b.10, A 73b.4, A 74b.21, A 74c.6, A 75a.15, A 75b.11, A 75b.13, A 81, A 82, A 114, A 115.13, A 116, A 144a.11
- - Pars triangularis A 74b.8
- trochlearis 162, 217, 228, A 6b.10, A 7b.14, A 8b.19, A 9b.28, A 10b.32, A 11b.33, A 12b.25, A 34b.22,

Sachregister für Text und Abbildungen

A 51b.16, A 52b.35, A 76b.14,
A 77b.24, A 77b.33, A 81
- vagus 216, 273, A 3.33, A 10b.42,
A 11b.42, A 12b.36, A 30b.23,
A 33b.34, A 34b.31, A 35b.30,
A 36b.27, A 37b.21, A 46.34, A 49b.9,
A 69b.12, A 70b.5, A 71b.18, A 81,
A 82, A 114, A 118.1
- - parasympathischer Anteil 342
- vestibularis 277, A 119.10, A 120.3,
A 121.3
- vestibulocochlearis 216, A 3.30,
A 11b.40, A 12b.35, A 30b.20,
A 33b.30, A 34b.30, A 35b.28,
A 50b.15, A 72b.20, A 73b.15
Netzhaut 163
Neuroaktive Substanzen 343
Neurocranium 173
Neurofunktionelle Systeme 2, 254
Neurohypophyse 235, 237, A 75b.5
Neuromodulatoren 343
Neurone, adrenerge 345
- aspartaterge 347
- catecholaminerge 344
- cholinerge 346
- dopaminerge 233, 344
- enkephalinerge 348
- GABAerge 347
- glutamaterge 347
- histaminerge 346
- noradrenerge 345
- peptiderge 348
- serotoninerge 345
Neuronentheorie 343
Neuropeptidhaltige Neurone 227
Neuropharmakologie 343
Neurosekretion 235
Neurotransmitter 343
Nigrostriatale Neurone 344
Nn. 13
Nodulus vermis 234, 322, A 2b.39,
A 32b.33, A 45b.34, A 67.29,
A 73b.30, A 73c.10, A 74b.32,
A 142.8, A 143.7
Nomina anatomica 12
Non-Fluent Aphasie 330
Noradrenalin 344
Noradrenerge Neurone 227, 345
Nucl. 13
Nuclei cochleares 224, A 68.7, A 125.2
- corporis trapezoidei A 122.13
- habenulae 236, 333, 346, A 54b.27,
A 147.11
- intralaminares thalami A 109.3
- olivares craniales 283
- pontis 223, A 73b.10, A 74b.14,
A 75b.10, A 76b.12
- pulvinares thalami A 12b.13, A 33b.10,
A 34b.10, A 54b.28
- raphes 224
- vestibulares A 68.6, A 72b.24,
A 73b.26, A 120.7, A 121.4, A 144b.10
Nucleus accumbens 344, 346
- ambiguus 224, A 68.17, A 70b.20,
A 71b.16, A 72b.17
- anterior thalami 236, 332, 345,
A 10b.14, A 54b.23, A 147.5
- basalis (Meynert) 347, A 10b.23
- caudatus 238, 311, A 11b.9, A 12b.9,
A 33b.7, A 34c.5
- centralis superior (Bechterew) 333, 346
- centromedianus thalami 311, A 12b.16
- cochlearis dorsalis 283, A 72b.26,
A 122.14, A 123.12, A 124.9
- - ventralis 283, A 72b.26, A 122.11,
A 123.12, A 124.9
- cuneatus (Burdach) 219, 260,
A 69b.29, A 70b.27, A 71b.22,
A 111.6, A 112.8, A 113.4
- dentatus 234, 311, 325, A 14b.17,
A 33b.27, A 51b.24, A 73a.21,

A 73b.32, A 74a.21, A 74b.34,
A 142.11, A 144b.8
- dorsalis corporis trapezoidei A 73b.19
- - nervi vagi 224, 344, 345, A 68.18,
A 70b.25, A 71b.26
- emboliformis 234
- fastigii 234, 322, A 51b.23, A 144b.9
- globosus 234
- gracilis (Goll) 219, 260, A 69b.30,
A 70b.28, A 111.7, A 112.9, A 113.5
- interpeduncularis 333, 346
- interstitialis Cajal 316
- intralaminaris 311
- lateralis dorsalis thalami A 11b.11
- - posterior thalami A 54b.26
- lemnisci lateralis A 122.8
- lentiformis 238
- medialis thalami 236, A 11b.13,
A 33b.8, A 54b.24, A 147.9
- mesencephalicus nervi trigemini 228,
266, A 68.2, A 74b.29, A 75b.24,
A 76b.24, A 77b.31, A 78b.28,
A 114.6, A 116.8
- motorius nervi trigemini 224, A 68.12,
A 74b.24
- nervi abducentis 316, A 68.14,
A 74b.28, A 119.9, A 139.10, A 140.8,
A 141.7
- - facialis 224, A 68.15, A 73b.21,
A 74b.23
- - hypoglossi 224, A 68.19, A 70b.24,
A 71b.25
- - oculomotorii 228, 316, A 68.10,
A 78b.20, A 119.3, A 139.7,
A 140.5, A 141.4
- - trochlearis 228, 316, A 68.11,
A 77b.27, A 119.4, A 139.8,
A 140.6, A 141.5
- oculomotorius accessorius (Edinger-
Westphal) 228, 340, 348, A 68.9,
A 151.2
- olivaris caudalis (inferior) 218, 225,
A 12b.38, A 48b.4, A 49b.8, A 70b.16,
A 71b.14, A 72b.14, A 144a.15
- - cranialis (superior) A 73b.19,
A 122.9, A 123.11, A 124.7
- ovalis 273, A 117.5
- paraventricularis 345
- periolivaris 347, 349
- pontinus nervi trigemini 224, 266,
A 68.3, A 74b.25, A 114.8, A 115.19,
A 116.6
- prepositus hypoglossi A 72b.22,
A 139.11, A 140.9, A 141.8
- radicis spinalis nervi accessorii A 68.20
- raphes dorsalis 311, 333, 346
- - magnus 346, 348
- - obscurus 346
- - pallidus 345, 346
- - pontis 346
- reticularis thalami A 53b.29
- ruber 228, 311, 325, A 11b.25,
A 78b.16, A 136.8, A 137.2, A 138.3,
A 144a.3, A 144b.5
- salivatorius caudalis 224, 342, A 68.16,
A 151.4
- - cranialis 224, 340, A 68.16, A 151.3
- - inferior A 151.4
- - rostralis A 151.3
- sensorius principalis nervi trigemini
266, A 68.3, A 114.8
- septi 333, A 148.4
- - lateralis 344
- solitarius 224, 273, 345, 346, 348,
A 68.8, A 70b.23, A 71b.23, A 118.3
- - Pars gustatoria A 117.6
- spinalis nervi trigemini 224, 266, 344,
A 68.5, A 114.9, A 115.20, A 116.2
- - - - Pars caudalis A 69b.28,
A 70b.31
- - - - interpolaris A 71b.27
- - - - oralis A 72b.19, A 73b.22

- subthalamicus 235, 311, A 11b.22,
A 33b.15, A 136.9, A 137.1, A 137.7,
A 138.7
- suprachiasmaticus 348
- tegmentalis dorsalis (Gudden) 333
- ventralis anterior thalami 311, 325,
A 144b.4
- - intermedius thalami 277, A 119.2,
A 120.1, A 121.7
- - lateralis thalami 236, 311, 325,
A 11b.14, A 54b.25, A 136.6,
A 137.6, A 138.9, A 144b.3
- - posterolateralis thalami 236, 255,
260, A 34b. 9, A 53b.30, A 109.4,
A 110.2, A 111.3, A 112.2, A 113.7
- - posteromedialis thalami 236,
A 114.3, A 115.17, A 116.9,
A 117.3, A 118.5
- ventrocaudalis externus thalami 236,
A 53b.30
- - internus thalami 236
- ventrooralis thalami 236, A 11b.14,
A 54b.25, A 136.6, A 137.6, A 138.9
- vestibularis inferior 277, A 119.11
- - lateralis (Deiters) 277, 311,
A 119.13, A 120.6, A 121.5
- - medialis 277, A 119.12
- - superior 277, A 74b.30, A 119.8
Nystagmus 234, 277, 316, 325

Oberflächliche seitliche Gesichtsgegend
165
Oberkieferbein 147
Oberlid A 35b.15, A 75a.1, A 76a.1
Obex 180, 219, A 32b.40, A 67.37,
A 70b.29
Ohrmuschel 165, A 10a.25, A 11a.19,
A 12a.17, A 13a.18, A 47a.18,
A 47c.12, A 48a.19, A 49a.21,
A 50a.21, A 51a.21, A 52a.16,
A 53a.20, A 61.16, A 62.16, A 69a.23,
A 70a.23, A 71a.22, A 72a.17,
A 73a.19, A 74a.19, A 75a.20
Ohrspeicheldrüse 165 s. Glandula paroti-
dea
Ohrtrompete 167 s. Tuba auditiva
Okulomotorisches System 316, A 139,
A 140, A 141
Okzipitallappen 243, A 52c.10, A 73a.27,
A 73c.11, A 74a.27, A 74c.11, A 104a,
A 104b, A 105, A 106, A 107a,
A 107b, A 108
Okzipitalpol A 2b.34, A 3.21, A 31.18,
A 45b.26, A 46.21, A 54b.45,
A 74a.28, A 75c.10
Okzipitopetaler Großhirntyp 11, 243
Olfaktorisches System 300, A 130, A 131,
A 147
Olive 218, A 30b.19, A 71a.17, A 71c.7
Operculum frontale 239, 245, 328
- parietale 245, 273, A 117.1, A 118.6
- temporale 245
Ophthalmoplegie, internukleäre 319
Opiatrezeptoren 348
Orbita 160, 289, A 18.8, A 19.7, A 20.3,
A 30a.6, A 40.11, A 41.7, A 47a.4,
A 48a.5, A 48c.3, A 49a.4, A 49c.3,
A 50a.4, A 50c.4, A 51a.3, A 62.4,
A 63.2, A 64.4
- Fett A 34c.8
- Gefäße 162
- Nerven 162
Orbitaboden A 4a.22, A 5a.20, A 18.9,
A 19.8, A 30a.11, A 34a.20, A 35a.27,
A 40.14, A 41.11
Orbitadach 176, A 4a.9, A 5a.6, A 18.4,
A 19.2, A 30a.2, A 34a.12, A 35a.12,
A 40.7, A 41.4, A 65.3
Orbitadach-Ebene 5
Orbitaspitzen-Syndrom 320
Orbitomeatalebene 4

Organon ampulloglomerulare 191
Oropharynx 167
Os ethmoidale 146, A 5a.13, A 49a.3,
 A 63.4
– frontale 175, A 2a.1, A 4a.4, A 5a.3,
 A 6a.2, A 18.1, A 19.1, A 20.1,
 A 30a.1, A 32a.4, A 33a.5, A 35a.3,
 A 36a.2, A 37a.2, A 38.3, A 39.3,
 A 40.3, A 41.3, A 42.3, A 43.3,
 A 45a.3, A 50a.1, A 50c.1, A 51a.1,
 A 52a.1, A 52c.1, A 53a.1, A 53c.1,
 A 54a.1, A 55a.1, A 55c.1, A 56a.1,
 A 56c.1, A 57a.1, A 57c.1, A 58a.1,
 A 58c.1, A 59a.1, A 59c.1, A 60a.1,
 A 64.1, A 65.1, A 66.1, A 77a.1,
 A 78a.3
– hyoideum A 2a.39, A 7a.35, A 32a.47,
 A 33a.46, A 38.39, A 39.30, A 40.34
– – Cornu majus A 8a.38, A 9a.42,
 A 22.12, A 23.19
– – – minus A 21.21
– – Corpus A 21.22
– lacrimale 147
– nasale 147, A 2a.11, A 32a.24,
 A 38.14, A 45a.12, A 47a.1, A 47c.1,
 A 48a.1, A 48c.1, A 61.1, A 62.1
– occipitale 168, 173, A 2a.8, A 12a.22,
 A 13a.19, A 14a.14, A 15a.17,
 A 16a.15, A 17a.10, A 24.10, A 26.6,
 A 27.7, A 28.3, A 33a.23, A 35a.26,
 A 36a.17, A 37a.15, A 38.9, A 39.12,
 A 40.18, A 41.10, A 42.5, A 43.9,
 A 45a.7, A 49a.23, A 49c.12,
 A 50a.24, A 50c.12, A 51a.25,
 A 52a.20, A 52c.11, A 53a.26,
 A 53c.13, A 54a.26, A 55a.25,
 A 55c.12, A 56a.18, A 56c.11,
 A 57a.16, A 57c.8, A 63.19, A 64.17,
 A 65.18, A 66.5, A 69a.26, A 70a.26,
 A 71a.26, A 72a.21, A 73a.29,
 A 74a.29, A 75a.27, A 76a.28,
 A 77a.28, A 78a.21
– – Pars basilaris A 48a.11, A 48c.7,
 A 62.10
– palatinum 147, A 47a.8, A 61.7
– parietale 175, A 2a.2, A 8a.2, A 9a.3,
 A 10a.4, A 11a.5, A 12a.6, A 13a.4,
 A 14a.4, A 15a.3, A 16a.4, A 17a.3,
 A 21.1, A 22.1, A 23.1, A 24.1,
 A 25.1, A 26.1, A 27.1, A 28.1,
 A 32a.3, A 33a.4, A 35a.5, A 36a.5,
 A 37a.3, A 38.2, A 39.2, A 40.2,
 A 41.2, A 42.2, A 43.2, A 45a.2,
 A 53a.8, A 53c.12, A 54a.14,
 A 54c.10, A 55a.18, A 55c.7,
 A 56a.13, A 56c.10, A 57a.11,
 A 57c.7, A 58a.6, A 58c.9, A 59a.6,
 A 59c.6, A 60a.6, A 60c.1, A 75a.23,
 A 76a.24, A 77a.21, A 78a.16
– sphenoidale 173, A 8a.19, A 9a.18,
 A 10a.21, A 11a.21, A 22.8, A 23.11,
 A 24.7, A 38.17, A 39.13, A 40.9,
 A 49a.5, A 50a.5, A 51a.6, A 63.7,
 A 64.6, A 65.5, A 73a.8, A 74a.8,
 A 75a.7, A 77a.8
– – Ala major 174, A 6a.14, A 20.5,
 A 45a.5
– – – minor 173, A 7a.8, A 21.4, A 41.6
– temporale 174, A 8a.16, A 9a.19,
 A 10a.20, A 11a.18, A 12a.18,
 A 13a.15, A 21.8, A 22.6, A 23.5,
 A 24.5, A 25.8, A 26.4, A 27.5,
 A 34a.22, A 35a.28, A 36a.29,
 A 40.17, A 41.13, A 42.12, A 43.12,
 A 49a.8, A 50a.19, A 51a.18, A 51c.9,
 A 52a.11, A 52c.5, A 53a.14, A 53c.7,
 A 63.9, A 64.14, A 65.14, A 66.3,
 A 70a.22, A 71a.18, A 72a.12,
 A 73a.18, A 74a.20, A 75a.19,
 A 76a.17, A 77a.11, A 78a.8
– – Pars petrosa A 49c.9, A 50c.9,
 A 64.13
– zygomaticum 147, A 2a.19, A 4a.17,
 A 5a.21, A 18.11, A 19.12, A 30a.3,
 A 37a.13, A 43.6, A 47a.5, A 47c.4,
 A 48a.3, A 49a.2, A 61.5, A 62.5,
 A 63.3, A 69a.4, A 70a.5, A 71a.4,
 A 72a.5, A 73a.5, A 74a.5
Oxytocin 235, 348

Palatum durum 163, A 2a.30, A 4a.25,
 A 5a.24, A 6a.23, A 18.16, A 19.15,
 A 20.15, A 33a.28, A 38.27, A 39.20
– molle 163, A 7a.21, A 7c.12, A 8a.25
Paleocerebellum 234, 322, A 142, A 143
Paleocortex 246, 300
Pallidonigrale Bahnen 347
Papez-Kreis 252, 333
Paramediane pontine Formatio reticularis
 224, 316, A 75b.15, A 76b.19, A 139.9,
 A 140.7, A 141.6
Paraphasien 329
Parasympathikus 340
Parese 303
– myogene 320
– neurogene 320
– schlaffe 252
Parietallappen 243, A 104a, A 104b,
 A 105, A 106, A 107a, 107b, A 108
Parinaud-Syndrom 319
Parkinson-Syndrom 313, 345
Parotis s. Glandula parotidea
Pars centralis ventriculi lateralis 180,
 A 11b.8, A 11c.5, A 12b.7, A 12c.5,
 A 55a.13, A 56a.12, A 56b.12,
 A 56c.8, A 83b.2, A 84.19, A 85.24,
 A 86b.2, A 126.13
– laryngea pharyngis 167
– nasalis pharyngis 167
– oralis pharyngis 167
– petrosa 174
– tympanica 174
Paukenhöhle 166, 174 s. Cavum tympani
Pedunculus cerebellaris caudalis 234,
 A 71b.28, A 72b.25, A 73b.27,
 A 144a.13
– – cranialis 228, 234, A 51b.22,
 A 75b.25, A 76b.21, A 77b.22,
 A 144a.6, A 144b.6
– – medius 234, A 12b.32, A 12c.10,
 A 50b.17, A 73b.24, A 74b.15,
 A 74c.8, A 144a.14
Pentafurkation 198
Pentagon 177, A 87.9
Peptiderge Neurone 348
Periallocortex 251
Periamygdaläre Rinde 300
Periarcheocortex 251, 332, A 148.1,
 A 148.11, A 148.2, A 149.1, A 150.1,
 A 150.8
Peribulbärer Fettkörper A 4c.7
Peripaleocortex 251
Periphere Lähmung 304
Periventrikuläres Grau 348
PET 13, 17
Pflugscharbein 147
Pfortaderkreislauf der Hypophyse 237
Pharynx 167, A 33c.15, A 79, A 80
– Pars nasalis A 8a.23, A 8b.25, A 8c.12,
 A 32b.42, A 47c.6, A 69a.10, A 69b.4,
 A 69c.4, A 70a.9, A 70b.1, A 70c.3
– – oralis A 32b.48, A 33b.45
Pharynxwand Pars nasalis A 9a.29
– – oralis A 9a.35
Photopsien 253, 291
Pia mater 176
PICA 191, A 88.3
Pixel 1, 15
Planum temporale 245, A 37b.13
Plastizität, embryonale 254
Platysma A 5a.36, A 6a.40, A 7a.33,
 A 8a.39, A 9a.43, A 33a.45, A 37a.42
Plexus basilaris A 97b.5
– choroideus 236, A 10b.11, A 35b.14,
 A 54a.20, A 54c.12, A 55a.16,
 A 72b.13
– – ventriculi lateralis 180, A 11b.10,
 A 33b.9, A 85.29
– – – quarti A 13b.24, A 74b.31,
 A 85.19
– – – tertii 180, A 85.4
– pterygoideus 172, 213, A 9a.25,
 A 37a.27, A 69b.7
– venosus suboccipitalis A 13a.23,
 A 14a.22, A 15a.23
– – vertebralis 213
– vertebralis internus 215
Plica petroclinoidea anterior A 10b.33
– vestibularis A 8a.40
– vocalis A 8a.42
Pneumenzephalographie 1
Pons 223, A 2b.37, A 3.29, A 10b.35,
 A 10c.14, A 11b.37, A 11c.13,
 A 12b.30, A 12c.11, A 30b.15,
 A 32b.28, A 32c.12, A 33b.24,
 A 45b.31, A 46.30, A 49b.6, A 50b.13,
 A 50c.8, A 51b.18, A 51c.7, A 67.25,
 A 73a.16, A 73c.6, A 74a.15, A 74c.7,
 A 75a.16, A 75c.6, A 76a.18, A 76c.8,
 A 98, A 99, A 100, A 101, A 102,
 A 103, A 132.12, A 144a.10
– mittlerer Abschnitt 223
– oberer Abschnitt 223
– unterer Abschnitt 223
Porus acusticus externus A 2a.16,
 A 45a.18, A 67.34
– – internus 176, 216, A 50a.15
– duralis A 50b.11, A 74b.9
Positronenemissionstomographie 1, 17,
 343
– Nachteile 23
– Vorteile 23
Postmortale Neuroanatomie 11
Potentiale, akustisch evozierte 285
– evozierte 290
– somatosensorisch evozierte 270
– visuell evozierte 290
PPRF 224, 316
Präganglionäre Neurone 347
Präpiriforme Rinde 300
Precuneus 243, A 2b.4, A 15b.4,
 A 16b.3, A 16c.2, A 17b.1, A 33b.4,
 A 45b.2, A 56b.16, A 57b.11,
 A 58b.11, A 59b.10
Pretektale Region 316
PRL 237
Processus alveolaris maxillae A 38.33,
 A 39.24
– articularis A 12a.29, A 12a.30,
 A 12a.31, A 26.12, A 26.14, A 26.15,
 A 26.16
– clinoideus anterior 173, A 2a.5,
 A 8a.12, A 22.2, A 40.10, A 45a.8,
 A 65.7
– – posterior A 2a.6, A 9a.12, A 23.3,
 A 33a.18, A 39.8, A 45a.9,
 A 51b.10, A 65.10
– condylaris 147, A 43.11
– coronoideus 147, A 2a.21, A 6a.25,
 A 7a.23, A 20.14, A 37a.22, A 43.10,
 A 69a.7
– mastoideus A 2a.23, A 12a.23,
 A 25.12, A 26.8, A 30a.19, A 37a.24,
 A 43.14, A 45a.24, A 48a.17,
 A 48c.10, A 62.14, A 63.18, A 69a.20
– pterygoideus 174, A 40.21, A 70a.8
– – Lamina lateralis A 7a.17, A 21.17,
 A 35a.33, A 41.18, A 47a.9,
 A 47c.5, A 61.8, A 69b.2
– – – medialis A 7a.20, A 21.18,
 A 39.19, A 69b.1
– spinosus axis A 2a.36, A 14a.21,
 A 15a.22, A 28.5, A 32a.39, A 38.34,
 A 45a.31

– – des 3. Halswirbels A 14a.23,
  A 28.6, A 38.35
– – – 4. Halswirbels A 14a.24,
  A 15a.24, A 28.7
– – – 5. Halswirbels A 15a.25
– styloideus A 11a.27, A 24.11, A 25.14,
  A 30a.17, A 36a.33, A 42.14,
  A 47a.12, A 47c.8, A 61.11
– transversus atlantis A 25.18, A 30a.21,
  A 35a.36, A 36a.34, A 41.19, A 42.15
– – axis A 30a.23
Proisocortex 251
Projektion, visuelle extragenikuläre 290
Projektionsbahnen 252
Prolaktin 237
Prolaktinom 345
Protrusio bulbi 290
Protuberantia occipitalis externa 173,
  A 32a.30, A 38.19, A 45a.20,
  A 51a.26, A 65.19
– – interna 173, A 2a.18, A 32a.27,
  A 38.15, A 45a.15, A 51a.24,
  A 51c.11, A 65.17, A 73a.28
Pseudounipolare Nervenzellen 255
Ptose 320, 342
Pulvinar thalami 235, 236, A 126.11
Punkt-zu-Punkt-Projektionen 290
Pupillenanomalien 320
Pupillenerweiterung 342
Pupillenreflex 340
Pupillenstarre, amaurotische 320
Pupillenverengung 340
Pupillomotorik 316
Purkinjezellen 347, A 144b.7
Putamen 238, 311, A 8b.12, A 8c.6,
  A 9b.14, A 9c.7, A 10b.16, A 11b.16,
  A 34b. 7, A 35b.10, A 53b.13,
  A 53c.6, A 54b.17, A 54c.6, A 132.9,
  A 136.3, A 137.11, A 138.10
Pyramidales System 303
Pyramide 218, 304, A 30b.24, A 48b.3,
  A 69b.19, A 70b.10, A 70c.7, A 71b.8,
  A 72b.7, A 72c.7, A 134.5
Pyramidenbahn 233, 304, A 132, A 133,
  A 134, A 135
Pyramidenbahnkreuzung 218, A 12b.41
Pyramidenspitze A 64.10
Pyramidenzellen 347
– Hippocampus 347
Pyramis vermis 234, 322, A 2b.43,
  A 15b.20, A 32b.38, A 45b.37,
  A 67.33, A 71a.25, A 72a.19,
  A 73a.23, A 142.6, A 143.5

Quadrantenanopsie 207, 253
– homonyme 291
Quadrofurkation 198
Querschnittslähmungen 171

Rachen 167
Rachenmandel 167
Rachenwand Gefäße 168
– Nerven 168
Radiatio acustica 283, A 122.2, A 123.2,
  A 124.10, A 124.13, A 124.15, A 125.8
– optica 289, A 14c.5, A 126.9, A 127.8,
  A 128.12, A 128.9, A 129.6
– – Genu temporale A 126.6
– – Meyer Loop A 127.6
Radix cranialis nervi accessorii A 70b.22
– dorsalis nervi spinalis A 109.8,
  A 111.10
– – – – C2 A 33b.40
– – – – C3 A 34b.38
– motoria nervi trigemini A 68.
– sensoria nervi trigemini A 114.5
– spinalis nervi accessorii A 3.39,
  A 46.38, A 47b.4, A 48b.6, A 49b.11,
  A 70b.22
– ventralis nervi spinalis C1 A 3.38,
  A 12b.42, A 30b.28, A 33b.39,
  A 34b.34, A 47b.2

– – – – C2 A 12b.44, A 33b.40
– – – – C3 A 34b.38
– – – – C5 A 12b.47
Ramus mandibulae 147, A 2a.33,
  A 7a.27, A 8a.31, A 9a.30, A 20.17,
  A 21.19, A 22.9, A 23.16, A 30a.22,
  A 37a.30, A 42.16, A 43.16
Raphekerne 344, 345 s. Nucleus raphes
Rasmussen-Bündel 284
Raum, infratentorieller 175, 234
– parapharyngealer 167, 168
– supratentorieller 175
Rautengrube 218, A 13b.26, A 71a.19,
  A 71c.8, A 72b.23
Recessus infundibuli 180, A 9b.26,
  A 77b.8, A 83b.9, A 84.9, A 85.11,
  A 86b.9
– opticus 180, A 83b.7, A 85.10, A 86b.8
– pinealis 180
– posterior A 73b.31, A 73c.9, A 74b.33
– sphenoethmoidalis 154
– suprapinealis 180, A 83b.5, A 84.21,
  A 85.6, A 86b.5
Regenbogenhaut 163
Regio entorhinalis 251
– olfactoria 154
– pretectalis 316, A 139.5, A 140.3,
  A 141.1
Region, pretektale 316
Regulation, vegetative 235
Reidsche Ebene 4
Relaxationszeit 17
Releasing-Faktoren 235
Repetitionszeit 17
Retina 163, 289, A 36b.15, A 127.2,
  A 128.11, A 129.1
Retinotopik 290
Retrobulbärer Fettkörper A 5c.6,
  A 35c.6, A 74c.2, A 75c.1, A 77c.3
Retrosplenialer Cortex 345
RF 235
Richtungshören 283
Riechepithel 300
Riechglomeruli 300
Riechschleimhaut 154
Rigor 313
Rinde, gustatorische A 117.2
– motorische A 132.4, A 144b.1
– olfaktorische 247
– periamygdaläre 247, 300, A 130.5,
  A 131.4
– prämotorische A 132.5, A 135.5,
  A 144b.1
– präpiriforme 247, 300, A 130.4,
  A 131.4
– sensomotorische 303, A 135.6
– vestibuläre A 119.1, A 120.11, A 121.9
Rindenblindheit 253, 291
Rindenfelder, primäre 251
– sekundäre 251
Röntgen-Transversalschichtverfahren 15
Rostraler interstitieller Kern des Fasciculus longitudinalis medialis 316
Rückenmark s. Medulla spinalis
Rumpfataxie 234, 322

S. 13
Sacculus 276
Sägeschnittlinie A 38.5, A 39.5
Sagittale Ebenen 4
Sagittalscheiben A 29-A 37b
Sagittalserie 6
Sakkaden 316
Schädelgrube, hintere 176, 216
– mittlere 176, 216
– vordere 176, 216
Schädelgruben Terrassierung 176
Schädelhöhle 175, A 4-A 17, A 32-A 37,
  A 47-A 60
Schalleitungsschwerhörigkeit 285
Scheitelbein 175

Scheitellappen 243 s. Parietallappen
Schichtbildanatomie 146
Schichtbilddiagnostik 15
Schläfenbein 174 s. Os temporale
Schläfenlappen 245 s. Temporallappen
Schlafregulation 346
Schleudertrauma 171
Schluckstörungen 307
Schlundenge 164
Schlundheber 167
Schlundschnürer 167 s. Musculus constrictor pharyngis
Schmerzwahrnehmung 255
Schnittnumerierung 13
Schrumpfung 11
Schwerhörigkeit, cochleäre 285
– retrocochleäre 285
Sclera 163
Scoutview 5
Sehachse 163
Sehnerv 163, 289
Sehrinde 290 s. Area striata
– obere Lippe 290
– primäre 243
– untere Lippe 290
Seitenhörner 342
Seitenstrangangina 167
Seitenventrikel 180 s. Ventriculus lateralis
Seitliche Gesichtsgegend 165
Sella turcica 289, A 45a.10, A 65.8
Sellaboden A 22.3
Sensibilitätsstörung, dissoziierte 270
– kontralaterale 270
Sensibilitätsstörungen 227
Septum nasi 147, 153, A 4b.17, A 5b.17,
  A 6b.21, A 7b.21, A 18.13, A 19.11,
  A 20.11, A 21.15, A 30a.12, A 32b.34,
  A 38.21, A 47a.2, A 47c.2, A 48a.2,
  A 48c.2, A 61.3, A 62.2, A 69a.6,
  A 69c.1, A 70a.3, A 70c.1, A 71a.6,
  A 71c.1, A 72a.3, A 72c.1, A 73a.6,
  A 74a.1, A 75a.5
– pellucidum A 2b.7, A 9b.11, A 10b.7,
  A 32b.4, A 32c.2, A 45b.9, A 54c.3
– precommissurale 238, 333
– verum 238, 332, 333, A 53b.20,
  A 147.8, A 150.9
Septumkerne 344, 346, 347
Serotoninerge Neurone 224, 227, 345
Siebbein 146 s. Os ethmoidale
Siebbeinzellen 146
Single Photon Emission Computed Tomography 17
Sinus cavernosus 213, A 8a.15, A 9a.13,
  A 33a.21, A 50a.9, A 74b.2, A 75b.4,
  A 97b.4, A 97b.3
– frontalis 154, A 2a.3, A 30a.3,
  A 32b.13, A 33b.13, A 34b.11, A 38.6,
  A 39.6, A 40.5, A 45a.4, A 50a.2,
  A 50c.2, A 51a.2, A 51c.1, A 52a.2,
  A 64.2, A 65.2, A 66.2, A 67.10,
  A 77a.2, A 78a.1
– intercavernosus anterior A 97b.2
– – posterior A 97b.4
– maxillaris 147, A 2a.24, A 4b.19,
  A 4c.10, A 5b.19, A 5c.12, A 6b.22,
  A 18.14, A 19.13, A 20.10, A 30a.15,
  A 34b.32, A 34c.9, A 35c.9, A 36b.21,
  A 40.20, A 41.16, A 45a.22, A 47a.7,
  A 47c.3, A 48a.6, A 48c.4, A 61.6,
  A 62.6, A 67.40, A 69a.3, A 69c.2,
  A 70a.4, A 70c.2, A 71a.3, A 72a.4
– occipitalis 215, A 49a.22, A 50a.23,
  A 51a.23, A 97b.12
– paracavernosus 213
– paranasales 153
– petrosus inferior A 34a.25, A 71a.13,
  A 74b.5, A 97a.5, A 97b.8
– – superior 213, 215, A 51a.19,
  A 75b.7, A 97b.7
– rectus 213, 215, A 14a.7, A 15a.9,

A 16a.10, A 32a.23, A 53a.23,
A 54a.24, A 55a.22, A 75a.24,
A 76a.23, A 77a.20, A 78a.14,
A 97a.13
Sinus sagittalis inferior 213, A 56a.14,
A 97a.11
- - superior 215, A 4a.1, A 5a.1,
A 6a.1, A 7a.1, A 8a.1, A 9a.1,
A 10a.1, A 11a.1, A 12a.1,
A 13a.1, A 14a.1, A 15a.1,
A 16a.1, A 17a.1, A 17c.1, A 32a.2,
A 53a.2, A 54a.2, A 55a.2,
A 55c.11, A 56a.2, A 57a.2,
A 58a.2, A 59a.2, A 60a.2, A 60c.3,
A 74c.10, A 75a.26, A 76a.27,
A 76c.11, A 77a.27, A 78a.20,
A 97a.2, A 97b.13
- sigmoideus 213, 215, A 12a.19,
A 13a.16, A 26.5, A 35a.31, A 36a.30,
A 37a.21, A 49a.19, A 50a.20,
A 51a.20, A 69a.21, A 69b.32,
A 70a.21, A 71a.21, A 72a.16,
A 73a.20, A 97a.16, A 97b.10
- sphenoidalis 154, 173, A 2a.12,
A 7b.19, A 7c.9, A 8b.23, A 8c.10,
A 9b.34, A 10b.40, A 20.6, A 21.6,
A 22.7, A 23.6, A 32b.31, A 32c.10,
A 33b.25, A 38.16, A 39.10, A 45a.13,
A 48a.8, A 49a.7, A 49c.5, A 50a.8,
A 50c.5, A 63.6, A 64.8, A 67.24,
A 72b.1, A 73a.11, A 73b.1, A 73c.1,
A 74a.10, A 74b.1, A 75a.12, A 75b.1
- sphenoparietalis 213, A 97b.1
- transversus 213, 215, A 14a.11,
A 15a.15, A 16a.13, A 17a.9,
A 33a.22, A 34a.19, A 35a.25,
A 36a.20, A 37a.14, A 52a.19,
A 73a.26, A 74a.22, A 97a.15,
A 97b.11
Sinusthrombose 215
Skandierende Sprache 325
Somatosensorisch evozierte Potentiale 270
Somatostatin 348
Somatotope Ordnung 303
Sommerscher Sektor 194
Sonographie 1, 18
SP 348
Spasmus facialis 217
Spastik 252
Spastische Tonuserhöhung 303
Spatium lateropharyngeale 168
- parapharyngeum A 79, A 80
SPECT 13, 17
Speicheldrüsen 342
Spina nasalis anterior A 2a.27, A 38.24,
A 45a.25
- - posterior A 2a.31, A 38.25,
A 45a.26
Spinale Motoneurone 304
Spinaler Trigeminuskern 348
Spinalganglien 255, 260, 348
Spinalganglion C2 A 12b.45
- C3 A 34b.38
Spinalnerv C2 A 3.40, A 30b.29
Spinalnerven 170, A 81, A 82
Spin-Gitter-Relaxationszeit 17
Spinocerebellum 324
Spin-Spin-Relaxationszeit 17
Splenium corporis callosi A 13c.6,
A 126.14
Spontannystagmus 277
Sprachmotorik 234
Sprachregion, motorische 239, 328
- optische 328
- sensorische 328
Sprachregionen 328, A 145, A 146
Sprachstörungen, atypische 330
- mutistische 330
Sprachverständnis 329
Sprechstörungen 307
SSEP 270

Stäbchenzellen 289
Statine 235
Steigbügel 174
Stereotaktische Atlanten 3
- Technik 4
Stereotaxie 11
Sternzellen 347
STH 237
Stirnbein 175 s. Os frontale
Stirnhirn-Syndrom 218
Stirnhöhle 154
Stirnlappen 239 s. Frontallappen
Stirnpol A 2b.8, A 3.17, A 31.1,
A 45b.7, A 46.16, A 52b.2, A 52c.2
Stirnwindung, untere 239 s. Gyrus frontalis inferior
Störung der Zweipunkte-Diskrimination
260
Strahlenbelastung 23
Strangzellen der Hinterhörner 255
Stratum subependymale A 9b.6
Stria medullaris thalami 236, 333
- olfactoria 300
- - lateralis 247, A 130.3
- - terminalis 236, 333, 344, A 55a.11
Striae acusticae dorsales A 122.15,
A 124.4
Striatonigrale Bahnen 347
Striatum 238, 311, 344, 349, A 52b.12,
A 138.1
Subarachnoidalraum 176, A 83a.14,
A 84.24, A 85.23
Subiculum 247, 332, 346, A 147.20
Subokzipitalpunktion 171, 177
Substantia gelatinosa A 114.12
- grisea centralis A 12b.24
- innominata 235, 347, 349
- nigra 228, 311, 344, 346, A 11b.28,
A 33b.20, A 52b.29, A 77b.21,
A 78b.15, A 132.10, A 136.10,
A 137.3, A 137.8, A 138.2
Substanz P 348
- weiße 237
Subthalamopallidale Bahnen 347
Subthalamus 235
Sulcus basilaris A 50b.12
- calcarinus 243, A 2b.23, A 15b.12,
A 15c.2, A 16b.9, A 16c.4, A 17b.8,
A 17c.4, A 33b.16, A 33c.7, A 45b.20,
A 54b.44, A 67.23, A 77a.25,
A 78a.18, A 78c.10, A 126.17
- caroticus A 22.4
- centralis 239, A 3.4, A 11b.4, A 12b.4,
A 13b.3, A 31.9, A 36b.4, A 36c.2,
A 37b.3, A 46.2, A 54b.29, A 55b.11,
A 56b.7, A 56c.5, A 57b.4, A 57c.4,
A 58b.5, A 58c.7, A 59b.4, A 59c.4,
A 60b.2, A 60c.2, A 132.2
- cinguli A 2b.2, A 6b.4, A 7b.3,
A 7c.1, A 8b.4, A 9b.4, A 32b.1,
A 45b.3, A 55b.4, A 56b.4, A 56c.3,
A 57b.5
- circularis insulae A 52b.9, A 53b.8,
A 54b.33
- collateralis A 52b.36, A 53b.43
- des Sinus sigmoideus A 27.3
- frontalis inferior A 3.12, A 30b.5,
A 31.6, A 46.14
- - superior A 3.2, A 30b.2, A 31.7,
A 46.8, A 58c.2
- hippocampi 332, A 52b.26
- hypothalamicus 235
- intraparietalis 277
- lateralis 239, A 8b.11, A 9b.13,
A 9c.9, A 10b.18, A 11b.19, A 13b.8,
A 30b.7, A 36b.8, A 37b.9, A 37c.4,
A 46.18, A 52b.7, A 52c.3, A 53c.4
- - Ramus anterior A 3.15, A 46.19
- - - ascendens A 3.14, A 46.15,
A 53b.24
- - - posterior 243, A 3.16, A 46.12,
A 53b.25, A 54b.12, A 55b.17

- medianus 223, A 71b.24
- olfactorius 243, A 51b.5
- parietooccipitalis 239, 243, A 2b.6,
A 15b.6, A 16b.6, A 16c.3, A 17b.3,
A 17c.3, A 31.16, A 32b.2, A 33b.6,
A 33c.4, A 34b. 4, A 34c.4, A 45b.6,
A 54b.39, A 55b.25, A 56b.17,
A 57b.12, A 58b.12, A 67.3
- postcentralis 243, A 3.5, A 31.13,
A 46.1, A 56b.11
- precentralis 239, A 3.7, A 31.8,
A 36b.2, A 37b.5, A 46.4, A 56b.5,
A 58b.3, A 58c.4, A 59b.2
- temporalis inferior 245, A 3.25,
A 9b.33, A 46.22
- - superior 243, 245, A 3.20, A 9b.22,
A 14b.7, A 30b.9, A 37b.14,
A 46.23
Supplementärfeld, auditorisches 251
- motorisches 251, 303, A 133.5, A 134.1
- sensibles 251
- visuelles 251
Supplementärfelder 251, 254
Supraorbitomeatalebene 4
Supratentorieller Raum 5
Sutura coronalis 175, A 32a.1, A 33a.1,
A 34a.1, A 35a.1, A 36a.1, A 37a.1,
A 38.1, A 39.1, A 40.1, A 41.1,
A 42.1, A 43.1, A 53a.7, A 54a.6,
A 55a.7, A 56a.6, A 57a.6, A 58a.5,
A 59a.3, A 60a.3
- frontozygomatica A 18.5, A 30a.5,
A 43.4
- lambdoidea 169, 175, A 32a.10,
A 33a.8, A 34a.7, A 35a.11, A 36a.11,
A 37a.12, A 38.4, A 39.4, A 40.4,
A 41.5, A 42.4, A 43.5, A 50a.22,
A 51a.22, A 52a.18, A 53a.24,
A 54a.25, A 55a.24, A 56a.17,
A 57a.17, A 64.16, A 65.16, A 66.4,
A 74a.25, A 75a.25, A 76a.26,
A 77a.26, A 78a.19
- occipitomastoidea A 26.7, A 27.6
- sagittalis 175, A 58a.9, A 59a.9,
A 60a.7
- sphenofrontalis 175, A 40.8
- sphenoparietalis 175
- sphenosquamosa A 21.9, A 23.7
- squamosa A 21.2, A 23.2, A 24.2,
A 25.2, A 26.2, A 27.2
Sympathikus 342
Sympathische Fasern A 151.18, A 151.5,
A 151.6
Synchondrosis petrooccipitalis A 25.9
- sphenooccipitalis A 24.9
Syndrom der Felsenbeinspitze 218
- - Fissura orbitalis superior 218, 320
- - Olfaktoriusrinne 218
- - Orbitaspitze 218
- des Foramen jugulare 218
- - Sinus cavernosus 218
System, anterolaterales 255
- auditorisches 283
- aufsteigendes retikuläres 276
- extrapyramidales 303
- gustatorisches 273
- limbisches 332
- motorisches 303
- okulomotorisches 316
- olfaktorisches 300
- pyramidales 303
- vegetatives 340
- vestibuläres 276
- visuelles 289
Systeme der Basalganglien 311
- neurofunktionelle 254
- unspezifische 236
- zerebelläre 322

T1-Relaxationszeit 17
T2-Relaxationszeit 17

Tarsalmuskeln 342
Taubheit, kortikale 253
Tectum mesencephali 228, A 144a.4
Tegmen tympani 174
Tegmentum mesencephali 228, 333,
    A 32b.17, A 52b.30, A 67.15,
    A 77a.15, A 78a.9, A 78c.5
Teilvolumeneffekt 16
Tela choroidea ventriculi tertii 180
Telencephalon 237, A 98, A 99, A 100,
    A 101, A 102, A 103
Temperaturwahrnehmung 255
Temporallappen 239, 245, A 2b.36,
    A 7b.16, A 7c.8, A 30b.14, A 36c.4,
    A 45b.35, A 46.31, A 49b.3, A 49c.6,
    A 50b.6, A 50c.6, A 51c.5, A 52b.8,
    A 53b.26, A 73a.13, A 73c.2,
    A 74a.12, A 75c.3, A 104a, A 104b,
    A 105, A 106, A 107a, A 107b, A 108
Tenonsche Kapsel 161
Tentorium cerebelli 175, 176, A 11b.36,
    A 12b.29, A 13b.17, A 14b.12,
    A 14c.7, A 15a.14, A 15b.17,
    A 16a.11, A 16b.14, A 32b.21,
    A 33b.21, A 36b.20, A 51a.17,
    A 51b.19, A 52a.17, A 52b.40,
    A 53a.21, A 53b.40, A 54a.23,
    A 54b.40, A 73a.25, A 74a.24,
    A 75a.22, A 75b.19, A 76a.22,
    A 76b.25, A 77a.19, A 78a.13
Terminalinfarkte 207
Terminologie 11
Territorien, arterielle 200
– vaskuläre 191
– zentrale 205
Thalamus 235, A 11c.7, A 12c.6,
    A 32c.4, A 34c.7, A 54c.8, A 55b.18,
    A 144a.1
– spezifische Kerne 236
Thalamustaille 180
Thalamusunterkerne 346
Thyroliberin 348
Thyrotropes Hormon 237
Tiefensensibilität 260
Tonsilla cerebelli 234, A 2b.45, A 3.36,
    A 13c.14, A 30b.25, A 32b.41,
    A 33b.33, A 33c.14, A 45b.40,
    A 46.36, A 48b.9, A 49b.17, A 67.38,
    A 69a.22, A 69b.33, A 69c.8, A 71c.9,
    A 142.10, A 143.1
– palatina 164, A 8b.28, A 33b.42
– pharyngea 167, A 32b.39
Tonuserhöhung, spastische 303
Topik sensibler Symptome 270
Topogramm 5
Tr. 13
Tractus cerebellovestibularis 322
– corticonuclearis 233, 311, A 77b.16,
    A 78b.11
– corticopontinus 347, A 144a.2
– corticospinalis 233, 311, 347, A 69b.21,
    A 70b.12, A 71b.10, A 72b.9,
    A 73b.11, A 74b.11, A 75b.9,
    A 76b.13, A 77b.17, A 78b.12,
    A 132.7, A 133.3, A 133.4, A 133.7,
    A 133.10, A 134.3, A 134.4, A 134.5,
    A 134.10, A 134.11, A 134.12,
    A 134.14, A 135.3
– – lateralis 304, A 133.13, A 135.1
– – ventralis 304, A 133.12, A 134.7,
    A 135.2
– corticostriatalis 347
– corticotectalis 347
– corticothalamicus 347
– cuneocerebellaris 322
– frontopontinus 233, A 77b.15,
    A 78b.10
– habenulointerpeduncularis 333
– mamillotegmentalis 333
– mamillothalamicus 332, A 78b.8,
    A 147.10
– mesencephalicus nervi trigemini A 68.1
– occipitotemporopontinus 233,
    A 77b.18, A 78b.13
– olfactorius 237, 247, 300, A 2b.25,
    A 3.24, A 6b.11, A 7b.12, A 8b.15,
    A 32b.22, A 33b.17, A 45b.28,
    A 46.28, A 50b.4, A 51b.7, A 76a.12,
    A 130.2, A 131.2, A 147.15
– olivocerebellaris 324, A 144a.16
– olivocochlearis 284
– opticus 289, A 9b.24, A 10b.26,
    A 10c.10, A 11b.26, A 33b.19,
    A 33c.8, A 34b.13, A 52b.20, A 77b.6,
    A 78b.6, A 126.5, A 127.5, A 128.3,
    A 128.7, A 129.4
– pontocerebellaris 324, A 144a.12
– pyramidalis A 144b.2
– reticulospinalis 313
– spinalis nervi trigemini A 68.4,
    A 114.10, A 116.1
– spinobulbaris lateralis 260, A 111.8,
    A 112.11, A 113.1
– – medialis 260, A 111.9, A 112.10,
    A 113.2
– spinocerebellaris dorsalis (posterior)
    322, A 69b.27, A 70b.26, A 144a.19
– – ventralis (anterior) 322, A 69b.23,
    A 70b.21, A 71b.21, A 144a.8
– spinoreticularis A 109.7
– spinothalamicus 255, A 69b.24,
    A 70b.17, A 71b.17, A 72b.7,
    A 73b.18, A 74b.19, A 75b.17,
    A 76b.17, A 77b.29, A 78b.29
– – lateralis 255, A 109.6, A 110.1
– – ventralis (anterior) 255, A 109.6,
    A 110.1
– tectobulbaris 228
– tectospinalis 228, 313
– thalamocorticalis 255, 260, A 109.2,
    A 110.3, A 111.2, A 112.1, A 112.5,
    A 113.8, A 114.2, A 115.15, A 116.10
– trigeminothalamicus dorsalis A 117.4,
    A 118.4
– – lateralis 266, A 114.11, A 115.21,
    A 116.3, A 116.4
– vestibulocerebellaris 322
– vestibulospinalis lateralis 277, 313,
    A 119.14, A 120.8, A 120.10, A 121.2
– – medialis A 119.15, A 120.9,
    A 120.10, A 121.1
– vestibulothalamicus A 119.5, A 120.2,
    A 120.5, A 121.6
Tränenapparat 160
Tränenbein 147
Tränendrüse 161, 342 s. Glandula lacrimalis
– Innervation 161
Tränennasengang 153 s. Ductus nasolacrimalis
Transkranielle Magnetstimulation 307
Transmitterkomplexe 346
Tremor 313
Trifurkation 198
Trigeminusneuralgie 217
Trigeminussystem 266, A 114, A 115,
    A 116
Trigonum collaterale 180, A 13b.9,
    A 13c.1, A 55a.16, A 55c.10, A 83b.6,
    A 84.25, A 85.34, A 86b.6
– olfactorium 300, A 131.3
Trochlea A 77a.3
Trommelfell 165, A 11a.23, A 49a.13
Trophotrop 340
Truncus sympathicus A 10b.43, A 11b.46,
    A 35b.36, A 151.15
TSH 237
Tuba auditiva 167, 174, A 9a.24,
    A 34a.26, A 69a.12, A 69b.5, A 70b.2,
    A 71b.2
– – Knorpel A 35a.29
– – Ostium pharyngeum A 33a.24,
    A 69b.3
Tuber cinereum 235, 344
– vermis A 2b.42, A 67.31, A 142.5
Tuberculum articulare 165, A 2a.17,
    A 37a.16
– nuclei cuneati 218, A 48b.8, A 49b.15
– – gracilis 218, A 48b.7, A 49b.16
– olfactorium 344
– pharyngeum A 23.13, A 32a.32,
    A 38.22
– sellae A 38.10
Tuberoinfundibuläre Neurone 344
Tunica conjunctiva 160

Ultraschall 1
Ultraschallverfahren 18
– Nachteile 23
– Vorteile 23
Uncinatuskrisen 300
Uncus hippocampi 245, A 34b.17,
    A 52b.25, A 149.9, A 150.6
Unspezifische Systeme 236
Unterhorn 180
Unterkiefer 147 s. Mandibula
Unterlid A 35b.24, A 74a.2
Untersuchungsgut 350
Utriculus 276
Uvea 163
Uvula 163, A 8a.29, A 8b.26, A 32b.46
– vermis 234, 322, A 2b.41, A 14b.16,
    A 32b.37, A 45b.36, A 50b.18,
    A 67.32, A 71a.23, A 72a.18,
    A 72b.27, A 72c.9, A 73a.22, A 142.7,
    A 143.4

V. 13
Vagina bulbi 161
Var. 13
Varianten 3
Vasoaktives intestinales Polypeptid 348
Vasopressin 235
Vasopressorisches Zentrum 345
Vegetative Systeme 340, A 151
Velum medullare inferius 180
– – superius 180
Vena alveolaris inferior A 4a.35, A 5a.34,
    A 6a.31, A 7a.28, A 8a.27, A 36a.43,
    A 37a.31
– basalis (Rosenthal) 214, A 8a.11,
    A 9a.11, A 10a.12, A 11a.14,
    A 12a.14, A 13a.11, A 51a.15,
    A 52a.15, A 53a.19, A 78b.32,
    A 97a.12
– cerebri anterior 214
– – inferior 213
– – interna 213, A 11a.10, A 12a.10,
    A 13a.10, A 32a.12, A 54a.12,
    A 97a.9
– – magna (Galeni) 213, A 32a.13,
    A 54a.19, A 55a.20, A 97a.10
– – media superficialis 213, A 52a.5,
    A 53a.9, A 97a.3
– – profunda 214
– – superficialis 213
– – superior 213, A 54a.3, A 55a.3,
    A 56a.3, A 57a.3, A 58a.4,
    A 59a.5, A 60a.4
– choroidea superior 213, A 55a.12
– emissaria A 37a.25
– facialis 172, 213, A 6a.30
– fossae Sylvii 213, A 97a.3
– infraorbitalis A 4a.23, A 5a.19
– jugularis externa 172
– – interna 164, 172, 213, A 11a.37,
    A 35a.30, A 36a.32, A 37a.38,
    A 47a.13, A 48a.13, A 49a.17,
    A 69b.11, A 70a.16, A 70b.6,
    A 97a.17, A 97b.9
– – – Bulbus A 69b.15, A 70a.19,
    A 70b.7, A 71b.12
– ophthalmica 213
– – inferior 162

Vena ophthalmica superior 162, A 4a.11, A 5a.11, A 6a.9, A 7a.10
- palatina descendens A 6a.24
- - major A 5a.26
- petrosa 215
- retromandibularis 172
- septi pellucidi anterior 213, A 54a.11, A 97a.6
- subclavia 172
- sublingualis A 4a.31
- submentalis A 4a.36, A 5a.35, A 6a.35, A 7a.31
- terminalis 213, A 9a.7, A 10a.8, A 11a.9, A 12a.8, A 13a.8, A 97a.7
- thalamostriata superior 213, 236, A 9a.7, A 10a.8, A 11a.9, A 12a.8, A 13a.8, A 55a.11, A 97a.7
- vertebralis A 12a.27, A 13a.20
Venae centrales inferiores 214
- cerebri superficiales A 97a.1
- - superiores A 97a.1
- striatae 214
Venenthrombose 216
Venenwinkel 213
Ventriculus lateralis 180, A 32c.2, A 35c.4, A 54a.20, A 54c.12, A 55c.10, A 84.16, A 85.28, A 87.10
- - Cornu frontale A 7c.3, A 8b.8, A 8c.4, A 9b.9, A 9c.3, A 10b.8, A 10c.4, A 33c.5, A 34c.6, A 53a.11, A 53b.7, A 53c.3, A 54a.10, A 54b.8, A 54c.2, A 55b.10, A 55c.4
- - - occipitale A 14b.6, A 14c.3, A 15b.10, A 78a.12, A 126.15
- - - temporale A 10b.29, A 10c.11, A 11b.24, A 12b.21, A 35c.7, A 51b.13, A 52b.31, A 76b.8, A 76c.7, A 77b.20, A 78b.26, A 78c.9, A 126.7
- - Pars centralis A 11b.8, A 11c.5, A 12b.7, A 12c.5, A 55a.13, A 56a.12, A 56b.12, A 56c.8, A 126.13
- - Trigonum collaterale A 13b.9, A 13c.5
Ventrikel 3. 180, 234, A 2b.15, A 9b.23, A 10b.24, A 11b.21, A 11c.8, A 32b.10, A 45b.16, A 52b.18, A 52c.4, A 53a.13, A 53b.28, A 53c.8, A 54a.13, A 54b.35, A 54c.7, A 67.6, A 78b.4, A 78c.2, A 83b.4, A 84.8, A 85.12, A 86b.4, A 87.14
- 4. 177, 180, A 2b.38, A 13b.23, A 13c.12, A 32b.32, A 32c.13, A 45b.32, A 50b.16, A 50c.10, A 51b.21, A 51c.8, A 67.28, A 71a.20, A 72b.23, A 72c.8, A 73b.29, A 73c.8, A 74c.9, A 75b.23, A 75c.8, A 76b.22, A 83b.12, A 84.27, A 85.18, A 86b.12, A 87.7
- Volumen 177
Ventrikelsystem 177
Ventrikulographie 1
VEP 290
Vermis cerebelli 234, A 14c.8, A 15c.4, A 16c.6, A 50b.19, A 51b.25, A 52b.38, A 52c.7, A 53b.41, A 53c.11, A 54b.41, A 144a.7
Vernet-Syndrom 218
Versorgungsbezirke, terminale 205
- zentrale 205
Versorgungsgebiete, arterielle 200
Vertikale Blickparese 319
- schnelle Augenbewegungen 316
Vestibuläres System 276, A 119, A 120, A 121
Vestibulariskerne 316
Vestibulocerebellum 322
Vestibulookuläre Reflexe 316
Vestibulum A 24.4
- nasi A 33b.37
- oris 163, A 36b.28
Vicq d'Azyrsches Bündel 332, A 78b.8, A 147.10
Vierhügelplatte 228 s. Tectum mesencephali
VIP 348
Visceral brain 332
Viscerocranium 146
Visuell evozierte Potentiale 290
Visuelles System 289, A 126, A 127, A 128, A 129
Volumenelemente 15
Volumenschrumpfung 11
Vomer 147

Vorderhirn terminale Versorgungsbezirke 205
- zentrale Versorgungsbezirke 205
Vorderhorn 180 s. Cornu frontale
Voxel 1, 15
Vv. 13

Wachstumshormon 237
Wallenberg-Syndrom 201, 227, 270
Wangenfettpfropf A 5a.22, A 5c.13
Wasserscheideninfarkt 208
Weiße Substanz des Endhirns 252
Wernicke-Mann-Haltung 303
Wernickesche Aphasie 207, 253
- Sprachregion 328, A 145.3, A 146.2
Wespenbein 173 s. Os sphenoidale

Xenon-Computertomographie 16
Xenon-CT 208

Zäpfchen 163
Zapfenzellen 289
Zeichentechnik 2, 351
Zellen, gonadotrope 237
- kortikotrope 237
- mammotrope 237
- somatotrope 237
- thyrotrope 237
Zentrale Fazialislähmung 307
- Lähmung 304
Zentrales Höhlengrau 344, 348
Zentralkanal A 32b.43, A 69b.26, A 70b.30, A 85.21
Zentren, dopaminerge 332
- serotoninerge 332
Zerebelläre Systeme 322, A 142, A 143, A 144a, A 144b
Zingulärer Cortex 344, 345, 346
Zirkadiane Regulation 348
Zirkumventrikuläre Organe 343
Zisternen 177 s. Cisterna
Zona incerta 235
Zunge 164, A 4b.22, A 4c.12, A 5b.24, A 6b.28, A 7b.26, A 7c.13, A 32b.47, A 33b.43, A 34b.37, A 34c.10
Zungendrüsen 342
Zwischenhirn 234 s. Diencephalon
Zwischenlappen 237